SPINAL OSTEOTOMY ORTHOPAEDICS

脊柱截骨矫形学

主审　卢世璧　梁智仁

主编　田慧中　马　原　解京明

SPM 南方出版传媒

广东科技出版社 | 全国优秀出版社

· 广 州 ·

图书在版编目（CIP）数据

脊柱截骨矫形学 / 田慧中，马原，解京明主编. —广州：广东科技出版社，
2018.10

ISBN 978-7-5359-7009-1

Ⅰ.①脊… Ⅱ.①田…②马…③解… Ⅲ.①脊柱畸形—切骨术
Ⅳ.①R682.305

中国版本图书馆CIP数据核字（2018）第203564号

责任编辑：曾 冲
封面设计：林少娟
责任校对：黄慧怡 蒋鸣亚 梁小帆 冯思婧
责任印制：彭海波
出版发行：广东科技出版社
　　　　　（广州市环市东路水荫路11号 邮政编码：510075）
http://www.gdstp.com.cn
E-mail：gdkjyxb@gdstp.com.cn（营销）
E-mail：gdkjzbb@gdstp.com.cn（编务室）
经　　销：广东新华发行集团股份有限公司
排　　版：广州市友间文化传播有限公司
印　　刷：广州市伟烨彩色印刷有限公司
　　　　　（广州市海珠区泰沙路沙溪西畔里三亩街2号 邮政编码：510260）
规　　格：889mm×1 194mm 1/16 印张35.5 字数1 200千
版　　次：2018年10月第1版
　　　　　2018年10月第1次印刷
定　　价：398.00元

如发现因印装质量问题影响阅读，请与承印厂联系调换。

《脊柱截骨矫形学》编写委员会

内容提要

　　本书共分4编53章。第一编为绪论，主要讲解脊柱截骨矫形术发展史、脊柱的解剖、生物力学、临床检查与诊断、仿真技术、术后外固定技术、脊柱手术的并发症和脊柱骨刀的应用。第二编为强直性脊柱炎后凸截骨矫形术，对强直性脊柱炎后凸畸形的各种截骨术方法，以图文相结合的形式详细叙述。第三编为其他病因脊柱弯曲截骨矫形术，对先天性、结核性、创伤性、退变性、青年性、特发性和肿瘤等截骨切除术做了详尽的叙述。第四编为其他用骨刀操作的疾病，如椎间盘切除术、椎管扩大术、脊髓前减压术等也需要用骨刀进行刨槽减压的手术。

　　本书内容实用，新颖，图文并茂，包含1 700多幅高清图片，以图解的形式，展示了每个截骨术的方法和步骤，从而达到使初学者很快掌握手术技巧的目的。每章末附有参考文献，以便读者参考阅读。

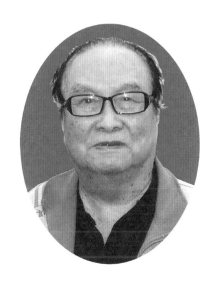

田慧中 教授、主任医师、研究员、博士生导师。现任新疆医科大学第六附属医院脊柱外科名誉主任、新疆维吾尔自治区脊柱外科研究所名誉所长、新疆脊柱脊髓损伤学会名誉会长。终生享受国务院优秀专家特殊津贴。从事外科、骨科、脊柱外科60年，亲手做各种外科手术13 000余例，是我国脊柱外科创始人之一。在脊柱外科领域中有突出贡献，如"全脊柱截骨矫正重度脊柱侧弯"为国际首创。发明、设计的田氏脊柱骨刀、小儿轻便头盆环牵引装置等，均取得国家专利。曾获国家发明奖、国际金牌奖。曾担任和兼任新疆维吾尔自治区脊柱外科研究所所长、新疆脊柱外科医院院长、日本东京大学整形外科客座研究员、日本弘前大学整形外科客座教授、美国中华医学会骨外科学会副会长、《美国中华骨科杂志》主编、中国脊髓损伤研究会副会长、中华骨科学会脊柱外科学组委员、中国医科大学脊髓损伤研究所副所长、中国医科大学全国脊柱中心总顾问、广东省脊柱脊髓损伤专业委员会顾问等职务。主编专业书籍：《脊柱外科论文集》《脊柱畸形外科学》《脊柱畸形与截骨术》《强直性脊柱炎治疗学》《实用脊柱外科学》《实用脊柱外科手术图解》《骨科手术要点与图解》《脊柱畸形颅盆牵引技术》《颈椎手术要点与图解》《骨关节疼痛注射疗法》《脊柱畸形手术学》和《颈椎外科技术》等。参编专业书籍：《脊柱外科手术学》第1版和第2版、《中国矫形外科新进展》英文版、《脊柱变形》日文版、《截骨术》《骨科医师进修教程》等脊柱外科和骨科方面的参考书和教科书。在国内和国际上发表论著代表作100余篇。

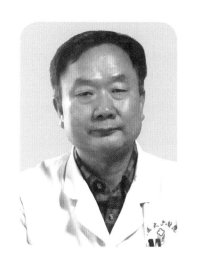

马原 医学硕士、主任医师、副教授、博士研究生导师。现任新疆医科大学第六附属医院脊柱外一科主任，从事骨科、脊柱外科工作26年，新疆维吾尔自治区脊柱外科研究所常务副所长，新疆脊柱脊髓损伤学会主任委员，中国医师协会脊柱外科学组全国委员，国际脊柱脊髓学会中国脊柱脊髓损伤康复学会副主任委员，中国华裔骨科学会常务理事，中国残疾人康复学会新疆肢体残疾康复学会常委，中华中西医结合杂志常务编委，《中国矫形外科杂志》通讯编委兼新疆采编部主任，在国内核心杂志刊物上发表论文十余篇，其中有代表性的论文包括：《全脊柱截骨矫正严重后凸畸形》《全脊椎整块切除术——一种治疗原发性恶性肿瘤的新手术方法》《椎板V型截骨矫正强

直性脊柱后凸畸形临床效果分析》《连续性置钉矫正脊柱侧凸效果临床分析》等，主编出版专著《骨科临床实践与提高》《实用脊柱外科学》《实用脊柱外科手术图解》《脊柱外科内固定技术》《脊柱结核手术技巧》等专著，曾获新疆医学科技二等奖一项，获得自治区自然科学基金一项，获得国家自然科学基金两项。

曾作为访问学者去日本北海道大学研修脊柱外科，尤其是颈椎病和脊柱侧凸的矫正，得到日本北海道大学著名骨科教授金田清志、日本骨科学会会长Tamita、著名整形外科教授Abumi的指点，师从于国际著名脊柱外科专家田慧中教授20余年，积累了矫正脊柱畸形疾患丰富的临床经验，特别在头盆环牵引下治疗重度脊柱侧凸、后凸、后侧凸的截骨矫正术，多节段颈椎病的手术治疗，陈旧性骨折所致的后凸畸形和其他疾患所致的畸形矫正方面有独到之处，获得国内及国外同道及学者的好评，2010年在新疆医科大学六所附属医院中脱颖而出成为唯一的"脊柱外科支撑学科"的领头人。

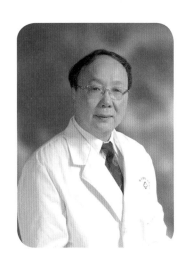

解京明 男，临床硕士学位，法学学士学位；主任医师，教授，云南省昆明医科大学博士生导师，硕士生导师。昆明医科大学第二附属医院骨科主任，云南省脊柱侧弯与脊柱畸形研究中心负责人。现任美国国际脊柱侧凸研究学会（SRS），北美脊柱外科协会年会（NASS）、AO Spine等国际脊柱外科学术组织现任会员；并为*International Journal of Orthopedic*编委、*BMC Musculoskeletal Disorders*审稿专家。2013年获美国国际脊柱侧凸研究学会（SRS）导师教程中国大陆地区唯一指定导师。在国际及国内脊柱外科领域享有盛誉。

解教授长期致力于脊柱畸形的治疗及相关研究，是世界范围内最早应用并成熟掌握"经后路全脊椎切除术（PVCR）"治疗严重脊柱畸形的人之一。近六年，已四十余次受邀在国际脊柱侧凸研究学会（SRS）年会、北美脊柱外科协会年会（NASS）、欧洲脊柱外科协会年会（Euro Spine）、欧盟骨科协会年会（EFORT）等国际顶级、重大学术会议上做大会发言，并进行了广泛的学术交流，所报道的严重脊柱畸形截骨治疗研究成果更令世界同行瞩目。2013年美国国际脊柱侧凸研究学会（SRS）特委托解京明教授作为导师，面向全球SRS会员主办"2013年SRS导师教程"；2015年再次成功举办了面向全球脊柱外科专家的"第二届2015 PVCR 全球培训教程"，提高了我国脊柱外科在全球医学界的地位，提升了国家影响力。

三十余年来，解教授一直坚持临床与科研相结合的道路，在长期的临床、科研过程中不断积累与创新，已在*The Spine Journal*、*European Spine Journal*、*Journal of Neurosurgery: Spine*等国际顶级脊柱外科学术杂志发表论文29篇，影响因子累计达73.4。目前主持及承担国家自然科学基金项目、云南省临床重点专科建设项目及其他省部级科研项目十余项。

前 言

　　最早对强直性脊柱后凸做脊柱截骨矫正畸形的是Smith Petersen，他1945年开始采用椎板截骨术加手法矫正强直性脊柱后凸畸形，当时Smith Petersen把单纯的椎板截骨术命名为"脊柱截骨术（spinal osteotomy）"。在国内新疆脊柱外科研究所田慧中教授于1961年做了第一例强直性脊柱炎后凸（ASK）截骨术，是国内开展脊柱截骨术最早的，从此开始了用单纯椎板截骨术治疗ASK的新纪元。但我们的做法与Smith Petersen的不同，我们保留棘突和椎板，用薄刃骨刀来做截骨术。本书第二编首先介绍了强直性脊柱炎后凸畸形的各种截骨矫形术（获得国家自然科学基金资助项目，项目编号81360280）。因为强直性脊柱炎后凸（ASK）的治疗方法只有一条路，就是脊柱截骨术。离开了脊柱截骨术，没有第二条路好走。

　　20世纪60年代Harrington器械问世之后，应用单纯器械矫正脊柱侧弯的内固定技术发展很快，提高了脊柱外科的治疗水平，解决了大部分年龄较小、弯度较轻、顺应性较好的病例。但单纯器械矫正脊柱侧弯，对那些僵硬性、结构性重度脊柱侧弯，也难以发挥其矫正作用，只在弯曲的主干上用强有力的钉棒系统，才能达到矫正脊柱弯曲畸形的目的。即便是质量再好的内固定器械也难以战胜侧弯脊柱的致畸力，最后产生器械的脱钉断棒或者椎弓根的骨质被切割，钉被拔出，不但侧弯未被矫正反而带来许多并发症。如何消除弯曲脊柱的致畸力呢？也只有截骨术才是消除弯曲脊柱"致畸力"和减轻内固定器械负荷的最好方法。所以脊柱截骨术与内固定器械的联合应用才是治疗脊柱弯曲畸形的最佳选择。

　　《脊柱截骨矫形学》对单纯器械矫治困难的病例和预防性在发育期间早做截骨的病例，能起到治疗及预防的作用，是一种对单纯器械矫正不足的弥补方法。经过临床应用，不断总结经验，脊柱牵引截骨内固定的手术方法和治疗范围越来越扩大，特别是在发育期间儿童的牵引截骨加内固定的治疗方法，取得了大多数同道们的认可。为了把笔者的临床实践经验与大多数同道们共同分享，推进脊柱外科事业的发展，笔者与其团队于两年前就准备着手《脊柱截骨矫形学》的编写工作。

　　本书保留了以截骨术操作术式撰写的风格，同时也承继了以往编写的经验，完善了手术图解的细节和开展截骨手术50余年的典型病例筛选，献给同道们参考与借鉴。笔者尽最大的努力制作了所涉及的解剖图片和影像学照片，同时利用三维技术和数字医学与仿真医学说明手术操作过程，便于读者熟悉脊柱的相关解剖，建立良好思维空间从而达到真正掌握操作技术的目的。

本书强调了发育期间儿童脊柱弯曲的牵引、截骨加器械矫治的重要性，因为错过了这个黄金时代，将会给脊柱畸形的矫正带来困难。本书还提出了对先天性脊柱弯曲、预防性早做截骨切除术、矫正弯曲畸形的手术策略。

《脊柱截骨矫形学》的内容共分4编53章。第一编为绪论，主要讲解脊柱截骨矫形术发展史、脊柱的解剖、生物力学、临床检查与诊断、仿真技术、术后外固定技术、脊柱手术的并发症和脊柱骨刀的应用。第二编为强直性脊柱炎后凸截骨矫形术，对强直性脊柱炎后凸畸形的各种截骨术方法，以图文相结合的形式详细叙述。第三编为其他病因脊柱弯曲截骨矫形术，对先天性、结核性、创伤性、退变性、青年性、特发性和肿瘤等截骨切除术做了详尽的叙述。第四编为其他用骨刀操作的疾病，如椎间盘切除术、椎管扩大术、脊髓前减压术等也需要用骨刀进行刨槽减压的手术。

本书内容实用，新颖，图文并茂，包含1 700多幅高清图片，以图解的形式，展示了每个截骨术的方法和步骤，从而达到使初学者很快掌握手术技巧的目的。每章末并附有参考文献，以便读者参考阅读。

本书在编写过程中得到各位同仁和专家们的大力协助与支持，在此深表谢意！特别感谢卢世璧院士和梁智仁院士在百忙中给予指导和审校，使本书更臻完善。感谢新疆医科大学第六附属医院及昆明医科大学第二附属医院给予的大力支持与鼓励！还要感谢广东科技出版社周良副社长在百忙中给予策划与指导，使本书能够早日与读者见面。

本书的编写由于时间短、笔者水平所限，谬误之处在所难免，敬请广大读者予以批评指正！本书在编写中引用的插图出处，统一在参考文献中列出，遗漏之处，希与本书作者联系！

田慧中　马原　解京明

《脊柱截骨矫形学》是研究和介绍脊柱截骨矫形手术的专著。其内容重点突出而全面，且编排独特，在表达和叙述上以图文结合，简明扼要，直观生动，是一部当前临床实践需要、颇具参考价值且具有教学意义的专著。

《脊柱截骨矫形学》的出版，扩大了截骨矫形术的应用范围，使截骨矫形术配合植入器械内固定的治疗范围进一步拓宽，解决了以往单纯器械所难以解决的问题，使脊柱截骨术在矫正脊柱畸形的临床应用中更进一步被脊柱外科同道们认可。近年来各色各样的脊柱截骨方法均有报道和临床应用，有的是用刮匙去做（蛋壳式手术），有的是用磨钻去做。但真正用薄刃骨刀来做截骨术的尚属于少数，因为用薄刃骨刀围绕硬膜管做环形截骨切除术，是一种技术要求较高的手术方法，需要专门训练、长期实践方能学到基本功。这本《脊柱截骨矫形学》就是为启迪年轻医生掌握薄刃骨刀做脊柱截骨术的操作教程。

本书强调了发育期间儿童脊柱弯曲的牵引、截骨加器械矫治的重要性，因为错过了这个黄金时代，将会给脊柱畸形的矫正带来困难。本书还提出了对先天性脊柱弯曲、预防性早做截骨切除术、矫正弯曲畸形的手术策略。

一本好书就是奉献给读者的一套得心应手的工具。我相信读者们将会从中获益，不断提高脊柱截骨矫形术的本领及应用水平。

中国工程院　院士
北京解放军总医院

强直性脊柱炎后凸畸形的病例，脊柱截骨矫形术是唯一的治疗方法，离开了截骨术就谈不了矫正脊柱畸形。所以脊柱截骨术的开始就是从强直性脊柱炎的驼背畸形首先应用于临床的。至20世纪80年代初才逐渐将脊柱截骨术应用于其他病因所造成的脊柱弯曲畸形，如先天性脊柱弯曲、特发性脊柱侧凸、结核性脊柱后凸、创伤性脊柱后凸、退变性脊柱侧凸等不同病因的脊柱畸形都采用了脊柱截骨术配合植入器械内固定的治疗方法进行治疗，取得了比以往单纯器械矫正脊柱畸形更优越的治疗效果。

田慧中及其团队在国内开展这项工作起步较早，在治疗强直性脊柱炎驼背畸形的基础上，逐步发展到应用截骨术治疗其他病因所致的脊柱畸形，通过大量临床病例的积累，设计制造出田氏脊柱骨刀，在中国和日本多次举办田氏骨刀学习班，培养出一大批使用田氏脊柱骨刀做截骨术的年轻医生来。因为用薄刃骨刀做截骨术是一种专门技术，需要特殊训练和长期实践方能运用自如。这本《脊柱截骨矫形学》就是奉献给读者的一套图文并茂的工具书，从这本书中将得到极大的帮助，对使用薄刃骨刀做手术，将会心领神会，掌握其要领。

梁智仁　院士
中国科学院　院士
香港公开大学　校长

contents 目 录

第一编 绪 论

第二编　强直性脊柱炎后凸截骨矫形术

第三编 其他病因脊柱弯曲截骨矫形术

第一编 绪 论

第一章 脊柱截骨矫形术的发展史

第一节 强直性脊柱炎截骨矫形术

最初脊柱截骨是从强直性脊柱炎后凸畸形的截骨矫治开始的，以后才逐渐发展到其他原因所致的脊柱后凸、脊柱侧凸截骨术，但其他原因所致的脊柱畸形，其前纵韧带和椎间隙结构坚强不容易破裂张开，采用单纯椎板截骨的方法难以成功。

在1945年，Smith Petersen、Larsont 和Aufranc 就用腰段截骨手术治疗此病引起的脊柱畸形。他们治疗了6例患者，手术方法是切除$L_1 \sim L_3$的棘突，再楔形切除椎板和上下关节突，用过伸位折压矫正畸形。在截骨的部位植骨，术后用石膏固定2个月，再换Taylor脊柱支具固定1年。

Lachapelle主张用两期截骨矫正畸形，先在局麻下后路截骨，2周后再行前路截骨，使腰段椎间盘前部张开，再在张开的间隙内植入骨塞。

Briggs、Keats和Schlesinger报道了他们治疗的5例患者，手术方法是后路腰段椎板楔形截骨，矫正畸形的活动轴（位于L_3、L_4椎间盘的后缘）。有2例患者截骨矫正后用金属钢板内固定。

Herbert主张一次一期或两期截骨矫正，先取俯卧位，如果一期后路能矫正脊柱畸形，就不必再行二期前路手术。

Law报道的病例数量最大，他治疗了120例，死亡的有10例，术后出现神经并发症的有6例。

为了避免前柱的过度延长，许多学者都主张用脊柱缩短的方法来矫正畸形。Scudese和Calabro在L_2、L_3用相似的方法做椎板截骨后，再向前沿L_3椎间盘切除上部的部分椎体。Thomasen最近对手术方法做了进一步改良，方法是经后路切除椎体松质骨。在L_2截骨时，沿椎弓根切除椎板，再通过椎弓根的基底向前切除椎体松质骨。L_2椎体楔形向后骨折，闭合后部截骨的楔形间隙，使脊柱产生前凸。Smith Petersen对手术又做了改良，在截骨后，用经椎弓根的内固定方法矫正畸形。Mcmaster近年来主张用坚固的内固定维持矫正位置，防止出现并发症。

最早对强直性脊柱后凸做脊柱截骨矫正畸形的是Smith Petersen（1945年），开始采用椎板截骨术加手法矫正强直性脊柱后凸畸形，当时Smith Petersen把单纯的椎板截骨术，命名为"脊柱截骨术（Spinal Osteotomy）"。在中国，新疆脊柱外科研究所的田慧中教授于1961年至1980年，参照Smith Petersen的手术方法，开始对强直性脊柱炎合并脊柱后凸畸形的患者做了脊柱截骨术。选择年龄在30岁左右、后凸畸形的弯度小于80° Cobb's角的患者。在气管插管全麻下，做了椎板横形截骨和V形截骨矫正术，术中经牵引和手法按压使截骨间隙闭合，将截下来的骨质植于椎板后，用石膏床固定，返回病房2～3周后更换石膏背心。田慧中用这种方法治疗了85例患者，收到良好的治疗效果。1981年至2011年，将强直性脊柱后凸患者分为轻型（<80° Cobb's角）和重型（>80° Cobb's角）两类。对轻型病例采用椎板V形截骨不加内固定，术后只用石膏外固定治疗的手术方法。对重型病例截骨复位后同时进行内固定，共治疗轻、重度强直性脊柱后凸2 400余例，对椎体间骨性融合坚固，截骨后无法造成椎体间张开的病例，采用了次全椎弓椎体截骨术或全脊柱截骨术（图1-1）。

强直性脊柱后凸截骨矫正术，在国外是由Smith Petersen于1945年首先开始做脊柱截骨术的，在国内开展这项工作较早的有新疆的田慧中，他于1961年开始用脊柱截骨术的方法治疗强直性脊柱后凸畸形，以后国内跟着开展这项工作较早的还有天津的刘润田、山西的马景昆、北京的吴之康，还有青岛的万年宇等。1980年以后国内开展这项工作的医院逐渐增多，如东北、广东、山东、福建、上海、天津等地的各大医院都纷纷开展了这项工作。

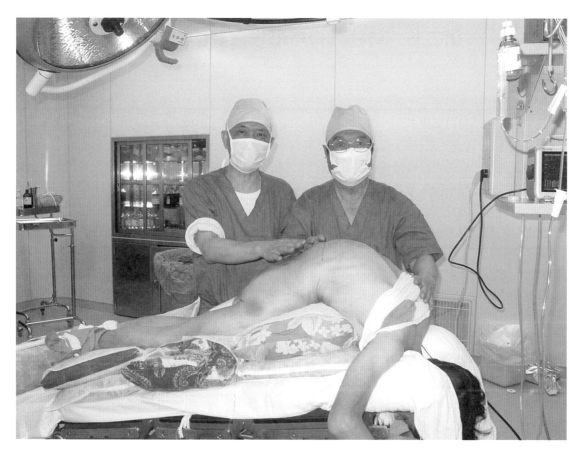

对重度脊柱后凸者采取俯卧位时，应将托肩板垫好，托住患者的两肩，使患者的头部伸出床头置于床下，额部放在能自动调节的圆凳上。将床调成反V形，腹部和两髂前上棘垫实，两脚用绷带固定在床尾，防止患者向前滑移。牵引带置于腋下，以便截骨完成后作牵引用

图1-1　强直性脊柱后凸术中卧位

"田氏脊柱骨刀"乃田慧中教授经50余年的骨科临床经验摸索出来的一套具有不同形状和不同弯度的薄刃骨刀，共20把，于1979年在山西大同召开的全国创伤骨科会议上与骨科同道们见面，深受骨科界先辈们的称赞，叶衍庆、尚天裕、吴之康等教授都给予了很高的评价。特别是吴之康教授，会后邀田慧中去北京解放军301医院，表演"田氏脊柱骨刀"的应用，并提出改进意见，之后发展为"Ⅱ型田氏脊柱骨刀"。到20世纪90年代初，"Ⅲ型田式脊柱骨刀"在日本东京瑞穗株式会社正式投产，其产品销往中、日、美及欧洲各国。随后田氏脊柱骨刀在应用中又不断改进，至今已衍变成"Ⅵ型田氏脊柱骨刀"，该型分简易型和全脊柱截骨型两种，在数量上全脊柱截骨型为20把，简易型为10把。田氏脊柱骨刀的出现，促进了全脊柱截骨术的发展，除应用于强直性脊柱后凸截骨矫正术之外，对以往被认为无法矫正的角形脊柱后凸，如结核性或先天性角形驼背，如今也变成能治之症。但因用骨刀做脊柱手术是一门工艺性技巧，手术者需要有纯熟的解剖概念和训练有素的使用薄刃骨刀做手术的特殊技巧和基本功。

自1979年田氏脊柱骨刀的出现，在我国脊柱截骨术的历史上竖立起一座"里程碑"，从单纯器械矫正脊柱弯曲，走向牵引加器械矫正脊柱弯曲，最后达到牵引截骨加器械矫正脊柱弯曲的历程，特别是在强直性脊柱后凸的病例，离开了"脊柱截骨术"，就无法谈到矫正脊柱后凸畸形的问题，所以在强直性脊柱后凸的患者，单纯椎板截骨外固定、单纯椎板截骨内固定、椎弓椎体次全截骨术内固定、全脊柱截骨术内固定，这些都是治疗强直性脊柱后凸的主要手段。

（田慧中　马原　解京明）

第二节　脊柱截骨矫形术在我国的发展史

在以往的教科书中规定是不允许用骨刀在脊柱上做手术的，因为骨刀的震动大，难以掌握其深度，一旦失手将会造成脊髓损伤。但田慧中于20世纪50年代末期开始研究应用薄刃锐利的骨刀在脊柱上做楔形截骨切除、刨槽、清底等工作，均能迎刃而解，运用自如，比任何电动钻、电动锯来得更快，更能得心应手和掌握分寸。如能熟练掌握其技巧，绝无损伤脊髓或神经组织之虑。矫形外科医师也应学习老艺人的优良传统，达到能在一颗桃核上雕刻出八仙过海来的基本功。田慧中在20世纪50年代末期潜心钻研，利用各种不同弯度和形状的薄刃花样骨刀，在新鲜尸体的脊柱上做实验性截骨矫形手术，认为无论是椎体，还是椎弓都是由松质骨与坚质骨混合构成，很适合用薄刃骨刀做切片，由于薄刃骨刀被击入椎弓或椎体时的阻力小、震动轻，不会造成脊髓及神经组织的震荡损伤；还由于用骨刀切除骨组织是自外向内逐层深入，直到接触靠近硬膜管的内侧骨皮层时，手感比较明显，故无损伤神经组织之虑。相反，如应用咬骨钳咬除靠近硬膜管的骨组织时，则必须将钳咀插入内侧骨皮层与硬膜之间方能咬除那部分骨组织，故有挤压损伤神经根或神经组织的可能性。如能真正掌握使用薄刃骨刀的基本功，则完全可以消除损伤神经组织的顾虑。

为了推广应用脊柱畸形截骨矫形术，田教授于1997年开始与中国医科大学脊髓损伤研究所联合，在全国各地强直性脊柱炎的多发区，如辽东半岛及山东半岛、广东粤西地区，设立了4个脊柱中心，即大连脊柱中心、高州脊柱中心、阳江脊柱中心、佛山脊柱中心等。在全国各地的基层医院（具备手术条件的医院）建立起30个手术点，由脊柱中心派主刀医师前往协助手术并带教培养人才。

1997—2011年外设脊柱中心及30个手术点共完成脊柱截骨矫形手术825例，培养出大批能使用薄刃骨刀做脊柱手术的年轻医生，推广了截骨矫形术的临床应用（图1-2）。

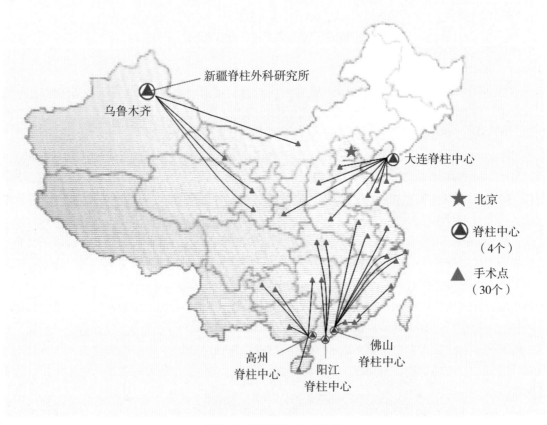

图1-2　外设脊柱中心分布

一、用薄刃骨刀行脊柱截骨术的简史

笔者于1950年开始进入外科临床之后，对接诊的强直性脊柱炎后凸畸形患者或结核性驼背患者，总是婉言拒绝：目前对您这种病尚无很好方法治疗，属于"不治之症"，我们无能为力。对此笔者自己心里总是感到说不出的惭愧，难道说这么明显的脊柱畸形不应该是我们外科医生治疗的对象吗？直到20世纪50年代末期，笔者在截骨矫正脊柱畸形上下功夫，首先是用猪骨头或狗骨头做实验，发现猪、狗骨头的硬度较强，后来在新鲜的尸体上用薄刃骨刀做截骨手术的实验研究，证实了用薄刃骨刀在尸体上做截骨手术能达到切片自如、没有震动、没有阻力，且能产生整齐的刀切面，便于骨蜡涂抹止血。1961年开始对强直性脊柱炎后凸畸形的患者做单纯椎板横形截骨或单纯椎板V形截骨矫形术，取得了显著效果，从此以后开始了用薄刃骨刀做椎板横形截骨或椎板V形截骨矫正强直性脊柱炎后凸畸形治疗工作。当时采用的治疗方法与Smith Petersen的单纯椎板截骨的手术方法类似，但其手术操作与Smith Petersen的完全不同，笔者是用锐利的薄刃骨刀去做，术中不做内固定，术后回病房卧平床直至后凸畸形自行矫正完成后，再给予过伸位石膏背心外固定6~8个月，直到椎体间和椎板后骨痂形成牢固后再拆除外固定。1961—1981年的20年间，笔者做了85例患者。1981—2011这30年的过程中，对圆形脊柱后凸畸形（强直性脊柱炎后凸、青年性脊柱后凸）、角状脊柱后凸畸形（先天性脊柱后凸、结核性脊柱后凸、外伤性脊柱后凸）、脊柱侧凸和脊柱侧后凸等均做了脊柱截骨矫形术，包括椎板横形截骨术、椎板V形截骨术、椎弓椎体次全截骨术和全脊柱截骨术，在这30年中共做脊柱截骨术1 820例，再加上外设脊柱中心的统计数825例，共计完成脊柱畸形截骨矫形术2 645例，在全国乃至国际上也算用截骨术治疗脊柱弯曲畸形的一个大组。并在此期间发明设计出田氏脊柱骨刀，已由Ⅰ型发展到Ⅶ型。

Ⅶ型田氏脊柱骨刀在前Ⅵ型的基础上又重新设计出来。Ⅶ型田氏脊柱骨刀经过精心研究，使其更符合经后路绕过硬膜管和脊神经根，做前方椎体截骨切除的需要，在器械的弯度和形状上，又做了进一步的修改，在骨刀的件数上增加到23把，使这套器械能够满足脊柱外科中各种手术的需要（图1-3）。

二、国内同道们的支持与好评

全国脊柱外科同道们对田慧中率先在我国开展脊柱截骨术矫治脊柱畸形的工作有所共识。新疆维吾尔自治区脊柱外科研究所田慧中于1961年开始做强直性脊柱炎后凸畸形的截骨矫正手术，当时在我国尚属首例。1961—1981年的20年间治疗了85例患者，均取得较好的效果，无1例死亡，手术方法是按照Smith Petersen的单纯椎板截骨的方法去做的，但使用工具和截骨的操作却与Smith Petersen完全不同，田慧中是用自己研制的薄刃脊柱骨刀，在椎板上做横形或V形规则的截骨面，切除8~12mm的截骨间隙，然后加压复位，使截骨间隙闭合，椎体前缘椎间隙张开，而达到矫正脊柱后凸畸形的目的。但这种方法只能用于强直性脊柱炎，由于强直性脊柱炎的前纵韧带和椎间盘受类风湿炎症的改变脆弱无力，使单纯椎板截骨后，过伸复位时即可造成椎体前缘的张开和前纵韧带的撕裂，只要病例选择得当，手术难度不大。至1979年山西大同召开全国骨科会议时，吴之康教授对用"田氏脊柱骨刀"经后路绕过硬膜管切除椎体的手术方法很感兴趣，会后邀请田慧中去北京解放军301医院表演手术，吴教授对田氏骨刀的设计提出许多宝贵意见，之后由Ⅰ型田氏骨刀变为Ⅱ型田氏骨刀。在吴教授的指点下使脊柱截骨术的治疗范围从单纯用于强直性脊柱炎转向其他疾病所致脊柱弯曲畸形，如先天性脊柱侧凸和后侧凸、外伤性脊柱侧凸或后侧凸……，在脊柱截骨术的发展过程中吴之康教授给了笔者很大的帮助和启示（图1-4），遵照他指引的方向逐步改进手术器械和手术操作方法，使脊柱截骨术的用途逐步扩大。

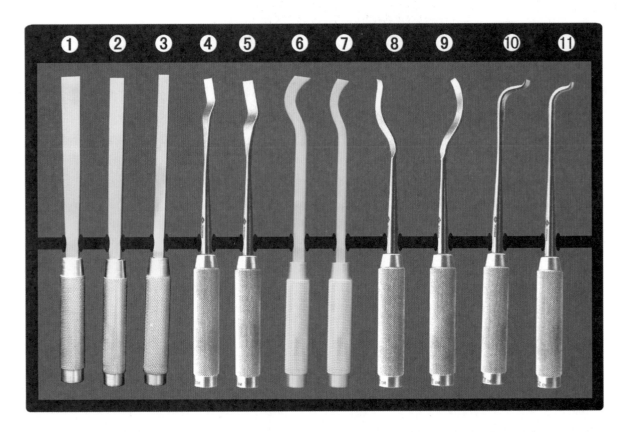

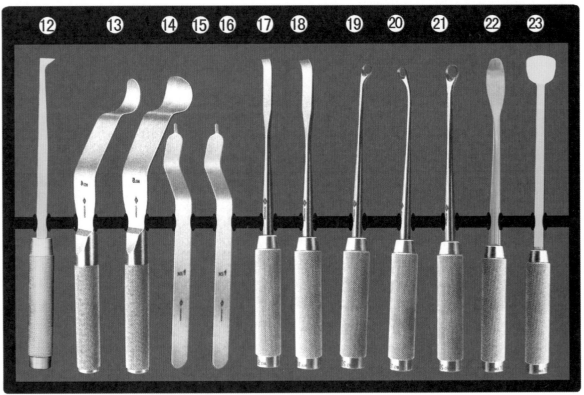

No.1 ~ No.3直骨刀（大、中、小）；No.4、No.5铲刀（大、小）；No.6、No.7月牙刀（大、小）；No.8、No.9左、右弯刀；No.10、No.11推倒刀（大、小）；No.12斜尖刀；No.13、No.14撬板（宽、窄）；No.15、No.16神经根拉钩；No.17、No.18无名氏剥离器（大、小）；No.19 ~ No.21空心刮勺（左、右、直）；No.22田氏小剥离器；No.23田氏大剥离器

图1-3　Ⅶ型田氏脊柱骨刀一套23把

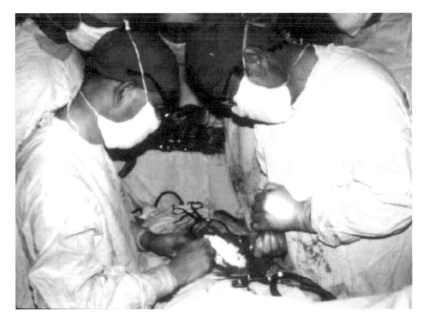

图1-4　吴之康教授（左）与田慧中教授（右）同台作脊柱侧弯截骨矫形术

（田慧中　马原　吕霞）

第三节　脊柱外科医生的手术技巧和素质

　　脊柱外科手术的难度大、风险多，特别是脊柱截骨术的难度和风险更大，可因术中失血量大，产生出血性休克而死亡，也可因损伤脊髓和神经根，而造成终身瘫痪或神经损害。术后早期或晚期并发症发生率较高，医生很难做到绝对杜绝，有经验的医生也仅能做到防止严重并发症的发生和及早发现、及早处理，使其转危为安。失误的原因多为：①临床思维方法不当；②专业知识欠缺；③手术方法不当和手术技巧较差。只了解手术方法和步骤者，尚不具备独立进行该手术的条件，必须要有纯熟的解剖概念和生物力学观点，还必须具备手术治疗全过程的各方面知识和防止手术意外发生及抢救措施，才能独立完成脊柱截骨术的任务。做脊柱截骨术的医生应对脊柱和脊髓的解剖知识，在大脑中形成一个明确的概念，无论是在任何解剖异常或畸形的状态下，都能正确地判断和辨认其位置，不迷失方向。其次对截骨工具的选用和使用技巧，要在尸体上或动物实验室内训练达到纯熟掌握后，再应用到临床。咬骨钳和磨钻都不能代替骨刀（Osteotomes）。用骨刀来做截骨术，才是骨科医生的基本功，脊柱外科医生要学会使用薄刃骨刀在脊柱上进行截骨手术，而保留脊髓和神经根不受损伤，这才是真正的手术技巧。我们脊柱外科医生要有大国工匠精神，要具有高超的技艺和精湛的技能，而且还要有严谨、细致、专注、负责的工作态度和精雕细琢、精益求精的工作理念，以及对职业的认同感、责任感、荣誉感和使命感。从国外引进的一些手术方法和许多各色各样的脊柱内固定器械，未经过自己的消化吸收，用在患者身上，不一定就安全可靠。

　　如饶书城教授指出：要认清各种方法的利弊，不可强调某种方法绝对的好，除不断阅读书籍和杂志外，还要善于总结经验，包括自己的及别人的经验与教训，特别要从失败中总结出受益终身的知识。即使自己做了很成功的手术，也要善于总结或许尚有不足之处，努力寻求应予改进的地方，要精益求精。开展新手术者，初次手术经充分准备后常能成功，问题大多发生在第2、3次同类手术时。因此，面对一些存在危险性的手术，手术医生不可依靠胆量或粗略的了解来行事，而应达到掌握各种手术规律的深度。一个日趋成熟的医生在一生的医疗实践中必然会多次修正自己的某些观点和认识，从而充实自己并不断提高。

脊柱外科医生必须具备的基础知识：①骨科学的全面知识。②外科学总论的全面知识。③外科学各亚学科特别是颅脑、胸腹、泌尿系损伤的有关知识。④详尽的脊柱外科应用解剖学知识及相关生物力学知识和临床病理学知识。⑤脊柱外科临床检查法与诊断学知识。⑥拟采用的治疗方法、手术和所使用器械的演进过程、设计和生物力学原理、应用方法及可能出现的合并症。

（田慧中）

参考文献

［1］田慧中."田氏脊柱骨刀"在矫形外科中的应用［J］.中国矫形外科杂志，2003，11（15）：1073-1075.

［2］田慧中.脊柱外科医师要善于使用咬骨钳和骨刀［J］.中国现代手术学杂志，2002，6（1）：67-68.

［3］田慧中.角形脊柱后凸的手术治疗［J］.中华骨科杂志，1992，12（3）：162-165.

［4］田慧中，原田征行，田司伟.后方侵袭による脊椎骨切り术［J］.脊柱变形，1992，7（1）：4.

［5］田慧中，李佛保.脊柱畸形与截骨术［M］.西安：世界图书出版公司，2001：662-734.

［6］田慧中，林庆光，谭远超.强直性脊柱炎治疗学［M］.广州：世界图书出版公司，2005：1-415.

［7］田慧中，李明，马原.脊柱畸形截骨矫形学［M］.北京：人民卫生出版社，2011，5：3-339.

［8］田慧中.用薄刃骨刀做脊柱截骨矫形术的简史及推广应用［J］.中国矫形外科杂志，2012，20（23）：2207-2208.

［9］田慧中.我国脊柱畸形治疗发展史［J］.中国矫形外科杂志，2009，17（9）：706-707.

［10］田慧中，张宏其，梁益建.脊柱畸形手术学［M］.广州：广东科技出版社，2012：1-19.

［11］田慧中，王彪，吕霞，等.强直性脊柱后凸截骨矫正内固定术［J］.中国矫形外科杂志，2005，13（7）：509-512.

［12］田慧中，刘少喻，马原.实用脊柱外科手术图解［M］.北京：人民军医出版社，2008：1-450.

［13］田慧中，吕霞，田斌.强直性脊柱炎颈胸段后凸畸形截骨矫正术［J］.中国矫形外科杂志，2006，14（7）：522-523.

［14］田慧中，马原，吕霞.微创式V形截骨分次矫正强直性脊柱后凸［J］.中国矫形外科杂志，2008，16（5）：349-352.

［15］田慧中，刘少喻，马原.实用脊柱外科学［M］.广州：广东科技出版社，2008：1-459.

［16］田慧中，李明，王正雷.胸腰椎手术要点与图解［M］.北京：人民卫生出版社，2012：3-374.

［17］田慧中，李明.强直性脊柱炎脊柱畸形截骨矫形手术技巧［M］.北京：人民军医出版社，2014：1-328.

［18］田慧中，吕霞，马原.头盆环牵引全脊柱截骨内固定治疗重度脊柱弯曲［J］.中国矫形外科杂志，2007，15（3）：167-172.

［19］田慧中.结核性驼背截骨矫形术［J］.中国矫形外科杂志，2011，19（23）：1937-1940.

［20］田慧中，艾尔肯·阿木冬，杜萍，等.后侧半椎体切除治疗先天性角状脊柱后凸［J］.中国矫形外科杂志，2010，18（15）：1250-1253.

［21］田慧中，艾尔肯·阿木冬，马原.预防性截骨切除术治疗先天性侧旁半椎体［J］.中国矫形外科杂志，2011，19（07）：541-544.

［22］田慧中，梁益建，马原，等.用田氏骨刀作全椎板切除减压治疗胸椎黄韧带骨化症［J］.中国矫形外科杂志，2010，18（20）：1693-1696.

［23］田慧中.经后路用骨刀行脊髓前减压术治疗外伤性截瘫25例报告［J］.中国矫形外科杂志，2006，14（07）：549-550.

第二章 脊柱的应用解剖

脊柱是人体的中柱，结构精细而复杂。脊柱位于身体背面正中，是人体的中轴，上承颅骨，下连髋骨，中附肋骨，参与构成胸廓、腹腔及骨盆腔的后壁。脊柱由33块椎骨及椎间盘、前纵韧带、后纵韧带、黄韧带、棘间韧带、横突间韧带、关节突关节、寰枢关节、棘上韧带和项韧带形成。成年男性脊柱长约70cm，女性的略短，约60cm。

侧面观脊柱有4个生理弯曲，即颈曲、胸曲、腰曲、骶曲。颈曲、腰曲向前凸出，胸曲、骶曲向后凸。以上4个弯曲的存在保证了脊柱的正常生理功能，对重心的维持和吸收震荡起重要的作用。若出现曲度改变，表明脊柱发生病变。正常人颈椎曲度随年龄的增长而减少（表2-1）。对正常人颈椎生理曲度的报道各不相同，Borden测量法的正常C值为（12±5）mm；Borden改良法正常值（10.1±3.3）mm；程黎明测量结果，男性为（22.83±4.52）°，女性为（21.45±6.32）°；Harrison等报道为34°。

表2-1 男女各年龄组颈椎曲度（α）值（$\bar{x} \pm s$）

年龄/岁	男/（°）	女/（°）
11～20	46.38±4.32	48.71±3.38
21～30	41.54±4.67	39.88±5.14
31～40	34.18±5.02	31.62±4.41
41～50	31.96±3.49	33.59±5.06
51～60	32.47±4.24	29.77±4.71
61～70	35.05±3.37	35.46±5.52
71～80	39.38±5.49	37.02±4.83
平均	34.81±3.38	34.14±5.90

后面观脊柱呈一直线，无侧弯，各棘突形成一嵴，腰椎间隙较宽。L_3椎横突稍长，在腰部活动中，容易与周围软组织产生摩擦，形成劳损，因此临床上常见"第3腰椎横突综合征"。

脊柱是身体的支柱，上部长，能活动，类似支架，衔接着胸壁和腹壁；下部短，相对比较固定，身体的重量和所受的震荡即由此传达到下肢。脊柱是人体最大的运动器官，能够完成人体躯干的前屈、后伸、侧屈、旋转及各种复合运动（表2-2）。但这些功能的顺利完成取决于脊椎骨和椎间盘的完整，相关韧带、肌肉与椎骨小关节间的和谐运动。脊柱中央有椎管，容纳脊髓，两侧有23对椎间孔，有相应节段的脊神经通过。

表2-2 脊柱活动度 （°）

项目	前屈	后伸	左右侧弯	旋转
颈椎	35～45	35～45	45	60～80
胸椎	30	20	20	35
腰椎	45	30	35	45
全脊柱	128	125	73	115

一、椎间盘的应用解剖

椎间盘可承受压力，吸收震荡，减缓冲击，保护脑组织，类似弹簧垫的作用。除第一、二颈椎间外，其他椎体之间均有椎间盘（共23个）。椎间盘形状与大小，一般与所连接的椎体上、下面形状相似，其厚薄各部不同，中胸部最薄，颈部较厚，腰部最厚，全部椎间盘的总厚度约占脊柱全长的1/4；由于存在着生理性弯曲，颈椎间盘、腰椎间盘前缘厚，后缘薄。此外，椎间盘厚薄及大小可随年龄而有差异。椎间盘由髓核、纤维环、软骨板和Sharpey纤维环构成。髓核是柔软而富有弹性的胶状质，由软骨基质和胶原纤维构成，位于椎间盘中心偏后。纤维环是一系列呈同心圆排列的纤维板层结构，形成并不完整的环而围绕髓核。其前份较厚，后份较薄，故髓核易向后方或后外侧凸出，凸入椎管或椎间孔，压迫脊髓或脊神经而出现相应的症状，称为椎间盘突出症；纤维环是负重的重要组织，由胶原纤维组成。出生时髓核含水量80%～90%，纤维环含水量约80%，随年龄增长，髓核含水量逐渐减少，并逐渐为纤维软骨样物质所代替。Sharpey纤维围绕在椎间盘最外层，主要由胶原纤维构成，无软骨基质。软骨板即透明软骨终板，紧贴于椎体上、下面，构成髓核上、下界。

椎间盘突出多发于L_4、L_5和$L_5 \sim S_1$椎间盘，如要对椎间盘突出症做有效的诊治，则必须熟悉椎板间隙与椎间盘后缘的对应关系。L_5椎间盘后缘与相应的椎板间隙的对应关系，椎间盘后缘完全位于椎板间隙以上者占40%，与椎板间隙上部相对者占50%，正相对者仅占6.7%，在其下部者占3%。$L_5 \sim S_1$椎间盘后缘高于相应椎板间隙者，占26.7%，与椎板间隙上部相对者占40%，正相对者占33.3%。

椎间盘又称椎间纤维骨盘，是椎体间的主要联结结构，协助韧带保持椎体互相联结。椎间盘的生理功能除了连接相邻颈椎外，更重要的是减轻和缓冲外力对脊柱、头颅的震荡，保持一定的稳定性，参与颈椎的活动，并可增加运动幅度。自第二颈椎起，两个相邻的椎体之间都有椎间盘。椎间盘富有弹性，因此相邻椎间有一定限度的活动，能使其下部椎体所承受的压力均等，起到缓冲外力的作用，并减轻由足部传来的外力，使头颅免受震荡。颈椎椎间盘的总高度为颈部脊柱总高度的20%～25%（1/5～1/4）；颈椎间盘的前部较后部为高，从而使颈椎具有前凸曲度。椎间盘的厚度对椎体高度的比率比它们的绝对厚度更为重要，比率越大，活动性越大。腰的比率为1/3，胸的比率为1/5，颈的比率为2/5，因此颈部活动性最大。颈椎间盘的横径比椎体的横径小，钩椎关节部无椎间盘组织。

椎间盘是人体最大无血管组织，其营养途径主要有赖于2个途径：①终板途径：椎体内营养物质经软骨板进入椎间盘，主要营养髓核和内层纤维环，这是椎间盘营养的主要途径；②纤维环途径：表面血管营养外周纤维环，属于次要途径。胎儿期椎间盘的血液供应主要来自周围及相邻的椎体血管，椎体血管穿过透明软骨板分布到髓核周围，并不进入髓核。出生后血管发生退变，逐渐瘢痕化，最后完全闭锁。幼年期，椎间盘的血管较成年人丰富，有些血管分布到纤维环深层，但是随年龄增长深层血管逐渐减少，13岁后已无血管穿入纤维环深层，成年后除纤维环周缘部以外椎间盘并无血管。

纤维环位于椎间盘的周缘部，由纤维软骨构成。纤维环前、后部的浅层纤维与前、后纵韧带分别融合在一起。纤维环的前部较后部为宽厚。髓核的位置偏于后方，临近窄而薄弱的后纵韧带，这是椎间盘容易向后突出的因素。在扭曲和压缩力作用时，颈椎间盘可因纤维环破裂而突出。颈椎间盘发生变性突出或椎体后缘骨质增生，均可直接压迫脊髓，产生下肢麻木（后中央突出可致两侧下肢麻木）、头重脚轻，甚至肢体瘫痪等症状。

纤维环的纤维在椎体间斜行，在横切面上排列成同心环状，相邻环的颈椎增生纤维具有相反的斜度而相互交叉。纤维环的前方有坚强的前纵韧带，前纵韧带的深层纤维并不与纤维环的浅层纤维融合在一起，却十分加强纤维环的力量；纤维环的后方有后纵韧带，并与之融合在一起，后纵韧带虽较前纵韧带为弱，亦加强纤维环后部的坚固性。纤维环的周缘部纤维直接进入椎体骺环的骨质之内，较深层的纤维附着于透明软骨板上，中心部的纤维与髓核的纤维互相融合。髓核的中心在椎间盘前后径中后1/3的交界部，是脊柱运动轴线通过的部位。由于纤维环后部较窄，力量较弱，髓核易于向后方突出，但由于纤维环后方中部有后纵韧带加固，突出多偏于侧后方。

二、椎体的应用解剖

椎体呈短圆柱形，前面略凸，后面较直，上、下面平坦，粗糙，凹陷，其周缘光滑，中央部较粗糙，有椎间盘附着。从脊柱前面观，椎体自上而下逐渐增大，L_5椎体横断面积约为C_3的3倍。椎体主要由骨松质构成；椎体的表面是较薄较硬的骨密质，内部充满骨松质。骨小梁按压力与张力方向排列（图2-1）。椎体的骨松质间隙内在未成年时主要由红骨髓填充，以后逐渐减少。

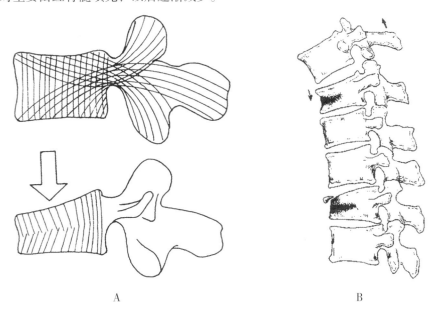

A　　　　　　　　　　　　　　B

图2-1　椎体楔形压缩骨折

C_3钩突前后径、上下径、内外径分别为（10.60±1.74）mm、（5.10±1.20）mm、（5.55±1.04）mm。C_4钩突前后径、上下径、内外径分别为（11.61±1.44）mm、（5.35±0.97）mm、（5.33±0.97）mm。C_5钩突前后径、上下径、内外径分别为（11.43±1.39）mm、（5.60±1.17）mm、（5.47±1.19）mm。C_6钩突前后径、上下径、内外径分别为（11.33±1.86）mm、（5.66±1.37）mm、（5.38±1.13）mm。C_7钩突前后径、上下径、内外径分别为（10.46±1.72）mm、（5.18±1.18）mm、（5.61±1.22）mm。T_1钩突前后径、上下径、内外径分别为（8.49±1.24）mm、（4.40±0.97）mm、（4.79±0.90）mm。

三、椎弓根的应用解剖

脊柱各部椎骨的椎弓根形态各异。椎弓根前部稍宽，且周围部骨密质较椎体厚；椎弓根后部稍窄，且几乎全是骨密质。因此，椎弓根后部最为坚固。从椎弓根剖面观察，椎弓根周围部是密质骨，中心部有少许的松质骨。颈椎椎弓根的前外侧尚有横突孔，其内的椎血管紧邻椎弓根。胸椎椎弓根上、下为椎间孔内容物（胸神经根、节段血管分支及脂肪组织），外侧为肋横突关节、肋骨头和胸腔，内侧为硬膜外腔和硬脊膜，前方为心脏和大血管，前侧方为肺。

寰椎无明显的椎弓根，但有较粗大的侧块。寰椎侧块的宽度、厚度、高度分别为（15.47±1.19）mm、（17.21±0.93）mm、（14.09±1.92）mm，正中线到寰椎侧块中点、横突孔内壁、椎弓根内缘的距离分别为（17.6±1.2）mm、（23.0±1.7）mm、（12.7±1.0）mm。

颈椎椎弓根横截面形状较规则，呈圆形或近圆形，其中心部松质骨呈圆形。枢椎椎弓根宽度平均为（8.25±1.50）mm，椎弓根上宽度平均为（7.90±1.41）mm，椎弓根下宽度平均为（4.90±0.82）mm，椎弓根高度平均为（6.70±0.90）mm。椎弓根轴线与矢状面的夹角（内倾角）为（32.33±3.45）°（图2-2），椎弓根中轴线与齿突中轴线的夹角（上倾角）为（24.07±5.30）°（图2-3）。C_3椎弓根宽度、高度分别为

（4.17±0.81）mm、（6.72±0.73）mm。C₄椎弓根宽度、高度分别为（4.49±0.69）mm、（6.39±0.91）mm。C₅椎弓根宽度、高度分别为（5.15±0.16）mm、（6.90±0.42）mm。C₆椎弓根宽度、高度分别为（5.26±0.72）mm、（6.42±0.78）mm。C₇椎弓根宽度、高度分别为（6.82±0.57）mm、（7.40±0.21）mm。

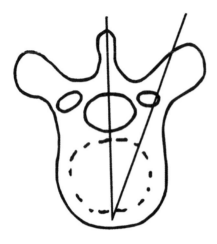

图2-2　颈椎椎弓根轴线与矢状面的夹角
（内倾角）（左侧）

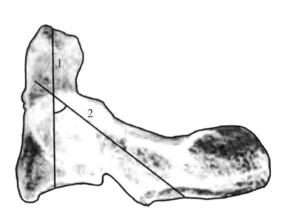

图2-3　椎弓根中轴线与齿突中轴线的夹角
（上倾角）

胸椎椎弓根是一个狭长的管状骨性结构。上胸椎椎弓根截面较窄，其中心部松质骨含量少，周围部密质骨较薄。下胸椎椎弓根横截面呈椭圆形或泪滴形，其中心部松质骨呈椭圆形或肾形，周围部密质骨较上胸椎增厚。胸椎椎弓根的宽度小于其高度（图2-4、图2-5）。

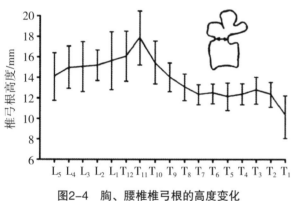

图2-4　胸、腰椎椎弓根的高度变化

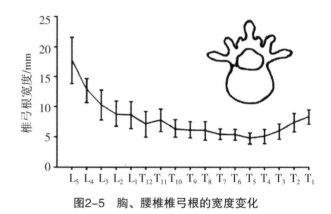

图2-5　胸、腰椎椎弓根的宽度变化

腰椎椎弓根也是一个狭长的管状骨性结构，腰椎椎弓根横截面形状较规则，基本呈椭圆形或肾形，其中心部松质骨基本呈圆形，但在L₅椎弓根横截面形状有明显变化，呈倒三角形，其宽度明显增加，周围部密质骨也有增厚。L₁~L₅椎弓根高度逐级递减而宽度逐级递增，其中椎弓根高度最大者为L₁，最小者为L₅；而椎弓根宽度大小恰好相反，见图2-4、图2-5。各椎弓根内外缘皮质厚度及上下缘皮质厚度均无明显变化，基本一致；其中腰椎椎弓根内缘皮质厚度均大于外缘皮质厚度，上下缘皮质厚度接近，基本无差别。各椎弓根内松质骨高度最大为L₅，最小为L₁，从上至下逐级递减，而宽度恰好相反。

同一椎骨左右侧椎弓根皮质最近点的平均距离有逐节段增大的趋势，由T₈节段的15.2mm增至L₅节段的30.2mm；椎弓根皮质最远点的平均距离由T₈节段的27.6mm逐节段增至T₁₂节段的38.5mm，L₁节段为36.1mm，由L₂节段的35.2mm逐节段增至L₅节段的54.0mm（表2-3，图2-6）。

表2-3 同一椎骨的椎弓根间距离（$\bar{x}+s$）　　　　mm

项目	皮质最近点距离	皮质最远点距离
T_8	15.2 ± 3.4（10.0 ~ 21.0）	27.6 ± 3.6（17.0 ~ 33.0）
T_9	15.6 ± 2.3（11.0 ~ 20.0）	28.8 ± 3.5（18.0 ~ 34.0）
T_{10}	15.5 ± 2.0（11.0 ~ 19.0）	30.5 ± 3.1（18.0 ~ 37.0）
T_{11}	17.2 ± 1.9（14.0 ~ 31.5）	34.3 ± 2.6（29.5 ~ 40.0）
T_{12}	20.8 ± 2.3（15.0 ~ 25.0）	38.5 ± 2.7（33.0 ~ 45.0）
L_1	22.8 ± 2.2（18.0 ~ 28.0）	36.1 ± 3.7（30.5 ~ 51.0）
L_2	22.9 + 2.1（19.0 ~ 28.0）	35.2 ± 4.8（18.5 ~ 41.0）
L_3	23.7 ± 2.7（16.5 ~ 30.0）	39.9 ± 4.0（31.5 ~ 47.5）
L_4	25.4 ± 3.0（19.0 ~ 33.0）	44.6 ± 3.8（36.0 ~ 63.0）
L_5	30.2 ± 7.7（9.0 ~ 43.0）	54.0 ± 10.8（50.0 ~ 69.0）

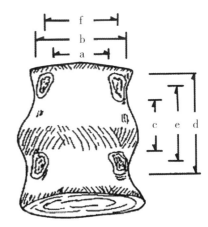

a、c. 皮质最近点距离；b、d. 皮质最远点距离；
e、f. 螺钉入点间距离

图2-6 测量指标示意图

　　相邻椎骨椎弓根皮质间距离，从上往下有逐节段增大的趋势，但L_4和L_5节段间距离却明显减小。皮质最近点的平均距离由T_8与T_9的14.1mm、T_9与T_{10}的13.7mm逐节段增至L_3与L_4的18.9mm、L_4与L_5为17.6mm。皮质最远点的平均距离由T_8与T_9的35.8mm，逐节段增至L_3至L_4的45.6mm、L_4与L_5为44.5mm（表2-4）。

表2-4 相邻椎骨的椎弓根间距离（$\bar{x}+s$）　　　　mm

项目	皮质最近点距离	皮质最远点距离
T_8		
T_9	14.1 ± 2.3（9.0 ~ 16.8）	35.8 ± 2.8（29.1 ~ 46.8）
T_{10}	13.7 ± 1.5（9.8 ~ 16.8）	37.5 ± 2.7（31.8 ~ 43.2）
T_{11}	14.0 ± 1.7（10.6 ~ 18.5）	41.2 ± 3.3（35.3 ~ 45.9）
T_{12}	14.5 ± 2.3（5.3 ~ 18.5）	44.7 ± 2.8（38.8 ~ 52.1）
L_1	15.7 ± 1.8（12.4 ~ 20.3）	45.8 ± 2.6（41.5 ~ 51.2）
L_2	17.1 ± 1.9（13.2 ~ 22.9）	46.2 ± 3.3（38.8 ~ 52.1）
L_3	18.4 ± 2.1（13.6 ~ 23.8）	45.9 ± 3.6（39.7 ~ 52.9）
L_4	18.9 ± 4.9（13.2 ~ 53.1）	45.6 ± 3.3（38.8 ~ 54.7）
L_5	17.6 ± 3.5（7.1 ~ 28.8）	44.5 ± 4.1（29.1 ~ 52.9）

　　同一椎骨左右椎弓根螺钉入点间距离从T_8至L_5逐节段增大，由T_8的平均24.0mm增至L_5的平均49.1mm。

　　胸段各相邻椎弓根螺钉入点间距离的平均值都在26mm左右；T_{12}与L_1和腰段各相邻椎弓根螺钉入点间距离的平均值都在31mm左右；L_4与L_5螺钉入点间距离的平均值为29.0mm，最小值为15mm（表2-5）。

表2-5 椎弓根螺钉入点间距离（$\bar{x}+s$）　　　　mm

项目	左右椎弓根螺钉入点间距离	相邻椎弓根螺钉入点间距离
T_8	24.0 ± 2.1（19.5 ~ 28.0）	
T_9	25.4 ± 1.9（22.0 ~ 29.0）	24.2 ± 2.1（21.0 ~ 29.0）
T_{10}	25.7 ± 2.2（20.5 ~ 30.0）	25.1 ± 2.0（20.5 ~ 30.0）
T_{11}	26.7 ± 2.2（22.0 ~ 33.0）	27.7 ± 2.2（22.0 ~ 33.0）
T_{12}	26.8 ± 2.8（21.0 ~ 33.0）	27.7 ± 2.6（22.0 ~ 34.0）

（续表）

项目	左右椎弓根螺钉入点间距离	相邻椎弓根螺钉入点间距离
L_1	29.2 ± 3.8（22.0 ~ 35.0）	30.4 ± 2.7（25.0 ~ 38.5）
L_2	30.5 ± 3.4（23.0 ~ 37.0）	31.6 ± 2.9（26.0 ~ 41.0）
L_3	31.6 ± 4.7（23.5 ~ 42.5）	32.5 ± 2.9（27.0 ~ 41.0）
L_4	35.7 ± 5.6（25.0 ~ 48.0）	31.8 ± 2.3（26.0 ~ 36.0）
L_5	49.1 ± 9.1（29.0 ~ 70.0）	29.0 ± 4.7（15.0 ~ 42.5）

四、关节突关节的应用解剖

相邻椎骨的上、下关节突构成关节突关节，由薄而松弛的关节囊韧带联结起来。外层为纤维膜。内层为滑膜。关节中含滑膜褶襞，Inami等通过形态学和组织学比较，将之分为3型：Ⅰ型皱襞呈新月形，主要由脂肪组织组成；Ⅱ型形态多变，部分呈椭圆形伸入关节腔内，基部和中部由脂肪组织组成，顶部则为浓密的纤维组织组成；Ⅲ型有一厚且粗糙的游离缘。全部由纤维组织组成。关节遭受超生理的应力和剪切力损害，容易导致损伤性滑膜炎。反复损伤性炎症可致使关节突关节增生。关节纤维膜与颈部肌肉组织相连，肌肉部分覆盖关节囊表面，平均附着面积为（47.6 ± 21.8）mm^2。在C_4 ~ C_5和C_5 ~ C_6关节突关节肌肉覆盖较少，其关节囊（22.4 ± 9.4）%面积被肌肉组织附着。颈椎关节突关节囊含有丰富的感受器，可感受生理刺激的强度，而且过度牵拉时可以产生疼痛感。

关节突关节的面积、形态与关节的稳定有密切关系。在上下关节面相适应时，关节面的面积越大，其所承受的压力及运动时所受的应力越小，关节较稳定。Yoganandan研究结果显示女性关节突关节间隙大于男性，而软骨厚度低于男性，下颈椎关节软骨厚度女性为（0.4 ± 0.02）mm，男性为（0.5 ± 0.03）mm。笔者推测由于女性软骨厚度小于男性，外伤和长期生理负荷下其关节较易退变，导致关节疾患。关节软骨面宽度从上至下逐渐减小，C_1 ~ C_2为（17.4 ± 0.4）mm，C_7 ~ T_1为（11.3 ± 0.3）mm。而关节突关节面形态（宽度／高度比）C_3呈圆形，C_4、C_5逐渐改变为横椭圆形，C_7、T_1呈长横形。这种改变可能与适应颈椎生理运动关联，其大小和坡度上、下相适应，随脊柱节段不同而变化，以利于脊柱运动。

关节突关节面与冠状面角度常以椎体与其上关节突关节的倾角表示，过去多认为冠状面水平夹角为40° ~ 45°。但孟庆兰等对500个正常颈椎倾角进行了测量，结果显示C_3 ~ C_7倾角均值以C_5最小，C_7最大，倾角在28° ~ 79°范围，各节段均值均>45°，C_7>C_3>C_6>C_4>C_5，以C_5为中心呈U形分布，倾角均值随着年龄的增长而逐渐减小。以每10年分组，各年龄组平均差为0.9955°。

关节突关节面与正中矢状面角度从上至下变化与冠状面角度变化相似。Pal等在30例成人男性C_3 ~ T_3标本测定上位关节突关节相对于正中矢状面的方向，结果显示全部C_3和73%的C_4上关节突关节面朝向正中矢状面。C_5和C_6则均朝向外侧，C_7和T_1又相似C_3和C_4朝向正中矢状面，C_5上关节突关节是这种角度转化最明显的部位；这种角度转化有2种形式，一种形式由C_3至C_7从朝向正中矢状面逐渐朝向外侧，再逐渐朝向正中矢状面；另一种形式C_3、C_4朝向正中矢状面，而C_5或C_6突转朝外侧矢状面，C_7又突转朝正中矢状面。就颈椎的生理曲度而言，弧度顶点于C_4 ~ C_5之间。在正常情况下颈椎由过伸到过屈位的运动过程中，负荷最大压力、应力水平变换于C_4 ~ C_5和C_5 ~ C_6之间。因此，以上以C_5为中心的解剖形态可能是颈椎的生理功能所决定的。

C_2 ~ C_3关节突关节面与水平面呈向前开放的40° ~ 45°，下颈部关节突关节面趋于水平位（图2-7）。

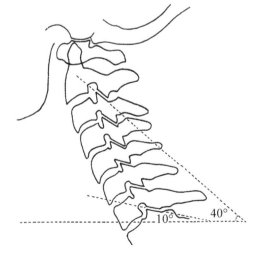

图2-7　颈椎关节突关节面与水平面的角度

五、钩椎关节的应用解剖

椎体的后侧部有钩椎关节（图2-8），为椎间孔的前壁。钩椎关节的后方有颈脊神经根、根动静脉和窦椎神经，其侧后方有椎动脉、椎静脉和椎神经。钩椎关节地处险要，前外侧为横突孔，有椎动静脉及交感神经丛通过，后外侧参与构成椎间孔前壁，有颈神经根及根动脉通过，后内侧为椎管，有脊髓下行。此关节能防止椎间盘向侧后方突出。

Oh等研究认为，从钩椎关节内侧缘到横突孔内侧缘的距离从C_3到C_7是逐渐增加的。在C_3的距离是（4.91±0.26）mm，在C_7是（5.62±0.24）mm，在术中探及钩椎内侧缘时，要心中有数，再向外不到6mm，就要达横突孔的内侧缘，这对于术中避免椎动脉的损伤有着重要意义。从椎弓根内侧缘到钩椎关节内侧缘的距离从C_3到C_7是逐渐减少的，在C_7由于椎弓根位于钩椎关节的内侧，这一距离为一负值。这个距离代表了椎间孔减压手术中，在钩椎关节外侧减压的范围，椎间孔的减压在C_7易获得。在椎体的后缘，从C_3到C_6的减压范围在钩椎关节的外侧应逐渐延深。同一个体钩椎关节内侧缘的距离从C_3到C_7是逐渐增加的。

$C_4 \sim C_6$水平的Luschka关节是骨赘的好发部位。当因退变而发生骨质增生时，增生的骨刺则可能影响位于其侧方的椎动脉血液循环，并可压迫位于其后方的神经根（图2-9）。钩椎关节退变可较早出现。由于该关节位于椎间边缘部，在颈椎做旋转等运动时，局部的活动度较大，两侧的钩状突起呈倾斜面，局部椎间隙较窄，颈椎活动所产生的压力和剪力常集中于此。

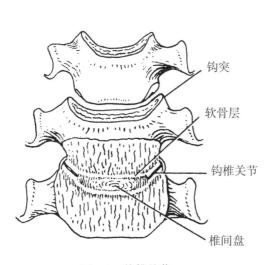

图2-8 钩椎关节

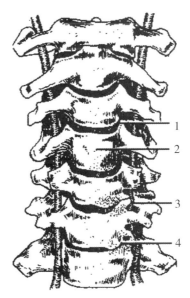

1. 正常钩椎关节；2. 椎体；3. 椎动脉受刺激；4. 钩椎关节增生

图2-9 钩椎关节增生刺激椎动脉

六、椎间孔的应用解剖

椎间孔位于相邻上、下椎弓根之间。前壁主要为椎间盘，后壁为黄韧带和上关节突，其前、后壁在不同部位的构成略有不同。上、下壁分别为椎下切迹、椎上切迹。在椎间孔的水平断面上，椎管管壁不完整。颈椎间孔略呈倒置的泪滴状，上部较宽，下部较窄，中部较小。Humphreys等将椎间孔描述为葫芦状。Nobuhiro等的研究结果表明：颈椎间孔呈漏斗状，入口处最窄，其长度和走向因各个椎弓根的宽度和走向的不同而各异，神经根离开硬脊膜囊处最为宽大。Tanaka等发现颈椎间孔大小无性别差异。张正丰等的研究表明：中立位椎间孔面积随椎间孔序列的增加而增加，以C_6、C_7最大，C_2、C_3最小，每对椎间孔左右比较差异无显著性。而Ebarheim等则发现除了C_2、C_3椎间孔外，各颈椎间孔的上下径和前后径自上而下逐渐增大。

椎间孔内有脊神经、脂肪和血管通过。骶腰及下胸部脂肪组织较多且疏松，胸上部较少且混有纤维组织，颈部几乎全是纤维组织，很少脂肪。

颈神经根仅占颈椎间孔的下部。腰神经根仅占腰椎间孔的前上部。

七、前、后纵韧带的应用解剖

前纵韧带上起于C_1或枕骨的咽结节，向下经寰椎前结节及各椎体和椎间盘的前面，止于S_1或S_2的前面。韧带的宽窄与厚薄各部不同，在颈段较窄，在胸段较宽。前纵韧带纤维是分层排列的，最浅层伸展超过4个椎体水平，而较深层伸展仅超过2个椎体水平。但有人证实较长的纤维通过整个脊柱（从枕骨到骶骨）的长度，而较短的纤维伸展至相邻椎体之间。前纵韧带牢固地附着于椎体前面上、下部和椎间盘前部纤维处，而在椎体前面的中部附着较松。前纵韧带有防止脊柱过伸的作用。

后纵韧带较细长，虽亦坚韧，但较前纵韧带为弱，位于椎管的腹面和整个椎体和椎间盘的后面，起于C_2椎体，向上移行于覆膜，向下沿各椎体和椎间盘的后面至骶管，与骶尾后深韧带移行。在颈椎和上段胸椎的韧带的宽度几乎是一致的，而在下段胸椎和腰椎变得较窄且韧带中间较厚。后纵韧带牢固地附着于椎间盘的后面和椎体的邻近缘，在椎体后面的中部附着较松，且韧带两旁的空间是椎旁静脉丛。它跨过椎体的后面，骨表面凹陷使血管结构得以进出。与前纵韧带相似，后纵韧带也是由几层组成，浅层跨越3～4个椎体水平，深层仅在1～2个椎体之间架桥，纤维方向斜行跨过椎间盘的外侧面，纤维的行程是从一个椎体的上缘向上走行并形成两个侧凹，然后附着于上面2～5个椎体的下缘。后纵韧带具有限制脊柱过分前屈和防止椎间盘向后脱出的作用。前纵韧带骨化较早，后纵韧带骨化以C_5最常见，通常无症状（图2-10）。

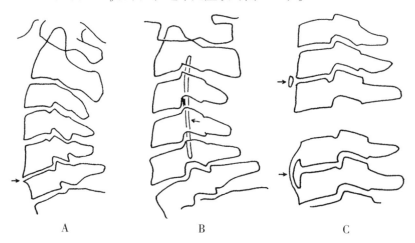

A. 椎体骨质增生；B. 后纵韧带骨化；C. 前纵韧带骨化

图2-10　前、后纵韧带的骨化

八、黄韧带的应用解剖

相邻的上、下椎板之间有黄韧带连接。黄韧带呈扁平状，活体呈黄色，弹性大，很坚韧，有节段性，是由弹力纤维组成。黄韧带在颈椎后伸运动时缩短、变厚，屈曲时延伸、变薄。年轻人的黄韧带在压应力作用下缩短、增厚，不易突入椎管，但随年龄增长，黄韧带弹性降低，则易折曲而不缩短，突入椎管产生脊髓压迫。

黄韧带位于相邻椎弓板之间。每个韧带从一个椎板到另一个椎板，附着于上位椎板的深面到下位椎板的上缘，它从中线向外扩展至关节突关节的侧面。黄韧带纤维的内侧部分（称椎板间部）是纵行排列的，外侧部分（称关节囊部）是斜行向下的。黄韧带外侧的斜行纤维形成关节突关节囊的腹面部分，两边的隐窝由脂肪来充填，以保持椎管呈圆形。黄韧带向前外侧延伸至关节突关节内侧，加固关节囊，其外侧构成椎间孔的后壁。在水平断面上，黄韧带位于椎板内侧，形成椎管的背面，呈"V"形。黄韧带从颈椎1.5mm的厚度，变成腰椎

4～6mm的厚度，平均厚度约为3mm。此韧带的厚度将影响它的强度和脊柱的弹性。随年龄增长，黄韧带可出现增生肥厚，以腰段为多见，常导致腰椎椎管狭窄，压迫脊神经，引起腰腿痛。

黄韧带与脊柱的其他韧带相比有很高比例的弹性蛋白，平均含弹性蛋白70%，胶原30%；较高的弹性蛋白含量保证了在伸展运动时椎管不会过度弯曲，同时也增加了脊柱关节的弹性。

九、棘间韧带、棘上韧带和项韧带的应用解剖

棘突之间有棘间韧带和棘上韧带，使之相互联结。

棘间韧带位于相邻两棘突之间，在颈、胸部较薄弱，在腰部较发达。它的纤维方向是向上、向背侧的。腹侧的纤维来自黄韧带并向上，背侧的纤维附着于头侧脊柱突起的下面的前部，中间纤维（或腹内侧和背内侧纤维）从尾侧椎骨的脊柱突起的上面，通过上方和背侧到头侧椎骨的脊柱突起下面，背侧的纤维从尾侧椎骨的脊柱突起的上面（后部）上行，向上和背侧并附着于棘上韧带。棘间韧带由胶原束组成并附着于骨上。有人检查了20岁以上的标本，发现其中21%的人的韧带破裂是发生在棘间韧带的中部。中间纤维较易损伤的原因，是由于它们的两端都直接附着于骨上，而腹侧和背侧的纤维仅仅是一端附着于骨上，而另一端附着于软组织上（腹侧纤维附着于黄韧带上，背侧纤维附着于棘上韧带上）。棘间韧带附着于关节突关节的关节囊、黄韧带和棘上韧带上。

棘上韧带是一条强壮的纤维条索，位于棘突和棘间韧带后方，从C_7的棘突一直伸展到骶椎。在C_7以上部位为项韧带，人类已趋退化。项韧带分表层的索状部和深层的膜状部。也有人认为棘上韧带永远不会到达骶骨，且认为该韧带的终端在L_4或L_5附近。棘上韧带从一个棘突到另一个棘突，并且在腰椎几乎是不明显的，因为它与腰背肌十字交叉所形成，其余的韧带纤维被分成层状，深层的纤维伸展超过一个椎间关节，浅层的纤维越过3～4个椎骨，并与相邻的筋膜混合。下段腰椎此韧带的缺乏，可以解释腰椎有较大范围的屈曲。组织学发现棘上韧带的结构是腱性的或纤维软骨性的，而有一些人是骨化的。

项韧带为棘上韧带在颈部的延续，分表层的索状部和深层的膜状部，前者牵拉于C_7棘突与枕外隆突之间，后者自索状部发出向深面依次附至C_6～C_2棘突、寰椎后结节和枕外嵴。

十、横突间韧带的应用解剖

腰椎横突间韧带，是薄的膜状的纤维性结构，而有人认为此韧带是一个发育良好的带状结构。横突间韧带是从一个横突的内侧部发出，到相邻的椎骨的横突，位于横突间肌的内侧，从内向外扩展至黄韧带的外缘，它分成腹侧叶和背侧叶，腹侧叶通过侧面到椎间孔，被脊神经的腹支穿破，然后从腹面越过椎体，最终与前纵韧带混合，背侧叶被脊神经的背支和血管穿破并到背侧肌肉的深部。

横突之间有横突间肌，对颈部脊柱的稳定性所起的作用很小。

十一、椎管的应用解剖

椎管上起枕骨大孔，下至骶管裂孔，容纳脊髓及其被膜、脊神经根和马尾。椎管由各椎骨的椎孔及其间的联结组织和骶管构成。椎管的前壁为椎体和椎间盘的后面以及后纵韧带，在后纵韧带两侧有纵行的椎内静脉丛的前部。椎管的后壁是椎板及衬于其内的黄韧带，它们在后中线上愈合成为向前开放的纵沟。椎管后壁上有椎内静脉丛的后部，椎管前后壁借外侧角分界。左、右外侧角的两边是椎弓根，它伸入椎间孔。当椎间盘突出或椎间关节发生炎症时都可使外侧角变小。上外侧角处也有纵行的椎内静脉丛，行椎管手术时应予以注意。

椎管与脊柱相适应，矢状面上也具有4个弯曲。椎管的平均长度约为70cm，脊柱运动时椎管长度可有变化。脊柱尽力背伸时，椎间盘后部被压缩，椎板间的间隙变小而使椎管变短；反之，脊柱过屈时则椎管变长。

椎管管腔的大小和形状在脊柱各部并不相同。在枕骨和颈椎交界处、下颈部和腰骶部，椎管管径较大；在

上颈部、中胸部和骶部，管径则较狭窄；在枕骨大孔区，椎管的横切面为卵圆形（35mm、30mm）；在颈部为三角形（23mm、14mm）；在胸部为圆形（直径为16mm）；在腰骶部为前后扁的三角形（26mm、17mm）。椎管管腔扩大的节段，都是脊柱活动度最大的部位，可使管内组织有一定程度的活动余地；但在管腔狭窄节段内的神经组织则易因损伤、感染和肿瘤等的发生而受到压迫。

十二、脊柱周围结构的应用解剖

脊柱周围有筋膜、肌肉、血管和神经。

脊柱周围的筋膜主要有椎前筋膜、项筋膜和胸腰筋膜。其中腰背筋膜较厚，是腰背、腰骶部的主要稳定结构。

胸腰筋膜也称腰背筋膜，分浅、深两层。浅层位于背伸肌的背面，向上行于项筋膜，向下附着于髂嵴和骶外侧嵴，内侧附着于胸腰椎棘突、棘上韧带和骶外侧嵴，外侧在胸背部附于肋角。浅层于腰部最强厚。深层位于腰方肌和骶棘肌之间，向上附于第12肋下缘，向下附于髂嵴，内侧附于棘突和腰椎横突，外层与浅层会合，成为腹横肌和腹内斜肌起始腱膜。腰动脉的后支及腰神经的后支位于此层筋膜内，于骶棘肌外缘浅深两层筋膜会合处穿出至皮下。

枕外膜上缘起于枕骨上项线下缘，下缘附着于寰椎后缘、项韧带、前斜角肌、中斜角肌、肩胛提肌等处，并与脊筋膜相续。

寰枕后膜位于寰椎后弓上缘和枕骨大孔后缘之间。寰枕后膜为一宽而薄的韧带结构，连接于枕骨大孔后缘至寰椎后弓上缘，并向两侧延伸至寰枕关节囊。寰枕后膜的浅面紧贴头后小直肌，深面紧邻硬脊膜。寰枕后膜厚度相差较大，中央部厚度一般为1.5～2.0mm，而外侧缘仅（1.0±0.3）mm。

寰枕后膜与寰椎后弓的椎动脉沟围成一管，内有椎动脉第3段和枕下神经通过。在椎动脉沟部，并没有较完整的纤维膜性结构覆盖，形成明显的薄弱区，从寰枕后膜、寰椎后弓骨膜及寰枕关节韧带等结构延续来的膜性结构覆盖着此处的椎动脉。这些薄膜性结构对椎动脉有明显的限制作用，可以使椎动脉保持类似于椎动脉沟样较大的弧形大弯曲。若切除该膜，则使椎动脉不能保持完整的弧形弯曲，而明显后突，甚至形成折曲。

脊柱周围的肌肉根据肌肉所在的位置，分为前群、外侧群及后群。

前群主要位于颈段脊往前面，肌肉较小，数量不多，但与颈椎的功能活动有密切的关系。主要有颈长肌、头长肌、头前直肌和头侧直肌。由颈脊神经的前支支配。

外侧群有斜角肌、腰大肌、腰小肌、腰方肌。

后群肌肉较强大，主要有斜方肌、背阔肌、肩胛提肌与菱形肌，是脊柱的重要外在稳定因素。

此外，枕下部有左右各4块的椎枕肌，即头后小直肌、头后大直肌、头上斜肌和头下斜肌。后者构成枕下三角，三角底部由寰椎后弓和寰枕后膜组成。

脊柱的血管：横突前区和椎管内的动脉来自椎动脉、甲状腺下动脉和颈升动脉。横突后区的动脉绝大部分来自颈深动脉，上份部分来自枕动脉降支（图2-11）。

颈椎骨的血供主要来自椎间动脉（图2-12、图2-13）。颈椎的椎间动脉多发自椎动脉。椎动脉自寰椎横突孔穿出呈锐角向后，穿过寰枕后膜（寰枕筋膜）经寰椎侧块后上方的椎动脉沟进入椎管，后经枕骨大孔入颅。椎动脉在椎动脉沟内约90%的椎动脉形成向后的隆起，最隆起处的后壁至寰椎后弓后缘约（3.32±1.47）mm。静脉窦或包绕该段椎动脉，这些静脉位于椎动脉与寰椎后弓之间，形态不规则且位置

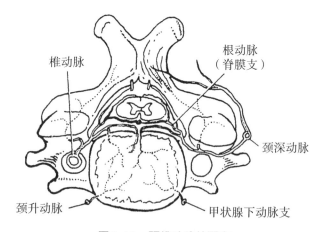

椎动脉　　　　　　　　　　根动脉
　　　　　　　　　　　　　（脊膜支）

　　　　　　　　　　　　　　颈深动脉

颈升动脉　　　　　　　甲状腺下动脉支

图2-11　颈椎动脉的配布

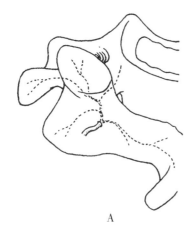 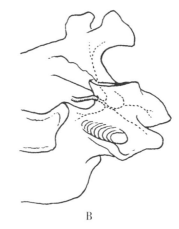

A. 颈椎弓的外面营养动脉；B. 颈椎弓的内面营养动脉

图2-12 颈椎弓的营养动脉

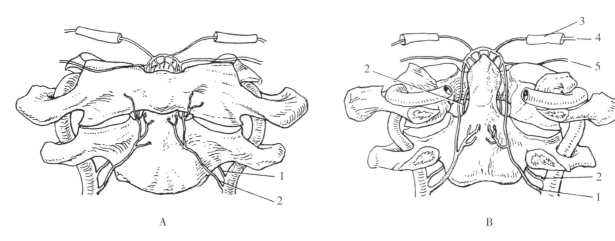

A. 前面观；B. 后面观（椎弓已切除）。1. 后升动脉；2. 前升动脉；3. 舌下神经管；4. 后水平动脉；5. 前水平动脉

图2-13 齿突的血液供应

不恒定。

椎间动脉一般是一条，有时成对，沿脊神经根的腹侧，经椎间孔，分支进入椎管内。在椎间孔内分为3个主要分支。

当颈椎发生骨质增生等病变时，可导致椎动脉血液动力学方面的改变，影响大脑血液供应，产生眩晕、恶心等症状。

$T_{10} \sim T_{12}$血供主要由相应的节段动脉（肋间后动脉）供应，此处的节段动脉由胸主动脉发出，其主干行至相应的椎体前外侧时发出分支（营养动脉、骨膜动脉），支配椎骨体、前纵韧带、椎肋关节等；沿椎体中份行至椎间孔前缘时发出3个主要分支，分别支配相应区域，前支行向椎体，后支行向椎弓，中间支经椎间孔下缘沿脊神经根进入椎管，故中间支亦称根动脉，根动脉又分前根动脉、后根动脉，支配神经节和前根、后根（图2-14、图2-15）。

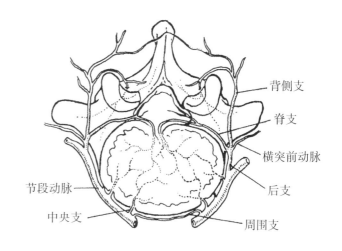

背侧支

脊支

横突前动脉

后支

节段动脉

中央支

周围支

图2-14 胸腰椎动脉的配布

$L_1 \sim L_3$血供主要由相应的节段动脉（腰动脉）供应，此处的节段动脉由腹主动脉发出，沿腰椎体中部向后外行走，沿途发出分支至椎体前方，营养椎体、前纵韧带等。行至椎间孔前缘时发出了3个主要分支，即前支、后支、中间支，其行走方向、支配范围与$T_{10} \sim T_{12}$相同。胸腰椎节段动脉的分支在椎体两侧、横突前外侧、椎弓后方、椎体后面等处形成纵行吻合链，同一节段左右两侧节段动脉的分支在椎体前面、椎管前后壁表面、椎弓后方等处形成横行吻合。节段动脉在椎间孔前缘发出的前支、后支、中间支是组成纵、横动脉吻合的主要分支（图2-14、图2-16、图2-17）。

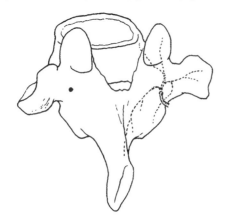

图2-15 胸椎弓外面营养动脉

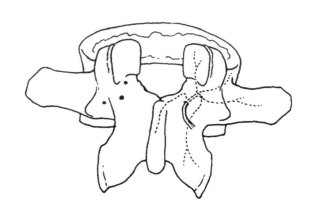

图2-16 腰椎弓外面营养动脉

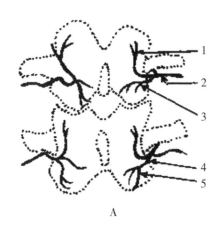

A

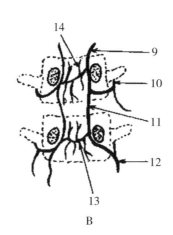

B

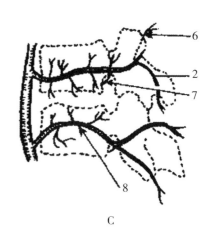

C

1. 上关节动脉；2. 横突前动脉；3、5. 下关节动脉；4. 关节间动脉；6. 背侧支；7. 脊椎前支；8. 腰动脉；9. 升支；10. 前椎间孔动脉；11. 隆支；12. 供应神经根的分支；13. 横支；14. 垂直椎孔小分支

图2-17 腰椎的血供

脊柱周围的神经：颈神经前、后根自颈髓发出，向前外侧略下行走，与冠状面呈约45°进入神经根袖。颈神经根袖短而宽，呈长锥形，位于相应椎间孔的中下侧。由于颈椎间孔前部的椎间盘上下部分大小相似，且在颈椎间孔内神经根靠近椎间盘和椎弓根，故神经根易受椎间盘病变的影响。通常颈神经仅占椎间孔的一半，在骨质增生或韧带肥厚时，孔隙变小、变形，神经根就会受到刺激和压迫，产生上肢疼痛、手指麻木等症状。

神经根受累多发生于颈椎间孔的入口处。颈神经根离开硬脊膜囊时分为前根和后根，后根的直径是前根的2/3。在椎间孔内，前根沿后根的上方行走，二者共占据了椎间孔的1/3 ~ 1/4空间。在颈椎间孔的入口区，C_5以下的神经根自离开硬脊膜囊至相应椎间孔的走向逐渐倾斜，因此，下位的颈神经根可因上一节段的椎间盘的突出而受累。

第一颈神经以直角离开硬膜囊后，经过寰椎后缘的外侧部，分布于枕骨下肌群。

枕小神经纤维来自C_2、C_3颈神经，枕小神经穿出深筋膜后，分布于耳部、乳突部及枕部外侧区域的皮肤。

枕大神经为C_2颈神经后支的内侧支，其神经经头下斜肌和头半棘肌之间，在头半棘肌附着于枕骨处，穿过该肌，再穿过斜方肌腱及颈部的固有筋膜，在上项线下侧，分为几支，感觉神经末支与枕动脉伴行，分布于上项线以上，可达颅顶的皮肤。

腰椎关节突关节的神经支（图2-18）：上关节支呈多源性，由后内侧支的起始部或后支本干发出，走向内上方，经过横突间肌并发出分支支配该肌。继续上行的分支到达上位椎骨关节突关节，分布于该关节囊的外侧部分。也就是说上关节支均为二级关节支，其非常细小，横径仅有（0.5±0.2）mm，但行程较长，长度为（2.5±0.4）mm。

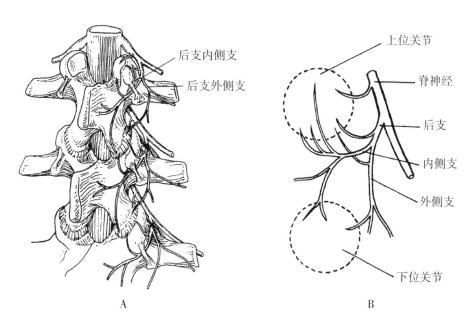

图2-18 关节突关节的神经支配

中关节支呈单源性，由后内侧支在即将进入骨纤维管之前或后内侧支行于骨纤维管之中时发出。中关节支为1支或2支，上行到达本节段关节突关节，分布于该关节囊的下部，由于中关节支是在本节段关节突关节的下方分出，行程甚短，一经分出即达关节囊。

下关节支也呈单源性，由后内侧支在骨纤维管中或出骨纤维管之后发出。下关节支为1支或2支，下行到达下节段关节突关节，分布于该关节囊的上部。

（张金波 塔依尔江·亚生 舒莉）

参考文献

［1］钟世镇. 临床应用解剖学［M］. 北京：人民军医出版社，1998：284-290.

［2］饶书城. 脊柱外科手术学［M］. 2版. 北京：人民卫生出版社，1999：9-77.

［3］田慧中，项泽文. 脊柱畸形外科学［M］. 新疆：科技卫生出版社，1994：1-50.

［4］田慧中，刘少喻，马原. 实用脊柱外科学［M］. 广州：广东科技出版社，2008：1-111.

［5］田慧中，刘少喻，马原. 实用脊柱外科手术图解［M］. 北京：人民军医出版社，2008：8-48.

［6］田慧中，林庆光，谭远超. 强直性脊柱炎治疗学［M］. 广州：世界图书出版公司，2005：15-87.

［7］田慧中，吕霞，马原. 头盆环牵引全脊柱截骨内固定治疗重度脊柱弯曲［J］. 中国矫形外科杂志，2007，15（3）：167-172.

［8］田慧中，马原，吕霞. 颅盆牵引加弹性生长棒内固定治疗发育期间的脊柱侧凸［J］. 中国矫形外科杂志，2008，16（21）：1660-1663.

［9］田慧中，曲龙，吕霞，等. 牵拉成骨技术在发育期间脊柱畸形中的应用［J］. 中国矫形外科杂志，2006，14（13）：969-971.

［10］田慧中. "田氏脊柱骨刀"在矫形外科中的应用［J］. 中国矫形外科杂志，2003，11（15）：1073-1075.

［11］田慧中. 先天性脊柱侧弯的手术治疗［J］. 美国中华骨科杂志，1999，5：223.

［12］　田慧中，李佛保. 脊柱畸形与截骨术［M］. 西安：世界图书出版公司，2001：75-148.

［13］　田慧中. 角形脊柱后凸的手术治疗［J］. 中华骨科杂志，1992，12（3）：162-165.

［14］　田慧中. 脊柱外科医师要善于使用咬骨钳和骨刀［J］. 中国现代手术学杂志，2002，6（1）：67-68.

［15］　田慧中，王彪，吕霞，等. 强直性脊柱后凸截骨矫正内固定术［J］. 中国矫形外科杂志，2005，13（7）：509-512.

［16］　田慧中，原田征行，田司伟. 后方侵袭による脊椎骨切り术［J］. 脊柱变形，1992，7（1）：4.

［17］　田慧中. 椎弓椎体联合截骨术治疗脊柱后凸和后侧凸［J］. 中华骨科杂志，1989，9：321.

［18］　戴尅戎. 骨骼系统的生物力学基础［M］. 上海：学林出版社，1985：261-292.

［19］　BURRINGTON J D，BROWN C，WAYNE ER，et al. Anterior approach to the thoracolumbar spine：technical considerations［J］. Arch Surg，1976，111：456.

［20］　TIAN H Z. Total spinal osteotomy for the treatment of kyphosis and kyphoscoliosis［C］. Japanese Scoliosis Society Program of the 25th Annual Meeting，l991，25：23.

［21］　BELL D B. LUCAS G B. Mechanics of the Spine［J］. Bull Hosp Joint Dis，1970，31：115-131.

［22］　FRANCOIS L，SKALLI W，ROBIN S，et al. Three-dimensional geometrical and Mechanical modellingy the lumbar spine［J］. J Bimecha，1992，25（10）：1153-1155.

［23］　ADAMS M A，et al. The resistance to flexion of the lumbar intervertebral joint［J］. Spine，1980，3：245-248.

［24］　WATERS R L，MORRIS J M. Effect of spinal support on the electrical activity of muscles of the trunk［J］. J Bone Joint Surg，1970，52A：51-55.

［25］　BARTELINK，D L. The rote of abdominal pressure in relieving the pressure on the lumbar intervertebral discs［J］. J Bone Joint Surg，1957，39B：718-721.

［26］　MALCOLM H P，JOHN W. Occupational Low Back Pain［M］. New York：CBS Educational and Professional Publishing，1984：46-56.

［27］　KING A I，PRASAD P，Ewing C L. Mechanism of spinal injury due to caudocephalad acceleration［J］. Orthop Clin North Am，1975，6：19-21.

第三章　生物力学

第一节　生物力学概述

脊柱生物力学是一门研究脊柱平衡、活动和脊柱畸形后力学变化的学科。了解脊柱的正常运动和在脊柱侧凸或后凸的病理情况下的力学，有助于发展医疗器械和设计矫正脊柱畸形的方法。

人类是唯一使用单轴骨两足行走的动物。在矢状面上，头和上部躯干的重心保持在骨盆的纵轴垂直线上，因此，只需花费很小的力量就能使躯干维持直立。上肢没有支持躯体的作用，但它能从事各种复杂的社会工作。任何病理因素所造成的矢状面上的形态异常，如腰前凸消失、胸后凸加大，或脊柱冠状面上的倾斜（如脊柱侧凸）都可影响平衡和协调，干扰内脏功能，促使脊柱过早退变或引起神经功能障碍。

人体由多节段脊椎骨组成，要达到平衡与运动则需要足够的效能（人体功率学）。正常脊柱由7个颈椎，12个胸椎，5个腰椎与其下方融合的骶椎及残留的尾骨组成。正常脊柱的外形，从前面观看是垂直的，从侧位看有生理性颈前凸、胸后凸和腰前凸。Stagnara报告一组法国和意大利正常成人胸后凸平均是$37°$，而腰前凸平均为$50°$，这些值可能还会有变化。Roaf与Rockwell的研究结果与其相似，胸后凸为$20° \sim 40°$，平均$35°$。

希腊的工匠们把人体外形及功能作为他们的艺术偶像。虽然当时人类躯体美姿已经得到人们的欣赏，但直到1543年，Vesalius才认识到脊柱的解剖，机能和它的组成成分。他详细地记载了腰椎和胸椎的小关节突方向的变化。丹麦的解剖学家Winslow和后来的Weber在1872年通过尸体解剖和活体观察总结了大量资料。人体脊柱成分的活体试验由Virgin首先报道，随后利用骨形标志做活体测量和立体X线照相有助于进一步认识脊柱的双向运动、运动范围、旋转中心和脊柱畸形弯曲的负荷。

后来将脊柱结构细分为许多小的部分，并对每个部分的作用力做研究。通过这些模型，有可能了解脊柱的每一部分，如椎弓和椎间盘的内在力的作用。

数学模型能够计算出作用的模型上的应力和分析畸形时所得出的结果。通过这种方法可获得有价值的资料，但模型对应力呈直线性反应。生物组织对力有一种非直线性畸形效应，这与许多病例的经验资料相一致，而从脊柱数学模型获得的信息是有限的。在脊柱数学模型更广泛的使用之前，必须先知道脊柱软组织非直线性活动的确切知识和限定条件。

脊柱是人体的支柱，又是柔软得出奇的组织，如杂技演员可将身体（脊柱）弯曲成近$90°$。人体脊柱是一个复杂的结构，也是一个力学的结构，具有静力学和动力学的特点，具有基本的生物力学机能：将头和躯干的重力及弯矩传递给骨盆，保证机体这三部分间充分的生理活动，保护脊髓免遭外力损伤以及胸腔、腹腔和盆腔脏器不受损伤。

脊柱自身的力学特性及脊柱非生理范围的运动是造成脊椎错位、引起脊柱相关疾病的重要原因。脊柱任何一部分的结构遭到破坏，均有可能发生脊柱畸形。

研究脊柱的生物力学，有助于理解组成脊柱椎骨的稳定的机制，解释脊柱疾患的发病机制，正确分析和评价影像学检查结果，特别是能指导对各种牵引方式、手法的选择及设计脊柱截骨术方案，对提高临床诊断水平和脊柱疾病的治疗十分重要。

1. 生物力学（biomechanics）　力学是研究力与力的作用的科学。当应用于动物和人体时，则称生物力学。它是力学、生物学、医学等学科相互渗透的学科。

2. 脊柱的生物力学（spine biomechanics）　研究脊柱及其韧带、周围肌肉力学功能及运动的科学。从强度、疲劳和稳定性等3个方面研究脊柱的功能。

3. 负荷　物体所支持的任何力称为负荷。负荷使物质结构产生应力和发生应变。最简单的应变有4种：①纵向应变：单位长度的长度变量，如拉长一物体；②体积应变：单位体积的体积变量，如物体承受水压力。③切应力（shear stress）：作用于物体上的力与其作用平面平行的分量叫切应力。④应力（stress）：单位面积上的作用力叫应力。使物体伸长的作用力叫张应力（tensile stress），使其缩短的作用力叫压应力（pressure stress）。

4. 杨式模量（Young modulus）　在低水平的张力应变下，应力与应变量成比例，它们之间的比例系数称为杨式模量，又称弹性模量。

5. 运动节段（motion segment）　运动节段也就是脊柱功能单位（functional spine unit，FSU），是能够显示与整个脊柱相似的生物力学特性的最小功能单位，包括相邻的两节脊椎及其间的椎间盘、关节突关节和韧带等。其前部由椎体、椎间盘和前后纵韧带构成，相应的椎弓、椎间关节、横突、棘突和韧带则组成其后部结构（图3-1）。前部的椎间盘和后部的小关节在负重及应力分布方面存在着一种独立的、动态的关系。在侧方、前方剪应力作用，轴向压缩及屈曲运动时，前部的椎间盘是主要的负重部位。如伴有较大的位移时，后部的小关节也承受部分载荷，在后方剪应力（背伸运动）和轴向旋转时，小关节则是主要的负重部位。运动一般是相对于下位椎体而言。

6. 解剖学坐标系（anatomical coordinate system）　该坐标系是固定在空间的右手Cartesian坐标系（图3-2），坐标系的原点在运动节段上一个椎体的中心，以此为基础，运动节段的所有载荷和位移都可用数学的方法精确描述。

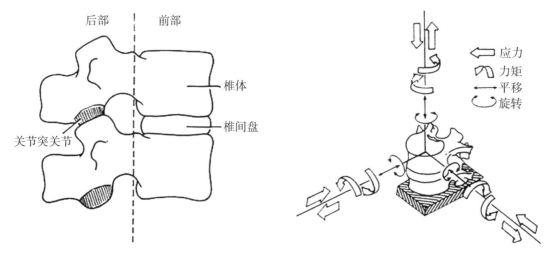

图3-1　脊柱的运动节段　　　　图3-2　解剖学坐标系（图片引用自Jayson M. The lumbar spine and back pain，1987）

7. 运动　是不考虑外力作用的刚体运动现象的研究。

8. 旋转　是指某一物体所有的质点都围绕一个轴线运动，或是某些物体绕一固定轴运动并发生角位移。转轴可以位于物体的外部或内部。

9. 平动　某物体在运动时，所有质点相对一固定点在同一时间内其运动方向不变。

10. 自由度（degree of freedom）　是指物体能运动的方向数。决定一物体的空间中的位置所需要的独立坐标数，称为该物体的自由度数。椎体在三维直角坐标系中，沿3个坐标轴的平动和绕3个坐标轴的转动有6个自由度。

11. 运动范围（rang of motion，ROM）　是指平动和转动的生理极限（在6个自由度中的平动和转动范围）。平动用米或寸表示，转动用角度表示。运动范围可以用于表示6个自由度中的任何一个。

12. 耦合（coupling）　是指沿一个方向完成平移或旋转活动的同时伴有沿另一个方向的平移或旋转。通常将与外载方向相同的脊柱运动称为主运动（main motion），把其他方向的运动称为耦合运动（coupling motion）。

13. 运动方式 是指人体的几何中心在其运动范围内的轨迹形状。

14. 瞬时旋转轴（instantaneous axis of rotation，IAR） 对于一个在平面上运动的刚体，任一瞬间，它的内部必有一条线或这条线的假想延伸线不发生运动，瞬时旋转轴就是这条线。平面运动完全由瞬时旋转轴的位置及围绕它旋转的数量所决定。虽然这种表示方法理论上可应用于脊柱的三维运动，但目前它仅用于脊柱的二维描述，如脊柱屈伸运动的X线平片和脊柱旋转运动的CT扫描。

15. 运动的旋转轴（HAM） 刚体在三维空间的瞬时运动可用一个简化的螺旋运动来解释。它是在围绕和沿着同一轴旋转和平移基础上叠加而成的。它与围绕X、Y、Z轴旋转的3个力的合力方向一致。对于一个给定的空间运动刚体，这个轴的位置、平移和旋转的量可以完全精确地解释三维空间的运动（图3-3）。

16. 刚体（rigid body）与塑性物体（plastic body） 理论上，刚体是指在任何载荷下都不发生变形的物体。塑性物体是指在任何载荷下都发生变形的物体。

17. 疲劳（fatigue） 疲劳是指一种试验材料在循环载荷下逐渐出现的永久性的结构变化过程。其终点是在一定数目的循环载荷下出现的裂纹和完全断裂。

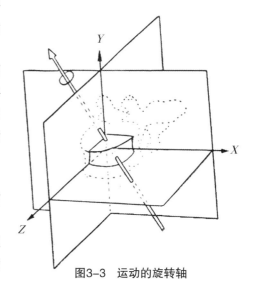

图3-3 运动的旋转轴

18. 蠕变（creep） 蠕变是物体在恒定应力的作用下，其形变随时间增加而增加的现象。蠕变现象是指物体受载后，即使载荷不变，该受力体仍将随受载时间的延续而持续变形。

19. 滞后（hysteresis） 滞后是加载和卸载过程中出现的应力-应变。滞后现象为物体反复承载和卸载时能量丧失的一种现象。

（田慧中 张金波 王天元）

第二节 脊柱运动的生物力学

脊柱某一结构的破坏导致脊柱强度的减少，但并不一定导致脊柱稳定性的丧失。故从脊柱稳定性，即脊柱维持其正常运动功能能力的角度，研究脊柱部分结构损伤及其重建对脊柱稳定性的影响，可以为临床上脊柱矫形术式和内固定器械的改进和创新提供生物力学依据。

一、脊柱功能单位

从生物力学的观点，了解了脊柱功能单位的力学行为，就可以描述某段脊柱甚至是整体脊柱的力学响应。

1. 脊柱节段运动的特点 脊柱作为一柔性负载结构，其运动形式是多样的。整个脊柱在空间中的运动范围很大，但组成脊柱的各个节段的运动幅度却相对较小。节段间的运动与椎骨间的联结结构（椎间盘、韧带和小关节）的变形相关。节段间的运动是三维的，表现为两椎骨间的角度改变和移位，如节段的前屈后伸、左右侧弯和左右轴向旋转运动的角度改变以及节段的上下、左右和前后方向上的移位。

脊柱运动的复杂性还表现在脊柱各种运动之间的耦合。

2. 脊柱运动的表示 在脊柱运动分析中，一般将椎骨视为刚体，将椎间盘、韧带看成塑性物体。脊柱节段运动就是相邻上、下两椎骨间的相对运动，属三维运动，有6个运动自由度，需要用6个独立变量来描述。脊柱节段运动通常可以用3个角度位移和3个线位移来表示。3个角度位移量分别是前屈后伸、左右侧屈和左右轴向旋转，3个线位移量分别是上下、前后和左右的移位。

Yamamoto 通过对离体的脊柱运动的分析，将脊柱的运动范围分为中性区（neurol zone，NZ）和弹性区（elastic zone，EZ）。中性区表示从最大载荷卸载至零载荷的脊柱位置与中立位之间的脊柱运动范围（代表前屈与后伸，左侧弯与右侧弯或左轴向旋转与右轴向旋转运动的零载荷之间的运动范围的一半，即零载荷与中立位之间的运动范围）。弹性区表示从零载荷至最大载荷的脊柱运动范围（图3-4）。这种脊柱运动的表示在脊柱生物力学特别是脊柱稳定性的研究中得到广泛的应用。

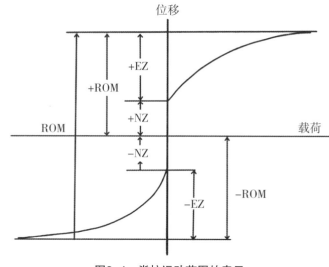

图3-4　脊柱运动范围的表示

3. 脊柱的前柱　椎体主要是承受挤压负荷。腰椎椎体的形态比胸椎和颈椎的宽厚，承受较大的负荷。在生理活动中，椎体的变形很小，可以忽略不计，故两椎体间的相对运动主要发生在椎体间联结结构。椎间盘可承受并分散负荷，同时能制约过多的活动，这是椎间盘重要的生物力学功能。

4. 脊柱的后柱　运动节段后部结构的功能是引导活动。节段的活动类型取决于椎间小关节面的取向，而小关节面取向在整个脊柱上有一定的变化。关节突还能承受负荷，其承受负载的多少随脊柱的不同运动而变化。

二、脊柱运动学

脊柱运动学主要是依据放射学和双平面立体光学测量了解节段运动的类型和范围。脊柱节段运动范围是指人体生理活动中节段运动幅度，临床上通过功能位的放射学测量，生物力学中通过施加一定的载荷测量节段运动范围。

全面而深入的脊柱运动学知识，对提高临床诊断和治疗水平十分重要，可以加深对脊柱稳定机制的理解，解释脊柱损伤和疾病的病理变化，正确分析和评价放射学检查结果，指导治疗方法的选择和改进等。

1. 运动和肌肉的活动　运动学是力学的一个分支，它研究物体的活动而不涉及力和质量。脊柱的运动学特征取决于关节表面的几何形状和关节间软组织的力学性能。

肌肉是椎骨运动的原始动力。使脊柱产生运动的肌肉包括椎骨前侧的前群肌肉、后侧的后群肌肉及两侧的侧方肌群。前群肌肉收缩，脊柱则屈曲；侧方肌群收缩，脊柱则产生侧弯；如果一块前群肌肉单独斜向收缩，而对侧的肌肉不收缩，那么它就使脊柱前屈同时绕Y轴轴向旋转；同样，如果一块后群肌肉单独斜向收缩，而对侧的拮抗肌不收缩，那么它就使脊柱后伸同时绕Y轴轴向旋转。

2. 枕-寰-枢椎复合体　该复合体是人类中轴骨骼系统中最复杂的关节，为颅骨与典型椎间关节之间的转移部分。

运动范围：与脊柱其他节段运动相比，上部颈椎的运动幅度较大，尤其是$C_1 \sim C_2$的轴向旋转运动。

$C_0 \sim C_1$和$C_1 \sim C_2$节段的侧弯幅度基本相同，$C_0 \sim C_1$节段的屈伸运动范围大于$C_1 \sim C_2$节段。$C_1 \sim C_2$节段的轴向旋转运动范围占整个颈枕部轴向旋转的40%~50%。

耦合特征：在寰枢椎之间存在着很明显的耦合力，即当寰椎旋转时，伴随着椎骨的位移。

瞬时旋转轴：枕寰运动的水平轴通过乳突的中心，矢状轴位于齿状突尖端上方2~3cm的点，轴向旋转的轴心位于齿状突的中心部位。

解剖单位的功能：在寰枕关节，屈伸运动可通过检查齿状突与椎管前缘的接触来确定，伸直则受覆膜限制，轴向旋转则受寰枢椎间的黄韧带限制。

3. 中下部颈椎 运动范围：中部颈椎与下部颈椎附近的节段屈伸和轴向旋转运动范围较大，其中$C_4 \sim C_5$和$C_5 \sim C_6$节段的屈伸和轴向旋转运动最大。中部颈椎的侧弯运动基本相同，而下部颈椎是由上至下逐渐减少。

运动方式：一个椎骨的运动方式由其解剖结构及生理特点来确定。如椎骨的位置在全曲至全伸的过程中，整个脊柱有其共同的特点，但不同的节段也各有不同。

运动是平移和旋转的结合来完成的，通常用"角顶"来描述颈曲在全曲至全伸的过程中的弧度改变。这个弧度在C_2最平坦，C_6最尖，C_7次之。其他椎骨相差不多（图3-5）。

耦合特征：下位颈椎的力的耦合作用有重要的临床意义。这种耦合表现在脊柱侧弯时，棘突向相反方向移动，即向左侧弯时棘突移向右侧，向右侧弯时棘突移向左侧（图3-6）。这种耦合作用对了解脊柱侧弯及某些脊柱损伤和治疗是有意义的。例如，一个暴力损伤使椎间关节超过了它的正常运动范围就可能脱位，这种力的耦合作用就起到了产生轴向旋转和侧方弯曲的作用，造成一侧关节突脱位。

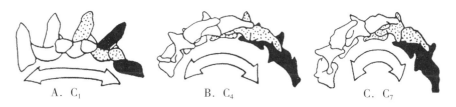

图3-5 颈椎在矢状面上平移和旋转时，颈曲的曲率半径的大致变化，显示了C_1、C_4、C_7在完全屈伸过程中的前后移动

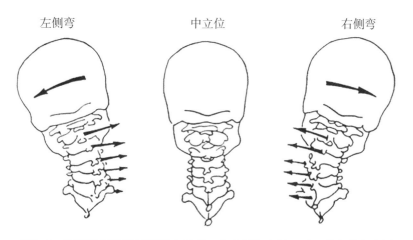

图3-6 颈脊柱运动的重要耦合形式，当头颈向右侧弯时，棘突偏向左侧

瞬时旋转轴：中下部颈椎的屈伸运动和轴向旋转运动的瞬时旋转轴位于下位颈椎椎体的前部，而侧弯运动的瞬时旋转轴位于下位颈椎椎体的中间。

解剖单位的功能：离体标本实验显示，无论椎骨前后侧的解剖结构是否完整，都没有发生明显的异常活动。纤维环的强度和方向及其与椎体及软骨终板的坚韧附着，有力地限制了椎骨在水平方向的平移。这点在脊柱的临床稳定方面有非常重要的作用。

屈伸运动范围主要受椎间盘的刚度和几何形状影响。图3-7分析了椎骨旋转运动和椎间盘性质的依赖关系。

钩突在颈椎的运动方式方面起着重要作用，它可以限制椎骨向后平移和侧弯，有屈伸活动的导向机制。

4. 胸部脊柱 胸椎是活动度较大的颈椎与负重较大的腰椎之

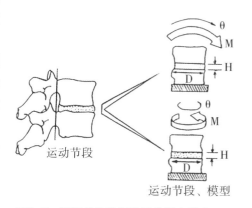

图3-7 颈椎的旋转运动是椎间盘的高度、直径和材料的函数

间的过渡部分。因此，上部胸椎的某些运动特点与颈椎相似，而中、下段胸椎的某些运动特点又与腰椎相似。

运动范围：胸椎参与胸廓的构成，其运动幅度比颈椎和腰椎要小，可以完成屈伸、侧弯及轴向旋转。

上部胸椎的屈伸运动范围为4°，中部为6°，下部为12°。上中部胸椎的侧弯运动范围为6°，下部介于8°～9°。上部胸椎的轴向旋转运动范围为8°～9°，而下部只有2°，这显然是由于小关节逐渐转向矢状面造成的。

运动方式：胸椎在矢状面的运动方式与颈椎相似。在矢状面的运动（屈伸）弧度相当小，比较平（图3-8），上位胸椎和下位胸椎的运动方式没有大变化。在冠状面上的运动弧也相当平缓，没有超过矢状面的活动。但上位胸椎与下位胸椎的活动有改变，从T_1～T_{12}的活动角度趋向增加。

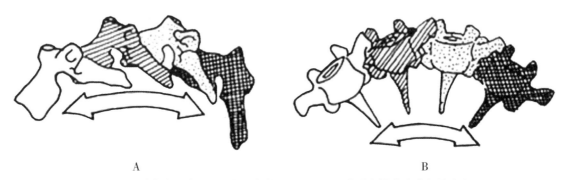

A　　　　　　　　　　　　　　B

图3-8　胸椎在矢状面（A）和额状面（B）上运动时胸椎曲率半径的变化

耦合特征：胸椎有许多不同的耦合方式，有些具有重要的临床意义。颈椎、胸椎共同的耦合特征是侧方弯曲和轴向旋转的耦合。

上下位胸椎的侧方弯曲和轴向旋转的耦合明显不同，上位胸椎这两种运动明显地耦合，但不及颈椎明显，中段次之，下段又次之。

瞬时旋转轴：图3-9为胸椎瞬时旋转轴的大致位置。

解剖单位的功能：胸椎棘突及椎间关节限制后伸的范围。胸椎后部附件有负重、限制活动的功能。当去除胸椎后部附件后，后伸活动增加，水平面的旋转也增加；临床上，限制活动的结构是纤维环和肌肉。图3-10表示了整个屈伸过程的改变。

5．腰部脊柱　运动范围：腰椎承受的载荷很大，这与颈椎、胸椎不同，可以完成屈伸、侧弯及轴向旋转。腰椎的屈伸运动范围从上至下是逐渐增加的，其中L_5～S_1节段屈伸运动最大。除L_5～S_1节段的侧弯运动和轴向旋转运动较小以外，腰椎节段的侧弯运动和轴向旋转运动是相近的。L_4～L_5和L_5～S_1节段承受的载荷最大，其独特的生物力学机制与临床上这两个节段疾患较多的现象有密切的联系。

耦合特征：有数种耦合运动形式，最明显的是侧屈和屈伸之间的耦合，轴性旋转在腰椎侧屈之间的耦合关系与颈椎和上胸椎相反，棘突转向凹侧。

瞬时旋转轴：腰椎的屈伸运动的旋转轴心位于椎间盘的前部，左侧弯时位于右侧椎间盘，右侧弯时位于左侧椎间盘，而轴向旋转时位于后部髓核与纤维环处。

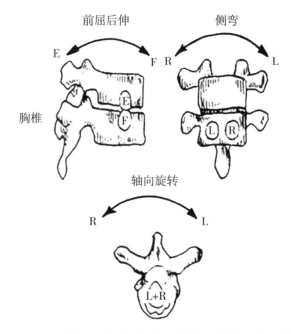

图3-9　胸椎瞬时旋转轴的大致位置，E是中立位到后伸位时的位置，F是从中立位到前屈位时的位置，L表示左侧弯或左侧旋转的IAR，R为右侧弯或右侧旋转的IAR

目前从理论意义上讲，一旦对于瞬时旋转轴心的测量技术过关，将对预测椎间盘蜕变、椎体失稳及韧带结构的生理特点都有重要意义。准确地确定瞬时旋转轴心，有助于预测不同损伤力矢量对脊柱运动单位的影响及各种脊柱融合术的效果。

解剖单位的功能：腰椎的椎间关节限制了向前方的平移，允许矢状面和冠状面旋转，对轴向旋转活动也有限制作用。一般腰椎运动节段的脱位是沿着椎间关节的方向的。

6. 脊柱的活动范围 脊柱活动范围随年龄增大而减小，老年人比青年人减少约50%。整个脊柱的前屈可达128°，最初50°～60°发生在腰部，主要在下腰部，是由于腹肌和腰大肌脊柱部分的收缩；上身重量再使脊柱进一步弯曲。随着脊柱的前屈，竖脊肌的肌力也逐渐增大，以控制脊柱的弯曲程度。当脊柱完全弯下，竖脊肌即不再起作用，而由被拉紧的脊柱后部的韧带保持平衡。如再增大躯干前屈幅度则靠髂腰肌收缩，使骨盆在髋关节上前倾。胸椎因肋骨腔关系很少参加前屈，所有脊椎活动由肌肉控制。若一节段异常（因融合或畸形）则邻近节段的活动代偿往往增加。骨盆总是参加脊柱的活动，当有一髋异常融合时，腰椎活动必然增加。

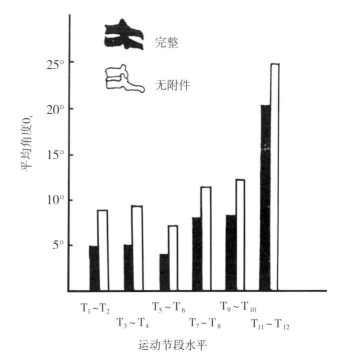

图3-10　胸椎有附件和无附件时在矢状面的平均旋转角度

整个脊柱后伸可达125°，主要是背肌（特别是竖脊肌）的作用，腹肌参与可对后伸活动进行控制和修正。

整个脊柱的侧屈，两侧可共达147°。腰椎侧弯常伴有旋转，椎体旋转向凸侧的一边。

脊柱旋转可达230°。背肌一侧收缩使脊柱屈向本侧，对侧背肌对运动起校正作用。脊柱旋转总伴有侧曲。胸腰部旋转幅度，以脊柱胸、腰部交界处最大，旋转是两侧背、腹肌协调活动的结果。骨盆的运动也可进一步增加脊柱的旋转活动。

（张金波　王高波　王昊）

第三节　截骨矫正脊柱弯曲的临床应用与生物力学原理

人类初生后的脊柱像是一条串动线，由一节节的椎骨扣接而成，具有向各个方向弯曲、旋转的功能，其管心中包含脊髓神经，是感觉、运动的传导通路。正常的脊柱在矢状位上跟随着生长发育形成生理颈前凸、胸后凸、腰前凸和骶后凸。在冠状位上脊柱是垂直居中的，但因受先天性因素或后天性疾病的影响，则可造成脊柱的异常弯曲畸形，如先天性半椎体所致角形脊柱侧凸或后凸、脊柱结核所致角形脊柱后凸、强直性脊柱炎所致圆形脊柱后凸、发育因素所致青年性脊柱后凸，还有不明原因的特发性脊柱侧凸等都是形成脊柱弯曲的病因。

对脊柱弯曲的矫治，轻者可用非手术治疗或单纯内置入器械治疗。重者或预计有加重倾向者，预计单纯器械矫治困难者，或单纯器械矫治失败者，则为截骨矫治的适应证。

对特发性脊柱侧弯，脊柱周围软组织挛缩不明显、顺应性较好者是单纯器械矫治的适应证，其治疗效果亦较好。如果是先天性半椎体形成的角形脊柱侧凸或后凸，或者是结核性角形后凸，以及强直性脊柱炎所致的圆形驼背等都不是单纯器械能够解决的问题，这些都是截骨加器械矫治的对象。在生物力学上先用截骨消除了弯曲脊柱的致畸力，然后再用内支撑内固定来维持矫正后的形状才是最合理的。若不消除弯曲脊柱的致畸力，仅靠置入器械硬撑的做法，其矫正力是短暂的，时间长了必然会被致畸力所战胜，而造成畸形的复发。比如在发育期间儿童的脊柱结核，椎体部分被结核病灶所破坏，椎体发育受到障碍，而椎体后缘、椎弓根和椎弓部分仍在发育增长，其致畸力甚大，造成角形脊柱后凸的逐年加重，如不予以早期预防性全脊柱截骨切除其多余的椎弓部分，预计到成年后会造成严重的后凸畸形，还会跟随着发育使胸廓变形造成前鸡胸后罗锅。

截骨矫正脊柱弯曲畸形的方法与生物力学：当结构性角形或圆形脊柱弯曲已形成僵硬性纤维强直或骨性融合时，则为截骨矫正的适应证。

截骨方法与生物力学

（一）常用的截骨方法

1. 闭合式截骨术（图3-11）　也称脊柱缩短截骨术，即将脊柱弯曲的顶椎部位楔形切除其骨组织，保留神经组织，然后闭合截骨间隙使脊柱产生伸直和缩短，达到椎管对椎管使硬膜囊和神经根松弛变宽，再用内置入器械维持其矫正位。这种方法最大的优越性是脊髓神经不受过牵损伤。

2. 闭合张开式截骨术（图3-12）　也称凸侧缩短、凹侧撑开截骨术，用于弯曲段椎弓椎体广泛切除，超过2节椎骨的病例，只有在椎体间做立柱植骨方能避免脊髓神经过度缩短造成迂曲现象。

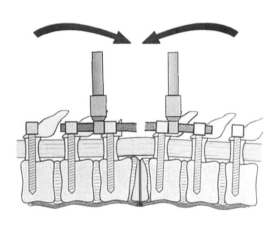
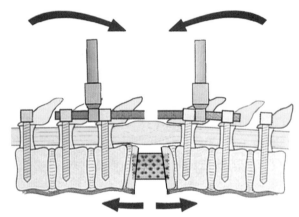

图3-11　闭合式截骨术，自棘突、椎板至椎体前缘，包括两侧椎弓根在内的、楔形基底向后的截骨切除术，保留硬脊膜囊和神经根，然后闭合截骨间隙，亦称脊柱缩短截骨术

图3-12　闭合张开式截骨术，当切除范围超过2节椎骨时，采用前张后闭合椎体间立柱植骨的方法，使硬膜管处于既不受牵张，又不迂曲的状态

3. 多节段截骨术与单节段截骨术　多节段截骨术适用于圆形驼背、青年性脊柱后凸，做胸椎关节突间截骨，长压缩棒压缩内固定即可。单节段截骨术适用于角形脊柱后凸或侧凸的全脊柱截骨术，也适用于强直性脊柱炎驼背的非顶椎截骨术。

4. 一期后路全脊柱截骨或二期前后路分次进行　角形脊柱后凸患者，其后凸角越大，越是单纯后路一期做全脊柱截骨术的适应证。若为角形脊柱后侧凸则更无两次手术的必要性。

5. 在颅盆环牵引下做全脊柱截骨术有许多好处　①能制动脊柱减少截骨断端的错位。②能帮助截骨断端牵引对位，容易安装内固定装置。③应严格注意当全脊柱截断后不能造成截骨断端的分离，使脊髓受到牵张损伤。应在截断之前先将近端压缩装置安装好，以保证截骨间隙不能增宽使脊髓受到牵张损伤。

（二）生物力学原理

当脊柱完全截断后，脊柱畸形的致畸力完全消除，由于闭合式截骨产生的缩短与脊柱由弯变直产生的延长相互抵消，使脊髓神经和脊柱周围的软组织处于平衡状态，减少了内固定器械的负荷力（图3-13），故全脊截骨术后患者的脱钩断棒的发生率从5%下降到1%。其次是截骨后致畸力的丧失，一般患者采用弹性分叉生长棒即可维持脊柱的稳定固定直到植骨愈合坚固。

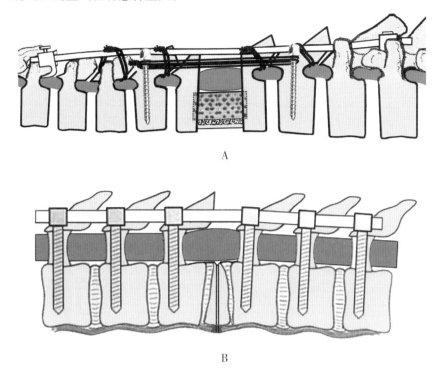

A．近端压缩和远端撑开的内固定方法；B．椎弓根螺钉加压棒的内固定方法

图3-13　整个脊柱被截断后，消除了弯曲脊柱的致畸力，使内固定器械的负荷力大为减轻，避免了内固定器械的疲劳和折断，脱钩断棒现象从5%降低到1%

（田慧中　许旭　褚乙晓）

第四节　近位压缩和远位撑开的生物力学在脊柱复位固定中的应用

因全脊柱截骨术或非稳定型的胸腰段骨折所造成的脊柱断端不稳和错位，只有用近位压缩和远位撑开再加横向拉力的方法来维持脊柱的对位对线和伸直才是真正有效的方法。

全脊柱截骨术已成为当前治疗脊柱弯曲的一种重要手段，而将脊柱完全截断后，用什么方法来维持脊柱的伸直固定，恢复椎管的对位和对线，使脊柱的断端既不因过牵而造成脊髓损伤，又不因单纯压缩力所造成的椎体后缘（中柱）负重过大而致从前向后突入椎管压迫脊髓的可能性。要想达到这一目的就必须依靠近位压缩和远位撑开加横向拉力的生物力学原理才能使脊柱直立于稳定状态。

笔者通过245例全脊柱截骨术和100例胸腰段非稳定型骨折手术，应用近位压缩和远位撑开的生物力学原理进行内支撑和内固定的手术方法，取得稳定脊柱和维持椎管对位和对线的优异效果。从245例手术实践中证明近位压缩和远位撑开的生物力学原理是绝对正确的。

生物力学原理：脊柱就好像是一条索链，全脊柱截骨后的脊柱或非稳定型（三柱不稳）骨折的脊柱，就好像是一条断了的索链。要想把已断了的索链重新连接起来，并把它重新理直的话，那就需要先将索链的断端互相连接在一起，然后再握住索链的远端向着分离的方向牵拉，这样索链即可被拉紧伸直。如果只将索链的断端结扎在一起而不把索链的远端拉紧的话，那么这条索链仍然不能达到伸直对线的目的。这足以说明全脊柱截骨术后仅靠近位压缩的力量很难维持住脊柱的伸直，只有在近位压缩和远位撑开的两种作用力互相抗衡的情况下，才能维持脊柱的对位和对线，使脊柱稳定于伸直状态。

近位压缩的手术方法，常用的有3种方法：①弓根螺钉加钢丝近位压缩法。在截骨间隙或骨折间隙的临近上下两侧的椎弓根内置入 4 枚4~5cm长的椎弓根螺钉，然后再用1mm直径的钢丝将两侧的螺钉拧紧拉拢，使截骨间隙逐渐闭合，也可用持骨钳夹持螺钉帮助闭合截骨间隙和同时拧紧钢丝，直到截骨的椎板间隙完全闭合为止。②当治疗骨折时对椎弓和棘突没有骨折的病例可以采用将骨折间隙上的两个棘突用钢丝绑在一起的方法，因为棘突在矢状面上更位于后方，其杠杆力臂更长，故这种方法对脊柱伸直复位的作用更大，这种方法操作方便，近位压缩作用也可靠。③如果棘突合并骨折，而椎弓椎板完整时，也可采用骨折间隙上下的椎板下穿Luque钢丝，先将钢丝拧在椎板上，然后再将上下两个椎板上的钢丝拧在一起，使其产生近位压缩的作用（图3-14）。

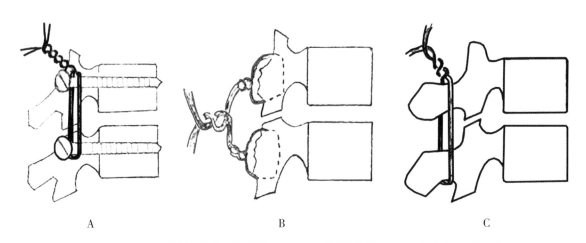

A. 弓根螺钉加钢丝固定；B. 椎板下钢丝固定；C. 棘突间钢丝固定

图3-14　近位压缩钢丝固定法

远位撑开的手术方法：在截骨间隙或骨折间隙以上或以下三节以外的关节突间（上钩）和椎板下（下钩）置钩，插入适当长度的哈氏棒作远位撑开用，但远位撑开的力量不宜过大，应与近位压缩的力量相平衡。当矫正后凸时可用双棍，当矫正后侧凸时可用单纯器械。应尽可能选用直棒，使棒的中段顶住后凸椎板，棒的上下两端的各两节椎板下用Luque钢丝固定棒，这样能产生横向矫正力和稳定脊柱。沈根标采用带套管的哈氏棒矫正脊柱骨折所致的后凸，而我们是用直棒长跨距来矫正后凸，其作用原理相似。

Luque钢丝固定棒的方法：在上钩和下钩的临近两个椎板下穿Luque钢丝，待哈氏棒安装好之后，再将Luque钢丝固定在棒上，拧紧后靠横向拉力来矫正脊柱后凸畸形（图3-15）。

近位压缩力和远位撑开力再加上横向拉力所产生的联合作用，能使截骨或骨折后的脊柱产生对位对线和伸直，还具有使椎体的前缘张开和椎板后缘合拢的作用，是治疗胸腰段屈曲型骨折脱位的好方法，又是全脊柱截骨术后内固定的优选方法。用这种方法固定能允许患者术后早期下床活动，在直立悬吊下进行石膏背心外固定。

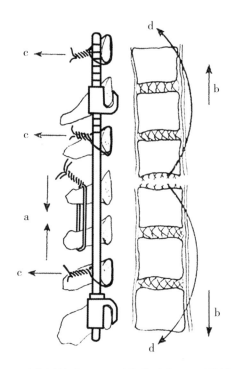

生物力学原理

1. 对长距离和短距离内固定方法的认识　有人过分强调短距

a. 近位压缩力；b. 远位撑开力；c. 平行拉力；d. 联合作用力，使脊柱后伸复位

图3-15　力学示意图

离内固定的好处，如用Dick钉之类在骨折上下临近的椎弓根内拧入4枚椎弓根螺钉，企图用这4枚螺钉来解决胸腰段屈曲型骨折的复位问题。其结果很少能达到永久性使脊柱对位对线和伸直的目的。在术后的X线片上显示骨折部位或截骨间隙对位不良和后凸畸形未得到满意矫正的病例较多，脊柱的对位和对线尚未完全复位。虽然报告者已感到复位满意，但事实上并未达到真正的复位和对线。究其原因是只靠近位压缩而缺乏远位撑开，要想维持真正的脊柱伸直是不可能的。胸腰段骨折恰恰位于脊柱的上下1/2交界处，其上半身的前倾动作力臂甚长，单靠骨折近端4枚椎弓根螺钉实难维持脊柱伸直固定。不是螺钉变弯折断，就是松质骨被压缩骨折，最后的结果是不能维持脊柱的完全复位和对线。由于损伤部位未能得到稳定，故常常根性症状或受压部分的脊髓症状也未得到应有的恢复。笔者自从采用近位压缩远位撑开的方法以来，由于近位压缩和远位撑开的作用力相对应，使脊髓神经既不过牵拉又不被压缩，且骨折部位被坚强地内固定和彻底矫正了畸形，故术后截瘫的恢复和麻痹平面的下降率均明显改善。

2. 长距离固定是暂时的，短距离固定是永久的　由于长期的长距离固定能引起脊柱关节退变，使以后的运动功能受到影响，所以我们用的长距离固定的哈氏棒均于手术后1年拍片证实骨折部位椎板后植骨愈合后立即将哈氏棒和Luque钢丝拆除，只留下近位压缩的内固定物和植骨不动，所以后者就是永久的。

3. 长跨距的直棒法与带套管的哈氏棒其原理相同　带套管的哈氏棒是用套管来顶住后凸畸形的脊柱使脊柱伸直，而长跨距的直棒法是利用正常的胸后凸作为撬杠，哈氏棒的中段顶住后凸畸形的脊椎使脊柱伸直。故其作用原理甚为相似。但不同的是我们的方法又增加了近位压缩力和Luque钢丝的平行拉力。这样可以防止发生过牵损伤和脱钩。

4. 上钩上端的Luque钢丝固定棒能起到防止脱钩和增加伸直脊柱的力量。

5. 非稳定性爆裂型骨折或行全脊柱截骨术后的脊柱，好像是一条断了的索链，全靠近位压缩和远位撑开的方法来维持脊柱的伸直，是任何短距离固定和单纯撑开或单纯压缩所不能代替的。

6. 在处理早期（骨折后10天以内）胸腰段屈曲型骨折脱位时，应以治疗观点出发，尽最大努力做到脊柱的伸直固定和椎管的对位和对线，恢复硬膜管和神经根的受压现象，只有解剖复位才能达到这一目的。但不应以康复观点出发而不要求严格的解剖复位，仅做简单的短距离固定以利今后康复方便。这样做将会降低手术治疗的成功率，失去了首次手术所应该得到的治疗价值。至于经过长距离固定解剖复位良好、但截瘫仍不恢复的病例，为了今后的康复方便，到了一定时间（植骨愈合时间），拆除哈氏棒再做康复也并不是一件难事。

（田慧中　褚乙晓　许旭）

第五节　脊柱稳定与不稳定的生物力学

稳定与不稳定是反映结构状态的一个力学概念。脊柱生物力学从视脊柱为材料研究脊柱的强度，转向视脊柱为结构研究脊柱的稳定性，把脊柱刚度作为反映脊柱稳定的程度。在生理载荷和生理运动范围内研究脊柱的力学性质，使生物力学稳定性在临床中起到越来越重要的作用。

1. 脊柱稳定系统　Panjabi认为脊柱的稳定系统由3个部分构成：椎骨、椎间盘、脊柱韧带，它们构成了被动子系统（passive subsystem），或称为内源性稳定系统；由脊柱周围的肌肉（特别是胸腹肌）、腱组成主动子系统（active subsystem），或称为外源性稳定系统；另外还有神经子系统（neural subsystem）来控制上述两个子系统，使它们协调起来，实现脊柱稳定。

上述3个子系统中的任一部分的破坏均会产生以下结果：立即从其他系统中得到补偿，恢复脊柱的正常功能；导致一个或多个子系统的长期适应性反应，虽然恢复了脊柱正常功能，但改变了脊柱稳定系统的状态；产生一个或多个子系统的损伤，造成脊柱功能的丧失。

内源性稳定：椎间盘髓核内的压应力使相邻椎体分开，而纤维环及其周围韧带在抵抗髓核的分离压应力情况下使椎体靠拢，这两种不同方向的作用力，使脊柱得到较大的稳定性。

一般认为，脊柱外源性稳定较内源性稳定重要。失去内源性稳定，脊柱的变化较缓慢，而失去外源性稳定，则脊柱不能维持其正常功能。如脊柱侧凸症，无论是麻痹性还是特发性，若失去外源性稳定，脊柱即开始原发性侧弯，继之出现代偿性侧弯，整个脊柱可发生明显的畸变。而失去内源性稳定时，脊柱的畸形变往往不明显。脊柱的内源性或外源性稳定结构遭受破坏，均可影响脊柱的稳定。

2. 脊柱稳定性与其结构的关系　脊柱截骨（矫形）术式或创伤通常会造成脊柱部分结构的切除和破坏。它们对脊柱稳定性的影响是临床和防护所关心的。与脊柱术式有关的结构有椎间盘、椎间小关节（图3-16）、后部韧带等。与创伤有关的结构是前柱、中柱、后柱。

椎间盘：椎间盘对维持脊柱的完整性和稳定性有重要作用。椎间盘损伤对脊柱稳定性的影响有较多研究。Schulte等人发现，切除$C_5 \sim C_6$椎间盘后，$C_5 \sim C_6$节段的前屈、后伸、侧弯和轴向旋转运动分别增大66.6%、69.5%、41.3%和37.9%，表明节段在上述方向上丧失稳定性。在$C_5 \sim C_6$椎间盘处进行骨融合或前路固定可有效地加强稳定性。

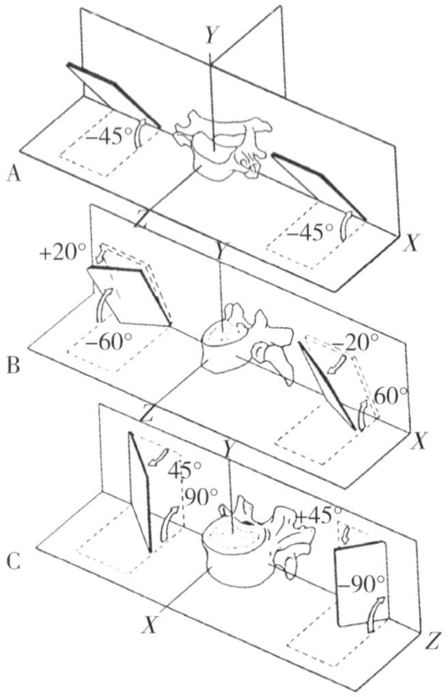

椎间小关节：脊柱后路术式通常都涉及椎间小关节损伤，小关节切除对稳定性的影响得到了较全面的研究。目前采用脊柱三维运动分析研究腰椎和颈椎小关节逐级切除造成脊柱不稳定。研究表明腰椎小关节单侧全切时，对侧轴向旋转运动失稳；双侧全切时，前屈和轴向旋转运动失稳。朱青安等人的研究表明颈椎小关节单侧75%以上切除时，节段运动才明显增大；双侧50%切除后节段失稳明显。在其他加载方式下小关节切除对刚度的影响也有报道，证实了小关节在维持节段稳定性方面的作用。

图3-16　颈椎（A）、胸椎（B）、腰椎（C）小关节方向的区别。图中所示数值为各段脊柱的代表值

后部韧带：朱青安等人对潜式扩大术的稳定性研究表明，腰椎黄韧带和棘间韧带均对腰椎稳定性无影响，对颈椎单开门和双开门椎管扩大术的研究也表明颈椎黄韧带对颈椎稳定性影响不大。

三柱结构：按Denis对脊柱三柱的划分，Oxland认为前柱损伤与后伸、轴向旋转和侧弯的不稳定相关，后柱损伤与前屈不稳定相关。与后伸不稳定相关的结构有前纵韧带、椎弓根，黄韧带、棘上韧带和棘间韧带则与前屈不稳定相关，椎间盘前终板、小关节囊与轴向旋转不稳定相关，与侧弯不稳定相关的结构是椎间盘后终板。从脊柱的生物力学稳定性出发，陈文红等人研究认为髓核部分切除术较之髓核全部切除术保存了椎间盘的生理功能，延缓了术后椎间盘退变的进程，减少了腰椎不稳及远期并发症的发生机会；许卫兵等人提出颈椎后方韧带复合体（包括棘上韧带、棘间韧带、黄韧带及棘突）的概念，并研究认为保留颈椎后方韧带复合体颈管扩大术（特别是颈椎前屈时）优于传统的颈管扩大术。

肌肉和腰背筋膜：脊柱的稳定也有赖于众多肌肉收缩与松弛的精密协调。Wilke-HJ实验证实脊柱周围的主要肌肉群对脊柱的稳定起着重要作用。脊柱周围肌力不对称、失去平衡时，则可出现脊柱的病理性弯曲。严重的肌力不对称很难获得有效代偿，如脊髓灰质炎后遗脊柱侧凸，即使采用手术治疗，因其缺乏肌肉的动力性稳定作用，效果也常不理想。腰背筋膜是一个强有力的结构，对发挥肌肉功能、维持脊柱稳定起重要作用，脊柱手术时应仔细修复该筋膜，以利手术后功能恢复。

3. 脊柱不稳定的临床意义　在临床上，脊柱不稳定是三个脊柱稳定子系统（被动子系统、主动子系统和神经子系统）的综合表现，其统一的定义有很大的困难。脊柱不稳是指脊柱在生理载荷下，不能维持椎骨之间的正常位置而发生的过度或异常活动。

脊柱不稳定分为实验脊柱不稳和临床脊柱不稳。一般都是通过对脊柱施加标准载荷观测脊柱节段运动，分

析脊柱抵抗变形的能力,即脊柱稳定程度。施加的载荷有力和力偶矩。施加纯轴向压缩力和前后、左右的剪切力可以观测节段的线位移,施加前屈后伸、左右侧弯和左轴向旋转的力偶矩可以反映节段的角位移。

Panjabi提出以中性区、弹性区和运动范围作为脊柱的运动参数,运动范围的增大表示脊柱节段刚度变小。中性区表示脊柱节段在未受外部载荷作用时可自由运动的范围。中性区越大,脊柱节段越不稳定。Panjabi研究证实中性区比运动范围更能敏感地反映脊柱不稳定。

脊柱节段性不稳的临床分类,一般说来,创伤、肿瘤、感染最常造成脊柱前柱和中柱的力学强度下降,其中脊柱急性创伤后的稳定性变化已有广泛深入的研究,这是因为急性创伤容易在体外实验条件下模拟之故。

1982年Posner对该表做了生物力学验证,1983年Dents进一步提出脊柱损伤的三柱概念,对稳定性损伤和不稳定性损伤做了详细划分。上述工作从不同层次和不同角度阐述了脊柱急性损伤后稳定性能的变化,对脊柱损伤的临床诊断和治疗提供了理论依据。更重要的是,这些理论可以扩展移植,用来解释说明脊柱感染、肿瘤等其他急性和亚急性疾病对脊柱稳定性造成的危害和影响。

4. 脊柱的生物力学不稳定 在实验研究中,绝大多数研究都是针对脊柱内源性稳定系统,不考虑肌肉、神经等对脊柱稳定的影响。脊柱不稳定的生物力学定义应该不依赖于具体的损伤机制和特定的病史,Pope提出脊柱的刚度减少或柔度的增加定义为脊柱不稳定。

椎骨节段有6个自由度,即前屈/后伸、左侧弯/右侧弯和左旋转/右旋转的角度运动以及上/下、前/后和左/右方向的位移。上述6个方向的刚度减少均是节段不稳定的表现。为此,Panjabi提出了脊柱多向不稳定的概念,即脊柱不稳定要与具体的运动方向联系起来。如脊柱前屈运动不稳定,但在其他方向上却是稳定的。

寰椎枢椎不稳的原因:寰椎、枢椎不稳的原因甚多,大致可以归纳为以下几种:①先天性因素:如颅颈部畸形,以颅底凹陷、齿状突畸形、短颈畸形、颈椎融合畸形为最常见。②炎症性因素:以寰枢关节脱位与固定为其代表。③类风湿性因素:以类风湿性关节炎为其代表。④结核性因素:寰椎、枢椎结核引起骨质破坏,发生半脱位。⑤外伤性因素:以齿状突骨折及横韧带断裂为最常见。⑥肿瘤性因素:如骨巨细胞瘤、脊索瘤等肿瘤引起骨质破坏后的失稳定。

造成手术后腰椎不稳的生物力学原因主要如下介绍。稳定结构破坏过多:椎间盘手术和广泛的减压手术常造成患者术后脊柱不稳。生物力学研究显示,切除 30% ~ 50% 小关节即可导致腰椎不稳。术中尽量保留某些重要的稳定结构可明显减少术后不稳的发生,例如,在$L_4 \sim L_5$节段20%的妇女行保留小关节的椎间盘切除术后,并无腰椎不稳发生。术后腰椎不稳主要表现为脊椎向前半脱位,并逐渐发展为固定畸形,CT偶尔可发现神经弓或小关节骨折。

应力集中:主要见于融合和行内固定手术的患者,邻近节段的脊柱发生代偿性活动增加,从而在固定和活动节段交界处产生应力集中,加速该处椎间盘和小关节退变,最终导致腰椎不稳。力学分析显示,当$L_4 \sim L_5$与骶骨融合后,$L_3 \sim L_4$平面的剪力和扭力明显增大。

已有大量生物力学实验在体外尸体标本上模拟脊柱手术,并对术后脊柱的稳定性进行测量。这些研究的确为人们加深对脊柱稳定性的了解提供了帮助,对脊柱结构的生物力学稳定作用建立更全面的认识。然而,应当注意的是,由于对实验条件的控制不同,致使对某些结果的解释出现较大分歧。如一组对新鲜尸体标本的研究发现,使用椎板开窗、半椎板切除、全椎板切除行椎间盘手术,对腰椎稳定性的影响无显著差异,而另一组研究却认为全椎板切除可对腰椎稳定性产生明显影响,因此,对这些实验结果的解释和结论的"延伸"应十分慎重。在体内尚有许多结构,如肌肉和筋膜,对脊柱稳定起重要作用,这些结构的作用在体外很难精确模拟。经过术后良好的康复和锻炼,许多患者可重新获得一个稳定的脊柱。因此单纯就脊柱本身的损伤来解释某种手术对活体脊柱稳定性的影响是片面的,这种推理是欠合理的。有人认为手术脊柱对稳定性的影响这一问题,今后应更加重视采用前瞻性的研究方法和客观、精确的观测手段,对术后患者脊柱的稳定状况进行长期观察。这些研究需要严密的组织,花费大量的时间和经费,但所获结果对临床更具指导意义。

(张金波 许旭 褚乙晓)

参考文献

［1］ 田慧中，刘少喻，马原. 实用脊柱外科学［M］. 广州：广东科技出版社，2008：38-111.

［2］ 田慧中，吕霞，马原. 头盆环牵引全脊柱截骨内固定治疗重度脊柱弯曲［J］. 中国矫形外科杂志，2007，15（3）：167-172.

［3］ 田慧中，马原，吕霞. 颅盆牵引加弹性生长棒内固定治疗发育期间的脊柱侧凸［J］. 中国矫形外科杂志，2008，16（21）：1660-1663.

［4］ 田慧中，曲龙，吕霞，等. 牵拉成骨技术在发育期间脊柱畸形中的应用［J］. 中国矫形外科杂志，2006，14（13）：969-971.

［5］ 田慧中. "田氏脊柱骨刀"在矫形外科中的应用［J］. 中国矫形外科杂志，2003，11（15）：1073-1075.

［6］ 田慧中. 先天性脊柱侧弯的手术治疗［J］. 美国中华骨科杂志，1999，5：223.

［7］ 田慧中，李佛保. 脊柱畸形与截骨术［M］. 西安：世界图书出版公司，2001：75-148.

［8］ 田慧中. 角形脊柱后凸的手术治疗［J］. 中华骨科杂志，1992，12（3）：162-165.

［9］ 田慧中，林庆光，谭远超. 强直性脊柱炎治疗学［M］. 广州：世界图书出版公司，2005：52-87.

［10］ 田慧中. 脊柱外科医师要善于使用咬骨钳和骨刀［J］. 中国现代手术学杂志，2002，6（1）：67-68.

［11］ 田慧中，王彪，吕霞，等. 强直性脊柱后凸截骨矫正内固定术［J］. 中国矫形外科杂志，2005，13（7）：509-512.

［12］ 田慧中，原田征行，田司伟. 后方侵袭による脊椎骨切り术［J］. 脊柱变形，1992，7（1）：4.

［13］ 田慧中. 椎弓椎体联合截骨术治疗脊柱后凸和后侧凸［J］. 中华骨科杂志，1989，9：321.

［14］ 戴尅戎. 骨骼系统的生物力学基础［M］. 上海：学林出版社，1985：261-292.

［15］ 钟世镇. 临床应用解剖学［M］. 北京：人民军医出版社，1998：284-290.

［16］ 饶书城. 脊柱外科手术学［M］. 2版. 北京：人民卫生出版社，1999：46-77.

［17］ 田慧中，李明，马原. 脊柱畸形截骨矫形学［M］. 北京：人民卫生出版社. 2011，5：3-339.

［18］ TIAN H Z. Total spinal osteotomy for the treatment of kyphosis and kyphoscoliosis［C］. Japanese Scoliosis Society Program of the 25th Annual Meeting, l991，25：23.

［19］ BELL, D B, LUCAS, G B. Mechanics of the Spine［J］. Bull Hosp Joint Dis，1970，31：115-131.

［20］ FRANCOIS L, SKALLI W, ROBIN S, et al. Three-dimensional geometrical and mechanical modellingy the lumbar spine［J］. J Bimecha，1992，25（10）：1153-1155.

［21］ ADAMS M A, HUTTON W C, STOTT J R, et al. The resistance to flexion of the lumbar intervertebral joint［J］. Spine，1980，3：245-248.

［22］ WATERS, R L, MORRIS J M. Effect of spinal support on the electrical activity of muscles of the trunk［J］. J Bone Joint Surg，1970，52A：51-55.

［23］ BARTELINK, D L. The rote of abdominal pressure in relieving the pressure on the lumbar intervertebral discs［J］. J Bone Joint Surg，1957，39B：718-721.

［24］ MALCOLM H P, JOHN W. Occupational Low Back Pain［M］. New York：CBS Educational and Professional Publishing，1984，46-56.

［25］ KING A I, PRASAD P, Ewing C L. Mechanism of spinal injury due to caudocephalad acceleration［J］. Orthop Clin North Am，1975，6：19-21.

第四章　临床检查与诊断

当一个脊柱畸形的患者首次来矫形外科就诊时，详细的检查和询问与畸形有关的病史是很重要的。通过完整地了解病史和体格检查，再加上认真阅读其影像学资料，根据畸形发生的病因，不难做出正确的诊断。还要确定有否脊柱畸形的并发症存在，如心肺功能异常或神经系统并发症存在。完整精细地总结分析所有的初步发现症状，在诊断过程中是很重要的一部分。

第一节　病史采集

详细、准确地采集病史是临床诊断的关键。在临床工作中，不少的误诊和漏诊是由于病史资料采集不确切、不完整所造成的。采集病史的过程，是训练临床思维的一部分，也是临床医师应该长期训练的一项基本功。

脊柱外科的病史询问在目前国内的脊柱外科书籍上已有详尽叙述，在此不赘述。现就与脊柱畸形有关的问题进行探讨。

诊断的第一步就是详细了解病史。与脊柱畸形的有关内容包括：畸形对患者的影响、患者的全身情况及健康状况、家族史、患者的年龄与生理成熟情况。患者诉说的畸形、疼痛、神经症状、心肺问题或并发症的表现，都是很重要的环节。

脊柱畸形史：检查医生要询问畸形的开始情况、进展速度及连续治疗的效果和畸形对患者的影响。要了解首次怎样发现的畸形（如：学校普查筛选出、家庭医生查体发现、家属或保姆穿衣时发现）。从发现畸形后，畸形是否还有加重？怎样证明脊柱畸形有进行性加重？是否戴过腰围或支具，患者的身高增加与同龄儿童相比有何不同？以前是否治疗过？用手术还是保守疗法？支具是否合适？如用支具，支具是什么类型？谁制作的？是否穿戴？穿多长时间？持续穿或是不持续穿？穿戴的规律如何？如曾做过手术，做的什么手术，由谁做的？术后过程怎样？制动多长时间？何时做的手术？医生和医院卡包括手术报告和X线片，这是每个患者诊断所需要的基本资料。

当畸形伴有疼痛或患者主诉有疼痛时，要对疼痛做出诊断。在儿童或青春期时候，脊柱畸形一般无疼痛。如在这个年龄组有疼痛和畸形，就要搞清楚是疼痛引起的畸形，还是畸形引起的疼痛（如：青年性后凸、脊椎滑脱、椎骨或脊髓肿瘤）。必须对疼痛或畸形的病因做出诊断。成人则相反，即使没有脊柱畸形，腰痛的发病率也很高，同样，畸形也能引起疼痛。与畸形无关的疼痛常在腰骶段，伴有畸形的疼痛常在弯曲区域内。局部疼痛或放射性疼痛对诊断也很重要。要详细了解疼痛出现情况和影响疼痛的因素。因为疼痛不能测出，只能根据患者的反映来决定。疼痛是否加重？用止痛药吗？如果用，是什么药？多大剂量？经常用吗？疼痛怎样影响日常活动、娱乐活动或体育运动？对神经肌肉性畸形，了解患者的行走、坐位和对日常生活功能的影响都很重要。

要询问畸形与其他合并症的病史。是否有心肺功能失代偿的病史？有无神经系症状？是症状引起的畸形，还是畸形引起的症状，或是畸形与症状两者完全无关？

一般健康状况：要了解患者的一般健康状况，以前有无疾病史、手术史、外伤史？小孩的出生史和产后史也很重要。包括母亲怀孕期的健康状况、怀孕期的用药史、产期和产后期有无合并症。要确定婴儿和少年的发病年龄。

家族史： 要了解家族中所有成员有无脊柱畸形。任何年龄的兄弟姐妹，如有可能的话，都要做向前弯腰试验。了解家族中有无神经肌肉疾病史，对帮助确诊也很重要。

发育成熟史： 青春期对成熟的评价很重要。主要是生长加速期。青春期的标志，尤其是阴毛的出现很重要。女孩阴毛和乳房发育在迅速生长期之前或同时，男孩阴毛发育在迅速生长期之前。女孩月经初潮在生长期后2～2.5年。此期男孩、女孩开始逐渐出现腋毛。这些资料要与形态学和骨龄相结合做出分析。

发育评价： 对于小儿及青少年的脊柱畸形患者，在行脊柱局部检查之前很有必要对患者的发育情况进行初步的评价，这对患者治疗方案的制定及对预后的估计有很大的帮助。对患儿发育情况的评定主要根据青春期标志（男性首次遗精、女性月经初潮）、女性乳房分级、男性生殖器分级及男女性阴毛的分级结合形态学检查、骨龄、患儿精神神经状态等做出分析。在此主要介绍Tanner男女儿童发育成熟分级方法（见表4-1）。

表4-1 男女儿童发育成熟的分级

女性患儿		男性患儿	
乳房分级		生殖器分级	
1级	青春前期，仅有乳头升高	1级	青春前期，睾丸、阴囊和阴茎的大小和比率与儿童早期相同
2级	乳房发芽期，乳房和乳头升起象小丘，乳晕直径增大	2级	阴囊和睾丸增大，阴囊皮肤变成浅红色
3级	乳房和乳晕进一步增大，但两者的外形还无分离	3级	阴茎增大增长增粗，睾丸和阴囊继续增长
4级	乳房和乳晕在乳房水平上凸起，形成第二个小丘	4级	睾丸、阴囊和阴茎进一步变大，伴有阴茎头发育和阴囊皮肤变暗
5级	成熟期，仅有乳头凸起，乳晕退回与乳房外形相平	5级	生殖器与成人的大小形态一样
	阴毛分级		阴毛分级
1级	青春前期，无阴毛	1级	青春前期，无阴毛
2级	绒毛样阴毛，微有增长和着色，主要分布在阴唇旁	2级	绒毛样阴毛，微有增长和着色，主要分布在阴茎根部
3级	变暗和增粗的阴毛更加卷曲，稀少地分布在耻骨联合上	3级	变暗和增粗的阴毛更加卷曲，耻骨联合上分布稀少
4级	成人型阴毛，但大腿内侧无阴毛	4级	成人型阴毛，但大腿内侧无阴毛
5级	质和量都与成人相同，无倒三角状分布，大腿内侧有阴毛	5级	质和量都与成人相同，无倒三角状分布，大腿内侧有阴毛

（田慧中　王治国　兰英）

第二节　颈椎的理学检查与诊断

一、解剖生理功能

颈椎由7节椎骨组成。第一颈椎（又称寰椎，C_1）无椎体和棘突，由前后弓和其间的侧块组成，侧块的上下各有关节面，分别于枕骨和第二颈椎形成关节。第二颈椎（又称枢椎，C_2）的椎体有齿状突，插入寰椎前弓后侧，并由两侧块间的横韧带限制其向后移位。C_1、C_2无典型的椎体，暴力作用仅可引起前弓骨折、枢椎齿状突骨折及寰椎脱位，严重者伴有脊髓损伤而危及生命。C_3～C_7的各小关节面几乎呈水平位，故比较容易脱位，而骨折则少见。

　　除C_1、C_2外，各椎体之间均有一个椎间盘。椎间盘破裂后纤维环及髓核可向后突出，引起神经根或脊髓受压症状。

　　前纵韧带、后纵韧带、棘上韧带和项韧带均为脊椎连续的结构。棘突间有棘间韧带，椎弓间有黄韧带以及横突间韧带相连。

　　颈部疾患的检查可通过视诊、叩诊、运动、量诊等来完成，但由于颈椎伤病极易累及脊髓，因而也包括神经系统查体内容以及一些特殊的颈部试验。

二、视诊

　　颈部视诊包括观察是否有颈部畸形、包块，是否有外伤、姿势异常和运动功能受限等情况。

（一）畸形

　　颈部有否畸形存在。Klippel-Feil综合征常有短颈畸形（图4-1）。强直性脊柱炎的患者有僵硬性后凸畸形，活动功能丧失（图4-2）。先天性斜颈的患者，常见有肌源性斜颈（图4-3），如胸锁乳突肌挛缩引起的斜颈或骨源性斜颈（图4-4），如高位脊柱侧弯所形成的颈椎侧凸。寰枢关节脱位的患者，下颌偏向一侧，头部似很沉重，须用一手或双手扶头。颈椎结核的患者常可在棘突上触到角形后凸。

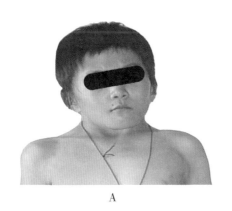
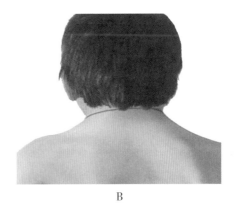

A. 前面观：颈部缩短，颈根部宽大，颈蹼不明显；B. 后面观：颈根部宽大，颈蹼不明显

图4-1　Klippel-Feil综合征短颈畸形

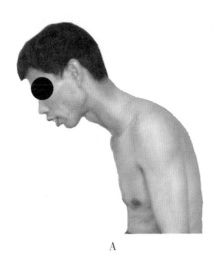
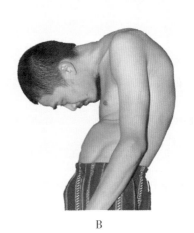

A. 轻度颈胸段后凸畸形；B. 重度颈胸段后凸畸形，颏部与胸骨相接近，妨碍张嘴吃饭

图4-2　强直性脊柱炎的患者常伴有僵硬性颈胸段后凸畸形，活动功能严重丧失

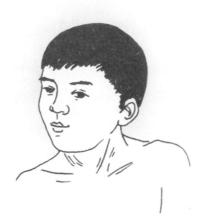

图4-3　肌源性斜颈，常由于胸锁乳突肌肿块的纤维化挛缩所造成

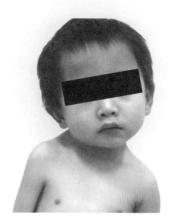

图4-4　骨源性斜颈，多因高位脊柱侧凸并发骨性斜颈

（二）姿势

颈部疾患常伴有姿势异常。颈部外伤患者因疼痛剧烈或神经损伤常无法行走而采取卧姿，且多呈保护性体位，颈部常强直。损伤较轻者，常用手扶头。

当搬运颈椎损伤的患者时，应注意观察患者的上肢运动情况和采取的姿势，如已瘫痪的患者，他们的姿势常表示脊髓损害的部位。第七颈椎平面的损害，为两手半握、肘屈曲的姿势（图4-5）。第六颈椎平面的损害，为上肢高举过头、肘屈曲、前臂旋后、两手半握的姿势（图4-6）。第五颈椎平面的损害，为上肢完全不能移动，因为膈神经已被累及。

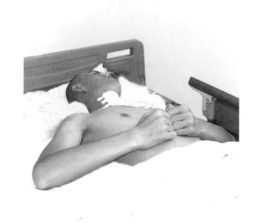

图4-5　第七颈椎平面脊髓损害的患者两手的姿势

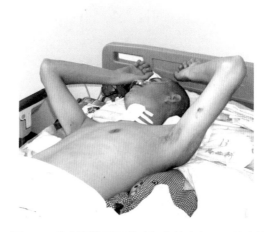

图4-6　第六颈椎平面脊髓损害的患者两手的姿势

（三）局部表现

屈曲损伤者，枕部可有皮肤擦伤或瘀斑，颈椎过伸损伤患者常伴有前额部擦伤等。另外，须观察局部是否有隆起或肿块，是否有开放性伤口或切口瘢痕。

（四）检查方法

除了进行一般的观察外，应让患者坐好，脱去上身的衣服，显露背部、肩部和上肢。进一步观察颈段前凸生理曲线是否改变，有无变平直或有局限性后凸畸形。两侧软组织有无局限性肿胀或隆起，颈部与头部及两肩的关节有无异常等。

三、触诊

颈部触诊时除了检查有无压痛点之外，还应注意检查骨质形态是否改变，是否有肿块。触诊内容还包括对神经系统感觉功能异常的检查。

（一）压痛

上颈椎及枕部疾病患者，常可于C_2棘突处触及压痛。若棘突旁有压痛同时向一侧上肢放射多为颈椎病。颈外侧三角区之内有压痛，表明臂丛神经可能有炎症刺激或压迫。颈椎疾病常见的压痛部位见图4-7。

（二）棘突序列

棘突骨折者常可触及断裂、浮动的棘突。寰枕融合畸形者除了可见短颈畸形外，触诊时亦可发现枕骨至C_2棘突之间间距缩小。骨折脱位者常可触及棘突之间连续性中断和台阶样改变。

（三）颈部包块

肿瘤患者可触及痛性肿块，颈前部包块多为脂肪瘤。软组织及棘突上的肿块更易触及。相当一部分患者可触摸到颈后部皮下的质硬包块，多为钙化的项韧带。胸锁乳突肌下的肿块常为肿大的淋巴结。特别要注意：颈部包块与胸锁乳突肌的关系，在颈部检查中，很多时候需要知道包块与胸锁乳突肌的关系，一般来说，颈侧有包块处，胸锁乳突肌常很扁薄，因为除非使胸锁乳突肌收缩后再检查，否则很不容易依靠触诊来决定它们之间的关系。检查者立在患者身后，嘱患者用力把颏抵住检查者的手掌，这样可使胸锁乳突肌收缩得很紧（图4-8）。此时，检查者可用另一只手自下而上地检查该肌，特别注意它的前缘和后缘，则可清楚地触得包块。如果找不到淋巴结肿大的原因，那么应立即想到淋巴结结核症的可能。最常见的慢性淋巴结炎是结核症，在颈部冷脓肿的深部常可触及肿大的颈淋巴结（图4-9）。它可以发生在颈部的任何部位，最多见的是颈静脉组，尤其是输纳扁桃体的淋巴结（图4-10）。

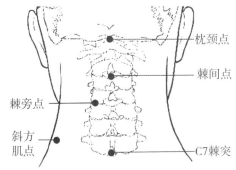

图4-7 常见颈部压痛点

枕颈点
棘间点
棘旁点
斜方肌点
C7棘突

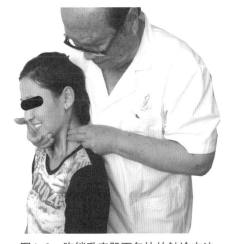

图4-8 胸锁乳突肌下包块的触诊方法

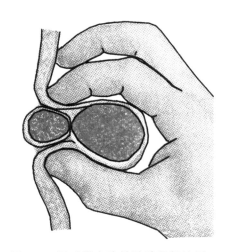

图4-9 用手指在冷性脓肿深部按压，有时可以摸到颈筋膜以下的淋巴结

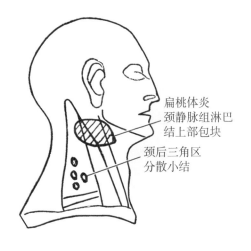

图4-10 颈部结核性淋巴结炎的检查

扁桃体炎
颈静脉组淋巴结上部包块
颈后三角区分散小结

如果颈部淋巴结长得很大，各淋巴结彼此分散，触之有弹性，那么要想到Hodgkin病（淋巴瘤）的可能性。在这种情况下，应同时检查腋部和腹股沟部的淋巴结，如有类似的肿大，而患者又有脾肿大，那么Hodgkin病的可能性就更大。

颈淋巴结恶性肿大（尤其是转移癌）的特征是石样的硬度。

在很多场合中，舌骨大角被误认为是一个硬而固定的淋巴结。在老年人中，舌骨大角可能已骨化，这样就更像是一个坚硬的淋巴结，但它的位置较一般颈静脉组淋巴结靠前。最好的鉴别方法是嘱患者做吞咽动作，借以决定肿块与喉头的关系。

（四）柔软程度

除触摸是否有包块外，应触诊感知患者气管的松软程度，尤其是已行颈部手术者，气管的可推移程度对再次手术入路的选择很有意义。

（五）触诊的方法

①手法必须轻柔，以免因动作粗暴而引起肌肉痉挛。②由于颈椎呈生理性前凸，因此稍有后凸畸形时不易被察觉。检查时可令患者取坐位，自枕外隆凸向下逐个棘突进行触诊，注意压痛部位是在棘突区中央或在两侧，并由轻而重测定压痛点是位于浅层还是深部。③对有颈椎后凸畸形的病例，触诊时不宜用力过重，如疑有结核，须进一步令患者张口检查咽后壁，以观察有无咽后壁脓肿，必要时也可做肿块穿刺协助诊断。

四、叩诊

主要检查患者颈椎是否有叩击痛及传导痛，但比较少用。检查时检查者用一手手掌垫于患者头颈部，另手握拳，用拳头轻轻叩击患者头顶部。患者疼痛者为阳性，不痛则为阴性。

五、脊髓神经功能检查

（一）感觉检查

感觉检查分浅感觉检查和深感觉检查两类，浅感觉检查有痛觉、温觉和触觉检查。深感觉检查有位置觉、关节觉、震动觉检查方法。

（二）运动功能检查

颈椎有前曲、后伸、左右侧屈及旋转等活动功能，头部运动范围最大处在枕寰关节。检查时患者可取坐位，让患者坐正、头直立、下颌内收。正常颈椎的运动范围如图4-11，应注意对急性颈椎损伤活动受限的患者，禁忌进行各种被动的颈部运动检查，以免造成损伤加重。运动功能的改变为脊髓损害的常见表现，如肌营养、肌张力、肌力的改变有利于病变的定位。

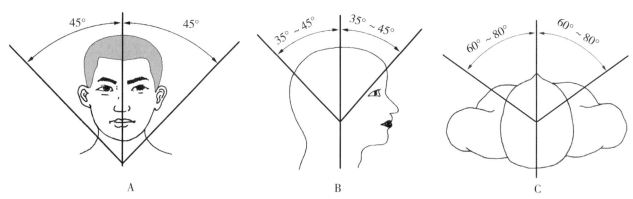

A. 侧屈幅度；B. 前后屈幅度；C. 旋转幅度

图4-11　正常颈椎的运动范围

（三）颈椎疾病肌力检查

检查的方法如图4-12至图4-25。

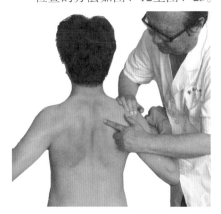

图4-12　斜方肌肌力检查

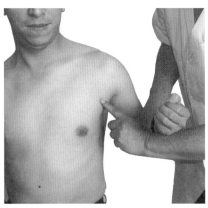

图4-13　胸大肌肌力检查

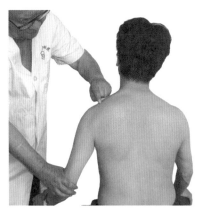

图4-14　冈上肌肌力检查

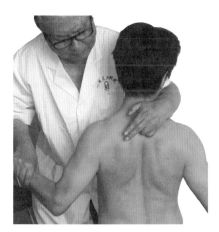

图4-15　冈下肌肌力检查

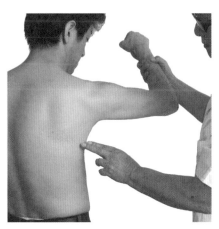

图4-16　背阔肌肌力检查

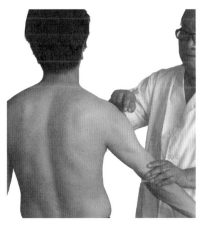

图4-17　三角肌肌力检查

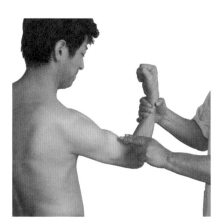

图4-18　肱二头肌肌力检查

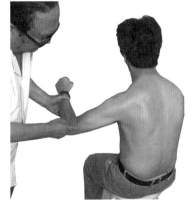

图4-19　肱三头肌肌力检查

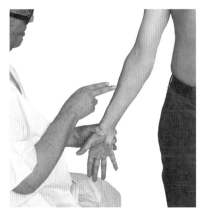

图4-20　旋前圆肌肌力检查

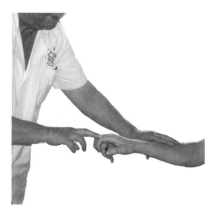

图4-21　指伸肌肌力检查

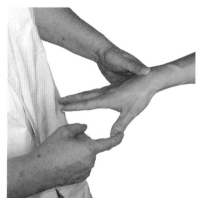

图4-22　拇外展肌肌力检查

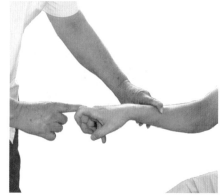

图4-23　第一蚓状肌肌力检查

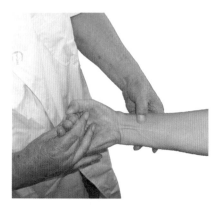

图4-24　桡侧腕屈肌肌力检查

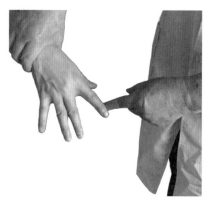

A

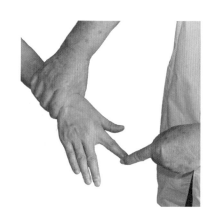

B

A. 示指外展试验；B. 示指内收试验

图4-25　骨间肌肌力检查

Code肌力评定法共分6级：

0级：完全瘫痪，无肌纤维收缩。

1级：可见肌肉轻度收缩，但不产生关节的运动或任何动作。

2级：肢体可有平行于床面的移动，但不能对抗地心引力。

3级：肢体可有抵抗地心引力（如抬离床面），但不能抵抗阻力。

4级：能对抗一般阻力，但力量较弱。

5级：正常肌力。

（四）反射功能检查

反射功能检查分浅反射检查、深反射检查和病理反射检查。常用的浅反射检查如表4-2，常用的深反射检查如表4-3，常用的病理反射检查如表4-4。

表4-2　浅反射检查

反射名称	检查方法	反应形式	运动肌肉	神经支配	定位节段
角膜反射	棉絮轻触角膜	闭同侧眼睑	眼轮匝肌	三叉神经和面神经	大脑皮质和脑桥
腹壁反射（上）	沿肋弓自外向内轻划腹壁	上腹壁收缩	腹横肌	肋间神经	T_7、T_8
腹壁反射（中）	由腹中部自外向内轻划腹壁	中腹壁收缩	腹斜肌	肋间神经	T_9、T_{10}

（续表）

反射名称	检查方法	反应形式	运动肌肉	神经支配	定位节段
腹壁反射（下）	沿腹股沟自外向内轻划腹壁	下腹壁收缩	腹直肌	肋间神经	T_{11}、T_{12}
提睾反射	轻划股内侧皮肤	睾丸上提	提睾肌	闭孔神经和生殖股神经	L_1、L_2
足底反射	轻划足底	足趾及足向跖面屈曲	屈趾肌等	坐骨神经	S_1、S_2
肛门反射	刺激肛门	外括约肌收缩	肛门括约肌	肛尾神经	S_4、S_5
球海绵体反射	针刺阴茎头背部或轻捏龟头	阴茎和肛门收缩	球海绵体肌和肛门外括约肌	阴部神经	S_2、S_3

表4-3 深反射检查

反射名称	检查方法	反应形式	运动肌肉	神经支配	定位节段
肱三头肌腱反射	屈肘后叩击肱三头肌腱或鹰嘴突	肘关节伸直	肱三头肌	桡神经	C_6、C_7
肱二头肌腱反射	屈肘后拇指压肱二头肌腱，叩击拇指	肘关节屈曲	肱二头肌	肌皮神经	C_5、C_6
桡骨膜反射	前臂半屈旋后，叩击桡骨茎突	肘关节屈曲旋前并屈曲手指	肱桡肌、肱二头肌、肱三头肌和旋前肌	正中神经、桡神经、肌皮神经	$C_5 \sim C_8$
胸肌反射	轻叩放在患者胸肌上的手指	胸大肌收缩	胸大肌	胸前神经	$C_5 \sim T_1$
腹肌反射	叩击肋缘、腹肌或骨盆肌附着处	腹肌收缩	腹肌	肋间神经	$T_6 \sim T_{12}$
膝腱反射	膝关节屈曲位（患者仰卧或坐位），叩击其髌下区	膝关节伸直	股四头肌	股神经	$L_2 \sim L_4$
跟腱反射	仰卧位半屈外展下肢，手托足底维持一定胫后肌群张力，轻叩跟腱	足向足底屈曲	腓肠肌	坐骨神经	S_1、S_2

表4-4 病理反射检查

反射名称	检查方法	反应形式	损害节段
Hoffmann征	患者前臂微旋前，腕关节背屈，手指半屈。检查者将其中指半伸并夹于自己的中指和示指间，用拇指弹拨患者中指指甲	拇指内收，其余各指也呈屈曲动作	上肢锥体束
Rossolimo征	用手指叩击3~5指指尖的掌侧面	手指屈曲，拇指内收	上肢锥体束
Babinski征	在足底自后向前划外侧缘	踇趾背屈，其余四趾散开	锥体束
Chaddock征	在足背自后向前划外侧缘	踇趾背屈，其余四趾散开	锥体束
Oppenheim征	用力以拇指和示指的中节指背划患者胫骨前嵴	踇趾背屈，其余四趾散开	锥体束
Gordon征	用力挤压腓肠肌	踇趾背屈，其余四趾散开	锥体束
Schaffer征	用力挤压跟腱	踇趾背屈，其余四趾散开	锥体束
Stransky征	用力外展第五趾并持续数秒	踇趾背屈	锥体束

六、颈椎伤病的特殊试验

（一）Fenz征

用于检查颈椎小关节病变，检查时先令患者头颈前屈，随后再左右旋转，颈部出现疼痛者为阳性（图4-26）。

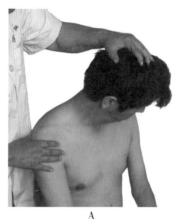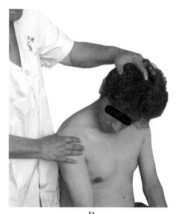

A   B

A. 颈前屈向左侧旋转；B. 颈前屈向右侧旋转

图4-26   Fenz征试验

（二）艾迪森（Adson）试验

患者静坐，双手放于膝部，先比较平静状态下两侧桡动脉搏动力量，然后使患者尽量抬头，深吸气后屏气，检查者一手托住患者下颌并使患者用力将头转向患侧，再比较双侧脉搏力量或血压，若患侧脉搏减弱或血压降低，说明血管受到挤压。

（三）Spurling试验

患者坐位，头部微向患侧侧屈，检查者位于患者后方，用手按住患者头顶部，另手握拳锤击（图4-27），如患肢发生放射性疼痛，即为阳性。此试验多用于神经根型颈椎病的检查。

（四）椎间孔分离试验

患者端坐，检查者站于患者背后并双手提起患者下颌，用力持续向上牵引10～20min，如患者感觉根性疼痛症状缓解，提示为神经根型颈椎病。颈部疼痛加重者为急性扭伤。头晕症状减轻者，提示头晕与颈椎不稳有关。

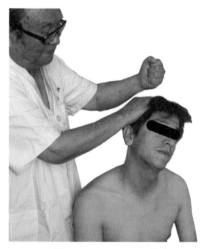

图4-27   Spurling试验

（五）颈神经根牵拉试验

此试验的目的是牵拉神经根，看是否引起反射性疼痛。检查时令患者颈部尽量前屈，术者一手放于头部病侧，另手握住患肢腕部，向反方向牵拉（图4-28）。如患肢出现麻木疼痛或原有症状加重，则为阳性。

七、颈部常见疾患的主要体征

（一）颈部扭伤

由轻微颈部屈曲性损伤或突然扭转所引起，虽不致造成关节脱位，但关节囊或其他韧带可产生撕裂。颈部扭伤并不少见，其主要体征包括：①局部疼痛及压痛，触诊有肌紧张、僵硬感。②因肌肉痉挛，颈部

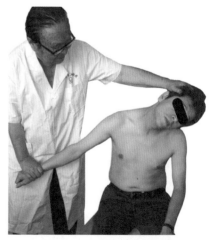

图4-28   颈神经根牵拉试验

活动受限，转头时两肩也随之转动。③X线片检查无异常发现。

（二）颈椎半脱位

可分为前方及侧方半脱位两种情况，以前者为多见。此种损伤多发生于C_4、C_5或C_5、C_6（由于该部位关节突排列方向较为水平之故）。在小儿则多发生在C_1、C_2之间，呈旋转性半脱位（咽喉壁充血或风湿等所引起的韧带松弛也可能为诱发原因）。

1. 颈椎前方半脱位　①下颏在中线上，头部不能向右或向左旋转。②半脱位脊椎下方的棘突轻度突出，可触及台阶感。③侧位X线片可显示上一脊椎的下关节突向前移位，并跨在下一脊椎的上关节突尖部，关节突的关节面失去平行排列关系，上方椎体有不同程度向前移位，椎间隙变窄。伸屈位X线片椎体移位征象更加明显（梯形变），但摄此片时，应有骨科医生在场保护。④可以合并受损平面神经根分布区域的疼痛和麻痹，亦可有脊髓压迫症状。

2. 小儿寰椎半脱位　①头部向前移位，并呈僵直状，不能向任何一方旋转。②常伴有某种程度的旋转移位（与后天性斜颈畸形相似）。③X线片示颈椎正常生理前凸消失，寰椎向前移位，寰枢椎的棘突位置显示寰椎有旋转移位，寰椎侧块与齿突侧块缘间隙不对称。

（三）落枕

落枕又称急性颈僵直，多于过度疲劳、熟睡后及颈部长时间处于不正确姿势下而引起，故多发生于夜间或晨起时。其主要体征：①颈部僵硬呈微前屈姿势，活动受限制。②一侧肌肉痉挛，并牵涉肩部及上臂不适。③常于$C_5 \sim T_2$棘突一侧肌肉有明显压痛。④有时出现沿神经根走行的放射痛。

（四）颈肌筋膜炎

颈肌筋膜炎又称颈部纤维织炎，发病原因不明。有类风湿关节炎者，常同时合并有颈肌筋膜炎病变。其主要体征：①持续性颈痛，可放射到枕部及肩部，有时随天气变化加重或减轻。②常在$C_3 \sim T_5$棘突两侧肌肉有明显压痛。③注意有无合并先天性畸形。

（五）颈肋综合征和前斜角肌症候群

①颈臂部疼痛，并随手臂的位置而加重或减轻，肩胛带抬高可减轻此类症状。②沿尺神经分布区麻木或串痛，前臂尺侧和小指感觉减退。大、小鱼际肌萎缩，握力减弱。③锁骨上凹压痛，可触及骨突起或肥厚的肌腱。④艾迪森（Adson）征阳性。⑤X线片检查可见颈肋。根据颈肋大小可分为4种类型：a. 单纯侧部加宽，未伸展至横突范围之外。b. 肋骨突长达4~5mm。c. 类似真正肋骨，借韧带与第一肋骨或胸骨相连。d. 完整的肋骨。

（六）肌性斜颈

近年来有专家认为是由于产伤引起胸锁乳突肌部分损害或局部出血形成血肿后纤维化引起（检查时须注意与颈椎侧弯、颈椎半脱位、半椎体以及由于习惯于偏视和偏听等不良姿势所引起的斜颈相鉴别）。其主要体征：①头向一侧偏斜。②患侧胸锁乳突肌较对侧明显紧张，呈条索状隆起。③年龄较大的患儿可伴有两侧面颊不对称，患侧面部较小，此可通过测量两侧由眼外端至口角的距离得出。

（七）颈椎结核主要体征

①常须用手托头，以免在行动中加剧疼痛。此亦称拉斯特（Rust）征。②颈部僵硬，各个方向的运动均受到限制，后伸时疼痛加剧。③患部棘突有压痛和叩击痛，由于椎体压缩，可触及颈椎有局限性后凸畸形。④咽后壁可出现冷脓肿，低位病变者可在颈部出现脓肿。⑤X线片检查可显示颈椎椎体破坏、椎间隙狭窄、椎前阴影增宽。CT可发现颈椎椎体呈虫蚀样破坏。MRI可显示椎体信号改变，椎前脓肿形成，并显示脊髓受压情况。

（田慧中　柴浩　刘春花）

第三节　脊柱的理学检查与诊断

　　虽然现代医学影像学高速发展，实验室检查日新月异，但没有一种辅助检查能代替医生的理学检查。正确、熟练地进行理学检查，可以及时发现甚至确定脊柱疾病，是临床矫形外科医师必须要掌握好的一项极其重要的基本功。

　　脊柱畸形的物理检查应有全身性系统检查的整体观念作为基础，在脊柱检查之前应先做其他部位的检查。脊柱的理学检查不仅是了解患病部位，以获得的阳性体征结合病史做综合分析常能帮助认识脊柱疾患的性质，如功能性或器质性、原发性或继发性、病理演变阶段等；并可解释它与身体其他部位病变的关系，以利于拟定治疗方案。

　　脊柱局部检查是为了了解脊柱畸形的形态与功能变化、疼痛部位与特征。检查时应包括站立、坐位、卧位下的视诊、触诊和叩诊，以及脊柱运动功能、特殊检查等，但要根据患者具体情况进行检查，不正确的检查方法和不恰当的体位都有可能影响检查结果，导致错误判断和不良后果，应予以重视。

一、脊柱形态的检查

（一）躯干的匀称性

　　1．腰背部观察　可用笔绘出骨突轮廓。观察内容：①自颈到骶部每一个棘突的连线是否呈一直线（图4-29）；②两肩、肩胛下角、髂嵴是否等高、对称（图4-30）；③双侧股骨大粗隆突出部是否对称；④两腰胁部曲线是否匀称；⑤双侧臀皱襞、腘窝皱纹是否对称；⑥腰骶部菱形区是否对称；⑦骨盆有无倾斜（图4-31）；⑧椎旁软组织有无肿胀、包块及挛缩、代偿性肥大；⑨皮肤有无异常毛发斑、皮肤凹陷、色素沉着斑、中线肿瘤及皮下结节等（图4-32至图4-35）；⑩检查脊柱侧弯的柔软度和顺应性（图4-36）。

　　2．胸腹部观察　①胸廓有无异常突起、塌陷或不对称，如鸡胸、扁平胸、漏斗胸、胸廓塌陷（图4-37至图4-39）；②腹部是否平坦，是否有皮肤内凹，注意观察胸廓皮肤与骨盆部皮肤相贴近（图4-40）。

（二）脊柱的力线

　　1．站立位的背部检查　观察内容：①自枕骨结节向地面作垂线，此线应通过骶骨中线至尾骨尖端，也正经过全脊柱棘突连线。②脊柱侧弯患者，侧凸最大部为原发性侧凸，其上下较小且方向相反的是继发性侧凸。可根据力线绘出侧弯程度，并记录偏左或偏右的距离。③令重度脊柱侧凸患者做前屈试验，患者站立，双足并拢，膝伸直，腰前屈，双臂下垂，双手并齐夹在裆内，可见一侧背部隆起的"剃刀背"畸形（图4-41），观察其两侧背部不对称情况、凸侧"剃刀背"的高度和凹侧胸廓塌陷的程度，并记录其差距。④可用双手从颌枕部托起头部提起患者，以观察脊柱侧弯的伸展性（图4-36A）。

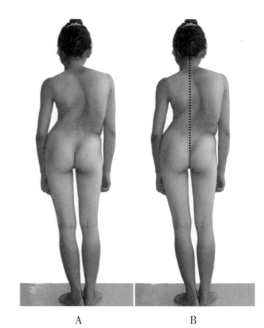

A

B

A.从背面观脊柱畸形，为右胸凸的脊柱侧弯，左肩低，右肩高，并向后凸，胸廓右移，右臂与胸廓间的距离变小。由于胸廓右移，左髂嵴升高，右侧腰部平直。B.由 C_2 棘突做垂线，测量失代偿程度，量出垂线与臀沟的距离，并做记录，如有偏移，应表明向左或向右。如为颈弯或颈胸弯，垂线从 C_2 开始。如为胸腰弯，垂线则从 C_7 开始

图4-29　观察颈到骶部每一个棘突的连线

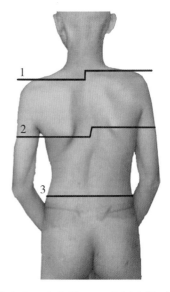

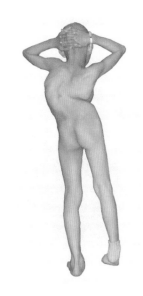

1. 右肩高，左肩低；2. 右侧肩胛下角高，左侧肩胛下角低；3. 两侧髂嵴平行，说明患者为胸腰椎脊柱侧弯，骨盆不倾斜

图4-30　测量两肩、肩胛下角、髂嵴是否等高、对称

脊柱左侧凸，右侧髂嵴抬高，右侧下肢缩短，右足内翻，右侧髋部萎缩，右胸塌陷，靠左下肢支重，右下肢提起；右足足下垂，代偿行走

图4-31　脊柱侧弯合并下肢不等长、骨盆倾斜

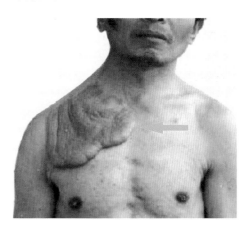

图4-32　脊柱侧弯伴神经纤维瘤病性脂肪瘤

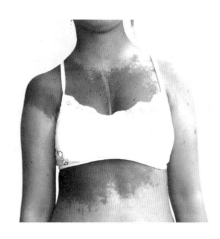

图4-33　脊柱侧弯伴神经纤维瘤病性牛奶咖啡痣

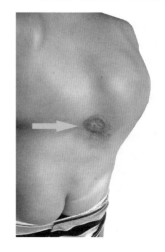

图4-34　脊柱侧弯伴皮肤凹陷生毛区，可疑为脊髓纵裂

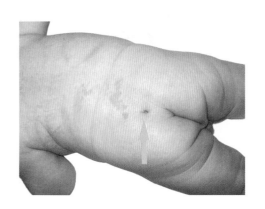

图4-35　脊柱侧弯伴毛窝漏

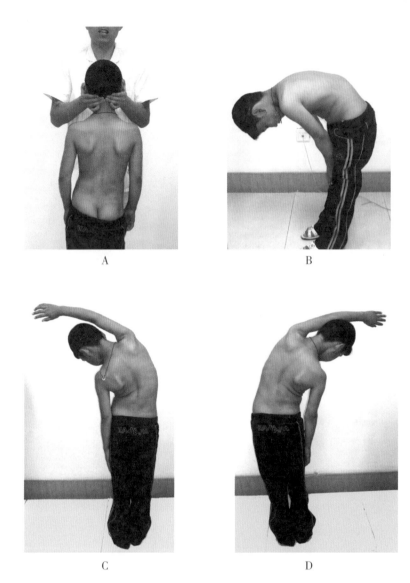

A　　　　　　　　　　　B

C　　　　　　　　　　　D

A. 用纵向提头使两脚离地，检查脊柱侧弯的顺应性；B. 前屈弯腰观察剃刀背或腰部包块；C.令患者左侧屈，观察脊柱的柔软度和顺应性；D.令患者右侧屈，观察脊柱的柔软度和顺应性

图4-36　检查脊柱侧弯的柔软度和顺应性

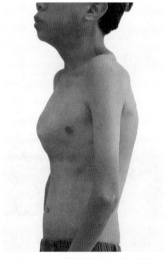

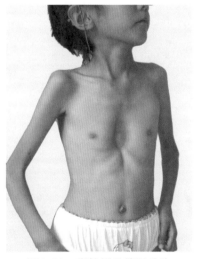

图4-37　脊柱侧后凸伴鸡胸　　　**图4-38　脊柱侧凸伴漏斗胸**

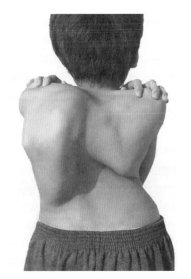

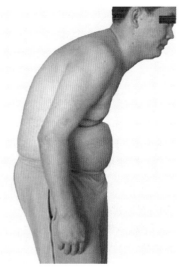

图4-39 重度脊柱侧凸伴右侧胸廓塌陷

图4-40 强直性脊柱炎驼背，胸腹交界部皮肤内陷，形成一横沟，下部肋骨与髂嵴的距离缩短，压迫内脏影响心肺功能和消化功能

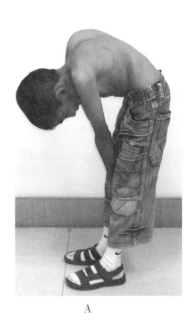

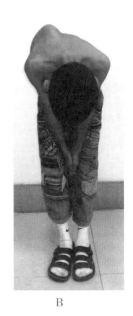

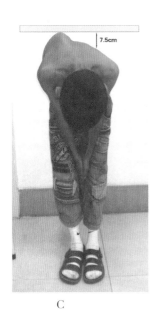

A   B   C

A.脊柱侧凸患者前屈位侧面观；B.脊柱侧凸患者前屈位正面观；C.测量凸侧"剃刀背"和凹侧胸廓塌陷的程度，并记录其差距

图4-41 脊柱侧凸前屈试验，令患者站立，双足并拢，膝伸直，腰前屈，双臂下垂，双手并齐夹在裆内，明显可见"剃刀背"畸形

2. 站立位侧面检查 ①自乳突向地面作垂线，脊柱力线相继通过肩峰、髋部大粗隆、膝外侧及外踝，脊柱呈生理性颈椎前凸、胸椎后凸、腰椎前凸、骶尾后凸。②正常骨盆的倾斜度，自耻骨联合至第一骶椎体的前上缘作一连线，与地面呈60°向前倾斜，即骨盆倾斜度（图4-42）。在驼背、下腰椎滑脱、髋屈曲畸形等情况下，骨盆的倾斜角会发生相应的变化，将会引起脊柱形态的变化。③注意脊柱各段弯度的加大、变平直或反凸。脊柱长节段呈弧形隆起称圆背后凸，常见于正常婴幼儿、小儿佝偻病（图4-43）、青年胸椎骨软骨病（图4-44）、老年

骨质疏松症和强直性脊柱炎。而局限的椎体隆起称角状后凸（图4-45），常见于脊柱结核、先天性半椎体，也见于脊柱肿瘤及屈曲压缩骨折。

3. 坐位检查 坐位时脊柱不受骨盆和下肢病变的影响。①下肢长短不均衡的患者，站立时出现脊柱侧凸和髋屈曲畸形，坐位检查此畸形应当消失，如已不能消失表示脊柱及其椎旁软组织已有继发性结构性改变；②坐位时做腰部屈曲、侧弯或旋转，引起的疼痛与站立位相同，证明病变在腰椎或腰骶关节，如不能引起站立位时做动作的疼痛，则病变可能在骶髂关节。

4. 俯卧位检查 ①正常腰椎呈自然前凸，在腰椎结核、腰椎间盘突出症、强直性脊柱炎，自然前凸消失，常伴有保护性腰肌痉挛及畸形；②俯卧时，正常情况下肌肉松弛，易找到压痛点。

5. 仰卧位检查 ①注意双髋、膝能否伸直，有无腰下空虚；②下腹及髂窝是否对称，有无膨隆、包块及压痛。

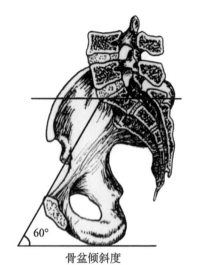

骨盆倾斜度

图4-42 正常骨盆的倾斜角

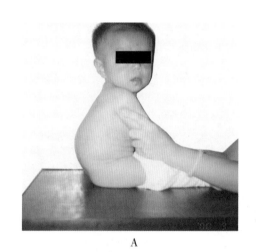

A

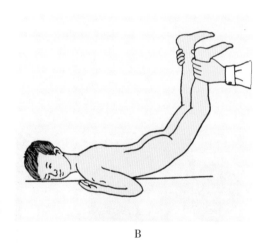

B

A. 当小儿坐位时，脊柱后凸出现；B. 当小儿俯卧位提高两脚时，脊柱后凸消失

图4-43 佝偻病性圆背后凸畸形，常见于婴幼儿

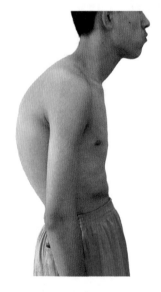

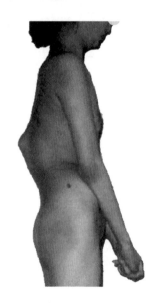

图4-44 青年胸椎骨软骨病，也称青年性脊柱后凸

图4-45 角形脊柱后凸，常见于结核性、先天性和外伤性

二、脊柱疼痛检查

（一）压痛点

根据患者指点的痛区，确定压痛的解剖学部位，才能进一步了解病变所在的组织及其性质，也是提出影像学检查投照部位的依据。

系统检查棘突、棘间、横突、小关节、项肌、骶棘肌、腰三角、髂嵴、臀肌起点。浅压痛多表示病变在浅层结构，而深压痛对诊断脊柱本身的病变更有意义。

以1%普鲁卡因做局部压痛点封闭，根据注射部位、注射后疼痛消失与否、对脊柱运动的影响来鉴别和判断病损组织部位情况，可起到诊断和治疗的双重作用。

（二）叩击痛

当椎体有病损时，指压局部浅层结构常无疼痛，但用手掌平放在该部或头顶，拳击手背，传导力达到深部椎体病损处时即可产生该部位的疼痛。而腰肌劳损时拳击时反而有舒适感。

三、脊柱各部位运动功能检查

脊柱运动分为前屈、后伸、左右侧屈、左右旋转。其运动幅度在颈、腰段有差异，亦可因年龄、职业、个体而有所不同，一般胸椎活动度不大，可以忽略不计，而骶椎则无活动。现将颈椎、腰椎一般正常活动范围介绍如下：

（一）颈椎

前屈35°～45°，后伸35°～45°，侧屈45°，旋转60°～80°。

（二）腰椎

前屈90°，后伸20°～30°，侧屈20°～30°，旋转30°。

四、脊柱特殊检查

（一）颈部特殊检查

1. 屈颈旋转试验　嘱患者颈前屈位做左右旋转运动，发生颈后正中部痛为阳性。表示颈椎小关节不稳。

2. 椎间孔挤压试验　检查者双手十指交叉，用手掌抱住患者头顶，使患者颈椎左右偏斜或旋转，同时手掌向头顶加压，若出现一侧上肢放射痛或麻木即为阳性。常见于颈椎间盘突出症或颈椎病。

3. 臂丛牵拉试验　将患者患侧上肢与头部做相反方向牵拉，出现本侧上肢放射痛及麻木为阳性。常见于神经根型颈椎病。

4. Adson试验（Adson's test）　患者直立，深吸气后屏气，仰头伸颈，下颌转向患侧，桡动脉搏动减弱或消失，疼痛加重为阳性。深吸气使第一肋骨上抬，伸颈和转动颈部，可使斜角肌三角变窄（图4-46）。此试验用于检查前斜角肌综合征。

5. Eden试验（Eden's test）　直立挺胸，两肩向后并下垂，感到臂和手麻木或疼痛为阳性（图4-47），主要用于检查肋锁综合征。

（二）腰椎特殊检查

1. 俯卧举腿试验　正常儿童俯卧时，举腿上抬，腰部呈自然弯曲（图4-48A）。在腰椎病变时、腰部僵硬（图4-48B），腰椎结核者甚至可见腰椎角形后凸畸形。

2. 拾物试验　患者站立位，只能屈双髋双膝拾起身边地上之物，腰椎病变的表现为腰挺直，艰难痛苦的姿势，为阳性。严重的甚至不能低头俯视地上之物（图4-49）。

3. 骶髂关节分离试验　患者仰卧，患侧屈膝并外展外旋髋关节，使同侧足外踝置于对侧膝上，如"4"字样。检查者一手压住健侧骨盆，另一手将患侧膝部下压，如出现患侧骶髂关节痛为阳性。

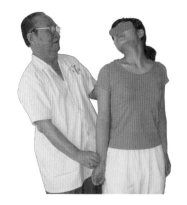

图4-46　深吸气后屏气，仰头后伸，下颌转向患侧，触摸桡动脉搏动有否减弱或消失

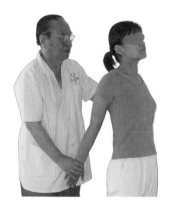

图4-47　令患者直立挺胸，两肩向后并下垂，看有否麻木或疼痛出现，主要用于检查肋锁综合征

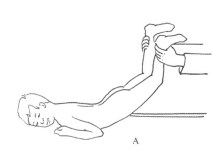

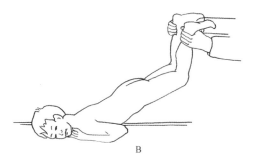

A.正常儿童举腿时产生腰前凸；B.腰部病变时，腰椎僵硬不产生腰前凸

图4-48　俯卧举腿试验

4. 仰卧挺腹试验　患者仰卧，两上肢置于身旁，以枕部及足跟为支持点，挺起腹部使其离开检查台，令患者咳嗽、用力、屏气或压迫其颈静脉，引起患侧腰腿放射痛为阳性。亦存在于腰椎管内神经根受刺激的病变。

5. 单髋后伸试验　俯卧，检查者一手压住患侧臀部，一手提起同侧下肢，上抬使髋过伸，使骨盆产生扭转，出现骶髂关节痛为阳性。

6. 直腿抬高及加强试验　患者平卧，双腿伸直，先做健肢抬高以资比较。患肢抬高到一定程度，由于牵

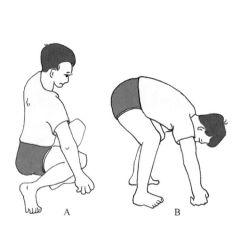

A.阳性姿势，证明脊柱有病；B.正常姿势，证明脊柱无病

图4-49　拾物试验

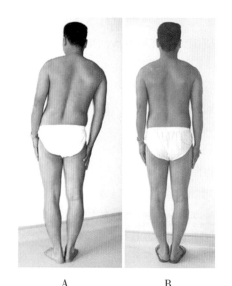

A. 术前；B. 术后

图4-50　坐骨神经性代偿性脊柱侧凸

扯坐骨神经并使之遭受挤压，引起根性放射痛为阳性，记录抬高的角度；在上述基础上，稍降低抬高角度至刚好无痛，然后使足背伸，而产生腰痛、放射痛为加强试验阳性。

（三）坐骨神经性代偿性脊柱侧凸

由于腰椎间盘突出，挤压单侧神经根所致的左右两侧椎体间隙不等宽，而形成的代偿性下腰椎脊柱侧凸（图4-50A），应与结构性脊柱畸形相鉴别。重度结构性脊柱侧凸，则是选择截骨矫正的对象。而坐骨神经性代偿性脊柱侧凸，则是腰椎间盘切除手术的适应证，切除了椎间盘解决了神经根受挤压的问题，其代偿性脊柱侧凸将自然消失（图4-50B）。

五、脊柱神经功能检查

（一）感觉检查

1. 浅感觉　①触觉：嘱患者闭目，以棉絮轻轻触及皮肤，如有触觉异常，在感觉异常区上标明其范围；②痛觉：以针尖用相同力量刺皮肤，测定痛觉，检查应自上而下、双侧对比，测出感觉过敏、减退及丧失区并做好记录；③温度觉：以盛有45°左右温水和冷水的试管，分别贴在患者皮肤上，测其温冷感觉并做好记录。

2. 深感觉　①位置觉：患者闭目，检查者被动屈伸关节，让患者说出关节所处位置；②震动觉：应先向患者解释检查方法和可得到的感觉，然后震动音叉，将音叉脚放在骨突上，检查有无震动感；③实体感觉：嘱患者闭目，用手触摸分辨物体的大小、方圆、硬度。

（二）运动（肌力）检查

运动检查主要以肌力检查为主，肌力检查临床常用的为手法肌力检查，其检查方法为在特定姿位下，令患者做标准动作，一般是固定关节及其近端肢体，使远端肢体在垂直面上做由下而上的运动，通过触摸肌腹、观察肌肉对抗肢体自身及由检查者用手法施加的阻力而完成动作的能力来评定肌力。其详细分级标准见表4-5。

表4-5　肌力分级标准（Code分类）

分级	测试结果
5级	正常肌力
4级	能对抗一定的阻力做关节运动
3级	能抗地心引力但不能对抗附加阻力
2级	只在无地心引力下产生关节运动
1级	有肌纤维收缩而无关节运动
0级	无肌纤维收缩

（三）反射检查

1. 生理反射　①浅反射是刺激体表感受器所引起的反射，如腹壁反射（上$T_7 \sim T_9$、中$T_9 \sim T_{11}$、下$T_{11} \sim L_1$）、提睾反射（$L_1 \sim L_2$）、肛门反射（S_5）。②深反射是刺激肌肉肌腱、关节内的本体感受器所产生的反射，如肱二头肌反射（C_6）、肱三头肌反射（C_7）、桡骨膜反射（$C_7 \sim C_8$）、膝腱反射（$L_2 \sim L_3$）、跟腱反射（S_1）。

2. 病理反射　是指锥体束病损或其上下行传导束受阻时，失去了脑干和脊髓的抑制功能，而释放出的踝和趾背伸的反射作用，如Babinski征、Charddock征、Oppenheim征、Gordon征、Conda征。髌阵挛、踝阵挛意义与深反射亢进相同。而Hoffman征则为上肢锥体束征，较多见于颈髓病变。

（四）神经营养障碍及肌萎缩

神经损伤后其支配区的皮肤，在早期血管扩张温度增高，到后期血管收缩皮温降低，皮肤萎缩发亮、变薄，汗腺停止分泌而表现皮肤干燥。其支配的肌群也会失去肌张力发生萎缩，如L_5神经根损害者胫前肌群萎缩，S_1神经根损害则腓肠肌萎缩。

六、典型稀有病例的理学诊断

当你跟着一位资深矫形外科专家上门诊、查房或读片时，遇到的典型稀有病例，首次认识此病后，将会过目难忘，永远铭记在心，从此以后就能对这种病做出正确的诊断。如对神经纤维瘤病的患者，不认识此病的实习医生上门诊时，见到这种患者就会思前想后，并认真地检查患者身上的每一个凸起的肉球，这就说明他不认识这个病。如果你认识了神经纤维瘤病这个病的诊断，当你第二次再见到这个病时，就可立即做出诊断。现将脊柱外科稀有病例的理学诊断介绍如下。

（一）神经纤维瘤病

神经纤维瘤病即Von Recklinghausen病（图4-51），为一种遗传性疾病，可伴有脊柱的骨骼畸形，需要矫形外科治疗。

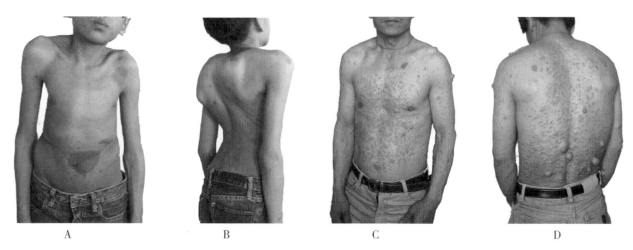

A、B. 多发性神经纤维瘤病性脊柱侧弯（儿子）；C、D.患者的父亲也是多发性神经纤维瘤病

图4-51　患者，男，15岁，患神经纤维瘤病性脊柱侧弯，合并早期瘫痪症状，双侧Babinski征阳性；躯干前后均有咖啡牛奶斑存在。追究其遗传史，其父亲来院检查发现全身多发性神经纤维瘤病存在，但无症状

（二）骨质软化症（Osteomalacia）

骨质软化症是骨骺已闭合成年人的佝偻病，其特点是骨组织中新生的类骨上矿物盐沉着不足，骨样组织增加，骨质软化，致使脊柱、胸骨、骨盆及下肢长骨抗应力强度减弱而出现畸形和不全骨折（图4-52）。病因：①维生素D不足：包括食入不足或日晒不足。②消化系统疾病：如脂肪腹泻、局限性肠炎、小肠性营养不良、肠瘘、小肠切除及肠道短路术，都可致维生素D在体内的代谢障碍，使钙的吸收不足。③慢性肾炎、慢性肾盂肾炎、尿路梗阻、多囊肾等病所致肾小球功能衰竭，都可使钙过分丧失或部分丧失，磷酸酶低下。④佝偻病伴

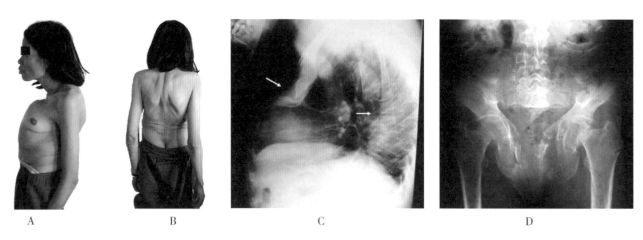

A、B. 胸段脊柱呈圆形后凸，胸腔呈钟形，胸骨角前凸，胸骨柄内陷。C. 胸椎椎体间隙，呈鱼嘴样改变，如箭头所示。胸骨柄内陷，胸骨体前凸，胸骨角呈假性骨折改变，如箭头所示。D. 骨盆呈漏斗状，两侧髂骨内陷，坐骨支、耻骨支呈假性骨折表现，股骨颈呈假性骨折表现

图4-52　患者，女，33岁，患骨软化症已6年

发的神经纤维瘤病、纤维异常增殖症等，均可影响钙磷代谢。

（三）成骨不全

骨质脆弱症的患者曾有多次骨折史，检查时，常可发现他的两眼巩膜呈蓝色为其特征（图4-53）。如在儿童时期两眼巩膜蓝色，且具备多次骨折史者，即可诊断为成骨不全（Osteogenesis Imperfecta）。

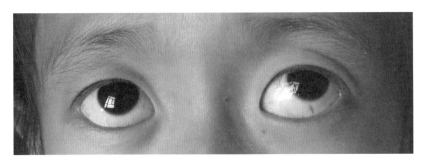

图4-53　成骨不全（骨质脆弱症）患者的眼睛为蓝巩膜

（四）鱼鳞病性脊柱侧弯

当出生时婴儿的全身皮肤为鱼鳞状，号称"娃娃鱼"。常同时伴有脊柱弯曲畸形，对他的脊柱骨弯曲畸形也是矫形外科治疗的适应证（图4-54）。

（五）脊柱侧弯合并自主神经功能障碍（半身多汗症）

颈胸段脊柱侧凸，由于压迫颈交感神经节而引起单侧面部及胸部出汗（图4-55）。经颅盆牵引加器械矫正脊柱侧弯后，出汗消失。

（六）尾骨畸胎瘤

2岁半患儿，骶尾部巨大畸胎瘤，瘤体重量3kg，经手术切除后病理报告为畸胎瘤（图4-56）。

（七）重度强直性脊柱后凸

在强直性脊柱炎中亦属少见，由于后凸角弯度大，上半身与下半身靠拢，形成U形，当髋膝伸直站立时，头顶向下，两眼只能通过两腿之间向后看，行走功能不便和各种生理功

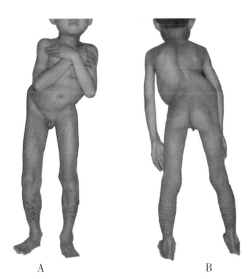

A. 前面观，躯干部鱼鳞生后逐渐消退，两下肢前面鱼鳞尚明显；B. 背面观，胸腰椎侧凸，两下肢鱼鳞尚明显，不妨碍矫形外科治疗

图4-54　鱼鳞病性脊柱侧弯

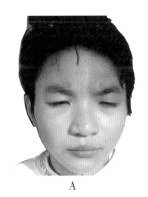
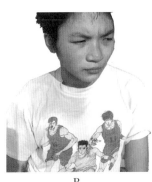
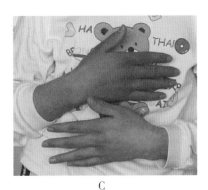
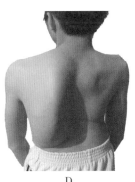

A. 颈胸段脊柱侧弯合并自主神经功能障碍，右半侧面部及胸部多汗，右手指发绀、右眼结膜充血；B. 右胸部衣服被汗湿，左侧正常；C.右手皮肤颜色变红、发绀、脉搏细弱。左手正常；D.颈胸段及上胸段脊柱侧弯，刀背明显

图4-55　脊柱侧弯合并自主神经功能障碍

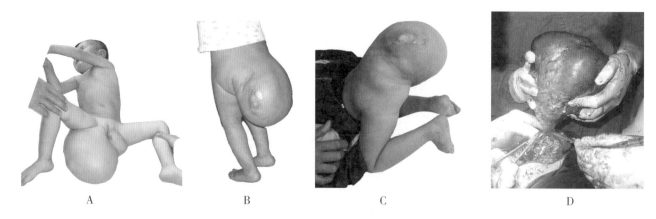

A. 骶尾部巨大畸胎瘤前面观；B. 骶尾部巨大畸胎瘤后面观；C.侧面观，哭闹时腹压增高，瘤体翘起；D. 手术切除一完整的畸胎瘤，重3kg

图4-56　骶尾部巨大畸胎瘤

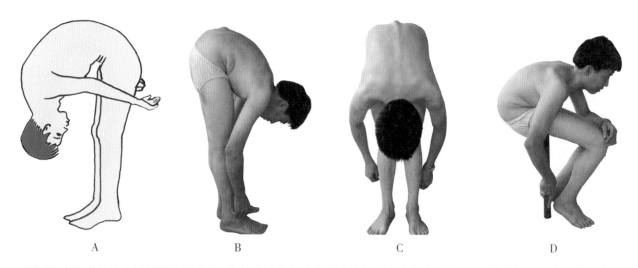

A. 图示强直性脊柱后凸呈圆形驼背畸形，与结核性脊柱后凸形成的角形驼背完全不同；B. 该病例为重度强直性脊柱后凸，顶椎位于L_1、L_2腰骶关节和胸腰椎形成严重的后凸畸形，棘突间距离明显加大，关节突关节和棘间韧带已形成强有力的骨性融合，功能丧失严重；C. 正面观，面朝黄土背朝天，无法向前看，只有通过两腿之间向后看；D. 要想往前看，必须用短棍撑在屁股上，才能向前看

图4-57　强直性脊柱炎合并重度脊柱后凸

能受到严重影响，是脊柱截骨缩短术矫正畸形的适应证（图4-57）。

（八）重度脊柱侧凸

在站立位正位像上，人体重力线偏移，失代偿，骨盆倾斜，站立不稳。在弯腰低头位后面观时，剃刀背呈驼峰样偏移中线，人体外形极端丑陋（图4-58），是截骨加器械矫正脊柱侧弯的适应证。

（九）强直性脊柱后凸合并巨大睾丸鞘膜积液

患者52岁，农民，因弯腰驼背合并大蛋畸形（图4-59），丧失劳动能力已10年，坚决要求住院手术。

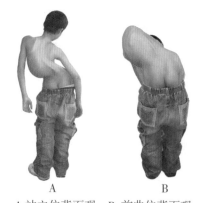

A.站立位背面观；B.前曲位背面观

图4-58　重度脊柱侧凸，重力线偏移，失代偿

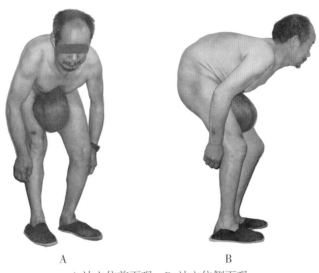

A.站立位前面观；B. 站立位侧面观

图4-59 强直性脊柱后凸合并巨大睾丸鞘膜积液

（田慧中 马俊毅 李磊）

第四节 X 线 检 查

一、概述

随着现代科技的迅猛发展，影像学检查手段、内容和方法均不断丰富，它不仅能使我们从中发现、识别病变及早做出诊断，还有利于我们了解病变的准确位置、范围、发展阶段和病变与脊柱周围组织的关系，对制定治疗方案、选择手术途径，以及对术前检查、评估阶段治疗效果等诸方面都具有重要意义。

X线检查在诊断和治疗脊柱侧凸中非常重要，特别是重度脊柱侧凸的患者，常伴有脊柱的旋转畸形和其他先天性畸形同时存在，一般依靠X线片的帮助能区别侧凸的原因、分类以及弯度、部位、旋转、骨龄、代偿度及伸缩性等，因此对脊柱侧凸的患者进行常规的X线摄片检查是不可缺少的。通过摄仰卧位脊柱的X线片与站立位脊柱的X线片相比较来测定有否自家矫正度。再摄矫正位X线片观察侧弯的顺应性，来作为术前的常规检查。对脊柱侧弯患者在垂直牵引下摄片检查意义重大。特殊体位摄片，如Stagnara位X线摄片法，能清楚地看到主弯段顶椎的真正前后位，能排除有否脊髓纵裂和中央骨嵴存在。脊柱的侧位片也很重要，可以发现后侧半椎体、先天性分节不良。对有脊髓纵裂、骨性纵隔、椎管狭窄或伴有截瘫的患者，应补加特殊造影检查。其次是X线片的阅读和判断：侧别的确定、头尾椎的确定、顶椎的确定、原发侧凸和继发侧凸的区别、Cobb's角的画线方法、椎体旋转度的测定方法、骨龄的鉴定等在脊柱侧弯患者的X线检查与诊断中都是重要环节。

Stagnara位X线摄片法，在诊断和治疗重度脊柱侧凸中非常重要，由于重度脊柱侧凸患者，大多伴有脊柱的旋转畸形，侧凸的严重程度与脊柱旋转畸形的严重程度呈正比。如按照一般规律给患者拍摄脊柱的正侧位片时，在正位片上所看到的是主弯上段和主弯下段的脊椎的前后位，而在主弯段所看到的则是脊椎的斜位，甚至是侧位，而且因高度旋转造成影像重叠不清，甚至难以分清椎体的数目。欲弄清主弯顶点的几节椎体和椎弓根的真正面目，则必须投照Stagnara位X线片，只有在Stagnara位X线片上，才能显示出真正的脊椎前后位，才能分清椎体和椎间隙，才能看到两侧的椎弓根、椎板和棘突。只有在Stagnara位上才能确定诊断和鉴别有无脊髓纵裂和其他先天性异常存在。在重度脊柱侧弯的病例中，如能正确地进行Stagnara位检查时则有不少的病例能找到先天性异常存在，故在重度脊柱侧弯患者的发病原因中，是以先天性脊柱畸形占多数的，而在轻度脊柱侧弯患者的统计中是以特发性脊柱侧弯居多，两者是不一致的。

二、X线的投照方法和要求

常规X线片，应包括站立位的脊柱全长正、侧位摄片。投射距离，球管到底片为1.5m。下端包括双侧腰骶关节及髂骨翼，上端包括几个下颈椎。因国内尚缺乏（14×36）in（1in=2.54cm）的胶片，故国内常用的X线片为（14×17）in胶片。

摄仰卧位X线片与站立位X线片做比较，应用（14×17）in的胶片，尽可能包括下部颈椎和第一骶椎，观察其不同的伸缩度，并在固定骨盆的情况下，使脊柱向凸侧或凹侧弯曲，分别摄前后位X线片，可以计算出其代偿角度，是为术前一种测定矫正度的方法（图4-60）。

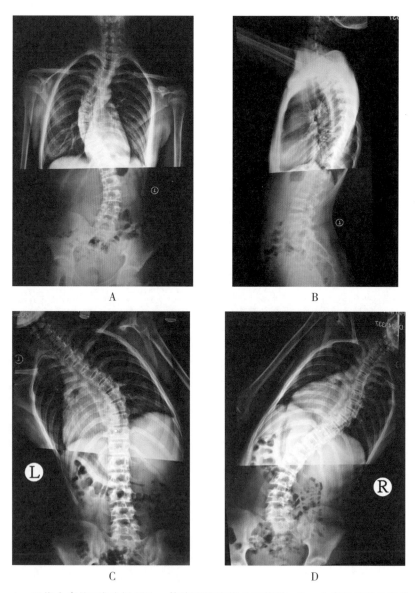

A．正位全脊柱X线片投照法，使胸腰椎均能显示清楚；B．全脊柱侧位X线片，使胸腰椎均能显示清楚；C．脊柱左屈位，观察脊柱的柔软度和顺应性；D．脊柱右屈位，观察脊柱的柔软度和顺应性

图4-60　脊柱侧弯X线片投照法

在垂直悬吊下做牵引位摄片，与站立位片相比较，观察其矫正度。

特殊造影，许多先天性侧凸，不但脊椎有畸形，脊髓本身也常有改变。脊髓造影极为重要，可以发现脊髓纵裂、骨嵴形成、椎管狭窄等。对有截瘫的患者，脊髓造影更为重要，可以显示部分或全部梗阻，以及压迫脊髓的骨质部位和压迫程度。配合CT扫描和磁共振检查有很大帮助。

三、Stagnara位投照方法

（一）投照方法：

令患者采取站立位，（14×17）in的X线底片放在患者的背后，使患者面向球管，球管至底片的距离为1.5m，中心线对准主弯顶点。先照正侧位X线片（图4-61），然后再根据脊柱侧弯的弯度大小来调整患者躯干部的旋转度；如为70°以下的轻侧弯，则应让患者的背部（包括凸侧和凹侧）直接与片盒贴近，这样所造成的旋转度数，就可以照出顶椎部位的真正前后位来，这就是Stagnara位。如果脊柱侧弯在100°左右，则应将脊柱侧弯的凸侧离开片盒10~12cm，凹侧仍贴近片盒；如果脊柱侧弯在130°左右，则应将脊柱侧弯的凸侧离开片盒15~17cm，凹侧仍贴近片盒；如果脊柱侧弯在160°左右，则应将脊柱侧弯的凸侧离开片盒20~22cm，凹侧仍贴近片盒。这样就可以照出顶椎部位的真正前后位来，也就是Stagnara位（图4-62、图4-63）。根据以上原则进行摆体位投照，一般均能得出顶椎部位的真正椎体和

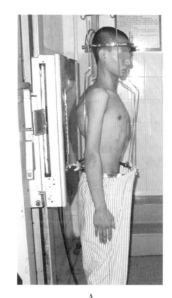
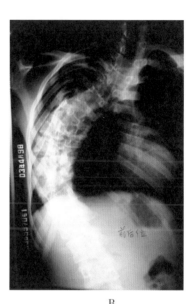

A

B

A. 脊柱侧弯前后位X线片投照法；B. 在前后位片上，主弯段影像重叠显示不清晰。

图4-61 脊柱侧弯前后位X线片投照法

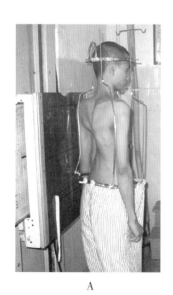
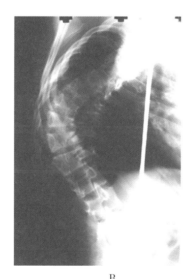

A

B

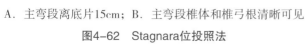

A. 主弯段离底片15cm；B. 主弯段椎体和椎弓根清晰可见

图4-62 Stagnara位投照法

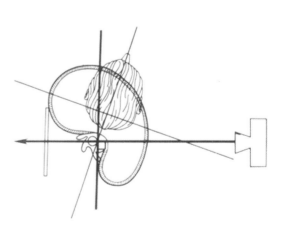

图4-63 Stagnara位投照法，片盒—人体—球管之间的关系。当主弯顶点 Cobb's 角为130°时，片盒与凸侧之间的距离为15cm

椎弓根的前后位相来，待照片冲洗完成后，再从X线片上观察如果旋转还不够满意时，还可进行补照，直至达到真正的Stagnara位为止。

（二）X线摄片条件

患者的脊柱侧弯其主弯位于胸段（膈肌以上）时需要的条件低，其主弯位于腰段（膈肌以下）时需要的条件高。其次还应根据患者的年龄、身高、体重、胸围来选择摄片的适当条件。一般在胸段拍照Stagnara位所需要的条件与照胸椎正位片的条件相差不大，如表4-6。

表4-6 主弯位于胸段的重度脊柱侧弯Stagnara位摄片所需要的条件

侧弯度数（cobb's）	背离底片/cm	胸腔最小直径/cm	KV	MAS	MSEC
70°以下	背贴底片	18	66	63	0.16
100°左右	10~12	17	65	63	0.16
130°左右	15~17	16	64	63	0.16
160°左右	20~22	14	63	63	0.16

注：以上给予的投照条件数值，还应按照患者的年龄、身高、体重、胸围来变换

（三）Stagnara位摄片对重度脊柱侧弯的诊断价值

Stagnara位摄片法能显示主弯顶点的数节椎骨的真正前后位，能分清椎体与椎间隙，能看到对称的两侧椎弓根及其根间距离，能明确诊断有否先天性畸形存在，特别是在诊断脊髓纵裂和有否中央骨嵴存在意义重大。故Stagnara位投照法在脊柱外科中是一种有利的诊断手段，希望脊柱外科医师和放射科技师能纯熟地掌握其操作和读片方法。

四、X线片的阅读和判断

（一）侧别

凸侧向那一边，就称为该侧侧凸，如凸向右侧，就定名为右侧凸。特发性脊柱侧凸一般凸侧向右侧，如为左侧凸则可能有脊髓空洞症存在。

（二）头椎或尾椎（移行椎）

主弯上下与代偿弯之间的椎间隙两侧宽度相等的间隙，就是移行椎。位于主弯上端的叫头椎，位于主弯下端的叫尾椎。

（三）顶椎

顶椎（apex vertebra）为脊柱侧弯向侧方凸出最明显的部位，即最高点。原发性主弯的顶椎，若位于胸段则为胸椎侧凸，位于腰段则为腰椎侧凸，总之，位于哪一段就是哪段的侧凸。有两个原发性主弯者则称双主弯脊柱侧凸。

（四）原发侧凸和继发侧凸

①一般弯度最大的曲线为原发性的。②向侧方弯曲最大，而活动伸缩性最小的为原发性曲线。③如果X线片上有3个弯度，一般中间的1个是主弯。④如果有4个曲线，其中部的2个称为双原发性曲线。⑤凡是椎体有旋转的，旋转中心部位的曲线为原发性。代偿性曲线的脊椎，一般椎体没有旋转。⑥原发性曲线常常是僵硬的，代偿性曲线则很容易因体位变化而改变其弯度。

五、Cobb's角的测定法

在国际上对脊柱侧凸度数的测量方法，优选使用Cobb测量法，因为Cobb测量法要比Ferguson测量法所得到

的结果更加确实可靠，采用Cobb测量法作为统一标准，当Cobb测量法用于轻侧弯的病例时，上头椎椎体上缘的平行线与下尾椎椎体下缘的平行线几乎是呈平行的，故必须用90°的垂直交叉线相交（图4-64），才能画出Cobb's角的度数来。但在重度脊柱侧弯的病例时，上头椎椎体上缘的平行线与下尾椎椎体下缘的平行线能够直接相交而得出Cobb's角的度数来（图4-65），而不需要再作90°的垂直线，这是笔者在治疗大量重度脊柱侧弯患者中所取得的经验。这种直接画线的方法，对那些只治疗轻侧弯的同道们，还有些想不通，其实两者所得到的结果完全是一样的。

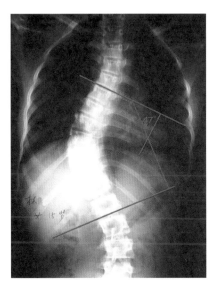

图4-64 Cobb's角间接画线法，适用于轻度脊柱侧弯

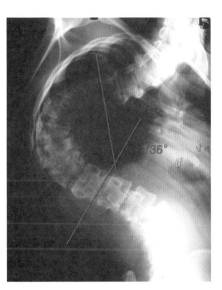

图4-65 Cobb's角直接画线法，适用于重度脊柱侧弯

六、脊柱侧弯与脊柱旋转

重度脊柱侧弯患者均伴有顶椎部位数节椎体的旋转畸形，在一般常用的脊柱正侧位片上很难显示出顶椎部位数节椎体的正位相来，因为脊柱的旋转畸形主要产生在主弯段的数节脊椎，而其主弯上下的两端旋转畸形递减，故在伴有重度旋转畸形的患者，他们的颜面部和骨盆部仍然是朝前的，从外观上来看患者的身体并不存在"向右旋转"或"向左旋转"的现象，故脊柱的旋转只限于脊柱侧弯的中段，其上下两端并不旋转，故上边的头和两肩、下边的骨盆和下肢依然是一致地朝前。对椎体旋转度的测定法，在脊柱侧凸中，病变中心的椎体常有不同程度的旋转畸形。测定旋转度的方法是在正位片上，观察双侧椎弓根的位置，可以分成5等份。零度即阴性者，双侧椎弓根的位置正常；最严重者为4°，即右侧椎弓根旋转到椎体中线的左侧；如右侧椎弓根正位于椎体中线上则为3°。综上就可以区分出其等级（图4-66）。

旋转分度图	旋转分级	凸侧弓根位置	凹侧弓根位置
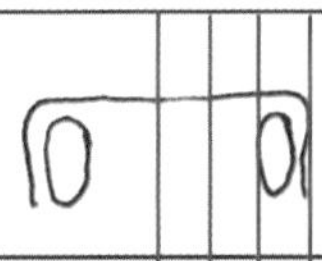	0级	对称	对称
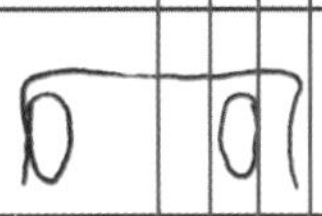	1级	早期偏斜	部分消失
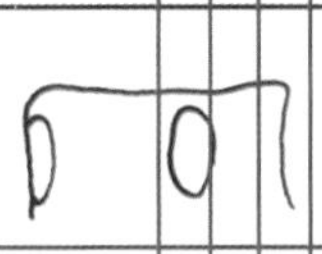	2级	移至第二等份内	大部分消失
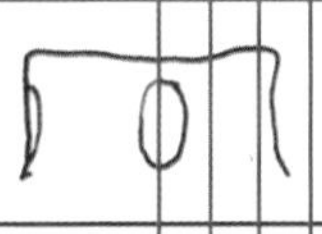	3级	移至中线	不见
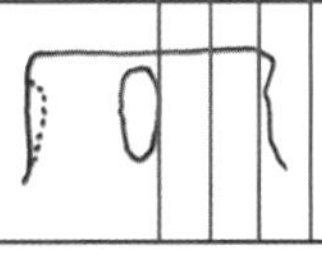	4级	移至中线至凹侧	不见

图4-66 椎体旋转度测定等级

七、骨龄的鉴定

要做到治疗适时，就必须知道骨骼是否继续生长，继续生长与骨龄有关。女孩骨生长发育成熟期为16.5岁，男孩则比女孩要多15～18个月。因此要摄左手及腕的X线片，观察骨骺发育的年龄。更重要的是摄髂骨嵴看骨骺是否成熟，称为Risser方法。把髂前上棘到髂后上棘的总长度分为4段，由前向后数，前1/4有骨骺出现为1度，前1/2有骨骺出现为2度，3/4者为3度，4/4者为4度，骨骺下方的软骨完全骨化融合者为5度。这个骨骺为全身闭合最晚的1个骨骺，闭合年龄为24岁。如果已经达到5度，说明全身骨骼也就不再发育了，一般侧凸畸形也就不发展了。当然也可以根据胸椎或腰椎的清晰X线片来观察椎体软骨骺，如软骨骺为断续状，表明骨生长尚未完成；若已不能看出骨骺软骨，表明椎体骨骺已愈合，即发育生长已完成。

因为对脊柱侧弯的矫正手术时机，最好是在发育期间的儿童时期进行，超过了这个时期，骨骼已发育完成，关节已僵硬，将对脊柱畸形的矫正效果逐渐递减。故脊柱外科医师应重视对骨骼年龄的研究，有时年龄与骨骼年龄之间有差距，应特别注意骨龄对脊柱畸形的矫正手术更有参考意义。手与腕关节的正位X线片、双侧髂嵴的正位X线片、脊柱的正侧位X线片等均对确定骨骼年龄有参考价值（图4-67）。

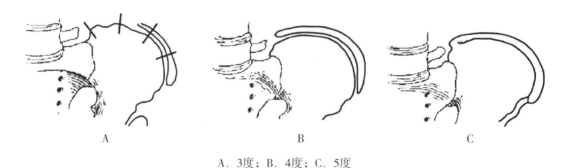

A. 3度；B. 4度；C. 5度

图4-67　髂嵴骨骺的骨化和 Risser sign 分度

（田慧中　许旭　张锐）

第五节　CT及MRI检查

一、电子计算机断层扫描

电子计算机断层扫描（computed tomography，LT）是Hounsfield于1972年完成设计的。它是将电子计算机和X线发生系统相结合以获得人体横向联合断面图像的方法，简称CT扫描。

（一）特点

与普通X线相比，CT检查有以下不同：①CT扫描采集人体局部薄层断面成像，克服了与其他层面组织的重叠；②利用X线细窄较集中的辐射线束，消除散射，增强影像清晰度；③利用动态量各范围很宽的X线强度；④应用电子计算机运算和处理投影数据并重建断层影像。

CT扫描在脊椎和脊髓、神经根病损诊断方面具有明显的优越性：①能清晰显示椎骨、椎管内、椎旁组织的结构细节，尤其是对枕颈部、颈胸段等普通X线片显示不清的部位。②由于密度分辨较普通X线片高20倍，故通用性识别病变性质为实体、囊性或侵蚀性。而且能提供三维结构，但不能做出组织学诊断。③可做脊髓造影CT检查，以进一步了解脊髓及其周围的病变情况。

（二）临床应用

1. 脊柱损伤方面　CT检查不须搬动体位，对损伤类型观察得更全面，特别是爆裂型骨折，椎体后份折块、椎弓或小关节骨折对椎管的影响，椎管环破坏移位的实情，脊髓受压的具体情况及其因素等均有了清醒的认识，有利于临床医师在术前选择合理的手术方案。

2. 椎间盘突出方面 CT能清晰地直接显示椎间盘突出的部位、类型及大小。可以辨认脊膜囊前方脂肪层的移位或消失或受压，也可见到神经根鞘的移位及受压情况，特别是对偏外侧的突出物的观察，更具优越性。但应鉴别椎间盘膨出与突出，前者是老年性退变常见的正常现象。

3. 椎管狭窄方面 不能单凭椎管径线测量来诊断椎管狭窄，因为椎管大小正常变异较大。应结合椎管形态，特别是脊膜囊的形态、大小，硬膜外脂肪层的厚薄、有无受压来判断。临床更重视继发性椎管狭窄。许多先天性发育异常并不产生症状，一直要到同时存在继发性病变才出现症状，即所谓混合型狭窄。因此，观察椎体后纵韧带骨化，黄韧带增厚，小关节突增生肥大及其对椎管矢状径和侧隐窝狭窄的程度，脊髓、神经根移位的情况等有重要意义。

4. 脊椎肿瘤方面 判断骨肿瘤对椎体及其附件、椎旁软组织的侵蚀部位、范围等具有更精确的特点。对肿瘤向椎管扩展的趋势和程度，肿瘤是否已侵犯累及邻近重要组织如大血管，并发现纵隔淋巴结增大等均有帮助。

5. 脊柱畸形方面 在角形脊柱后凸、重度脊柱侧弯合并有脊髓神经功能障碍时，可选用CT检查，以了解脊髓及神经根与突出物的关系。一般圆形脊柱后凸及轻度侧弯畸形不用CT检查。

但是，CT检查也受到限制，诸如对了解椎间孔大小、小关节的移位、椎动脉孔的情况、钩椎关节的变化等尚不尽如人意。

脊柱CT检查常规取仰卧位，但脊柱侧弯的患者往往仰卧位受限，实际工作中则可采取侧卧位（左侧和右侧卧位根据患者耐受情况而定），选择调整X线球管方位进行定位扫描，以选定扫描层面与框架倾斜角度，采用螺旋薄层扫描方式收集数据，后将原始数据输入三维影像卡中进行多平面重建（multiplanar reformation，MPR）、表面阴影遮盖（surface shaded display，SSD）和容积渲染成像（volume rendering，VR）重建。多层螺旋CT检查、多平面/曲面重建（MPR/CPR）、表面阴影遮盖（SSD）重建及与容积渲染成像（VR）重建的优化组合可以从任意角度、任意方向和任意平面观察脊柱畸形的病变情况，直观和准确地掌握脊柱侧凸和后凸畸形的程度、范围、区域和具体病变情况，测量内固定椎体椎弓根的直径、方向和角度，从而制定手术计划，证实数字化脊柱的可行性并充分应用于临床，为脊柱侧凸患者的安全、有效、个体化治疗提供影像学依据。

SSD（图4-68）、VR（图4-69）是最常用的三维成像方法，主要是立体空间中的大体解剖成像。SSD、VR所得图像立体感、真实感强，亦可三维旋转观察，符合人的视觉经验，对空间结构复杂的脊柱，此方法具有优势，得到的图像类似外科手术直视所见，不需断层解剖的专门知识就能看懂，临床医生易于接受和使用。但细节显示不够，容易受干扰。MPR、CPR均是二维重建，可弥补这一问题。所以脊柱侧弯患者常规先用SSD、VR进行大体重建，后根据椎弓根位置、椎体旋转、椎体畸形及椎管走形等结合临床手术需要对感兴趣区进行MPR（图4-70）、CPR（图4-71、图4-72），则可获得任一位置、任一层厚的高质量断层图像，而且通过调节

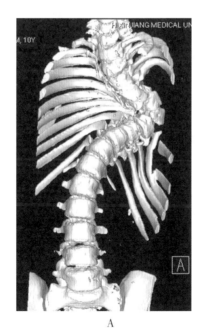
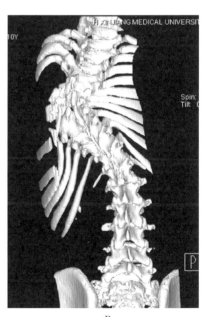

A. 前面观；B. 后面观

图4-68 全脊柱的SSD重建图像，能清晰反映胸椎凸向左侧，多个椎体形态改变，左侧部分肋骨缺如

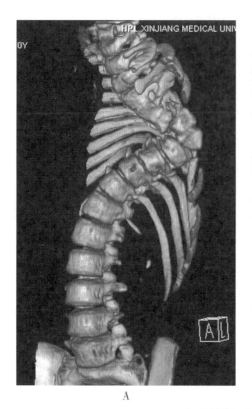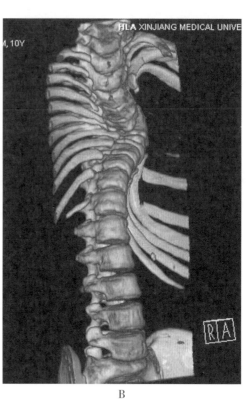

A

B

A. 左前位；B. 右前位

图4-69　全脊柱患者的VR三维图像，亦能清晰反映弯曲部位、类型、相应骨质异常等

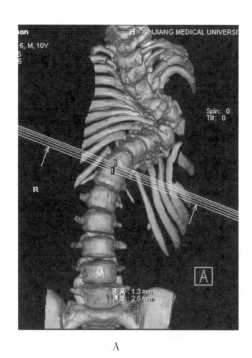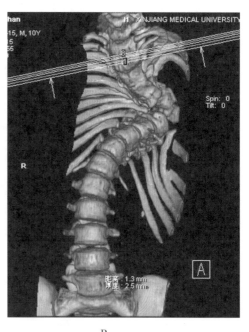

A

B

图4-70　MPR三维重建图像定位像，可见MPR重建能对扫描范围内任意椎体进行任意角度重建，为手术制定方案提供帮助

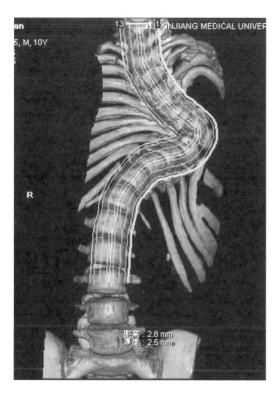 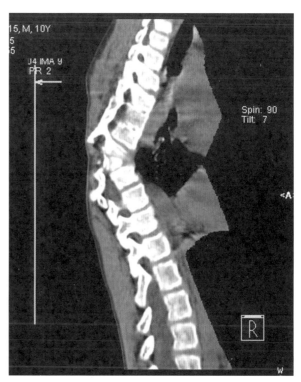

图4-71　曲面重建定位像，曲面重建可依侧弯曲度为中心，得到全脊柱矢状面、冠状面

图4-72　曲面重建后所得到图像，直观显示椎管

窗宽和窗位很容易在软组织窗和骨窗之间相互切换，不但能显示椎体情况，还能清晰显示其周围软组织情况。CT三维重建能够更好地显示先天性脊柱侧凸的情况，提供大量X线片无法显示的信息，特别是可以清晰显示严重的脊柱畸形，有助于判断先天性脊柱侧凸的类型和累及节段，为临床制定个性化的手术方案提供依据。

全脊柱CT轴位扫描可以更清楚地看到脊柱侧凸畸形的位置、原因、周围情况，三维后处理中可任意角度及方向进行所需平面的重建，并使用角度、长度等测量工具可轻松获得椎弓根及Cobb's角等相关数据，对术中植入椎弓根螺丝钉的长度和方向、手术方案选择及预后判定有很好的指导意义。但其缺点是对脊髓损害、脊髓空洞等畸形及软组织病变显示不如MRI，扫描射线量较平片大，全脊柱扫描费用较高。

二、MRI检查

磁共振成像（magnetic resonance imaging，MRI）是一种新的无损伤性多平面成像检查方法，利用人体组织的磁特性。骨骼肌肉系统有良好固有的对比，脂肪、肌肉、肌腱、韧带、纤维软骨、透明软骨、骨髓在体内含H原子核不同的参数和质子密度，含量多的组织显示强亮度，成像呈白色清晰；相反则呈低亮度和暗色。脊椎骨皮质、后纵韧带、黄韧带均呈低亮度、黑色。骨赘显示差。松质骨内骨髓及脂肪亮度较高，硬膜外脂呈白色高亮度，小关节也呈高亮度。纤维环呈黑色圈，髓核为中等亮度，神经根鞘及马尾均呈低亮度。故MRI可以较好地显示椎管及神经根管内软组织的成像。由于能通过矢状面、冠状多平面成像，根据硬脊膜外或神经根周围脂肪的减少、消失等差异来判断硬脊膜及神经根是否受压。尤其对椎管侧隐窝狭窄，较CT成像更清晰。在观察椎管和脊髓损伤，以确定部位、范围及脊髓损伤性质是水肿、压迫、血肿、脊髓萎缩方面也优于CT。特别在颈髓、胸髓饱和恢复成像上显示最佳，还可分辨椎管内软组织和脑脊液的界线。

MRI的优势在显示椎管内病变分辨力强。故椎间盘突出物的成像，对神经根、硬膜囊压迫程度，后纵韧带骨化类型、范围、形成椎管狭窄程度及对脊髓产生压迫与否，都比CT检查显示得完整。

由于MRI对于脊柱检查具有多方位断层图像、多参数灰阶图像、流空效应和多序列成像检查，对不同组织具有较高的分辨显示能力，检查的患者无X线照射，且免受造影剂注射的风险，在某些情况下已经成为脊柱病变的首选方法。

MRI对脊髓疾病的诊断有重要价值，并且随着MRI检查技术及后处理技术的飞速发展，MRI已成为脊柱检查不可缺少的一部分。近年来如西门子公司1.5TMRI机推出一体化线圈技术，对全脊柱扫描更加有优势，可将颈椎、胸椎、腰椎叠加到一起，变成完整图像，直观显示各个椎体及其周围情况，其3D成像技术应用后，更是解决了脊柱侧弯患者检查矢状面、冠状面显示不清的问题，为临床提供可靠依据并对预后做出客观判断。

脊柱MRI检查常规以矢状位、横轴位为基本扫描位置，必要时可加冠状位和任意倾斜位置扫描。主要方法是患者采取仰卧位，放置线圈并制动，扫描收集数据后，输入3D后处理系统中任意角度行曲面重建（图4-73），即可得到我们需要的位置，其优点是可以更清楚地显示脊髓的形态和位置，发现脊髓有无纵裂、有无栓系、有无脊髓空洞以及小脑扁桃体疝等畸形。对于这些畸形，常常需在侧弯矫形前先进行神经外科的处理，否则可能会增加侧凸矫正的风险。

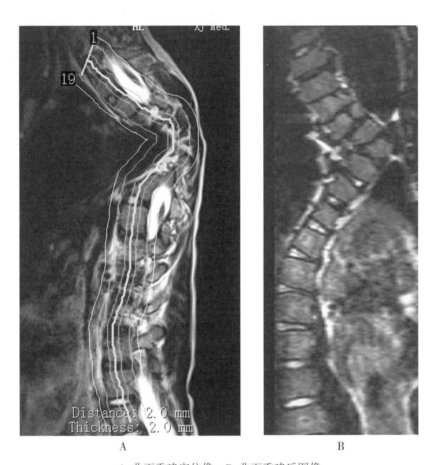

A. 曲面重建定位像；B. 曲面重建后图像

图4-73　MRI的3D曲面重建图像，能避免角度影响，得到相应冠状面、矢状面，从而了解脊髓情况

MRI优点是具有多方位、多参数成像的特点，除能清楚地显示骨的解剖结构（图4-74、图4-75），发现椎体、椎管及附件的发育异常外，重要的是能够显示脊髓及其周围软组织结构有无发育异常，并且MRI技术具有无创性，其图像具有高的软组织分辨率，对于脊柱侧弯手术前的诊断及术后复查具有重要的价值。需要提出的是脊髓三维水成像（MRM）具有脊髓造影的效果，无创性，图像空间分辨率高，对脊柱侧弯的诊断及术后复查亦具有重要的价值。

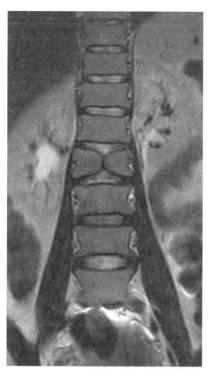
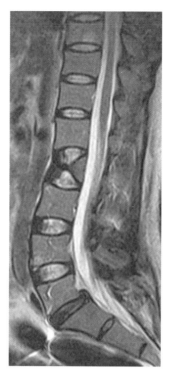

图4-74　冠状位示中央椎体呈两个尖
端相对三角形，即"蝴蝶椎"

图4-75　矢状位示蝴蝶椎

MRI的不足表现在：①断层间隔大，不如CT检查精细，可遗漏细节；②对骨化、增生缺乏信号，不能显示明显图像；③体内带有金属的患者不适宜做MRI检查；④椎管狭窄的病变显示不如CT。

综上所述，X线片对脊柱侧弯初步诊断、监测进展及随访手术效果、支具固定情况及术后有无并发症仍然很重要，而且价廉方便，获取结果快捷，X线片应常规使用。多层螺旋CT及重建技术（VR、CMPR）对于复杂畸形、术后及破坏较重椎体，可以多角度、多平面显示，对于治疗方法选择及治疗效果的评估，CT起着很重要作用。CT的高密度分辨率及空间分辨率及对金属器具无限制，MRI是不可取代的，所以前两者最常用。MRI无射线，对软组织具有较高分辨率，对病变定性及进一步明确病因很重要，尤其对于神经源性的脊柱侧弯及部分术前中枢神经系统疾病筛查，MRI应作为首选。三维CT重建其图像清晰、逼真，立体感好以及任意角度旋转的特性，可提供脊柱最凸侧为顶点所测Cobb's角的准确角度及各椎体不同的旋转角度，准确观察畸形脊椎及椎板的形态、位置、椎管形态，了解椎管内骨嵴的分布，从而为手术医生提供更多直观的解剖学依据，几乎达到仿生学效果，能够准确观察半椎体的部位、性质、范围，准确性达到100%，但由于重建图像是由横断图像的数据经计算机计算而获得的，由于横断面图像之间是间断而不是连续的，因此需要较薄的层厚以获得足够多的图像，减少数据间隔。一方面增加了患者的受照剂量，另一方面对脊髓病变的分辨率较低，对脊髓病变及其他畸形如脊膜膨出、脊髓膨出的评价远远不及MRI。CT显示骨骼及钙化明显优于MRI，对于椎体破坏性病变，CT必不可少，可以清楚显示椎体骨质破坏的程度及范围，但对于病变性质、累及范围及椎管内病变如脊髓本身病变及椎管内病变累及到脊髓导致脊柱侧弯者，MRI是最佳选择。

CT和MRI还能准确定位脊柱畸形导致椎体与邻近组织器官失常空间关系，对于指导手术器械进入方式及深浅很重要。若伴发其他脏器功能异常或并发其他疾病者，仍需结合其他辅助检查，找出病因，同时治疗，否则仅靠外科干预是无效的，而且可能导致术后难以避免的并发症。所以临床实际工作中，根据患者个体实际情况，合理联合应用影像检查，对于脊柱侧弯相关病变检查、脊柱侧弯术前综合评估及术后随访起着很重要作用，可更准确指导临床诊治工作。

（张锐　张俊玮　贾绍环）

参考文献

［1］田慧中，刘少喻，马原.实用脊柱外科手术图解［M］.北京：人民军医出版社，2008：54-74.

［2］田慧中.脊柱侧弯合并漏斗胸的诊断与治疗［J］.中国矫形外科杂志，2005，13（5）：393-396.

［3］宁志杰，孙磊，吴复元.现代骨科临床检查诊断学［M］.北京：人民军医出版社，2007：46-75.

［4］田慧中，刘少喻，马原.实用脊柱外科学［M］.广州：广东科技出版社，2008：60-78.

［5］李明华.脊柱脊髓影像学［M］.上海：上海科学技术出版社，2004：29-235.

［6］胥少汀，葛宝丰，徐印坎.实用骨科学［M］.2版.北京：人民军医出版社，2003：1064-1087.

［7］田慧中，李佛保.脊柱畸形与截骨术［M］.西安：世界图书出版公司，2001：149-182.

［8］田慧中，万勇，李明.脊柱畸形颅盆牵引技术［M］.广州：广东科技出版社，2010：32-41.

［9］朱智明，刘进康，陈伟，等.16层螺旋CT在脊柱侧弯诊断中的应用［J］.中国医学装备，2007，4：15-17.

［10］彭芸，张宁宁，张学军，等.16层螺旋CT三维和多平面重组对儿童先天性脊柱侧弯的评价［J］.中华放射学杂志，2006，40（3）：297-300.

［11］李友林，韩萍，余建明，等.多层螺旋CT后处理技术在脊柱侧弯中的应用［J］.临床放射学杂志，2005，5：423-425.

［12］刘陈学，姜永宏，韩华，等.X线平片与螺旋CT对先天性脊柱侧弯的应用价值［J］.实用放射学杂志，2007，11：1504-1506.

［13］王亭，邱贵兴，李其一.CT三维重建在先天性脊柱侧凸诊疗中的价值［J］.中华骨科杂志，2005，8：449-452.

［14］邓幼文，邱勇.脊柱侧凸畸形脊椎旋转的影像学测量及临床意义［J］.中国脊柱脊髓杂志，2001，4：236-238.

［15］毛晓芬，杨波.多层螺旋CT多种后处理技术在脊柱侧凸中的应用［J］.影像诊断与介入放射学，2008，6：281-284.

［16］张劲松，葛雅丽，宦怡，等.曲面重建在旋转型脊柱侧弯中的应用［J］.中国医学影像学杂志，2001，2：143-144.

［17］葛雅丽，刘燕丽，郑敏文，等.磁共振三点定位技术在脊柱侧弯中的应用［J］.实用放射学杂志，2004，8：746-748.

［18］刘宁，卢晶，张毅军，等.磁共振3D重建技术在脊柱侧弯中的应用［J］.医学影像学杂志，2007，10：1084-1086.

［19］贾宁阳，王晨光，谭军，等.脊柱侧弯的多层螺旋CT应用价值探讨［J］.中国矫形外科杂志，2002，1：1274-1276.

［20］王宗烨，张朝利，费军，等.螺旋CT多平面三维重建技术在脊柱侧弯术前扫描的应用［J］.医学临床研究，2004，6：625-627，631.

［21］倪春鸿，李明，侯铁胜.特发性脊柱侧凸脊髓异常及其MRI评价（附30例分析）［J］.第二军医大学学报，2001，10：998-1000.

［22］刘安，周宏伟，李晶波，等.脊柱侧凸并发脊髓异常的MRI影像学特征分析［J］.吉林大学学报（医学版），2007，1：170-172.

［23］田慧中，李佛保，谭俊铭.儿童脊柱矫形手术学［M］.广州：广东科技出版社，2016：1-443.

［24］KOSLING S，DIETRICH K，STEINECKE R，et al. Diagnostic value of 3D CT surface reconstruction in spinal fractures［J］. Eur Radiol，1997，7（1）：61-64.

第五章 仿真脊柱畸形矫正手术

第一节 数字医学与仿真医学

一、数字医学概述

近年来，数字医学（digital medicine）的提出引起了越来越多人极大的兴趣，它的重要性日益受到社会的广泛关注。数字医学是基于信息技术、数字技术、通信技术、微电子技术等在医学领域交叉融合而产生的前沿科学，是医学与信息学、电子学、生物学、管理学、机械工程学、工程物理学等诸多学科相结合的新兴交叉学科。

数字医学体现了信息化、数字化、网络化的基本特征，即学科之间的交叉性、信息技术渗透的全面性、数字技术应用的广泛性、信息传递的快速性、信息选择的多样性、信息共享的便捷性和研究与实践的同步性等。

（一）学科之间的交叉性

数字医学的发展越来越呈现出多学科相互交叉、相互渗透、高度综合以及系统化、整体化的发展态势，学科交叉已经成为数字医学发展的特征。实质上，数字医学交叉学科的特征是知识体系的融合，是知识、技术、方法的集成，是不同思维、观念、理论的碰撞。目前，数字医学在推动并促进传统医学发展的同时，已经是医学学科发展的主要驱动力之一。这是在由于数字医学不是一项、两项简单技术的组合，而是多学科、多技术、工程最前沿新技术群的"结晶体"。这个"结晶体"的各种成分互相影响，互相补充，互相促进，共同发展。计算机技术最初在医学领域是单机、单系统的简单应用。如今，系统化、数字化、网络化渗透到医学领域各个学科和专业之中，越来越多地与医学其他学科密切联系，高度结合，促使新学科、新理论、新发明、新知识层出不穷：如数字技术、电子技术与医疗设备交叉，形成了新的数字医疗设备；数字技术与医学成像技术结合，形成了数字医学影像技术等。数字化渗透到医学领域，促进了基础医学、临床医学、社会医学等学科的飞速发展，不论是科研、教学和临床，还是管理模式、运作流程和运行机制等，都发生了翻天覆地的变化。

（二）信息技术渗透的全面性

信息技术全方位渗透到医学领域的各个学科，多角度覆盖到医学科技的各个层次，不仅出现了信息技术与学科之间、专业之间的相互交叉与相互结合的新态势，而且出现了跨领域、跨学科、跨专业的理论创新与技术延伸，有不少学科的内容发生了质的变化。如在数字化技术支持下的手术导航技术、微创外科技术、个性化人工器官（如关节、骨盆等）植入的设计与制造技术、三维影像诊断技术等都与过去的临床医学理论、技术操作、业务流程大不相同，传统医学朝着以精确化、微创化、个性化、远程化为特征的现代医学迅速发展。

（三）数字技术应用的广泛性

随着数字化技术研究的深入和应用的广泛，从计算机辅助诊断、计算机辅助治疗、计算机辅助设计和制造等，到手术导航、虚拟教学、远程医疗，数字技术应用的广泛性，极大地改变了传统医学理论、知识、技术和方法，也影响了人们对诊断治疗、疾病预防、康复保健的思维方式，医疗业务、科研教学、疾病预防、康复保健等各项工作实现了数字化、可视化、自动化，产生了巨大的管理效益、经济效益和社会效益。

（四）信息传递的快速性

数字化技术在医学领域的应用，可以将复杂的医学信息转化成文字图表、语言图像、数据信号，利用各种网络、电磁波等进行快速传递。如数字医学成像技术的应用（包括超声波成像、计算机断层扫描、磁共振成像等），以高性能的数字信号处理技术获得，而高质量图像信息在局域网、无线网或卫星网中的高速传输，不仅保证了诊断的及时性、准确性和有效性，而且在远程医疗会诊、手术导航、虚拟临床教学等方面发挥了无可替代的重要作用。

（五）研究与实践的同步性

信息技术的研究与应用几乎同步发展。新的研究成果很快便见之于应用，最先进的技术很快便普及开来。在与时俱进的研究、实践的氛围中，具有国内外相关标准、行业规范、医学经典，能够辅助临床诊断治疗，辅助疗效趋向判断，辅助临床科研教学和辅助规范临床工作。

信息技术在医学领域的研究与应用，加速朝着数字化、高速化、网络化、集成化和智能化方向迅速发展。这种发展是在不断探索、不断创新、不断实践和不断完善过程之中，在促进了自身高速发展的同时，进一步推动着医学科学技术的变革与演化进程，周而复始，形成了信息科技与医学科技的同步创新、同步发展。

二、数字医学基本概念

随着计算机科学技术在医学领域的应用不断深入，人类借助现代科学技术将医学研究与临床实践推进到一个前所未有的新高度。数字医学是数字化技术与医学相结合，形成以数字医疗诊断技术、数字医疗治疗技术、数字医疗检测技术为主要特征的前沿交叉学科。

数字医学是研究数字技术、信息技术、计算机技术、通信技术、人工智能技术、虚拟现实技术等在医学领域的应用规律和发展趋势，探讨计算机科学、信息学、电子学等与医学相互交叉或结合而形成的新理论、新知识、新技术、新方法和新产品，挖掘基于数字化条件下衍生的新模式、新流程和新机制，摸索数字化技术在医学领域的信息采集、处理、传递、存储、利用、共享和实现过程等内容的一门科学。

数字医学应用的核心技术是数字技术、信息技术、计算机技术、通信技术，关键技术是人工智能、微电子技术和虚拟现实技术、先进制造技术和新材料技术。这些技术在医学领域的研究与应用，产生了以数字化为特征的新型诊疗技术，如数字医疗检测技术、数字医疗诊断技术、数字医疗治疗技术、数字医疗监控技术等；也设计、制造出以数字化为基础的医疗设备设施，如数字医疗检测设备、数字医疗诊断设备、数字医疗治疗设备等；还研发了一系列以医疗、科研、教学和管理为背景的信息系统，如医学影像传输与存档系统、远程医疗系统、手术导航系统等，应用范围涉及医学领域各个学科和专业。

三、数字技术在医学领域的应用

数字医学在医学同领域的应用包括以下几点。

（一）数字医学影像技术

数字技术在医学影像的广泛应用，使医学影像技术进入高速发展的时期，有普通X线摄影技术逐步进入影像数字化时代，如CT、MRI、计算机放射成像（CR）、数字放射成像（DR）、PACS技术的应用，改变了原有的工作流程和格局，有些技术已失去了使用价值，如荧光摄影、体层摄影、记波摄影、气管造影、传统的血管造影技术等。

（二）数字医疗设备

随着现代科学技术和医院信息化建设的快速发展，越来越多高、精、尖的数字化医疗设备应用于临床各个科室，极大地提高了医疗数字化、信息化水平。数字医疗设备是电子信息、生物工程、精密制造等技术有机结合形成的。其产品主要有检查、诊断、治疗和康复等类型，临床设备的数字化日益显著。如MRI、CR、DR、发射式计算机断层成像（ECT）等。

（三）数字人体

数字人体是信息化、数字化的虚拟人体，它是以人体系统为原型，以人体坐标为参考系，以医学科学技术、信息科学技术、信息科学和计算科学为理论基础，建立一系列不同层次的原型、系统场、物质模型、力学模型、数学模型、信息模型和计算机模型并集成；同时，以高新人体观测和网络技术为支撑，建立具有多分辨率、海量数据和多种数据的融合，并可用多媒体和模拟仿真虚拟技术进行多维表达，具有空间化、数字化、网络化、智能化和可视化的技术系统。概括地说，数字人体是指用信息化与数字化的方法研究和构建人体，人体活动的信息全部数字化之后由计算机网络来管理的技术系统，用以了解整个人体系统所涉及的信息过程，特别注意人体系统之间信息的联系和相互作用的规律。

（四）虚拟现实技术

虚拟现实技术是一门融合了电子学、心理学、控制学、计算机图形学、数据库设计、实时分布系统和多媒体技术等多学科的技术。它以计算机技术为主，综合利用计算机三维图形技术、模拟技术、传感技术、人机界面技术、显示技术、伺服技术等，生成沉浸式交互环境，形成一个逼真的三维视觉、听觉以及触觉等感官世界。用户可以从自己的感觉出发，利用自身的功能和一些设备，对所产生的虚拟世界进行浏览和交互式考察、交互作用、相互影响，从而产生身临其境的感受和体验。

第二节　数字化诊断技术与仿真医学

一、数字化诊断技术

数字医疗诊断技术是采用数字化医疗诊断设备或设施，利用计算机技术对信息采集、重建、融合、计算分析、后处理、显示等，为临床诊断提供了以数字化技术为特点的信息表达方式，诸如CT、MRI、CR/DR、US、DSA、PET等数字影像设备提供的各种平面、立体、多维、彩色的组织成像或功能成像，在计算机自动分析、处理的基础上，辅助临床诊断，为疾病的早期发现、准确诊断和治疗提供数字化的技术支持。

数字医疗诊断技术主要包括：X线计算机断层成像、数字超声成像技术、磁共振成像、分子影像成像、数字内镜成像、计算机辅助诊断系统等。

计算机辅助诊断是影像诊断学发展的方向之一，可以提高临床诊断的准确性。如基于计算机图像后处理和分析技术的电子计算机断层扫描（computed tomography，CT）、磁共振成像（magnetic resonance imaging，MRI）、磁共振血管造影（MR angiography，MRA）等使诊断变得更为精确，更为科学。

二、仿真医学

虚拟现实技术应用于医学，称之为仿真医学。该技术在临床教学、疾病诊断、假体植入、手术模拟、康复保健、远程医疗等方面有着极其广阔的应用前景。

（一）仿真外科手术

利用计算机图形医学图像与虚拟现实技术，进行模拟、指导外科手术所涉及的各种过程，在时间段上包括术前、术中、术后整个过程，在实现的目的上有手术计划制定、手术排练演习、手术教学、手术技能训练、术中引导手术、术后康复等。

（二）辅助临床诊断

利用虚拟现实技术三维重建人体正常或异常组织、器官、神经、肌肉、骨骼、血管等系统，在计算机呈现构建虚拟的人体各部位模型，如显示器官组织解剖结构的同时还可显示其断面解剖结构，并可任意旋转，提供器官或结构在人体空间中的准确定位、三维测量数据和立体图像，从而为计算机辅助临床诊断各系统疾病奠定坚实的基础。

（三）假体设计与制作

计算机三维模拟辅助假体的设计与制造，能根据正常人体组织结构或量化的美学指标，准确判断缺损组织或容貌缺陷所在，设计个性化的手术方案并模拟设计出最佳的术后效果。

（四）仿真医学实验

是依托虚拟现实技术而产生和发展的一种实验模式，他利用虚拟现实技术将实验设备、教学内容（包括理论教学）、教师指导和学习者的思考、操作有机融合为一体，直观再现相应的实验环境、实验设备、实验对象和实验信息资源等，向学习者提供对虚拟实验操纵和模拟训练机会，从而使教学与实验得到事半功倍的效果。

三、仿真外科手术的实现

随着现代科学技术和医院信息化建设的快速发展，越来越多高、精、尖的数字化医疗设备应用于临床各个科室，极大地提高了医疗数字化、信息化水平。数字医疗设备是电子信息、生物工程、精密制造等技术有机结合而形成，临床设备的数字化日益显著。如MRI、CR、DR、ECT等。

运用先进的医学信息采集系统、数据传输系统及三维成像技术可以将临床上采集到的患者病情相关数据通过三维交互式软件的处理建立仿真数学模型。通过对数学模型的测量，手术模拟等可以为临床上较为复杂的诊断与治疗提供重要的参考价值。

四、仿真医学的内涵

（一）计算机辅助手术规划

在传统手术中，医师在自己大脑中设计手术方案，进行手术模拟，以粗略的方式记录或表达，然后根据大脑保留的印象进行手术。因此手术规划的质量高低往往取决于医师的个人经验和技能，其他参与人员较难准确理解手术方案的构思。计算机技术引入手术规划不仅客观、定量呈现了三维影像，而且可形成交流平台供大家讨论手术方案。计算机辅助手术规划的研究内容主要包括三维数学模型的构建、多模态图像的获取和配准、虚拟手术，这些功能实现的基础是医学图像处理及显示技术。

计算机辅助外科手术的研究内容可分为：手术规划、手术导航、治疗、教育培训。计算机辅助外科手术涉及的技术层面非常广泛，主要包括医学三维重构、传感器遥感技术、虚拟现实技术、增强现实技术、图像配准技术、空间定位及跟踪技术、多模图像融合技术、机器人技术，这些技术都包括数字化的概念，在不同层面上为外科手术提供技术支持，被广泛地应用于各类计算机辅助外科手术系统中。

（二）基于虚拟现实技术的手术模拟的系统

基于模拟现实技术的手术模拟，近年来在外科临床引起了研究者浓厚的兴趣，尽管模拟手术永远也不可能达到真实手术操作的感觉，但毕竟可以作为训练年轻医师的一种手段，一定程度上弥补实际临床操作机会缺少的现状，对于临床教学培训具有重要意义。

虚拟现实技术是一种可以创建和体验虚拟世界的计算机系统。虚拟世界是全体虚拟环境或给定仿真对象的全体，虚拟环境由计算机生成，通过视、听、触觉等作用于用户，使之产生身临其境的感觉和交互式视景仿真。为了设计和构成一个身临其境的虚拟现实系统，需要包括计算机图形学、图像处理与模式识别、智能接口技术、人工智能技术、多传感器技术、语音处理与音响技术、网络技术、并行处理技术和高性能计算机系统等信息技术。

虚拟现实系统包含操作者、计算机及人机接口3个基本要素，其中机器是指安装了适当的软件程序、用来生成用户能与之交互的虚拟环境的计算机，人机接口则是指将虚拟环境与操作者连接起来的传感与控制装置。与其他计算机系统相比，虚拟现实系统可提供交互式操作、三维视觉空间和多通道（视听触味）的人机界面。

目前，手术模拟技术广泛应用于骨科的手术模拟、整形外科的手术模拟、腹部外科与腔镜的手术模拟、口腔颌面外科的手术模拟、耳鼻喉科的手术模拟等。目前，国际上著名的手术模型系统有：德国汉堡大学开发的颞骨手术模拟系统、美国亚利桑那州凤凰城神经外科研究所开发的IVD（interactive virtual dissection）系统、美国Ohio大学开发的FEES鼻腔手术模拟系统、日本AIST开发的ESS培训鼻窦精准模型SurgReady系统等。

（三）计算机辅助外科手术

随着科学技术的飞速发展，计算机科学、自动控制技术、机器人技术、生物技术等科学技术不断深入医学领域，同时出现了各种先进的医疗设备，这些技术和设备与临床治疗的紧密结合，催生了许多新的治疗方法和治疗工具，如外科手术机器人、虚拟内镜、手术导航系统等，丰富了疾病的治疗手段，促进了新型治疗手段和技术在临床上的应用。

几年来，计算机辅助外科（computer assisted surgery，CAS）技术日益受到人们的关注，它突破了传统外科手术的界限，延伸了外科手术医师有限的视觉范围，为医师提供了一种数字化、微创化、精确化的手术手段，大大改善了手术的成功率。不断发展成熟的计算机技术和数字医学技术已切入到外科手术术前诊断、规划、导航、治疗、评估的全过程中。CAS系统自问世以来，迅速得到了各国的重视，并投入大量资源进行研究开发，已取得了巨大的成就。目前，由于发达国家和地区科研实力较强、起步较早，一些公司和科研机构已经开发出很多优秀的CAS系统，如Medtronic公司的StealthStation导航系统、Intuitive Surgical公司的Da Vinci机器人系统等。而国内的研究相对起步较晚，上海交通大学、东南大学、北京航空航天大学、中科院自动化所等从事相关方面研究，并已取得一些成果，但与国际先进水平有一定差距。目前CAS系统已成功地应用于骨科、整形外科、普通外科等领域中。

1. 概述　计算机技术实现了肉眼所见的手术野信号向数字信号的转换，从而为外科手术的数字化搭建了一个重要的平台，基于这个平台，人们开始探索如何将计算机技术的优势应用于传统的外科手术，逐步形成了当今的研究热点——计算机辅助外科手术。随着医学理论的不断发展与进步，外科手术朝着精确化、微创化方向发展。如在微创内镜手术领域，消除病灶、不留痕迹和尽量减轻患者痛苦成为医师的综合目标。计算机技术在突破传统手术局限、推动现代外科手术技术发展起着重要的辅助作用。

2. 传统手术治疗的局限性　在进行传统外科手术时医师主要是凭借自己的经验对患者进行诊断并决定手术过程，无完善的判断与决策方法体系；术前缺乏对病灶形状及位置的准确描述，影响了术前计划的精确程度；术前手术计划由于设备和条件限制准备不充分，导致手术时间、难度、意外性，以及手术费用的增加；术中的可视区域仅局限于人体暴露表面，患者体内的手术操作存在一定风险，如一般医用内镜的视野比较狭窄，只能显示二维图像，无法显示组织表面以下的结构，不易获知内镜的精确位置，外科医师无法进行触诊，这限制了内镜优势的发挥，为了增大观察范围，往往需要不断调整内镜前端角度，这样就容易造成人体内软组织损伤；术中各种复杂操作由医师的手眼系统来实施，如由医师通过对手术空间的坐标和视觉坐标进行不断地配准，纠正手术动作，在狭小的手术空间里，完成手术定位和微小创伤的复杂手术，因此视觉偏差和手部的颤抖容易造成定位精度以及操作稳定性的降低。这些因素导致手术质量难以满足现代外科手术的要求。

第三节　仿真医学与脊柱畸形矫正

一、脊柱畸形的评估

（一）侧弯测量

脊柱侧凸研究学会术语委员会建议采用的Cobb's角测量法包括3个步骤：①确定上端椎；②确定下端椎；③画出上端椎椎体上面和下端椎椎体下面所引出的垂线，两条垂线的夹角即是侧弯的角度。如果终板不清楚，可用椎弓根替代。端椎是指向所测量的侧弯凹侧倾斜角度最大的脊椎。总的来说，自侧弯的顶椎开始，下端椎下方或上端椎上方的椎间隙在侧弯的凹侧开始增宽。在侧弯范围内，凸侧的椎间隙常常宽于凹侧。当椎体楔形变明显时，椎体本身而不是椎间隙出现凸侧宽而凹侧窄。

（二）椎体旋转

确定椎体旋转的2个最常用的方法是Nash-Moe法及Perdriolle-Vidal法。在Nash-Moe方法中，如果椎弓根距椎体两侧距离相等，则没有旋转（0°旋转）。最高为4级，即椎弓根越过椎体中心。Perdriolle 旋转计量表是在脊柱X线片上测量旋转角度的模板。标记出椎弓根阴影的距离和椎体的边缘，然后用椎弓根旋转计量表测量。由于多钩节段性内固定系统的出现和认识到脊柱侧凸伴有旋转，人们对术后测量旋转的兴趣越来越大。因为两种测量方法均存在测量误差，因此，必须小心地根据Nash-Moe法或Perdriolle旋转计量法来评价术后旋转情况。从理论上讲，CT扫描是测量旋转的更准确的方法，但CT扫描在常规测量脊柱侧凸方面不合适。Sanders等发现，在术后监测"曲轴现象"引起的旋转畸形加重方面，凸侧肋椎角是最一致的。

（三）矢状面平衡

在矫正患者脊柱畸形时，应重视脊柱矢状面排列。矢状面排列被认为是脊柱节段性的、局部性的或整体的基础。节段性分析是指两个椎体和之间椎间盘的关系。局部矢状面平衡包括颈椎、胸椎、腰椎的平衡，胸腰段则通常另外进行单独分析。全部的脊柱排列即代表了脊柱整体矢状面平衡的状况。

以前脊柱整体矢状面平衡状况是由通过齿状突的铅垂线来判断的。这条铅垂线一般经过胸椎前方、腰椎后方，并通过S_1椎体后角。在评价脊柱畸形时，通常使用站立位脊柱全长侧位片，而齿状突通常不易看到。因此，目前使用通过C_1椎体的铅垂线，称为脊柱矢状轴（SVA）。如果这条铅垂线S_1椎体前表面的前方经过称为正向SVA，如果在S_1椎体前表面的后方经过则称为负向SVA。Vedantan等研究了88例青少年，发现SVA均值是（-5.7±3.5）cm。脊柱整体矢状面平衡测量比局部的、节段的测量更重要。总的来说，腰椎前凸要比胸椎后凸大20°~30°。如果不考虑整体矢状面平衡，只把腰椎前凸矫正到正常范围而没有相应矫正胸椎后凸，会导致严重矢状面不平衡。

正常胸椎矢状面弯曲是后凸。胸椎后凸始于T_1椎体，在T_6或T_7节段达到最大后凸角度。成年人和儿童正常的胸椎后凸范围均有报道。尽管胸椎后凸始于T_1椎体，但其在脊柱全长站立侧位片上很难看到，而T_4或T_5椎体则易于识别和测量。Gelb研究100名成年人发现上胸椎从T_1到T_5平均后凸角是14°±8°。结合以上数字以及T_5到T_{12}后凸测量角可以对整体脊柱后凸做出合理的评价。而目前，通过运用CT三维重建技术可以在数字化人体脊柱上对其畸形的情况进行准确的测量，包括①矢状面的测量；②水平面测量；③冠状面测量。其中矢状面及冠状面的测量方法与上述方法基本一致，但水平面的脊柱旋转畸形，可以更明确地测量得到。

二、仿真脊柱畸形矫正手术的实现

（一）医学图像处理及显示技术

医学图像处理是指对已获得的图像进行分析、识别、分割、解释、分类、配准以及进行三维重建与显示等计算机图像学处理过程，目的是建立能满足定量手术规划用的二维或三维几何模型。

1. 图像分割　图像分割（image segmentation）是指根据某种均匀性（或一致性）的原则将图像分成若干个有意义的部分，使得每一部分都符合某种一致性的要求，而任意两个相邻部分的合并都会破坏这种一致性。医学图像分割的目的是把病灶从人体中分离出来或是把人体从背景中分离出来，以达到突出显示的目的。如把病灶从人体正常组织中分离开来，医师可对病灶进行定性及定量的分析。在图像三维重建中，分割后的病灶可重建出独立的三维图像，更直观地展现出病灶的位置、大小、形状等信息。常用的图像分割技术有阈值分割技术、微分算子技术、区域增长技术和聚类分割技术等。

2. 术前图像配准　图像配准（image registration）是指对一幅图像寻求一种（或一系列）空间变换，使它与另一幅图像上的对应点达到空间位置上的一致。这种一致是指同一解剖点在两幅匹配图像上具有相同的空间位置。配准的结果应使两幅图像上所有的解剖点或至少是所有具有诊断意义的点及手术感兴趣的点都达到匹配。图像配准的主要目的是图像融合（image fusion），以提高图像的信息量，如将反映功能代谢信息的fMRI图像与人体组织器官的解剖结构信息CT图像进行配准。

术前配准：将不同设备采集的多模态图像进行配准，统一在同一坐标空间，以便进行融合和可视化，建立模型，实现手术规划。

图像配准的方法总体上可以分为两大类：基于图像特征（feature based）的配准和基于图像灰度信息

（intensity based）的配准。前者简单实用，但需要较多的人工介入，自动化程度低，是最常用的配准方法；后者具有人工干预少、自动化程度高、精度高等优点，主要缺点是计算量大、速度较慢，但随着处理芯片运算速度的迅速提高，基于灰度信息的图像配准算法越来越得到人们的重视。

3. 三维重建 利用三维重建（3D Reconstruction）技术可以把二维医学图像序列重建出三维立体模型。基于这个模型，不仅有利于疾病诊断，而且可以完成手术模拟和手术导航，是CAS系统中最为关键的技术之一。根据可视化原理的不同，医学图像三维重建算法可分为面绘制（surface rendering）和体绘制（volume rendering）两大类。表面重建的特点是速度快，能灵活地进行旋转和变换光照效果，适用于绘制表面特征明显的组织和器官（如由CT图像重建骨髓的三维图像）。表面重建的缺点是只显示一个轮廓，不能保持数据的完整性。体积重建能够重建形状模糊的组织和器官，同时可以利用透明显示，不要求对被建模物体的精确分割，但计算量大，对硬件要求较高，交互性能较差。目前，表面重建应用较广泛，但随着芯片处理速度的提高，体积重建将越来越引起人们的重视。

4. 增强现实 增强现实（augmented reality，AR）是将计算机绘制的虚拟模型融合到使用者所看到的真实世界影像中，使用者可以从计算机重建的虚拟模型中获得额外的信息，从而对真实环境进行增强。借助AR，将CT或MRI等医学图像三维重建得到虚拟模型实时融合到患者的相应部位，医师的视觉系统得到了增强，获得了肉眼无法看到的器官内部信息，同时可获得器官相对于患者身体准确的空间信息，从而对外科手术进行指导。

（二）虚拟手术

虚拟手术（virtual surgery）是用各种二维的医学影像数据（CT、MRI）采用虚拟现实技术（virtual reality，VR），重组构造成三维立体的人体图像，并在计算机中建立一个虚拟人体环境或虚拟人体器官，医师借助虚拟环境中的信息进行手术计划制定、手术演练、手术教学、手术技能训练、术中引导手术。

（三）虚拟手术技术的特点

1. 手术方案 虚拟手术系统使得医师能够依靠术前获得的医学影像信息建立三维模型，帮助医师合理、定量地制定个体化手术方案，并事先采取必要的防范措施，选择最佳的手术路径，减小手术损伤，减少对邻近组织损害，提高病灶定位精确度，实施复杂外科手术和提高手术成功率等。

2. 术中治疗 通常手术时需要超声、MR、内镜等设备成像引导下才能进行，而虚拟手术的手术导航无需在介入环境下，用计算机重构的技术，使得医师可以看到融合真实和虚拟信息的图像，从而引导手术进行。

3. 手术培训 医师可在虚拟手术系统上观察手术过程，也可重复训练。虚拟手术缩短了手术培训时间，减少了对昂贵实验对象的依赖，能够获得在实际手术中的手感，并给出一次手术训练的评价。

在虚拟环境中进行手术，不会发生严重的意外，能够提高医师的协作能力。

虚拟手术系统是专门用来对手术全过程进行仿真的虚拟现实应用系统，主要包括虚拟建模，医学数据的可视化，人体组织器官的应力形变仿真、传感与反馈，高速图形显示与图像处理等几部分。其涉及的关键技术包括碰撞检测、力反馈、软组织变形技术等。目前利用专业的虚拟手术器械，并且能够依据计算机图像进行精确定位，同时用专业的力反馈器械和系统来模拟手术器械的各种动作，并给模拟手术中的力回馈，使操作模拟手术人员有身临其境的感觉。

第四节 仿真医学在脊柱畸形矫正手术的应用

（一）强直性脊柱炎

强直性脊柱炎在疾病的后期往往形成典型的圆弧状后凸畸形，且伴随着患者年龄及疾病的进展大都有脊柱及周围的骨质重构，其CT采集的图像由于以上因素的影响，在三维重建过程中需要对重建范围内每层图像进行选择，以使获得的仿真脊柱模型更为精确。

手术节段的选取：目前重度强直性脊柱炎矫形术中后路截骨矫形术为目前最有效的方法之一，手术区域多选择在脊柱畸形的顶椎区域，但手术过程中如固定节段选择在骨质较为疏松的区域，则可能出现固定失败后固定不牢靠的可能，故在术前应充分考虑手术方式及节段，尽量避开骨质疏松区域，术区前纵韧带有无骨化亦应注意。强直性脊柱炎矫形手术的仿真实例及经验，一为单节段全椎体病例（图5-1、图5-2），二为椎板结合全椎体病例（图5-3、图5-4）。

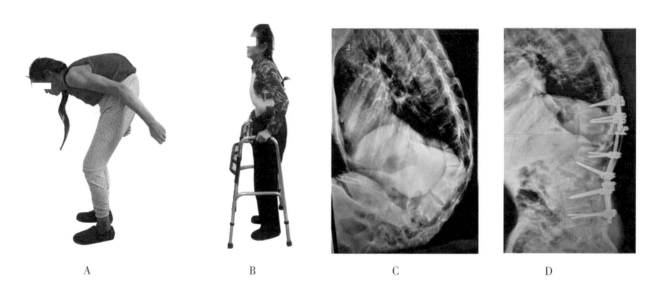

A. 术前人体外形；B. 术后人体外形；C. 术前X线侧位片；D. 术后X线侧位片

图5-1　强直性脊柱炎，重度脊柱后凸畸形，女性，45岁。重度强直性脊柱炎患者手术前后，术前矢状位Cobb's角110°，术后-28°（腰椎前凸）

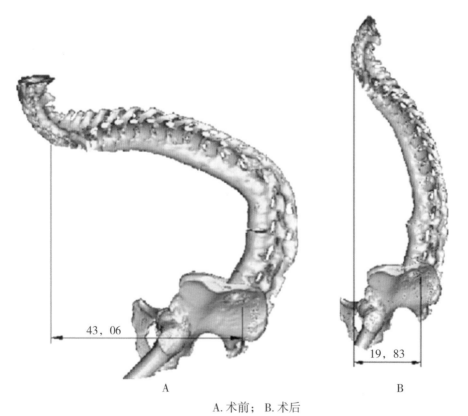

A. 术前；B. 术后

图5-2　行L₃全椎体切除仿真手术前后对比

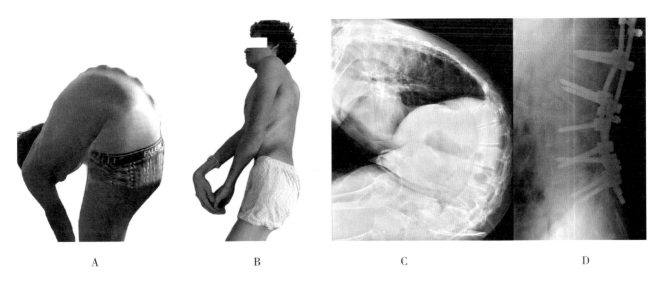

A. 术前人体外形；B. 术后人体外形；C. 术前X线侧位片；D. 术后X线侧位片

图5-3　重度强直性脊柱炎患者手术前后，术前矢状位Cobb's角151°，术后-20°（腰椎前凸）

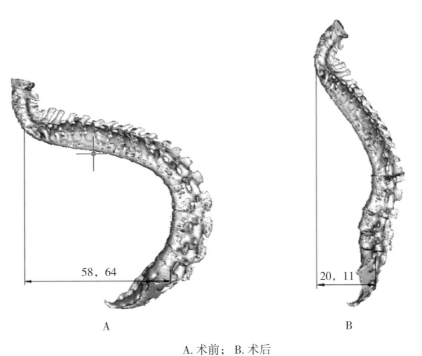

A. 术前；B. 术后

图5-4　仿真手术切除L$_2$椎体及L$_4$、L$_5$椎板

（二）先天性脊柱畸形

严重角状畸形的评估（图5-5至图5-7）。

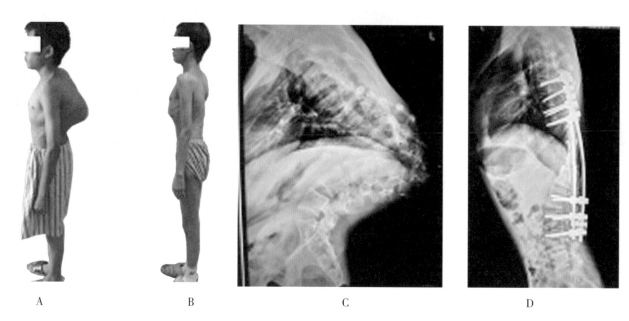

A.术前人体外形；B. 术后人体外形；C. 术前X线侧位片；D. 术后X线侧位片

图5-5　重度角状后凸患者手术前后，手术前Cobb's角达180°，术后约20°

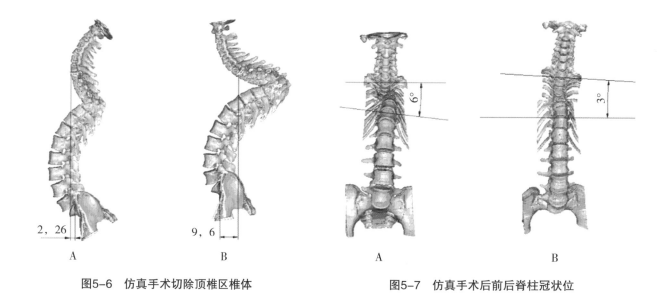

图5-6　仿真手术切除顶椎区椎体　　　　图5-7　仿真手术后前后脊柱冠状位

第五节　数字化治疗技术与脊柱畸形矫正

数字临床治疗技术是利用数字医疗设备或装置为疾病提供精确治疗的技术。其中计算机辅助治疗技术是利用人工智能、专家系统、虚拟现实等技术，达到辅助临床精确治疗目的的应用技术，如机器人辅助显微外科系统、计算机辅助骨科手术等。目前基于虚拟现实技术的计算机辅助骨科手术技术已经在骨科手术的实际运用中显示出卓越的成效，如利用计算机断层扫描、磁共振成像、正电子发射断层扫描、数字血管减影和超声成像等图像信息并结合立体定位系统对人体肌肉骨骼解剖结构进行显示和定位，在骨科手术中利用计算机和医用机器人进行手术治疗。该项技术已为骨科医师提供了强有力的工具和方法，在提高手术定位精度、减少手术损伤、实施复杂骨科手术、提高手术成功率方面有卓越的表现，应用日益广泛，受到医院骨科医师的高度重视。

随着医学影像技术的发展，各种影像资料被直接用于治疗过程，辅助医师进行疾病的诊断和外科手术。在医学影像下的介入治疗和导航手术，极大地推动了外科微创技术的发展，不仅改变了传统手术方式，更重要的是改变了整个外科的面貌和理念。

十余年来，计算机辅助骨科手术（computer assisted orthopedic surgery，CAOS）在骨科临床已有许多应用，具体的领域主要包括：创伤外科、脊柱外科和关节外科。

1. 创伤外科　导航系统主要应用于精确引导髓内钉的置入，通过对长骨进行建模，利用CT或X线图像与骨模型进行配准，由定位系统定位后最终确定髓内钉远端空的位置。应用的系统包括枢法模公司的Stealth Station Treon TM 光学手术导航系统、德国VR中心研制的机器人"罗马"等。

2. 脊柱外科　由于脊柱、脊髓的特殊解剖结构，手术的高精确性和安全性是人们首先考虑的问题。1992年Kevin Foley将Stealth Station导航系统首先应用于脊柱外科，目前已被广泛应用于导航系统置入椎弓根螺钉。国外文献报道，传统手术方法治疗中10%～40%的椎弓根螺钉放置不理想，甚至不正确。导航系统的应用大大提高了手术的安全性和精确性。

3. 关节外科　一方面CAOS可利用计算机术前规划，对患膝和髋做CT扫描，然后进行图像处理重建出患部的三维数字模型，制造出同患者真实骨骼尺寸相符的人工关节，这种个体化的人工关节同人体完全匹配。上海交通大学同医院合作，建立了一个较完整的个性化假体数字制造系统，目前已为临床提供了1 000多例人工关节和人工骨。另一方面借助导航系统和医用机器人可进行准确的安装，如美国Garnegic Mell大学开发的用于全髋关节置换术的导航系统HIPNAV，其功能包括术前计划、运动范围仿真、术中跟踪及引导，可对髋关节进行更精确可靠的定位。

（梁益建　王俊瑞　郑晨希　何睿）

参考文献

［1］钟世镇，傅征，梁铭会. 数字医学概论［M］. 北京：人民卫生出版社，2009：1-3.

［2］裴国献，相大勇. 计算机辅助骨科技术的现状与未来［J］. 中华创伤骨科杂志，2003，5（2）：85-88.

［3］NORIO K，孙改生，田慧中. 一期后路闭合式-张开式联合楔形截骨术矫正脊柱角形后凸［J］. 中国矫形外科杂志，2007，15（17）：1307-1312.

［4］田慧中，张宏其，梁益建. 脊柱畸形手术学［M］. 广州：广东科技出版社，2012：1-483.

［5］田慧中，梁益建. 强直性脊柱炎脊柱畸形截骨矫形手术技巧［M］. 北京：人民军医出版社，2014：1-328.

［6］CANALE S T CAMPBELL W L，et al. Campbell's operative orthopaedics［M］. 10th ed. St. Louis Missouri：Mosby，2007：2792-2796.

第六章　术后外固定技术

第一节　石膏外固定

一、概　述

外固定能弥补内固定的不足之处，仅靠内固定来维持脊柱的稳定有时难以达到目的，尽管在内固定上花费了很大工夫，也不一定能完全代替外固定。外固定才是真正对患者无创的固定方法，单纯追求内固定术后立即下床活动，不考虑出院后远期效果的想法，将会给患者带来更大的损失。所以，当内固定作用力被认为不足以维持脊柱的稳定时，术后给予外固定保护直至植骨愈合牢固，是一种行之有效的方法。尤其是在脊柱不稳和做了全脊柱截骨术后，常需要通过可靠的外固定制动，避免术后发生意外和融合失败。外固定包括石膏和支具两类。特别是由手术的医生术后亲自给予患者做石膏背心外固定，将对保证植骨愈合和矫正脊柱畸形能产生优良的作用。

有时外固定能代替内固定产生良好的固定作用，如强直性脊柱炎脊柱后凸畸形在70°以内的病例，术中只做椎板截骨矫正后凸畸形而不做内固定，术后卧平床自家矫正，待自家矫正满意后再给予过伸位石膏背心外固定（确保胸骨柄、耻骨联合及棘突后方的塑形敷贴），6～10个月以后椎板间隙及椎体间均能产生良好的骨性融合，后凸畸形也可得到满意的矫正。如椎板间截骨术后立即给予钉棒系统内固定时，则往往产生后凸畸形的矫正不足，遗留轻度的脊柱后凸存在，这是因为没有进行术后卧平床自家矫正的原因。这种现象，初学者、缺乏临床经验的医生常遇到。特别是对于脊柱后凸畸形矫正的石膏背心外固定的矫正力臂最长，其维持脊柱伸直的作用胜于短距离的钉棒内固定的稳定作用，在治疗强直性脊柱后凸畸形时，石膏背心外固定仍有一定的应用价值。

石膏背心外固定与颅盆牵引交替进行，根据Ilizarov的理论在治疗发育期间儿童脊柱弯曲中能产生优良的效果，使弯曲的脊柱在牵拉成骨下、产生骨骼的变形，使弯曲段椎弓椎体和椎间盘软组织向着矫正畸形的方向发展。外固定的作用与纵向牵引的作用相配合在矫正脊柱弯曲畸形上有最大的潜力。所以石膏外固定在矫治儿童脊柱畸形上为一真正的无创技术，值得发扬。

石膏取材容易，价格便宜，使用方便，具有良好的可塑性和足够强度，能满足临床需要，为国内目前最常采用的方法。其不足之处为体积大、笨重，常给患者造成较重的心理负担，甚至不愿接受。同时操作时常需多人协助，且需较长时间才能完全干燥，拆除也较为费事。为了克服这些缺点，国外已逐渐使用热塑料，如硅有机树脂、异戊二烯橡胶、聚氨基甲酸酯等新型材料。其基本原理与石膏外固定相同，只是更加方便，患者较为舒适。

为了达到有效固定，在石膏的使用中有两条基本原则，其一是利用三点固定的原理控制移位趋势达到固定目的。应该明确的是三点固定是通过整个石膏的塑形产生，而不是作用在3个点上。其二是做到良好塑形，石膏塑形与机体形状越相适应固定作用越好，造成皮肤压伤的机会越少。在包石膏的过程中，边包边抹，避免石膏分层，更重要的是抹出和体形凹凸相一致的轮廓，达到良好的塑形敷贴。

石膏使用中最常见的并发症为皮肤、软组织压伤。操作时应注意以下问题：①躯体石膏均需采用衬垫，衬垫应均匀、平整，并在骨隆突部位加厚。②使用石膏片加强受力区域时，内层石膏不能有褶。使用石膏绷带缠绕的过程中用力要均匀一致，不能出现环形勒带或将绷带翻转打折后再包。③在托扶或抹擦石膏时，应使用手掌和大鱼际部位，不能使用手指，以免造成局限性凹凸不平。④石膏边缘应修成圆弧状，不能直接贴压在皮肤上，更不能以石膏的边缘作为着力点。⑤在石膏硬固过程中，应保持原有体位，以免石膏折断产生折痕并导致固定失败。

二、颌-胸石膏

颌-胸石膏可以有效地限制下颈椎屈、伸侧屈运动，部分限制其旋转运动。适用于颈椎稳定性大部分存在的下颈椎前路手术后患者。

石膏的范围上方包括下颌和枕部，下方到达上胸部，两侧到达肩峰内侧端。着力点上方为下颌骨和枕部，下方为肩部和胸、背上份。在包石膏时注意，双上肢自然下垂，肩部不能上耸。否则仅能起到颈围作用（图6-1）。

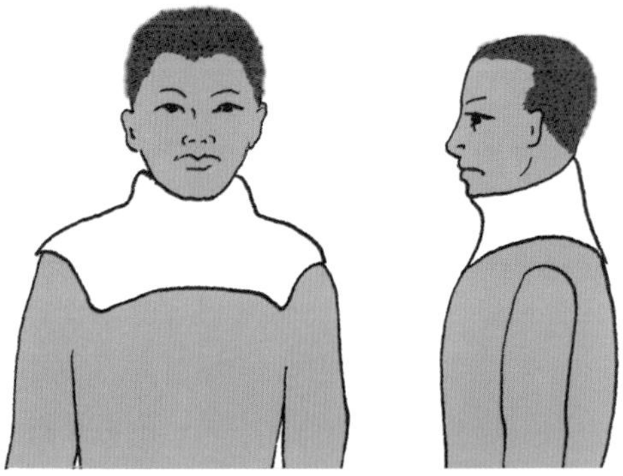

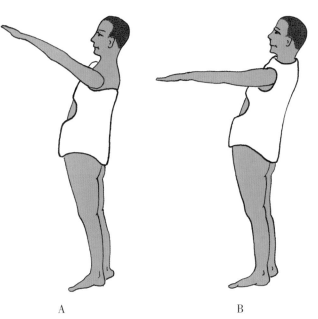

A. 正面观；B. 侧面观
图6-1　颌-胸石膏

三、头-颈-胸石膏

头-颈-胸石膏可以有效限制上、下颈椎的各方活动，适用于各种颈椎稳定性丧失和需绝对限制颈部活动的患者，如枕颈融合术、寰枢融合术、颈椎骨折脱位整复术后。

石膏范围上方包括额部，下方到达胸部下份。着力点为额部、下颌部、枕部、肩与上胸部。

在包头-颈-胸石膏时，应注意额部的石膏带位于眉弓上缘，不能太高，同时最好固定双侧额部，否则不能限制点头活动。在包下颌部石膏时，患者半张口，颏下衬垫应平整稍厚，以免石膏硬固定后进食困难（图6-2）。

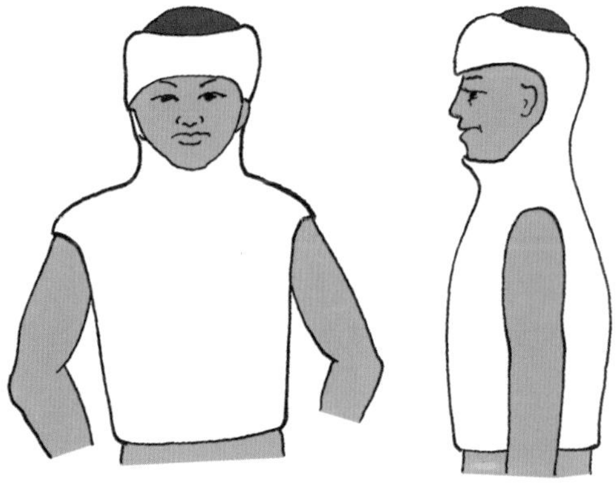

A. 正面观；B. 侧面观
图6-2　头-颈-胸石膏

四、石膏背心

石膏背心可以限制胸椎、腰椎，特别是胸腰段脊柱的活动。适用于$T_4 \sim L_2$的不稳定骨折和进行了全脊柱截骨和植骨融合术的患者。

石膏范围前面上方平胸骨柄切迹，下方达耻骨联合，后面上方包括肩胛下份，下达臀部上份。着力点为胸骨柄、骨盆环与臀部，后方为脊柱胸腰段（图6-3）。

在包石膏的过程中应嘱患者深吸气，维持胸廓于扩展状态，上腹部开窗以利呼吸。腋窝处石膏的高度，以不影响上肢自然下垂和上肢血液循环为度。在髂嵴处需良好塑形，因在站立位，大部分石膏重量靠髂嵴与臀部承受。石膏凝固后及时修整石膏边缘，同时在腹部开窗，取出内衬。使胸部能扩展，腹部在进食后不受压，可减少患者的不适感觉。

A. 适用于胸腰段脊柱固定；B. 适用于下胸段脊柱固定
图6-3　石膏背心

五、石膏床

可分为单页背侧片的石膏床，以及腹、背侧均有的前、后片的组合式石膏床。适用于不能起床而需固定体位的患者。单面石膏床只能使患者仰卧其中，双面石膏床利于患者翻身，使患者可以交替仰卧和俯卧（图6-4），同时有利于护理。

（1）向上延伸到头颈的石膏床适用于手术中需保持体位及术后需采用头-颈-胸石膏而又不能起床的颈椎严重不稳的患者。

头颈石膏床片范围上到颅顶，下到大腿根部，两侧达腋中线。前片大小同后片，包前片时面部需露出眼、鼻、口腔。但应保留眉弓和颧部的石膏，以免在俯卧时头部落下。下颌处有张口余地。颈前部不能受压。肩关节处石膏应不能影响上肢活动。

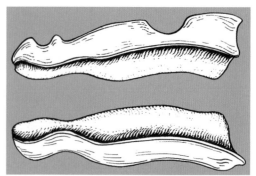

图6-4 头-颈-胸石膏床

（2）胸腰石膏床（图6-5），以前主要用于脊柱结核患者，避免脊柱畸形发生，现已较少采用。其范围上达颈根部，下达腘窝处。在包石膏床时应注意将双下肢分开呈45°夹角，以利患者解大、小便。

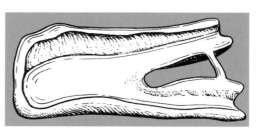

图6-5 胸腰石膏床

六、Risser石膏

在20世纪40～50年代，脊柱侧凸患者行脊柱融合术时常用Risser石膏做术前准备。当畸形矫正到最大限度时，可在石膏背部开窗进行脊柱融合术。术后保留石膏起到固定作用。

Risser石膏由石膏背心、两个连接铰链和一个螺旋撑开杆组成。

制作Risser石膏的步骤：①确定脊柱侧凸的顶椎在腹侧的体表投影。该处为放置铰链中枢的位置。②患者站立，双足分开与肩等宽。将制好的衬垫垫在预定包石膏的部位。包括颈部、两肩、躯干及主弯的凹侧大腿上1/2。凹侧腋下、胸壁及髂峰处衬垫应厚些。③包石膏背心时，将头颈部向凹侧稍屈曲。④加强固定前后铰链及撑开杆的部位。铰链固定在石膏内，铰链中点位于顶椎投影处或稍偏向凸侧。合页的两臂呈120°～140°的角度向凹侧开口，角尖指向凸侧。待石膏完全干硬后，以铰链枢纽为中心，在凹侧横行切除楔形石膏块。至此，石膏背心分为上下两截，仅由铰链连接。

将螺旋撑开杆固定在凹侧腋中线的石膏上。转动螺旋撑开杆，使凹侧石膏逐步撑开，凸侧石膏逐渐靠拢，逐步矫正畸形直至最大限度。整个过程需3～4周。每天撑开的速度，以患者无不适为限。每周摄X线片，测定矫正角度。达到最大限度时，取出绞链和撑开器，修补石膏维持固定。需手术时，可在背部开窗进行（图6-6）。

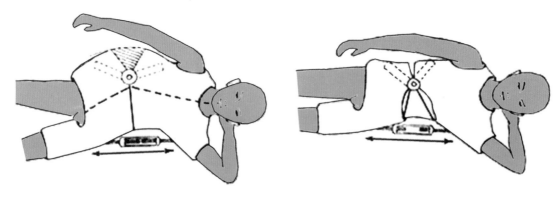

图6-6 Risser石膏固定法

七、立位悬吊牵引下石膏背心外固定术

　　术后10天拆线后，下床直立活动时无头昏心跳等症状后，即可在直立悬吊下包石膏背心。用颌枕吊带兜住患者的头部，将患者悬吊在牵引架上，悬吊的力量只限于使患者的足跟轻轻离地，保持足前部着地，患者的两手外展握住牵引架的两根立柱。用宽纱布绷带做双侧交叉披肩（图6-7A、图6-7B），再用宽绷带围绕躯干部缠绕（图6-7C、图6-7D），在骨突起处，特别是双侧髂嵴的部位垫好棉花，用宽绷带缠绕（图6-7E、图6-7F），然后再用已做好的双石膏条做交叉披肩，再用宽石膏绷带在躯干部进行缠绕，应注意松紧适宜和塑形，对前面的胸骨柄和耻骨联合，后面脊柱的胸腰段应该适当加厚，形成三点固定，对"剃刀背"和骨突起的部位应该很好地塑形，注意包石膏时应该用滚动的方法，切忌用牵拉捆绑的方法，以免因上石膏的手法不当而造成患者以后的不舒适，造成压迫溃疡和肠系膜上动脉综合征等发生。上腹部开窗在不影响石膏的坚固性的情况下，不宜过小，位置不宜过低（图6-7G、图6-7H）。对上胸段侧凸患者的石膏应包括颈部和带有颌枕托。

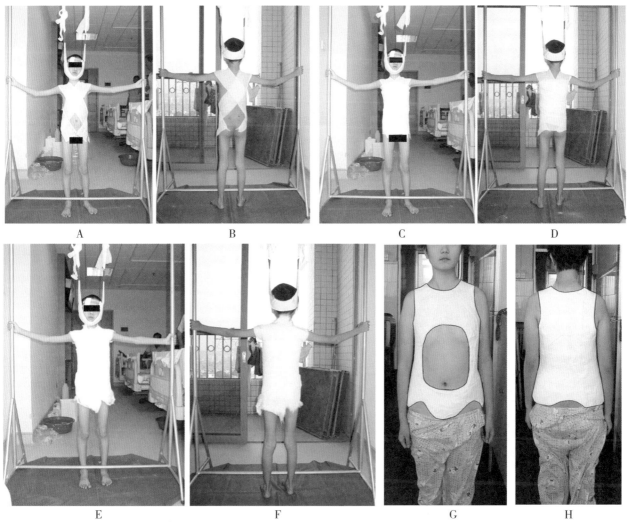

A、B. 先用12cm宽绷带做双侧交叉披肩，这样可防止石膏绷带缠绕后下滑。C、D. 再用宽绷带缠绕躯干部，要压力平均，松紧适合，才能起到矫正畸形和有效固定的作用。一个脊柱外科医师，除去能做手术之外，还要把石膏外固定技术掌握好，这对患者的预后会有很大好处。E、F. 在骨突起部位衬垫棉花，用宽绷带缠绕，然后才能进行石膏固定。石膏固定的顺序：①交叉披肩石膏条；②胸前纵形石膏条；③耻骨上横形石膏条；④背部纵形石膏条；⑤用宽石膏绷带缠绕、塑形敷贴；⑥开窗、修边。G、H. 已完成的石膏背心，应该塑形敷贴，能真正起到固定作用，开窗包边要符合要求，防止产生石膏挤压伤的并发症

图6-7　脊柱侧凸术后石膏背心固定方法

八、不同病种选用不同方法制作石膏背心

对脊柱侧弯颅盆牵引后的石膏背心外固定，应令患者站立位，将头环悬吊在架子上来制作和包绕石膏背心（图6-8）。胸腰椎屈曲型椎体压缩骨折，用两桌法复位石膏背心外固定，将患者俯卧在两桌上，躯干部悬空在两桌之间进行过伸位石膏背心外固定操作（图6-9）。但ASK患者截骨术后的石膏背心外固定，则不应用前两种做法，因为截骨术后不宜立位悬吊，也不宜用两桌法俯卧位使躯干悬空，因为ASK患者的前纵韧带受炎性细胞浸润变得很糠，禁不起拉力，故不能采用两桌法做外固定。只能采用分两次做两页石膏背心固定法（图6-10）。

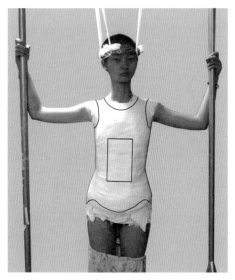

图6-8　脊柱侧弯颅盆牵引后的石膏背心外固定方法，可取站立位，而ASK则不用这种方法

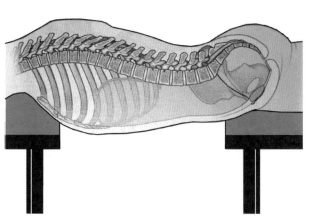

图6-9　对胸腰椎屈曲型椎体压缩骨折，用两桌法复位石膏背心外固定，而ASK则不用这种方法

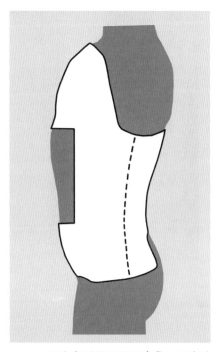

图6-10　ASK患者采用两页石膏背心固定法，一期令患者仰卧先做前页石膏，二期令患者俯卧在前页内，再做后页石膏并同时将两页缠绕固定成一体

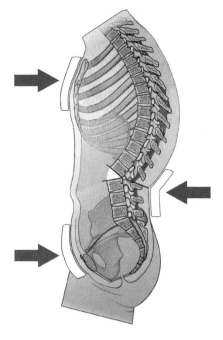

图6-11　三点式石膏背心外固定，即胸骨柄、耻骨联合与脊柱的截骨部位（如顶椎截骨术，则为脊柱的顶椎部位）

卧位分两页石膏背心固定术：石膏背心外固定对矫正ASK截骨术后的后凸畸形非常有利，因为ASK为圆弧形驼背，很适合用胸骨柄、耻骨联合与脊柱的后凸顶椎部位或截骨部位（顶椎截骨术后支撑点在顶椎部位，非顶椎截骨术后支撑点在截骨部位）做支撑点矫正脊柱的后凸畸形（图6-11），其矫正作用的力臂最长，矫正效果最好，任何后路压缩的内固定器械都没有它的力臂长，所以石膏背心在矫正ASK的后凸畸形上能起到事半功倍的作用。

石膏背心固定法：患者取仰卧位，腰背部垫以适当厚度的薄枕，使患者达到最大限度的矫正位。第一期先做前页石膏背心，待前页石膏背心干后，第二期再俯卧在前页石膏背心内，上后页石膏背心，同时将两页石膏缠在一起，即成为完整的石膏背心（图6-12）。待石膏背心完全干燥，患者感到在石膏内无不舒适存在时，即可出院。戴石膏背心可以躺卧、站立、行走，但不宜坐矮凳子或下蹲，戴石膏固定4~8个月，X线拍片复查植骨愈合良好后，再拆除石膏。切忌过早拆除石膏，以免畸形复发。

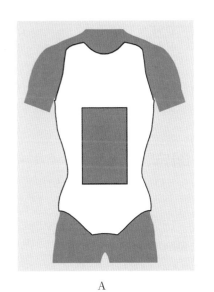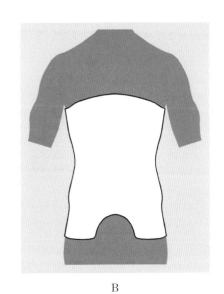

A 　　　　　　　　　　　　　　　　B

A. 石膏背心前面观；B. 石膏背心后面观

图6-12　ASK患者两页石膏背心固定法

九、石膏背心固定后的处理

在直立悬吊下完成石膏背心固定之后，注意石膏在未完全干燥之前很容易折断和变软，故应将患者搬到垫有海绵褥子的床上，用枕头垫好，按时翻身护理，禁止下床活动，直到石膏完全干燥后，帮助患者在床边站立，并逐渐在室内行走活动，询问患者石膏有无不适或某些部位的压迫疼痛等，必要时在出院前还应进行开窗的修整，甚至更换合适的石膏背心，直到患者感到合适才能考虑出院。

十、石膏背心固定期内的注意事项

（1）在石膏固定期间应以休息为主，不宜过多活动或料理家务，休息时应以卧床为主，下地站立或步行不能过多。

（2）石膏背心固定后脊柱的活动应该受到限制，特别是弯腰或下蹲的动作应该绝对受限，否则就没有起到石膏背心外固定的作用。医生不能为了满足患者的要求，使患者弯腰或下蹲方便，将石膏背心的上端或下端缩短，或者不经医生许可患者自行将石膏拆除一部分，这样就失去了应有的固定作用。

（3）应告诉患者在穿着石膏背心期间严禁暴饮暴食，应注意限制饮食，采取少量多餐的方法，这样可防止很快地发胖，石膏背心容纳不了，而更换石膏背心，更重要的是避免造成急性胃扩张，导致肠系膜上动脉综合征的发生，因为这是个致命的。如果患者在石膏背心固定期间，发生呕吐、腹胀等消化系统梗阻的症状出现，应立即送医院检查，以免耽误病情。

（4）如发现或感到石膏背心内靠近骨突起的部位因石膏压迫而引起溃疡、流水和疼痛时，则应即刻来院检查，必要时开窗换药，或重新更换石膏背心。

（5）如果石膏内并非发生压迫溃疡，而只有发痒的感觉，这属于正常现象，不需处理，到时会自愈。但绝不允许用筷子或其他棍棒伸进石膏内搔痒，那就会越搔越痒，最后形成感染，就很难愈合。

（6）脊柱侧凸矫正植骨术后，需要10~12个月的固定期限，故应爱护石膏背心，不能过早地把它弄坏，以免失去固定作用，妨碍植骨的坚固愈合。

（7）如果石膏背心内生了虱子，应采取六六粉1份、滑石粉4份混为细末，用其少量的粉末自石膏背心的边缘向内撒入或吹入，即可完全消灭。但撒入粉末不宜过多，以免刺激皮肤。

（8）石膏应保持清洁，以免被粪便浸渍，暴露在石膏外边的皮肤部分应经常擦洗，涂以爽身粉。固定期满后，拆除石膏前需摄片看植骨愈合情况，而后再做决定。

（王连川   吴萍   樊勤学）

第二节   支具外固定

由皮革、塑料、金属等材料组合制成的各种支架，具有制动、固定的作用，有的支架尚具有牵引和矫正畸形的功能。其种类繁多，结构不一，国内正在推广应用。这里仅做简单介绍。

一、塑料颈围

塑料颈围分为下颌颈根式和简便式两种（图6-13），适用范围与石膏颈围相同。其上、下缘包有海绵以减少锐缘对颈部皮肤的压迫。下颌颈根式塑料颈围由两叶塑料制成，相对缘有尼龙黏条，可根据患者颈部长短和病情需要，选择颈围大小和高度。除制动和固定作用外，当高度调节到大于颈部长度时，有一定牵引作用。戴取均十分方便。简易式塑料颈围由一叶塑料制成，相对缘有尼龙黏条，围在颈部起固定作用，取戴方便。

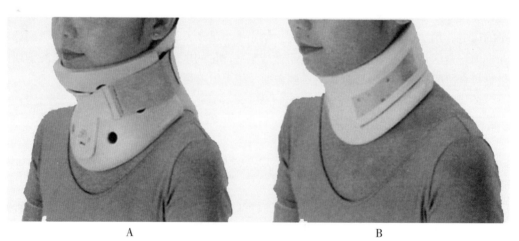

A   B

A. 下颌颈根式颈围；B. 简便式颈围

图6-13   塑料颈围

二、头-胸牵引支架

该套装置使用4根金属支撑杆，连接头环和带有连接件的皮背心或塑料背心，通过调节支撑杆的升降度，达到颈椎牵引的目的（图6-14）。适用于颈椎骨折或脱位已整复、颈椎截骨矫形手术的患者。其优点为患者可戴其下地行走，也可在该架的牵引下施行颈部手术。在没有皮背心或塑料背心的情况下，也可将支撑杆连接到石膏背心上，起到同样的作用。头颈胸矫形器（图6-15），由热塑料板材制成，用于寰枢椎不稳或脱位手术后的病例。

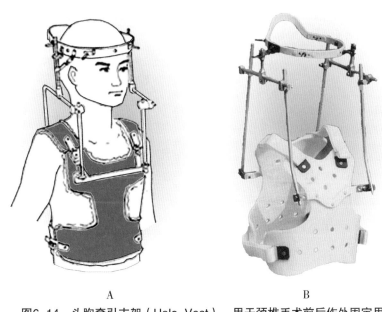

A

B

图6-14　头胸牵引支架（Halo-Vest），用于颈椎手术前后作外固定用

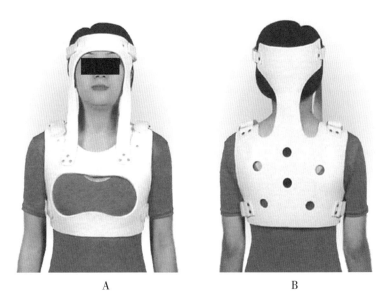

A

B

A. 前面观；B. 后面观

图6-15　头颈胸矫形器，用于寰枢椎不稳的治疗

三、颈胸腰矫形器

从头部到腰部完全固定，本矫形器用热塑料制成，用于脊柱外科手术后的病例，或颅盆环牵引后的病例（图6-16）。

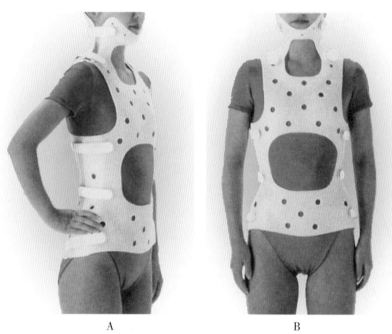

A   B

图6-16   颈胸腰矫形器，凡脊柱骨折不稳的病例，均可采用此支具固定

四、胸腰骶矫形器

胸腰骶矫形器高温板材制成，内层加泡沫软板材衬垫，主要用于胸、腰椎术后固定（图6-17）。

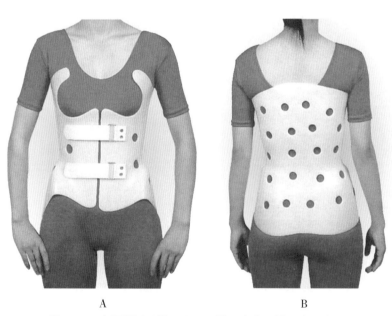

A   B

图6-17   胸腰骶矫形器，用于腰椎不稳或腰椎间盘突出症

五、Milwaukee支架

Milwaukee支架为使用最广的脊柱侧凸矫正支架。适用于年龄较小、侧凸度数较小、曲线较长的原发性脊柱侧凸，也可用于脊柱侧凸矫正手术前、后的固定和保护（图6-18）。

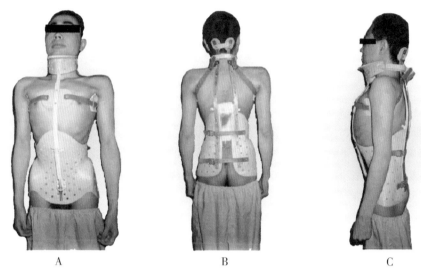

A　　　　　　　　B　　　　　　　　C

图6-18　Milwaukee支架，用于脊柱弯曲畸形术后，作外支撑、外固定用

Milwaukee支架的主要构成部分有：①带有一个枕托和喉垫的颈围。②一个骨盆带。③连接颈圈和骨盆带的三根支撑杆。两根位于后方，一根位于前方。④一根侧带连接在前后支撑杆上，绕过主要侧凸顶点平面，从侧方对脊柱凸侧加压，随着生长和侧凸的矫正，调整支撑杆的高度和侧带的位置。

（吴萍　褚乙晓　王欢）

参考文献

［1］饶书城. 脊柱外科手术学［M］. 2版. 北京：人民卫生出版社，1999：184-198.

［2］谭军，丰建民. 骨科无衬垫石膏技术［M］. 上海：第二军医大学出版社，2000：126-146.

［3］田慧中，李佛保. 脊柱畸形与截骨术［M］. 西安：世界图书出版公司，2001：268-286.

［4］田慧中，曲龙，吕霞，等. 牵拉成骨技术在发育期间脊柱畸形中的应用［J］. 中国矫形外科杂志，2006，14（13）：969-971.

［5］田慧中，吕霞，马原. 头盆环牵引全脊柱截骨内固定治疗重度脊柱弯曲［J］. 中国矫形外科杂志，2007，15（3）：167-172.

［6］田慧中，刘少喻，马原. 实用脊柱外科手术图解［M］. 北京：人民军医出版社，2008：48-107.

［7］田慧中，刘少喻，马原. 实用脊柱外科学［M］. 广州：广东科技出版社，2008：90-111.

［8］田慧中，万勇，李明. 脊柱畸形颅盆牵引技术［M］. 广州：广东科技出版社，2010：1-305.

［9］田慧中，李明，马原. 脊柱畸形截骨矫形学［M］. 北京：人民卫生出版社，2011，5：101-279.

［10］田慧中. 颅盆牵引与支具外固定交替进行治疗发育期间的先天性脊柱侧弯［J］. 中国矫形外科杂志，2012，20（19）：1803-1805.

［11］DRAKE R L，VOGL W，MITCHELL A W M. 格氏解剖学［M］. 北京：北京大学医学出版社，2006：220-256.

［12］田慧中，李佛保，谭俊铭. 儿童脊柱矫形手术学［M］. 广州：广东科技出版社，2016：1-443.

第七章　脊柱手术的并发症

第一节　硬脊膜撕裂与拔丝现象

一、概述

椎板咬骨钳（Lamina-Punch）是脊柱外科手术中的常用器械，又名枪状咬骨钳，用它来经后路做椎板切除，开窗显露硬脊膜和神经根，是骨科和脊柱外科医生经常做的工作。椎板咬骨钳的最大危险性就是容易发生硬脊膜撕裂与拔丝现象，也就是当咬骨钳的咀靠近硬膜管或神经根时，不慎被挤入刃口内的极少部分硬膜被咬住，通过硬膜拔出一束神经纤维，越拉越长，这就叫拔丝现象（图7-1、图7-2）。这是用椎板咬骨钳做脊柱手术的严重并发症。

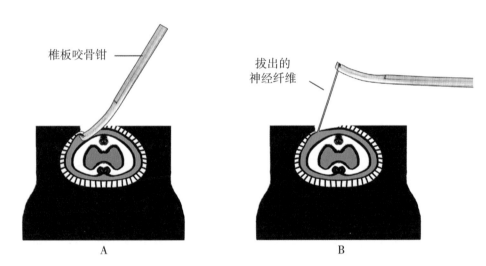

A. 咬骨钳的钳咀咬住极少的一部分硬脊膜；B. 隔着硬脊膜拔出一条神经纤维，越拉越长

图7-1　用椎板咬骨钳切除靠近硬膜管的骨组织时，最容易产生硬脊膜撕裂与拔丝现象

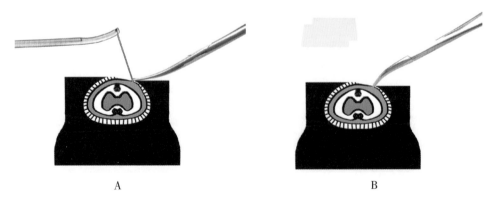

A. 剪断拔出来的神经纤维；B. 将其残端塞入硬膜内，用明胶海绵敷盖

图7-2　拔丝现象的处理

二、椎板咬骨钳的设计制造原理和临床应用

椎板咬骨钳是脊柱外科中不可缺少的一种常用器械，是利用双叶凿刃咬合的原理，切除椎板骨组织，保留其深面的硬膜、神经根等软组织，欲达到目的，就必须将咬骨钳的一叶钳咀伸进硬膜与椎板之间方能自内向外咬除刃口内的这部分骨质，平时我们称它为"蚂蚁啃骨头"的方法（图7-3），一点一点地来完成开窗、根管后壁切除、半椎板切除和全椎板切除来达到暴露神经组织的目的。设计制造再好的咬骨钳咀，它都具有一定的厚度，况且还有些设计制造上不合理的咬骨钳咀，厚度较大，凿刃不利，凿心凹陷较浅（图7-4），手术者感到不能得心应手，勉强用其做椎板切除手术，不是挤压神经组织造成功能损害，就是出现拔丝现象，或硬膜撕裂发生。笔者认为椎板咬骨钳是脊柱外科中不可缺少的器械，但应该把它应用在恰当的地方，对那些不应该用椎板咬骨钳解决的部位，如骨组织过厚、过硬，骨组织与神经组织之间挤压太紧，缺乏能容纳钳咀的间隙存在，就应该配合其他器械来完成这一暴露过程。用骨刀做胸腰椎的椎板切除手术（图7-5），既省力又省时，必要时配合使用一下咬骨钳，手术便可非常顺利。

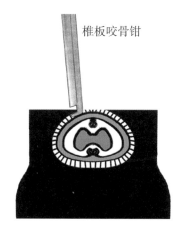

图7-3　用椎板咬骨钳做椎板切除，是"蚂蚁啃骨头"的方法

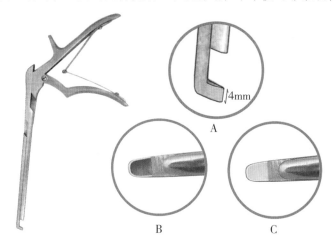

A. 钳咀的厚度过大；B. 钳咀的凿刃不利；C. 钳咀下页的凿心凹陷较浅

图7-4　设计制造不合理的咬骨钳咀

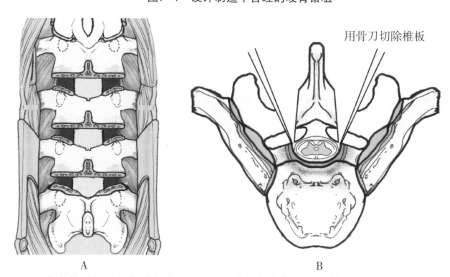

A. 先在椎板间隙上做横行截骨；B. 后在椎板与横突之间做纵行截骨，纵行截骨的部位相当于椎弓根的内侧缘

图7-5　用骨刀做胸腰椎椎板切除手术方法

三、椎板咬骨钳容易损伤神经纤维的原因

用椎板咬骨钳来做椎板切除是从内向外操作，必须先将钳咀插入椎板与硬膜之间方能咬除椎板，如果遇到硬膜与椎板、黄韧带之间有粘连而不能顺利剥离的情况，就很可能会咬住极小部分硬膜产生拔丝现象或硬膜撕裂（图7-1）。当椎管内容物过于饱满（巨块型间盘突出、肿瘤等）或骨性、纤维性椎管狭窄时，造成椎板与硬膜之间的间隙变窄，甚至紧紧挤在一起，使咬骨钳的咀难以插进该间隙内，如勉强将钳咀插入该间隙，势必会挤压神经根或硬膜管（图7-6），造成脊髓或神经组织损伤。所以自内向外切除椎板器械的应用是有限度的。应根据情况能用则用，不能用则应更换其他自外向内的器械（如骨刀等）。自外向内与自内向外的器械相配合来完成椎板切除或开窗才是最安全的手术方法。

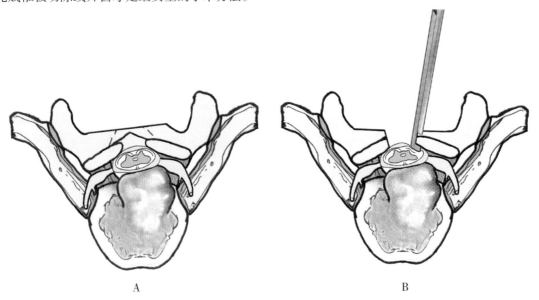

A. 巨块型间盘突出造成椎板与硬膜之间的间隙变窄；B. 插入钳咀咬骨，将会挤压脊髓和神经根

图7-6   当腰椎间盘突出或椎体后缘爆裂性骨折时，突出物自前向后挤压硬膜管和神经根，使其向后移位，与椎管的后壁挤紧，勉强插入椎板咬骨钳咬骨，就会损伤脊髓和神经根

四、骨刀与椎板咬骨钳相结合的手术方法

笔者工作后的前20年都是用椎板咬骨钳来做椎板切除或开窗的，深深体会到椎板咬骨钳的不足之处，故后30年在使用骨刀做脊柱手术上下了很大功夫。首先自制了薄刃骨刀，应用在胸腰椎的后路椎板切除和开窗上，取得了较好的效果，之后，又设计制造了各种不同弯度的田氏脊柱骨刀见图1-3，用于经后路绕过硬膜管和脊髓做全脊柱截骨术，也将骨刀应用在前路椎体上刨槽、植骨、全椎体切除，人工椎体置换，立柱植骨加挡板的手术操作中，取得了得心应手的手术效果，解决了已往单纯使用咬骨钳的不足之处。

骨刀与咬骨钳相比，省力省时，安全可靠，骨刀是脊柱外科领域中所不能缺少的器械。一位脊柱外科医生一定要学会使用骨刀（从外向内）和咬骨钳（从内向外）的基本功，掌握了这套基本功就不会因操作上的不当而造成脊髓和神经组织的损害。

五、拔丝并发症未被揭穿的原因

使用椎板咬骨钳做椎板切除或开窗时，发生拔丝现象并非少见，只因手术者自认为是一时不注意或失手，将硬膜咬住，把一条神经纤维挤入钳口内所产生的拔丝现象。拔丝发生后，手术者的心情十分沉重，会不安和

内疚，把椎板咬骨钳的这一危害性完全归罪于自己的失手和不注意所造成，以后再使用椎板咬骨钳时便提高了警惕，如果今后小心翼翼地、慢条斯理地来用椎板咬骨钳切除椎板，也许是可以避免拔丝再发生的，但势必会拖长手术时间，增加劳动强度。特别是术后亲自随诊观察、物理检查，未查到有明显的功能障碍存在，只是一点皮肤感觉丧失区出现，并未像脊髓损伤导致截瘫那样的后果发生，因而就把它隐藏起来，未做进一步追究，默认了责任在于自己失手所致，其实椎板咬骨钳本身的责任却被忽略了。

六、椎板咬骨钳的不合格产品是造成拔丝的因素

目前市面上还存在着一种椎板咬骨钳的不合格产品，其缺点如下：①椎板咬骨钳的下叶钳咀过厚（图7-7），当插入钳咀咬骨时很容易挤压损伤神经组织。②下叶钳咀的凿缘不锐利（图7-8），凿心凹陷不够深（图7-9），在操作中容易滑动变位。③钢材质量较差容易倒刃或磨损（图7-10），刃口被破坏的钳咀容易滑移错位，将硬膜挤入钳咀内。④手柄弹簧力量过大，使手术者用力握持，容易造成疲劳，手术者的手疲劳后就容易失手。

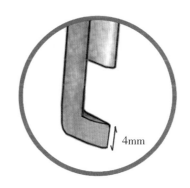

图7-7 椎板咬骨钳的下页钳咀过厚

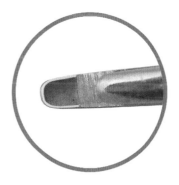

图7-8 椎板咬骨钳的凿刃不锐利

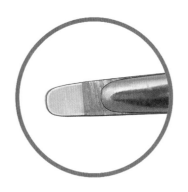

图7-9 椎板咬骨钳的下页凿心凹陷太浅

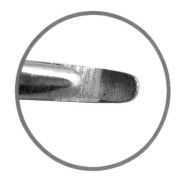

图7-10 钢材质量较差容易倒刃或磨损

（田慧中 谭俊铭 李栎）

第二节　隔着硬膜器械损伤脊髓神经

一、概述

经后路切除椎体或椎间盘时，一定要应用各种不同弯度的手术器械绕过硬膜管来做椎体或椎间盘的截骨切除术，如田氏脊柱骨刀之类。避免用直骨刀或其他缺乏弯度的器械经后路做前路切除椎体或椎间盘。特别是在L_1以上硬膜内包含着脊髓的部位，绝不允许像做下腰椎及间盘突出一样，拉开硬膜管摘除椎间盘或切除椎体（图7-11），这样做可以造成隔着硬膜管损伤脊髓神经或神经根。

当脊神经根在隐窝内被挤紧时，椎板咬骨钳的钳咀，容易挤压损伤脊神经根（图7-12）。脊神经根挤压损伤后，半年内足下垂，半年后自动恢复（图7-13）。

对胸腰段屈曲型骨折或爆裂型骨折，椎体的后上缘和间盘向后突出进入椎管压

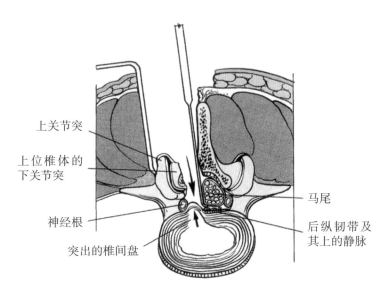

图7-11　下腰椎的椎管内是马尾神经，能允许牵开硬膜管，摘除椎间盘，不会损伤神经组织

迫脊髓形成截瘫，在胸腰段形成角状脊柱后凸。经后路自两侧切除横突绕过椎弓切除椎体后缘减压时，必须使用田氏脊柱骨刀，利用器械的各种弯形绕过硬膜管切除椎体，才能保证脊髓不受操作器械的摩擦损伤（图7-14），才能保证外伤性截瘫的恢复，否则，如用拉开硬膜管切除椎体后缘的办法是很危险的。经后路进行椎弓椎体环形截骨切除术，除减压脊髓外，还楔形切除矫正脊柱后凸是最理想的治疗方法。

单纯椎板切除牵开硬膜管切除椎间盘或椎体后缘的做法，只能用于L_2以下的低位腰椎（图7-15）。在L_2以上硬膜管内含有脊髓的部位，这样做能隔着硬膜管造成对脊髓神经的牵拉、挤压或磨损，致使术后产生不可回逆的脊髓损伤，是应该绝对禁忌的做法。

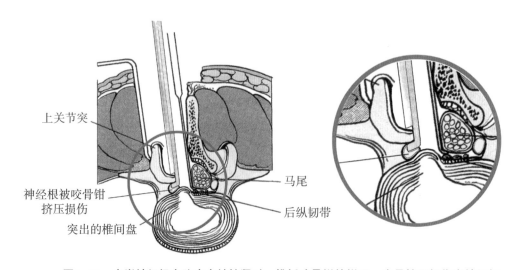

图7-12　当脊神经根在隐窝内被挤紧时，椎板咬骨钳的钳咀，容易挤压损伤脊神经根

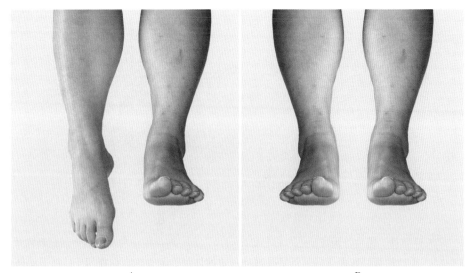

A. 脊神经根挤压损伤后脚前部下垂；B. 半年后自动恢复

图7-13　脊神经根挤压损伤后，半年内足下垂，半年后自动恢复

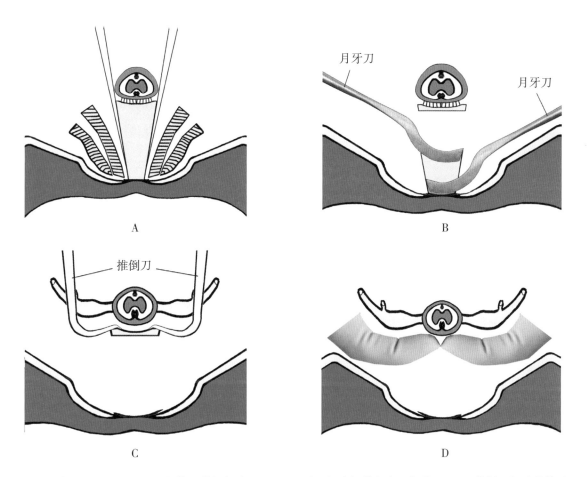

A. 用直骨刀切除椎弓根和椎体的外侧部分；B. 用月牙刀切除椎体的中央部分；C. 用推倒刀切除椎体后缘薄层骨片；D. 触诊硬膜前有无碎骨片存在

图7-14　利用田氏骨刀的各种弯形绕过硬膜管切除椎体，能保证脊髓不受操作器械的摩擦损伤

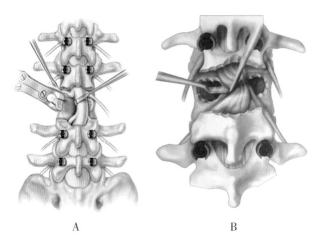

A．牵开硬膜管，用咬骨钳咬除椎弓根和椎体后缘；B．用反向刮勺刮除椎体后缘和松质骨

图7-15　单纯椎板切除牵开硬膜管切除椎间盘或椎体后缘的做法，只能用于L₂以下的低位腰椎

对T$_{12}$～L$_1$屈曲型压缩骨折脊柱后凸畸形的病例，采用后路椎板切除，牵开硬膜管做椎体后缘切除的手术方法是非常危险的，有造成隔着硬膜损伤脊髓神经的可能性（图7-16）。所以这种手术仅适用于下位腰椎，硬膜管内为马尾神经的部位，而不适用于上位腰椎和胸椎节段。

二、脊髓神经在椎管内的解剖

脊髓圆锥的末端位于L$_1$～L$_2$，在其远端的硬膜管内为马尾神经（图7-17），在其近端的硬膜管内为脊髓神经。马尾神经的耐牵拉性较好，所以当行腰椎间盘切除术时，可以将硬膜管拉开切除位于硬膜前的椎间盘，而不会因牵拉造成神经损伤。如果在L$_2$以上，相当于脊髓的部位经后路牵开硬膜管切除椎间盘或椎体后缘时，则有可能会因牵拉过重隔着硬膜损伤脊髓造成截瘫。因为脊髓的本身是不能耐受牵拉、压迫和磨损的，提醒手术者一定要注意。

三、对隔着硬膜损伤脊髓的防范要点

（1）避免使用椎板咬骨钳减压切除靠近硬膜的骨组织。

（2）L$_2$以上节段避免用经后路椎板切除术与牵开硬膜管切除椎间盘或椎体后缘骨组织。

（3）避免使用没有弯度的器械经后路做椎间盘或椎体的切除术。

（4）当经后路绕过硬膜管切除椎间盘或椎体时，一定要防止操作时器械与硬膜管的接触和摩擦，器械在硬膜上的反复摩擦，将会造成不可回逆的脊髓损伤。

（5）当进行椎弓椎体围绕硬膜管的环形截骨时，要保持硬膜管绝对不受挤压，在手术者的思想上不要认为硬膜管是可以牵拉的，为了切除其周围的骨组织而将硬膜管挤压或牵开的想法是绝对错误的。

（6）经后路做前路的手术方法，只能靠广泛的从骨膜下显露整个椎弓和椎体，自外向内环绕硬膜管，楔形切除椎体，绝不允许向内侵犯硬膜管，圆的硬膜管，让它依然保持是圆的，不能将它压扁，要知道硬膜管是神圣不可侵犯的，不能轻易压扁。

（7）如果能做到器械不与硬膜相接触的手术操作，脊髓损伤的可能性会降低到0。这种操作是脊柱截骨术的精髓。

（8）手术者企图牵开硬膜管做椎间盘或椎体切除术的思想是绝对要不得的。

（9）当全脊柱截骨术时，整个脊柱未被截断，全靠硬掰来达到闭合截骨间隙的想法也是错误的。

（10）在经后路绕过硬膜管做全脊柱截骨矫正后凸畸形中，田氏脊柱骨刀是个非常有益的手术工具，用它

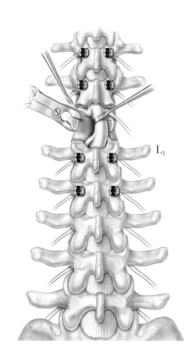

图7-16　对L$_2$以上的后凸畸形，采用后路椎板切除、牵开硬膜管做椎体后缘切除术的手术方法是非常危险的，有造成隔着硬膜损伤脊髓神经的可能性

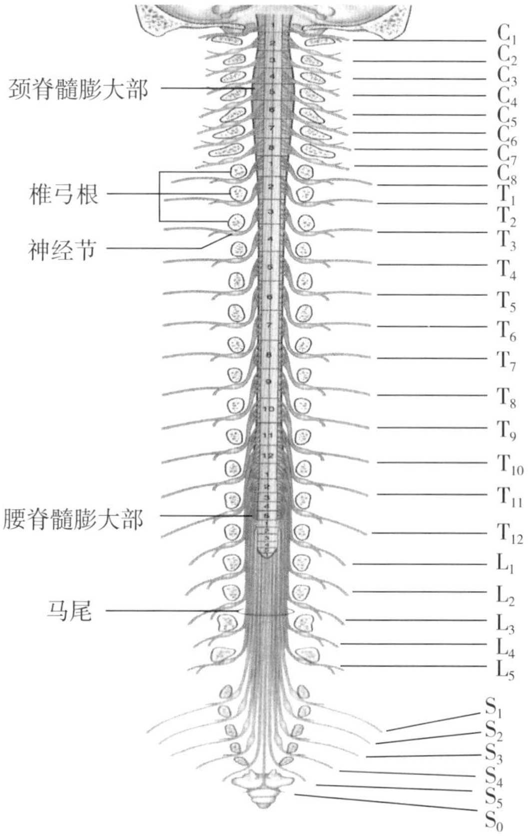

图7-17　脊髓和马尾神经的解剖：脊髓圆锥的末端位于L$_1$～L$_2$，在其远端的硬膜管内为马尾神经。对L$_2$以上部位经后路行椎体和椎间盘切除术时，应避免用牵开硬膜管的入路，因为这种入路能隔着硬膜损伤脊髓

来绕过椎管切除椎体，既方便又快捷。

（谭俊铭　马俊毅　田慧中）

第三节　硬脊膜撕裂脑脊液漏的处理

一、概　述

当枪状咬骨钳咬住硬脊膜和蛛网膜的全层，猛力牵拉时，可造成硬脊膜和蛛网膜的同时撕裂，脑脊液立即从蛛网下腔溢出。撕裂过长者宜立即修补撕裂口，撕裂口小者，只需要用明胶海绵压迫关闭切口，术后5天内给予甘露醇脱水，头低俯卧位，局部压沙袋即可。一旦处理得不恰当或不及时，形成顽固性脑脊液漏时，则需要进行脑脊液漏的术后处理。脑脊液漏的处理有两种，一种是保守治疗，另一种为二次手术修补。

二、预防措施

绝大部分术中造成脑脊液漏的原因，都是咬骨钳钳咀所致，很少是由刀片或骨刀所致，所以说不合格的咬骨钳钳咀是个罪魁祸首。认识到这一点当用咬骨钳切除硬膜周围的骨组织时一定要当心，不要夹住硬膜提拉，以免造成硬膜撕裂引起脑脊液漏。最好的办法是学会用骨刀切除靠近硬膜管的骨组织。因为骨刀切除靠近硬膜管的骨组织是自外向内进刀，在尚未切透骨组织之前，靠旋转骨刀的手法将内侧骨皮层折断，根本不会损伤硬膜和神经组织，而咬骨钳则是将钳咀插入硬膜与骨组织之间，自内向外咬除骨组织，一旦硬膜外有粘连，很可能将硬膜挤入钳咀内造成硬膜和蛛网膜撕裂。

三、术中立即缝合法

发现硬膜和蛛网膜撕裂、脑脊液溢出时，立即进行缝合要看伤口的部位是否深在，是否具备缝合条件，如具备缝合条件最好立即进行缝合修补。如因伤口深在预计缝合困难时，也可采用局部脂肪组织及明胶海绵覆盖关闭切口，术后给予甘露醇脱水、头低俯卧位和局部压沙袋或食盐的方法处理。

术中立即缝合法，分以下3种。

（1）硬脊膜撕裂、蛛网膜尚未撕裂：用4个0的尼龙单丝线在硬膜上间断缝合1～3针即可。

（2）硬脊膜撕裂与拔丝现象：将拔出来的神经纤维送回硬膜裂口内，缝合1针即可。如拔出来的神经纤维过长，也可将其剪断后再将其末端送回裂口内，缝合1针即可。

（3）硬膜破裂口在1.5cm以上者，可用4个0的尼龙单丝线做连续缝合数针（图7-18、图7-19）。对硬膜、蛛网膜撕裂口1.5cm以下者，不需要缝合破裂口，采用蛛网膜下腔脑脊液分流术即可（图7-20至图7-22）。

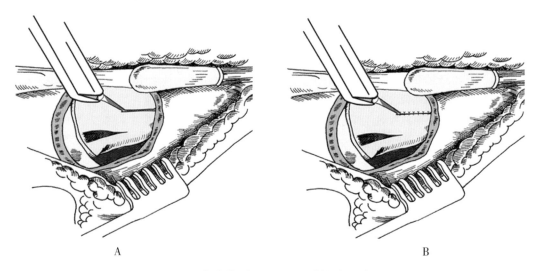

A. 提起撕裂口；　B. 立即做间断缝合

图7-18　硬膜、蛛网膜撕裂口1.5cm以上者的处理

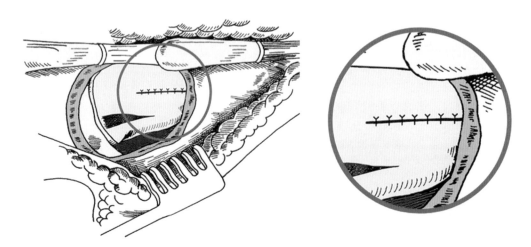

图7-19　用 2/0 至 4/0 的无损伤针线间断缝合撕裂口

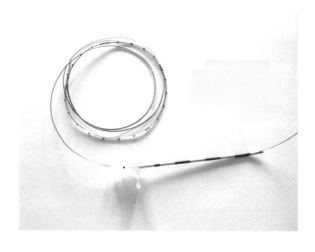

图7-20　蛛网膜下腔脑脊液分流术，需要用的硬膜外导管和明胶海绵

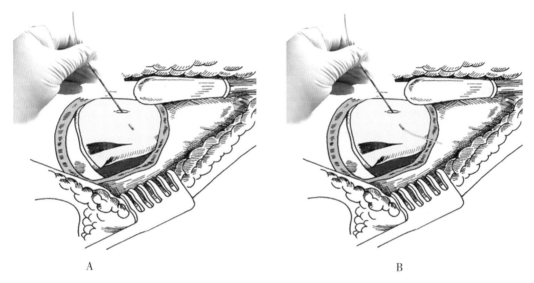

A．从撕裂口插入导针，在撕裂口的旁边穿出；B．引入导管

图7-21　蛛网膜下腔脑脊液分流术

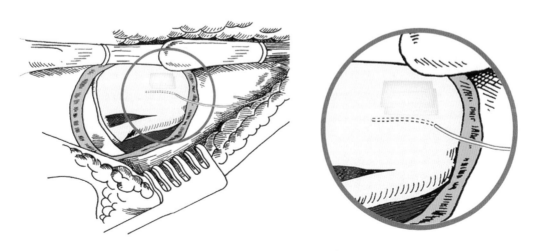

图7-22　引入导管置于蛛网膜下腔内，拔除导针，用明胶海绵敷盖撕裂口即可

四、脑脊液漏的善后处理

脑脊液漏的善后处理很重要，当术中不慎发生硬脊膜和蛛网膜撕裂造成脑脊液外溢时，术后第一周内采用甘露醇脱水及头低俯卧位和局部压沙袋的方法很重要。用这种方法能使大多数病例免除顽固性脑脊液漏的发生。

（一）对脑脊液漏的善后处理有3种方法

1. 一般处理方法　严格地进行术后脱水治疗，在手术后的一周内严格进行甘露醇脱水治疗，每8h静脉滴注20%的甘露醇250mL，3天后引流瓶内如无脑脊液的引出量增加时，即可改为每天静脉滴注2次20%的甘露醇250mL，7天后自停。切口引流管于72h以后拔除。按常规行头低脚高俯卧位，切口处压沙袋的方法处理。绝大部分硬脊膜与蛛网膜撕裂的患者，都能顺利解决术后脑脊液漏的问题，所以术后脱水等一般处理对防止顽固性脑脊液漏非常有效。

2. 远位蛛网膜下腔置引流管法　对那些顽固性脑脊液漏，经过一般处理仍不能解决问题的病例，可考虑应用远位蛛网膜下腔置引流管，即在L_3以下棘突间隙内置入蛛网膜下腔导管，在绝对无菌条件下引流脑脊液，降低颅内压使硬脊膜和蛛网膜的破裂口减少脑脊液的冲刷，促进破裂口的早期愈合；这是一种可取的治疗方法，对治疗顽固性脑脊液漏十分有效，配合一般脱水疗法，联合应用效果显著。

3. 晚期顽固性脑脊液漏，硬脊膜缝合修补术　晚期顽固性脑脊液漏，非手术疗法无效者，可采用局部病灶清除、扩大术野、切除窦道、修补硬膜囊并配合远位蛛网膜下腔置管法，一次性闭合脑脊液漏的治疗法，可收到根治性的治疗效果。

（二）脑脊液漏的危害性

（1）脑脊液持续外漏，长期不愈，使漏口及皮肤切口无法愈合。

（2）蛛网膜下腔与皮肤开放相通，易引起感染，严重者逆行感染波及颅内危及生命。

（3）炎症刺激脑脊液分泌增加，脑与脊髓组织水肿，加重病情造成恶性循环。

（4）逆行性感染造成细菌性脑膜炎或蛛网膜下腔粘连，危及生命或造成截瘫。

（田慧中　谢江　买买提艾力·尼亚孜）

第四节　脊髓神经牵张性或压缩性并发症

一、概　述

脊髓神经对牵张性损伤的耐受力比对压缩性损伤的耐受力更加敏感。当全脊柱截骨术将脊柱完全截断之后，在颅盆环支撑下或内置入器械的远位撑开的作用下，使截骨间隙略微变宽，脊髓神经将受到过牵损伤，如在局部麻醉下做手术时患者会立即告诉医生"我的两条腿不能动了"。这时手术医生立即用两把持骨钳夹持棘突合拢截骨间隙，再问患者"现在怎样"？患者回答"现在能动了，好了"。脊髓神经对耐受过牵损伤就是这样敏感，如在全身麻醉下手术时，就很难及时发现。过牵的时间久了将会造成不可回逆瘫痪。所以当全脊柱截骨术在尚未完全截断之前就要先将暂时性保护钢丝拧紧，避免全脊柱截断后产生过牵现象。

所以对全脊柱截骨术的设计都偏向于缩短截骨，使脊柱通过楔形切除造成缩短，要比添加植骨块造成脊髓延长安全可靠。

二、脊髓神经过牵损伤

（1）脊髓神经过牵损伤常可发生在胸腰椎前、中、后柱损伤，前纵韧带、后纵韧带和棘间韧带撕裂的病例（图7-23）。当经后路做钩棒系统或钉棒系统内固定时，脊柱骨折的复位对位、对线均良好，术后X线片所见除椎间隙略增宽外，未见其他异常。但患者术后的截瘫指数不但没有恢复，反而加重，则说明患者很可能存在脊髓神经的过牵损伤。

（2）胸腰段爆裂性骨折行前路减压脊髓、椎体间加压立柱植骨内固定时，椎体镶入的骨柱过长、撑开力过大，使脊髓遭受过牵损伤（图7-24），虽然压迫椎管的椎体后缘骨片已彻底切除，但截瘫指数和下肢的神经体征却较术前加重，则说明很可能是由于脊髓神经遭受过牵所致。

（3）当全脊柱截骨矫正脊柱后凸时，椎体间立柱植骨绝不能过长，复位后使脊髓受到牵张应力。对后凸畸形的矫正主要是靠后闭合的作用力，这样能使脊髓略微缩短，才能安全可靠，保护脊髓神经不受牵张应力（图7-25）。绝对避免单纯用椎体间撑开力矫正脊柱后凸，否则可造成脊髓神经过牵损伤。

（4）当在颅盆牵引下手术时，切记全脊柱截断后容易造成截骨断端分离，故在脊柱尚未完全截断之前就应该先用钢丝拉拢椎弓根螺钉，做临时保护性固定（图7-26），以避免脊柱截断后产生截骨间隙分离，使脊髓受到牵拉损伤。

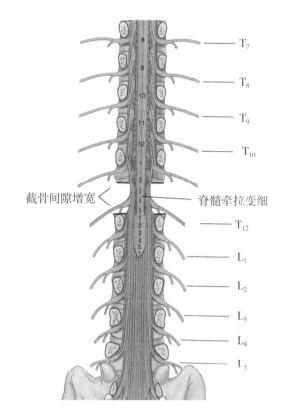

图7-23 脊髓神经过牵损伤

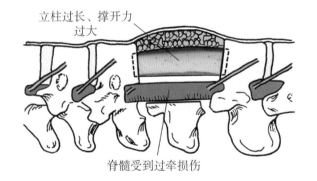

图7-24 椎体间镶入的骨柱过长、撑开力过大，使脊髓遭受过牵损伤

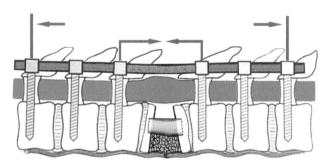

图7-25 主要是靠后闭合的作用力，这样能使脊髓略微松弛，才能安全可靠，保护脊髓神经不受牵张应力的影响

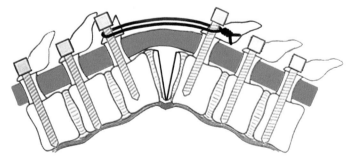

图7-26 在脊柱尚未完全截断之前就应该先用钢丝拉拢椎弓根螺钉，做临时保护性固定

三、脊髓神经迂曲松弛

（1）当脊柱后凸行后路闭合型截骨术时，硬膜管缩短变宽，可造成脊髓神经松弛迂曲现象，而只要在骨性椎管能容纳的情况下（图7-27），脊髓神经的迂曲并不会造成神经功能的影响（图7-28），脊髓对松弛和迂曲的耐受性尚好，所以脊柱缩短截骨术要比脊柱延长截骨术更加实用和安全。

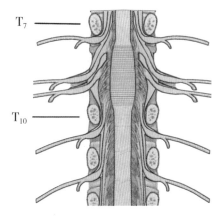

图7-27 脊柱缩短截骨术，能使脊髓神经迂曲松弛，在骨性椎管容纳不了的情况下，也会对脊髓功能产生不良影响

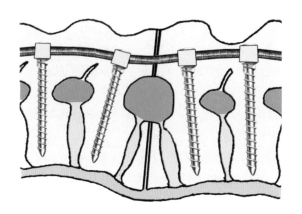

图7-28 只要在骨性椎管能容纳的情况下，脊髓神经的迂曲并不会造成神经功能的影响

（2）特别是当治疗结核性驼背时，不能采用单纯前路撑开矫正后凸畸形的方法（图7-29），一定要采用前张开后闭合的截骨矫正方法，将多余的一部分椎弓切除，然后再矫正后凸畸形，这样才能使脊髓不受过牵损伤（图7-30）。

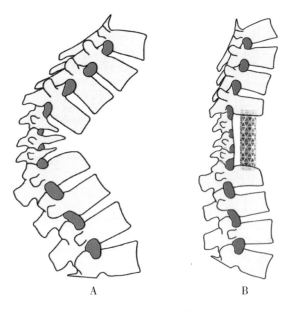

A.术前示意图；B.术后示意图，单纯前路撑开脊髓产生过牵损伤

图7-29 不能采用单纯前路撑开矫正后凸畸形的方法，这样会产生脊髓的过牵损伤

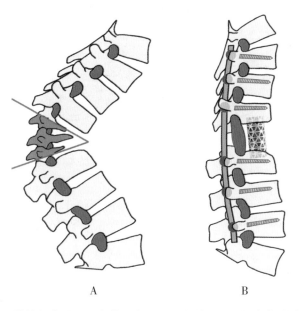

A.结核性脊柱后凸术前示意图；B.行前张开后闭合截骨矫形术后示意图

图7-30 矫正结核性后凸的正确方法，是采用前张开后闭合的截骨矫正方法，将多余的一部分椎弓切除，然后再矫正后凸畸形，这样才能使脊髓不受过牵损伤

四、脊髓神经既不能牵张又不能迂曲的手术设计

在矫正脊柱弯曲畸形中，一定要采取适当运用"凹侧张开、凸侧闭合"的生物力学原理，使截骨矫正畸形后，脊髓处于既不紧张又不松弛的状态。凹侧撑开的幅度要小于凸侧压缩的幅度，使脊柱截骨术后截骨间隙闭合后脊髓处于松弛状态，才能保证脊髓功能不受损害。所以在脊柱截骨术的设计中应多采用缩短截骨术，少采用增长截骨术，至于术后患者的身高增加，主要是弯变直的结果，而不是截骨间隙增宽的结果。

五、远位撑开与近位压缩的原理

当全脊柱截断后，只有采用远位撑开与近位压缩相对应的内固定方法，才能使脊柱处于伸直状态，脊髓处于松弛状态，这才是最理想的结果（图7-31）。不论是在进行前路或后路内固定，都不应该忘记这一生物力学原理。一定要达到使脊柱伸直矫正畸形，使截骨端合拢保证脊髓神经松弛、无张力的效果，因这是手术成功的关键。

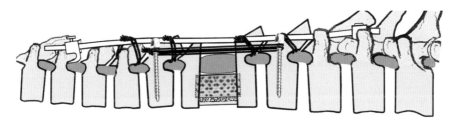

图7-31　全脊柱截断后，采用远位撑开与近位压缩相对应的内固定方法，使脊柱处于伸直状态，而脊髓却处于松弛状态，这才是最理想的结果

（田慧中　朱旭　任军）

第五节　截骨端错位脊髓损伤

ASK截骨矫形术术前应认真阅读X线片，拟截骨的椎间隙骨性融合情况，特别是椎体前缘及前纵韧带的骨化程度，若椎体前缘椎间隙已形成坚固的骨性融合，则应选择全脊柱截骨的手术方法，而不能用单纯椎板截骨的手术方法去做，以免在椎板截断复位时发生困难。由于单纯椎板截断后复位困难而应用暴力按压，结果产生椎体前缘骨折错位，造成脊髓损伤，这种脊髓损伤往往是横断性的脊髓损伤，常常是不可逆性的，造成永久性截瘫（图7-32）。

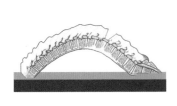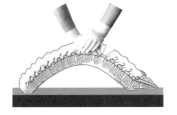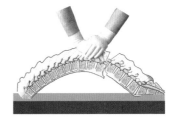

A　　　　　　　　　　　　　B　　　　　　　　　　　　　C

A. 椎体前缘连续三个间隙骨性融合，选择单纯椎板截骨术治疗是错误的，应该选用全脊柱截骨术；B. 手法复位暴力向前推压顶椎是错误的，应该轻轻推压截骨间隙，如不能折断骨性融合，则应改做全脊柱截骨术；C. 暴力向前推压顶椎，造成椎体骨折，脊柱的前后错位，而至脊髓圆锥的横断性损伤

图7-32　截骨端错位脊髓损伤

并发症的防范要点如下所述。

（1）单纯椎板截骨术是个简单可行的手术方法，但一定要认真阅读X线片，认真选择病例，对椎体前缘椎间隙有骨性连接的病例，绝对不能采用单纯椎板截骨术的手术方法，靠暴力按压复位的方法，企图折断椎体前缘骨性连接而达到复位目的。预防的方法是另选没有骨性连接的椎体间隙做截骨术，当临近椎体前缘均已骨性连接时，则应采用全脊柱截骨术的方法解决。绝对禁忌用强力按压方法企图折断椎体前缘，而达到矫正复位的想法，因为这种想法是非常危险的，应该牢记在心中。

（2）对哪种ASK应做单纯椎板截骨手术、哪种ASK应做椎弓椎体次全截骨术、哪种ASK应做全脊柱截骨术，思想上要有充分的认识，不能刚学会了单纯椎板截骨术，就用它来解决所有的强直性脊柱畸形的患者。在单纯椎板截骨术中遇见困难的时候，还应懂得换用合适方法去处理。否则，单纯椎板截骨术后仍不能达到矫正复位目的时，就束手无策了。

（3）选择椎体前缘未骨性融合的椎间隙。单纯椎板截骨术不一定要选择L_2、L_3之间，如果L_2、L_3之间的前缘已有骨性连接（图7-33），则应选择其上或其下前缘未有骨性连接的间隙做截骨，这样可以防止截骨后复位困难的出现。

如果在X线片上表现椎体前缘的椎间隙骨化比较完全，而椎体腰部骨化较轻，尚有折断的可能时，则应采用椎弓椎体次全截骨术，利用折断椎体前缘的手术方法来达到复位目的（图7-34）。

如果是整个椎体前缘连椎间隙带椎体均有明显的骨化时，则应采用全脊柱截骨术的方法解决（图7-35）。对术中可能遇到的问题，均应在术前考虑到，以免术中无对策。

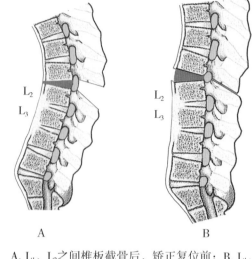

A. L_1、L_2之间椎板截骨后，矫正复位前；B. L_1、L_2之间椎板截骨矫正复位后

图7-33　标准非顶椎截骨在L_2、L_3之间，如果L_2、L_3椎体之间有骨性连接，则选择其上或其下的另一个没有骨性连接的间隙做截骨

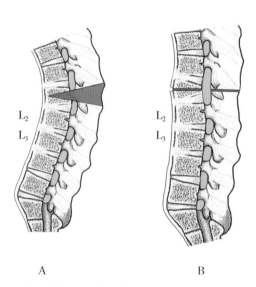

A. 椎弓椎体次全截骨术后；B. 后闭合复位术后

图7-34　椎间盘已骨化，但椎体前缘尚未骨化，则应做椎体腰部截骨术，即椎弓椎体次全截骨术

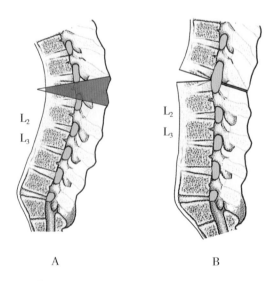

A. 全脊柱截骨术后；B. 前张开后闭合复位术后

图7-35　椎间盘、椎体前缘均骨化，则需要做全脊柱截骨术

（4）总之术中暴力按压复位是绝对禁忌的，不出问题便罢，要出问题就是大问题，应该牢记在心中。

（田慧中　刘红　刘帅）

第六节　出血与止血的问题

一、概述

术中出血与止血的问题在开展脊柱外科手术的过程中是应该首先解决的，在没有对术中出血与止血的问题研究透彻之前，最好暂时不要进行高难度的脊柱外科手术，一旦遇到术中大出血，造成束手无策，可因失血而致术中发生低血容量性休克，抢救不及时也可造成死亡。所以脊柱外科医生对术中出血与止血的问题，应该首先做好这方面的准备，切勿等到遇见问题时手忙脚乱、无所适从，到那时后悔莫及。

椎管内和椎管外的血液供应丰富，特别是椎管内，硬膜外静脉丛的血流量很大，是上腔静脉与下腔静脉的侧支循环，当下腔静脉受阻时，大部分下肢回流的血液可以通过椎静脉系统返回心脏。所以说硬膜外静脉丛的出血量甚大，不是结扎几组节段血管所能解决问题的。硬膜外静脉丛的出血像洪水样非常汹涌，既不能靠钳夹又不能靠电烙，连肉眼观看的机会都没有，只能靠手指触摸截骨间隙内有无碎骨存在，无碎骨存在时，快速闭合截骨间隙，硬膜囊膨胀变宽，压迫硬膜外静脉丛出血将会自然停止。椎体松质骨窦的出血来源于与硬膜外静脉丛相沟通的椎体基底静脉及椎体周围的椎外交通支，当用骨刀切除椎体时，椎体内松质骨窦的出血十分可观，这些出血全靠硬骨蜡涂抹止血方能解决，一般骨科常用的软骨蜡很难起到止血作用。对椎前节段血管的出血，当经后路绕过椎弓做椎体切除术时，常规不结扎节段血管，只靠严格的骨膜下剥离和撬板挡开的方法，均可完成手术的全过程，术毕电烙出血点止血，未见有术后造成节段血管继发出血的病例。椎板后剥离暴露时横突间、关节突外侧缘出血的来源是节段动静脉的后侧穿支，完全可以用电烙的方法解决。

经前路胸腹部斜切口入路，经胸膜外和腹膜后入路抵达椎体时，则需要结扎节段血管，暴露椎体的前外侧缘，自椎体的前方或前外侧进入椎体或椎间盘。当椎体或椎间盘为结核性病灶时，椎前脓肿或椎旁脓肿位于前纵韧带下，已造成前纵韧带与骨组织之间分离，形成脓肿壁，切开脓肿壁即可显露椎体及椎间隙的结核病灶，彻底清除病灶摘除死骨，做成植骨床，即可做立柱植骨的Hodgson手术，在活动性结核，有脓肿存在的病例，反而出血的可能性更少，因病灶内的血管已经被栓塞，故进入病灶后出血并不多。这是脊柱结核的特点，当硬膜外脓肿侵犯时，硬膜外静脉丛也被栓塞，故出血也不多，难的是硬膜外粘连难以分离，是个最大的难题。

二、椎静脉系统的解剖

椎静脉系统是上腔静脉与下腔静脉之间的侧支循环，当下腔静脉产生梗阻时，下半身的血液可以通过椎静脉系统返回心脏，所以椎静脉系统的血流量很大，特别是硬膜外静脉丛的血管，管壁薄而宽，可通过较大的血流量（图7-36）。故当硬膜外静脉丛破裂出血时，血液呈洪水般自深部溢出，让手术者擦血或吸引器吸血都来不及，遮挡住手术者的视野，使手术无法进行，只能靠手术者的手指触诊截骨间隙内还有否碎骨存在，只有在截骨间隙闭合后，硬膜管膨胀变宽压迫硬膜外静脉丛，出血方能自然停止。用结扎几组节段血管的方法，限制不住硬膜外静脉丛的出血，因为椎静脉系统是上、下腔静脉的侧支循环。

椎静脉系统分布在整个脊柱的椎体、椎弓的松质骨内形成松质骨窦，在骨皮层外也有静脉血管围绕，特别是硬膜外静脉丛为椎静脉系统的主要集中部位，硬膜外静脉丛通过椎体正中的后缘，由基底静脉进入椎体，与椎体松质骨窦相沟通，通过椎间孔支进入椎间孔，分布在椎间孔外的周围。故在脊柱截骨手术中，到处都有静脉血浸出，给脊柱截骨术造成极大的困难（图7-37、图7-38）。

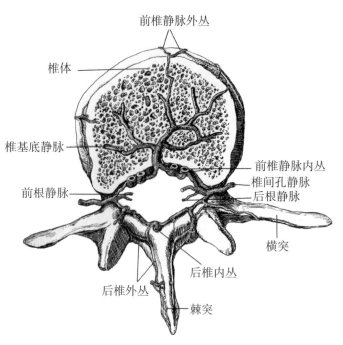

图7-37 椎静脉系统的分布轴位示意图

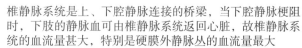

椎静脉系统是上、下腔静脉连接的桥梁，当下腔静脉梗阻时，下肢的静脉血可由椎静脉系统返回心脏，故椎静脉系统的血流量甚大，特别是硬膜外静脉丛的血流量最大

图 7-36 椎静脉系统解剖示意图

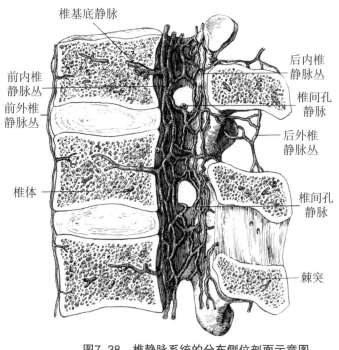

图7-38 椎静脉系统的分布侧位剖面示意图

三、出血与止血的手术技巧

当进行脊柱手术时，特别是做脊柱截骨术时，对出血与止血的手术技巧要求很高，一定要首先掌握出血与止血的基本功，方能主刀进行脊柱手术。

1. 经后路椎板后出血与止血的手术技巧 当成人沿棘突切开棘上韧带时，或儿童沿棘突切开软骨帽时（图7-39），应从中线劈开棘上韧带或软骨帽，再沿着棘突的两侧骨膜下剥离暴露两侧的椎板，只要严格地从骨膜下进行剥离，出血就会很少。当剥离暴露到达关节突外缘和横突之间时，会有肋间动脉或腰动脉的背

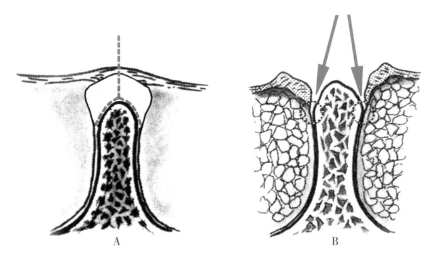

A.软骨帽切开线；　B.向两侧沿骨膜下分离椎板

图7-39　软骨帽或棘上韧带切开线示意图

侧分支，从前向后自横突间及关节突的外缘穿出（图7-40），往往造成活跃的出血，这些出血完全可用电烙止血的方法解决。

2. 严格骨膜下剥离保护节段血管不受损伤　切断横突沿椎弓根向前剥离椎体时，一定要在骨膜下用椎体剥离器沿着椎体腰部向前剥离，以免损伤节段血管，然后再用撬板撬开椎体周围软组织，和节段血管起止血作用（图7-41），但笔者从来不用结扎节段血管的手术方法。

3. 对椎体松质骨窦的出血　对椎体松质骨窦的出血，用截骨平面上涂抹骨蜡的方法止血效果满意（图7-42）。但必须要用硬质骨蜡方能生效。

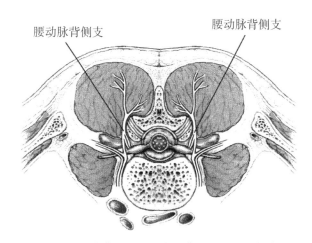

图7-40　腰动脉背侧支的分布，背侧支可以用电烙止血

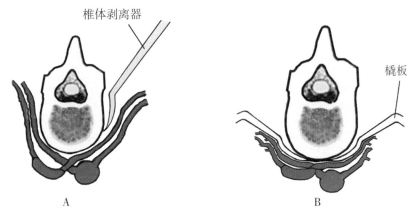

A. 用椎体剥离器从后向前剥离椎体；B. 用撬板挡开节段血管

图7-41　严格骨膜下剥离保护节段血管不受损伤

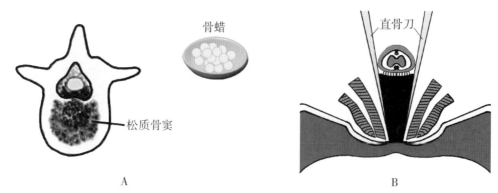

A. 松质骨窦出血；B. 止血方法

图7-42　椎体内松质骨窦出血的止血方法

4. 对硬膜前静脉丛的出血　对硬膜前静脉丛的出血，用后纵韧带剥离器严格地自骨膜下剥离后纵韧带，使硬膜前静脉丛不受损伤，为防止硬膜前静脉丛出血的最好方法（图7-43）。一旦硬膜外静脉丛破裂，出血非常汹涌。应快速闭合截骨间隙，硬膜管扩张增宽，压迫硬膜外静脉丛，出血自然停止（图7-44、图7-45）。硬膜外静脉丛出血，用钳夹、电烙都是白费时间，造成血液丢失。只有快速闭合截骨间隙，才能达到止血的目的。

5. 对硬膜前静脉的出血　当切除椎体后缘时，硬膜前静脉的出血是难以避免的，因为它的出血非常汹涌，像洪水一样，无法阻挡。来不及观察考虑，只允许用手指触摸截骨间隙内无碎骨片存在时（图7-46），立即闭合截骨间隙。由于截骨间隙闭合后硬

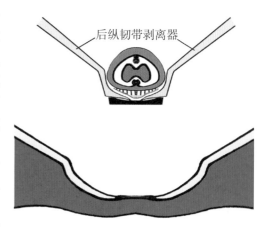

图7-43　用后纵韧带剥离器剥离后纵韧带

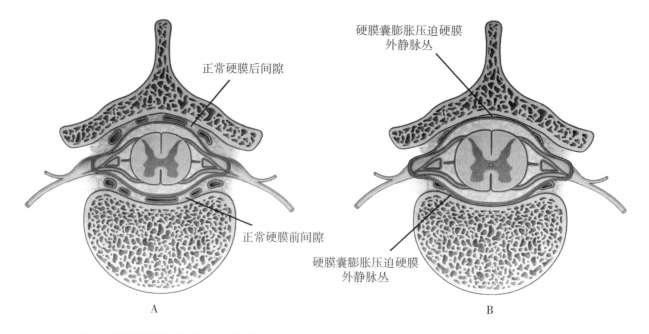

A.显示正常的硬膜外静脉丛；B.截骨间隙闭合后，硬膜囊缩短膨胀压迫硬膜外静脉丛，产生止血作用

图7-44　硬膜外静脉丛出血的止血方法，靠截骨间隙闭合后硬膜囊的膨胀压迫止血

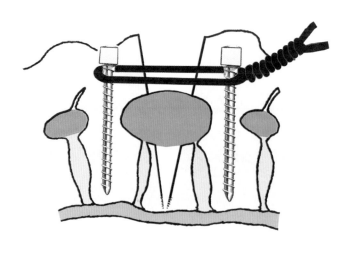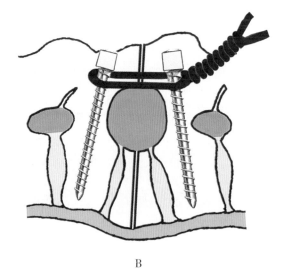

A. 椎弓根螺钉钢丝合拢截骨间隙；　B. 截骨间隙闭合后，硬膜囊膨胀压迫硬膜外静脉丛，出血自然停止

图7-45　闭合截骨间隙，硬膜囊膨胀压迫止血

膜管膨胀变粗，压迫硬膜外静脉丛（图7-45），出血将自然停止，这是最好的止血方法。

6. 对椎体松质骨面的出血　当椎体截骨切除时，椎体松质骨面的出血，应用硬骨蜡涂抹的方法止血，记住软骨蜡是不起止血作用的。用骨刀切一层、用骨蜡涂抹一层的止血方法效果可靠（图7-43）。

7. 血管的结扎　经后路做环形截骨切除椎体时，向来不做节段血管的结扎。只有在前路手术时才做节段血管的结扎。

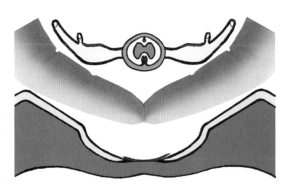

图 7-46　截骨完成后触诊截骨间隙内有无残留骨片：无残留碎骨片时，立刻闭合截骨间隙，硬膜囊膨胀变宽，压迫硬膜外静脉丛，出血自然停止

四、胸腰椎前路出血与止血的手术技巧

胁腹部切口前路胸腰椎手术中，抵达后腹膜之后，用手指与纱布相配合，钝性分离后腹膜，自外向中线分离直达椎前，右侧可首先遇到下腔静脉的外缘，左侧首先遇到的是腹主动脉，因腹主动脉有搏动，且壁厚而不容易损伤，但下腔静脉壁薄而无搏动，容易将其误认为是膜性组织，造成损伤，特别是当腰椎结核病灶清除术时，有时把下腔静脉或髂总静脉误认是膜性组织，将其纵行切开，造成术中大出血。对没有经验的手术者，常因出血不止，造成低血容量性休克，甚至造成死亡。

现将下腔静脉或髂总静脉缝合修补的手术方法介绍如下，供初学者参考。

（一）下腔静脉或髂总静脉修补术

先用两块纱布球压迫下腔静脉或髂总静脉的上、下端（图7-47），暂时阻断血流，探查静脉上的破裂口，找到破裂口之后，再将破裂口以上和以下部位、静脉血管周围的膜性组织分离开，显露出静脉血管的上、下端，

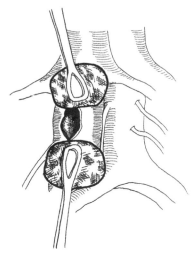

图7-47　用纱布球压住下腔静脉的近端和远端，做暂时性阻断止血，显露破裂口

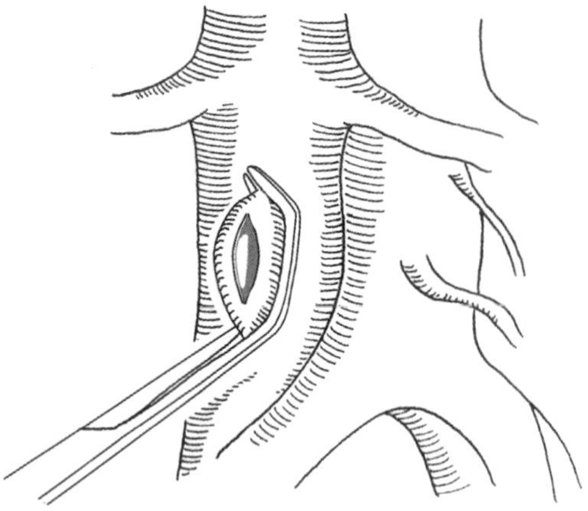

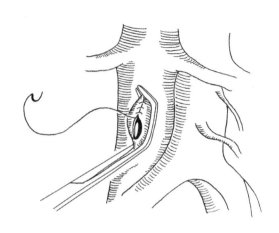

图7-48　用沙丁式钳夹住破裂口的基底部，
准备下一步缝合破裂口

图7-49　用尼龙单丝线连续缝合破裂口

然后再用沙丁式钳插入破裂口周围的深部，阻断血流后，再去掉上、下端的压迫纱布（图7-48）。然后用4～8个0的无损伤尼龙单丝线，连续缝合破裂口，即可达到止血目的（图7-49）。

（二）节段动静脉的结扎术

横过椎体前方的节段血管妨碍纵行切开前纵韧带抵达椎体和椎间盘，则应给予结扎切断。现将结扎切断节段血管的手术技巧叙述如下：钝性分开椎前壁层膜性组织，暴露横过椎前的节段血管，在其上、下缘插入小剥离器，沿骨皮质剥离、游离节段血管（图7-50）。然后插入直角钳2把，连同节段血管的周围组织一同夹住，自其中间切断结扎（图7-51）。再沿椎体的骨膜下向内外分离，暴露椎体和椎间隙，如为结核性病灶，可能已被脓液造成骨膜下分离，故进入病灶更加容易。

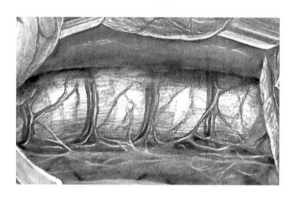

图7-50　游离暴露节段血管

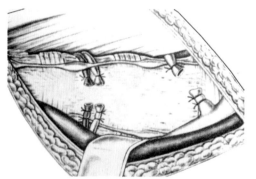

图7-51　结扎节段血管，暴露脓肿壁

五、注意事项

（1）开展脊柱外科手术，首先要学会如何进行出血与止血的手术方法和手术技巧，一旦遇到术中大出血时，造成束手无策，便会因失血而致休克或死亡。

（2）对3种出血的来源、止血的方法和因手术失误所造成的血管破裂如何止血，止血方法和大血管破裂时如何修补均应在开展脊柱外科手术之前有所思想准备。

（3）3种出血：①硬膜前静脉丛的出血；②松质骨窦的出血；③节段血管的出血。以上是常见的3个出血的来源，对这3种出血如何应对，要胸中有数、沉着应战才行。

（4）在前路手术中，如何进行节段血管的结扎手术，如何防止下腔静脉造成误切损伤，以及一旦发生误切损伤，应该如何进行缝合修补，均应在思想上有所准备，不能到时束手无策。

（5）对椎静脉系统的解剖知识要有所认识，最好是要有明确的概念。

（6）脊柱外科是骨科中的难题，也是骨科医生最后轮转或固定的科室，在操作技术上达到一定的程度后，才开展的一门技术。对操作技术和手术技巧要求很高，当骨科医生做到最后，各方面成熟之后，再固定做脊柱外科工作才是最合理的。

（7）特别是截骨矫正畸形的手术，更需要熟练掌握用薄刃骨刀在脊柱上、绕过硬膜管和脊神经根操作的基本功，以及对脊柱、脊髓神经有明确的解剖概念。

（张强　田慧中　塔依尔江·亚生）

第七节　肠系膜上动脉综合征

一、概述

肠系膜上动脉综合征有时发生在脊柱弯曲矫形术后，脊柱由弯变直，躯干部拉长，位于椎前的肠系膜上动脉遭受牵拉紧张，压迫十二指肠横段，使食物通过受阻产生高位肠梗阻的症状，即谓肠系膜上动脉综合征。笔者对143例脊柱弯曲畸形患者行哈氏分离棒矫正术中，或ASK截骨矫形术后，4例术后并发肠系膜上动脉综合征，其中1例因延误诊断而死亡，其余3例均因及时得到正确的诊断和处理而治愈（图7-52、图7-53）。

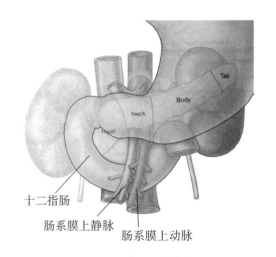

图7-52　肠系膜上动脉的解剖位置

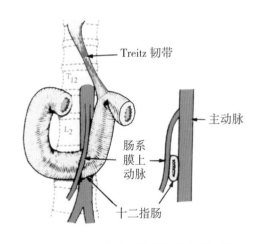

图7-53　肠系膜上动脉综合征的病理机制

二、典型病例介绍

例1，女，13岁，患特发性脊柱侧弯，于1985年9月7日入院，全身检查无其他特殊异常。化验检查：肝功能、肾功能均在正常范围以内，血尿常规检查正常，血气分析是中度低血氧表现。心电图正常。正位X线片脊柱是特发性侧弯，主弯位于下胸段，凸向右侧，Cobb's角55°。侧位X线片脊柱后凸不明显。入院后用垂直悬吊牵引做术前准备。于同年10月31日在气管插管加复合麻醉下行哈氏分离棒矫正植骨术，手术进行顺利，术中输血600mL，术后患者恢复顺利，无恶心呕吐现象，饮食如常，伤口一期愈合，术后身高增加8cm，Cobb's角变为8°，手术矫正了47°。患者于11月18日立位行石膏背心外固定，观察5天无不良反应，于11月23日出院。患者戴石膏背心出院后饮食起居一切如常，12月22日在亲戚家饮食引起急性上腹痛，剧烈呕吐，继而吐出大量黄绿色液体，最后吐血，没有及时送医院治疗，于发病后的第3天即12月24日在家中死亡。基层医生意见为急性胃扩张死亡。死后拆除石膏背心，见上腹部皮下组织瘀血肿胀，从箭突下面石膏开窗处膨出。呕吐物为血性胆汁，家属不同意未做尸体解剖。

例2，女，12岁，因患脊柱侧弯病于1986年4月11日入院。查体：发育营养均中等，身高130cm，脊柱弯曲位于下胸段凸向右侧。在胸骨正中有一纵行切口痕迹。既往史：患者1981年曾在上海某医院做过"心脏补片手术"，术后恢复良好，跑跳自如。心电图检查：窦性心律，心电图异常，呈不完全性右束支传导阻滞。血气分析：轻度低氧血症。肝功能、肾功能、血常规、尿常规均在正常范围。脊柱正位X线片诊断为特发性脊柱侧弯，主弯位于下胸段凸向右侧，Cobb's角95°，侧位片上有中等后凸畸形，术前给予垂直悬吊牵引，于1986年5月24日在局部麻醉下行哈氏分离棒矫正植骨术，手术进行顺利，术后恢复较快。在立位牵引下石膏背心固定，观察5天无不良反应，于6月13日出院。回家后感觉饭后饱胀，以后症状逐渐加重，伴有恶心呕吐，烦躁不安，吐出物为黄绿色胆汁样流体，不能进食饮水。于1986年6月16日即出院后的第4天以石膏并发肠系膜上动脉综合征二次入院。入院后即刻拆除石膏背心，取头低俯卧位，禁食、补液，症状立即消失，呕吐停止，开始放屁，第3天患者感到饥饿，进食后未见症状复发。于6月21日再次石膏背心固定后，上腹部疼痛，恶心呕吐症状又复出现，二次又将石膏拆除，采用上次疗法症状又消失。以后每天操练头低俯卧位，17天后第3次立位上石膏背心后，无不适感出现，1986年7月14日出院后未再复发。

例3，女性，25岁，因患特发性重度脊柱侧弯，Cobb's角138°，主弯位于下胸段凸向右侧，于1986年5月1日入院，检查未发现手术禁忌证。入院后给予垂直悬吊牵引做术前准备。同年7月5日在气管插管加复合麻醉下行分叉棒矫正术，手术进行顺利，术后回病房卧平床，术后第2天主诉上腹部痛，阵发性加重，恶心反胃，给予阿托品肌内注射后减轻，第3天开始以上症状加剧，呕吐物为大量胆汁性液。不能进食，持续至术后第18天，处理方法：每天2～3次取头低俯卧位，将床的尾端垫高，患者立即感到舒服，呕吐停止。配合禁食、补液、颈交感迷走神经封闭，必要时阿托品肌内注射，直到7月24日以上症状消失，允许患者下地站立。于8月14日在立位下行石膏背心固定，观察6天无不良反应而出院。出院前检查：术后Cobb's角变为60°，手术矫正了78°，身高增加10cm。

例4，女性，22岁，因患重度脊柱侧弯于1986年6月4日入院。检查未发现手术禁忌证，脊柱X线片诊断为特发性脊柱侧弯，Cobb's角111°，身高150cm，经术前垂直悬吊牵引至7月24日，在气管插管加复合麻醉下行分叉棒矫正植骨术，术后Cobb's角变为62°，身高增加6cm。但患者于手术后第2天下午开始出现恶心呕吐，吐出物为胆汁样液体，第3天症状加剧，诊断为肠系膜上动脉综合征，按常规给予头低俯卧位，颈交感迷走神经封闭、禁食、补液，必要时肌内注射阿托品，症状逐渐改善，至术后第6天，症状消失，可进全流食，但不坚持俯卧症状就会复发，至术后第10天患者完全恢复，8月15日立位行石膏背心外固定，准备出院。

三、结语

（1）历史回顾：肠系膜上动脉综合征由Boernerus（1752）首先发现此病。Von Roditansky（1861）阐明了发病原因：为肠系膜上动脉压迫十二指肠，胃肠液反流，食管上端括约肌松弛，空气吞咽等所致。第1例石膏综合征是Willett（1878）发现于1例17岁的男孩采用Sayre's石膏背心矫正驼背时，患者死于48h以内。尸检见胃扩张，但未找到梗阻部位。以后有Buzzard（1880）、Kelling（1901）、Conley和Miller（1935）均发现在石膏背心治疗脊柱结核或特发性脊柱侧弯时并发肠系膜上动脉综合征。以后又有Dorph、Kauffman、Gerbode、Waddell陆续报道了此类病例，但在国内对脊柱侧弯矫正术后并发肠系膜上动脉综合征的报道甚少。

（2）病因的探讨：哈氏分离棒或分叉棒的作用都是利用轴向撑开力使脊柱伸直，躯干部拉长，位于脊柱前的软组织当然也由松弛变为紧张，十二指肠横段在脊柱与肠系膜上动脉之间的裂隙内通过，该裂隙也由宽畅变为狭窄，特别是侧弯脊柱的主弯位于下胸段凸向右侧的患者，随着侧弯的矫正和脊柱的伸直，Treitz韧带产生紧张上提，造成十二指肠梗阻的可能性就更大。4例并发肠系膜上动脉综合征者，其主弯均位于下胸凸向右侧。2例为术后未上石膏背心之前出现症状，2例为石膏背心固定出院后出现症状。有2例与手术矫正侧弯有直接关系，而后2例的发病原因可能与在垂直悬吊下固定石膏背心过紧或手法不当有关，其次是患者回家后未能适当节制饮食而引起。

（3）对脊柱侧弯并发肠系膜上动脉综合征的问题应该提高警惕：肠系膜上动脉综合征为一致命性并发症，应该重视。延误诊断和处理不当将会造成死亡。对脊柱侧弯矫正术后石膏背心固定出院的患者，应该详细告诉患者出院后的注意事项。如有恶心呕吐、上腹部疼痛等上消化道梗阻的症状发生，迅速回院检查住院治疗，基层医生对这类患者应首先想到并发肠系膜上动脉综合征的可能性，切忌乱投药和延误时机，应及时送医院治疗。

（4）对肠系膜上动脉综合征的处理：如能正确掌握它的发病机制就不难做出正确诊断和果断处理，其处理如下：①肯定诊断后立即拆除石膏背心。②将床尾垫高取头低俯卧位。③禁食、补液。④颈交感迷走神经封闭。⑤必要时胃肠减压。⑥个别病例需要剖腹探查，做胃空肠吻合术或Treitz韧带松解术。若能及时正确地给予处理，患者都能得到恢复。

（田慧中　吐尔洪江·阿布都热西提　马良）

第八节　胸廓出口综合征

一、概述

胸廓乃由脊柱、肋骨、胸骨构成，形成一鸟笼式结构，其顶端为第一胸椎、第一肋骨和胸骨柄组成一天窗式的出口，称之为胸腔上口。在胸腔上口的外面和临近有颈椎、第一肋骨、前斜角肌、锁骨、胸大小肌、肩胛下肌、肱骨头等组织，这些组织间隙形成了胸腔出口外的间隙。当这些组织有异常、畸形或外伤后粘连时，压迫由此通过的臂丛神经、锁骨下动静脉，引起患侧上肢血管神经种种症状，称为胸廓出口综合征。

第一肋骨为扁平状，在上面的前中部有2个浅沟，沟间有一结节，前斜角肌附着于此。锁骨下静脉于前浅沟上，经前斜角肌与锁骨下肌之间穿过。锁骨下动脉及臂丛神经下干，于后浅沟上，从前斜角肌与中斜角肌之间通过，故在本病的形成机制中，第一肋骨是构成夹压作用的重要因素。

颈肋是常见的病因，颈肋多起自第七颈椎，自椎旁向外再转向前下，其游离端位于前、中斜角肌之间，从后面压迫臂丛神经，前面又有前斜角肌阻挡，从而发生颈肋综合征。

后天因素有颈部、上胸部外伤后，特别是锁骨、第一肋骨骨折愈合后骨痂形成，或肱骨头脱位、颈椎骨质增生、颈部淋巴腺肿大、肿瘤、血管硬化等均可引起。

当重度脊柱侧凸做颅盆环牵引时，跟随着轴向牵拉使脊柱逐渐延长增高，造成胸腔上口上升，特别是脊柱凸侧的第一肋骨明显抬高，压迫臂丛神经和锁骨下动脉，造成患者的小指和环指麻痹或过敏性疼痛，有时桡动脉脉搏搏动减弱或消失，使颅盆牵引不能继续进行，必要时可做第一肋骨切除术，然后再继续进行颅盆牵引治疗脊柱侧弯。

胸廓出口综合征的病例应先进行理疗，如加热按摩、颈部运动、斜方肌锻炼和提肩带等保守疗法，并注意保持良好的躯体姿态，防止肩胛部下垂。症状较重保守治疗无效者则需施行手术治疗，经锁骨上入路或腋入路，切断前斜角肌，切除第一肋骨全长，如有颈肋亦应切除。术后有90%以上的病例，症状均能消失。

二、适应证

适应证：因前斜角肌、颈肋、第一肋骨压迫等原因所致锁骨下血管或臂丛神经受压的病例，经非手术治疗无效，Adson试验阳性，尺神经传导速度小于60m/s者。

三、锁骨上第一肋骨切除术

（一）术前准备
（1）明确诊断、制定手术方案。
（2）特殊器械：第一肋骨剥离器、第一肋骨剪刀、田氏骨刀1套。

（二）麻醉与卧位
一般采用局部浸润麻醉，个别病例气管插管全麻。在颅盆环牵引下的患者，取仰卧位患侧背部略垫高，在局部浸润麻醉下进行手术。不在颅盆环牵引下的患者也可在气管插管麻醉下手术。

（三）手术操作程序
（1）第一步：锁骨上入路行第一肋骨切除的手术方法多用于颅盆环牵引下的患者，斜切口位于锁骨上2～3cm外侧高内侧低，切口长4～8cm。

（2）第二步：切开皮肤及皮下组织，结扎颈外静脉，分离暴露胸锁乳突肌后缘，向前牵开胸锁乳突肌，暴露前斜角肌，向外游离臂丛神经，向内游离锁骨下动脉和静脉，显露第一肋骨，将前中小斜角肌在肋骨上的附着点切掉，严格地从骨膜下剥离、游离第一肋骨（图7-54）。

（3）第三步：相当于第一肋骨与肋软骨的连接处，用肋骨剪或咬骨钳将其切断，再在第一肋骨后方的近横突关节处将其切断（图7-55），然后将游离的第一肋骨取出。

（4）第四步：严格检查有否胸膜破裂，有否血管出血，如有大血管出血，则应进行缝合修补，小的出血点给予结扎止血，切忌用电烙止血以免损伤胸膜。然后放置橡皮管或橡皮条引流，分层缝合切口，手术结束。

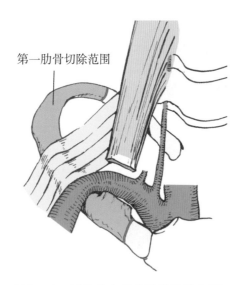 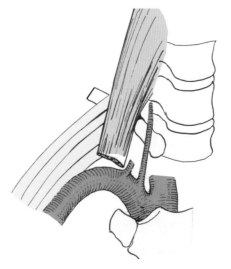

第一肋骨切除范围

图7-54　已将前中斜角肌的附着点切掉，从骨膜下剥离、游离第一肋骨　　图7-55　第一肋骨已被切除，臂丛和锁骨下动脉得到松解

（四）术后处理
回病房后按颅盆环牵引护理，允许早期下床活动，术后24～48h拔除引流条，5～7天后拆除皮肤缝合线，观察手指疼痛、麻痹和桡动脉搏动的恢复情况。

四、典型病例介绍

患者，女，22岁，患重度上胸段脊柱侧弯，凸向右侧经颅盆环牵引后，并发右侧胸廓出口综合征。右手握力降低，环指、小指感觉运动障碍，经用提肩带保守治疗无效，于2002年1月24日在局麻下经锁骨上入路切除第一肋骨，手术进行顺利，无胸膜破裂及血管神经损伤等并发症出现。术后右手握力，环指、小指感觉运动等均恢复正常，继续进行颅盆环牵引和手术矫正脊柱侧弯的常规治疗（图7-56）。

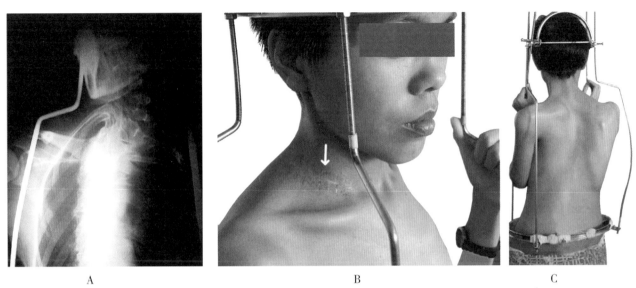

A　　　　　　　　　　　B　　　　　　　　　　　C

A. 经颅盆环牵引后，右侧第一肋骨升高并发胸廓出口综合征；B. 箭头示锁骨上切口（切除了第一肋骨）；C. 第一肋骨切除后症状消失，继续进行颅盆环牵引

图7-56　典型病例

五、术中注意要点

（1）切断前斜角肌或切除第一肋骨时，若发现颈肋或异常腱索，则应同时切除之。

（2）切除第一肋骨时，向前必须到达肋软骨，向后必须到达横突附近。

（3）术中应注意不能损伤臂丛神经，锁骨下动、静脉和胸膜。切记当离大血管和胸膜近的部位，不能使用电刀。

（4）腋下入路不易损伤臂丛神经和大血管，因为神经血管均位于后上方。但应细心剥离肋骨，勿用力过猛。

（5）锁骨下动脉的损伤：锁骨下动脉位于前斜肌远端的深层，切断前斜角肌肌腱之前，应仔细分离、游离其肌腱，并通过弯钳挑起肌腱再切断，以免损伤锁骨下动脉，更不能用电刀切断，因为电刀距离血管近了，容易造成误伤。

（6）锁骨下静脉的损伤：锁骨下静脉位于前斜角肌肌腱的前方，静脉壁很薄，勿将它当作是膜样组织切破，造成出血。

（7）膈神经的损伤：膈神经位于前斜角肌肌腹的前方，自外上斜向内下，应将其分离、游离后，用橡皮膜牵开以免损伤。

（8）臂丛神经的损伤：当切除第一肋骨时，对臂丛神经的牵拉要轻柔，不能粗暴，以免术后恢复困难。

（田慧中　李磊　王彪）

参考文献

[1]　董中. 骨科手术图谱［M］. 北京：人民卫生出版社，1995：85-125.

[2]　黄孝迈. 手术学全集：胸外科卷［M］. 北京：人民军医出版社，1995：65-69.

［3］ 黎介寿，葛宝丰，卢世璧，等. 手术学全集：矫形外科卷［M］. 北京：人民军医出版社，1996：45-1613.

［4］ 陈安民，徐卫国. 脊柱外科手术图谱［M］. 北京：人民卫生出版社，2001：95-180.

［5］ 田慧中. 脊柱外科医师要善于使用咬骨钳和骨刀［J］. 中国现代手术学杂志，2002，6（1）：67-68.

［6］ 田慧中. 脊柱侧弯合并胸前凸重建胸后凸的手术治疗［J］. 中国现代手术学杂志，2002，6（1）：52-53.

［7］ 梁发启. 血管外科手术学［M］. 北京：人民卫生出版社，2002：457-492.

［8］ 党耕町. 脊柱外科技术［M］. 北京：人民卫生出版社，2004：102-245.

［9］ 田慧中. "田氏脊柱骨刀"在矫形外科中的应用［J］. 中国矫形外科杂志，2003，11（15）：1073-1075.

［10］ 刘淼，杨康平. 上下肢手术路径图谱［M］. 西安：世界图书出版西安公司，2003：1-30.

［11］ 胥少汀，葛宝丰，徐印坎. 实用骨科学［M］. 2版. 北京：人民军医出版社，2003：1126-1178.

［12］ 田慧中，王彪，吕霞，等. 强直性脊柱后凸截骨矫正内固定术［J］. 中国矫形外科杂志，2005，13（7）：509-512.

［13］ 黄卫江，田慧中，吕霞. 第一肋骨切除术治疗胸廓出口综合征［J］. 中国矫形外科杂志，2006，14（17）：1309-1310.

［14］ 田慧中，吕霞，马原. 头盆环牵引全脊柱截骨内固定治疗重度脊柱弯曲［J］. 中国矫形外科杂志，2007，15（3）：167-172.

［15］ 田慧中，马原，吕霞. 颅盆牵引加弹性生长棒内固定治疗发育期间的脊柱侧凸［J］. 中国矫形外科杂志，2008，16（21）：1660-1663.

［16］ 田慧中，刘少喻，马原. 实用脊柱外科手术图解［M］. 北京：人民军医出版社，2008：200-354.

［17］ 王自立，党耕町. 脊柱外科手术径路［M］. 北京：人民卫生出版社，2008：118-127.

［18］ 田慧中，刘少喻，马原. 实用脊柱外科学［M］. 广州：广东科技出版社，2008：201-318.

［19］ 田慧中，白靖平，刘少喻. 骨科手术要点与图解［M］. 北京：人民卫生出版社，2009：41-54.

［20］ 田慧中. 我国脊柱畸形治疗发展史［J］. 中国矫形外科杂志，2009，17（9）：706-707.

［21］ 田慧中，马原，吕霞. 颅盆牵引下肋骨成形术治疗胸廓塌陷［J］. 中国矫形外科杂志，2009，17（11）：836-838.

［22］ 于滨生，郑召民. 脊柱外科手术技巧［M］. 北京：人民军医出版社，2009：34-129.

［23］ 田慧中，万勇，李明. 脊柱畸形颅盆牵引技术［M］. 广州：广东科技出版社，2010：1-305.

［24］ 田慧中，梁益建，马原，等. 用田氏骨刀作全椎板切除减压治疗胸椎黄韧带骨化症［J］. 中国矫形外科杂志，2010，18（20）：1693-1696.

［25］ 王深明. 血管外科手术图谱［M］，北京：人民卫生出版社，2010：159-166.

［26］ 田慧中，李明，马原. 脊柱畸形截骨矫形学［M］. 北京：人民卫生出版社. 2011，5：3-339.

［27］ 于滨生，芮钢. 脊柱外科关键技术图谱［M］. 北京：人民军医出版社，2011：348-401.

［28］ 田慧中. 结核性驼背畸形截骨术［J］. 中国矫形外科杂志，2011，19（23）：1937-1940.

［29］ 田慧中，张宏其，梁益建. 脊柱畸形手术学［M］. 广州：广东科技出版社，2012：1-79.

［30］ 田慧中，李明，王正雷. 胸腰椎手术要点与图解［M］. 北京：人民卫生出版社，2012：245-470.

［31］ 张宏其，田慧中. 脊柱结核手术学［M］. 广州：广东科技出版社，2014：394-401.

［32］ 田慧中，李佛保，谭俊铭. 儿童脊柱矫形手术学［M］. 广州：广东科技出版社，2016：1-443.

［33］ DRAKE R L，VOGL W，MITCHELL A W M. 格氏解剖学［M］. 北京：北京大学医学出版社，2006：2-739.

［34］ TIAN H Z，LV X，TIAN B. Halo Pelvic Distraction in Combination with Total Spine Osteotomy and Internal Fixation for Treatment of Severe Scoliosis［J］. Orthopedic Journal of China，2006，1（1）：11-16.

第八章　双脊柱脊髓畸形的诊断与治疗（脊髓纵裂）

第一节　中央骨嵴的形成

脊髓纵裂这一术语"diastematomyelia"来源于希腊语，"diastemato"的原意为"分裂"的意思，"myelia"为"脊髓"的意思。"diplomyelia"（双脊髓）来源于希腊语"diplo"，为"成双成对"的意思。Pang等根据胚胎学和临床研究统一命名为"split spinal cord malformation（SSCM）"即"脊髓裂"畸形。

脊髓纵裂是一种先天性脊柱脊髓畸形，在开展脊柱侧弯矫治手术中并非十分罕见，据统计脊髓纵裂在脊柱侧凸畸形中占5%～8%。在矫正脊柱侧凸之前应认真排除此病，否则会在手术撑开矫正畸形时并发截瘫或神经系统损害。其病理表现是在胚胎时期形成的双脊柱和双脊髓的先天性畸形，可为单节段畸形，也可为多节段畸形。单节段畸形形成中央骨栓，自椎体的后缘向后伸出穿过脊髓的中央，将脊髓和硬膜一分为二，形成骨性或纤维性中隔，好像是用钉子将脊髓钉在椎体上的表现。连续多节段畸形形成一中央骨嵴，呈长条山状，自椎体的后缘向后伸出穿过脊髓的中央，将脊髓和硬膜一分为二，形成双脊髓和双硬膜管畸形。由于骨骼组织与神经组织的发育成长速度不同，脊柱的增长快而脊髓的增长慢，将会跟随着发育增长逐渐出现脊髓的栓系症状。当脊柱外科医生进行撑开手术矫正脊柱侧弯前应首先考虑到有否脊髓纵裂的存在，因为它是脊柱矫形手术的禁忌证（图8-1）。待确定脊髓纵裂的诊断后，应先做中央骨栓或骨嵴的切除术，然后再做脊柱侧弯矫形术，以免术后造成截瘫或神经功能损害。

对脊髓纵裂中央骨栓或骨嵴形成的原因直至目前尚缺乏定论，笔者根据尸体解剖和手术实践中得来的经验判断，认为"脊髓纵裂"这一命名尚有不妥之处，应改为"双脊柱脊髓畸形（double spine and double spinal cord malformation）"，因为该病的病因并非仅发生在脊髓本身产生纵裂，而是"双脊柱"和"双脊髓"畸形所造成的一种共同结果。两节并列的"双脊椎"，其中也包含着两节脊髓在内，这种现象被称为"孪生椎twin vertebra"。两节孪生椎的相邻部分的残余椎弓根又互相融合而形成"中央骨栓"（图8-2）。连续多段畸形者

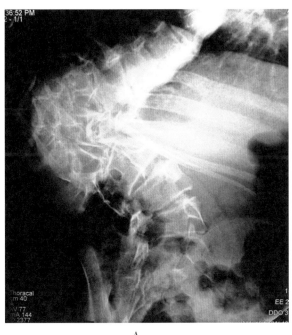

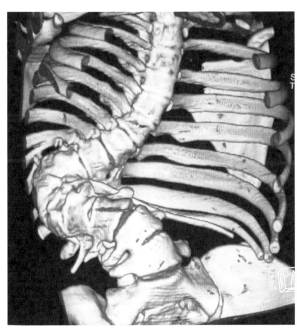

A　　　　　　　　　　　　　　　　　B

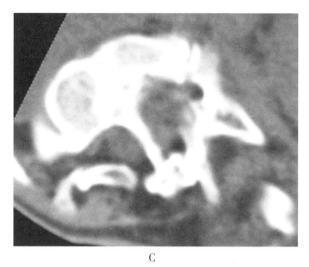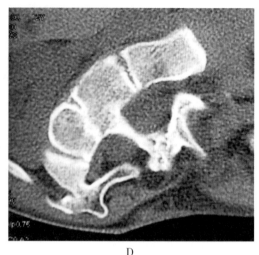

C   D

A. 重度胸弯124° Cobb's角，顶椎形成U形襻，椎体间骨性融合，合并多发性脊髓纵裂；B. 同一病例三维重建片；C. 由并列两节椎体骨化中心而形成椎体，两节相邻的椎弓根形成中央骨嵴；D. 由四节骨化中心并列形成椎体，中间相邻的椎弓根形成中央骨嵴。CT片上可见双脊髓阴影

图8-1　脊髓纵裂影像学表现

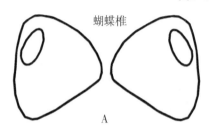

A. 一个椎体两个骨化中心未连接；B. 两个并列孪生椎，相邻的椎弓根残基合二为一形成骨栓，是脊髓纵裂中央骨栓或骨嵴形成的原因

图8-2　蝴蝶椎与孪生椎

则形成"中央骨嵴"（图8-3），自椎体向后生长，穿过脊髓中央与椎板相结合，如为隐性脊柱裂时，骨栓将游离在椎板盖缺损的中间。孪生椎并非蝴蝶椎，而是两个左右并列的整个椎体。蝴蝶椎是一节椎骨两个骨化中心所形成，而孪生椎则是两节整块的椎骨并列畸形，所以在并列的孪生椎之间留有椎弓根的残迹，这就是中央骨栓或中央骨嵴产生的根源。笔者在手术中对个别病例还可见到在中央骨栓的旁边还有小肋骨和脊神经根的残迹存在。从取出的中央骨栓的标本上解剖观察（图8-4），还可以见到骨栓乃由左右两块相邻的椎弓根结合而成的痕迹。确定双脊柱双脊髓畸形是形成脊髓纵裂的主要原因。

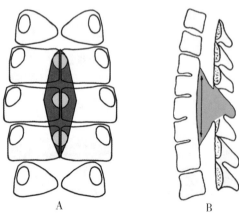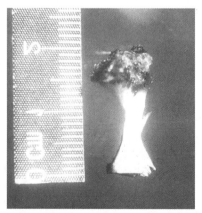

A. 脊髓纵裂中央骨嵴的形状；B. 骨嵴基底部上下径和左右径均增宽，呈长条山状

图8-3　中央骨嵴

图8-4　取出的中央骨栓长2cm、直径0.8cm。基底部切除完整，患者术后神经症状完全消失

第二节　脊髓纵裂的症状及治疗原则

一、脊髓纵裂的典型症状

（1）脊髓纵裂常见于脊柱侧弯的儿童，女性较多，约占66%，好发于胸腰椎，颈椎段则少见。

（2）皮肤表现：相当于脊髓纵裂部位的背部有生毛区（图8-5）、脂肪瘤、血管瘤、皮肤皱褶和色素沉着等表现。

（3）下肢畸形：两侧下肢发育不对称（图8-6），弓形足、外翻足、爪形趾和萎缩性溃疡等现象。

（4）脊柱畸形：30%以上伴有脊柱侧凸和脊柱前凸及脊柱裂畸形。

（5）神经功能障碍：常表现为单侧下肢功能障碍，如肌力减弱、腱反射减弱或亢进、肌肉萎缩、营养性溃疡、自主神经紊乱等，跛行及行走困难，括约肌功能障碍，尿潴留或尿失禁。其发生的原因主要是脊柱和脊髓的增长不同步所致。但这种现象也可因脊柱侧弯矫形手术或颅盆牵引术而诱发，使下肢瘫痪症状加重。

（6）疼痛：部分患者在病变水平之下存在疼痛，如腰背痛、肋间神经痛、束带性疼痛及过敏现象存在。

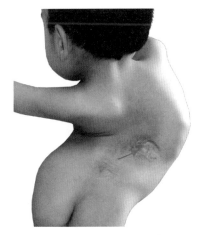

图8-5　箭头所示：背部皮肤凹凸不平生毛区，即脊髓纵裂的部位

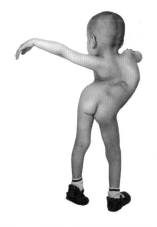

图8-6　两侧下肢发育不对称，骨盆倾斜、失代偿

二、脊髓纵裂的治疗原则

对脊柱侧凸合并双脊柱脊髓畸形的病例，应先做中央骨栓或骨嵴的切除手术，3～6个月后再做脊柱侧凸矫形手术。对不需要做矫正脊柱侧凸手术的病例，如患者术前也没有任何神经症状和体征存在，则不需要急于做中央骨栓或骨嵴的切除手术，因为中央骨栓或骨嵴的切除手术有导致术后神经功能加重的风险，故应严格掌握手术指征。对发育期间的儿童可做预防性中央骨栓或骨嵴的切除手术，手术时机是越早越好，最好是在2岁之内。若骨栓靠近脊髓纵裂口的远端，则发生脊髓栓系的可能性较大，应考虑尽早进行手术治疗。若中央骨栓的位置较低，位于下腰段相当马尾神经的部位，且无神经症状表现，术前垂直悬吊牵引无症状出现者，也可直接进行颅盆牵引或矫正脊柱侧弯的手术治疗。

（田慧中　马涌　代杰）

第三节　脊髓纵裂的影像学检查与诊断

近年来由于CT和MRI的应用对本病的确诊已不成问题。结合临床表现一般诊断已无困难。脊柱的CT平扫、脊髓的CTM造影以及MRI扫描，对脊髓纵裂的诊断有重要意义。

（1）X线平片：纵裂部位的椎弓根之间距离增宽，呈梭形膨大，并可见中央骨栓或骨嵴的影像存在（图8-7）。此外还可查出有"孪生椎""蝴蝶椎""半椎体""椎板裂"的同时存在（图8-8）。

（2）CT扫描：CT检查可以弥补X线检查的不足之处，能清楚地显示椎管的横断面、椎管的形状和中央骨栓将椎管一分为二的情况（图8-9），对骨性中隔显示的阳性率达97%。跟随着螺旋CT的应用使脊髓纵裂能得到三维重建的影像，又进一步加深了对骨性中隔的认识和理解。CTM技术比MRI更能说明问题，它能更好地显示骨性中隔的大小、形状，还能更好地显示半脊髓的轮廓、硬膜囊的形态。

（3）MRI检查：MRI是一种先进的、无创的检查，在确定有无脊髓栓系方面明显优于CT扫描，有利于进行鉴别诊断。

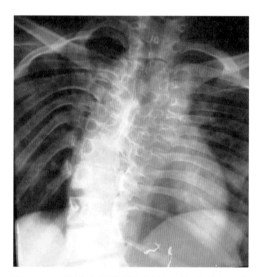

图8-7　X线片上可见椎弓根间距梭形膨大，中央骨嵴明显可见，两侧肋骨密集

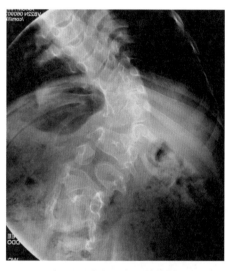

图8-8　脊髓纵裂伴有先天性脊柱侧凸、蝴蝶椎、并肋等畸形存在

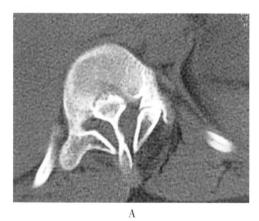

A

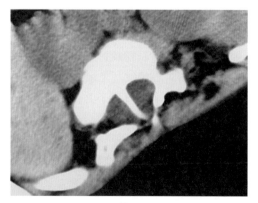

B

A. T_{10} 中央骨栓；B. T_{11} 中央骨栓

图8-9　CT扫描能清楚地看到T_{10}~T_{11}中央骨栓，自椎体后缘向着棘突的方向生长、椎弓隐裂，骨栓的末端游离在隐裂椎板的中间

（4）椎管造影：椎管造影是检查双脊柱脊髓畸形的一种有效手段，其阳性率可达90%，将水溶性碘剂（碘海醇）稀释后注入蛛网膜下腔，调整体位观察造影剂在椎管内脊髓纵裂处的流动情况。可见梭形膨大的造影剂在中央骨栓或骨嵴周围的流动情况，未被造影剂充盈的骨性缺损区，就是中央骨栓或骨嵴的所在，造影剂自其两侧分流至其远端后又汇合（图8-10）。

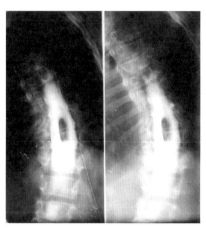

图8-10　脊髓造影能明确诊断脊髓纵裂和中央骨嵴或骨栓的存在，并有定位意义

第四节　中央骨栓或骨嵴切除的手术方法

在局部浸润麻醉或气管插管全麻下，经后路做椎板切除探查有否脊髓纵裂，找到中央骨栓或骨嵴，明确该骨嵴的上下左右界限与纵裂脊髓的关系。用神经剥离器探查骨嵴基底部的范围和椎体后缘的关系。一般来说，该骨嵴的基底部无论在上下端和左右方均比靠近椎板的顶点要宽大，像一长条山状自椎体的后缘向着椎板的方向增长并与椎板相融合。因此当经后路切除椎板行中央骨嵴切除术时，由于骨岛的基底部宽大，故彻底切除骨岛时存在困难，新疆脊柱外科研究所田慧中医师根据这种手术的需要设计了一套专门为脊髓纵裂切除中央骨栓或骨嵴用的手术器械，有铲刀2把，推倒刀2把，骨蜡压榨器2把，骨嵴剥离器2把，共8把。这种专用工具的设计乃根据骨栓位于硬膜管和脊髓的中央，自后路切除时，口小底大，一般常规器械难以发挥作用，笔者为了在剥离切除骨栓或骨嵴时避免产生损伤硬膜或脊髓的副损伤而设计出这套专用工具。用这套专用工具可自如地彻底地切除骨嵴的基底部分，而不会因器械的弯度和形状受到限制而致骨嵴切除不彻底，还可以得心应手地切除骨岛和铲平基底部，达到消除对脊髓神经的病理性牵拉作用和产生扩大椎管对脊髓的减压作用。针对骨栓或骨嵴切除后的出血问题，认为出血来源主要是椎体后缘松质骨静脉窦的出血，用笔者专门设计的骨蜡压榨器止血，取得显著效果。

一、中央骨栓切除术

（1）彻底暴露相当于中央骨栓部位的椎板，在C形臂X线机的帮助下定位骨栓的位置（图8-11）。切除相当于骨栓的椎板，暴露两侧的硬膜管和中央骨栓（图8-12），骨栓的周围沿骨膜下仔细分离显露骨栓，在不损伤硬膜的情况下，可向骨栓的远端切开纤维组织扩大切口（图8-13）以利骨栓的彻底切除。

（2）用铲刀在骨栓基底部周围切开骨组织（图8-14）。再用推倒刀自骨栓的周围平行向着骨栓的中心部切开（图8-15）。骨栓基底部一圈的切开完成之后（图8-16），用咬骨钳夹住骨栓摇晃和旋转（图8-17），直到骨栓从基底部折断拔出，这时可能有汹涌的出血，即刻用骨蜡压榨器进行压榨止血（图8-18）。待硬膜膨胀变宽后出血自然停止。敷盖明胶海绵，放置负压引流管，分层闭合切口。

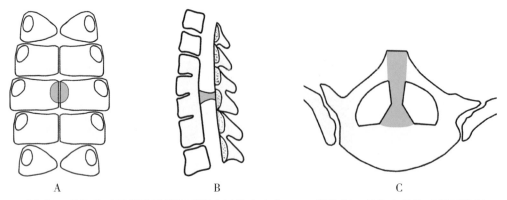

A. 正位相：骨栓位于两侧椎弓根梭形膨大区的中心点；B. 侧位相：骨栓自椎体后缘至椎板；
C. 轴位相：骨基底部与椎体后缘相融合，骨栓的尖端与椎板相融合

图8-11　在C形臂X线机的帮助下定位骨栓的位置

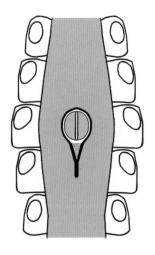

图8-12　椎板盖切除后，暴露骨栓和硬膜管

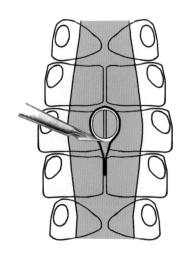

图8-13　向骨栓的远端切开纤维组织，暴露骨栓的基底部

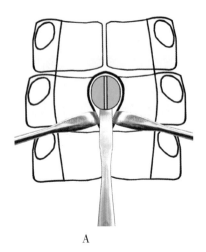

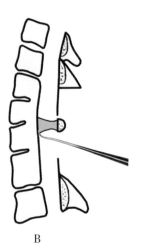

A. 正位观：正在用铲刀自骨栓的基底部切除骨栓；B. 侧位观：自尾端向头端切除骨栓

图8-14　用铲刀在骨栓基底部周围切开骨组织

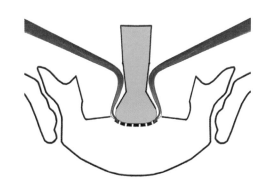

图8-15　用推倒刀在骨栓基底部的周围切
　　　　开骨组织

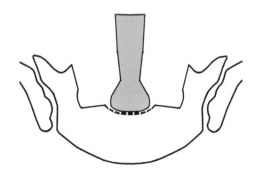

图8-16　骨栓基底部周围的骨组织已被切开

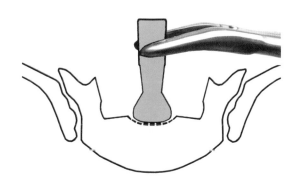

图8-17　用咬骨钳夹住骨栓摇晃、旋转，拔出骨栓

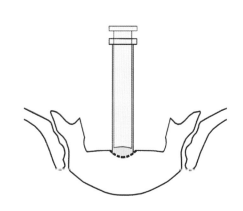

图8-18　骨栓切除后，用骨蜡压榨器加压填塞
　　　　骨蜡止血

二、中央骨嵴切除术

（1）中央骨嵴常可涉及1~3节椎体的后缘，其基底部呈长条山状，为1~3节椎弓根残迹纵向融合的结果，又常与椎体后缘半闭合椎同时存在（图8-19）。中央骨嵴将脊髓分为左右两部分，或双脊髓异常。

（2）中央骨嵴切除术需要切除3~5节椎板（图8-20）。沿骨嵴的中线纵向分离硬膜外粘连带，暴露骨嵴的基底部，自骨嵴的尾端向头端用铲刀切除骨嵴（图8-21）。

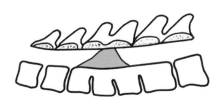

图8-19　中央骨嵴侧位观

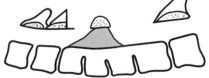

图8-20　椎板已被切除，显露骨嵴
　　　　的基底部

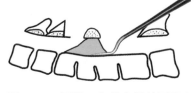

图8-21　用铲刀自基底部从尾端向
　　　　头端铲除骨嵴

（3）大多数病例均能在硬膜外分离开双硬膜管暴露骨嵴的基底部完成骨嵴切除术，不需要切开硬脊膜和蛛网膜。

（4）中央骨嵴切除术的具体操作方法请参照中央骨栓切除术的手术方法和止血方法。

术后观察：注意患者术后神经功能恢复情况，如腰痛、双下肢痛及麻木感是否减轻，下肢肌力是否较术前有好转，腰部束带性感觉是否解除，腰部活动受限是否较前好转，下地行走时的躯干姿势是否较前有明显的不同，患者是否较前有一种解除脊髓牵拉压迫的舒服感。但遗留下的结构性侧弯则应留待半年后再次来院手术治疗。一般来说笔者不建议在切除骨嵴的同时进行侧弯矫正手术，应给予半年的神经功能恢复之后再做侧弯矫正手术。

（田慧中　马俊毅　孟祥玉）

第五节　典型病例介绍

　　患者，女性，13岁，维吾尔族，新疆喀什人，因脊柱侧弯5年，伴有腰腿痛、双下肢麻木感逐渐加重。于1991年8月20日入院，检查：见胸段脊柱右侧凸，右侧肋骨隆起，脊柱弯曲僵硬活动受限，腰背部左侧皮肤感觉减退，两侧髂嵴不等高，骨盆倾斜，双下肢不等长行走跛行，左下肢肌肉萎缩、肌力差，右下肢肌力尚好，双下肢皮肤感觉减退、麻木，行走时腰及下肢疼痛。当给予垂直悬吊牵引时，腰及双下肢疼痛、麻木明显加重，乃至患者无法忍受，去掉牵引后症状消失。化验：血尿常规正常，肝肾功能正常。胸透、心电图阴性。脊柱X线片显示：胸段脊柱右侧凸，$T_5 \sim T_8$先天性半闭合椎，椎弓根间距呈梭形增宽，正位片椎体中央见纵行骨嵴，两侧肋骨密集靠拢，脊髓造影剂在$T_6 \sim T_9$段碘油柱形成左右两股，至T_{10}又重新会合，中央骨嵴明显可见（图8-22）。在CT片上$T_6 \sim T_9$段呈眼镜样表现（图8-23）。最后诊断：多发性先天性半闭合椎，胸段脊柱右侧凸合并脊髓纵裂，伴早期截瘫预兆。于1991年8月28日在局部浸润麻醉下行中央骨嵴切除术，术后恢复顺利，自觉症状大为减轻，嘱其出院回家做垂直悬吊牵引半年后来院做脊柱侧弯矫形手术。

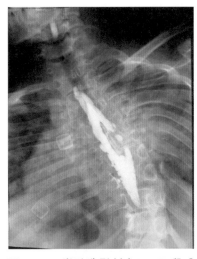

图8-22　脊髓造影剂在$T_6 \sim T_9$段碘油柱形成左右两股，至T_{10}又重新会合，中央骨嵴明显可见

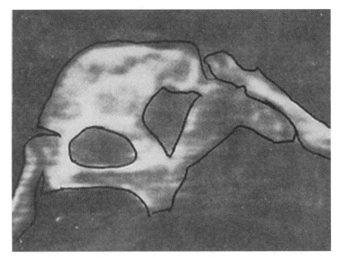

图8-23　在CT片上$T_6 \sim T_9$段呈眼镜样表现，中央骨嵴自椎体后缘至椎板均已骨化，两侧椎管狭窄，患者有脊髓受压症状存在

第六节　脊髓纵裂的并发症防范要点

　　在矫治脊柱侧凸中，必须首先认识到患者是否有双脊柱脊髓畸形存在，如果患者同时存在双脊柱脊髓畸形，很可能在矫治畸形的过程中产生中央骨栓或骨嵴水平以下的神经受压症状，造成双下肢放散性疼痛，或延

肋间神经的放散性疼痛，如果是发生在试牵、试撑的过程中，减轻牵引力或减轻撑开力即可使其症状解除，如果发生在内植物撑开之后，由于时间延误则有可能造成永久性神经功能丧失。所以对双脊柱脊髓畸形（脊髓纵裂）的并发症是很值得在矫治脊柱畸形之前就认识到它的重要性的。

（1）在治疗脊柱侧凸之前，除做影像学检查、Stagnara 位的X线片之外，还要做枕颌带牵引的试牵工作，其注意事项如下。

①患者的背部相当于脊髓纵裂的部位常伴有皮肤皱褶或生毛区。

②脊髓纵裂段常伴有脊柱前凸或胸后凸消失。

③脊髓纵裂常伴有先天性脊柱侧凸，应认真检查双下肢有否皮感异常、迟钝、麻木及疼痛存在，当术前垂直悬吊牵引时上述症状有否加重（图8-24）。

④脊柱正位X线片可见椎弓根间距增宽，呈梭形膨大，有时在其中央可见纵行骨嵴或骨栓。也常伴有蝴蝶椎、半椎体、闭合椎等先天性畸形同时存在，还常有两侧肋骨间距缩小、密集或并肋现象。

⑤CT扫描有助于脊髓纵裂的进一步确诊，并能帮助确定手术方案。

⑥脊髓造影对诊断骨性间隔和软骨性间隔的范围大小很有意义。

⑦对合并脊柱侧弯带有脊柱旋转畸形的病例，应拍摄Stagnara 位片，对诊断脊髓纵裂有否中央骨栓或骨嵴帮助较大（图8-25）。

⑧重度脊柱弯曲多发性脊髓纵裂，应该对它有充分的认识，明确做出诊断，因为它是手术的绝对禁忌证。

（2）颅盆牵引（图8-26）过程中由于牵引力的增大而产生神经症状的出现时，也应首先考虑到双脊柱脊髓畸形的存在，如果影像学检查未找到证据，应进一步明确在纵向牵引下引起脊髓栓系的原因和部位，如能明确脊髓栓系的原因和部位后，则应考虑采取手术，进行松解、减压来消除牵引对脊髓造成的栓系症状。切勿继续进行撑开牵引，以免造成不可回逆性脊髓损伤。

如在颅盆牵引下出现过牵症状或神经症状时，应停止撑开，后退1～2cm，看过牵症状或神经症状是否恢复，如果逐渐撑开又到达该高度，又出现类似症状时，则应考虑能否继续进行颅盆牵引工作，宜慎重考虑。

（3）中央骨栓切除术：影像学检查发现有中央骨栓存在的病例，应该在试验性枕颌带牵引后决定是否先

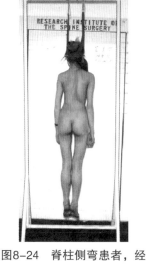

图8-24　脊柱侧弯患者，经悬吊牵引后，下肢出现神经症状，应进一步检查有否脊髓纵裂存在

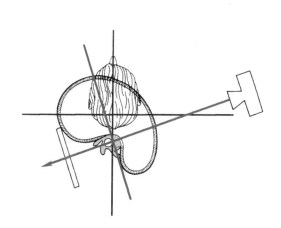

图8-25　Stagnara位即去旋转位拍片，片盒平行地放在凸起肋骨的内侧，球管与X线片成直角。能清楚地显示脊髓纵裂和中央骨嵴或骨栓

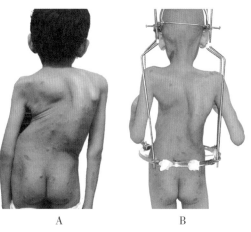

A. 牵引前；B. 牵引后

图8-26　重度脊柱侧凸病例，颅盆牵引做术前准备，避免牵引速度过快，防止出现神经症状和过牵现象。一旦出现神经症状和过牵现象，应立即停止继续升高，并降低牵引高度1～2cm，然后根据情况再做下一步处理

做中央骨栓切除术，再择期做脊柱侧凸的矫正手术。如为颅盆牵引中发现有中央骨栓存在，也可考虑在颅盆牵引下做中央骨栓切除术，术后维持缓慢的持续牵引，以观有无神经症状出现。

（4）颅盆牵引中由于第一肋骨抬高而造成臂丛神经受压所致上肢麻痹时，则可在牵引下、局部麻醉下做锁骨上第一肋骨切除术，然后再做慢性持续性颅盆牵引，就可以得到良好的治疗效果。

（5）当脊柱侧弯合并重度胸廓塌陷，进行颅盆牵引加横向肋骨牵引时，由悬吊肋骨而造成的肋间神经牵拉所致的脊髓栓系症状时，则应及时去掉肋骨的横向牵拉，并将颅盆牵引的高度后退1～2cm，观察恢复情况。切勿轻易考虑手术探查。

（田慧中　刘伟　吐尔洪·吐尔逊）

参考文献

［1］田慧中，李佛保.脊柱畸形与截骨术［M］.西安：世界图书出版公司，2001：515-519.

［2］田慧中.脊柱外科医师要善于使用咬骨钳和骨刀［J］.中国现代手术学杂志，2002，6（1）：67-68.

［3］田慧中."田氏脊柱骨刀"在矫形外科中的应用［J］.中国矫形外科杂志，2003，11（15）：1073-1075.

［4］田慧中，曲龙，吕霞，等.牵拉成骨技术在发育期间脊柱畸形中的应用［J］.中国矫形外科杂志，2006，14（13）：969-971.

［5］周天健，李建军.脊柱脊髓损伤现代康复与治疗［M］.北京：人民卫生出版社，2006：94-110.

［6］田慧中，吕霞，马原.头盆环牵引全脊柱截骨内固定治疗重度脊柱弯曲［J］.中国矫形外科杂志，2007，15（3）：167-172.

［7］田慧中，刘少喻，马原.实用脊柱外科手术图解［M］.北京：人民军医出版社，2008：298-303.

［8］田慧中，刘少喻，马原.实用脊柱外科学［M］.广州：广东科技出版社，2008：87-343.

［9］田慧中，马原，吕霞.颅盆牵引下肋骨成形术治疗胸廓塌陷［J］.中国矫形外科杂志，2009，17（11）：836-838.

［10］田慧中.我国脊柱畸形治疗发展史［J］.中国矫形外科杂志，2009，17（9）：706-707.

［11］邱勇，王以朋.脊柱脊髓畸形影像学与临床［M］.北京：人民军医出版社，2009：7-60.

［12］田慧中，万勇，李明.脊柱畸形颅盆牵引技术［M］.广州：广东科技出版社，2010：236-251.

［13］田慧中.脊柱侧弯合并脊髓纵裂的诊疗原则［J］.中国矫形外科杂志，2010，18（20）：1753-1755.

［14］田慧中，李明，马原.脊柱畸形截骨矫形学［M］.北京：人民卫生出版社，2011：3-339.

［15］田慧中，李明，王正雷.胸腰椎手术要点与图解［M］.北京：人民卫生出版社，2012：417-470.

［16］田慧中，张宏其，梁益建.脊柱畸形手术学［M］.广州：广东科技出版社，2012：1-483.

［17］田慧中，王立.儿童脊柱畸形矫形手术技巧［M］.北京：人民军医出版社，2014：1-415.

［18］田慧中，李佛保，谭俊铭.儿童脊柱矫形手术学［M］.广州：广东科技出版社，2016：1-443.

［19］TIAN H Z，LV X，TIAN B. Halo Pelvic Distraction in Combination with Total Spine Osteotomy and Internal Fixation for Treatment of Severe Scoliosis［J］. Orthopedic Journal of China，2006，1（1）：11-16.

第九章　田氏脊柱骨刀的应用

第一节　概　　述

　　脊柱截骨术和四肢截骨术一样，需要用骨刀做楔形截骨切除，然后闭合楔形间隙矫正畸形，使脊柱达到对位和对线的目的。但不同的是脊柱的椎管内含有脊髓，两侧又有自椎间孔内发出的脊神经根。这给全脊柱截骨术带来极大的难度，所以就不像四肢那样仅用直骨刀即可完成截骨过程。而脊柱截骨术在矫正脊柱畸形中的地位却越来越被人们所重视，特别是在全脊柱截骨术矫正角形脊柱后凸时如先天性或结核性者，没有专门器械就难以达到矫正目的。

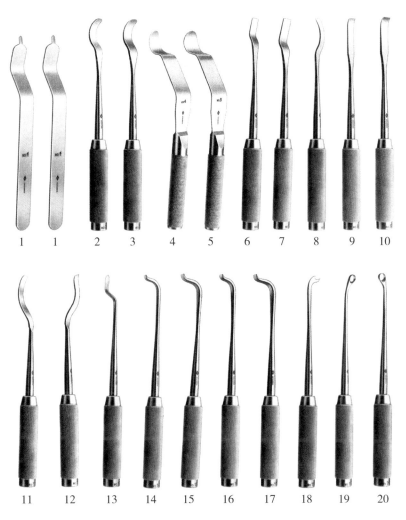

　　1. 神经根拉钩（2把）；2、3. 椎体剥离器（大小2把）；4、5. 撬板（大小2把）；6、7. 铲刀（大小2把）；8. 月牙刀（1把）；9、10. 无名氏（大小2把）；11、12. 左右弯刀（2把）；13. 后纵韧带剥离器（1把）；14~17. 推倒刀（不同宽度4把）；18. 后缘骨刀（1把）；19、20. 空心刮勺（左右2把）

图9-1　Ⅲ型田氏脊柱骨刀

　　"田氏脊柱骨刀"乃笔者从事骨科、脊柱外科60余年的过程中，根据绕过硬膜管截骨的需要而逐渐改革骨刀的形状和弯度，从Ⅰ型、Ⅱ型、Ⅲ型（图9-1）过渡到Ⅶ型，见图1-3，现已形成一套脊柱外科手术工具。

　　笔者用骨刀做脊柱手术积累了50余年的经验，认为用锐利的薄刃骨刀切除由松质骨和坚质骨构成的椎弓和椎体，阻力甚小，不至于因震荡而造成脊髓损伤。但使用骨刀的条件是：①一定是锐利的薄刃骨刀。②一定是稳定的脊柱或在颅盆牵引下的脊柱。③术者对脊柱的解剖概念明确。④术者具有过硬的手术技巧。前两条是必备的条件，而后两条则由于对脊柱解剖的深化和动物实验，并结合临床经验和手术技巧而达到熟练掌握的目的。用骨刀在脊柱上做截骨切除或减压手术，比单纯用咬骨钳或电动、气动磨钻都更加方便迅速，而且更不容易损伤脊髓和神经根。由于受压脊髓和骨性突出物之间接触紧密，用咬骨钳勉强插入钳咀咬骨时，因钳咀的厚度占位，则有损伤脊髓的可能性。而用骨刀由外向内分层切除骨质，直到靠近硬膜管的薄层骨片后再用推倒刀和取除钳，将其推倒钳出，这样可以避免钳咀挤压脊髓的危险。磨钻是一种蚂蚁啃骨头的方法，用于胸腰椎畸形需要截除大量骨组织的病例，浪费时间太多，远不如用骨刀更迅速可靠。

第二节　Ⅶ型田氏脊柱骨刀的手术适应证

　　（1）强直性脊柱炎脊柱后凸截骨矫形术；

　　（2）结核性角状脊柱后凸截骨矫形术；

　　（3）外伤性脊柱后凸截骨矫形术；

　　（4）特发性脊柱侧凸截骨矫形术；

　　（5）先天性脊柱侧凸截骨矫形术；

　　（6）青年性脊柱后凸多间隙关节突间截骨矫形术；

　　（7）胸椎黄韧带骨化椎板切除减压术；

　　（8）半椎板切除全椎管减压腰椎管扩大术；

　　（9）胸椎间盘切除术；

　　（10）腰椎间盘切除术；

　　（11）人工腰椎间盘置换术；

　　（12）椎弓峡部不连脊椎滑脱植骨内固定术；

　　（13）胸椎后纵韧带骨化切除术；

　　（14）胸腰段爆裂性骨折前路手术；

　　（15）先天性半椎体切除矫形术；

　　（16）脊柱结核或脊柱肿瘤病灶清除减压植骨融合术；

　　（17）结核性驼背截骨矫形术；

　　（18）各种胸腰椎的前后路手术均适应用田氏脊柱骨刀；

　　（19）各种颈椎手术偶尔也可配合田氏脊柱骨刀，但田氏骨刀主要是应用在胸腰椎。

第三节　Ⅶ型田氏脊柱骨刀的用途及用法

　　"Ⅶ型田氏脊柱骨刀"（图9-2）在弯度及形状上又做了进一步的改进，在件数上由20把变为23把，用这样一套器械，不需要配其他器械即可完成各种截骨手术。除去胸腰椎、腰骶椎的前后路手术之外，对颈椎椎体的刨槽植骨等，也可配合其他器械应用，所以Ⅶ型田氏脊柱骨刀在脊柱外科中的用途非常广泛。现举例以图解

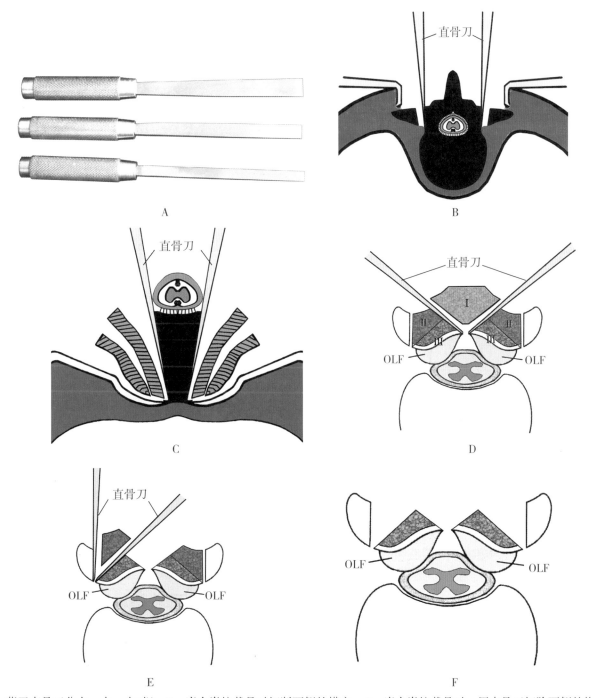

A. 薄刃直骨刀分大、中、小3把；B. 当全脊柱截骨时切断两侧的横突；C. 当全脊柱截骨时，用直骨刀切除两侧的椎弓根和椎体的外侧部分；D. 当全椎板切除时，切除椎板中央部分（Ⅰ区）；E. 切除两侧的外侧部分（Ⅱ区）；F. 剩下的椎板内侧骨皮层（Ⅲ区）留待与增厚的黄韧带一起切除

图9-2 薄刃直骨刀用于全脊柱截骨术、全椎板切除术及黄韧带骨化切除术

说明每把器械的应用方法如下。

骨刀编号No. 1～No. 3直骨刀（大、中、小）：主要用于在椎板或椎体上截骨、刨槽，切除椎板或椎体暴露、减压硬膜管和脊神经根，特别是在切除椎弓根和椎体的外侧部分时，是必不可少的有利工具。直骨刀分大、中、小3把，大号直骨刀用于在椎板上做V形或横行截骨，或做胸椎、腰椎的全椎板切除术。中号直骨刀用于半椎板切除术及横突切除术。小号直骨刀用于微创式椎间盘摘除术、椎体后缘骨赘切除术、颈椎椎板间神经根减压术等（图9-3）。

No. 4、No. 5铲刀（大、小）：用于切除椎板和椎体、清底刨槽，特别适用于颈椎椎体刨槽切除术或胸腰椎椎体中央部分的切除，与月牙刀相配合完成椎体中央部分的切除（图9-3）。

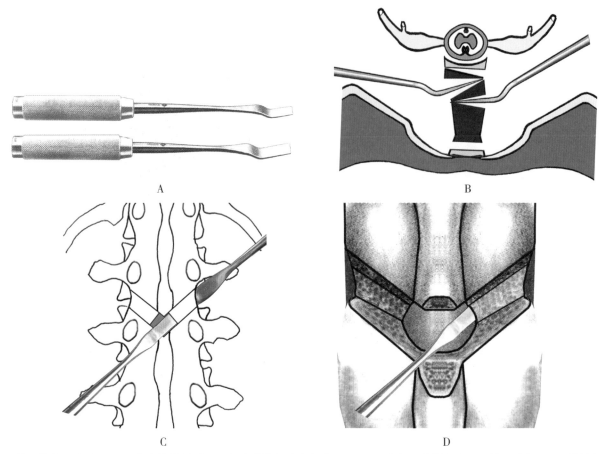

A. 铲刀分大、小2把；B. 全脊柱截骨时用于切除椎体的中央部分；C. ASK椎板V形截骨时，用铲刀进行V形两端椎板的切除；D. 用铲刀清底刨槽

图9-3 铲刀的不同用途

No. 6、No. 7月牙刀（大、小）：分大、小2把，主要用于切除椎体的中央部分，与铲刀相配合为切除椎体的有利工具。用于ASK椎体前缘骨化切断术，可以代替前路手术（图9-4）。

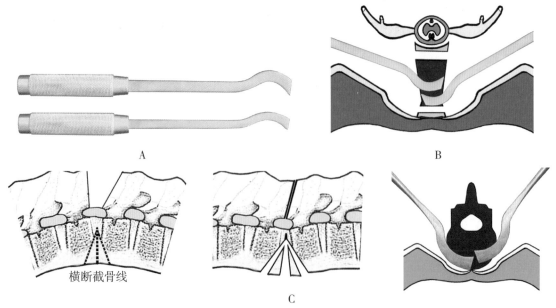

A. 月牙刀分大、小2把；B. 全脊柱截骨时用于切除椎体的中央部分；C. 当ASK椎板切除术后复位困难时，可用月牙刀经后路绕过椎弓，切断椎体的前1/3

图9-4 月牙刀用于切除椎体的中央部分，常与铲刀配合应用

No.8、No.9左、右弯刀：用于经后路行椎体间植骨时，在椎体上刨槽，椎体结核或肿瘤时，清除椎体病灶。利用其弯度绕过硬膜管切除椎体之用（图9-5）。

No.10、No.11推倒刀（大、小）：用于推倒靠近硬膜管的薄层骨片，从内向外推倒，不会损伤脊髓，如推倒暂时保留的椎体后缘，以免造成硬膜前静脉丛的出血。对胸腰段爆裂性骨折时，推倒向椎管内进出的椎体后缘碎骨片（图9-6）。

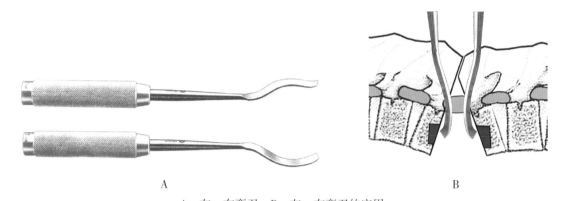

A. 左、右弯刀；B. 左、右弯刀的应用

图9-5　左右弯刀，利用它的弯形绕过椎管，在头端和尾端的椎体上刨槽植骨，方便快捷

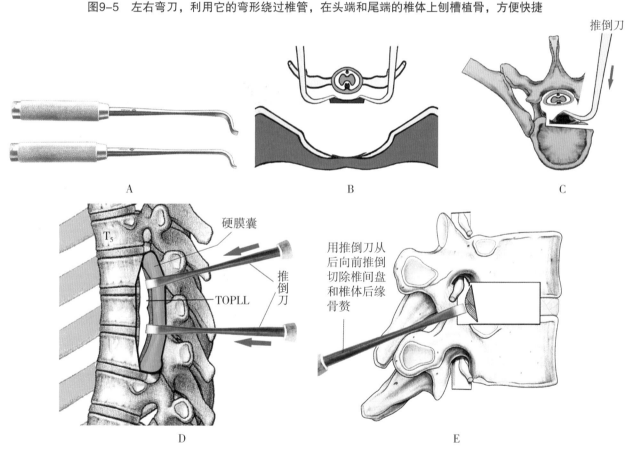

A. 推倒刀分大、小2把；B. 当全脊柱截骨时，推倒暂时保留的椎体后缘薄层骨片；C. 当胸椎后纵韧带骨化时，推倒切除后纵韧带；D. 侧位像，推倒切除骨化的后纵韧带；E. 推倒切除椎体后缘骨赘和椎间盘

图9-6　推倒刀的不同用途

No.12斜尖刀：用于椎间盘切除术时，在椎间隙上切开纤维环摘除椎间盘，同时还可切除椎体后缘增生的骨赘。在全脊柱截骨术时，切除椎体后缘。它的特殊作用是绕过硬膜管切除硬膜前的骨组织或椎间盘（图9-7）。

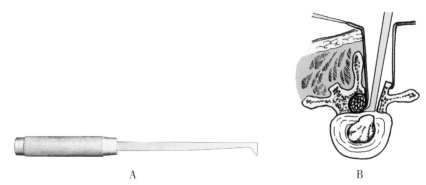

A. 斜尖刀1把；B. 用于切除突出的椎间盘和椎体后缘骨赘

图9-7　斜尖刀用于切除突出的椎间盘和椎体后缘骨赘

No.13、No.14撬板（宽、窄）：用于撬开前纵韧带及椎体旁软组织，并挡开横过椎体腰部的节段动静脉，而避免结扎节段血管的复杂工作。当全椎体切除术时，能充分暴露整个椎体（图9-8）。

No.15、No.16神经根拉钩：当椎体截骨术时，将上、下椎间孔内穿出的神经根牵开，拉钩的尖端插入椎体骨质内防止滑动，起到挡开脊神经根充分暴露椎体的作用（图9-9）。

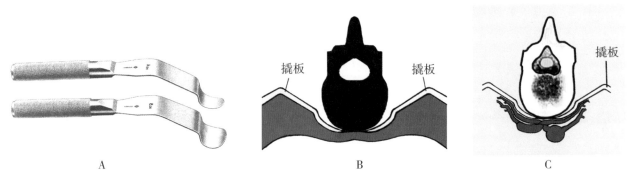

A. 撬板分宽、窄2把；B. 当全脊柱截骨时用于暴露整个椎体；C. 用撬板挡开节段动静脉，不需要结扎节段血管

图9-8　撬板用于在骨膜下撬开椎体旁软组织和前纵韧带，把节段血管挡在术野之外，不需要结扎节段血管即可清楚地暴露椎体和椎间盘

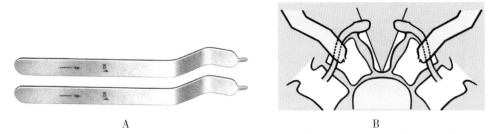

A. 神经根拉钩2把；B. 用于椎体切除时将上、下自椎间孔穿出的神经根挡在术野之外

图9-9　神经根拉钩的用途

No.17、No.18无名氏剥离器（大、小）：用于骨膜下剥离暴露十分有利，特别是在切除肋骨小头时，剥开肋椎关节十分有利。在沿着椎弓根外侧向前剥离暴露椎弓根及椎体腰部时也是有利工具（图9-10）。

No.19～No.21空心刮匙（左、右、直）：是椎体间融合术的有利工具，用它来刮除椎间盘及髓核组织非常方便快捷，左、右两把用于刮除两侧的髓核组织，直的空心刮匙用于刮除椎体中央绝大部分髓核组织（图9-11）。

No.22、No.23椎体腰部剥离器（大、小）：专门用于剥开椎体腰部的节段血管，保证在不损伤节段血管的情况下，自骨膜下严格地进行剥离，直至将节段血管完整地挡在术野之外，然后靠撬板的作用挡开，达到不用结扎节段血管的目的（图9-12）。

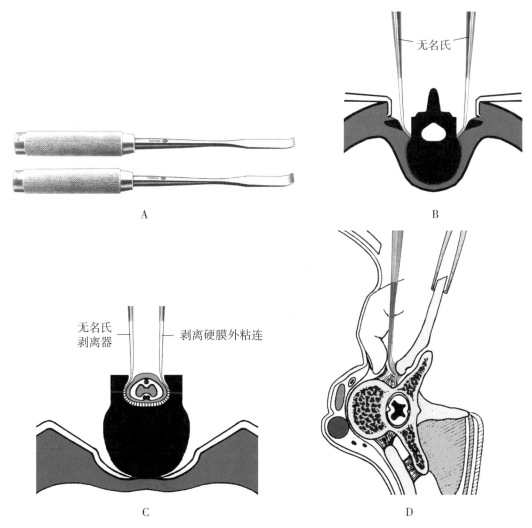

A. 无名氏剥离器分大、小2把；B. 当全脊柱截骨时，用于剥离两侧的椎弓根和椎体腰部；C. 当脊柱结核做全脊柱截骨时，剥离硬膜外粘连；D. 当需要做外侧入路暴露椎体时，用无名氏剥离器切除肋骨小头，非常方便

图9-10　无名氏剥离器的不同用途

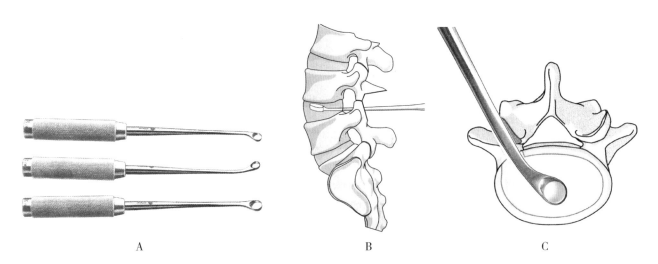

A. 空心刮勺分左、右、直3把；B. 当腰椎椎体间融合术时，直刮勺用于刮除椎间盘、髓核组织和软骨板的中央部分；
C. 当腰椎椎体间融合术时，弯刮勺用于刮除椎间盘、髓核组织和软骨板的边缘部分

图9-11　空心刮勺的用途

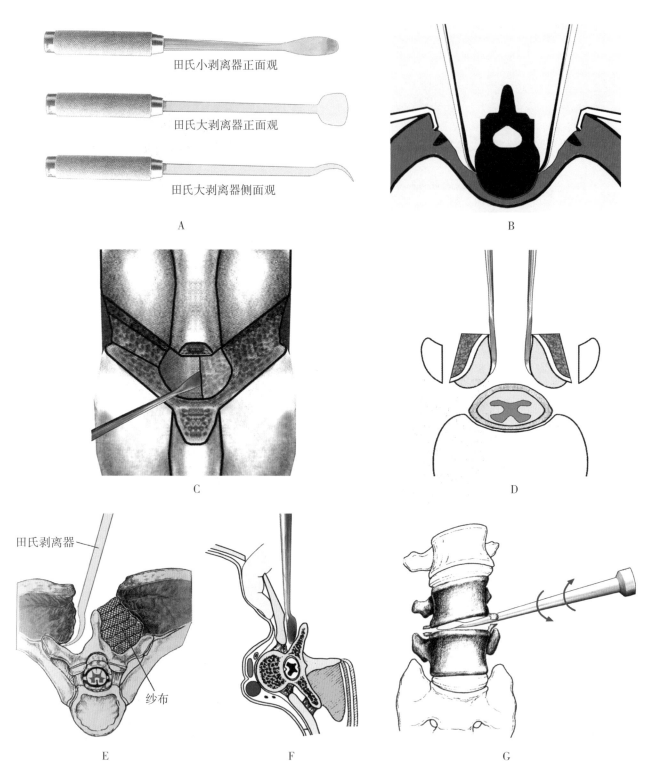

A．田氏剥离器分大、小2把；B．用田氏小剥离器沿着椎体腰部向前剥离，直达前纵韧带下，再更换撬板；C．ASK椎板V形截骨时，用田氏小剥离器自黄韧带中央间隙插入椎板内侧骨皮层与黄韧带之间，沿着截骨间隙向前剥离，分开黄韧带和内侧骨皮层间隙，然后截骨切除全层椎板；D．当胸椎黄韧带骨化时，用田氏小剥离器自内向外剥离骨化的黄韧带和椎板内侧骨皮层，减压脊髓；E．田氏大剥离器用于棘突、椎板、关节突和横突的剥离暴露；F．田氏大剥离器用于肋椎关节的分离暴露；G．田氏大剥离器用于椎体间隙的撬拨复位

图9-12 田氏小剥离器的不同用途

第四节　要点及注意事项

（1）Ⅶ型田氏脊柱骨刀乃经过50余年的临床应用，在前Ⅵ型的基础上，又进一步改进和进一步完善，生产出来的最符合经后路绕过脊髓、神经根做前方椎体截骨切除术的器械。利用精确计算好的器械的形状和弯度来绕过硬膜管，避开脊神经根来做椎体截骨切除术，代替了前后路两期手术。变两期手术为一期手术，实为真正的微创与革新。

（2）Ⅶ型田氏脊柱骨刀共23把，其用途可包括脊柱外科范畴内的各种大小手术，从腰椎间盘摘除术到全脊柱截骨术，都离不开田氏脊柱骨刀这套器械。如能掌握田氏脊柱骨刀应用的基本功和截骨切除的手术技巧，可大大拓宽了脊柱外科中的治疗范围。把以往认为难治的病例变为可治之症。

（3）田氏脊柱骨刀的应用属于一种工艺性手术技巧，只有真正的有心人方能学到和领会到，真正的基本功是靠领悟和苦练方能得到的。解剖概念和操作技巧，必须在脑海里不可磨灭才行。

（4）Ⅶ型田氏脊柱骨刀中的月牙刀根据强直性脊柱炎椎体前缘骨化需要截骨切断的宽度，又重新加宽了月牙刀刃口的宽度及月牙刀的弧度，使其更符合经后路切断椎体前缘所需要的宽度和形状。使椎体前缘切断后产生前张开后闭合的效果更可靠。

（5）Ⅶ型田氏脊柱骨刀中的空心刮匙又增加了1把大号直刮匙，用于腰椎植骨融合术中彻底刮除椎间盘及上下软骨板的中央部时更加快速便捷。左、右刮匙用于刮除两侧的椎体间隙，这3把器械的配合应用，在清除椎体间隙、椎体间植骨融合或安装融合器上节约了许多时间。

（6）Ⅶ型田氏脊柱骨刀中的铲刀，根据切除椎体中央部分的需要，又重新改变了铲杆角的角度，在切除椎体中央部分时更加方便可靠。

（7）Ⅶ型田氏脊柱骨刀中又增加了田氏剥离器大、小2把，对保证严格的骨膜下剥离和不损伤节段血管具有较大的安全性。

（8）Ⅶ型田氏脊柱骨刀中用斜尖刀代替了后缘骨刀，故将后缘骨刀取消。斜尖刀最多用于腰椎间盘切除术中切除中央型椎间盘突出或椎体后缘骨赘。

（9）Ⅶ型田氏脊柱骨刀中的撬板又较原来的撬板略加宽，以利做长节段的椎体切除术用，整个椎体切除后，使撬板能挡在上、下椎体的前缘。

（10）Ⅶ型田氏脊柱骨刀内的田氏剥离器分大、小2把，用它来做椎弓椎体的剥离均可。这2把田氏剥离器，可在各种手术中多用。田氏小剥离器专门用于剥离椎体腰部的节段动静脉，使其不受损伤。田氏大剥离器用于椎体外侧缘及纤维环部分的剥离暴露。当退变性腰椎间隙不等宽或错位时，用大剥离器做撬拨复位。

（田慧中　马原　吕霞）

参考文献

［1］ 田慧中. 角形脊柱后凸的手术治疗［J］. 中华骨科杂志, 1992, 12（3）：162-165.

［2］ 田慧中, 原田征行, 田司伟. 后方侵袭による脊椎骨切り术［J］. 脊柱变形, 1992, 7（1）：4.

［3］ 田慧中, 项泽文. 脊柱畸形外科学［M］. 新疆：科技卫生出版社, 1994：271-324.

［4］ 田慧中. 半椎板切除全椎管减压术治疗腰椎管狭窄症50例报告［J］. 美国中华骨科杂志, 1996, 2（2）：144.

［5］ 田慧中. 切除椎体后缘骨块立柱挡板植骨术［J］. 美国中华骨科杂志, 1996, 2：243.

［6］ 田慧中. UL形侧隐窝开窗腰椎间盘切除术500例报告［J］. 美国中华骨科杂志, 1996, 2（3）：172.

［7］ 黎介寿, 葛宝丰, 卢世璧, 等. 手术学全集：矫形外科卷［M］. 北京：人民军医出版社, 1996：45-1613.

［8］ 田慧中, 李佛保. 脊柱畸形与截骨术［M］. 西安：世界图书出版公司, 2001：377-735.

［9］ 陈安民, 徐卫国. 脊柱外科手术图谱［M］北京：人民卫生出版社, 2001：77-233.

［10］田慧中. 脊柱外科医师要善于使用咬骨钳和骨刀［J］. 中国现代手术学杂志，2002，6（1）：67-68.

［11］田慧中. 脊柱侧弯合并胸前凸重建胸后凸的手术治疗［J］. 中国现代手术学杂志，2002，6（1）：52-53.

［12］田慧中. "田氏脊柱骨刀"在矫形外科中的应用［J］. 中国矫形外科杂志，2003，11（15）：1073-1075.

［13］胥少汀，葛宝丰，徐印坎. 实用骨科学［M］. 2版. 北京：人民军医出版社，2003：598-636.

［14］大卫S. 布拉德宝德，托马斯A. 兹德布里克. 脊柱［M］. 张永刚，王岩，译. 沈阳：辽宁科学技术出版社，2003：279-292.

［15］雷伟，李全明. 脊柱内固定系统应用指南［M］. 西安：第四军医大学出版社，2004：1-423.

［16］田慧中，林庆光，谭远超. 强直性脊柱炎治疗学［M］. 广州：世界图书出版公司，2005：127-261.

［17］田慧中，王彪，吕霞，等. 强直性脊柱后凸截骨矫正内固定术［J］. 中国矫形外科杂志，2005，13（7）：509-512.

［18］侯树勋. 脊柱外科学［M］. 北京：人民军医出版社，2005：444-610.

［19］田慧中，吕霞，田斌. 强直性脊柱炎胸段后凸畸形截骨矫正术［J］. 中国矫形外科杂志，2006，14（7）：522-523.

［20］田慧中. 经后路用骨刀行脊髓前减压术治疗外伤性截瘫25例报告［J］. 中国矫形外科杂志，2006，7：549-550.

［21］田慧中，吕霞，马原. 头盆环牵引全脊柱截骨内固定治疗重度脊柱弯曲［J］. 中国矫形外科杂志，2007，15（3）：167-172.

［22］田慧中，刘少喻，马原. 实用脊柱外科学［M］. 广州：广东科技出版社，2008：87-409.

［23］田慧中，刘少喻，马原. 实用脊柱外科手术图解［M］. 北京：人民军医出版社，2008：152-675.

［24］田慧中，马原，吕霞. 微创式V形截骨分次矫正强直性脊柱后凸［J］. 中国矫形外科杂志，2008，16（5）：349-352.

［25］田慧中，马原，吕霞. 颅盆牵引加弹性生长棒内固定治疗发育期间的脊柱侧凸［J］. 中国矫形外科杂志，2008，16（21）：1660-1663.

［26］田慧中，白靖平，刘少喻. 骨科手术要点与图解［M］. 北京：人民卫生出版社，2009：46-165.

［27］田慧中，马原，吕霞. 颅盆牵引下肋骨成形术治疗胸廓塌陷［J］. 中国矫形外科杂志，2009，17（11）：836-838.

［28］田慧中. 我国脊柱畸形治疗发展史［J］. 中国矫形外科杂志，2009，17（9）：706-707.

［29］马原，刘少喻，曾昭池. 脊柱外科内固定技术［M］. 北京：人民军医出版社，2010：189-304.

［30］田慧中，梁益建，马原，等. 用田氏骨刀作全椎板切除减压治疗胸椎黄韧带骨化症［J］. 中国矫形外科杂志，2010，18（20）：1693-1696.

［31］田慧中，艾尔肯·阿木冬，杜萍，等. 后侧半椎体切除治疗先天性角状脊柱后凸［J］. 中国矫形外科杂志，2010，18（15）：1250-1253.

［32］田慧中，万勇，李明. 脊柱畸形颅盆牵引技术［M］. 广州：广东科技出版社，2010：1-305.

［33］田慧中. 脊柱侧弯合并脊髓纵裂的诊疗原则［J］. 中国矫形外科杂志，2010，18（20）：1753-1755.

［34］田慧中，艾尔肯·阿木冬，马原. 预防性截骨切除术治疗先天性侧旁半椎体［J］. 中国矫形外科杂志，2011，19（7）：541-544.

［35］田慧中. 强直性脊柱后凸畸形截骨矫形后内固定方法的选择［J］. 中国矫形外科杂志，2011，19（9）：784-786.

［36］田慧中，李明，马原. 脊柱畸形截骨矫形学［M］. 北京：人民卫生出版社，2011，5：3-339.

［37］田慧中. 结核性驼背截骨矫形术［J］. 中国矫形外科杂志，2011，19（23）：1937-1940.

［38］田慧中. 椎弓根外侧钉棒系统治疗脊柱侧凸［J］. 中国矫形外科杂志，2011，19（13）：1149-1151.

［39］田慧中，艾尔肯·阿木冬，马原，等. 胸椎间盘突出侧前方入路截骨切除术［J］. 中国矫形外科杂志，2012，20（5）：459-462.

［40］田慧中，艾尔肯·阿木冬，马原，等. 胸腰段微创式前路减压植骨L形钢板内固定治疗爆裂型骨折或重度压缩性骨折伴脊髓损伤［J］. 中国矫形外科杂志，2012，20（14）：1330-1332.

［41］田慧中，马原，吕霞. 胸椎后纵韧带骨化前外侧入路截骨切除术［J］. 中国矫形外科杂志，2012，20（21）：1995-1996.

［42］田慧中. 用薄刃骨刀做脊柱截骨矫形术的简史及推广应用［J］. 中国矫形外科杂志，2012，20（23）：2207-2208.

［43］田慧中，张宏其，梁益建. 脊柱畸形手术学［M］. 广州：广东科技出版社，2012：1-483.

［44］田慧中，李明，王正雷. 胸腰椎手术要点与图解［M］. 北京：人民卫生出版社，2012：1-470.

［45］黄卫民，田慧中，吕霞，等. 胸椎结核晚发瘫痪的侧前方减压术［J］. 中国矫形外科杂志，2012，20（7）：647-649.

［46］田慧中，李佛保，谭俊铭. 儿童脊柱矫形手术学［M］. 广州：广东科技出版社，2016：1-443.

［47］DRAKE R L，VOGL W，MITCHELL A W M. 格氏解剖学［M］. 北京：北京大学医学出版社，2006：14-98.

［48］DOVE J，HSU L C，YAU A C. The cervical spine after halo-pelvic traction. An analysis of the complications of 83 patients［J］. J Bone Joint Surg Br，1980，62-B（2）：158-161.

［49］TIAN H Z. Total spinal osteotomy for the treatment of kyphosis and kyphoscoliosis［C］. Japanese Scoliosis Society Program of the 25th Annual Meeting，1991，25：23.

第二编　强直性脊柱炎后凸截骨矫形术

第十章　强直性脊柱后凸椎板横形截骨术

第一节　概　述

　　对强直性脊柱后凸做椎板横形截骨术的手术方法，是按照1945年Smith Petersen的原始设计进行的。先切除欲截骨间隙的棘突和下关节突，暴露出下一椎板的上缘和上关节突，然后在两侧椎间孔的背侧椎板上做横形截骨楔形切除术。楔形切除的宽度一般为8mm左右（图10-1），楔形截骨的间隙不宜过宽，以免矫正复位后由于截骨间隙的闭合造成椎间孔变窄，压迫脊神经根。这种方法简单易行，是Smith Petersen的原始方法，田慧中教授在1961年开始用这种方法治疗后凸Cobb's角＜80°以内的强直性脊柱后凸，常常仅在局部浸润麻醉下即可完成此手术。由于横形截骨楔形切除的宽度不大，故矫正畸形和闭合截骨间隙一般都不成问题，有时当椎板横形截断和楔形切除后，不加任何矫正复位的牵引和手法即可产生截骨间隙的自发合拢。要想清除两侧椎间孔内的碎骨块，尚需用撑开器撑开截骨间隙，方能进行操作。待截骨间隙闭合后，将截下来的长条骨块搭在截骨间隙上，做椎板后植骨，双侧椎板后放置负压引流管，分层缝合切口，手术结束。利用以上这种简单的方法，来治疗后凸角度不大的病例，安全可靠，简单方便，也能达到矫正后凸畸形的目的，术后仅用过伸位石膏背心外固定，也能产生良好的治疗效果。

一、椎板横形截骨术的改良方法

　　尽量保留截骨间隙两端的棘突不被切除（图10-2），在相当于椎体间隙的水平，用锐利的薄刃骨刀做横形截骨楔形切除术，使复位后的椎板和棘突完全达到骨面对骨面的紧密对合。这样做比切除截骨间隙上下的棘突，单纯靠椎板的对合稳定性强，且便于在保留的棘突上作内固定。因已骨化的棘突和棘突间隙形成一道纵行增厚的骨墙，用它来做夹持棘突的内固定非常有利，与切除临近的棘突，仅靠椎板与椎板之间的对合更加稳定可靠。椎板与

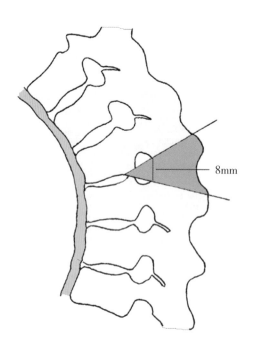

图10-1　椎板截骨的角度，自棘突至椎体后缘，一般40°~45°。根据后凸畸形的轻、重程度来决定截骨角度和宽度。在椎板内侧骨皮层的部位，截骨宽度为8mm

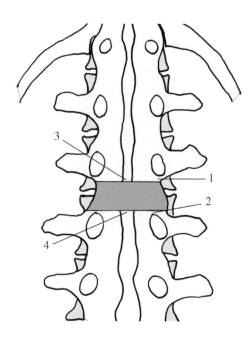

1. 椎弓根下缘下方1~2mm；2. 椎弓根上缘上方1~2mm；3. 棘突上缘；4. 棘突下缘。截骨宽度：8mm；截骨间隙：单间隙。

图10-2　椎板横形截骨术，解剖标志

棘突的结合面产生骨性接触面，更能促进骨性融合。特别适合采用动力性双Luque棒固定法。

二、椎板横形截骨术部位的选择

根据X线正位片，观察顶椎部位棘突间隙增宽的情况，再根据X线侧位片，了解顶椎部位椎间孔上下径延长的程度，来决定顶椎部位，如顶椎部位位于T_{12}～L_1时，就在T_{12}～L_1之间做截骨，所以顶椎截骨术不一定都选择L_2～L_3之间，而是顶椎位于哪一节段，就在哪一节段上做截骨，这就是所谓的顶椎截骨术，但截骨的节段仅限于T_{10}～L_4，因为T_{10}～L_4的这段椎管管径较宽，截骨矫正后不易产生椎管狭窄，且不受胸廓和肋骨的限制。常用的椎板截骨宽度为8～12mm。术后通过头脚牵引和手法矫正复位，达到截骨间隙闭合，造成椎体前缘张开，使脊柱伸直，采用短距离的椎板后弹性压缩内固定。术后回病房卧平床自家矫正或手法复位，达到满意矫正后给予石膏背心外固定，8个月后拆石膏前拍片复查，待截骨间隙骨性愈合后拆除外固定。

第二节　手　术　方　法

脊柱截骨术也和四肢截骨术一样，需要用骨刀做楔形截骨切除，然后闭合楔形间隙矫正畸形，使脊柱达到对位和对线的目的。椎板横形截骨术是Smith Petersen惯用的一种老方法，笔者从1961开始做脊柱截骨术时，就是用的这种方法。该方法简单，适合初学者应用，用它来作单纯椎板截骨治疗强直性脊柱炎后凸畸形，也是一种很好的方法。

（一）器械准备

田氏脊柱骨刀一套（图1-3）、椎弓根定位器、根据需要所选择的内置入器械，或者不用任何内固定，截骨后回病房卧平床自家矫正，待矫正满意后给予石膏背心外固定。

（二）麻醉

局部浸润麻醉或气管插管麻醉。

（三）卧位

俯卧位或侧卧位。

（四）手术操作程序

1. 第一步　令患者俯卧在手术台上，将手术床调成反V形，躯干两侧用10cm直径的布捲垫起，使腹部空出，用龙胆紫棉签沿棘突定位划线（图10-3），然后消毒铺单。

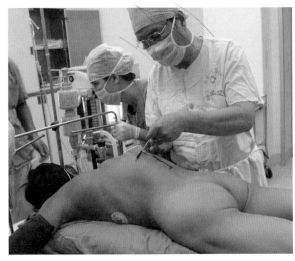

图10-3　在后凸顶椎段，沿棘突划切口线，长10～15cm

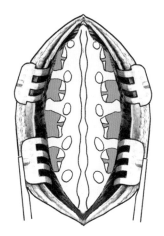

图10-4　根据脊柱后凸的轻重程度和需要内固定的长短来决定切口的长短。已暴露的外棘突、椎板和横突

2. 第二步　沿棘突作纵行切口，长10～15cm，切开皮肤及皮下组织，用电刀剥离暴露棘突、椎板和横突，用自动拉钩牵开椎旁肌，确定截骨间隙，向外侧暴露直达横突（图10-4）。

3. 第三步　用椎弓根定位器（图10-5），探明椎间孔和上下椎弓根的距离，然后确定截骨部位（图10-6）。

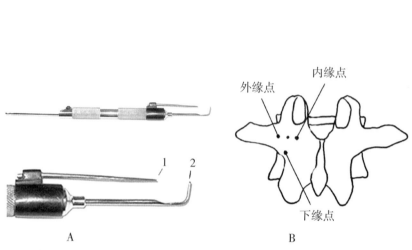

A. 1. 探针；2. 指针。B. 椎弓根在椎板后的位置：内缘点与外缘点之间为进钉点，下缘点为参考值

图10-5　椎弓根定位器

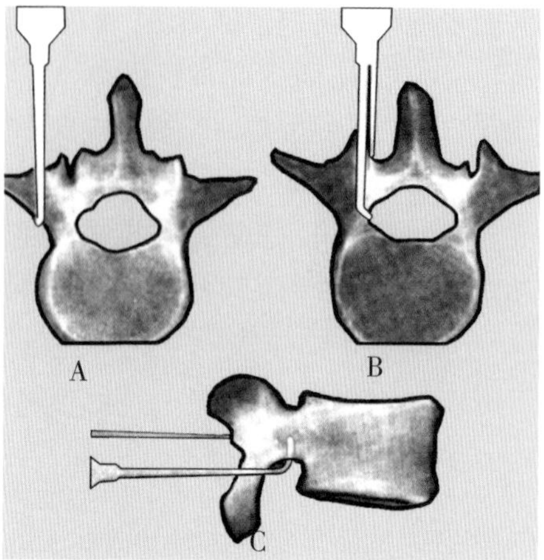

A. 外缘点的确定；B. 内缘点的确定；C. 定位器的探针末端和指针尖端恰恰位于椎弓根上下径的1/2交界处

图10-6　定位器与椎弓根的关系

4. 第四步　用薄刃直骨刀，自棘突向着椎体后缘的方向作横形截骨楔形切除，楔形切除的宽度在椎板间的部位为8～12mm（图10-7）。

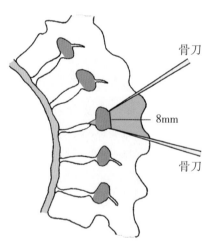

图10-7　根据后凸畸形的轻重，来决定椎板横形截骨的宽度，一般椎板间截骨宽度8～12mm

5. 第五步　横形截骨的范围：在两侧上一椎弓根下缘的下方1～2mm处，划一条平行线，再在下一椎弓根上缘的上方1～2mm处，划一条平行线，两条平行线之间为横形截骨切除的范围（图10-8、图10-9）。

6. 第六步　横形截骨切断后，应用撑开器将截骨间隙撑开，彻底清除硬膜外的碎骨片和黄韧带，截骨边缘如有向内突出的骨刺，应清除干净（图10-9），以免过伸复位后，向内突出压迫脊髓。

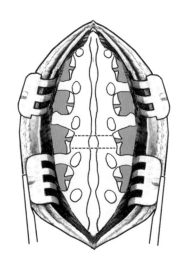 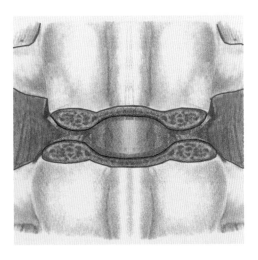

图10-8 根据后凸角度的大小，做出椎板后的预定截骨线

图10-9 椎板横形截骨楔形切除已完成，露出硬脊膜管和两侧的脊神经根，可见棘突和椎板盖已形成整齐的刀切面

7. 第七步 去掉撑开器，将反V形的手术床调成V形，轻轻加压并进行台下头脚牵引，使脊柱过伸，截骨间隙闭合，椎体间前缘张开，形成前张开后闭合的截骨术，并用棘突间Luque棒加钢丝固定（图10-10）。但在加压复位时应避免压力过大造成截断的脊柱前后错位，形成截瘫。

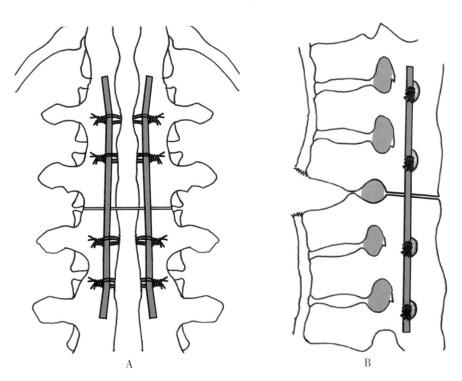

A   B

图10-10 椎板横形截骨术即前张开后闭合的截骨术，用Luque棒加钢丝固定棘突牢固可靠，因为强直性脊柱炎的棘突间互相融合，已形成一条增厚的墙壁，很适合作棘突间固定

8. 第八步 内固定可采用棘突间钢丝压缩固定法（图10-11）、弓根螺钉加压棒固定法或钩棒法压缩固定。但椎弓根螺钉的置入或置钩均应在截骨之前安装好，不能等到截骨完成后再做这些工作，以免造成截骨间

隙的错位。

9. 第九步 术毕冲洗切口、止血，在棘突的两侧各放置T形管负压引流，回病房接于床边。

（五）术后处理：

术后引流量100～300mL，即证明切口内已无积血存在，术后24～48h拔除引流管。拆线后给予过伸位石膏背心外固定（图10-12），固定期限为8～12个月。

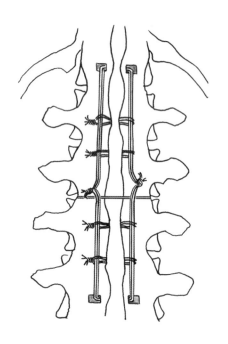

图10-11 椎板横形截骨不应切除棘突，复位后，椎板对椎板、棘突对棘突稳定性强，再加上棘突间钢丝压缩固定，方法简单，固定可靠

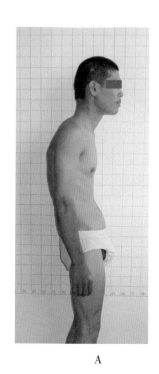
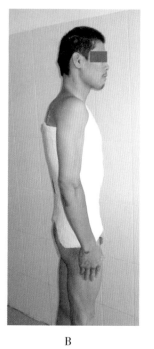

A   B

A. 术前人体外形；B. 术后石膏背心外固定

图10-12 轻型强直性脊柱后凸做椎板横形截骨术，简单的棘突间钢丝固定，术后给予可靠的石膏背心外固定8～12个月，能产生坚固的骨性融合

第三节 横形截骨与V形截骨的比较分析

横形截骨的最大缺点是截骨断端不能互相嵌插，缺乏防止脊柱旋转错位的作用，因此，惯用V形椎板截骨术来代替椎板横形截骨术。椎板V形截骨术的优点要比横形截骨术多，而且更合乎解剖学和生物力学上的要求，但在操作上难度较大。故刚开始学做脊柱截骨术的医生，还应该先从横形椎板截骨术开始，等掌握了脊柱截骨术要领之后，再改用椎板V形截骨术的手术方法，将会取得更好的手术效果。

强直性脊柱后凸与结核性或先天性脊柱后凸所需要的截骨矫正方法完全不同。强直性脊柱后凸为圆形驼背，结核性或先天性脊柱后凸为角形驼背。对强直性脊柱后凸的截骨术，常采取非顶椎部位的截骨矫正方法，即把大弧形后凸（C形后凸），变成一个3字形后凸（图10-13），使患者的腰前凸加大来代偿胸后凸，达到直立平视、箭突与耻骨联合之间的距离加大，解决了腹部受压，胃纳不佳，造成消化系统功能障碍的问题，也同时解决了膈肌收缩活动问题，加大了腹式呼吸功能，使碳氧交换得到改善，使患者的生活和精神得到改善。

强直性脊柱炎的病理改变，是一种与类风湿性关节炎相同的病理改变，其周围的关节囊、韧带和椎间盘均为脆弱的肉芽组织所代替，特别是椎体、椎间盘和前纵韧带变得非常脆弱，故只用单纯椎板截骨术的方法，即

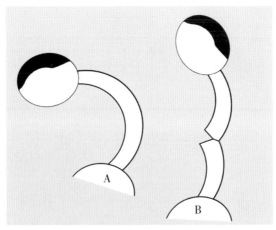

A. 术前大C形脊柱后凸；B. 术后变成3字形双弯后
凸，使生理功能恢复正常

图10-13　非顶椎截骨术

可在加压和牵引下，造成椎板截骨间隙的合拢、前纵韧带的撕裂和椎体间隙的张开。对结核性后凸、先天性后凸、外伤性后凸的病例，均不能用单纯的椎板间截骨而达到矫正后凸畸形的目的。

（田慧中　谢　江　斯刊达尔·斯依提）

参考文献

［1］田慧中，林庆光，谭远超. 强直性脊柱炎治疗学［M］. 广州：世界图书出版公司，2005：165-195.

［2］田慧中，王彪，吕霞，等. 强直性脊柱后凸截骨矫正内固定术［J］. 中国矫形外科杂志，2005，13（7）：509-512.

［3］田慧中. "田氏脊柱骨刀"在脊柱外科中的应用［J］. 中华骨科杂志，1994，14（4）：236-239.

［4］田慧中. 强直性脊柱后凸畸形截骨矫形后内固定方法的选择［J］. 中国矫形外科杂志，2011，19（9）：784-786.

［5］田慧中，刘少喻，马原. 实用脊柱外科手术图解［M］. 北京：人民军医出版社，2008：316-321.

［6］陈安民，徐卫国. 脊柱外科手术图谱［M］. 北京：人民卫生出版社，2001：181-273.

［7］田慧中，马原，吕霞. 微创式V形截骨分次矫正强直性脊柱后凸［J］. 中国矫形外科杂志，2008，16（5）：349-352.

［8］梁智仁. 经椎弓根截骨术治疗强直性脊椎炎所致脊柱后凸畸形［J］. 中华骨科杂志，1997，17（6）：351-352.

［9］田慧中，李明，马原. 脊柱畸形截骨矫形学［M］. 北京：人民卫生出版社，2011，5：101-279.

［10］田慧中，李明，王正雷. 胸腰椎手术要点与图解［M］. 北京：人民卫生出版社，2012：375-417.

［11］田慧中，梁益建. 强直性脊柱炎脊柱畸形截骨矫形手术技巧［M］. 北京：人民军医出版社，2014：1-328.

第十一章　强直性脊柱后凸椎板V形截骨术

第一节　概　　述

强直性脊柱炎是一种全身性疾病，患者多数为青年男性，早期症状主要是来自骶髂关节的疼痛，沿脊柱向上发展，进行性加重，以夜痛、晨僵、多汗、消瘦为主要症状。跟随着夜痛不能睡眠，患者常采取屈膝、屈髋和弯腰坐位，久而久之，到疾病的晚期就形成强直性脊柱后凸畸形。

早期强直性脊柱炎的治疗主要靠药物，如能适当地选择药物和规则地进行治疗，可延缓其形成晚期强直性脊柱后凸畸形，甚至单靠药物也可以治愈，特别是对女性的强直性脊柱炎，药物疗法的效果是比较好的。只要药物用得对、用得恰当，就可以控制疼痛症状的发生，再加上运动疗法，或者是游泳，能起到较好的治疗作用。

强直性脊柱炎一般从骶髂关节开始沿着脊柱向上延伸，最后可以延伸到C_1、C_2。在X线片上，先是双侧小关节突间隙产生模糊骨化，后是棘间韧带骨化，然后是椎体间关节骨化，产生竹节样变。在骨化过程中，由于患者以夜痛为重，常常采取弯腰坐位，久而久之，即形成脊柱的后凸畸形。对后凸的Cobb's角<80°的，定为轻度脊柱后凸；对Cobb's角>80°的，定为重度脊柱后凸。对轻度强直性脊柱后凸的治疗，大部分病例均可采用V形椎板截骨后，复位内固定、闭合截骨间隙，然后将截下来的长条骨块植在椎板后，放置负压引流管，分层闭合切口，即手术完毕。对重度脊柱后凸，可采用全脊柱截骨术（详见本书第十三章）。

在Smith Petersen椎板横形截骨术的基础上，笔者进一步改良为"椎板V形截骨术"（图11-1），使V形断端互相嵌插，来防止脊柱截断后产生左右移位和旋转畸形。V形截骨的手术操作比横形截骨复杂，需要一定的手术技巧和专用工具即不同弯度的薄刃骨刀。用这种骨刀来做椎板V形截骨术，快速而方便，而且截骨的断面是整齐的刀切面，复位后使V形断端互相嵌插，不留缝隙，有利于骨性融合。

V形截骨术的优点：① 强直性脊柱炎并发脊柱后凸的病例，V形截骨术治疗是一个很好的疗法，因为手术对患者打击不大，手术时间很短，出血也不多，一般输血量为200～600mL。②用薄刃骨刀在脊柱上进行截骨术是一种专门的手术技巧。如果能纯熟地掌握这门技巧，用起来比任何的电、气动钻锯都好得多，而且安全可靠，不易损伤硬膜、脊髓和神经根，纯属一种工艺性的手术技巧。③椎板V形截骨的方向略向头端倾斜，V形截骨

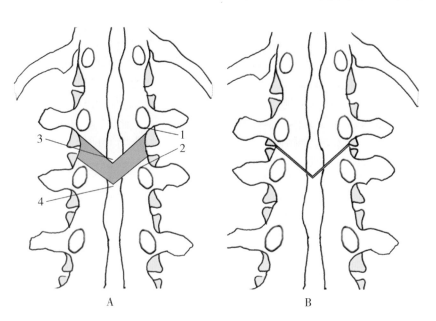

A：1.椎弓根下缘；2.椎弓根上缘；3.棘突下缘；4.棘突上缘。截骨宽度为8～12mm。B.椎板V形截骨复位闭合后，刀切面对刀切面，形成一条V形截骨线，对合严密整齐，稳定可靠，给以后的骨性融合创造了良好的条件

图11-1　椎板V形截骨术示意图

复位后，截骨面形成叠瓦式闭合严密，能防止左右移位和上下移位。

第二节 手 术 方 法

（一）器械的准备

田氏脊柱骨刀一套、钉棒系统一套、椎弓根定位器、直径0.8～1.2mm Luque钢丝若干、Luque棒，再加其他普通常用器械。

（二）麻醉

局部浸润麻醉或气管插管麻醉。

（三）卧位

一般取俯卧位（图11-2），根据患者的后凸程度，应将手术床调成反V形，腰桥抬高，对重度后凸用特制托肩板将两肩垫高（图11-3、图11-4），将患者的头置于能自动调节的头架上，两脚固定在床尾，其腹侧应用填料垫实，使患者能在截骨后复位时取除填料或将床调平，来达到截骨后伸直复位的目的。用中单叠成10cm宽的牵引带置于腋下，以便在截骨完成后，由台下人员进行头、脚牵引，将患者躯干部拉直，达到截骨间隙闭合复位内固定的目的（图11-5）。

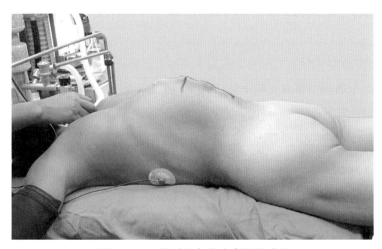

图11-2 一般后凸角度小者取俯卧位

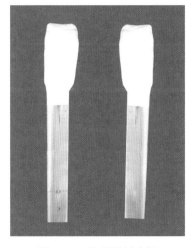

图11-3 特制的托肩板

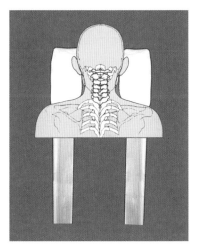

图11-4 用特制托肩板将两肩垫高示意图

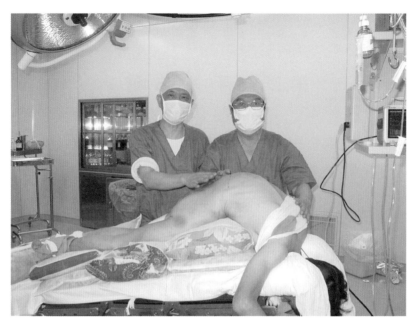

图11-5　对重度脊柱后凸患者采取俯卧位时，应将托肩板垫好，托住患者的两肩，使患者的头部伸出床头置于床下，额部放在能自动调节的圆凳上。将床调成反V形，腹部和两髂前上棘垫实，两脚用绷带固定在床尾，防止患者向前滑移。牵引带置于腋下，以便截骨完成后作牵引用

（四）手术操作步骤

1. 第一步　自背中线沿棘突切口，长15～20cm，切开皮肤及皮下组织，沿棘突切开棘上韧带，可见临近的棘突已互相连接骨化，沿棘突两侧自骨膜下分离棘突和椎板，向外至横突，确定拟截骨的部位和间隙（图11-6、图11-7），准备做椎板V形截骨术（图11-8、图11-9）。

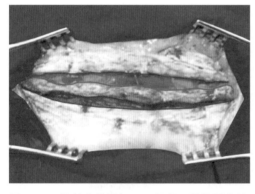

图11-6　沿棘突作纵切口，保留已骨化强直的棘突和椎板，留待最后作内固定用

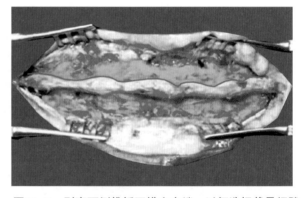

图11-7　剥离两侧椎板至横突尖端，以便选择截骨间隙

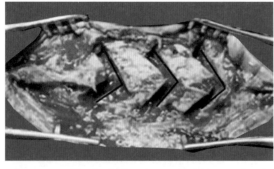

图11-8　三节V形截骨完成后，截骨间隙已产生部分自家闭合

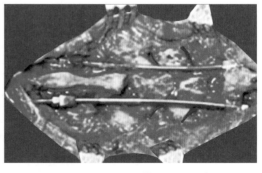

图11-9　经手法矫正后，截骨间隙完全闭合，用钩棒系统内固定

2. 第二步 椎板V形截骨的标志，外侧是拟截骨间隙椎间孔的上缘和下缘，中间是拟截骨间隙的上一个和下一个棘突之间（图11-1A）。先用骨刀在椎板上刻出拟做V形截骨的形状和宽度的痕迹。根据驼背的度数来决定截骨间隙的宽窄，一般椎板截骨宽度为8～12mm，因为8mm等于小号直骨刀的宽度，12mm等于大号直骨刀的宽度，截骨间隙太窄了也不好操作。截骨的方向略向头端倾斜，使椎板闭合后能自然形成叠瓦式结合（图11-10、图11-11）。

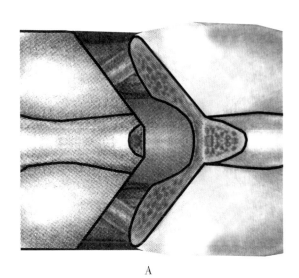
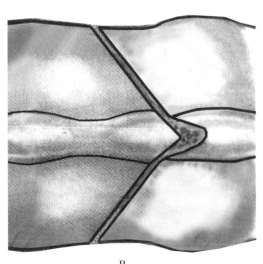

A

B

A. V形截骨的方向偏向头端，要用锐利的薄刃骨刀做成整齐的刀切面，使复位后对合严密，有利于骨性融合；B. V形截骨复位后，截骨面形成叠瓦式闭合严密，能防止左右移位，因为松质骨面对松质骨面容易形成骨性连接

图11-10 椎板V形截骨

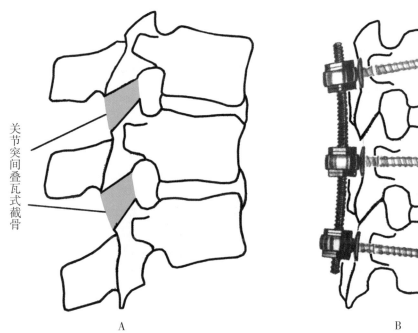
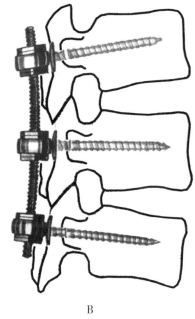

A

B

A. 侧面观，多节段关节突间叠瓦式截骨的宽度不宜超过8mm；B. 叠瓦式截骨完成后闭合复位内固定

图11-11 多间隙关节突间V形叠瓦式截骨

　　3. 第三步　截骨的全过程均应使用薄刃骨刀去做，要求做成整齐的刀切面，以便截骨间隙互相对合整齐无缝。避免使用钝的骨刀或咬骨钳，以免造成粗糙不整齐的截骨面，使截骨后间隙不能很好地对合，有形成截骨间隙不连接的可能性。用宽的直骨刀先在预定截骨的棘突间做横断性切除已骨化的棘间韧带达椎板平面（图11-12），然后再向上向外，做出V形的两端（图11-13），方向为自棘突间至椎间孔，宽度为8～12mm（图11-14），截骨线的外端其上缘为上一个椎弓根的下缘，其下缘为下一个椎弓根的上缘（图11-1A）。

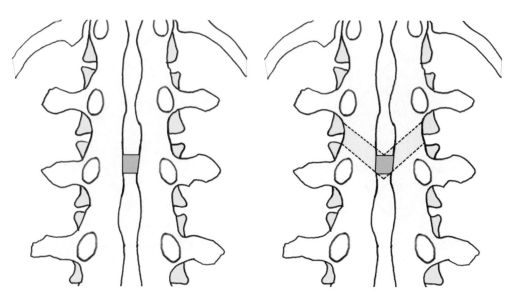

图11-12　V形截骨的中央，先在骨化的棘突和棘间韧带上，用直骨刀做横断性切除8～12mm，达椎板平面

图11-13　向上向外至椎间孔的部位，做出V形的两端，其宽度为8～12mm

　　4. 第四步　用宽的薄刃直骨刀进行截骨，先做出右侧的V形截骨间隙，再做出左侧的V形截骨间隙，设宽度为8mm（图11-15），进刀深度自椎板后面到椎板内侧骨皮层为准（图11-16），然后再用铲刀进行刨槽清底，直达暴露椎板内侧骨皮层（图11-17、图11-18）。自棘突间部分，先将内侧骨皮层切除暴露硬膜（图11-19），用神经剥离器进行分离，将椎板与硬膜间的粘连分开，然后用骨刀平骨槽的两侧将内侧骨皮层切开（图11-20），再用髓核钳将其钳出，这时应小心谨慎地去做，避免损伤硬膜外静脉丛造成出血或损伤硬膜和蛛网膜造成脑脊液漏。其次还要注意，一定要将椎间孔附近的深部游离骨块取除干净（图11-21），以免复位后压

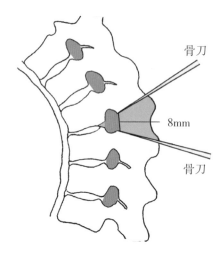

图11-14　椎板V形截骨的宽度8～12mm

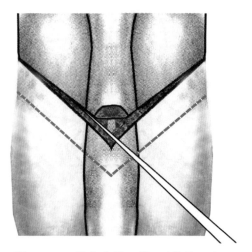

图11-15　用宽直骨刀做V形截骨，先做右侧，后做左侧

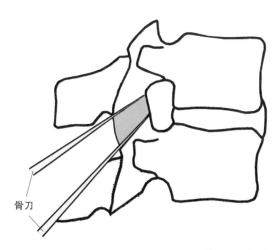

图11-16 V形截骨的进刀深度，自椎板后至内侧骨皮层，但不超过内侧骨皮层

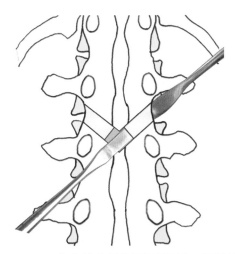

图11-17 先将棘突间的骨组织切除，再用神经剥离器自椎间孔外缘向内剥离并填塞纱条。然后，用铲刀刨槽清底，直达椎板内侧骨皮层

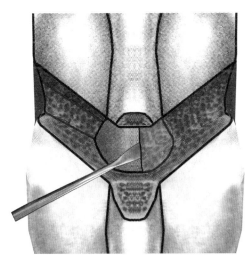

图11-18 自棘突间切除全层椎板，咬除黄韧带，暴露硬脊膜，用神经剥离器分离硬膜外粘连

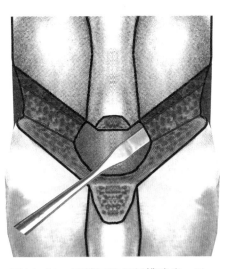

图11-19 用铲刀进行刨槽清底，只剩下内侧骨皮层

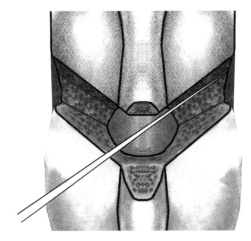

图11-20 用骨刀切断内侧骨皮层，但应注意不能损伤硬脊膜，造成脑积液漏

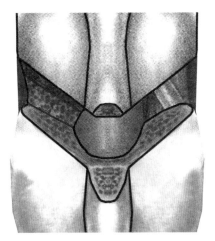

图11-21 右侧椎板内侧骨皮层已切除干净，硬膜囊和神经已彻底暴露，深部碎骨块已取除干净

迫神经根造成疼痛。做完一侧后，将撑开器或自制木塞放入截骨间隙内（图11-22），进行适当撑开，然后再用同样的方法，进行对侧的截骨。若不用撑开器或自制木塞进行撑开，待两侧截骨完毕后，常常出现自发性截骨间隙合拢，而造成清底困难，使残留的游离骨块难以取出。截骨完成后，取除撑开器，将腰桥放低，将反V形床调成平床，截骨间隙常可自行合拢，形成叠瓦状靠拢，也可稍加压力，达到截骨间隙闭合，将截下来的骨块做成火柴杆状，搭在截骨间隙上（图11-23）。

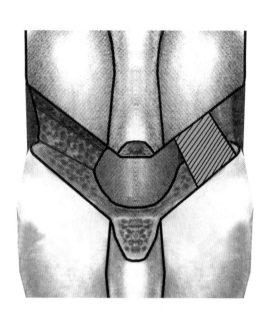

图11-22　右侧做完后，用木塞撑开截骨间隙，然后再用同样的方法，进行左侧的截骨

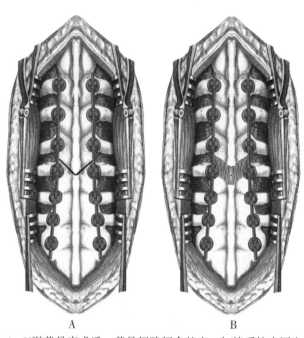

A　　　　　　　　B

A. V形截骨完成后，截骨间隙闭合整齐，钉棒系统内固定；

B. 将截下来的骨块，做成火柴杆状，搭在截骨间隙上

图11-23　闭合截骨间隙、植骨融合钉棒系统内固定

5. 第五步　根据需要选择内固定方法，重度脊柱后凸，需要较长节段的钉棒系统内固定（图11-23）。轻度脊柱后凸，可用短节段的钉棒系统固定、棘突间Luque棒加钢丝内固定（图11-24）、棘突间钢丝固定（图11-25），也可不用内固定，只靠石膏背心外固定来达到脊柱的稳定和骨性融合。

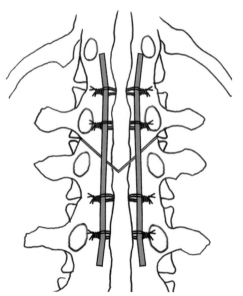

棘突间Luque棒加钢丝夹持棘突内固定，能允许Luque棒与钢丝之间滑动，当术后回病房平卧位时能产生自家矫正

图11-24　动力性压缩内固定

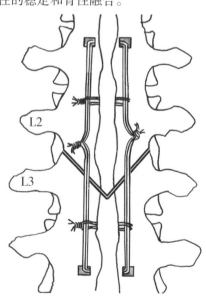

图11-25　V形截骨闭合复位后，棘突间钢丝内固定，以便术后自家矫正

6. 第六步　术毕，取除肌肉撑开器，严格电凝止血，双侧放置T形管引流，分层闭合切口，手术完毕。

（五）术后处理

术毕在棘突两侧各放一条负压引流管，回病房做负压引流。24～48h拔除引流管，第10天拆线，拆线后给予石膏背心外固定，穿戴石膏背心回家休息，3个月内应多卧床，少下地活动，在床上应多活动四肢的关节，以免发生髋关节或肩关节的强直。3个月后可以多下地活动和户外散步，6～8个月之后来医院复查，根据手术医生的意见，决定是否拆石膏，石膏拆除后照X线片，观察植骨愈合情况。

第三节　要点及注意事项

（1）截骨的宽度和深度要掌握好，以免矫正过度或不足，根据后凸畸形的角度，一般椎板截骨宽度为8～12mm。

（2）一定要防止操作时器械与硬膜管的接触和摩擦，器械在硬膜上反复摩擦，将会造成不可逆的脊髓损伤。

（3）用椎板咬骨钳切除椎板的最大危险是咬骨钳的钳咀有一定的厚度，插入椎板下进行咬骨时，有挤压硬膜和脊髓的可能性。其次，咬骨钳的钳咀可能咬住了极少一部分硬膜，造成硬膜撕裂，发生脑脊液漏的并发症，术后给患者带来极大的痛苦。用椎板咬骨钳做出来的截骨面不像骨刀做出来的截骨面那样整齐。

（4）一侧截骨完成后，一定将撑开器或自制木塞放入截骨间隙内，进行适当撑开，然后再用同样的方法，进行对侧的截骨。若不用撑开器或自制木塞进行撑开，待两侧截骨完毕后，常常出现自发性截骨间隙合拢，而造成清底困难，使残留的游离骨块难以取出。

（5）根据后凸角度的大小可做1～3个椎板V形截骨，一般对轻度后凸只做1个椎板V形截骨即可，一般椎板截骨宽度为8～12mm。

（6）棘突间动力压缩内固定：适用于Cobb's角在90°以内的病例，因为强直性脊柱炎患者的棘突、棘间韧带和棘上韧带最先开始骨化，形成一道又宽又厚的纵行骨墙，比正常人的棘突有更粗大有力的骨性结构，很适合利用它做夹持棘突的双Luque棒钢丝内固定，这种固定方法简单有效，比咬除棘突后再使用钉棒系统内固定在力学上作用更大。特别是双Luque棒加钢丝夹持棘突的固定法能允许棒在钢丝捆绑下产生纵向滑动，不妨碍患者术后卧平床时所产生的自家矫正和截骨间隙的继发性前张开后闭合，这就是棘突间动力性内固定的最大优势。直到最后用过伸位石膏背心外固定来维持脊柱的伸直，产生坚固的骨性融合为止。

（7）静力性椎弓根钉棒系统内固定：适用于Cobb's角90°以上的重度ASK病例，因为这类患者已形成严重驼背畸形，腹直肌等软组织高度挛缩，肠系膜和血管神经组织也处于缩短紧张状态，要想矫正这种畸形则需要做脊柱缩短术，截骨切除1～2节椎骨，然后再做前撑开后闭合静力性长节段钉棒系统内固定，对这类患者坚强的静力性内固定是必不可少的，椎体间立柱植骨和椎板后自体骨植骨和术后外固定也是重要环节。

（8）任何内固定也代替不了外固定，所以术后石膏背心或支具外固定是不可缺少的，固定时间不得少于6～8个月，否则有复发的可能性。

第四节　典型病例介绍

一、病例摘要

患者，陈某，男，32岁，广州市人。主诉：20岁发病，腰背痛，全身无力，白天活动后症状减轻，夜晚痛得不能入睡，常常彻夜不睡坐在床上度过，次日清晨起床时极度疲乏无力，活动后略有减轻，出汗甚多。25岁之后疼痛略减轻，但开始出现腰背部后凸畸形，弯腰驼背越来越重，最近两年发现上腹部形成深沟、塌陷下去，腹部向前膨隆（图11-26、图11-27），影响呼吸，喘气困难，胃部受压，吃不下饭去。驼背畸形也越来越重，夜间不能平卧睡眠（图11-28）。

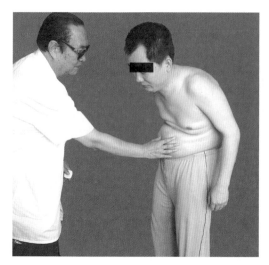

图11-26　强直性脊柱炎脊柱后凸Cobb's角81°，上腹部形成深沟向内塌陷，两侧肋骨插入腹腔内，腹部向前膨隆，腹式呼吸受到影响

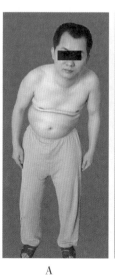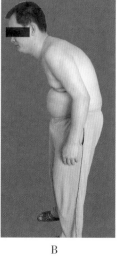

A　　　　　　　B

图11-27　术前正侧位人体外形

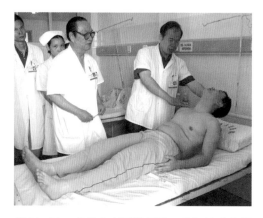

图11-28　术前患者不能平卧，头与枕头之间的距离在15cm以上

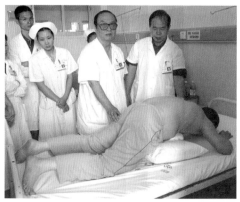

图11-29　术前患者进行手术卧位训练

二、诊断特点

入院后检查：患者，男性，32岁，营养情况尚可，站立位时弯腰驼背，两眼向前平视时，必须屈膝屈髋。上腹部形成深沟，下部肋骨插入腹腔内，腹部向前膨隆，造成呼吸困难及吃饭困难。要求住院手术治疗，矫正畸形。X线摄片检查脊柱后凸Cobb's角81°，下部肋骨插入腹腔内，压迫上腹部脏器，胸腔下口向后贴在脊柱上影响腹式呼吸，这种畸形给呼吸、循环和消化系统造成严重的影响。在患者坚决要求手术治疗的情况下，决定准备手术，做术前俯卧姿势训练（图11-29）。

三、手术方案及术后处理

手术方案：拟在气管插管全身麻醉下行单纯椎板V形截骨术，截骨部位在L$_2$～L$_3$之间，作非顶椎截骨术。截骨宽度预计为1.0cm，V形截骨完成后，手法复位使截骨间隙闭合，给予棘突间钢丝内固定，准备术后自家矫正和石膏背心外固定处理。

手术操作：详见本章第二节手术方法。

术后处理：截骨术后后凸畸形已得到矫正，患者完全可以平卧（图11-30），卧平床两下肢可以自由活动（图11-31）。手术前上腹部的深沟已展开，照片上发亮的部分为展开的横沟部位（图11-32）。查房时测量箭突至耻骨联合的距离增加8cm（图11-33），术后3周内卧平床自家矫正效果良好，越躺越直，最后达到躯干部完全伸直。拆线后石膏背心外固定后，患者可以下地自由活动（图11-34）。

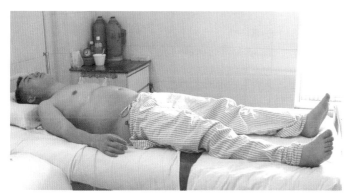

图11-30　术后已能平卧睡觉

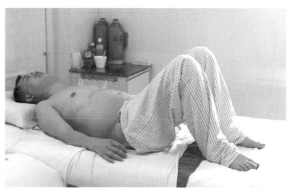

图11-31　卧平床自家矫正，两下肢自由活动

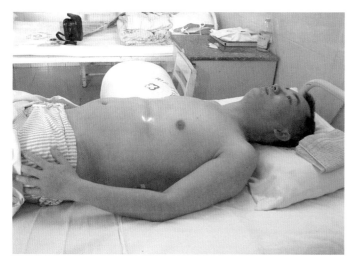

图11-32　术后上腹部深沟已被拉展，发亮部位就是原来的深沟部位

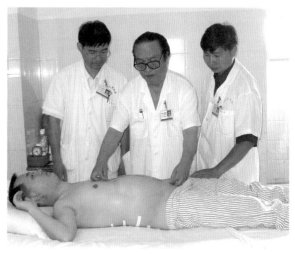

图11-33　测量箭突至耻骨联合的距离较术前增加8cm

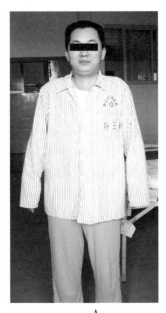
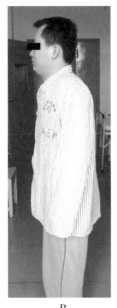
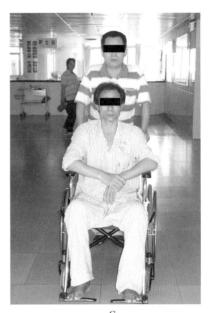

A   B   C

A、B.术后石膏背心外固定正侧面观；C.术后患者推着别的患者练习活动

图11-34   患者戴石膏背心下地活动，精神面貌焕然一新，身高增加22cm

术后随访：术后1年半随访（图11-35AB），术后2年X线拍片复查（图11-36）。

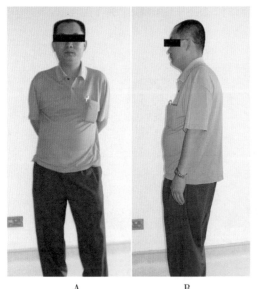
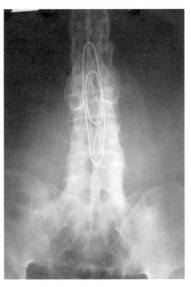
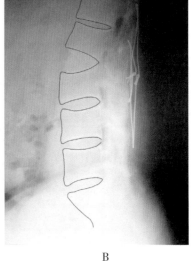

A   B   A   B

A.正面人体外形；B.侧面人体外形；

图11-35   术后1年半随访

A.正位片显示内固定钢丝未断裂，固定良好；B.侧位片显示L$_2$~L$_3$之间椎体前缘张开，已有新生骨出现模糊不清，椎板后植已愈合

图11-36   术后2年X线摄片复查

四、疗效评价

非顶椎截骨术典型病例的疗效评价：陈某，后凸畸形Cobb's角81°，顶椎部位位于下胸椎，出现的临床症状为上腹部呈横沟形凹陷，压迫上腹部脏器，进食困难，胃纳不佳，腹式呼吸受到严重影响。为解决以上症

状，采用$L_2 \sim L_3$之间非顶椎截骨术为最明智的选择。行$L_2 \sim L_3$之间非顶椎截骨矫正后凸畸形后，改善了膈肌收缩的垂直方向，使腹式呼吸重新恢复，改善了缺氧状态，使上腹部不受压迫，改善了胃肠道的受压情况，患者的全身情况大为好转，营养情况改善，呼吸通畅，精神状态焕然一新。由于脊柱后凸的矫正，人体重心后移，步态及行走明显稳定。术后患者非常满意，已恢复正常工作。

五、专家点评

患者，陈某，患ASK的主要症状是后凸畸形所致的上腹部形成横沟，深深陷入上腹部，两侧肋骨插入腹腔，胸腔下口对着脊柱，使腹式呼吸造成困难，胃部受压，胃纳受到影响，给消化和进食造成危害。

选择非顶椎单纯椎板V形截骨术乃因为椎体前缘尚未骨化、椎间孔上下径增长、椎间隙后宽前窄的指征而定，故截骨术后，截骨间隙将会自动闭合。只做简单的棘突间钢丝内固定足以维持脊柱后凸的矫正位置，术后平卧卧床自家矫正，将会产生更大的矫正作用。反之，如果截骨方法选择不当或截骨手术做得不彻底，就是采用长节段的钉棒系统内固定，单靠器械的作用力是难以达到真正矫正后凸畸形的目的。所以治疗ASK的原则是截骨是个重要的环节，内固定方法要根据截骨方法的不同而灵活应用，不能一律采用钉棒系统做坚强的内固定，因为坚强的钉棒系统内固定能限制术后自家矫正。

静力性内固定、动力性内固定或只做截骨不做内固定，靠术后的外固定来达到矫正后凸畸形的做法都是可取的。请勿一律采用钉棒系统做坚强的内固定，这样做会失去术后自家矫正和分次手法矫正的机会，所得到的矫正率和矫正效果更差。这是初学者尚未认识到的问题，应该注意。

（田慧中　刘伟　陈钢）

参考文献

［1］　田慧中，林庆光，谭远超. 强直性脊柱炎治疗学［M］. 广州：世界图书出版公司，2005：165-195.

［2］　梁智仁. 经椎弓根截骨术治疗强直性脊椎炎所致脊柱后凸畸形［J］. 中华骨科杂志，1997，17（6）：351-352.

［3］　陈安民，徐卫国. 脊柱外科手术图谱［M］. 北京：人民卫生出版社，2001：181-273.

［4］　田慧中，王彪，吕霞，等. 强直性脊柱后凸截骨矫正内固定术［J］. 中国矫形外科杂志，2005，13（7）：509-512.

［5］　谭军，丰建民. 骨科无衬垫石膏技术［M］. 上海：第二军医大学出版社，2000：126-146.

［6］　田慧中. "田氏脊柱骨刀"在脊柱外科中的应用［J］. 中华骨科杂志，1994，14（4）：236-239.

［7］　陈庆贺. 强直性脊柱炎畸形程序化手术治疗［J］. 美国中华骨科杂志，2001，7：85-87.

［8］　马原. 脊柱后柱截骨矫正治疗强直性脊柱后凸200例临床分析［J］. 新疆医学，2001，31（3）：180-182.

［9］　田慧中，吕霞，田斌. 强直性脊柱炎颈胸段后凸畸形截骨矫正术［J］. 中国矫形外科杂志，2006，14（7）：522-523.

［10］　田慧中，刘少喻，马原. 实用脊柱外科手术图解［M］. 北京：人民军医出版社，2008：316-321.

［11］　陈立言，李佛保. 强直性脊柱炎合并应力性骨折的诊断和治疗［J］. 中华外科杂志，1994，32（8）：512.

［12］　脊柱外科技术［M］. 党耕町，译. 北京：人民卫生出版社，2004：246-252.

［13］　田慧中，马原，吕霞. 微创式V形截骨分次矫正强直性脊柱后凸［J］. 中国矫形外科杂志，2008，16（5）：349-352.

［14］　田慧中，刘少喻，马原. 实用脊柱外科学［M］. 广州：广东科技出版社，2008：195-409.

［15］　田慧中，张宏其，梁益建. 脊柱畸形手术学［M］. 广州：广东科技出版社，2012：1-482.

［16］　田慧中. "田氏脊柱骨刀"在矫形外科中的应用［J］. 中国矫形外科杂志，2003，11（15）：1073-1075.

［17］　田慧中，梁益建. 强直性脊柱炎脊柱畸形截骨矫形手术技巧［M］. 北京：人民军医出版社，2014：1-328.

［18］　LEONG J C Y，MA A，YAU A. Spinal Osteotomy for fixed flexion deformity［J］. Orthop，Trans，1978，2：271.

［19］　Tian H Z. Total spinal osteotomy for the treatment of kyphosis and kyphoscoliosis［C］. Japanese Scoliosis Society program of the 25 th Annual Meeting，1991，25：23.

第十二章　强直性脊柱后凸椎弓椎体次全截骨术

第一节　概　　述

　　强直性脊柱后凸的大多数病例均可采用单纯椎板截骨术的方法，使后方的椎弓间隙闭合，前方的椎体间隙张开，而达到矫正畸形的目的。但在少数病例，因椎体间隙骨性融合，前纵韧带骨化（图12-1），用单纯的椎板截骨和手法复位难以造成椎体间隙张开的病例，则应采用椎弓椎体次全截骨术，即经后路楔形切除棘突、椎板和双侧的椎弓根，用田氏骨刀绕过硬膜管切除椎体后缘（楔形切除的尖端到达椎体的前1/4），然后，经手法矫正复位，使椎体的前1/4产生骨折，椎弓和椎体的后3/4的截骨间隙闭合，而达到矫正后凸畸形的目的（图12-2），这就是强直性脊柱后凸椎弓椎体次全截骨术的手术方法。

　　椎弓椎体次全截骨术，圆形脊柱后凸和角形脊柱后凸均可采用，特别是强直性脊柱后凸弯度较大的病例或椎体前缘有骨性连接的病例中常用，其截骨范围包括椎板和椎弓根，其楔形切除的尖端包括椎体后3/4，截骨复位后使椎体前1/4产生压缩骨折，使后方的截骨间隙闭合，称之为闭合性截骨术，稳定性强。

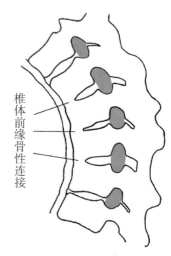

图12-1　三个间隙椎体前缘骨性连接，是椎弓椎体次全截骨术的适应证

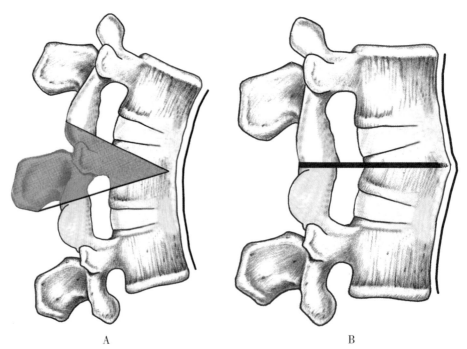

A.楔形切除的尖端到达椎体的前1/4；B.复位后造成椎体前缘的压缩骨折，稳定性强

图12-2　椎弓椎体次全截骨术

一、截骨部位的选择

（1）非顶椎截骨术，一般选择L_2～L_3之间。因为L_2～L_3之间的椎管内为马尾神经，造成截瘫的可能性较小，比较安全。

（2）顶椎截骨术，常选择T_{10}～L_4之间。因为T_{10}以上的骨性椎管较狭窄，且为脊髓前动脉进入脊髓的节段，故发生脊髓损伤的可能性较大，最好不要在这一段内做椎弓椎体次全截骨术。另外，由于该段脊柱受胸廓的支撑，使截骨后的间隙难以闭合。在T_{10}～L_4之间做顶椎截骨术，复位容易也比较安全，是选择顶椎截骨术的最佳部位。

二、手术器械及其使用方法

经后路行椎弓椎体次全截骨术的手术器械包括：椎体剥离器2把、撬板2把、神经根牵开器2把、各种弯形的椎体截骨刀6把、椎体后缘剥离器1把、后缘骨刀1把、后缘铲刀2把、推倒刀2把、空心刮勺2把，共20把（图9-1）；薄刃直骨刀大、中、小3把（图12-3）。

椎体剥离器主要用于在骨膜下剥离椎体的侧面和前外侧面，剥开后将撬板插入椎体与前纵韧带之间，以便暴露椎体进行截骨术。用神经根牵开器拉开自

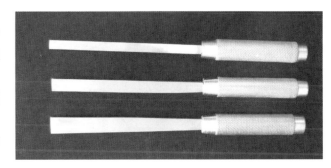

图12-3　不同宽度的薄刃直骨刀3把

上、下椎间孔内穿出的脊神经根，并具有压迫止血的作用。各种弯形的骨刀主要用于绕过硬膜管在椎体上进行楔形截骨。椎体后缘剥离器、后缘骨刀和推倒刀主要用于截除椎体后缘靠近硬膜管的薄层骨片。用刮勺和取出钳将截下来的骨块取出。不同宽度的薄刃直骨刀3把，是脊柱截骨术中不可缺少的工具，用于椎弓、椎体楔形截骨，切除椎板和椎体的外侧部分，椎板间开窗或半椎板切除术。

第二节　手 术 方 法

（一）麻醉
局部浸润麻醉或气管插管麻醉。

（二）卧位
俯卧位或侧卧位（图12-4）。

（三）手术操作程序

1.第一步切口　沿棘突作切口长20～30cm，在后凸顶点的预计截骨部位广泛地向两侧剥离，暴露横突。切口的上下两端仅暴露椎板即可。

2. 第二步暴露椎板确定截骨间隙　强直性脊柱后凸椎板和棘突间常有骨性融合，无法认清小关节间隙，只能靠横突、椎间孔和椎弓根进行定位，用椎弓根定位器在C形臂X线机下确定拟截骨的椎弓和椎体。根据后凸

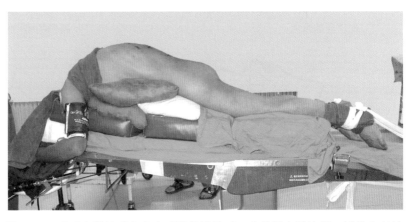

图12-4　对重度脊柱后凸患者采取俯卧位时，应将托肩板垫好，托住患者的两肩，使患者的头部伸出床头置于床下，额部放在能自动调节的圆凳上。将床调成反V形，腹部和两髂前上棘垫实，两脚用绷带固定在床尾，防止患者向前滑移。牵引带置于腋下，以便截骨完成后作牵引用

角的大小，来确定拟切除椎板的宽度，用骨刀刻出预定截骨线，并切除预定截骨线内的棘突至椎板平面。

3．第三步椎板截骨术　后凸顶点的椎板间有骨性融合者应直接做截骨术，无融合者应切除后凸顶点拟截骨椎体的一节椎弓，暴露硬膜管和两侧椎弓根。自椎弓根外缘平面截断或切除横突（图12-5），沿椎弓根的外侧缘用椎体剥离器自骨膜下向前剥离至椎体的前外侧缘（图12-6），推开骨膜和前纵韧带，放入撬板（图12-7、图12-8），暴露椎体的侧面，准备下一步做次全椎体截骨术（图12-9）。

4．第四步置入椎弓根螺钉和做临时固定　在做次全椎体截骨术之前，应先将截骨间隙上下的椎弓根螺钉安装好，以备复位后固定之用（图12-10），并暂时性钉棍或钉加钢丝固定，以免在椎体截骨和复位完成之后，脊髓和硬膜管游离在截骨间隙之中。任何移位或牵伸力量均可引起脊髓损伤导致两下肢瘫痪（由于矫正复位后，椎体前间隙可能会张开，使截断的脊柱两端不稳定），防止骨性椎管的错位，造成脊髓的受压现象。

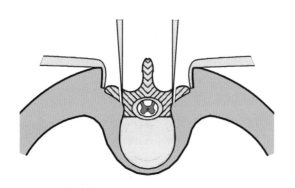

图12-5　自椎弓根外缘平面截断横突

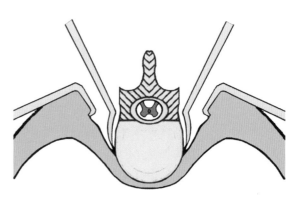

图12-6　用椎体剥离器沿椎弓根、椎体的外侧缘，自骨膜下向前剥离直至椎体的前外侧缘

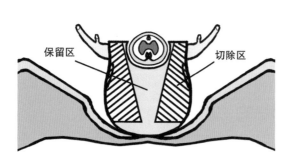

图12-7　自左右两侧插入撬板，暴露椎体，准备作次全截骨术

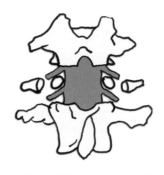

图12-8　椎弓已被切除，显露硬膜管、神经根、两侧的椎弓根和残余的横突

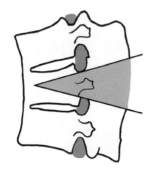

图12-9　椎弓椎体次全截骨切除的范围，楔形切除的尖端位于椎体的前1/4

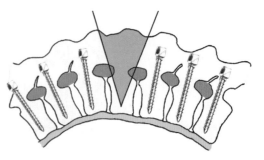

图12-10　做截骨术之前，应先将弓根螺钉安装好

5．第五步用直骨刀做椎弓根和椎体外侧缘截骨术（图12-11）　暂保留椎弓根内侧缘和椎体后缘薄层骨片，楔形切除绝大部分椎弓根包括椎体的后3/4（图12-12），以免造成硬膜外静脉丛的出血，使手术难以进行。对松质骨窦的出血用骨蜡涂抹的方法止血。

6．第六步椎体次全截骨术　经后路绕过椎管进行次全椎体截骨术是本手术的关键步骤。椎体前软组织的出血，因受撬板的压迫而自止，不需要结扎肋间动静脉或腰动静脉。自上下椎间孔内穿出的脊神经根，用特制的神经根拉钩牵开（图12-13），暴露清楚后开始进行椎体次全截骨，保留椎体后缘薄薄的一层骨皮质，以免引起硬膜外静脉丛的出血。对椎体内松质骨窦的出血可用骨蜡涂抹止血。椎体截骨大部完成后，用明胶海绵填塞，纱布条压迫止血。然后，用特制的椎体后缘器械以最快的速度截除椎体后缘的薄层骨片（图12-14、图12-15），这时硬膜外静脉丛会有活跃的出血。椎体后缘截骨完成后，立即闭合截骨间隙，使硬脊膜缩短膨胀和

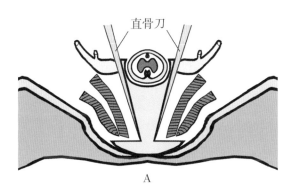

A.用直骨刀切除椎弓根和椎体外侧部分；B.椎弓根和椎体外侧缘已被切除

图12-11　椎弓根和椎体外侧缘截骨切除术

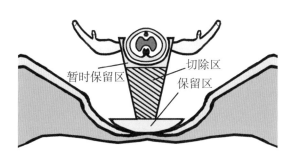

图12-12　拟切除中央椎体的部分

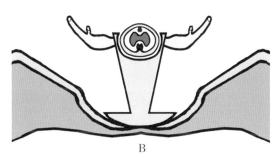

图12-13　用神经根拉钩牵开上下椎间孔内穿出的脊神经根，并将神经根拉钩的尖端插入骨质内，以免神经根滑入术野内

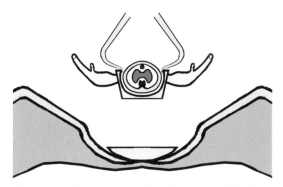

图12-14　椎体的后3/4已被切除，然后用推倒刀切除椎弓根内侧缘

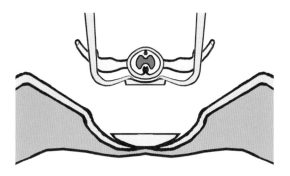

图12-15　用推倒刀切除椎体后缘薄层骨片

增宽，压迫硬膜外静脉丛起止血作用（图12-16）。到截骨间隙完全闭合后，伤口深部的出血可完全停止。

（四）术后处理

术毕在棘突两侧各放一条负压引流管，回病房做负压引流。24～48h拔除引流管，第10天拆线，拆线后给予石膏背心外固定，穿戴石膏背心回家休息，3个月内应多卧床，少下地活动，在床上应多活动四肢的关节，以免发生髋关节或肩关节的强直。3个月后可以多下地活动和户外散步，6～8个月之后来医院复查，根据手术医生的意见，决定是否拆石膏，石膏拆除后照X线片，观察植骨愈合情况。

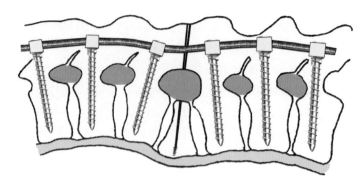

图12-16　闭合复位矫正畸形、内固定工作已完成。相当于截骨间隙的硬膜管已膨胀变宽，压迫硬膜外静脉丛，出血自然停止

第三节　要点及注意事项

一、要点及注意事项

（1）强直性脊柱后凸次全截骨术，应切除两侧相对称的椎弓根，沿椎弓根和椎体的外侧缘做基底向后的楔形截骨，包括棘突、椎弓、椎弓根和椎体的后3/4，仅保留椎体的前1/4和前纵韧带不被截断，留待最后矫正复位闭合截骨间隙时产生压缩骨折。这种方法要比全脊柱截骨术的稳定性更好，不易造成截骨断端的错位。但有时次全截骨术所留下的1/4椎体和前纵韧带骨化致密，当矫正复位时不能产生压缩骨折，反而会完全折断，前纵韧带也同时发生撕裂，造成全脊柱断裂的现象，所以在截骨矫正复位之前，应先将暂时性内固定工作准备妥善。

（2）在截骨矫正后凸畸形时应同时注意连同侧凸一起矫正，如患者伴有脊柱侧凸时，则应将截骨间隙做成左右宽窄不等以同时矫正侧凸。

（3）在做次全椎体截骨术之前，应先将截骨间隙上下的椎弓根螺钉安装好，并做暂时性钉棍或钉加钢丝固定，防止截骨断端不稳，骨性椎管错位，造成脊髓的受压现象。

（4）截骨完成后手法加压复位时，不能用力过猛、过大，以免造成截骨断端前后错位导致截瘫发生。

（5）对严重后凸畸形病例，由于腹直肌的缩短，很难一次性将患者的躯干部伸直，最好是截骨后做弹性内固定（钢丝固定），术后卧平床，逐渐使软组织松解，最后达到伸直躯干的目的。

（6）在安装钉棍系统的过程中，应随时观察截骨间隙闭合的情况，如见到有截骨间隙前后错位或侧旁错位的情况，应立即进行调整（保证能使椎管对椎管），这样才能防止硬膜管和脊髓的受压。

二、并发症及其防治

（1）肠系膜上动脉综合征（图12-17）：对重度后凸病

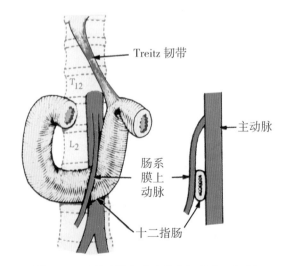

图12-17　肠系膜上动脉综合征的病理机制

（图中标注：Treitz 韧带、T_{12}、L_2、主动脉、肠系膜上动脉、十二指肠）

例应采用椎体切除躯干缩短的方法，或截骨后分次手法矫正的方法治疗，以防止肠系膜上动脉综合征的发生。

（2）压迫脊髓神经造成截瘫：截骨时避免器械损伤脊髓或神经根。手法复位时避免过度用力造成截骨断端前后移位。

（3）硬膜破裂脑脊液漏：在靠近硬膜管的部位截骨时，应特别当心勿损伤硬膜（图12-18）。一旦形成脑脊液漏，能修补的术中给予修补，修补不成的用明胶海绵覆盖，术后严格进行甘露醇脱水、俯卧、局部加压处理。

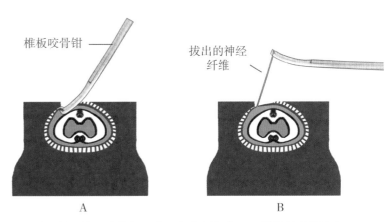

A. 咬骨钳的钳咀咬住极少的一部分硬脊膜；B. 隔着硬脊膜拔出一条神经纤维，越拉越长

图12-18　用椎板咬骨钳切除靠近硬膜管的骨组织时，最容易产生硬脊膜撕裂与拔丝现象

（田慧中　张强　眭江涛）

参考文献

［1］田慧中，原田征行，田司伟. 后方侵袭による脊椎骨切り术［J］. 脊柱变形，1992，7（1）：4.

［2］梁智仁. 经椎弓根截骨术治疗强直性脊椎炎所致脊柱后凸畸形［J］. 中华骨科杂志，1997，17（6）：351-352.

［3］田慧中. 角形脊柱后凸的手术治疗［J］. 中华骨科杂志，1992，12（3）：162-165.

［4］田慧中，李佛保. 脊柱畸形与截骨术［M］. 西安：世界图书出版公司，2001：377-741.

［5］田慧中. 脊柱外科医师要善于使用咬骨钳和骨刀［J］. 中国现代手术学杂志，2002，6（1）：67-68.

［6］田慧中，刘少喻，马原. 实用脊柱外科手术图解［M］. 北京：人民军医出版社，2008：189-385.

［7］陈安民，徐卫国. 脊柱外科手术图谱［M］. 北京：人民卫生出版社，2001：77-300.

［8］田慧中. "田氏脊柱骨刀"在矫形外科中的应用［J］. 中国矫形外科杂志，2003，11（15）：1073-1075.

［9］侯树勋. 脊柱外科学［M］. 北京：人民军医出版社. 2005：444-610.

［10］胥少汀，葛宝丰，徐印坎. 实用骨科学［M］. 2版. 北京：人民军医出版社. 2003：598-636.

［11］田慧中，林庆光，谭远超. 强直性脊柱炎治疗学［M］. 广州：世界图书出版公司，2005：165-235.

［12］田慧中，刘少喻，马原. 实用脊柱外科学［M］. 广州：广东科技出版社，2008：195-409.

［13］田慧中，王彪，吕霞，等. 强直性脊柱后凸截骨矫正内固定术［J］. 中国矫形外科杂志，2005，13（7）：509-512.

［14］马原. 脊柱后柱截骨矫正治疗强直性脊柱后凸200例临床分析［J］. 新疆医学，2001，31（3）：180-182.

［15］脊柱外科技术［M］. 党耕町，译. 北京：人民卫生出版社，2004：102-252.

［16］陈庆贺. 强直性脊柱炎畸形程序化手术治疗［J］. 美国中华骨科杂志，2001，7：85-87.

［17］陈立言，李佛保. 强直性脊柱炎合并应力性骨折的诊断和治疗［J］. 中华外科杂志，1994，32（8）：512.

［18］田慧中，吕霞，田斌. 强直性脊柱炎颈胸段后凸畸形截骨矫正术［J］. 中国矫形外科杂志，2006，14（7）：522-523.

［19］田慧中，马原，吕霞. 微创式V形截骨分次矫正强直性脊柱后凸［J］. 中国矫形外科杂志，2008，16（5）：349-352.

［20］田慧中，李明，王正雷. 胸腰椎手术要点与图解［M］. 北京：人民卫生出版社，2012：375-417.

［21］田慧中，梁益建. 强直性脊柱炎脊柱畸形截骨矫形手术技巧［M］. 北京：人民军医出版社，2014，1-328.

［22］LEONG J C Y，MA A，YAU A. Spinal Osteotomy for fixed flexion deformity［J］. Orthop. Trans，1978，2：271.

［23］TIAN H Z. Total spinal osteotomy for the treatment of kyphosis and kyphoscoliosis［C］. Japanese Scoliosis Society program of the 25 th Annual Meeting，1991，25：23.

第十三章   强直性脊柱后凸全脊柱截骨术

第一节   概   述

强直性脊柱炎的X线表现有骶髂关节和脊柱小关节强直、硬化进行性加重，纤维环、前纵韧带、棘间韧带和椎板间韧带骨化。随着疾病的发展，炎性期过后，椎板间和棘突间变成骨性强直，脊柱的疼痛即可逐渐消失，最后椎弓椎体均骨化，产生竹节样变。这时已造成严重的运动功能丧失，正常的腰前凸常常消失或变成腰后凸，胸段后凸和颈段后凸增加，形成一圆弧形脊柱后凸，在侧位X线片上，很像是自行车的车轮（图13-1）。强直的畸形姿势使患者的头部向前弯屈，站立位的重心向前移位，影响患者直立，使其在站立位时失去平衡，患者利用屈膝屈髋的姿势，来代偿站立位平衡和达到两眼向前平视的目的（图13-2）。强直性脊柱炎脊柱后凸畸形的患者不能平卧睡觉（图13-3），只能侧卧位睡觉。这种结构性脊柱畸形既影响生理功能，也造成患者心理上的压抑。

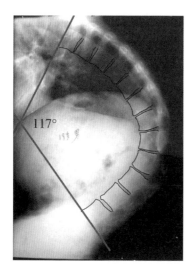

图13-1   大C形脊柱后凸很像自行车的车轮

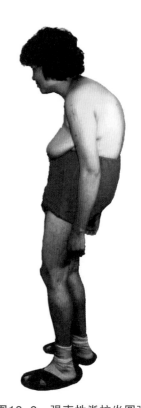

图13-2   强直性脊柱炎圆弧形驼背的站立姿势，患者的头部前倾，利用屈膝屈髋的姿势，来代偿站立位平衡和达到两眼向前平视的目的

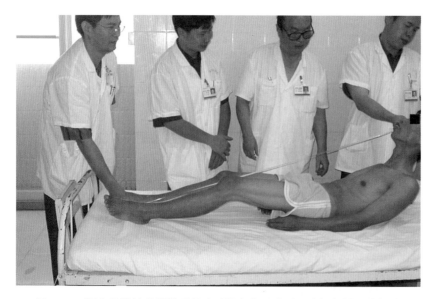

图13-3   强直性脊柱炎脊柱后凸畸形的患者平卧时两头翘起需要高枕头

　　放射学骶髂关节炎是本病的特征性标志，其在本病诊断中的重要性可从对本病的认识以及诊断标准修订的过程中得到比较充分的了解。"ankylosing spondylitis"（AS）一词来源于希腊语"ankylos spondylos"，前者意为弯曲，后者则为脊柱。但后来的研究证明，脊柱弯曲只见于本病非常晚期阶段，并且这种情况只见于少数严重病例，而能客观反映本病早期变化者为放射学骶髂关节炎。本病的第1个诊断标准订于1961年，即所谓罗马标准，含5项临床标准和1项放射学标准，即：①下腰部疼痛和僵硬，持续3个月以上，休息不能缓解；②胸部疼痛和僵硬；③腰椎活动受限；④胸廓膨胀受限；⑤虹膜炎或虹膜炎病史；⑥X线检查结果有AS特征性双侧骶髂关节炎。符合放射学标准和5项临床标准之一，以及具备4项临床标准者，均可诊断AS。历时5年之后，1966年修订的纽约标准则要求具有肯定的放射学骶髂关节炎，并具有：①腰椎在所有方向（前屈、侧弯、后伸）的活动均受限；②胸腰部或腰骶部疼痛或疼痛史；③胸廓扩张受限，在第四肋间隙水平测量，扩张度少于2.5cm。符合以上4项标准方可诊断AS，而且对放射学骶髂关节炎的特征进行描述和分级。纽约标准的要求较为严格，不利于早期诊断，后人曾提出新的诊断标准，如Van der Linden等修改纽约标准，但仍要具备肯定的放射学骶髂关节炎这一条件。

　　最早对强直性脊柱后凸做脊柱截骨矫正畸形的是Smith Petersen（1945年），开始采用椎板截骨术加手法矫正强直性脊柱后凸畸形，当时Smith Petersen把单纯的椎板截骨命名为"脊柱截骨术（Spinal Osteotomy）"。在国内新疆脊柱外科研究所田慧中教授于1961—1980年，遵照Smith Petersen的手术方法，开始对强直性脊柱炎合并脊柱后凸畸形的患者做了脊柱截骨术。选择年龄在30岁左右，后凸畸形的弯度<80° Cobb's角的患者。在气管插管全身麻醉下，做了椎板横形截骨和V形截骨矫正术，术中经牵引和手法按压使截骨间隙闭合，将截下来的骨质植于椎板后，用石膏固定，返回病房2～3周后更换石膏背心。田慧中用这种方法治疗了85例，收到良好的治疗效果。1981—2011年，将强直性脊柱后凸患者分为轻型（图13-4）（Cobb's角<80°）和重型（Cobb's角>80°）（图13-5、图13-6）两类，对轻型病例采用椎板V形截骨不加内固定，术后只用石膏外固定治疗的手术方法。对重型病例截骨复位后同时进行内固定。对椎体间骨性融合坚固、截骨后无法造成椎体间张开的病例，采用了次全椎弓椎体截骨术或全脊柱截骨术。在1981—2011年的31年中共治疗轻、重度强直性脊柱

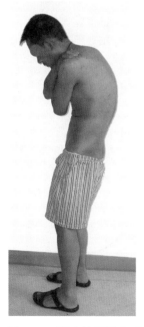
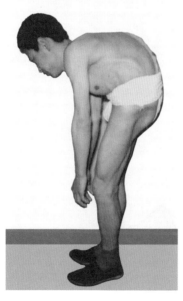
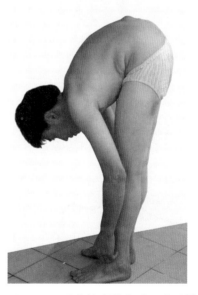

图13-4　强直性脊柱炎后凸畸形，大致分为两类，一类为轻型，二类为重型。轻型病例Cobb's角在80°以内，两者所采用的手术方法不同

图13-5　Cobb's角>80°的重度强直性脊柱炎后凸畸形，是全脊柱截骨术的适应证

图13-6　强直性脊柱炎后凸畸形最重的病例，矫正畸形的手术需要作全脊截骨加脊柱缩短术，否则，柱前神经血管组织、内脏器官和体壁软组织缩短，限制了脊柱的伸直

后凸2 400余例。

强直性脊柱后凸截骨矫正术，在国外是由Smith Petersen于1945年首先开始做脊柱截骨术的，在国内开展这项工作较早的有新疆的田慧中，于1961年开始用脊柱截骨术的方法治疗强直性脊柱后凸畸形，以后国内跟随着开展这项工作较早的还有天津的刘润田、山西的马景昆、北京的吴之康，以及青岛的万年宇等。1980年以后国内开展这项工作的医院逐渐增多，如东北、广东、山东、福建、上海、天津等地的各大医院都纷纷开展了这项工作。

脊柱截骨术也和四肢截骨术一样，需要用骨刀做楔形截骨切除，然后闭合楔形间隙矫正畸形，使脊柱达到对位和对线的目的，但不同的是脊柱的椎管内含有脊髓，两侧又有自椎间孔内发出的脊神经根，这给全脊柱截骨术带来极大的难度，所以就不像四肢那样仅用直骨刀即可完成截骨过程。而脊柱截骨术在矫正脊柱畸形中的地位却越来越被人们所重视，特别是在全脊柱截骨术矫正脊柱后凸时，没有专门器械就难以达到保留脊髓和神经根，围绕硬膜管做环形截骨楔形切除的目的。

强直性脊柱炎脊柱后凸畸形的脊柱截骨术分为椎板横形截骨术、椎板V形截骨术、椎弓椎体次全截骨术和全脊柱截骨术，按后凸顶椎与截骨节段的划分，又可分为顶椎截骨术与非顶椎截骨术。

强直性脊柱后凸全脊柱截骨术的应用：当强直性脊柱后凸的椎体前缘和前纵韧带骨化完全，而且后凸角度较大时，单纯用椎板截骨术或椎弓椎体次全截骨术，难以达到最大限度的过伸位矫正畸形时，则应考虑做全脊柱截骨术。全脊柱截骨术截除的楔形角度大于次全截骨术（可包括一个椎间隙在内，也可包括两个椎间隙在内）（图13-7），楔形切除的前端到达前纵韧带（图13-8），使截骨间隙闭合后（图13-9）产生脊柱缩短的作用，有利于使脊柱的伸直。有时在后路内固定的压缩作用下，也能使椎体前缘张开（图13-10），故全脊柱截

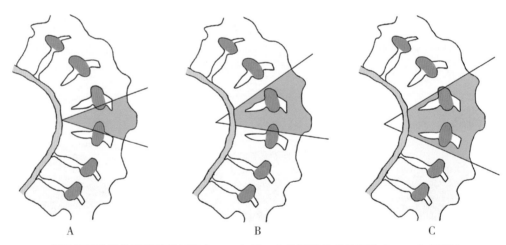

A　　　　　　　　　　　B　　　　　　　　　　　C

A. 保留终板的椎体腰部截骨切除术；B. 包括一个椎间隙的截骨切除术；C. 包括两个椎间隙的截骨切除术

图13-7　全脊柱截骨的范围

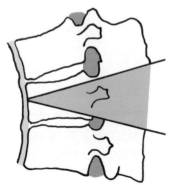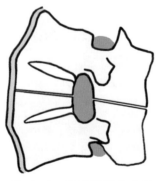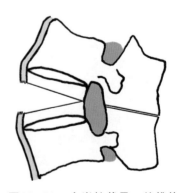

图13-8　全脊柱截骨楔形切除的前端 到达前纵韧带　　　图13-9　截骨间隙完全闭合，骨面对骨面也可不植骨　　　图13-10　全脊柱截骨，使椎体前缘张开，能产生更大的矫正度

骨术较次全脊柱截骨术矫正的后凸度数更大。当全脊柱截骨术切除范围较大时，也可加用椎体间立柱植骨（图13-11），以防止过度的脊柱缩短所造成的脊髓迂曲无法容纳的现象。

对强直性脊柱后凸的全脊柱截骨术，采用的手术方法和内固定方法均与结核性或先天性角形脊柱后凸的截骨方法和内固定方法完全不同。在结核性或先天性脊柱后凸，全脊柱截骨后的内固定原则是近端压缩与远端撑开的作用相对应，常需要长节段的内固定才能达到使脊柱伸直的目的。而在强直性脊柱后凸的圆形驼背，行全脊柱截骨矫正术后，常采用单纯压缩的作用来矫正脊柱的后凸畸形，就足以达到稳定脊柱的目的，而不需要另加远位撑开的力量，这是圆形驼背与角形驼背在截骨后内固定上的不同点。

角形脊柱后凸全脊柱截骨的部位均选择顶椎部位，而圆形脊柱后凸全脊柱截骨的部位可选择顶椎部位，也可选择非顶椎部位。特别是强直性脊柱后凸合并有脊柱后侧凸存在的病例，则更是全脊柱截骨的适应证，因为靠单纯椎板截骨术很难达到矫正脊柱侧凸的目的，而全脊柱截骨术可以利用截骨的楔形基底偏向凸侧的方法来同时矫正脊柱的侧凸，故强直性脊柱后侧凸的病例为全脊柱截骨的适应证。

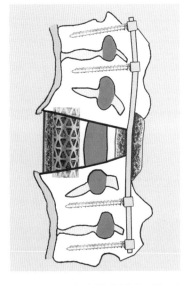

图13-11　全脊柱截骨广泛切除后，应做椎体间立柱植骨和椎板后植骨，并给予坚强的钉棒系统内固定

强直性脊柱后凸行全脊柱截骨术后，一般不需要过长节段的内固定即可达到稳定脊柱的目的，而角形脊柱后凸没有长节段的内固定，就很难保持脊柱的伸直和稳定。角形脊柱后凸全脊柱截骨术后，椎体间张开的部位应做立柱植骨，而强直性脊柱后凸全脊柱截骨术后（对矫正复位内固定后），椎体前缘的张开则无须做立柱植骨（仅做椎板后的碎骨块植骨），半年后X线拍片即可见到椎板后和椎体间的新生骨愈合良好（图13-12）。

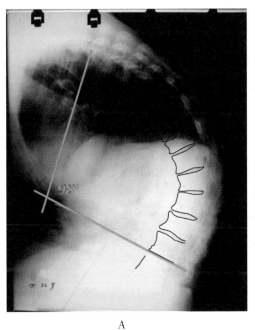
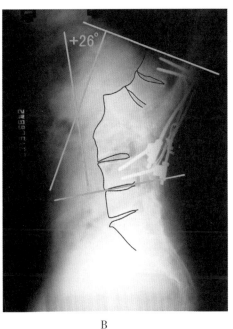

A　　　　　　　　　　　B

A. 术前脊柱后凸Cobb's角98°；B. 术后半年复查，椎体间和椎板后骨性融合良好

图13-12　强直性脊柱炎圆形脊柱后凸，全脊柱截骨术后仅用短节段近位压缩固定即可，最好是弹性固定（钢丝固定、弹性钉棒固定），这样能允许术后卧平床时产生继发性矫正，而且矫正复位内固定后，椎体前缘的张开则无须做立柱植骨（仅做椎板后的碎骨块植骨），半年后X线拍片即可见到椎板后和椎体间的新生骨愈合良好

第二节　手 术 方 法

（一）术前准备

1. 器械准备　经后路行全脊柱截骨术的手术器械（图1-3），内固定器械，再加其他普通常用器械。

2. 截骨部位的选择

（1）非顶椎截骨术，一般选择$L_2 \sim L_3$之间。因为$L_2 \sim L_3$之间的椎管内为马尾神经，造成截瘫的可能性较小，比较安全。一般用于强直性脊柱炎后凸畸形。

（2）顶椎截骨术，常选择$T_{10} \sim L_4$之间。在$T_{10} \sim L_4$之间做顶椎截骨术，复位容易也比较安全，是选择顶椎截骨术的最佳部位。

（二）麻醉

局部浸润麻醉、气管插管麻醉或支气管镜插管麻醉。

（三）卧位

强直性脊柱后凸畸形的治疗主要是靠截骨矫正术，截骨矫正术的术中卧位问题是手术成功的关键，和手术室内台上、台下工作人员的密切配合是分不开的。俯卧位时则应将患者置于拱桥式卧位（图13-13），要用特制的托肩板垫好，托住患者的两肩，其腹侧应用填料垫实，使能在截骨后复位时取除填料将床放平。侧卧位多用于重度强直性脊柱后凸的患者（图13-14），头、脚牵引带应在术前备好，以便截骨后牵拉复位之用。俯卧位在截骨后复位时容易掌握，侧卧位在截骨后复位时比较困难，故绝大部分病例都采用俯卧位。

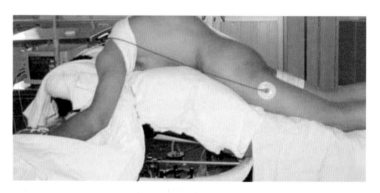

图13-13　强直性脊柱炎脊柱后凸患者采取俯卧位时，应将托肩板垫好，托住患者的两肩，使患者的头部伸出床头置于床下，额部放在能自动调节的圆凳上。将床调成反V形，腹部和两髂前上棘垫实，两脚用绷带固定在床尾，防止患者向前滑移。牵引带置于腋下，以便截骨完成后作牵引用

（四）手术操作程序

1. 第一步切口与暴露　沿棘突纵行切口，长20~30cm。暴露双侧椎板、关节突和横突，相当于截骨部位应向两侧充分暴露直至肋骨横突关节，其切口的两端仅暴露椎板外缘即可（图13-15）。

2. 第二步切断横突暴露椎弓根和椎体　自椎弓根的外侧缘，相当于横突的根部，切断两侧的横突（图13-16）。然后先用无名氏（田氏骨刀内的一种器械）严格自骨膜下沿椎弓根向前剥离直达椎体腰部（图13-17），再更换椎体剥离器，继续向前剥离直达椎体前外侧缘（图13-18）。

3. 第三步插入撬板挡开节段血管　取出椎体剥离器更换撬板，自骨膜下插入撬板直达椎体前缘，将双侧撬板撬开，即可暴露整个椎体（图13-19），并借助撬板的作用压迫椎体

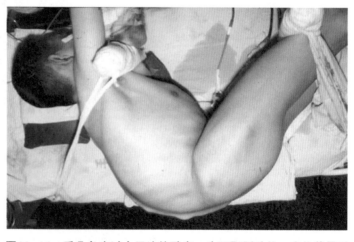

图13-14　后凸角度过大无法俯卧者，也可取侧卧位，应将截骨后复位时所需要的胸骨柄牵引带和下肢牵引带预先固定好，以备牵引复位之用

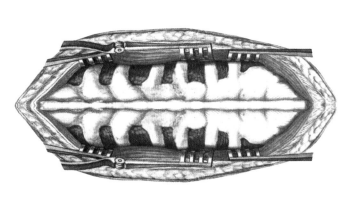

图13-15　切口长20～30cm，暴露双侧椎板、关节突和横突

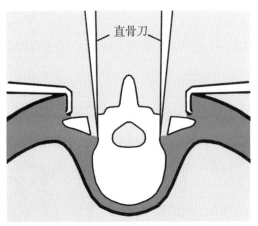

图13-16　用直骨刀沿椎弓根外侧缘切断横突

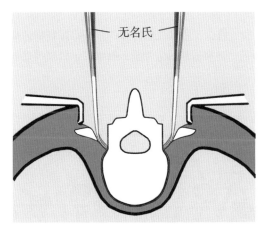

图13-17　用无名氏（田氏骨刀内的一种器械）自骨膜下剥离椎弓根至椎体腰部

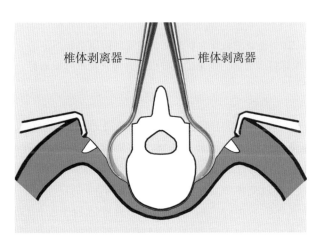

图13-18　更换椎体剥离器，沿椎体腰部严格从骨膜下向前剥离至椎体前缘

前的节段动静脉，防止误伤或出血，一般不需要结扎节段血管。

4. 第四步椎板截骨术　后凸顶点的椎板间有骨性融合者应直接做截骨术，无融合者应切除后凸顶点拟截骨椎体的1～2节椎弓，暴露硬膜管、脊神经根和两侧椎弓根（图13-20）。

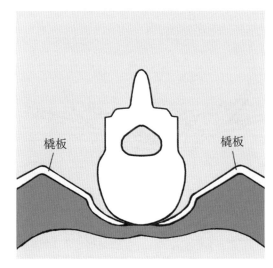

图13-19　然后插入撬板，撬开椎体周围软组织及节段血管

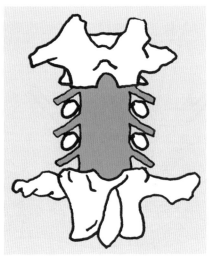

图13-20　切除2节椎弓暴露硬膜管、脊神经根和两侧的椎弓根

5. 第五步预先安装好椎弓根螺钉或椎板下置钩　在进行椎体截骨前应先将截骨间隙以上和以下的椎弓根螺钉或椎板下置钩工作完成（图13-21），以免在全脊柱截断后再安装螺钉或置钩时发生截骨断端的不稳或错位。

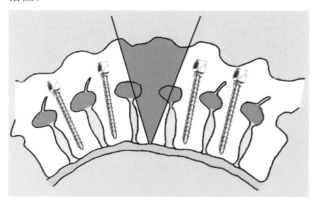

图13-21　全脊柱截骨之前应先将截骨间隙以上和以下的椎弓根螺钉安装好，以免全脊柱截断后再安装椎弓根螺钉造成不稳或错位

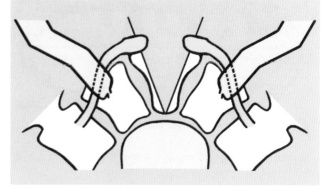

图13-22　将上下椎间孔内穿出的神经根用特制的神经根拉钩牵开，并将拉钩的尖端插入椎体内，以防神经根滑入术野内

6. 第六步椎体截骨术　经后路绕过硬膜管做椎体截骨术，应从双侧暴露椎体，并用神经根拉钩将上下椎间孔内穿出的神经根牵开挡在术野之外（图13-22）。在做椎体截骨术前先将临时固定棒安装好，防止脊柱全断后不稳造成脊髓损伤。自椎体的侧面作楔形截骨，楔形的尖端到达前纵韧带，暂时保留椎体后缘薄层骨片（图13-23），以免引起硬膜前静脉丛的出血。椎体截骨术的顺序是先用直骨刀切除椎体的外侧部分，暂保留硬膜管前的中央部分（图13-24），再用铲刀和月牙刀相配合，切除椎体的中央部分，暂保留椎体后缘的薄层骨片（图13-25、图13-26）。

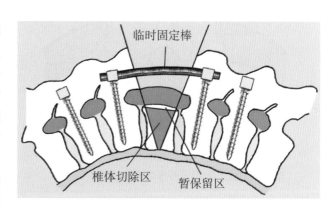

图13-23　临时固定棒安装好，准备楔形切除椎体，暂保留椎体后缘薄层骨片，留待最后切除

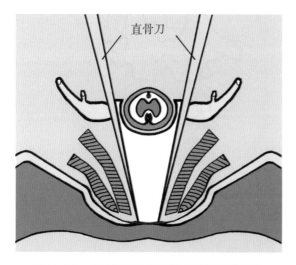

图13-24　用直骨刀分层切除椎体的外侧部分

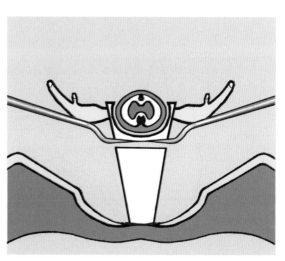

图13-25　用铲刀切除椎体中央部分，暂保留椎体后缘

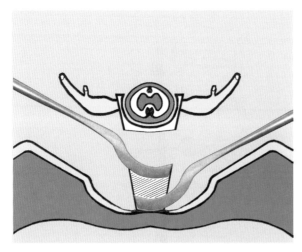

图13-26　用月牙刀配合铲刀切除椎体中央部分

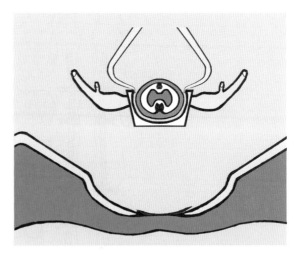

图13-27　用推倒刀切除椎弓根内侧缘

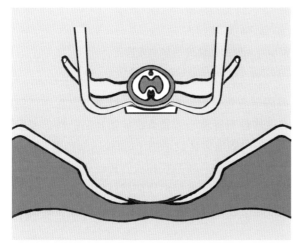

图13-28　用推倒刀切除椎体后缘

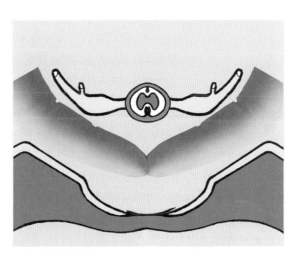

图13-29　触诊截骨间隙内有无残余骨片存在

7．第七步椎体后缘切除术　待椎体大部截骨完成后，再用推倒刀以最快的速度将椎弓根内侧缘（图13-27）和椎体后缘推倒切除（图13-28），这时硬膜外静脉丛会有活跃的出血，用手指触诊截骨间隙内无残留骨片存在时（图13-29），立即闭合截骨间隙矫正畸形，待截骨间隙完全闭合后，硬膜囊膨胀变宽（图13-30），压迫硬膜外静脉丛，出血将会自然停止。

8．第八步内固定　强直性脊柱炎后凸畸形的内固定分为动力性压缩内固定和静力性椎弓根钉棒系统内固定两种：①动力性压缩内固定。这种内固定方法适应于ASK Cobb's角在76°～90°的单纯椎板截骨术的病例。因为强直性脊柱炎患者的棘突增生肥大，棘间韧带和棘上韧带均已骨化形成一条又宽又厚的纵行隔墙，手术中不

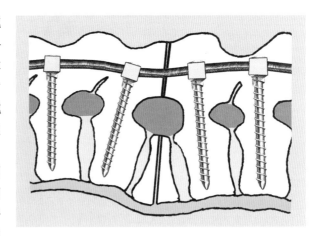

图13-30　截骨间隙闭合后，硬膜管膨胀变宽，压迫硬膜外静脉丛，出血将会自然停止

能轻易将其切除，利用它来作棘突间动力性压缩内固定是一种很好办法。棘突间Luque棒加钢丝的动力性压缩内固定（图13-31）的手术方法允许患者回病房后卧平床，使脊柱后凸畸形进一步自家矫正（术后经过1～3周平卧卧床，椎旁截骨间隙均能自动闭合，椎体前缘的张开也都能自动加大，这种现象称为自家矫正）和伸直，

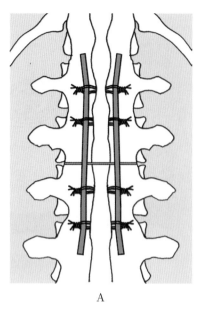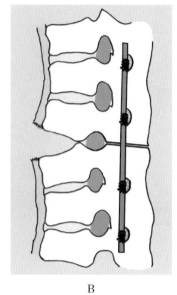

A　　　　　　　　　　　　　B

A.正位示意图；B.侧位示意图

图13-31　动力性压缩内固定：棘突间Luque棒加钢丝夹持棘突内固定，
能允许Luque棒与钢丝之间滑动，当患者术后回病房平卧位时产生矫正

不受内固定器械的限制，要比椎弓根钉棒系统的静力性内固定收效更大。在矫治ASK畸形的过程中任何内固定方法都代替不了塑形敷贴的过伸位石膏背心外固定，只有过伸位石膏背心才是真正能防止后凸畸形复发和坚固骨性融合的有效手段。②静力性椎弓根钉棒系统内固定。这种内固定方法仅适用于Cobb's角90°以上的重度ASK病例，因为这类患者已形成严重驼背畸形，腹直肌等软组织高度挛缩，肠系膜和血管神经组织也处于缩短紧张状态，要想矫正这种畸形则需要做脊柱缩短术，截骨切除1~2节椎骨，然后再作前撑开后闭合静力性长节段钉棒系统内固定（图13-32），给这类患者坚强的静力性内固定是必不可少的，椎体间立柱植骨和椎板后自体骨植骨和术后外固定也是重要环节（图13-33）。

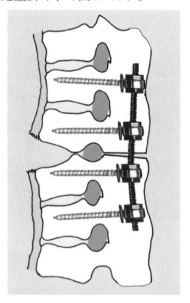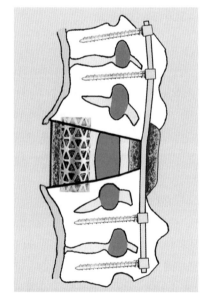

图13-32　前撑开后闭合静力性长
节段钉棒系统内固定

图13-33　如为包括一个椎间隙
或两个椎间隙的广泛切除时，则
应在椎体前做立柱植骨，椎板的
后缘不宜完全合拢，以免脊柱缩
短，硬膜管产生迂曲现象

9. 第九步放置引流管闭合切口　术后放置的引流管，最好是双侧负压引流管，这样才能避免切口内血肿的形成而造成感染。闭合切口前应严格电烙止血，分层闭合切口，手术结束。

（五）术后处理

术后令患者取仰卧位，根据后凸畸形的矫正情况，用枕头或棉垫适当垫好。用躯干部双侧交替垫枕头的方法来防止褥疮。两侧的负压引流管都接在负压引流瓶上，应绝对保持引流通畅。当次日查房时，能见到引流瓶内有200～400mL血存在，则证明切口内已无积血存留，术后第2天或第3天即可拔除引流管。第10天拆线后，给予过伸位石膏背心外固定。戴石膏背心后可以允许患者下床活动，固定期限为6～8个月。

第三节　要点及注意事项

（1）重度强直性脊柱后凸腹部软组织的挛缩问题。由于圆形脊柱后凸的增大，使腹部的软组织陷入深凹内，形成一条横沟，致使自箭突至耻骨联合之间的距离缩小，腹壁的肌肉、筋膜和皮肤产生挛缩，这是截骨术后妨碍脊柱完全伸直的重大原因。对重度强直性脊柱后凸全脊柱截骨术后的内固定，最好是采用动力性压缩内固定，在术后，由于患者平卧，使腹部的软组织逐渐受牵拉延长，则脊柱的后凸畸形又进一步得到自家矫正。

（2）全脊柱截骨术治疗脊柱后凸的选择。不论是角形还是圆形脊柱后凸，均可选用全脊柱截骨术的手术方法矫止后凸畸形，但要严格选择截骨部位、Cobb's角大小、患者的年龄、病因种类、有无出血、有无其他重要并发症及全身情况等，是否具备做脊柱截骨术的条件。全脊柱截骨术治疗脊柱后凸畸形的疗效颇佳，但不能轻易从事。

（3）椎体截骨时出血与止血的问题。当椎体截骨时可能造成出血的来源有三：①椎体松质骨窦出血（图13-34）；②硬膜外静脉丛出血（图13-35）；③横过椎体的肋间血管或腰动静脉出血（图13-36）。为防止这些出血，应该认真地进行椎体的骨膜下剥离，以免损伤横过椎体的血管。在椎体上做截骨时应该做成整齐的刀切面，以便进行骨蜡涂抹止血。应保留靠近硬膜管的薄层骨片，留待最后用最快的速度处理。截骨完成间隙闭合后，由于硬膜管的缩短变粗和膨胀压迫硬膜外静脉丛出血自然停止。

（4）截骨完成后手法加压复位时，不能用力过猛、过大，以免造成截骨断端前后错位导致截瘫发生。

（5）一期后路截骨矫正角形后凸的效果明显，但风险较大，至今尚为脊柱外科中的难题，应慎重从事。经后路环绕脊髓切除椎体需要特殊的手术器械，否则容易损伤脊髓造成截瘫。

（6）用锐利的骨刀切除由松质骨和坚质骨构成的椎弓和椎体，阻力甚小，不至于因震动而造成脊髓损伤。但使用骨刀的条件是：①一定是锐利的薄刃骨刀；②一定是稳定的脊柱；③术者具有过硬的手术技巧。这3条是必备的条件。

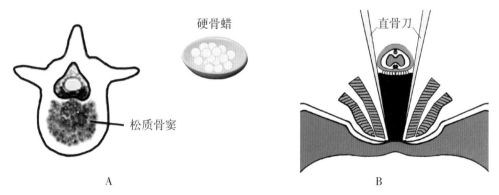

A. 松质骨窦出血；B. 整齐的刀切面，骨蜡涂抹

图13-34　松质骨窦出血的止血方法

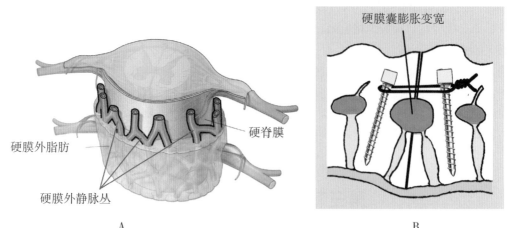

硬膜囊膨胀变宽

硬膜外脂肪
硬脊膜
硬膜外静脉丛

A　　　　　　　　　　　　　　　　B

A. 硬膜外静脉丛出血；B. 闭合截骨间隙，硬膜囊膨胀压迫止血

图13-35　硬膜外静脉丛出血的止血方法

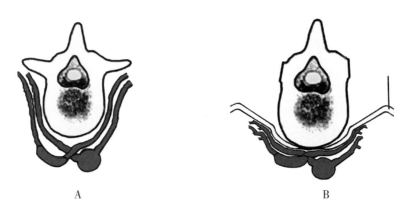

A　　　　　　　　　　　　　　　　B

A. 节段动静脉的出血；B. 严格地自骨膜下剥离，用撬板挡开的方法

图13-36　肋间血管和腰动静脉的止血方法

（7）截骨矫正后凸畸形时，最重要的是宁愿使脊髓和硬膜管缩短松弛，也绝不能使脊髓产生紧张过牵，脊髓过牵是造成截瘫的主要原因。

第四节　典型病例介绍

一、病例摘要

患者，黄某某，女，32岁，广东省阳江市南海海岸的农民，以务农和打鱼为生。主诉：自16岁开始出现腰酸背痛，不能下田干活，尤其是夜晚睡眠时疼痛更重，常常彻夜不能入睡，两手抱膝坐在床上呻吟，疼得汗流浃背，翌晨起床时腰酸背痛、全身僵硬，伸伸懒腰、活动后症状略有减轻，白天下田干活时，疲乏无力、过多出汗，体力较以往大大减弱，稍作活动心慌气短吃不消。除不能参加劳动之外，疼痛难忍是最大的问题。20岁以后虽然疼痛略有好转，但腰背部出现驼背畸形，以后驼背畸形逐年加重，而疼痛也逐年减轻（图13-37）。

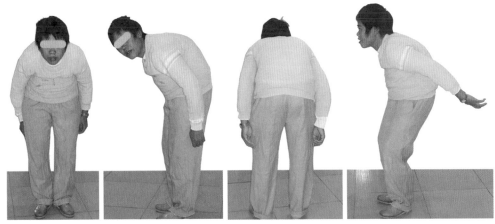

A. 术前正面观；B. 术前侧面观；C. 术前背面观；D. 运动姿势

图13-37　患者，女，32岁，强直性脊柱炎重度脊柱后凸Cobb's角98°，术前各种体位的人体外形

二、诊断特点

接诊所见患者，女性，32岁，由于女性AS患病率较低，但该患者已进入AS晚期，形成重度胸腰椎后凸畸形，站立时人体重心前移失去平衡，向前倾倒，睡眠时无法采取仰卧位，两侧肋骨插入腹腔内，前腹壁形成深深的横沟，影响腹式呼吸，由于AS的肋椎关节已骨性融合，胸式呼吸已遭受破坏，腹式呼吸又受到影响，故患者的碳氧交换受到极度的影响，体质极度下降。由于重度脊柱后凸畸形所致的呼吸循环和消化系统的障碍，使患者的生命受到严重威胁。

强直性脊柱炎到了晚期之后，只靠人体外形和X线片即可确定诊断。对重度脊柱后凸畸形，侧位X线片具有重要的诊断价值，可以显示大弧形的胸腰椎脊柱后凸畸形，呈自行车的车轮状（图13-38）。胸腰椎正位X线片一般来说意义不大，因为重度脊柱后凸造成胸段及腰段的向前弯曲，X线成像分为两节，影响了脊柱前后位的显示（图13-39）。晚期诊断AS的骶髂关节表现已无太大意义，HLA-B27的化验只能进一步证实其诊断。

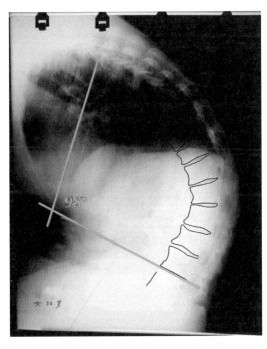

图13-38　术前胸腰椎侧位X线片Cobb's角98°

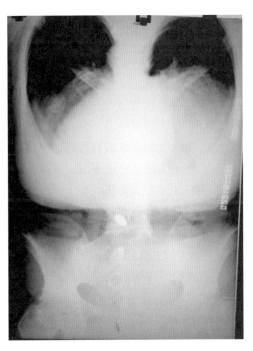

图13-39　前正位X线片受重度脊柱畸形影响，成像分为两节，显示不清

唯一的检查重点是确定患者有否手术治疗的条件，有否手术适应证和禁忌证。因为ASK的治疗手段主要是ASK截骨矫形术，这是一切非手术疗法所难以代替的。

三、手术方案及术后处理

患者黄某某胸腰椎后凸Cobb's角98°，椎体前缘虽然没有骨性融合，但脊柱的后凸角度偏大，腹直肌挛缩较重，箭突与耻骨联合之间的距离偏小，需要做全脊柱截骨切除1节椎体包括两个椎间盘，以达到缩短脊柱的目的（图13-40）。脊柱的缩短可防止产生肠系膜上动脉综合征的发生和前腹壁的过度紧张。

全脊柱截骨术的手术过程详见本章第二节。

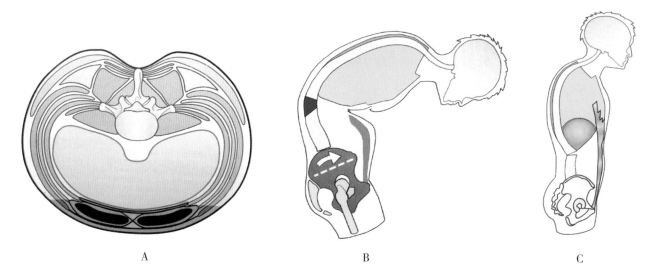

A．前腹壁软组织挛缩，主要为腹直肌挛缩；B．重度脊柱后凸，上腹部塌陷形成深的横沟，腹部向前膨隆，箭突与耻骨联合之间的距离缩短；C．非顶椎截骨矫形之后，大C形脊柱后凸变成3字形，前腹壁肌肉被拉长，上腹部横沟消失，腹式呼吸运动改善

图13-40　重度ASK矫正前和矫正后的示意图

四、疗效评价

患者黄某某入院后经过一系列的临床检查，未见有手术禁忌证，于2002年10月25日在气管插管全麻下做了ASK全脊柱截骨矫形术，术后脊柱后凸已得到完全矫正，患者已能平卧位睡觉（图13-41）。术后10天拆线后给予石膏背心外固定，戴石膏背心下床活动自如（图13-42）。术后21天出院回家休息，家访时见患者戴石膏背心仰卧在床上，做抬腿锻炼运动（图13-43）。

术后拍X线正位片，正位片示动力性钉棒系统内固定作用良好，棘突钢丝固定未失效。侧位片示脊柱后凸

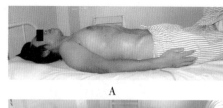

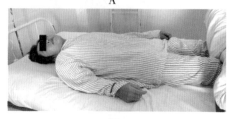

A．腹直肌挛缩已被拉开，腹壁皮肤的横沟已消失；B．平卧位睡觉

图13-41　术后患者的脊柱完全伸直，已能平卧睡觉

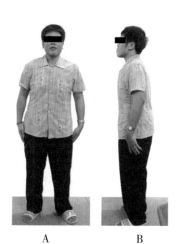

A．正面观；B．侧面观

图13-42　石膏背心固定后，可以下床活动

过矫正15°（图13-44），患者对手术治疗的效果非常满意。半年后拆石膏背心后拍X线片复查，经自家矫正后，脊柱后凸过矫正由15°变成26°，可见椎体间张开的间隙内已有大量的新生骨模糊不清，椎板后植骨亦骨性融合（图13-45）。随访时正位片显示石膏已拆除，内固定器械固定良好，无断裂及失效（见图13-45）。手术前后正侧位X线片对照比较，术前ASKCobb's角98°（图13-38），术后ASK Cobb's角过矫正26°（见图13-45）。

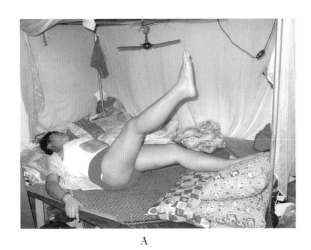
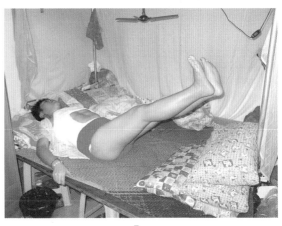

A　　　　　　　　　　　　　　　B

图13-43　家访时患者平卧在床上，做抬腿锻炼运动

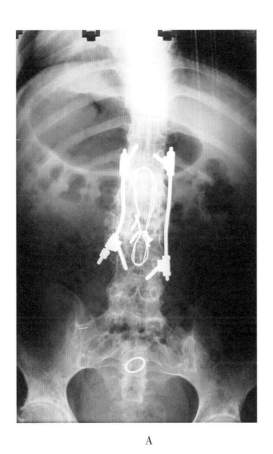
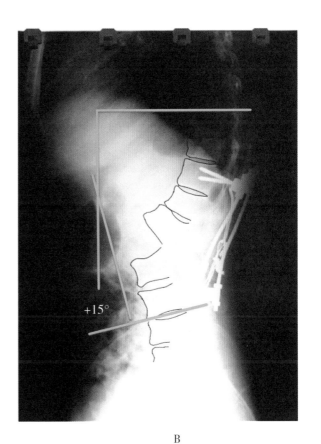

A　　　　　　　　　　　　　　　B

A. 术后正位片显示动力性内固定固定良好；B. 刚刚术后侧位片显示，脊柱后凸过矫正15°

图13-44　术后X线片

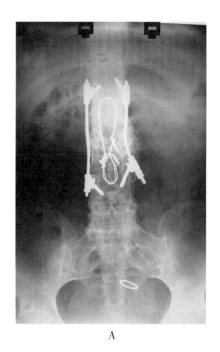
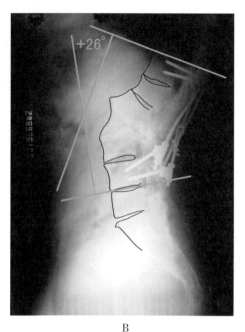

A

B

A. 正位片显示动力性内固定固定良好；B. 侧位片显示椎体间新生骨已形成，椎板后植骨亦骨性融合。经自家矫正后，脊柱后凸过矫正由15°变成26°

图13-45　术后半年随访X线片

人体外形术前、术后对照观察，术前正侧面观为重度ASK表现（图13-37），术后正侧面观人体外形已得到完全矫正（图13-46），人的精神面貌也焕然一新，原来的缺氧现象消失。

五、专家点评

（1）ASK截骨术是治疗晚期后凸畸形的唯一治疗手段，不但能矫正后凸畸形，而且能改善患者的全身情况和增强患者的体质。ASK患者手术前呼吸功能、循环功能及消化功能极度下降，手术后恢复了正常的膈式呼吸，心肺受压现象的改善和胃纳及消化功能的增加，使患者的营养情况、缺氧现象恢复，精神面貌焕然一新。

（2）ASK截骨矫形术不仅能改善患者的人体外形，还能改善患者的全身健康情况，增强患者的体质，延长患者的寿命，是一种具有重大治疗意义的手术方法。

（3）ASK截骨术存在一定的难度，应该认真学习和钻研方能掌握其要领。

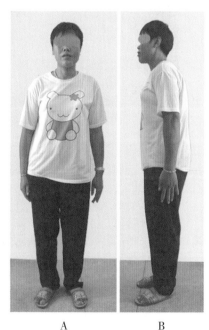

A

B

图13-46　术后半年随访人体外形

①脊柱解剖基础要在脑海里形成明确的概念，保证任何时候都不迷失方向。

②使用薄刃骨刀在脊柱上做手术的基本功，只有经过艰苦的训练方能做得到。

③防止隔着硬膜损伤脊髓神经。在骨组织内分离脊神经根的手术技巧，要达到纯熟掌握。

④严格掌握出血与止血的处理方法。

⑤防止脑脊液漏和拔丝现象的发生。

⑥防止截骨断端分离或错位。

⑦要了解脊髓神经对过牵损伤要比缩短迂曲更敏感。

⑧对内固定的选择，哪些患者适用动力性内固定，哪些患者适用静力性内固定，应该认真选择。

⑨不做内固定，掌握术后自家矫正或分次手法矫正的适应证。如能掌握以上的治疗原则和手术技巧，方能达到ASK截骨手术者的标准。

（田慧中　马原　解京明）

参考文献

［1］田慧中，林庆光，谭远超. 强直性脊柱炎治疗学［M］. 广州：世界图书出版公司，2005：165-195.

［2］田慧中，项泽文. 脊柱畸形外科学［M］. 新疆：科技卫生出版社，1994：314-324.

［3］田慧中，李佛保. 脊柱畸形与截骨术［M］. 西安：世界图书出版公司，2001：662-734.

［4］姜苗，田慧中. 田氏椎弓根定位器的临床应用［J］. 中国矫形外科杂志，2003，11（7）：448-450.

［5］田慧中，王彪，吕霞，等. 强直性脊柱后凸截骨矫正内固定术［J］. 中国矫形外科杂志，2005，13（7）：509-512.

［6］谭军，丰建民. 骨科无衬垫石膏技术［M］. 上海：第二军医大学出版社，2000：126-146.

［7］田慧中. "田氏脊柱骨刀"在脊柱外科中的应用［J］. 中华骨科杂志，1994，14（4）：236-239.

［8］陈庆贺. 强直性脊柱炎畸形程序化手术治疗［J］. 美国中华骨科杂志，2001，7：85-87.

［9］马原. 脊柱后柱截骨矫正治疗强直性脊柱后凸200例临床分析［J］. 新疆医学，2001，31（3）：180-182.

［10］田慧中，刘少喻，马原. 实用脊柱外科手术图解［M］. 北京：人民军医出版社，2008：316-321.

［11］陈立言，李佛保. 强直性脊柱炎合并应力性骨折的诊断和治疗［J］. 中华外科杂志，1994，32（8）：512.

［12］HAHER R. 脊柱外科技术［M］. 党耕町，译. 北京：人民卫生出版社，2004：246-252.

［13］田慧中，吕霞，田斌. 强直性脊柱炎颈胸段后凸畸形截骨矫正术［J］. 中国矫形外科杂志，2006，14（7）：522-523.

［14］陈安民，徐卫国. 脊柱外科手术图谱［M］. 北京：人民卫生出版社，2001：181-273.

［15］田慧中，马原，吕霞. 微创式V形截骨分次矫正强直性脊柱后凸［J］. 中国矫形外科杂志，2008，16（5）：349-352.

［16］田慧中，刘少喻，马原. 实用脊柱外科学［M］. 广州：广东科技出版社，2008：195-409.

［17］梁智仁. 经椎弓根截骨术治疗强直性脊椎炎所致脊柱后凸畸形［J］. 中华骨科杂志，1997，17（6）：351-352.

［18］田慧中，原田征行，田司伟. 后方侵袭による脊椎骨切り术［J］. 脊柱变形，1992，7（1）：4.

［19］田慧中，白靖平，刘少喻. 骨科手术要点与图解［M］. 北京：人民卫生出版社，2009：3-41.

［20］大卫S，布拉德宝德，托马斯A.兹德布里克. 脊柱［M］. 张永刚，王岩，译. 沈阳：辽宁科学技术出版社，2003：75-83.

［21］郭世跋. 骨科临床解剖学［M］. 济南：山东科学技术出版社，2000：1-17.

［22］金大地. 现代脊柱外科手术学［M］. 北京：人民军医出版社，2001：12.

［23］贾连顺. 现代脊柱外科学［M］. 北京：人民军医出版社，2007：9.

［24］胥少汀，葛宝丰，徐印坎. 实用骨科学［M］. 3版. 北京：人民军医出版社，2011，2：1776-1777.

［25］田慧中，李明，马原. 脊柱畸形截骨矫形学［M］. 北京：人民卫生出版社，2011，5：3-339.

［26］王岩，张永刚，张雪松，等. 单纯后路多个全脊椎切除矫治严重脊柱侧、后凸畸形［J］. 脊柱外科杂志，2007，2：65-67.

［27］胥少汀，卢世璧，朱兵，等. 骨科手术并发症预防与处理［M］. 北京：人民军医出版社，2002，4：181-185.

［28］胥少汀，葛宝丰，徐印坎. 实用骨科学［M］. 2版. 北京：人民军医出版社，2006，341-636.

［29］王炳强. 脊柱外科手术技术［M］. 北京：北京大学医学出版社，2009：152-154.

［30］田慧中. 角形脊柱后凸的手术治疗［J］. 中华骨科杂志，1992，12（3）：162-165.

［31］田慧中. 脊柱外科医师要善于使用咬骨钳和骨刀［J］. 中国现代手术学杂志，2002，6（1）：67-68.

［32］侯树勋. 脊柱外科学［M］. 北京：人民军医出版社，2005：444-610.

［33］田慧中. 强直性脊柱后凸畸形截骨矫形后内固定方法的选择［J］. 中国矫形外科杂志，2011，19（9）：784-786.

［34］田慧中，李明，王正雷. 胸腰椎手术要点与图解［M］. 北京：人民卫生出版社，2012：375-417.

［35］田慧中，梁益建. 强直性脊柱炎脊柱畸形截骨矫形手术技巧［M］. 北京：人民军医出版社，2014：1-328.

［36］TIAN H Z . Total spinal osteotomy for the treatment of kyphosis and kyphoscoliosis［C］. Japanese Scoliosis Society program of the 25 th Annual Meeting，1991；25：23.

［37］ Leong J C Y，MA A，YAU A. Spinal Osteotomy for fixed flexion deformity［J］. Orthop Trans，1978，2：271.

［38］ TIAN H Z，LV X，TIAN B. Halo Pelvic Distraction in Combination with Total Spine Osteotomy and Internal Fixation for Treatment of Severe Scoliosis［J］. Orthopedic Journal of China，2006，1（1）：11–16.

第十四章　前路松解后路截骨矫正术

第一节　概　　述

前路松解后路截骨矫正术在治疗强直性脊柱炎脊柱后凸中，一般不需要这样做，因为强直性脊柱炎脊柱后凸的前纵韧带和椎间盘结构和关节囊受类风湿性炎性组织细胞的影响变得非常脆弱，失去了原有正常前纵韧带坚强的耐拉性，只要在轻微的牵张力下就会造成前纵韧带的撕裂和椎间隙的张开，故绝大部分ASK患者是不需要先做前路松解，再从后路做截骨手术的，故前路松解的手术方法仅适用于个别病例和非ASK的病例。这些个别病例在诊断上被列为强直性脊柱炎脊柱后凸，但在其前纵韧带和椎间盘的纤维组织结构上，却不存在类风湿性关节炎的那种病理改变，其前纵韧带和椎间盘的纤维组织仍然是坚强有力的，即便是做了后路截骨手术，也难以使过伸矫正力量来达到前纵韧带撕裂和椎体间隙张开的目的。对于这种病例，需要考虑从前路松解的必要。

前路松解后路截骨矫正术，常用在治疗其他原因所造成的脊柱侧弯和后凸，是一期前路松解和二期后路截骨矫正的适应证，故在本章中只作简单的叙述。

在560例强直性脊柱炎脊柱后凸的手术治疗中，真正需要做一期前路松解的病例只有6例，其余病例均经后路手术，一次性完成单纯椎板截骨、椎弓椎体次全截骨术和全脊柱截骨，而达到椎间隙前缘张开矫正后凸畸形的目的。现将一期行前路松解二期后路截骨矫正术的手术方法（图14-1至图14-3）介绍如下。

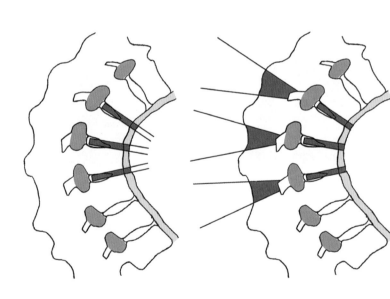
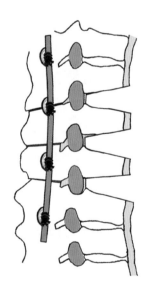

图14-1　一期前路椎体间松解截骨切断椎体前缘的骨性连接，摘除椎间盘切断纤维环，保留后纵韧带

图14-2　二期后路椎板间横形截骨，对准前方已被松解的椎体间隙

图14-3　手法向前推压，使椎体间隙张开和椎板后截骨间隙闭合，然后用Luque棒加钢丝作动力性内固定

第二节　手术方法

一、一期前路前纵韧带和椎体间松解术

　　一期前路前纵韧带和椎体间松解术适用于下胸段、胸腰段和腰段的顺应性较差的强直性脊柱炎脊柱后凸或后侧凸。在气管插管麻醉下取侧卧位，先沿脊柱旁切口后向外前下伸延，切口长15~20cm（图14-4）。切开皮肤和皮下组织，切开背阔肌膜和背阔肌（图14-5）。切开背阔肌和后下锯肌，暴露腰背筋膜中层及肋骨骨膜（图14-6）。纵形分开骶棘肌外缘，沿肋骨背侧切开肋骨骨膜（图14-7）。切除第十一、十二肋骨，沿肋骨小头的前方及横突的前方，向着椎体的前外侧剥离暴露（图14-8）。沿肋骨床切开胸膜，开胸暴露肺组织（图14-9）。牵开肺组织暴露椎体的前外侧缘，切开壁层胸膜暴露前纵韧带和肋间血管（图14-10）。结扎肋间血

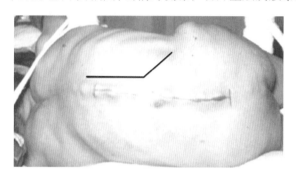

图14-4　一期前路松解术的卧位和切口

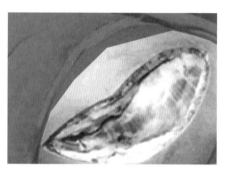

图14-5　切开皮肤及皮下组织直达深筋膜

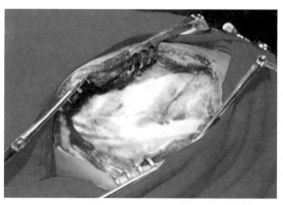

图14-6　切开肌肉层，暴露腰背筋膜中层及肋骨骨膜

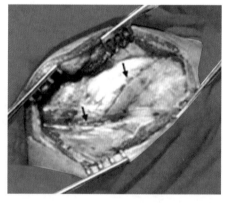

图14-7　纵形分开骶棘肌外缘，沿肋骨切开骨膜

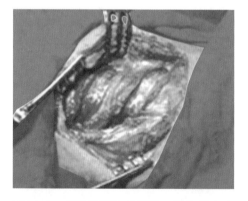

图14-8　已将两根肋骨切除，沿肋骨小头及横突向前剥离暴露

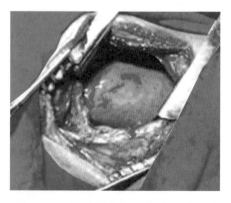

图14-9　沿肋骨床切开胸膜，暴露肺组织

管或腰动静脉，找到前纵韧带和椎体间骨性连接最重要的1~3个间隙，切开前纵韧带暴露后凸的顶椎椎体和拟截除的椎间隙（图14-11）。用适当宽度的骨刀切断已骨化的椎体间隙和椎间盘（图14-12至图14-15），保留后纵韧带，待前纵韧带和椎体间隙完全达到松解后（图14-16），冲洗切口，彻底止血，放置胸腔引流管和腹膜后引流管，关胸和分层缝合伤口（图14-17至图14-19）。回病房取自由卧位。10天后再行二期后路截骨矫正植骨术。

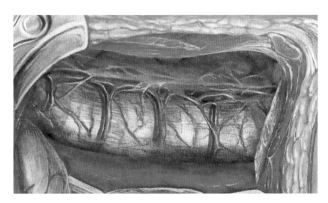

图14-10　切开壁层胸膜，暴露肋间动静脉、前纵韧带和椎体间隙

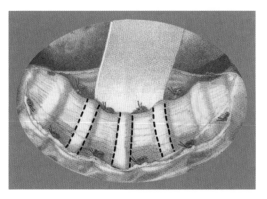

图14-11　已结扎肋间动静脉，暴露侧凸的椎间隙，标记出椎体间拟截骨的截骨线（黑色点线表示）

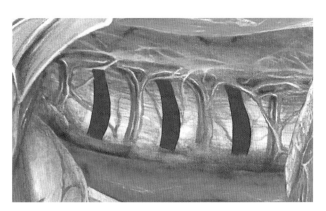

图14-12　平椎间隙切除前纵韧带和纤维环，彻底摘除椎间盘

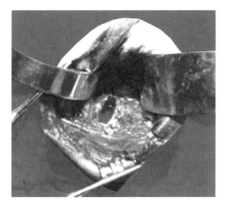

图14-13　横断前纵韧带，在已骨化的椎间隙上进行截骨松解

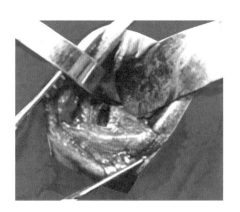

图14-14　一个椎间隙已完成截骨松解

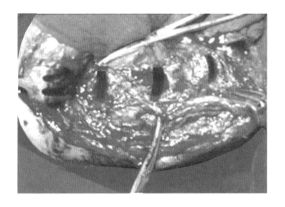

图14-15　三个椎间隙已完成截骨松解

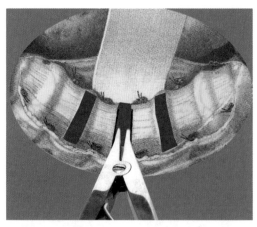

图14-16 用撑开器插在椎体间隙内撑开试验，看有否活动度

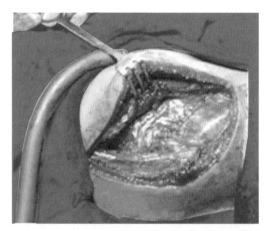

图14-17 闭式胸腔引流管已安装，胸腔已关闭

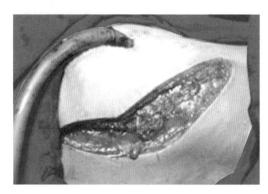

图14-18 筋膜肌肉层已缝合完毕

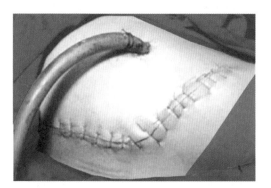

图14-19 皮下组织及皮肤缝合完毕

二、二期后路截骨矫正术

令患者取俯卧位，沿棘突做正中切口，暴露棘突和椎板。在C形臂X线机下确定前路松解的间隙，后路的椎板间截骨间隙一定要对准前路的松解间隙。截骨方法：一般采用椎板横形截骨法，对准椎体间松解的椎体间隙，用薄刃直骨刀，自棘突向着椎体后缘的方向做横形截骨楔形切除，楔形切除的宽度在椎板间的部位为

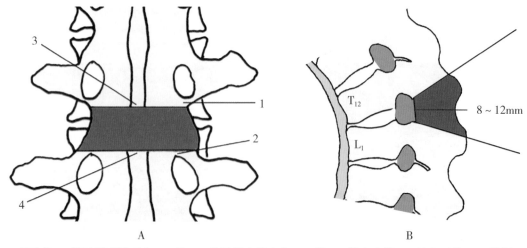

A. 后面观：1.椎弓根下缘下方2mm处；2.椎弓根上缘上方2mm处；3.棘突上缘；4.棘突下缘；B. 椎板截骨的角度，自棘突至椎体后缘，一般40°～45°。根据后凸畸形的轻、重来决定截骨角度和宽度。在椎板内侧骨皮层的部位，截骨宽度为8～12mm

图14-20 椎板横形截骨楔形切除的范围

8~12mm（图14-20）。三个椎板间隙的横形截骨术完成后，将反V形的手术床调成V形，在台下人员的头脚牵引下，给予手法复位，轻轻按压截骨部位，使脊柱过伸，椎板截骨间隙闭合，椎体间前缘张开。但在加压复位时避免压力过大，造成截断的脊柱前后错位，形成截瘫。根据手法复位能否达到椎板间隙闭合与后凸角度的矫正情况来决定采用内固定的方法，如能术中一次性达到截骨间隙闭合，则可采用静力性内固定（图14-21），如手法加压不能达到截骨间隙完全闭合时，则应采用动力性内固定（图14-22），一般笔者惯用动力性内固定，如棘突间Luque棒加钢丝内固定，术后回病房卧平床2~4周，待自家矫正，使后凸畸形得到满意效果后，给予过伸位石膏背心外固定（图14-23）6~8个月。拆除石膏背心拍X线片复查，看骨痂形成情况。对个别后凸畸形自家矫正仍不够满意的病例，还可在病房进行哌替啶静脉麻醉下的手法复位（图14-24）1~3次，直到后凸畸形消失，脊柱完全伸直后，再给予过伸位石膏背心外固定（图14-25、图14-26），石膏背心外固定的时间一定要长，不能过早地拆除石膏背心，以免造成脊柱后凸畸形的复发。

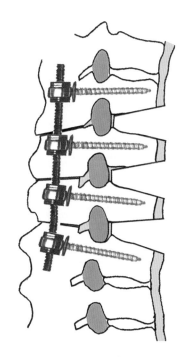

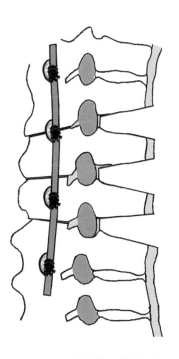

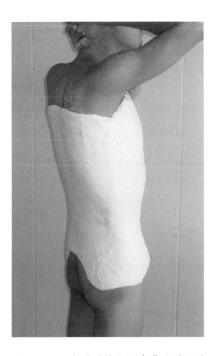

图14-21 静力性椎弓根钉
棒系统内固定

图14-22 动力性压缩内固定

图14-23 术后过伸位石膏背心外固定

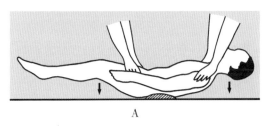

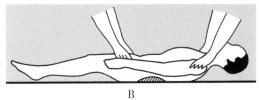

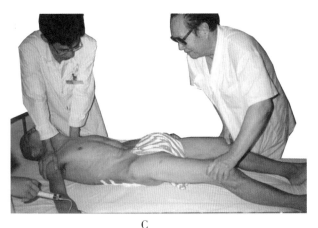

A. 截骨术后分次手法矫正，在哌替啶静脉麻醉下，在病房行手法按压1~3次即可达到完全伸直；B. 手法矫正
完毕后，卧平床休息，达到矫正目的后，给予石膏背心外固定；C. 在哌替啶静脉麻醉下分次手法矫正

图14-24 分次手法矫正

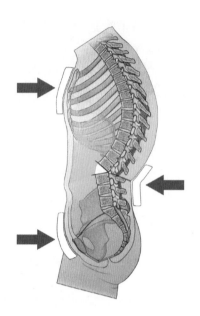

图14-25　三点式石膏背心外固定，即胸骨柄、耻骨联合与脊柱的截骨部位（如顶椎截骨术则为脊柱的顶椎部位）

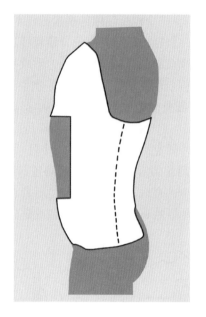

图14-26　ASK患者采用两页石膏背心固定法，一期令患者仰卧先做前页石膏，二期令患者俯卧在前页内，再做后页石膏并同时将两页缠绕固定成一体

第三节　要点及注意事项

（1）前路松解不能少于3个椎体间隙，包括前纵韧带、骨化的椎体前1/4、两侧的纤维环和椎间孔附近的肋骨小头均应给予彻底松解，髓核组织也应彻底摘除，直达后纵韧带，但后纵韧带应该保留。

（2）一期前路松解后10天进行后路椎板横形截骨矫正术，时间不宜迁延过久，以免被松解的组织产生疤痕愈合，失去松解的意义。

（3）后路截骨应采用椎板横形截骨术，截骨间隙一定要对准椎体间的松解间隙，其宽度为8～12mm，如为3个椎板间隙的截骨时，其截骨间隙不宜过宽，如为1个椎板间隙截骨时，其截骨间隙可相对宽些。截骨前应计划好，过伸矫正后凸畸形后，保证椎板间隙对合良好。

（4）后路椎板截骨后，经手法按压截骨间隙仍不能完全闭合，后凸畸形矫正欠佳者，不宜暴力按压，应作动力性内固定，回病房卧平床自家矫正后，给予过伸位石膏背心外固定。如自家矫正效果欠佳者，还可在病房进行分次手法矫正，亦可取得良好的治疗效果。

（5）石膏背心外固定在治疗强直性脊柱炎脊柱后凸畸形的过程中也是个重要的环节，其矫正脊柱后凸畸形的作用不亚于钉棒系统内固定。特别是对治疗轻度后凸时，只作椎板截骨不加内固定，术后给予过伸位石膏背心外固定，所得到的矫正效果和骨性融合的效果更好。

（6）动力性内固定的优越性：动力性内固定能允许跟随着自家矫正的作用，Luque棒在钢丝捆绑下滑动，给术后卧平床自家矫正留有余地，对术后自家矫正不起限制作用。仅靠术中一次性矫正后凸畸形往往具有很大的冒险性，有学者报告并发椎体前大血管破裂者、肠系膜上动脉综合征发生者。如采用动力性内固定时，则不需要术中一次性完全矫正后凸畸形，可留下一部分未被矫正的剩余后凸畸形，令患者回病房后卧平床自家矫正。前路松解和椎板截骨术后，利用患者术后平卧或后凸部位垫薄枕的方法可获得进一步的后凸畸形矫正，而且是最安全可靠的一种方法。

（7）静力性内固定的缺点：静力性内固定用于ASK病例，能限制术后的自家矫正，而且由于术后自家矫正的作用造成内固定装置的松动或失效，故静力性内固定（椎弓根钉棒系统）仅适用于ASK重度后凸，需要做脊柱缩短内固定术的病例和全脊柱截骨术的病例。

（田慧中　李明　高小亮）

参考文献

［1］　田慧中，林庆光，谭远超. 强直性脊柱炎治疗学［M］. 广州：世界图书出版公司，2005：165-195.

［2］　田慧中，李佛保. 脊柱畸形与截骨术［M］. 西安：世界图书出版公司，2001：662-734.

［3］　田慧中，王彪，吕霞，等. 强直性脊柱后凸截骨矫正内固定术［J］. 中国矫形外科杂志，2005，13（7）：509-512.

［4］　田慧中."田氏脊柱骨刀"在脊柱外科中的应用［J］. 中华骨科杂志，1994，14（4）：236-239.

［5］　马原. 脊柱后柱截骨矫正治疗强直性脊柱后凸200例临床分析［J］. 新疆医学，2001，31（3）：180-182.

［6］　田慧中，刘少喻，马原. 实用脊柱外科手术图解［M］. 北京：人民军医出版社，2008：316-321.

［7］　脊柱外科技术［M］. 党耕町，译. 北京：人民卫生出版社，2004：246-252.

［8］　陈安民，徐卫国. 脊柱外科手术图谱［M］. 北京：人民卫生出版社，2001：181-273.

［9］　田慧中，马原，吕霞. 微创式V形截骨分次矫正强直性脊柱后凸［J］. 中国矫形外科杂志，2008，16（5）：349-352.

［10］　田慧中，刘少喻，马原. 实用脊柱外科学［M］. 广州：广东科技出版社，2008：195-409.

［11］　梁智仁. 经椎弓根截骨术治疗强直性脊椎炎所致脊柱后凸畸形［J］. 中华骨科杂志，1997，17（6）：351-352.

［12］　大卫S，布拉德宝德，托马斯A. 兹德布里克. 脊柱［M］. 张永刚，王岩，译. 沈阳：辽宁科学技术出版社，2003：75-83.

［13］　郭世绂. 骨科临床解剖学［M］. 济南：山东科学技术出版社，2000：1-17.

［14］　胥少汀，葛宝丰，徐印坎. 实用骨科学［M］. 3版. 北京：人民军医出版社，2011，2：1776-1777.

［15］　田慧中，李明，马原. 脊柱畸形截骨矫形学［M］. 北京：人民卫生出版社，2011，5：101-279.

［16］　王炳强. 脊柱外科手术技术［M］. 北京：北京大学医学出版社，2009：152-154.

［17］　田慧中. 强直性脊柱后凸畸形截骨矫形后内固定方法的选择［J］.中国矫形外科杂志，2011，19（9）：784-786.

［18］　谭军，丰建民. 骨科无衬垫石膏技术［M］. 上海：第二军医大学出版社，2000：126-146.

［19］　田慧中，吕霞，田斌. 强直性脊柱炎颈胸段后凸畸形截骨矫正术［J］. 中国矫形外科杂志，2006，14（7）：522-523.

［20］　DRAKE R L，VOGL W，MITCHELL A W M. 格氏解剖学［M］. 北京：北京大学医学出版社，2006，220-256.

［21］　田慧中，张宏其，梁益建. 脊柱畸形手术学［M］. 广州：广东科技出版社，2012：1-483.

［22］　田慧中，梁益建. 强直性脊柱炎脊柱畸形截骨矫形手术技巧［M］. 北京：人民军医出版社，2014：1-328.

［23］　LEONG J CY，MA A，YAU A. Spinal Osteotomy for fixed flexion deformity［J］. Orthop. Trans，1978，2：271.

第十五章 AS脊柱后凸非顶椎截骨术

第一节 概 述

对脊柱后凸的截骨矫正手术方法，可分为两大类：一为非顶椎截骨术，二为顶椎截骨术。这两种方法应用的适应证不同：非顶椎截骨术适用于强直性脊柱炎所形成的圆形驼背，即截骨部位不是在胸段后凸顶点的部位，而是在胸段后凸顶点以下的部位，即把一个大C形的脊柱后凸通过截骨矫正后变成3字形（图15-1），加大了腰前凸，代偿了胸后凸，使患者躯干部伸直和重力线后移，两眼能向前平视，延长了箭突至耻骨联合之间的距离，解决了腹部受压的问题，故强直性脊柱后凸是非顶椎截骨术的绝对适应证。而顶椎截骨术则是先天性或结核性角形脊柱后凸的绝对适应证，但有时也用于强直性脊柱后凸，比如患者的顶椎位于T_{10}以下时，也可采用顶椎截骨术的手术方法来矫正强直性脊柱后凸的圆形驼背，特别是当采用椎弓椎体次全截骨术或全脊柱截骨术时，也常用顶椎截骨术的手术方法来治疗强直性脊柱炎所致的脊柱后凸。

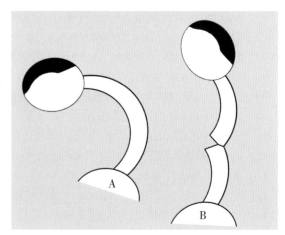

A．术前大C形脊柱后凸；B．术后变成3字形双弯后凸，生理功能恢复正常

图15-1 非顶椎截骨术

一、非顶椎截骨术的手术方法

早在1945年，Smith Petersen就开始应用这种方法来治疗强直性脊柱后凸。非顶椎截骨术要比顶椎截骨术的手术操作简单省时，而治疗效果安全可靠。虽然没有达到将脊柱完全伸直的目的（仅是把大C形的脊柱变成了3字形），但能把强直性脊柱后凸的人体外形和内脏器官的病理影响恢复正常，给强直性脊柱炎的患者带来极大的方便。特别是呼吸循环系统的改善，患者的面貌焕然一新；解除了腹部的受压，患者的胃纳和食欲大大增加，改善患者的营养状况，患者恢复了正常生活。

二、截骨部位的选择

非顶椎截骨术常采用的截骨部位是在L_2、L_3间隙做椎板横形截骨或V形截骨。绝大部分病例可采用单间隙截骨的方法来解决问题，个别病例也可用2～3个间隙椎板截骨的方法和用椎板后手法复位和压缩固定的方法，使其达到3个间隙的闭合，较大限度地矫正重度脊柱后凸。但常常遇到的问题是，当矫正复位时所造成的前纵韧带撕裂和椎体前缘张开常只限于1个椎间隙上。如果术前病例选择恰当，椎体前缘的张开也可以发生在3个椎体间隙上。在术前认真阅读患者的侧位X线片，如果在侧位X线片上发现L_2、L_3之间的棘突间隙最宽，椎间孔的上下径最大，但临近的棘突间隙不宽和椎间孔上下径不大时，则为选择单间隙截骨的标志（图15-2）。如果在侧位X线片上发现L_2、L_3之间的棘突间隙不太宽，椎间孔的上下径也不太大，而其以上和以下的棘突间隙增宽和椎间孔的上下径加大，则是作3个椎板间隙截骨的标志（图15-3）。3个间隙截骨后，可能会因矫正复位的力量和压缩固定的作用，使3个间隙的前纵韧带和椎体前缘都能张开，使矫正的作用力发生在3个间隙上，这是一个最理想的结果。

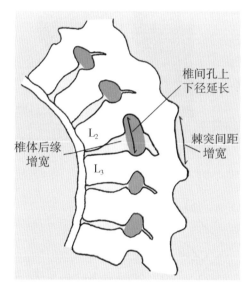 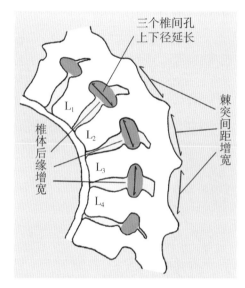

图15-2　非顶椎截骨术，$L_2 \sim L_3$单间隙截骨的标志　　图15-3　非顶椎截骨术，多间隙截骨的标志

第二节　非顶椎截骨术的手术操作

（一）器械的准备

田氏脊柱骨刀一套、弓根螺钉加压棒一套、椎弓根定位器、直径0.8～1.2mm Luque钢丝若干、Luque棒，再加其他普通常用器械。

（二）麻醉

气管插管麻醉或支气管镜插管麻醉、局部浸润麻醉。

（三）卧位

令患者取俯卧位，将手术台调成反V形，腰桥抬高，垫好床垫（见图13-13），安装好头托和肩托，将患者的两下肢固定在床尾（图15-4），腋下放置牵引复位带（图15-5），用龙胆紫标出切口线，消毒铺单。

（四）手术操作程序

1. 第一步切口与暴露　沿棘突切开皮肤与皮下组织，暴露棘突和腰背筋膜后层，沿棘突用电刀切开，经骨膜下暴露棘突，暴露两侧椎板至横突。

2. 第二步选择截骨间隙　在C形臂X线机下进行定位，确定截骨间隙。非顶椎截骨术一般选择$L_2 \sim L_3$之间，因该间隙位于脊髓圆锥之下，相当于马尾神经的部位（图15-6），不容易造成截瘫，故将

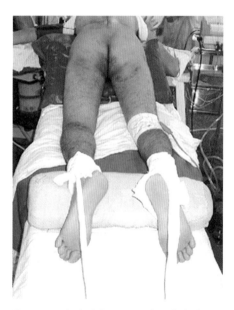

图15-4　术中卧位：两下肢固定在床尾，以免患者向前滑移，也便于牵引复位

$L_2 \sim L_3$定为优选截骨间隙，如果$L_2 \sim L_3$的椎体前缘已形成骨性连接时，则应选择其上或其下的一个间隙作为非顶椎截骨术的选择间隙（图15-7）。

3. 第三步非顶椎截骨术

（1）单纯椎板截骨术　椎体间隙的前缘没有骨性连接者，特别是在侧位像上椎体间隙前窄后宽者，可选用椎板横形截骨术（图15-8）或椎板V形截骨术（图15-9），椎板截除后的间隙闭合一般不成问题，特别是椎体间隙前窄后宽的病例，待椎板截除后常常自发性合拢，所以应先切除一侧的椎板，用木塞将间隙撑开（图15-10），然后再切除对侧的椎板，这样可以避免两侧椎板同时切除后，间隙自发性合拢，造成清底困难。

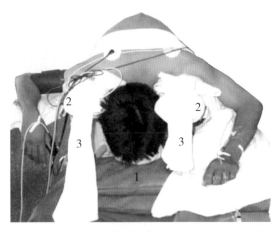

1. 头托（能自动升降的圆凳）；2. 肩托；3. 牵引带

图15-5　术中卧位

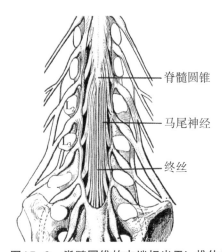

图15-6　脊髓圆锥的末端相当于L_1椎体的下缘，选择$L_2 \sim L_3$之间截骨，该部位相当于马尾神经，不会损伤脊髓和圆锥，故$L_2 \sim L_3$之间为非顶椎截骨的优选部位

脊髓圆锥
马尾神经
终丝

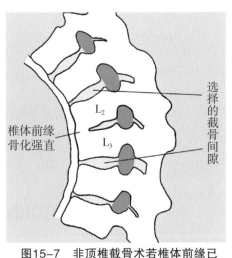

图15-7　非顶椎截骨术若椎体前缘已骨化强直，则选用以上或以下的间隙作截骨

椎体前缘骨化强直
选择的截骨间隙

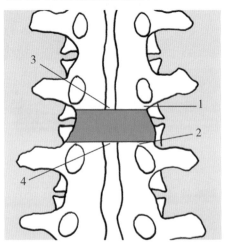

1. 椎弓根下缘下方2mm处；2. 椎弓根上缘上方2mm处；3. 棘突上缘；4. 棘突下缘。
截骨宽度：8～12mm。单间隙截骨

图15-8　椎板横形截骨术

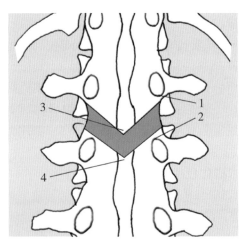

1. 椎弓根下缘；2. 椎弓根上缘；3. 棘突下缘；4. 棘突上缘。截骨宽度8～12mm。
截骨间隙：单间隙或多间隙

图15-9　椎板V形截骨术

（2）椎弓椎体次全截骨术 椎弓椎体次全截骨术适用于椎体前缘有骨性连接，而且后凸角度不大者（图15-11），只切除一节椎弓和两侧的椎弓根（图15-12），其楔形切除的尖端仅到达椎体的前1/4（图15-13），用折断椎体前1/4的复位方法，闭合楔形截骨间隙（图15-14），进行复位内固定，达到矫正后凸畸形的目的。

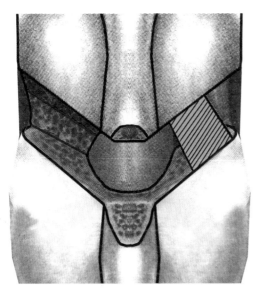

图15-10 右侧做完后，用木塞撑开截骨间隙，然后再用同样的方法，进行左侧的截骨

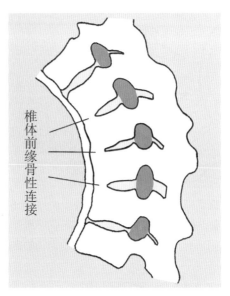

图15-11 三个间隙椎体前缘骨性连接，是椎弓椎体次全截骨术的适应证

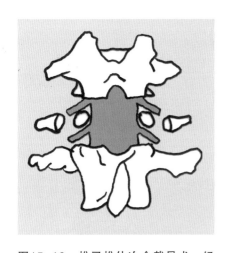

图15-12 椎弓椎体次全截骨术，经后路切除一节椎弓和两侧的椎弓根，暴露硬膜管和脊神经根

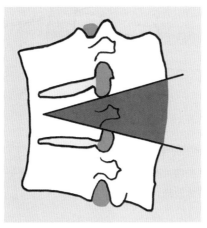

图15-13 椎弓椎体次全截骨术，楔形切除的尖端到达椎体前1/4，其基底向后

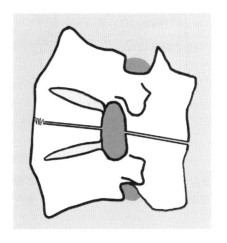

图15-14 手法复位折断椎体前缘闭合截骨间隙，矫正后凸畸形，使两个椎间孔变成一个椎间孔

（3）全脊柱截骨术：全脊柱截骨术适用于椎弓椎体间均有自发性骨性融合，而且后凸角度较大者（图15-15），根据后凸角度的大小，切除所需要的楔形宽度，楔形的尖端到达椎体前缘（图15-16），利用前张开后闭合的复位方法，进行复位内固定，这种方法所得到的截骨角度更大些，适用于Cobb's角80°～90°强直性脊柱后凸的患者。如为单纯椎体腰部截骨时，椎体前缘的张开无须植骨，使椎弓的截骨面对截骨面（图15-17），仅作椎板后植骨即可。如为包括一个椎间隙或两个椎间隙的广泛切除时，则应在椎体前做立柱植骨，椎

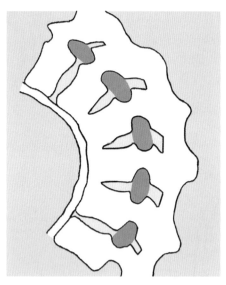

图15-15　重度脊柱后凸，椎弓椎体均有骨性融合者，需要做全脊柱截骨术

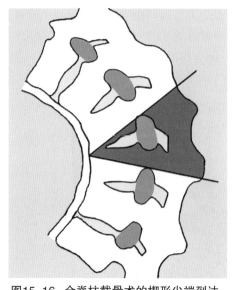

图15-16　全脊柱截骨术的楔形尖端到达椎体前缘，将脊柱完全截断，楔形基底的宽度可包括1～2个椎间隙

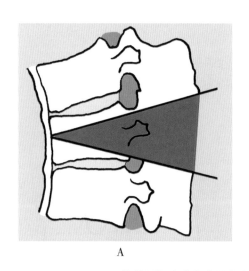

A

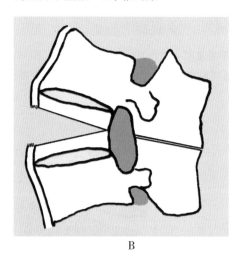

B

A．椎体腰部全脊柱截骨的宽度；B．前张开后闭合示意图

图15-17　椎体腰部全脊柱截骨，能使脊柱的前柱张开、后柱闭合，椎体间张开的缺口内无须植骨，仅做椎板后植骨即可，张开的椎体前缘将会自发性骨融合

板的后缘不宜完全合拢，以免脊柱缩短，硬膜管产生迂曲现象（图15-18）。

　　（4）脊柱缩短术：适用于最严重的强直性脊柱后凸（图15-19），因其腹壁的肌肉缩短、肠系膜血管缩短和所有内脏器官以及椎体前血管、神经组织缩短，则需要做脊柱缩短术才能使脊柱伸直（图15-20）。对个别病例尚需分次进行手术才能达到伸直脊柱的目的，这种手术是强直性脊柱炎驼背畸形治疗中的难题。

　　4．第四步复位内固定

　　（1）复位方法：截骨完成后，在头脚牵引下进行矫正复位，将手术床的腰桥放平，将反V形床调成V形，在截骨部位上下端的棘突上进行加压复位，使脊柱伸直，达到截骨间隙闭合，然后进行双侧椎弓根螺钉加压棒固定。内固定完成后，冲洗切口，电烙止血，将截下来的骨块置在椎板后，放置T形引流管，分层闭合切口，手术结束。

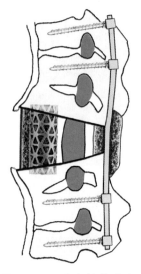

图15-18　全脊柱截骨广泛切除后，应做椎体间立柱植骨和椎板后植骨，并给予坚强的钉棒系统内固定

（2）坚强内固定：适用于重度脊柱后凸的病例，因切除的楔形角度大或做了脊柱缩短术，则需要作坚强的钉棒系统后路内固定，对个别病例尚需做前后路联合内固定（图15-18、图15-20）。

（3）弹性内固定：适用于90°以内的后凸畸形，如钢丝内固定（图15-21）、弹性压缩棒内固定、Luque棒内固定（图15-22），这种固定方法能允许患者回病房后卧平床，进一步自家矫正后凸畸形，或做术后分次手法矫正，是一种安全可靠的方法。

（4）不用内固定只靠外固定：对轻型强直性脊柱炎后凸畸形，一般不需要做内固定，仅做椎板V形截骨后，回病房卧平床自家矫正或分次手术法矫正，X线拍片畸形复位、截骨间隙闭合后，给予过伸位石膏背心外固定（图15-23），固定期限为8～10个月。

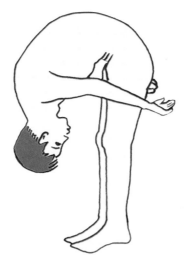

图15-19　重度强直性脊柱炎驼背畸形的手术治疗，需要做脊柱缩短术

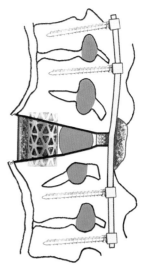

图15-20　脊柱缩短术的硬脊膜膨胀变宽，使脊髓和马尾组织松弛并轻度迂曲，但不能影响神经功能

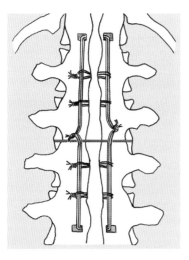

图15-21　棘突间钢丝内固定，属于弹性内固定，能允许术后卧平床自家矫正，方法简单，矫正效果可靠，但一定要配合石膏背心外固定

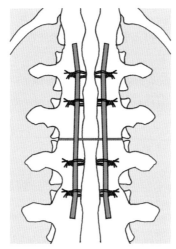

图15-22　棘突间Luque棒加钢丝夹持棘突内固定，能允许Luque棒与钢丝之间滑动，当术后回病房平卧位时产生自家矫正

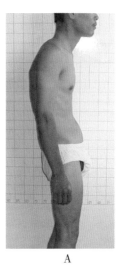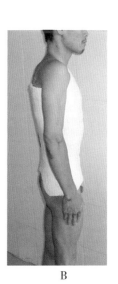

A　　　　　　B

A. 术前；B. 术后

图15-23　对轻型强直性脊柱后凸，截骨后不做内固定，回病房卧平床自家矫正或给予手法矫正，直至后凸畸形恢复满意后给予过伸位石膏背心外固定，固定期限为8～10个月

（五）术后处理

①用平上平下的搬运方法，将患者送回病房卧平板床。②用适当的枕头和棉垫垫好，将双侧的负压引流管接于床边，待患者麻醉清醒后，用交替垫枕头的方法进行翻身护理，每2～3h翻身1次，以免发生褥疮。③24～48h拔除引流管，床头拍X线正侧位片。④10天后拆线，拆线后给予石膏背心外固定，固定期限8～10个月，出院后定期复查。

第三节　要点及注意事项

（1）非顶椎截骨术的截骨部位在L_2、L_3椎间隙，截骨矫形后，使ASK的大C形后凸变成3字形，改善了人体的生理功能，加大了呼吸量，减少了心肺受压及胃纳欠佳所造成的心肺功能障碍和消化功能障碍。ASK患者手术后体质、营养情况明显改善，这是非顶椎截骨术的最大优越性。

（2）ASK在$L_2 \sim L_3$之间作截骨矫形术后，能使插入腹腔的下部肋骨和胸腔下口自腹腔内拔出，使膈肌恢复垂直方向运动，加大了腹式呼吸功能。由于ASK患者的肋椎关节形成骨性强直，胸式呼吸遭到破坏，只剩下腹式呼吸来维持碳氧交换，非顶椎截骨术能改善膈肌的呼吸功能，这是延长患者生命的重要举措。

（3）与$L_2 \sim L_3$间隙相对应的硬膜管内是马尾神经，对术中牵拉、剥离耐受性较脊髓更好，所以在这段作截骨矫正手术相对安全，减少了损伤脊髓的可能性。

（4）若$L_2 \sim L_3$椎体间隙的前缘有骨性融合者，宜选择$L_3 \sim L_4$间隙做截骨术，或选择$L_1 \sim L_2$间隙做截骨术亦可。

（5）若$L_1 \sim L_2$、$L_2 \sim L_3$、$L_3 \sim L_4$三个椎体间隙的前缘都有骨性连接者，应选择$L_2 \sim L_3$做椎弓椎体次全截骨术或全脊柱截骨术。

（6）若后凸角度过大，需要做包括两个椎体间隙的截骨术或需要做缩短截骨术时，则应考虑椎体间立柱植骨和椎板后不完全闭合另加椎板后植骨的问题。

（7）若患者为轻度ASK，其矫正角度不大时，也可采用截骨后不做内固定的方法，回病房卧平床自家矫正后，给予过伸位石膏背心外固定的方法。

（8）若$L_1 \sim L_2$、$L_2 \sim L_3$、$L_3 \sim L_4$三个椎体间隙均为前窄后宽，没有骨性连接，而且后凸角偏大者，也可考虑在三个间隙上做椎板横形截骨矫正后凸畸形，术后给予手法矫正加石膏背心外固定。

（9）非顶椎截骨术的用途较广，对胸椎后凸、腰椎后凸均可采用$L_2 \sim L_3$之间的非顶椎截骨术治疗。除去颈胸段脊柱后凸不宜采用之外，绝大部分均可采用非顶椎截骨术解决。

（田慧中　张强　胡永胜）

参考文献

[1] 田慧中, 林庆光, 谭远超. 强直性脊柱炎治疗学 [M]. 广州: 世界图书出版公司, 2005: 165-195.

[2] 田慧中, 李佛保. 脊柱畸形与截骨术 [M]. 西安: 世界图书出版公司, 2001: 662-734.

[3] 田慧中, 王彪, 吕霞, 等. 强直性脊柱后凸截骨矫正内固定术 [J]. 中国矫形外科杂志, 2005, 13 (7): 509-512.

[4] 田慧中. "田氏脊柱骨刀" 在脊柱外科中的应用 [J]. 中华骨科杂志, 1994, 14 (4): 236-239.

[5] 田慧中. 强直性脊柱后凸畸形截骨矫形后内固定方法的选择 [J]. 中国矫形外科杂志, 2011, 19 (9): 784-786.

[6] 田慧中, 刘少喻, 马原. 实用脊柱外科手术图解 [M]. 北京: 人民军医出版社, 2008: 316-321.

[7] 脊柱外科技术 [M]. 党耕町, 译. 北京: 人民卫生出版社, 2004: 246-252.

[8] 陈安民, 徐卫国. 脊柱外科手术图谱 [M]. 北京: 人民卫生出版社, 2001: 181-273.

[9] 田慧中, 马原, 吕霞. 微创式V形截骨分次矫正强直性脊柱后凸 [J]. 中国矫形外科杂志, 2008, 16 (5): 349-352.

[10] 田慧中, 刘少喻, 马原. 实用脊柱外科学 [M]. 广州: 广东科技出版社, 2008: 195-409.

[11] 梁智仁. 经椎弓根截骨术治疗强直性脊椎炎所致脊柱后凸畸形 [J]. 中华骨科杂志, 1997, 17 (6): 351-352.

[12] 大卫S, 布拉德宝德, 托马斯A. 兹德布里克. 脊柱 [M]. 张永刚, 王岩, 译. 沈阳: 辽宁科学技术出版社, 2003: 75-83.

[13] 田慧中, 李明, 马原. 脊柱畸形截骨矫形学 [M]. 北京: 人民卫生出版社, 2011, 5: 101-279.

[14] 王炳强. 脊柱外科手术技术 [M]. 北京: 北京大学医学出版社, 2009, 152-154.

[15] 田慧中, 梁益建. 强直性脊柱炎脊柱畸形截骨矫形手术技巧 [M]. 北京: 人民军医出版社, 2014: 1-328.

[16] LEONG J C Y, MA A, YAU A. Spinal Osteotomy for fixed flexion deformity [J]. Orthop. Trans, 1978, 2: 271.

第十六章　　AS脊柱后凸顶椎截骨术

第一节　概　　述

一般常见的胸腰椎ASK，大多数都采用非顶椎截骨术的手术方法，但对于顶椎部位在T_{10}~L_4者，采用顶椎截骨的手术方法也同样能取得较好的治疗效果。因为T_{10}~L_4的这段椎管管径较宽，截骨矫正后不易产生椎管狭窄，且不受胸廓和肋骨的限制，在过伸复位时比较容易使椎板的截骨间隙闭合复位。由于是在顶椎上进行截骨矫正，故更能达到使脊柱伸直的目的，并带有延长脊柱和增加身高的作用，故胸腰椎顶椎截骨术也是一种可取的手术方法。

T_3~T_9节段的椎管管径狭窄，且有供应脊髓的营养血管进出，脊柱的两旁受肋骨和胸廓的支撑，形成一鸟笼式的弹性固定，若在该段截骨时，使截骨间隙闭合困难，故ASK顶椎截骨术最好不在该段进行，以免发生并发症。T_{10}~L_4这段的椎管管径较宽，不受胸廓支撑的影响，在解剖学上是顶椎截骨术的优选部位。

绝大部分ASK患者均可用T_{10}~L_4这段的顶椎或非顶椎截骨术解决问题。因为T_{10}~L_4这段脊椎ASK的发病率最高，无论是顶椎截骨，还是非顶椎截骨术，接近79%的ASK的截骨矫形手术是在T_{10}~L_4这段做截骨手术的，所以T_{10}~L_4为ASK截骨术的优选部位（图16-1）。

顶椎截骨部位的选择还应根据X线侧位片，观察顶椎部位棘突间隙增宽的情况，了解顶椎部位椎间孔上下径延长的程度，以及椎体间隙前窄后宽的表现来决定顶椎截骨的部位，如顶椎部位位于T_{12}~L_1时，就在T_{12}~L_1之间作截骨，所以顶椎截骨术不一定都选择L_2~L_3之间，而是顶椎位于哪一节段，就在哪一节段上做截骨，这就是所谓的顶椎截骨术。但截骨的节段仅限于T_{10}~L_4，因为T_{10}~L_4的这段椎管管径较宽，截骨矫正后不易产生椎管狭窄，且不受胸廓和肋骨的限制。

强直性脊柱炎脊柱后凸：强直性脊柱炎在疾病的后期往往形成典型的圆弧状后凸畸形，且伴随着患者年龄及疾病的进展大多有脊柱及周围的骨质重构，其CT采集的图像由于以上因素的影响，在三维重建过程中需要对重建范围内每层图像进行选择，以使获得的仿真脊柱模型更为精确。

手术节段的选取：目前重度强直性脊柱炎矫形术中后路截骨矫形术为最有效的方法之一，手术区域多选择在脊柱畸形的顶椎区域，但手术过程中如固定节段选择在骨质较为疏松的区域，则可能出现固定失败后固定不牢靠的可能，故在术前应充分考虑手术方式及节段，尽量避开骨质疏松区域，术区前纵韧带有无骨化亦应注意。强直性脊柱炎矫形手术的仿真实例及经验，第一例为单节段全椎体病例（图16-2、图16-3），第二例为椎板结合全椎体病例（图16-4、图16-5）。

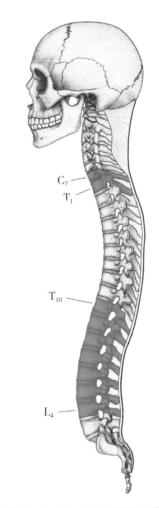

图16-1　C_7~T_1为颈胸段截骨部位。T_{10}~L_4为顶椎截骨与非顶椎截骨的优选部位，约79%的ASK患者脊柱截骨术在此节段进行

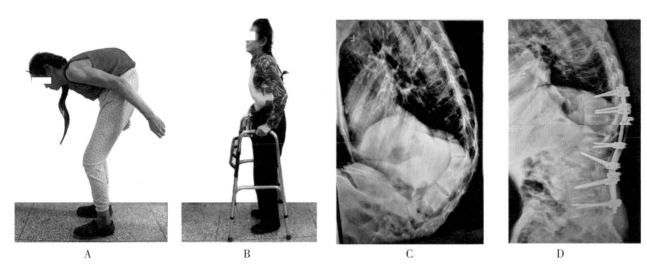

A. 术前人体外形；B. 术后人体外形；C. 术前X线侧位片；D. 术后X线侧位片

图16-2   强直性脊柱炎重度脊柱后凸畸形，患者女性，45岁。重度强直性脊柱炎患者顶椎截骨手术前后，术前矢状位Cobb's角110°，术后-28°（腰椎前凸）

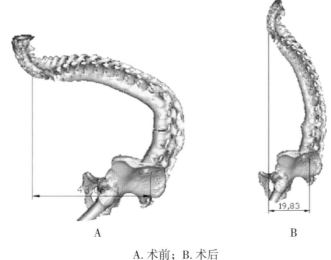

A. 术前；B. 术后

图16-3   行L₃全椎体切除仿真手术前后对比

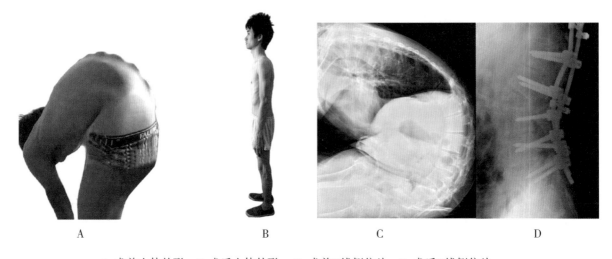

A. 术前人体外形；B. 术后人体外形；C. 术前X线侧位片；D. 术后X线侧位片

图16-4 患者刘某某，重度强直性脊柱后凸畸形，经过两次手术后患者外观明显改善，可去枕平卧，腹部皮肤皱褶完全消失，身高由原来122cm升高至170cm。顶椎截骨术前矢状位Cobb's角151°，术后-20°（腰椎前凸）

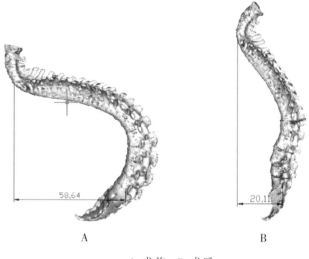

A. 术前；B. 术后

图16-5　仿真手术切除L$_2$椎体及L$_4$~L$_5$椎板

第二节　顶椎截骨术的手术操作

（一）术前准备

1. 指导患者身体准备

（1）完成术前常规各项化验、影像检查，评估患者身体各器官机能情况，评价患者对麻醉和手术的耐受性。脊柱畸形截骨矫形手术患者需要进行肺功能测定，肺功能测定包括肺容量及通气功能的测定项目，包括肺活量、功能残气量、肺总量、每分钟通气量、第一秒用力呼出量、用力呼气肺活量及用力呼气中期流速等，还需根据肺活量，最大通气量的预计公式，按年龄、性别、身高、体重等，算出相应的值，然后以实际测定值与预计值相比，算出所占百分比，根据此值，来评定肺功能损害程度及分级。

（2）为了适应术后变化的适应性锻炼：练习床上进食、床上大小便、床上肢体功能锻炼、长时间卧床、正确的咳嗽咳痰、改善肺活量训练（深呼吸、吹气球、双手辅助呼吸）、腹部按摩训练等。

（3）脊柱畸形截骨矫形手术患者的手术卧姿训练：ASK截骨矫正术的术中卧位问题是手术成功的关键，有时要摆好手术卧位就需要1小时，而且一般截骨和内固定需要2~3小时。术前患者应进行手术卧姿的训练（图16-6），且逐步延长俯卧时间，直到能支持2小时以上。护士在术前应判断患者在俯卧中是否舒适、有无呼吸障碍等。

2. 器械的准备：田氏脊柱骨刀一套、椎弓根钉棒系统全套、田氏椎弓根定位器械一套、直径0.8~1.2mm Luque钢丝若干、Luque棒，再加其他普通常用器械。

（二）麻醉

气管插管麻醉或支气管镜插管麻醉。

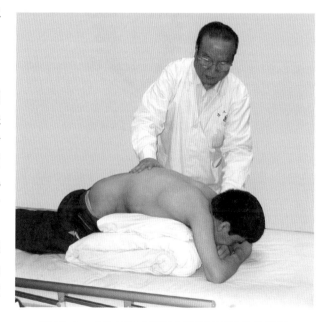

图16-6　术前ASK患者正在进行手术卧姿的训练

（三）卧位

令患者取俯卧位，将手术台调成反V形，腰桥抬高，垫好床垫，安装好头托和肩托，将患者的两脚固定在床尾，腋下放置牵引复位带，用龙胆紫标出切口线，消毒铺单（见非顶椎截骨术的卧位）。

（四）手术操作程序

1. 第一步切口与暴露：沿棘突切开皮肤与皮下组织，暴露棘突和腰背筋膜后层，沿棘突用电刀切开，经骨膜下暴露棘突，暴露两侧椎板至横突（图16-7）。

2. 第二步选择截骨间隙：根据术前X线片选择后凸顶椎点棘突最高的部位、棘突间距离最宽的间隙，在X线侧位片上椎间孔上下直径最大、椎体间前窄后宽的椎体间隙和椎体前缘尚未骨性融合的间隙，作为顶椎截骨的部位（图16-8）。顶椎截骨不仅限于$L_2 \sim L_3$之间，在$T_{10} \sim L_4$之间的任何椎间隙均可作为顶椎截骨术，故顶椎截骨术的适应证就更加广泛。

3. 第三步顶椎截骨术可作单纯椎板横形截骨术、椎板V形截骨术、椎弓椎体次全截骨术和全脊柱截骨术：

（1）椎板横形截骨术（图16-9）：用于Cobb's角<80°以内的ASK患者，用薄刃直骨刀自棘突向着椎体后缘的方向作横形截骨楔形切除，楔形切除的宽度在椎板间的部位为8~12mm，术后通过头脚牵引和手法矫正复位，达到截骨间隙闭合，造成椎体前缘张开，使脊柱伸直，可给予静力性内固定，即钉棒系统内固定，一次性矫正后凸畸形。术后可带支具早期下床活动，亦可不上内固定，术中手法复位后，回病房卧平床自家矫正，待后凸畸形自家矫正满意后给予石膏背心外固定6~8个月，拆除石膏背心后拍X线片看植骨愈合情况。

（2）椎板V形截骨术（图16-10）：椎板V形截骨的方向略向头端倾斜，V形截骨复位后，截骨面形成叠瓦式闭合严密，能防止左右移位和上下移位。V形截骨的手术操作比横形截骨复杂，需要一定的手术技巧和专

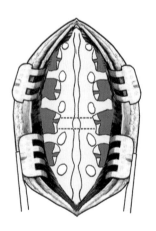

图16-7 切口与暴露

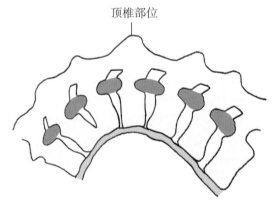

图16-8 选择顶椎部位作为截骨间隙

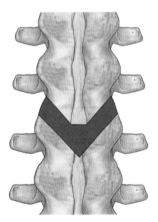

图16-9 椎板横形截骨术

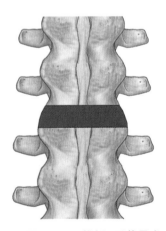

图16-10 椎板V形截骨术

用工具即不同弯度的薄刃骨刀。用这种骨刀来做椎板V形截骨术，快速而方便，而且截骨的断面是整齐的刀切面，复位后使V形断端互相嵌插，不留缝隙，有利于骨性融合。故在单间隙或多间隙的顶椎截骨术中，更多采用这种方法。

（3）椎弓椎体次全截骨术（图16-11）：强直性脊柱炎后凸脊柱的顶椎位于T$_{10}$~L$_4$者，特别是椎体的前缘和前纵韧带有骨化者，预计用单纯的椎板截骨术难以使椎体前缘张开者，可采用顶椎部位椎弓椎体次全截骨术，即楔形切除椎弓、椎弓根和椎体的后3/4，使楔形切除的尖端到达椎体的前1/4，利用过伸矫正复位的手段，使椎体的前1/4产生压缩骨折，而达到截骨间隙闭合的目的。这种手术方法所造成的截骨面对合良好，在椎板后压缩内固定下，骨面对骨面稳定可靠。

（4）全脊柱截骨术（图16-12）：强直性脊柱炎后凸脊柱的顶椎位于T$_{10}$~L$_4$者，特别是椎体的前缘和前纵韧带有骨化者，预计用单纯的椎板截骨术难以使椎体前缘张开，可采用顶椎部位的全脊柱截骨术，即自棘突、椎板、椎弓根、椎体直至前纵韧带作全脊柱截骨和楔形切除，保留硬膜管和脊神经根。做这种手术必须要使用田氏脊柱骨刀，绕过硬膜管作环形切除，一次性完成经后路做前路的手术过程，同时进行植骨内固定。全脊柱截骨术是脊柱外科中难度最大的一种手术。

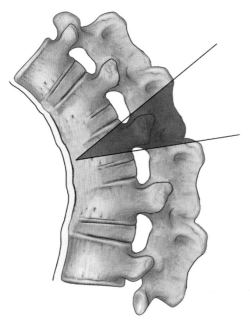 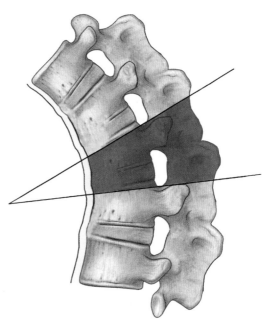

图16-11　椎弓椎体次全截骨术，楔形切除椎弓、椎弓根和椎体的后3/4，使楔形切除的尖端到达椎体的前1/4

图16-12　全脊柱截骨术的范围，可根据后凸角度的大小选择，保留终板的椎体腰部截骨、包括一个椎间隙的截骨、包括两个椎间隙的截骨切除术

4. 第四步内固定方法的选择

（1）动力性压缩内固定术（图16-13）：这种内固定方法适用于ASK Cobb's角<80°的单纯椎板截骨术的病例。因为强直性脊柱炎患者的棘突增生肥大，棘间韧带和棘上韧带均已骨化形成一条又宽又厚的纵行隔墙，手术中不能轻易将其切除，利用它来作棘突间动力性压缩内固定是一种很好办法。棘突间Luque棒加钢丝的动力性压缩内固定的手术方法能允许患者回病房后卧平床，使脊柱后凸畸形进一步自家矫正和伸直，不受内固定器械的限制，要比椎弓根钉棒系统的静力性内固定收效更大。在矫治ASK畸形的过程中任何内固定方法都代替不了塑形敷贴的过伸位石膏背心外固定，只有过伸位石膏背心才是真正能防止后凸畸形复发和坚固骨性融合的有效手段。

（2）静力性椎弓根钉棒系统内固定术（图16-14）：适用于Cobb's角90°以上的重度ASK病例，因为这类

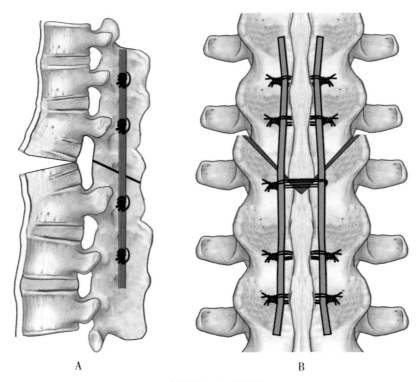

A. 侧面观；B. 背面观

图16-13　动力性压缩内固定，用棘突间Luque棒加钢丝作动力性压缩内固定，方法简单实用，且允许术后自家矫正

患者已形成严重驼背畸形，腹直肌等软组织高度挛缩，肠系膜和血管神经组织也处于缩短紧张状态，要想矫正这种畸形则需要做脊柱缩短术，截骨切除1~2节椎骨，然后再作前撑开后闭合静力性长节段钉棒系统内固定（图16-15），对这类患者坚强的静力性内固定是必不可少的，椎体间立柱植骨和椎板后自体骨植骨和术后外

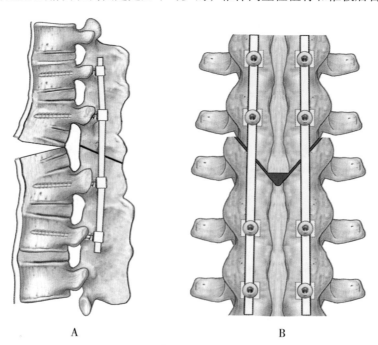

A. 侧面观；B. 背面观

图16-14　静力性椎弓根钉棒系统内固定，适用于Cobb's角90°以上的重度ASK病例，经全脊柱截骨术后给予静力性椎弓根钉棒系统内固定，术后再配合石膏背心或支具外固定可早期下床活动

固定也是重要环节。

（五）术后处理

术后令患者取仰卧位，根据后凸畸形的矫正情况，用枕头或棉垫适当垫好。用躯干部双侧交替垫枕头的方法来防止褥疮。两侧的负压引流管都接在负压引流瓶上，应绝对保持引流通畅。当次日查房时，能见到引流瓶内有200～400mL血存在，则证明切口内已无积血存留，术后第2天或第3天即可拔除引流管。第10天拆线后，给予过伸位石膏背心外固定。戴石膏背心后可以允许患者下床活动，固定期限为6～8个月。

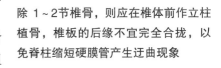

第三节　要点及注意事项

（1）顶椎截骨术的应用范围最广，无论是圆形驼背或角形驼背均可采用顶椎截骨术治疗，而非顶椎截骨术的手术方法却仅限于强直性脊柱炎后凸畸形的应用。

（2）对脊柱弯曲的矫正方法，是将弯曲脊柱的顶椎（apex）部分作楔形切除，根据弯曲的程度，切除角度不同大小的楔形，然后重新将脊柱对合复位，即可矫正任何弯曲方向的脊柱畸形。无论是脊柱后凸、脊柱侧凸，还是脊柱侧后凸畸形均可用这种方法解决。

图16-15　需要作脊柱缩短术截骨切除 1～2节椎骨，则应在椎体前作立柱植骨，椎板的后缘不宜完全合拢，以免脊柱缩短硬膜管产生迂曲现象

（3）顶椎截骨术矫正脊柱弯曲畸形的方法，与四肢弯曲畸形的截骨矫正术的道理一样，只不过是脊柱的中心内有脊髓和神经根等神经血管组织存在，不像四肢截骨术那样简单易行，而需要高超的手术技巧，使神经血管组织不受损伤，又能安全地截骨矫正脊柱畸形，这是一种高难度的手术操作，需要专门的手术工具和基本功训练。

（4）ASK的顶椎部位凸向后方，位于人体背部的皮下，采用后入路手术比较方便。前方为脊柱的凹侧，受下部肋骨与髂嵴的影响，形成深坑显露困难，所以经后路暴露椎弓和椎体都比较方便，故无做前后路两期手术的必要。

（5）顶椎部位是向后凸出最明显的部位，经后路做楔形基底向后的截骨术最方便，越是后凸角度大的病例，越适合作后入路，沿棘突切口长一点，向两侧剥离宽一点，暴露椎弓和椎体均不成问题。

（6）只要能严格地注意从骨膜下剥离，根本不需要结扎节段血管，靠撬板挡开的方法完全可以保证清楚的术野，没有清楚的术野就谈不到做好顶椎截骨术的问题。

（7）要按步就班地进行顶椎截骨术，先做椎弓根和椎体外侧部分的截骨切除，再做椎体中央部分的切除，保留椎体后缘，留待最后以最快的速度推倒切除，这样做可以减少出血，节约手术时间。

（8）松质骨窦出血，用薄刃直骨刀作成整齐的刀切面，再用硬骨蜡涂抹的方法止血。

（9）硬膜外静脉丛的出血，可用快速推倒切除椎体后缘薄层骨片，快速闭合截骨间隙的方法止血。

（10）截骨间隙对合后要有轻度的硬脊膜缩短变宽，使硬膜膨胀压迫硬膜外静脉丛，出血自然停止。

（11）截骨复位后避免硬膜管紧张延长，以免神经功能受过牵损伤和硬膜外静脉丛出血。

（12）根据截骨手术的需要选择适当的内固定，如动力性内固定，还是静力性内固定。

（13）术后石膏背心外固定不能轻视，对ASK病例外固定的作用胜于内固定。

（田慧中　梁益建　黄卫民）

参考文献

［1］钟世镇，傅征，梁铭会. 数字医学概论［M］. 北京：人民卫生出版社，2009：1-3.

［2］裴国献，相大勇. 计算机辅助骨科技术的现状与未来［J］. 中华创伤骨科杂志，2003，（5）：85-88.

［3］田慧中，林庆光，谭远超. 强直性脊柱炎治疗学［M］. 广州：世界图书出版公司，2005：165-195.

［4］田慧中，李佛保. 脊柱畸形与截骨术［M］. 西安：世界图书出版公司，2001：662-734.

［5］田慧中，王彪，吕霞等. 强直性脊柱后凸截骨矫正内固定术［J］. 中国矫形外科杂志，2005，13（7）：509-512.

［6］田慧中，刘少喻，马原. 实用脊柱外科手术图解［M］. 北京：人民军医出版社，2008：316-321.

［7］脊柱外科技术［M］. 党耕町，译. 北京：人民卫生出版社，2004：246-252.

［8］田慧中，马原，吕霞. 微创式V形截骨分次矫正强直性脊柱后凸［J］. 中国矫形外科杂志，2008，16（5）：349-352.

［9］陈安民，徐卫国. 脊柱外科手术图谱［M］. 北京：人民卫生出版社，2001：181-273.

［10］田慧中，刘少喻，马原. 实用脊柱外科学［M］. 广州：广东科技出版社，2008：195-409.

［11］梁智仁. 经椎弓根截骨术治疗强直性脊椎炎所致脊柱后凸畸形［J］. 中华骨科杂志，1997，17（6）：351-352.

［12］梁益建，王亚雷，马原，等. 强直性脊柱炎脊柱畸形截骨矫形手术技巧［M］. 北京：人民军医出版社，2014：1-328.

［13］田慧中，张宏其，梁益建. 脊柱畸形手术学［M］. 广州：广东科技出版社，2012：1-483.

［14］DRAKE R L，VOGL W，MITCHELL A W M. 格氏解剖学［M］. 北京：北京大学医学出版社，2006：14-88.

［15］NORIO K，孙改生，田慧中. 一期后路闭合式-张开式联合楔形截骨术矫正脊柱角形后凸［J］. 中国矫形外科杂志，2007，15（17）：1307-1312.

［16］CAMPBELL W G，CVENSHAW AH. Campbell's operative orthopaedics［M］. 10th ed. Mosby：C. V. MOSBY，2007，12（38）：2792-2796.

［17］LEONG J C Y，MA A，YAU A. Spinal Osteotomy for fixed flexion deformity［J］. Orthop Trans，1978，2：271.

第十七章　AS颈胸段后凸截骨术

第一节　概　述

当强直性脊柱后凸位于颈胸段时，则需要行颈胸段脊柱截骨术。1953年，Mason，Cozen和Adelstein就成功地用手术矫正强直性脊柱炎引起的颈胸段屈曲畸形。截骨位于C_7以下，这样可以避免损伤椎动脉。在1958年，Urist成功地用局部麻醉，令患者保持清醒，在颈胸段截骨矫正畸形。Simmons在1972年报道了11例患者，手术方法是在$C_6 \sim T_2$广泛椎板切除加$C_7 \sim T_1$间隙截骨，是在局部麻醉和头环控制下做的，无一例死亡和神经损伤并发症。在Twin cities脊柱治疗中心还没有开展颈胸段截骨术，但根据Urist和Simmons经验，做这种手术最好是在局部麻醉下和头环控制下小心翼翼地进行。

颈胸段截骨术是在局部麻醉下进行手术的，当矫正复位时，因为在局部麻醉下做颈胸段的高位截骨不易造成截瘫，比较安全。但对那些畸形严重的病例，则应在支气管镜插管麻醉下进行手术，因为患者的颈椎屈曲畸形严重，无法进行气管插管，所以只好在支气管镜的插管麻醉下进行手术。

术中体位均选用侧俯卧位，截骨部位均在$C_7 \sim T_1$椎板间隙，截骨方法均采用田氏脊柱骨刀作椎板间的V形截骨术，保留颈椎和胸椎的棘突和棘上韧带，以利于矫正复位后用双侧Luque棒夹持棘突钢丝固定法的应用。Simmons在1972年报道的广泛切除棘突的方法，因为要将截骨间隙以上和以下的棘突广泛切除，这样就失去了夹持棘突固定的条件。而Luque棒夹持棘突的固定方法是稳定可靠的，故Luque棒夹持棘突的固定方法，能防止滑脱和移位。

颈胸段后凸畸形的截骨术在国内外开展的均较少，主要是因为在该段截骨矫正后凸畸形的危险性较大，如矫正失败可导致高位截瘫的发生。在具备脊柱外科手术技巧和素质的条件下，又能够熟练掌握使用薄刃脊柱骨刀做手术的本领，那么颈胸段截骨术也是可以攻克的禁区。

采用薄刃脊柱骨刀进行颈胸段后凸截骨术，病例的选择为年龄在30～38岁，截骨部位均为$C_7 \sim T_1$，截骨方法为椎板横形、V形截骨。内固定方法为双侧Luque棒夹持棘突钢丝固定法、椎弓根钉棒系统固定法或棘突间钢丝固定的手术方法。

术后颈胸段后凸均得到一定程度的恢复，解决了张口困难的问题，患者的两眼能够向前平视（图17-1、图17-2），头晕目眩症状消失，胃纳、食欲大大改善，解除椎动脉供血不足。

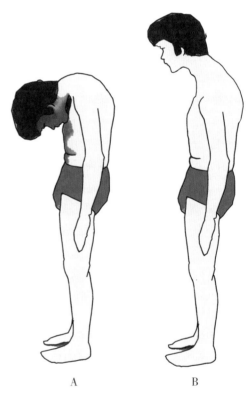

A. 强直性脊柱炎颈胸段严重后凸，下颌骨与胸骨接触张口困难，两眼不能向前平视；B. 颈胸段截骨矫正术后，解决了吃饭和向前平视的问题

图17-1　AS颈胸段后凸截骨术

第二节 $C_7 \sim T_1$ 单纯椎板截骨手术方法

（一）适应证

（1）颈胸段严重后凸，颈椎椎板已形成骨性强直。

（2）下颌骨与胸骨柄接近，无法张口吃饭。

（3）不能抬头看路，两眼不能向前平视。

（4）由于颈椎畸形造成椎动脉供血不足，患者头晕目眩，无法保持平衡。

（5）合并胸腰椎后凸畸形的病例，应先矫正胸腰椎后凸畸形，最后再做颈胸段截骨手术。

（二）器械准备

田氏脊柱骨刀1套（图1-3），弓根螺钉加压棒，Luque棒，1.0～1.2mm直径的Luque钢丝。普通器械根据需要配齐。

（三）麻 醉

局部麻醉或支气管镜插管麻醉。

（四）体 位

侧卧位或坐位。

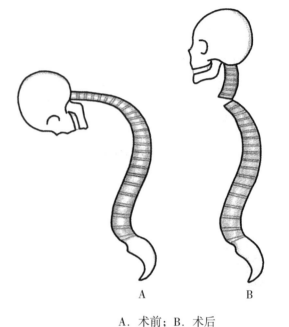

A. 术前；B. 术后

图17-2　强直性脊柱炎颈胸段后凸畸形截骨矫正术

（五）手术操作程序：

1. 第一步切口　患者取侧卧位，消毒铺单，沿棘突作纵切口，以$C_7 \sim T_1$棘突为中心，作15～20cm长的切口（图17-3）。

2. 第二步暴露　切开皮肤及皮下组织，用自动撑开器撑开切口防止出血，保留棘上韧带和棘突的末端（图17-4），因为C_6以上为双尾棘突，C_6以下的棘突末端成鼓槌状，利用这一特点将Luque棒夹在棘突的两侧不易滑脱，固定效果满意。沿棘突的两侧纵形切开，剥离暴露双侧椎板，将自动撑开器插入切口的深部，撑开两侧的椎旁肌肉，暴露椎板和横突（图17-5）。

3. 第三步选择截骨间隙　认定C_7和T_1的椎板间隙，用田氏脊柱骨刀在该间隙上作V形截骨，其宽度为8～12mm（图17-6）。

4. 第四步V形截骨术　截骨的范围包括C_7的棘突和下关节突、T_1的椎板上缘和上关节突，向外至上一椎弓根的下缘和下一椎弓根的上缘，中间为$C_7 \sim T_1$之间的椎板间隙（图17-7）。V形截骨的深度直达硬膜外间隙，暴露硬膜和两侧的脊神经根。在做截骨术之前应先将截骨间隙以上和以下的椎板下和棘突间穿钢丝的工作完成。然后再作椎板的V形截骨，截骨的全过程均应使用薄刃骨刀去做，要求

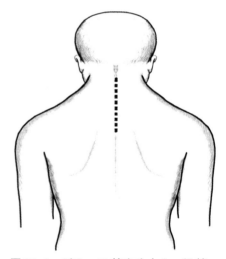

图17-3　以$C_7 \sim T_1$棘突为中心，沿棘突长15～20cm

做成整齐的刀切面。用宽的薄刃直骨刀进行截骨，先做出右侧的V形截骨间隙，再做出左侧的V形截骨间隙，进刀深度自椎板后面到椎板内侧骨皮层为准，然后再用铲刀进行刨槽清底，取除所有的碎骨片，做成整齐的刀切面，暴露硬膜管和两侧的神经根（图17-8）。

5. 第五步抱头复位　由台下专门抱头的医生抱稳患者的头部，慢慢向后托下颌，使截骨间隙逐渐合拢，此时常可听到前纵韧带张开的撕裂声，待截骨间隙完全闭合后（图17-9），由抱头者将患者的头部固定不动，以便进行内固定工作。

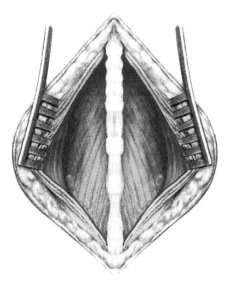

图17-4　沿棘突切口，保留棘上韧带和棘突末端，以备做Luque棒夹持棘突固定法

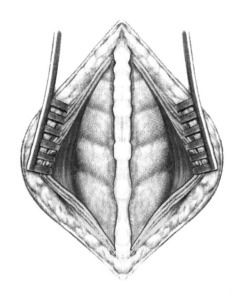

图17-5　剥离暴露至椎板的外侧缘，准备下一步做截骨术

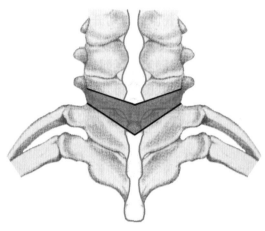

图17-6　确定C_7和T_1的椎板间隙，用骨刀作椎板V形截骨，棘突间的宽度为12mm，椎板外缘的宽度为8mm

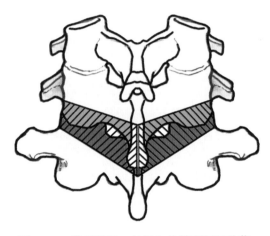

图17-7　截骨范围：包括C_7的棘突和下关节突、T_1的部分椎板和上关节突。截骨宽度为8～12mm

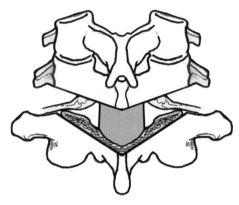

图17-8　截骨已完成，暴露硬膜管和神经根

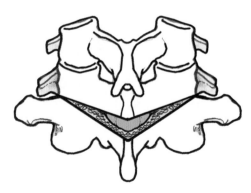

图17-9　抱头者托下颌，稳住头部慢慢过伸复位，使截骨间隙逐渐闭合

6. 第六步内固定 手术者将两根Luque棒预折成所需要的弯度，事先应在棘突根部打孔，穿过双股直径1.0 mm的 Luque钢丝，将双侧的Luque棒固定在棘突上，利用其棘突末端的膨大部挡住双侧夹持棘突的Luque棒，使其不易滑脱，其固定效果十分可靠（图17-10）。

7. 第七步植骨融合 将取下来的自体松质骨块植于复位后已合拢的椎板间隙处（图17-11）。 然后放置双侧负压引流管，分层闭合切口，手术结束。

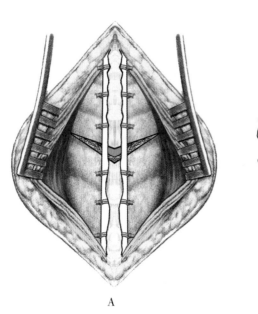
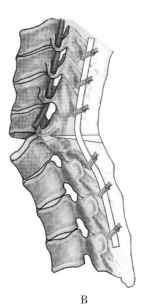
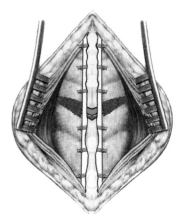

图17-11 将截下来的碎骨块做松质骨植骨

A   B

A.正位；B.侧位

图17-10 Luque棒加钢丝夹持棘突固定法，因为强直性脊柱炎患者的棘突间韧带已骨化强直，给夹持棘突内固定创造了优越的条件

（六）术后处理

（1）回病房卧平板床，将头和颈部用枕头垫至适当高度，用沙袋夹持头部，必要时也可用颅骨牵引，维持颈椎的适当伸直，但不宜给予过重的牵引重量，也不宜给予过伸位牵引，以免造成截骨部位的分离或错位。

（2）术后24～48h拔除引流管，术后7～10天拆线，给予带头的石膏床固定，两个月后更换头颈胸腰支具，允许患者下床活动，术后3个月拍照X线片复查。

（田慧中 郑君涛 周纲）

第三节 颈胸段椎弓椎体截骨术

一、目的及意义

矫正由于颈椎及颈胸椎极重度后凸畸形所致的张口困难和不能平视，恢复患者的生活能力。

二、适应证

最常见的适应证是强直性脊柱炎出现颈部的慢性疼痛和严重的后凸畸形，患者出现进食受限，不能向前方观看，而且这种畸形不能通过曲髋屈膝或胸椎腰椎的截骨矫形来代偿或恢复（图17-12），颈胸段椎体前缘也存在骨性连接者，才适合作椎弓椎体截骨术。

三、禁忌证

颈椎后凸畸形稳定并且小于45°，主要畸形部位位于胸腰段。其他禁忌证包括由于身体原因不能耐受手术、由于精神障碍依从性较差等。

四、$C_7 \sim T_1$椎弓椎体截骨手术方法

（一）术前准备

术前进行全面的身体检查，包括常规检查、肺功能检查、脊柱全长正侧位X线片、三维CT重建等，患者通常因严重畸形无法进行MRI、CT检查。根据脊柱全长正侧位X线片确定矫正角度，要求矫正后双眼能平视前方，必要时可保留轻度的后凸畸形（10°~20°），以避免过度矫形患者不能下视。如果颈部和胸腰段都存在明显的后凸畸形，建议先行颈部矫形以便于后期手术插管。由于椎动脉不从C_7穿过，所以颈椎截骨应该选择在C_7节段（图17-13），但术前应进行椎动脉造影以明确有无血管走行变异。患者通常有限制性肺病和骨质疏松，肺功能锻炼、全身锻炼和抗骨质疏松治疗，要求肺活量至少在1 500mL以上。同时要进行气管血管推移训练，以便在手术矫形时不至于出现气管血管牵拉性损伤。

术前和患者及家属充分沟通，告知手术目的、方式和风险，由于需要术中唤醒，术前需要和患者约定唤醒方式。

（二）麻　醉

手术在全身麻醉下完成。术前应告知麻醉医师术中需要进行唤醒实验，在截骨完成矫形开始后患者应保持清醒并能够配合手术医师要求。矫形完成后再次进入麻醉状态。

（三）体　位

患者坐位或半卧位，头颈保持垂直。

（四）手术操作程序

手术应在SEP监测下完成。麻醉起效后做颈后正中切口，向两侧分开项肌，切开并剥离两侧肌肉，显露$C_2 \sim T_3$两侧椎板关节突及侧块横突，C形臂X线机确定节段后于C_3、C_4、C_5上置侧块钉，T_1、T_2、T_3上置椎弓根钉并于一侧置棒临时固定。用高速磨钻磨去C_7椎板和部分C_6、T_1椎板并潜行扩大上下椎板边缘。切除C_7关节突、横突（图17-14），暴露松解保护两侧C_7、C_8神经根，于C_7椎体两侧骨膜下剥离、松解椎旁软组织至中线并以橡皮片隔于椎体前方和软组织之间。在保持椎体后壁完整

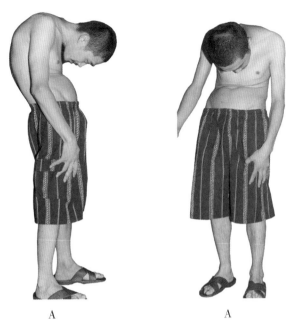

A. 侧位人体外形；B. 正位人体外形

图17-12　严重的颈椎后凸畸形，患者进食受限，不能向前方观看

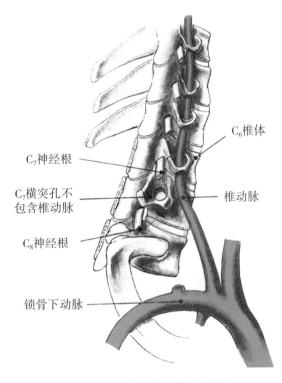

C_6椎体

C_7神经根

C_7横突孔不包含椎动脉

椎动脉

C_8神经根

锁骨下动脉

图17-13　椎动脉不从C_7横突孔通过

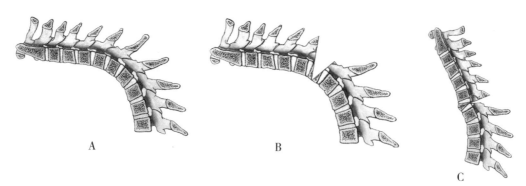

A. 颈胸段后凸；B. 经C₇椎弓椎体截骨术；C. 截骨面合拢矫形后

图17-14   强直性脊柱炎颈胸段后凸畸形经C₇截骨示意图

性的情况下使用磨钻经双侧椎弓根和椎体外壁楔形磨除椎体，向内侧在椎体中部贯通，同时将椎体前壁完全磨断，最后采用髓核钳和刮匙等工具清除椎体后壁骨质，按计划使切除椎体呈前窄后宽的楔形空隙。置入另一侧棒，助手保护头部，开始进行术中唤醒，在患者四肢主动活动和SEP监测下小心行体内弯棒使头部抬高后伸至预定矫正角度。

矫形过程中可以看到硬膜逐渐形成皱褶，截骨面合拢矫形后，患者双眼应平视前方，避免过度后仰。在硬膜、神经根上放置三层明胶海绵后，在明胶海绵上植入自体颗粒骨植骨融合，术毕放置硅胶管引流，逐层关闭切口。

（五）术后处理

手术清醒后患者入ICU，建议保留气管导管24h，避免由于前方牵拉，喉头水肿导致窒息。每隔1h观察一次四肢运动情况，如有异常，立即探查减压。常规使用甲基泼尼松龙（80mg/12h）和脱水剂甘油果糖（250ml/12h）3天并预防性使用抗生素。定期拍摄X线片了解截骨愈合情况。如果有必要，至少应在术后3个月后才能进行前路手术或胸腰椎、关节手术。

（梁益建）

第四节   要点及注意事项

（1）术前投照X线片、CT扫描及MRI检查确定C₇～T₁椎体间隙，特别是C₇～T₁椎体间隙的前缘有否骨性融合，来决定是否需要作椎体松解，为手术成功的关键步骤。

（2）截骨部位一定是C₇～T₁间隙，不能搞错间隙。

（3）截骨的宽度和深度要掌握好，以免矫正过度或不足。

（4）在手术操作过程中始终要保持脊柱的相对稳定。

（5）截骨间隙高了易损伤椎动脉，低了易导致矫正效果欠佳。

（6）椎动脉出血：为防止椎动脉损伤，截骨前应准确定位不要搞错间隙。

（7）脑脊液漏或脊神经根损伤：应认真细致地截骨，分离粘连的硬脊膜和神经根时勿造成损伤。

（8）脊髓神经损伤并高位截瘫：骨折复位时一定要稳住头部，慢慢地将下颌向上向后掀起，避免用力过大、过猛，以免造成椎体间错位压迫脊髓导致截瘫发生。

（9）内固定过程中，抱头的助手要绝对稳住头部，不能懈怠。

（10）在手术操作过程中始终要保持脊柱的相对稳定。除了固定以外，应使用高速磨钻截骨并保留椎体后壁直到截骨最后才去除。在椎体骨膜下剥离后一定要用橡皮片隔于椎体和软组织之间，以防止磨钻截骨时损伤周围重要组织或者造成气胸。现有的颈椎后路内固定系统并不是为颈胸椎截骨矫形而设计的，其强度不能完全满足截骨后的固定强度的要求，矫形完成后应加用halo-vest外固定架固定至截骨处愈合。

（11）严重的并发症是术中损伤脊髓引起瘫痪和术后气道阻力增高窒息死亡、ARDS等肺部并发症死亡。避免术中瘫痪除了要求术者具有极高的手术技巧外，使用SEP监测和术中唤醒后矫形是十分重要的。术后瘫痪的主要原因是血肿压迫和脊髓水肿，所以应该每隔1h观察一次四肢运动情况，如有异常，立即探查减压并常规使用甲基泼尼松龙和脱水剂。术前进行气管血管推移训练，术后延迟拔管可以避免前方牵拉、喉头水肿导致窒息。术前进行肺功能锻炼，术中保持足够的胶体和灌注压可以大大降低肺部并发症的发生。

（田慧中　梁益建　郑君涛）

参考文献

［1］ 梁智仁. 经椎弓根截骨术治疗强直性脊椎炎所致脊柱后凸畸形［J］. 中华骨科杂志，1997，17（6）：351-352.

［2］ 田慧中，林庆光，谭远超. 强直性脊柱炎治疗学［M］. 广州：世界图书出版公司，2005：165-195.

［3］ 田慧中，项泽文. 脊柱畸形外科学［M］. 新疆：科技卫生出版社，1994：314-324.

［4］ 田慧中，李佛保. 脊柱畸形与截骨术［M］. 西安：世界图书出版公司，2001：662-734.

［5］ 田慧中，王彪，吕霞，等. 强直性脊柱后凸截骨矫正内固定术［J］. 中国矫形外科杂志，2005，13（7）：509-512.

［6］ 田慧中. "田氏脊柱骨刀"在脊柱外科中的应用［J］. 中华骨科杂志，1994，14（4）：236-239.

［7］ 田慧中，吕霞，田斌. 强直性脊柱炎颈胸段后凸畸形截骨矫正术［J］. 中国矫形外科杂志，2006，14（7）：522-523.

［8］ 田慧中，刘少喻，马原. 实用脊柱外科手术图解［M］. 北京：人民军医出版社，2008：316-321.

［9］ 脊柱外科技术［M］. 党耕町，译. 北京：人民卫生出版社，2004：246-252.

［10］ 田慧中，白靖平，刘少喻. 骨科手术要点与图解［M］. 北京：人民卫生出版社，2009：3-41.

［11］ 田慧中，马原，吕霞. 微创式V形截骨分次矫正强直性脊柱后凸［J］. 中国矫形外科杂志，2008，16（5）：349-352.

［12］ 大卫S，布拉德宝德，托马斯A. 兹德布里克. 脊柱［M］. 张永刚，王岩，译. 沈阳：辽宁科学技术出版社，2003，75-83.

［13］ 郭世跋. 骨科临床解剖学［M］. 济南：山东科学技术出版社，2000：1-17.

［14］ 田慧中，李明，马原. 脊柱畸形截骨矫形学［M］. 北京：人民卫生出版社，2011，5：119-335.

［15］ 刘少喻，田慧中，丁亮华. 颈椎手术要点与图解［M］. 北京：人民卫生出版社，2010：138-155

［16］ 田慧中，梁益建. 强直性脊柱炎脊柱畸形截骨矫形手术技巧［M］. 北京：人民军医出版社，2014：1-328.

［17］ LEONG J C Y，MA A，YAU A. Spinal Osteotomy for fixed flexion deformity［J］. Orthop Trans，1978，2：271.

第十八章　AS脊柱后凸内固定方法

第一节　概　　述

强直性脊柱炎脊柱后凸截骨术后的内固定问题，与其他脊柱畸形截骨术后的内固定完全不同，因为AS患者截骨术后新生骨形成与骨性融合的能力颇强，所以当截骨矫形术后，无论是应用内固定，还是不用内固定，只作过伸位石膏背心外固定，都能达到截骨间隙的骨性融合，除非是个别截骨间隙对合不好或截骨间隙错位的病例，其余截骨间隙对合良好的病例均能达到坚强的骨性融合。前张开后闭合的单纯椎板截骨术，也很少需要作椎体间植骨融合术，均能产生椎间盘骨化、新生骨形成、坚强的骨性融合，这是笔者从事强直性脊柱炎后凸畸形（ankylosing spondxlitis kyphosis，ASK）截骨矫形工作50余年的临床经验。因此治疗ASK的原则是截骨是个最重要的环节，一定要达到整齐的刀切面和严格的截骨间隙闭合，这是防止产生骨不连的关键。有些在治疗ASK方面缺乏经验的医生，遇到ASK病例，首先想到要用如何高质量、价值昂贵的钉棒系统作内固定来解决这个问题。但事实并非这样，ASK的内固定问题，并非一律采用坚强的钉棒系统作静力性内固定，其中一大部分轻病例需要作动力性的内固定，允许术后卧平床自家矫正后，再给予过伸位石膏背心外固定，所得到的治疗效果更好。仅靠术中矫正的度数总是小于术后自家矫正或术后分次手法矫正的度数。故治疗ASK的内固定方法有它的独特性，而不是一律做坚强的内固定的。坚强的钉棒系统内固定限制了术后卧平床产生自家矫正，而ASK患者截骨术后都会产生自家矫正，所以简单的动力性内固定加石膏背心外固定所得到的矫正度数更大，效果更好。另外，坚强的内固定使患者失去了术中矫正不足、术后分次手法矫正的机会，所以动力性内固定在大多数Cobb's角80°以内的轻病例中是最常用的内固定方法，也是效果较好的内固定方法。

静力性内固定即坚固的钉棒系统内固定，主要用于重度ASK病例需要切除1～2节椎体做脊柱缩短截骨术的病例，这类患者经长节段切除椎弓和椎体之后，行椎体间立柱植骨或筛网植骨与椎板间大块支撑植骨，使硬膜和脊髓神经处于既不牵张又不迂曲的状态，使脊柱前的腹直肌、肠系膜上动脉和腹腔脏器及神经、血管组织不受过牵损伤的情况下，必须采用坚固的长节段的钉棒系统作后路内固定，方能维持脊柱的伸直和稳定，但这类患者毕竟是少数。

动力性内固定装置的定义：当该装置安装在截骨部位后，除产生内固定作用之外，由于棒在固定装置内滑动，还能允许患者回病房后卧平床产生后凸畸形的自家矫正，这就是动力性内固定的最大特点，因为ASK患者不同于其他患者，术后能产生矫正角度的丢失，ASK患者术后卧平床后截骨角度不但不会丢失，反而矫正角度越来越大，抓住这一特点而设计出动力性内固定装置。

静力性内固定装置的定义：当术中将静力性内固定装置安装在截骨间隙后，能使截断端产生绝对稳定，不允许术后再出现矫正角度的变化，这对ASK截骨术后的自家矫正产生限制作用，所以静力性内固定只能用于重度ASK患者的长节段截骨及缩短截骨切除术的内固定时，才是优选的内固定方法。

对于过伸位石膏背心外固定的认识：过伸位石膏背心前面靠胸骨柄与耻骨联合作支撑点，后面靠脊柱后凸的顶椎部分作支撑点，对矫正脊柱后凸畸形能产生巨大的矫正力，对ASK术后防止畸形复发起到重要作用。告诫年轻的骨科医生切勿轻视石膏外固定，偏重于器械内固定的作用，要知道过伸位石膏背心外固定才是真正的无创疗法，特别是应用在ASK防止后凸畸形的复发和保证植骨愈合上是一种无法代替的好方法，对截骨手术后不作内固定、只作石膏背心外固定的病例，截骨间隙融合得更好，没有一例产生骨不连的现象。

越是复杂的、配件装置越多的内固定器械，越不解决实际问题，真正的生物力学原理是用简单的方法解决复杂的问题。

第二节　截骨矫形后固定方法的选择

笔者早在1961年就遵照Smith Petersen的方法做了第一例强直性脊柱炎后凸畸形的截骨矫形术，当时只是在后凸顶点以下相当于L₂、L₃之间的部位做了椎板横断型截骨楔形切除，发现截骨间隙自动变窄，稍加压力截骨间隙合拢，其后凸畸形明显改善，术后给予石膏床外固定，10天后拆线更换过伸位石膏背心外固定，半年后复查见椎板后植骨愈合良好，患者对外形和自觉症状均感满意。

这是在国内较早开展ASK手术的开端，激发了笔者在脊柱截骨术方面的钻研和兴趣，用薄刃骨刀在脊柱上做截骨术和用各种不同弯形的骨刀环绕硬膜管做全脊柱截骨切除术减压脊髓和矫正畸形的设想就是从此而起的。以后在临床实践中不断研究和不断改进，才形成了目前常用的田氏脊柱骨刀，田氏脊柱骨刀这个名字是日本东京大学整形外科黑川高秀教授和日本东京瑞穗株式会社生产厂家给这套器械命名，田氏脊柱骨刀销往美国和欧亚各国。ASK是脊柱截骨术的绝对适应证，但截骨术后是否每个患者都需要同时做内固定，还是只靠外固定就可以维持截骨后的脊柱稳定性呢？应根据不同的病例来选择不同的方法，方法选择得合适就会简化手术过程，节约了患者的经济开支而且更能收到优良的治疗效果，方法选择得不恰当就会把手术做得复杂化，加大了患者的经济开支而且治疗效果也不一定令人满意。

一、ASK截骨术后固定方法的选择

哪种情况可以截骨后不做内固定，只靠外固定维持脊柱的矫正位置和坚强的骨性融合？哪种情况截骨后适合做动力性压缩内固定？哪种情况适合做坚固的椎弓根系统内固定（静力性内固定）？以上问题均应根据ASK患者的病情轻重、畸形程度及所采用的截骨方法，如椎板横形截骨、椎板V形截骨、椎弓椎体次全截骨或全脊柱截骨，来选择适当的内固定方法。单纯椎板截骨术后不作内固定回病房后卧平床继续进行自家矫正后，再给予过伸位石膏背心外固定来维持脊柱的伸直，直至植骨融合坚固。

（1）不做内固定的单纯椎板截骨术：包括椎板横形截骨术或椎板V形截骨术，后凸角在80°以内的轻型ASK病例为其截骨后不做内固定的适应证。

术前根据X线片所见，在矢状位上没有椎体前缘骨性融合，椎体间隙存在前窄、后宽，无论是在胸腰段或腰段均为选择单纯椎板截骨的适应证和部位，笔者优先选用椎板V形截骨（图18-1），因为V形截骨复位后互相嵌插稳定性强，不容易造成旋转或侧旁移位。只要截骨部位选择得恰当，用薄刃骨刀做成整齐的刀切面，截骨间隙的闭合一般不成问题，截骨的宽度一般为0.8~1.2cm，太窄了手术操作更困难。V

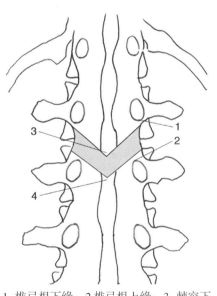

1. 椎弓根下缘；2.椎弓根上缘；3. 棘突下缘；4. 棘突上缘；截骨宽度为8~12mm

图18-1　椎板V形截骨示意图

形的两端到达椎间孔，V形的尖端位于棘突之间，复位后互相嵌插，骨面对骨面容易愈合。把截下来的骨条搭在截骨间隙的背侧，分层闭合切口，手术即告完成。应由手术医师亲自送患者回病房，搬运时平上平下，勿造成截骨间隙错位，回病房卧平床，两下肢伸直，不枕枕头，使其产生自家矫正，必要时在相当于后凸部位垫薄枕，一般在拆线后后凸畸形将得到进一步的矫正，床边X线摄片可证实截骨间隙的闭合，后凸畸形的进一步自家矫正。术后2~3周给予过伸位石膏背心外固定，半年后来院拆石膏复查，照X线片观察植骨愈合情况。

这种方法手术操作简单易行，手术时间短，一般都在1小时内完成手术全过程。对患者损伤小，切口小、

出血少，变大手术为小手术，给患者节约了经济开支，故深受患者及其家属的好评。因为强直性脊柱炎的患者大多数来自基层农村，经济条件都比较差，这种方法节省了内固定器械的开支，是为劳动人民谋幸福的一种手术方法，但其治疗效果不亚于同时加用内固定器械的病例。

（2）动力性压缩内固定术：这种内固定方法适应于ASK Cobb's角80°～100°的单纯椎板截骨术的病例。因为强直性脊柱炎患者的棘突增生肥大，棘间韧带和棘上韧带均已骨化形成一条又宽又厚的纵行隔墙，手术中不能轻易将其切除，利用它来作棘突间动力性压缩内固定是一种很好的办法。棘突间Luque棒加钢丝的动力性压缩内固定（图18-2）的手术方法能允许患者回病房后卧平床，使脊柱后凸畸形进一步自家矫正和伸直，不受内固定器械的限制，要比椎弓根钉棒系统的静力性内固定收效更大。在矫治ASK畸形的过程中任何内固定方法都代替不了塑形敷贴的过伸位石膏背心外固定，只有过伸位石膏背心才是真正能防止后凸畸形复发和坚固骨性融合的有效手段。当椎板截骨术后，不作内固定仅靠过伸位石膏背心外固定同样能取得较好的治疗效果。如果截骨术后只靠椎弓根钉棒系统内固定而不给予外固定时其预后将会遇到很多的麻烦，所以ASK截骨术的固定方法应该认真探讨和选择应用。

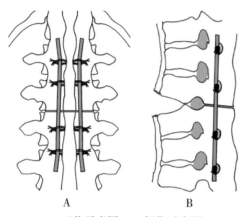

A. 正位示意图；B. 侧位示意图

图18-2　动力性压缩内固定：棘突间Luque棒加钢丝夹持棘突内固定，能允许Luque棒与钢丝之间滑动，患者术后回病房平卧位时产生自家矫正

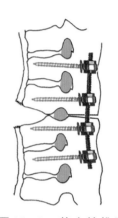

图18-3　静力性椎弓根钉棒系统内固定，其缺点是妨碍术后自家矫正，不能产生进一步的前张开后闭合

（3）静力性椎弓根钉棒系统内固定术：椎弓根钉棒系统仅适用于Cobb's角100°以上的重度ASK病例，因为这类患者已形成严重驼背畸形、腹直肌等软组织高度挛缩、肠系膜和血管神经组织也处于缩短紧张状态，要想矫正这种畸形则需要做脊柱缩短术，截骨切除1～2节椎骨，然后再作前撑开后闭合静力性长节段钉棒系统内固定（图18-3），对这类患者坚强的静力性内固定是必不可少的，椎体间立柱植骨和椎板后自体骨植骨和术后外固定也是重要环节。总之全脊柱截骨切除术治疗重度ASK是一种操作困难、并发症多的大手术，应该认真做好术前计划，慎重从事。

二、对ASK截骨术后是否加用内固定的认识

强直性脊柱炎后凸角度较小的病例（Cobb's角80°以内），如在X线片上骶髂关节已产生骨性强直，那么，棘突间韧带、小关节突关节和关节囊也已产生骨化强直，在人体外形上和X线片上，已出现生理性腰前凸消失和生理性胸后凸加大，从侧位相上看，人体外形呈虾腰状。这种患者虽然后凸畸形较轻，尚能维持生活自理，但久而久之，势必形成强直性脊柱后凸的逐年加重，最后造成双侧髋关节的骨性融合，严重的功能丧失将会随之而来。对这类轻型病例，应尽早进行不做内固定的截骨矫形术，术后给予石膏背心外固定，使其产生正

常的胸后凸和腰前凸，达到挺胸站立的姿势，使站立位、行走时恢复人体重力平衡，以防止后凸畸形的进一步加重。

有不少医生进行强直性脊柱后凸截骨矫正术时，首先就在如何进行内固定上下功夫。其实并非如此，有不少的病例是不需要内固定的。只要V形截骨做得标准，就可防止术后产生侧旁移位。术后石膏背心上得确实可靠，固定时间6~8个月，X线拍片截骨间隙愈合良好，就可防止后凸畸形的复发。

三、内固定的不足之处

除去椎弓、椎体截骨后不稳定的病例之外，其余病例应尽可能地少用内固定。用内固定有如下缺点：

（1）跟随着患者术后平卧能产生后凸的自家矫正，钩棒法压缩内固定常常变松失效，还需要二次手术拧紧螺丝。椎弓根钉棒系统内固定为静力性内固定，限制了术后平卧卧床时产生的自家矫正。越是跨度长的内固定，其上述缺点越严重。

（2）内固定能使简单的手术复杂化，使手术操作时间增加1倍以上。

（3）内固定物的存在，给患者带来了感染的机会和异物反应的可能性，而且所有的内固定最终都需要拆除，给患者带来二次手术的痛苦。

（4）在治疗强直性脊柱后凸时，应首选截骨后不做内固定，只靠过伸位石膏背心外固定维持脊柱的伸直，这样能简化了手术过程，节约了患者的开支，促进了截骨间隙的早期融合。

四、棘突间动力压缩内固定的优越性

因为强直性脊柱炎患者的棘突、棘间韧带和棘上韧带最先开始骨化，形成一道又宽又厚的纵行隔墙，比正常人的棘突有更粗大有力的骨性结构，很适合利用它做夹持棘突的双Luque棒钢丝内固定，这种固定方法简单有效，比咬除棘突后再使用钉棒系统内固定在力学上作用更大。特别是双Luque棒加钢丝夹持棘突的固定法能允许棒在钢丝捆绑下产生纵向滑动，不妨碍患者术后卧平床时所产生的自家矫正和截骨间隙的继发性前张开后闭合，这就是棘突间动力性内固定的最大优势。直到最后用过伸位石膏背心外固定来维持脊柱的伸直，产生坚固的骨性融合为止。

五、椎弓根钉棒系统静力性内固定的适应证

仅限于Cobb's角100°以上的ASK病例，因其后凸角过大，箭突与耻骨联合之间的距离缩短，前腹壁如腹直肌等挛缩，再加上腹内脏器、肠系膜组织和血管神经组织的缩短，需要做脊柱缩短术的病例，有必要做后路椎弓根钉棒系统的坚强内固定和前路椎体间立柱支撑植骨融合术，术后也应给予石膏背心外固定，方能达到坚固骨性融和的目的。

六、ASK截骨术后外固定的重要性

内固定与外固定相比，外固定才是真正无创的，特别是ASK病例截骨术后用再坚强的内固定都难以代替一个塑形敷贴的过伸位石膏背心外固定（图18-4）。胸骨柄与耻骨联合的着力点从前向后推压，后凸顶点的棘突部位从后向前推压，其力臂最长，矫正后凸畸形的作用最大，是任何内固定所难以比拟的，所以ASK截骨术后单靠外固定可以达到满意的矫正和骨性融合，而单靠内固定就会有矫正度丧失和内固定失效的并发症发生。笔

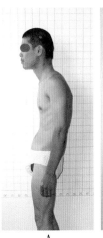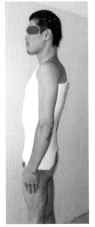

A　　　　　　　B

A. 术前脊柱后凸呈虾腰状；B. 术后塑形敷贴的过伸位石膏背心外固定

图18-4　Cobb's角80°以内的ASK病例只做椎板V形截骨石膏背心外固定即可

者告诫年轻的骨科医生千万不要轻视外固定的作用。

（田慧中　胡永胜　张玉坤）

第三节　ASK截骨后内固定术

一、动力性内固定

ASK截骨矫正后凸畸形后应用的内固定方法具有滑移压缩作用，能允许患者回病房后卧平床产生自家矫正，这种内固定方法即动力性内固定。

1. 棘突间Luque棒钢丝滑移内固定

ASK患者的棘突、棘上韧带、棘间韧带和椎板间隙均已形成骨性强直，棘突与棘间形成一条坚硬增厚的纵形隔墙，有利于用Luque棒夹持棘突，用直径1.0mm或1.2mm的双股钢丝穿过棘突固定双棒，做成棘间滑移性内固定（图18-5）。由于Luque棒在钢丝捆绑下能够自由滑动，故不妨碍术后回病房卧平床自家矫正，因为术中有内固定的存在，故在搬运患者回病房时，没有造成截骨部位错位之虑，故该固定方法在临床上为最常用的一种固定方法，而且经济实惠，患者及家属愿意接受。但术后也需要给予过伸位石膏背心外固定，直至截骨部位产生骨性融合。

2. 棘突钢板滑动内固定

这种方法也属于动力性内固定，是利用双长孔钢板夹持棘突，用螺钉通过棘突作夹持棘突的内固定，使螺钉的钉帽在槽形钢板的槽内能够自由滑动，能允许术后患者卧平床时自家矫正后凸畸形，最后给予过伸位石膏背心外固定，直至产生截骨间隙骨性融合（图18-6）。

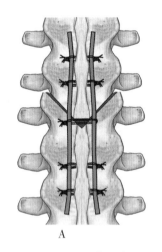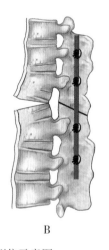　　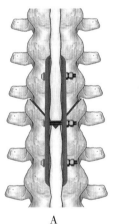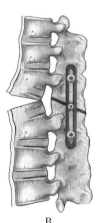

A. 正位示意图；B. 侧位示意图

图18-5　棘突间Luque棒钢丝滑移内固定，能允许Luque棒与钢丝之间滑动，当术后回病房平卧位时能产生自家矫正

A. 正位示意图；B. 侧位示意图

图18-6　棘突钢板滑动内固定，利用双长孔钢板夹持棘突，在棘突上打孔横穿螺钉夹持棘突，使钉帽在槽形钢板的槽内能够自由滑动，能允许术后产生自家矫正

以上两种方法均为利用骨化增厚的棘突作内固定来防止患者在搬运中发生错位，术后仍需要给予过伸位石膏背心外固定至骨性融合。

3. 弹簧钉棒压缩内固定

弹簧钉棒压缩内固定乃利用4枚椎弓根螺钉、两根无棘齿的圆棒两端带有螺帽及弹簧的部件构成弹簧钉棒压缩内固定装置，患者回病房后跟随着自家矫正的作用，弹簧逐渐弹开，矫正后凸的角度逐渐增加，最后给予石膏背心外固定。这样做比术中一次性矫正脊柱后凸畸形安全可靠。截骨术后一次性矫正脊柱后凸畸形时有损伤脊柱前软组织的可能性，如果采用回病房卧平床逐渐矫正的方法，在漫长的过程中，使挛缩的软组织逐渐松弛，增加了矫正畸形的安全性，而且矫正的角度会更大（图18-7）。

4. 改良哈氏压缩钉棒系统内固定

采用4枚椎弓根螺钉置入两侧的以上和以下的椎弓根内，将哈氏压缩棒插入钉孔内，手法复位截骨间隙，然后送回病房卧平床自家矫正，待自家矫正满意后，给予过伸位石膏背心外固定6~8个月，拆石膏背心拍片复查，骨性愈合良好后为止（图18-8）。

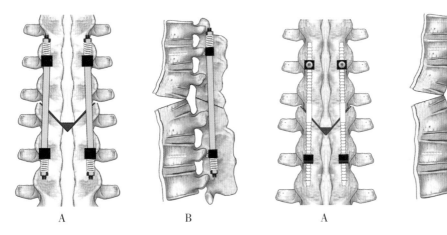

A. 正位示意图；B. 侧位示意图

图18-7　弹簧钉棒压缩内固定，利用4枚椎弓根螺钉、两根无棘齿的圆棒两端带有螺帽及弹簧的部件构成，同样能允许术后产生自家矫正

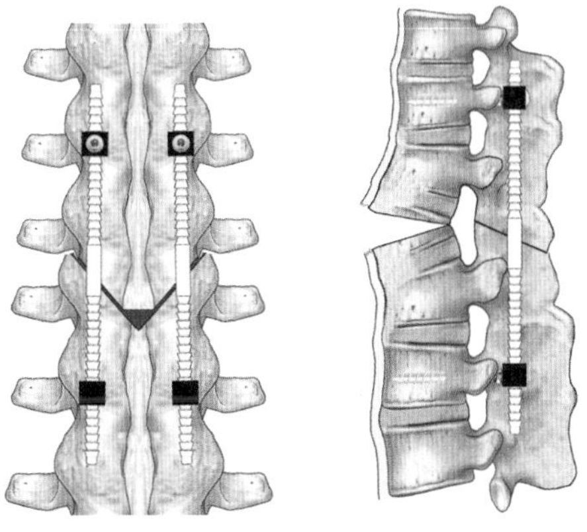

A. 正位示意图；B. 侧位示意图

图18-8　改良哈氏压缩钉棒系统内固定，用4枚椎弓根螺钉置入两侧的以上和以下的椎弓根内，将哈氏压缩棒安装在钉孔内，头端用钉帽固定棒（不允许滑移），尾端允许棒在钉孔内滑移，能产生术后自家矫正

二、静力性内固定

ASK截骨矫正后凸畸形后应用的内固定方法不具有滑移压缩作用，不允许患者回病房后自家矫正，这种内固定方法即静力性内固定。静力性内固定的优点是固定牢固、稳定，适用于重度ASK需要做广泛椎体切除和脊柱缩短术的患者，截骨术后给予长节段钉棒系统或钉板系统作坚固的内固定，这种内固定就是静力性内固定。

1. 椎弓根钉棒系统内固定

这种内固定方法需要双棒和8~12枚椎弓根螺钉，截骨间隙以上和以下的椎弓根内需要植入2~3节椎骨的椎弓根螺钉，方能达到绝对稳定，不需要术后自家矫正，但必要时仍要给予过伸位石膏背心外固定或支具外固定（图18-9）。

2. 椎弓根钉板系统内固定

钉板系统用于重度ASK病例亦能起到绝对稳定的作用，方法与钉棒系统相同。其固定作用及稳定性更强，适用于截骨切除1~2个椎骨、做脊柱缩短术的病例，但术后必要时仍需要给予石膏背心外固定，给予胸骨柄、耻骨联合、顶椎部位的三点支撑的石膏背心外固定，才能起到术后保护扶助作用（图18-10）。

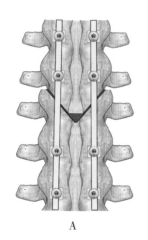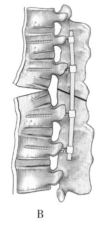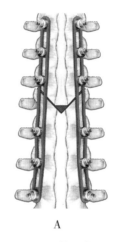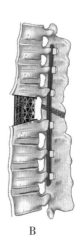

A. 正位示意图；B. 侧位示意图

图18-9 椎弓根钉棒系统内固定，适用于重度
ASK患者，固定牢固、稳定，术后不需要自家矫
正，这种内固定就是静力性内固定

A. 正位示意图；B. 侧位示意图

图18-10 椎弓根钉板系统内固定，
适用于截骨切除1～2个椎骨、做脊柱
缩短术的病例，能起到绝对稳定的作
用，但术后也需要给予石膏背心外固
定

以上6种内固定方法是手术治疗ASK病例中常用的手术方法，笔者用这几种内固定方法治疗ASK 1000余例，肯定了以上方法的治疗效果。特别4种动力性内固定方法，是笔者设计和创用的方法，在治疗ASK的过程中发挥了较好的作用。笔者认为动力性内固定与术后自家矫正和术后分次手法矫正、过伸位石膏背心外固定，在治疗ASK病例中的作用是不可磨灭的。这一疗法也是笔者的新发现，可能ASK矫治工作做得少的骨科医生尚未认识到这一点，通过一定过程的应用实践，一定会统一思想和统一认识。

三、ASK椎板截骨外固定

单纯椎板截骨后不作内固定，术中给予手法按压复位，将截下来的骨条植在椎板后，关闭切口，送患者回病房，卧平床自家矫正，矫正满意后给予过伸位石膏背心外固定6～8个月，拆石膏拍片复查。这种方法既简单又省时，1个小时即可完成手术全过程，切口小、暴露范围少，对患者的打击很轻，属于一种微创式截骨手术，但对患者的治疗效果可靠，矫正效果满意，不亚于上内固定的患者所得到的矫正效果（见图15-23）。

1. 截骨术后卧平床自家矫正

截骨术后回病房卧平床1～3周，截骨的椎板间隙将会越来越合拢，达至完全闭合，椎体前缘也会越来越张开，达至进一步逐渐增加矫正度数，直到后凸畸形矫正满意后，给予过伸位石膏背心外固定6～8个月，石膏固定期勿过短，以免后凸畸形的复发。这种治疗方法适用于Cobb's角80°以内的病例。因Cobb's角80°以内的病例在临床上最多见，故绝大部分病例均可用这种方法治疗。

2. 截骨术后在病房分次手法矫正

对自家矫正效果不满意的患者，还可在病房进行分次手法矫正，除非是术中截骨不彻底或椎体前缘仍有骨性连接存在时，一般分次矫正的效

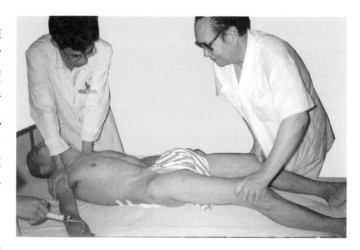

图18-11 术后在病房，在哌替啶静脉麻醉下分次手法矫正，一位手术者压迫患者的两肩，另一位手术者压迫患者的两侧大腿前面，轻轻颤动可听到前纵韧带的撕裂声

果都会令人满意。分次手法矫正（图18-11）：令患者平卧在床上，在哌替啶100mg加生理盐水20mL的静脉麻醉下，术者压迫患者的两肩，另一位手术者压迫患者的两侧大腿前面，轻轻颤动可听到前纵韧带的撕裂声，每隔一天手法按压一次，1~3次后即可产生效果。待后凸畸形矫正满意后，给予过伸位石膏背心外固定。这是一种对手术矫正不满意患者的补救方法，但只能应用于动力性内固定或不做内固定的患者。作了静力性内固定的患者，禁忌应用这种方法，以免造成骨折的并发症。

3. 过伸位石膏背心外固定

过伸位石膏背心外固定在保证后凸畸形的矫正效果上，能起到重要作用，胸骨柄、耻骨联合两个支撑点向后压，顶椎棘突部位向前压的三点支撑，来防止后凸畸形加重的作用优于内固定器械的作用。但石膏背心一定要上得服帖可靠，才真正能起到防止畸形复发的作用。

石膏背心的制作方法如下。

石膏背心分两步制作，先令患者仰卧在床上，作挺胸仰卧位，制作前叶石膏背心，上自胸骨柄，下至耻骨联合，先在胸腹部铺一层大纱布，然后铺一层棉花，骨突处铺厚一点，然后再用湿过水的宽石膏绷带铺6~8层，塑形敷贴，做出适合体形的腰身来，用刀修剪胸骨柄及腋窝部的石膏边缘及石膏下端的边缘，待石膏成型后取下晾干后，再让患者俯卧在前叶石膏内，再做后叶石膏背心，同时将前后叶石膏背心修剪好，在患者的吸气状态下（图18-12），用沾过水的宽石膏绷带缠绕成一体，即完成整个石膏背心的制作，然后令患者翻身，在石膏背心的腹部开窗，即完成石膏背心的外固定工作（图18-13）。注意整个包石膏的过程中要塑形敷贴，使者穿戴舒适，防止磨损及褥疮的发生。

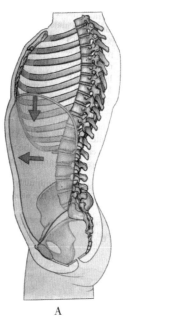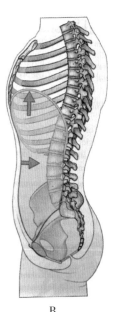

A. 吸气状态；B. 呼气状态

图18-12　令患者在吸气鼓肚子的状态下作石膏背心固定，有利于术后的呼吸运动

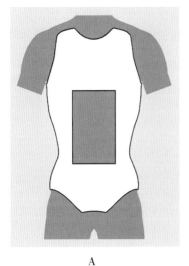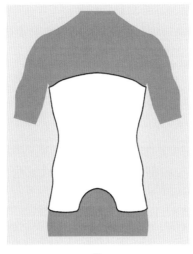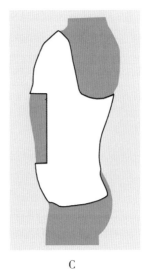

A. 前面观；B. 后面观；C. 侧面观

图18-13　过伸位石膏背心外固定，塑形要敷贴，使患者穿戴舒适，要真正达到三点固定的目的，即胸骨柄、耻骨联合两个支撑点向后压，顶椎棘突部位向前压的三点支撑

第四节　要点及注意事项

（1）ASK截骨术后是否加内固定的问题，应慎重考虑，哪种患者术后可以不加用内固定，只需要术后卧平床自家矫正和过伸位石膏背心外固定？哪种患者术后应该作动力性内固定？哪一种患者需要作坚强的静力性内固定？都应该认真考虑清楚。不能一律采用椎弓根螺钉作坚强的静力性内固定，这对治疗ASK并不是最佳的选择。

（2）对后凸角80°以内的ASK，椎体前缘并未骨性融合，椎体间隙前窄后宽的患者，可采用微创式截骨术，不做内固定，回病房自家矫正，可取得优良效果。

（3）对后凸角度大于80°的ASK患者，宜采用动力性滑移内固定，能取得较好的效果。这组病例较多，需要作滑移内固定的患者占多数。

（4）对重度脊柱后凸需要作长节段静力性内固定的患者不多，但这类患者的手术难度较大，需要慎重考虑。这种患者需要做全脊柱截骨和缩短截骨术，还需要安装长节段的椎弓根钉棒系统，需要坚强的静力性内固定。

（5）用短节段的钉棒系统内固定，术后不加外固定，早期活动后有断钉或骨折发生的可能性。

（6）做过截骨术的椎体，最好不再拧入椎弓根螺钉，内固定的牢固性不佳，对可疑牢固性欠佳的患者，最好的补救方法就是术后给予石膏背心外固定。

（7）石膏背心外固定的力臂最长，而ASK内固定的力臂最短，故外固定防止后凸畸形复发的作用最大。

（8）对年龄大骨质疏松严重的病例，造成内固定失败的可能性相对较多，截骨术中出血也可能增多，这类病例宜慎重考虑。

（9）ASK患者的棘突、棘上韧带、棘间韧带均融合为一体，变成一条纵形强有力的隔墙，是天然的做内固定的有利条件，术中不能轻易将其切除，可以用它来作内固定，比任何其他内固定都可靠。

（10）Luque棒钢丝固定棘突的手术方法，在治疗ASK手术中是较常用和有效的动力性内固定方法，在临床上是最多采用的一种方法。

（11）椎弓根钉棒系统作ASK的内固定，只有那些缺乏ASK治疗经验的医生才热衷于它，不论是哪一种ASK截骨术后一律应用静力性内固定来处理，把简单的问题作为复杂的问题解决，但其矫正度数和治疗效果并不优于动力性内固定或不做内固定只靠外固定治疗的病例。

（田慧中　张玉坤　欧勇）

参考文献

［1］田慧中，林庆光，谭远超. 强直性脊柱炎治疗学［M］. 广州：世界图书出版公司，2005：1-200.

［2］田慧中，李佛保. 脊柱畸形与截骨术［M］. 西安：世界图书出版公司，2001：662-734.

［3］田慧中，王彪，吕霞，等. 强直性脊柱后凸截骨矫正内固定术［J］. 中国矫形外科杂志，2005，13（7）：509-512.

［4］谭军，丰建民. 骨科无衬垫石膏技术［M］. 上海：第二军医大学出版社，2000：126-146.

［5］田慧中. 田氏脊柱骨刀在脊柱外科中的应用［J］. 中华骨科杂志，1994，14（4）：236-239.

［6］马原. 脊柱后柱截骨矫正治疗强直性脊柱后凸200例临床分析［J］. 新疆医学，2001，31（3）：180-182.

［7］田慧中，吕霞，田斌. 强直性脊柱炎颈胸段后凸畸形截骨矫正术［J］. 中国矫形外科杂志，2006，14（7）：522-523.

［8］田慧中，刘少喻，马原. 实用脊柱外科手术图解［M］. 北京：人民军医出版社，2008：316-321.

［9］陈立言，李佛保. 强直性脊柱合并应力性骨折的诊断和治疗［J］. 中华外科杂志，1994，32（8）：512.

［10］脊柱外科技术［M］. 党耕町，译. 北京：人民卫生出版社，2004：246-252.

［11］田慧中，马原，吕霞. 微创式V形截骨分次矫正强直性脊柱后凸［J］. 中国矫形外科杂志，2008，16（5）：349-352.

［12］陈安民，徐卫国. 脊柱外科手术图谱［M］. 北京：人民卫生出版社，2001：181-273.

［13］田慧中，刘少喻，马原. 实用脊柱外科学［M］. 广州：广东科技出版社，2008：195-409.

［14］梁智仁. 经椎弓根截骨术治疗强直性脊椎炎所致脊柱后凸畸形［J］. 中华骨科杂志，1997，17（6）：351-352.

［15］胥少汀，葛宝丰，徐印坎. 实用骨科学［M］. 3版. 北京：人民军医出版社，2011，2：1776-1777.

［16］田慧中，李明，马原. 脊柱畸形截骨矫形学［M］. 北京：人民卫生出版社，2011，5：101-279.

［17］田慧中. 强直性脊柱后凸畸形截骨矫形后内固定方法的选择［J］. 中国矫形外科杂志，2011，19（9）：784-786.

［18］田慧中，梁益建. 强直性脊柱炎脊柱畸形截骨矫形手术技巧［M］. 北京：人民军医出版社，2014：1-328.

［19］DRAKE R L，VOGL W，MITCHELL A W M. 格氏解剖学［M］. 北京：北京大学医学出版社，2006：220-256.

［20］LENONG J C Y，MA A，YAU A. Spinal Osteotomy for fixed flexion deformity［J］. Orthop. Trans. 1978，2：271.

第十九章   AS脊柱侧后凸及侧凸的手术治疗

第一节   概   述

强直性脊柱炎并发的脊柱畸形，主要是脊柱后凸畸形，个别病例在脊柱后凸的基础上伴有侧凸，称为强直性脊柱炎合并脊柱侧后凸（图19-1）。单纯强直性脊柱侧凸的病例，非常少见，笔者在560例强直性脊柱畸形中，仅见到2例真正的强直性脊柱侧凸（ankylosing spondylitis scoliosis，ASS）（图19-2）。对强直性脊柱后凸的矫正手术，已形成了常规的治疗方案，如非顶椎截骨术和顶椎截骨术。在以前的章节中，已经作了详细的叙述，但因为强直性脊柱侧后凸和侧凸的截骨矫正方法与强直性脊柱后凸的截骨矫正方法完全不同，故有必要在这里加以叙述。

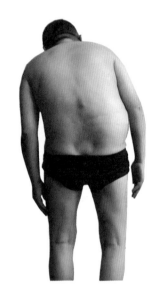

强直性脊柱侧后凸的截骨矫正术

强直性脊柱炎脊柱侧后凸患者的人体外形，在正位相上可见有侧弯，在侧位相上可见有后凸，两者加起来就形成了脊柱侧后凸。用常规的手术方法来做非顶椎截骨术，不能同时矫正后凸和侧凸，故强直性脊柱侧后凸和侧凸的患者不宜作常规的截骨术。对这种病例，应该采用全脊柱截骨的手术方法，使楔形切除的基底向着后外侧或外侧（图19-3），矫正复位后的固定方法也应参照脊柱侧弯全脊柱截骨术的固定方法进行。

图19-1   强直性脊柱炎脊柱侧后凸畸形

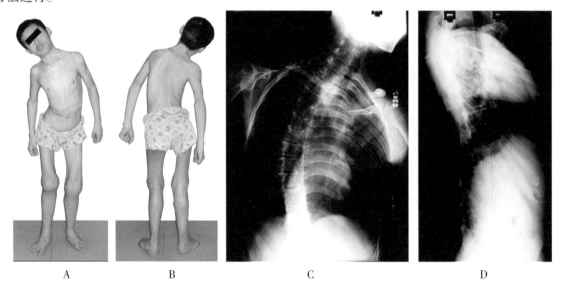

A.前面观；B.后面观；C.正位X线显示脊柱凸向左侧，自$C_1 \sim S_1$整个脊柱骨性强直，呈竹节样改变；D.侧位 X 线显示胸椎的生理后凸和腰椎的生理前凸消失，呈竹节样改变

图19-2   胡某某，男性，22岁，强直性脊柱炎，无脊柱后凸存在，合并单纯性强直性脊柱侧弯，双侧髋膝关节均有强直性改变

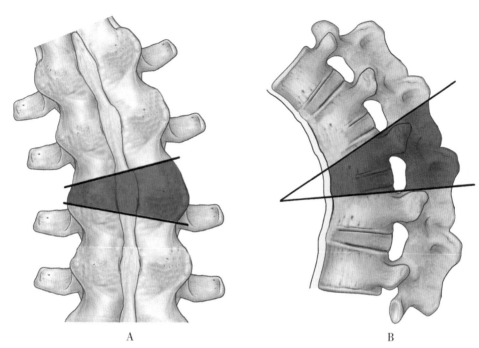

A. 背面观截骨范围；B. 侧面观截骨范围

图19-3　采用全脊柱截骨的手术方法，使楔形切除的基底向着后外侧或外侧

第二节　手　术　方　法

一、强直性脊柱侧后凸的手术方法

（一）麻　醉

气管插管、支气管镜插管全麻或局部浸润麻醉。

（二）器械准备

椎弓根钉棒系统内固定器械1套，田氏脊柱骨刀1套，椎弓根螺钉加压棍1套，直径0.8～1.2mm的Luque钢丝，哈氏棒，Luque棒，其他所需要普通器械备齐。

（三）手术操作

（1）令患者取俯卧位，将手术床调成反V形，躯干与手术床之间用填料垫好，安装好双侧的肩托，将患者的头放在能自由升高或降低的头架上，用龙胆紫标出切口线，消毒铺单。

（2）沿棘突切口，长15～25cm，切开皮肤与皮下组织，暴露双侧椎板，在相当于截骨间隙的部位，向外侧暴露至横突尖端。从顶椎的凸侧剥离暴露小关节突和横突，在预定截骨间隙的上下，平行与椎弓根的外缘，用直骨刀切除1～3个横突（图19-4）。

（3）然后沿着椎弓根的外缘，向前剥离直达椎体腰部，换用椎体剥离器，严格地自骨膜下向前剥离，到达椎体前缘（图19-5），然后更换撬板，插入椎体前方与前纵韧带之间，撬开前纵韧带，暴露椎体（图19-6）。

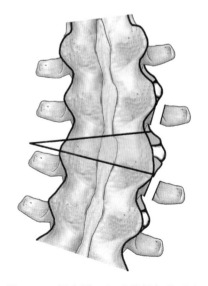

图19-4　用直骨刀切除截骨间隙以上和以下的横突

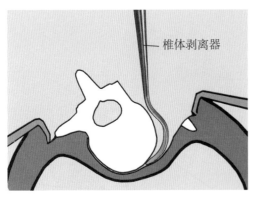

图19-5　沿椎体腰部自骨膜下向前剥离至椎体前缘前纵韧带下

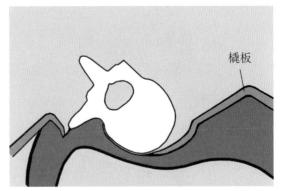

图19-6　用撬板撬开前纵韧带，暴露椎体

（4）自椎弓和椎体的后方，用田氏骨刀做一基底向后外侧的楔形截骨切除，绕过硬膜管，保留神经根，在脊柱未完全截断之前，预先将上下弓根螺钉安装好（图19-7），或者将棘突间椎板下的钢丝穿好，以备在全脊柱截骨完成后立即进行加压固定，闭合截骨间隙，使硬膜管缩短变宽，压迫硬膜外静脉丛，出血将会自然停止。这时将长节段椎弓根钉棒系统安装好，使侧后凸的脊柱矫正伸直为止（图19-8）。

（5）冲洗切口止血，在脊柱的两侧放置T形管引流，回病房卧平床，翻身护理，拆线后给予石膏背心外固定6~8个月。

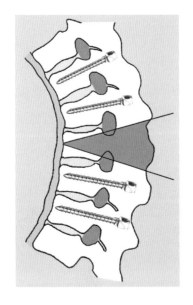

图19-7　应先将上下椎弓根螺钉安装好，然后再截骨

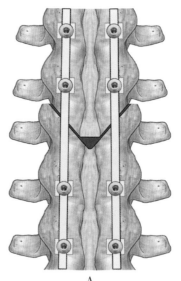

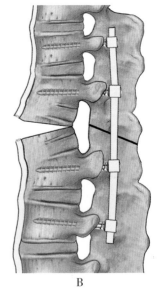

A　　　　　　　　　　B

A.后面观；B.侧面观

图19-8　长节段椎弓根钉棒系统内固定

二、强直性脊柱侧凸的手术方法

（一）麻　醉
气管插管、支气管镜插管全麻或局部浸润麻醉。

（二）器械准备
椎弓根钉棒系统内固定器械1套，田氏脊柱骨刀1套，直径0.8~1.2mm的Luque钢丝，哈氏棒；Luque棒，其他所需要的普通器械备齐。

（三）手术操作

（1）令患者取俯卧位，用龙胆紫标出切口线，消毒铺单。

（2）沿棘突切口，长15～25cm，切开皮肤与皮下组织，暴露双侧椎板，在相当于截骨间隙的部位，向外侧暴露至横突尖端。

（3）在侧弯凹侧的椎板后，上下远端各置入哈氏分离钩1枚，准备在全脊柱截断后，作远端撑开用。在侧弯凸侧上下的椎弓根内置入椎弓根螺钉，上下各2～3枚，然后再从顶椎的凸侧剥离暴露小关节突和横突，在预定截骨间隙的上下，平行与椎弓根的外缘，用直骨刀切除1～3个横突（图19-4）。

（4）沿着椎弓根的外缘，向前剥离直达椎体腰部，换用椎体剥离器，严格地自骨膜下向前剥离，到达椎体前缘（见图19-5）。然后更换撬板，插入椎体前方与前纵韧带之间，撬开前纵韧带，暴露椎体（见图19-6）。

（5）自椎弓和椎体的后方，用田氏骨刀做一基底向外侧的楔形截骨切除，绕过硬膜管，保留神经根，在脊柱未完全截断之前，预先将上下椎弓根内的螺钉安装好，再将椎体侧方的螺钉安装好（图19-9A），或将棘突间椎板下的钢丝穿好，以备在全脊柱截骨完成后立即进行凸侧的加压固定（图19-9B、图19-9C），使凸侧的加压固定和凹侧的远端撑开相交替进行，从而达到闭合截骨间隙，使硬膜管缩短变宽，压迫硬膜外静脉丛，出血将会自然停止，使侧凸的脊柱矫正伸直为止。

（6）冲洗切口止血，在脊柱的凸侧放置T形管引流，回病房卧平床，翻身护理，拆线后给予石膏背心外固定6～8个月。

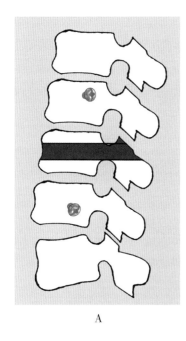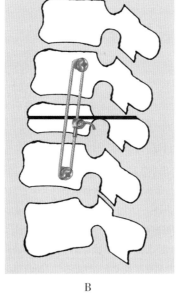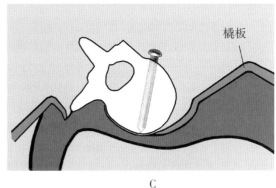

A

B

C

A. 截骨前先在上下椎体的外侧安装好椎体螺钉，然后再截骨；B. 截骨后在上下螺钉之间用钛缆作压缩固定，使截骨间隙闭合；C. 椎体螺钉的置入方向和深度

图19-9 强直性脊柱侧凸，应做楔形基底向外侧的截骨术，截骨前先在上下椎体的外侧安装好椎体螺钉，然后再截骨。截骨后在上下螺钉之间用钛缆作压缩固定，使截骨间隙闭合

第三节　要点及注意事项

（1）强直性脊柱炎的晚期一般均形成脊柱后凸畸形，合并脊柱侧后凸的病例亦属常见，但形成脊柱侧凸的病例实属罕见。笔者在560例ASK病例中，仅见到2例真正的强直性脊柱侧凸。对这种稀有病例应按照全脊柱截骨术的手术方法来治疗，应作楔形基底向外侧的手术方法来矫正脊柱侧凸，与一般ASK的治疗方法完全不同。

（2）强直性脊柱侧后凸的病例，应在截骨矫正脊柱后凸的同时，考虑到合并侧后凸畸形的大小，计算出侧凸的Cobb's角，在后凸截骨术时，同时作左右两侧不等宽的截骨间隙，使截骨切除的楔形基底向着后外侧，一般均能达到对侧后凸的满意矫正。与ASK截骨术的方法相同，只是在椎弓椎体截骨时，注意凸侧与凹侧楔形切除的宽度不同就行了。

（3）对合并脊柱侧后凸或脊柱侧凸的病例，最好不要采用单纯椎板截骨、术后分次手法矫正的方法，由于患者的两侧不对称，手法矫正很难掌握分寸。最好是采用术中一次性矫正畸形，用钉棒系统作坚强的内固定。

（4）强直性脊柱炎脊柱侧后凸和脊柱侧凸截骨后内固定的方法，最好采用长节段钉棒系统内固定，术中一次性解决问题，不需要做动力性内固定。

（5）ASK合并ASS的病例，可作凹侧松解、凸侧截骨，楔形切除的基底部向着后外侧，使截骨间隙闭合后除能矫正后凸外，也同时能矫正侧凸。

（6）ASS病例行单侧暴露后，在椎弓根、椎体外侧截骨间隙以上和以下的椎体外侧作椎体钉加钛缆压缩固定的方法，对闭合截骨间隙非常有利，但长节段的远端固定也不能缺少。

（马原　田慧中　吐尔洪江·阿布都热西提）

参考文献

［1］田慧中，林庆光，谭远超. 强直性脊柱炎治疗学［M］. 广州：世界图书出版公司，2005：1-220.
［2］田慧中，王彪，吕霞，等. 强直性脊柱后凸截骨矫正内固定术［J］. 中国矫形外科杂志，2005，13（7）：509-512.
［3］田慧中. "田氏脊柱骨刀"在脊柱外科中的应用［J］. 中华骨科杂志，1994，14（4）：236-239.
［4］田慧中，刘少喻，马原. 实用脊柱外科手术图解［M］. 北京：人民军医出版社，2008：316-321.
［5］田慧中，吕霞，田斌. 强直性脊柱炎颈胸段后凸畸形截骨矫正术［J］. 中国矫形外科杂志，2006，14（7）：522-523.
［6］田慧中，马原，吕霞. 微创式V形截骨分次矫正强直性脊柱后凸［J］. 中国矫形外科杂志，2008，16（5）：349-352.
［7］田慧中，刘少喻，马原. 实用脊柱外科学［M］. 广州：广东科技出版社，2008：195-409.
［8］田慧中，白靖平，刘少喻. 骨科手术要点与图解［M］. 北京：人民卫生出版社，2009：3-41.
［9］田慧中，李明，马原. 脊柱畸形截骨矫形学［M］. 北京：人民卫生出版社，2011，5：101-279.
［10］田慧中. 强直性脊柱后凸畸形截骨矫正后内固定方法的选择［J］. 中国矫形外科杂志，2011，19（9）：784-786.
［11］田慧中，李明，王正雷. 胸腰椎手术要点与图解［M］. 北京：人民卫生出版社，2012：375-417.
［12］田慧中，梁益建. 强直性脊柱炎脊柱畸形截骨矫形手术技巧［M］. 北京：人民军医出版社，2014：1-328.

第二十章　微创式脊柱截骨分次手法矫正术

第一节　概　　述

在用传统方法手术治疗强直性脊柱炎后凸截骨术2 400例的基础上，1995—2005年，笔者采用微创式V形截骨分次手法矫正强直性脊柱后凸的手术方法。该法主要用于后凸Cobb's角小于80°的轻度畸形患者，收到较好的治疗效果。微创式截骨术不用内固定器械，切口小，仅暴露截骨间隙，保证周围的筋膜、韧带、肌肉组织不受损伤，术后反应小，伤口愈合快。术后分次手法矫正和石膏背心外固定，能保证良好的嵌插复位和植骨融合坚固。

用微创式V形截骨分次矫正强直性脊柱后凸的手术方法代替传统的手术方法，减轻了患者的手术创伤，将复杂的大手术变为简单的微创手术，患者减少了痛苦，节约了患者的经费开支。方法是在局部浸润麻醉下，先用C形臂X线机选择截骨间隙，切口长6～8cm，仅暴露1个椎板间隙，椎板V形截骨宽度8～10mm，截骨完成后将手术床由反V形调成V形，截骨间隙将自动闭合复位，如不能自动闭合则轻轻按压帮助复位，一般复位均不成问题。将截骨时取下来的骨条作椎板后植骨。术毕应严格按照搬运规则将患者送回病房卧平床。术后两周内给予分次手法矫正和过伸位石膏背心外固定。微创式截骨矫正术损伤小，不用内固定，减少患者的经费开支，V形截骨复位后互相嵌插稳定，用骨刀截骨间隙对合整齐，再加上椎板后植骨，过伸位石膏背心外固定，故均能在6个月后植骨融合坚固。

微创外科技术能否应用在强直性脊柱后凸畸形的矫正术中？以往对强直性脊柱后凸的矫正手术都看作是一种破坏性比较大的脊柱矫形手术，切口大，暴露广，后路截骨加前路松解、内固定等，必须在气管插管全身麻醉下进行，至于微创技术能否应用在矫正这类畸形上，很少有人报道。笔者1961—2016在手术治疗强直性脊柱后凸2400余例的基础上，对微创式V形截骨分次矫正强直性脊柱后凸有了新的认识。笔者认为强直性脊柱后凸Cobb's角小于80°的病例，棘突间韧带、小关节突关节已完全骨化强直，腰椎生理性前凸消失，胸椎生理性后凸加大，从侧位相上看人体外形呈虾腰状，这种患者虽然后凸畸形较轻，但因人体的重心向前移位，腘神经挛缩，后凸畸形势必逐年加重，最后导致严重的畸形产生。对这类轻病例应尽早进行微创式V形截骨分次手法矫正畸形的方法治疗，使其产生正常的胸后凸和腰前凸，把人体重心向后转移到挺胸站立的位置上来，这将改善对消化功能、呼吸功能和血液循环功能都有很大的好处。

对微创手术的认识：有不少医生在进行强直性脊柱后凸截骨矫正术时，首先就在如何进行内固定上下功夫。其实并非如此，有不少病例是不需要内固定的。只要V形截骨做得标准，就可防止术后产生侧旁移位。术后石膏背心上得确实可靠，固定时间在6个月以上，X线拍片截骨间隙愈合良好，就可防止后凸畸形的复发。

对强直性脊柱后凸的认识：强直性脊柱炎后凸角度较小的病例（一般后凸Cobb's角在80°以内），如在X线片上骶髂关节已产生骨性强直，那么，棘突间韧带、小关节突关节和关节囊也已产生骨化强直。在人体外形上和X线片上，已出现生理性腰前凸消失和生理性胸后凸加大，从侧位相上看，人体外形呈虾腰状。这种患者虽然后凸畸形较轻，尚能维持生活自理，但久而久之，势必形成强直性脊柱后凸逐年加重，最后造成双侧髋关节的骨性融合，严重的功能丧失将会随之而来。对这类轻型病例，应尽早进行不作内固定的截骨分次手法矫正术。术后给予石膏背心外固定，使其产生正常的胸后凸和腰前凸，达到挺胸站立的姿势。

内固定的不足之处：除去重度强直性脊柱后凸截骨宽度较大、椎弓椎体截除后不稳定的病例之外，其余80°以内的轻度后凸病例，应尽可能地少用内固定。用内固定有如下缺点。

（1）跟随着患者术后平卧能产生后凸的自家矫正，内固定常常变松失效。

（2）越是坚强的内固定和跨度长的内固定（如钉棒系统和压缩棒等），变松失效的可能性就越大。

（3）内固定能使手术操作时间延长1倍以上。

（4）内固定物的存在，给患者带来了感染的机会和异物反应的可能性，内固定松动以后还需要再次手术拧紧螺丝，否则就变成无用的内固定，而且所有的内固定最终都需要拆除，给患者带来二次手术的痛苦。

（5）坚强的钉棒系统内固定限制了术后卧平床而产生的自家矫正，不如弹性内固定和压缩钉棒内固定能允许术后自家矫正的效果更好。

（6）在治疗强直性脊柱后凸时，短距离内固定要比长距离内固定好，因为它在术后患者平卧而产生的自家矫正下，松动失效的可能性较小，但短距离内固定也不能代替石膏外固定，如果只用短距离内固定，就让患者早期下床活动，也有可能发生内固定物的断裂或骨折，而造成畸形复发。无论是长距离内固定或短距离内固定，石膏外固定都是不可缺少的。

不用内固定和术后分次手法矫正的优点如下。

（1）不存在将来还需要拆除内固定的问题，也不存在内固定松动后，还需要二次重新手术拧紧螺丝的问题。

（2）这种仅做V形截骨而不加内固定的手术方法，在局麻下就可完成手术的全过程，缩短了手术时间，简化了手术操作，增加了手术的安全性。

（3）手术时间大大缩短，如只做1个V形间隙，只需要1h就足够了，截骨后给予适可而止的矫正，即可关闭切口，将患者送回病房卧平床，待以后自家矫正或进行分次手法矫正。

（4）术后分次手法矫正，先令患者术后回病房卧平床，进行自家矫正，再在术后5～10天内做第1次手法矫正，一般术后最多3次手法矫正，即可达到脊柱的完全伸直。

（5）术后的手法矫正在病房内就可进行，只需要哌替啶50～100mg静脉注射后即可完成此操作。一般在手法矫正后，患者安全无恙。

（6）变大手术为小手术，使患者容易接受，不需要输血，不需要全麻，同样能将患者的脊柱完全伸直，最后给予石膏背心外固定而出院。

（7）对石膏外固定的要求：一定要给予有效的石膏外固定，要保证胸骨柄、耻骨联合与脊柱的胸腰段（顶椎部位）三点真正起支撑作用，否则，无效的外固定会造成后凸畸形的复发。但石膏外固定期限不能太短，一定要达到真正的骨性融合后，再拆除石膏背心。

（8）这种方法对患者损伤小，花钱少，恢复快，实为一种对患者有益的微创手术。

第二节　手术方法

一、手术适应证

（1）关节突、椎板、棘间、棘上韧带已形成骨化强直，但前纵韧带尚未骨化者。

（2）后凸度数较小，Cobb's角在30°～80°者，为截骨后不作内固定手法矫正的适应证。如是重度脊柱后凸事先考虑到需要加内固定者，不宜用单纯手法解决。

（3）若病变尚在疼痛期，夜痛、晨僵、多汗等类风湿症状尚未消失者，应先给予药物治疗，待症状完全消失后，再考虑手术治疗。

（4）如病变已达到强直稳定期，无疼痛存在者为最佳适应证。

二、微创式截骨术

（一）术前准备
同一般脊柱后凸截骨术。

（二）麻醉
局部浸润麻醉或气管插管麻醉。

（三）卧位
令患者俯卧在手术床上，后凸顶椎部位对准腰桥，将床调成反V形，使患者感到卧位舒适为准。

（四）手术操作程序

1. 第一步切口与暴露　消毒、铺单后，自背中线沿棘突切口，长5~8cm。切开皮肤及皮下组织，沿棘突切开棘上韧带，可见临近的棘突已互相连接骨化，沿棘突两侧自骨膜下分离棘突和椎板，向外至横突尖端（图20-1），确定拟截骨的部位和间隙，准备做椎板V形截骨。

2. 第二步确定截骨间隙　参照术前X线片，在C形臂X线机下确定截骨间隙。选择椎体前缘没有骨化的间隙，最好是前窄后宽的椎体间隙（图20-2），在C形臂X线机下进行定位，在可能情况下尽量选择L_2~L_3之间作截骨。

3. 第三步椎板V形截骨的标志　拟截骨间隙是椎间孔的上缘和下缘，其次是拟截骨间隙的上一个和下一个棘突之间（图20-3）。先用骨刀在椎板上刻出拟做V形截骨的形状、宽度的痕迹。根据驼背的度数来决定截骨间隙的宽窄，一般截骨宽度为8~10mm，截骨的方向略向头端倾斜，使椎板闭合后能自然形成叠瓦式结合。

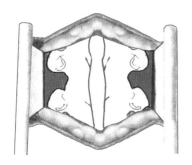

图20-1　微创式小切口长5~8cm，只暴露一个V形截骨间隙即可

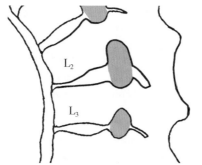

图20-2　V形截骨间隙应选择前窄后宽的间隙，最好是L_2~L_3之间

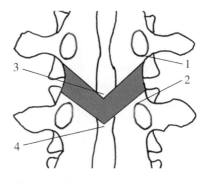

1. 椎弓根下缘；2. 椎弓根上缘；3. 棘突下缘；4. 棘突上缘。截骨宽度：8~10mm

图20-3　椎板V形截骨的标志

4. 第四步椎板V形截骨术　截骨的全过程均应使用薄刃骨刀去做，要求做成整齐的刀切面，以便截骨间隙互相对合整齐无缝，不用植骨亦可融合。避免使用钝的骨刀或咬骨钳，以免造成粗糙不整齐的截骨面，使截骨后间隙不能很好地对合，有形成截骨间隙不连接的可能性。用宽的直骨刀先在预定截骨的棘突间，做横断性切除已骨化的棘间韧带达椎板平面（图20-4），然后再向上向外，做出V形的两端，方向为自棘突间至椎间孔，宽度为8~10mm，截骨线的外端其上缘为上一个椎弓根的下缘，其下缘为下一个椎弓根的上缘（图20-5）。

5. 第五步截骨操作　用宽的薄刃直骨刀进行截骨，先做出右侧的V形截骨间隙，再做出左侧的V形截骨间隙（图20-6），设宽度为8mm，进刀深度自椎板后面到椎板内侧骨皮层为准。自棘突间部分，先将内侧骨皮层切除暴露硬膜，用神经剥离器进行分离，将椎板与硬膜间的粘连分开（图20-7）。用铲刀进行刨槽清底，直达暴露椎板内侧骨皮层（图20-8）。然后用直骨刀平骨槽的两侧将内侧骨皮层切开（图20-9），再用髓核钳将其钳出，这时应小心谨慎，避免损伤神经根和硬膜（图20-10）。做完一侧后，将撑开器或木塞放入截骨间隙内，进行适当撑开（图20-11），然后再用同样的方法，进行对侧的截骨。若不用撑开器或木塞进行撑开，待

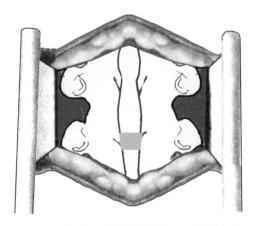

图20-4　先在预定截骨的棘突间，做横断性切除已骨化的棘间韧带达椎板平面

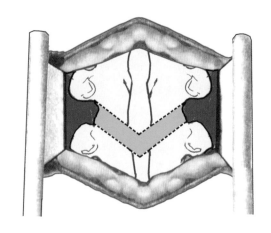

图20-5　再向上、向外，做出V形的两端，方向为自棘突间至椎间孔

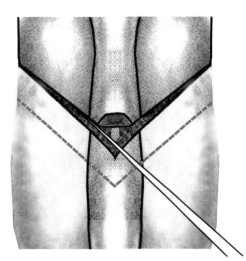

图20-6　用宽的直骨刀做V形截骨，先做右侧，后做左侧。在椎板后做成8mm宽的V形间隙

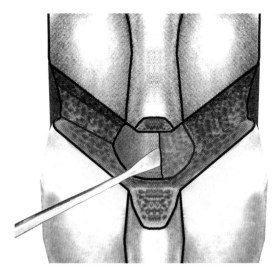

图20-7　自棘突间切除全层椎板，咬除黄韧带，暴露硬脊膜，用神经剥离器分离硬膜外粘连

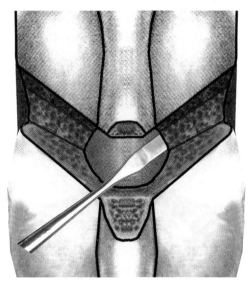

图20-8　用铲刀进行刨槽清底，只剩下内侧骨皮层

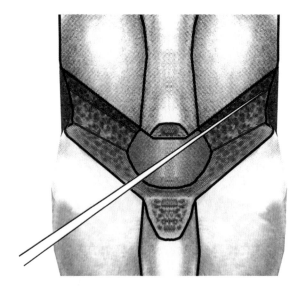

图20-9　用直骨刀自骨槽的上下缘截断内侧骨皮质，将其取除之

两侧截骨完毕后，常常出现自发性截骨间隙合拢，而造成清底困难，使残留的游离骨块难以取出。

（6）第六步闭合截骨间隙　截骨完成后，取出撑开器或木塞，将腰桥放低，将反V形床调成V形床，截骨间隙常可自行合拢，形成叠瓦状靠拢（图20-12），也可稍加压力，达到截骨间隙闭合，将截下来的骨块做成火柴杆状，搭在截骨间隙上（图20-13）。取出肌肉撑开器，严格电凝止血，放置T形管引流，分层闭合切口，手术完毕。

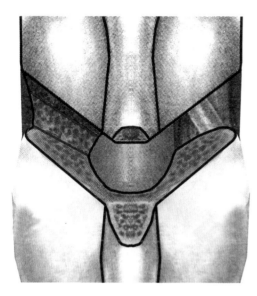

图20-10　一侧截骨完成后，显露硬膜管和脊神经根

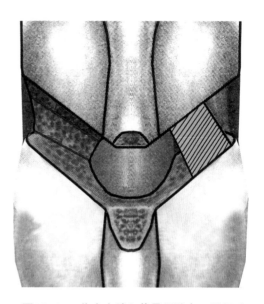

图20-11　将木塞放入截骨间隙内，进行适当撑开，然后再做对侧的截骨

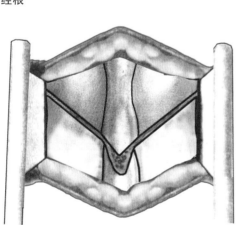

图20-12　V形截骨间隙已闭合，松质骨面对松质骨面，不用内固定，回病房后自家矫正或手法矫正

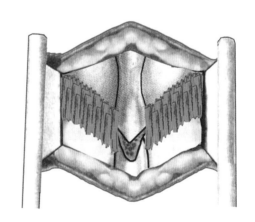

图20-13　将取下来的松质骨块做成火柴杆状，搭在截骨间隙上植骨

（五）术后处理

（1）搬运患者：由于截骨后未上内固定，搬运时更应注意，最好由管病房的医师和麻醉师共同负责将患者自手术台上搬至推车上，再自推车上搬至病床，严格按照平上平下的搬动方法进行搬运，以免造成术后错位及神经损伤。

（2）对病床及护理的要求：平板床上加有8～10cm厚的海绵垫。每3h翻身1次（即在躯干部的两侧，交替垫长枕的方法）。严格观察患者的体温、脉搏、呼吸、血压。将伤口引流管连接负压吸引瓶，并观察记录引出的血量。患者清醒后，令患者绝对卧床，不准坐和站立，直至石膏背心外固定后，方能下床活动。

（3）卧平床自家矫正：待患者清醒后，应让患者尽可能多平卧，不枕枕头，以利后凸的自家矫正，必要时在后凸顶椎部位加垫薄枕（图20-14、图20-15）。后凸顶椎产生过伸复位后，不需要手法复位即可给予过伸位石膏背心外固定。

（4）对自家矫正欠佳的患者，可在手术后5～10天内进行第一次手法矫正。

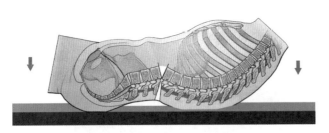 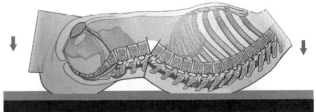

图20-14　椎板截骨术后开始卧平床自家矫正

图20-15　椎板截骨术后，卧平床自家矫正2周后，椎板截骨部位完全闭合，椎体前缘进一步张开

三、分次手法矫正

（1）在手术后伤口无感染的条件下，于手术后5～10天内进行第一次手法矫正。手法矫正前应禁饮食，然后在哌替啶50～100mg麻醉下，进行手法矫正，在患者腰背部垫以适当厚度的薄枕，一位手术者按压患者的两肩，另一位手术者按压患者的两侧大腿，在哌替啶产生麻醉作用的情况下，轻轻按压两肩与大腿前侧，跟随着患者的呼吸运动，轻轻颤动，使患者的后凸畸形得到进一步的矫正（图20-16）。这种矫正方法严禁使用暴

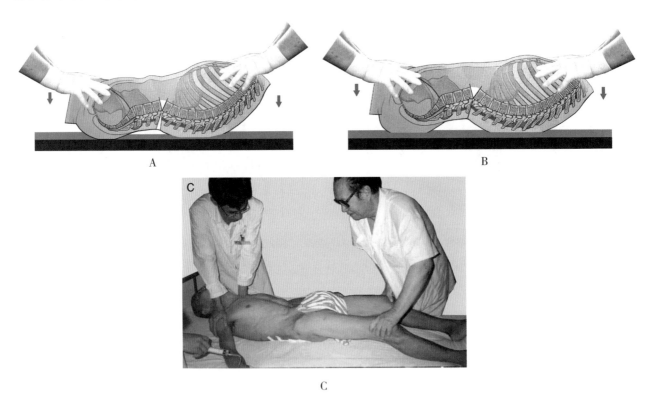

A. 截骨术后分次手法矫正，在哌替啶静脉麻醉下，在病房行手法按压，可听到前纵韧带的撕裂声，能达到截骨间隙的完全闭合；B. 手法矫正完毕后，椎板截骨间隙完全闭合，椎体前缘进一步张开；C.在哌替啶静脉麻醉下分次手法矫正

图20-16　分次手法矫正

力，以免发生危险，矫正的度数不求过大，应记住"适可而止"4个字。当第一次手法矫正达不到满意效果时，还可再做第二次、第三次，但一般只限3次以内。

（2）分次手法矫正后，哌替啶作用很快消失，一般患者皆无痛苦。

（3）待分次手法矫正满意后，给予过伸位石膏背心外固定（图20-17、图20-18）。石膏背心外固定的方法：患者取仰卧位，腰背部垫以适当厚度的薄枕，使患者达到最大限度的矫正位。先做前页石膏背心，待前页石膏背心干固后，再俯卧在前页石膏背心内，上后页石膏背心，同时将两页石膏缠在一起，即成为完整的石膏背心。待石膏背心完全干燥后，患者感到在石膏内无不适存在时，即可出院。

（4）戴石膏背心可以躺卧、站立、行走，但不宜坐低板凳或下蹲，石膏背心外固定6~8个月，X线拍片复查植骨愈合良好后，再拆除石膏。切忌过早拆除石膏，以免畸形的复发（图20-19）。

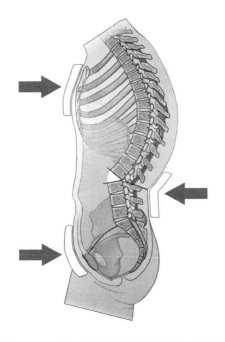

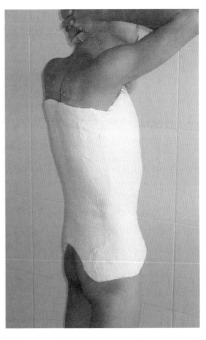

图20-17　三点式石膏背心外固定，即胸骨柄、耻骨联合与脊柱的截骨部位（如顶椎截骨术，则为脊柱的顶椎部位）

图20-18　不用内固定的截骨矫正脊柱后凸的方法，石膏背心外固定一定要上得确实可靠，才能保证截骨后的矫正位和坚固的骨性连接

第三节　注意事项

1. 微创式截骨术的病例选择。选择那些ASK病例年龄在40岁以内的，疼痛症状已减轻，虾腰状畸形已出现的病例。在侧位X线片上小关节突关节、棘突间韧带已骨性强直，但椎体间关节仍存在，椎间盘尚未形成竹节样变，椎体前缘尚未见有骨性连接，前纵韧带尚未骨化，特别是在侧位X线片上椎体间隙前窄后宽存在，椎间孔上下径增大者。这种病例应该采用单纯椎板V形截骨术的手术方法，来解

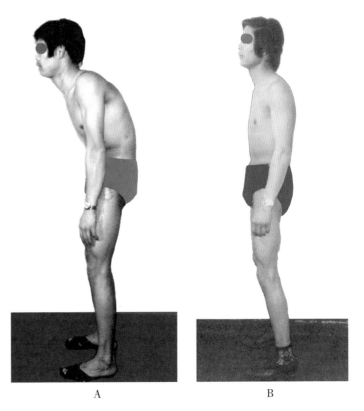

A　　　　　　　　B

A. 术前人体外形呈虾腰状；B. V形截骨不作内固定手法矫正术后3年随访

图20-19　不作内固定分次手法矫正，手术前后人体外形对比

决脊柱后凸的问题，行1~3节椎板V形截骨术后，截骨间隙常常不用加压便可自动合拢。

（2）术后搬运患者：一定要认真负责地进行搬运，以免造成截骨部位的骨折脱位。按照平上平下的搬运方法，将患者从手术台上搬到推车上，再将患者从推车上搬到病床上。

（3）对手术方法的选择和要求：截骨术后自家矫正常用的截骨方法，是选用椎板V形截骨术。因为椎板V形截骨术的截骨断端互相嵌插，不易造成左右错位，V形截骨间隙闭合后成叠瓦状（图20-12），又不容易产生前后错位，故椎板V形截骨术是不做内固定的最佳选择。

（4）对手术细节的要求：一定要做成整齐的刀切面，才能使截骨间隙严密对合，才能使V形嵌插面起到防止左右错位的作用，才能使叠瓦结合面产生防止前后错位的作用。用咬骨钳和磨钻做出来的骨面很难达到这个要求，最好是用薄刃骨刀来完成这个手术。

谈到截骨术（Osteotomy）一定要掌握使用薄刃骨刀做手术的基本功，用咬骨钳和磨钻是做不出整齐的刀切面的，用锐利的薄刃骨刀在脊柱上做截骨手术，犹如雕刻家在桃核上雕刻一样，一定要练成过硬的基本功，才能游刃有余，这才是我们年轻的骨科医生应该具备的真功夫。

（4）手法矫正最多可采用3次。

（5）术后外固定：术后一定要给予塑形敷贴有效的过伸位石膏背心外固定，且固定时间为6~8个月。过伸位石膏背心前面靠胸骨柄与耻骨联合作支撑点，后面靠脊柱后凸的顶椎部分作支撑点，对矫正脊柱后凸畸形能产生巨大的矫正力，对ASK术后防止畸形复发起到重要作用。

（田慧中　孟祥玉　谭俊铭）

参考文献

［1］田慧中，林庆光，谭远超. 强直性脊柱炎治疗学［M］. 广州：世界图书出版公司，2005：3-195.

［2］田慧中，李佛保. 脊柱畸形与截骨术［M］. 西安：世界图书出版公司，2001：662-734.

［3］田慧中，王彪，吕霞，等. 强直性脊柱后凸截骨矫正内固定术［J］. 中国矫形外科杂志，2005，13（7）：509-512.

［4］谭军，丰建民. 骨科无衬垫石膏技术［M］. 上海：第二军医大学出版社，2000：126-146.

［5］田慧中，刘少喻，马原. 实用脊柱外科手术图解［M］. 北京：人民军医出版社，2008：316-321.

［6］田慧中，吕霞，田斌. 强直性脊柱炎颈胸段后凸畸形截骨矫正术［J］. 中国矫形外科杂志，2006，14（7）：522-523.

［7］田慧中，马原，吕霞. 微创式V形截骨分次矫正强直性脊柱后凸［J］. 中国矫形外科杂志，2008，16（5）：349-352.

［8］陈安民，徐卫国. 脊柱外科手术图谱［M］. 北京：人民卫生出版社，2001：181-273.

［9］田慧中，刘少喻，马原. 实用脊柱外科学［M］. 广州：广东科技出版社，2008：195-409.

［10］田慧中，李明，马原. 脊柱畸形截骨矫形学［M］. 北京：人民卫生出版社，2011，5：101-279.

［11］田慧中. "田氏脊柱骨刀"在脊柱外科中的应用［J］. 中华骨科杂志，1994，14（4）：236-239.

［12］田慧中，白靖平，刘少喻. 骨科手术要点与图解［M］. 北京：人民卫生出版社，2009：3-41.

［13］田慧中. 强直性脊柱后凸畸形截骨矫形后内固定方法的选择［J］. 中国矫形外科杂志，2011，19（9）：784-786.

［14］田慧中，李明，王正雷. 胸腰椎手术要点与图解［M］. 北京：人民卫生出版社，201：375-417.

［15］田慧中，梁益建. 强直性脊柱炎脊柱畸形截骨矫形手术技巧［M］. 北京：人民军医出版社，2014：1-328.

［16］脊柱外科技术［M］. 党耕町，译. 北京：人民卫生出版社，2004：246-252.

［17］DRAKE，R L，VOGL W，MITCHELL A W M. 格氏解剖学［M］. 北京：北京大学医学出版社，2006：220-256.

第二十一章　重度ASK截骨矫正内固定术

第一节　概　　述

重度ASK病例在临床上较少见，常常发生在胸腰椎或颈胸椎节段，严重的胸腰椎后凸畸形使患者的头与上部躯干极度前屈变成U形，顶椎部位于胸腰段，呈倒U形表现（图21-1）。颈胸段严重脊柱后凸的顶椎部位位于$C_6 \sim C_7$水平，使上颈椎及头部极度前屈，下颌骨与胸骨柄相接触，造成吃饭张口困难（见图4-2B），是外科手术的绝对适应证。但其手术复杂、困难，危险性较大，故术前应作充分的准备，认真设计手术方案，必须由有经验的医生主刀完成此项手术。胸腰段重度ASK患者，需要做全脊柱截骨术和脊柱缩短术（图21-2），切除1~2节椎骨作脊柱的缩短，否则，前腹壁的缩短，特别是腹直肌的缩短，限制了脊柱的伸直是个最大的问题，还有肠系膜上动脉、腹主动脉和腔静脉等重要组织的绷紧，也会造成致命的并发症。颈胸段重度后凸畸形影响吃饭、呼吸，也急需做颈胸段截骨术矫正畸形，但其手术难度颇大，有一定的危险性，颈胸段做椎弓、椎体联合截骨术矫正后凸畸形，有损伤脊髓或神经根、椎动脉的可能。矫正复位时能使椎前神经、血管组织产生紧张造成反射性并发症，导致脑缺血或心脏呼吸骤停。颈胸段截骨矫形是个重要环节，颈胸段内固定也是个重要环节，应采用哪种内固定方法，必须按照术者经验选择运用，宜选择那些操作既简单又省时，且能达到牢固固定的手术方法，不能在内固定上过多地耽误时间。由于ASK的棘突间产生骨性连接，颈椎的双尾棘突变得非常肥

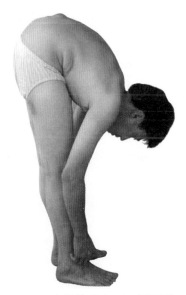

图21-1　胸腰椎重度ASK侧面观，躯干部呈倒U形，需要作全脊柱截骨脊柱缩短术

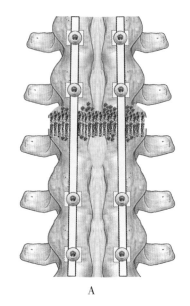
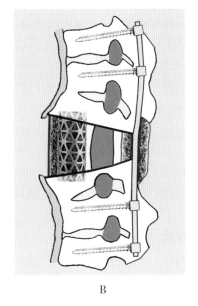

A.后面观；B.侧面观

图21-2　胸腰段重度ASK全脊柱截骨脊柱缩短术后钉棒系统内固定

大，很适合用它来作内固定，故笔者应用双Luque棒夹持棘突的钢丝固定法（图21-3），能产生牢固固定的作用，其下端用胸椎椎弓根螺钉固定棒的办法，收到坚强内固定的作用。

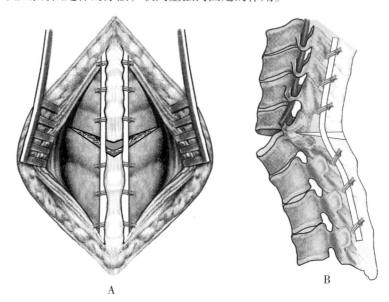

A. 后面观；B. 侧面观

图21-3　重度颈胸段ASK椎弓椎体次全截骨术后Luque棒钢丝夹持棘突内固定

第二节　手 术 方 法

一、手术适应证

（1）重度ASK患者年龄在45岁以内者为手术治疗的适应证。45岁以上的病例，尽量少考虑做这种难度较大的手术。

（2）年龄大有骨质疏松的患者，尽量少考虑作此手术。

（3）ASK患者Cobb's角过大，站立时头部朝下，只能通过两腿之间向后观看，无法向前平视，行走困难。

（4）腹部受压，腹壁皮肤形成深沟并发感染糜烂。

（5）重度ASK患者下位肋骨插入腹腔内，对腹式呼吸和胃纳产生影响，造成呼吸功能及营养状况的下降。

（6）颈胸段ASK的患者，由于重度颈胸段后凸，患者的下颌与胸骨柄相接触，造成吃饭困难、吞咽困难急需手术治疗。

（7）由于重度畸形和ASK的肋椎关节强直，影响心肺功能而致全身情况极度下降危及生命者。

二、截骨方法的选择

对重度ASK病例应选用全脊柱截骨，切除1~2节椎骨，做脊柱缩短术（图21-4），方能弥补前腹壁软组织的缩短和内脏器官的缩短与椎体前神经、血管的缩短。颈胸段重度ASK患者应选择V形椎弓椎体联合截骨术（图21-5）。

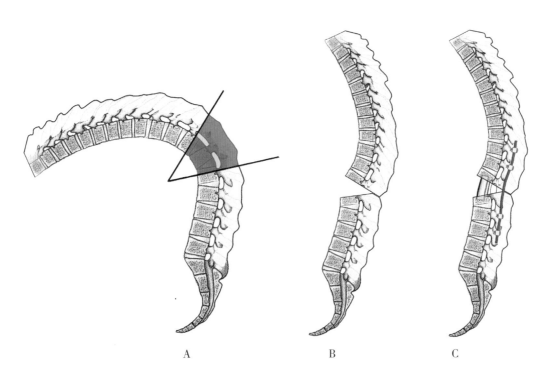

A. 全脊柱截骨脊柱缩短术；B. 全脊柱截骨脊柱缩短术复位后；　C. 椎体间立柱植骨和椎弓根钉棒系统内固定

图21-4　对重度ASK患者行全脊柱截骨脊柱缩短术，截骨后作椎体间立柱植骨和椎弓根钉棒系统内固定

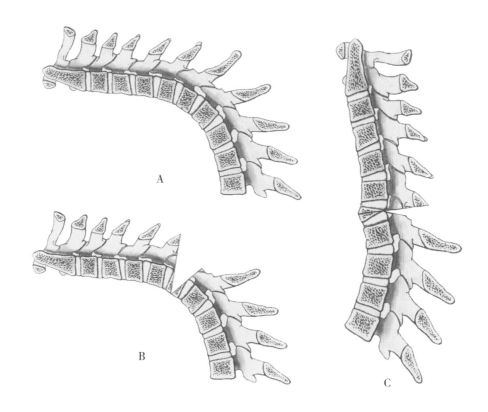

A. 术前；B. 截骨完成后；C. 复位闭合截骨间隙

图21-5　颈胸段重度ASK患者应选择V形椎弓椎体联合截骨术

三、内固定方法的选择

胸腰段ASK患者宜选用坚强的椎弓根钉棒系统作内固定（图21-4C）。颈胸段ASK患者宜选用双Luque棒夹持棘突钢丝内固定法（图21-3），因为ASK患者的棘突和棘间韧带融合为一体，变得十分粗壮，是内固定的有利条件。由于ASK患者的棘突间、椎板间均为骨性融合，无法辨别解剖结构，也无法做椎板下穿钢丝的工作。

四、手术操作

（一）胸腰椎重度ASK全脊柱缩短截骨术

1. 麻醉和体位　气管插管麻醉或支气管镜插管麻醉。侧卧位或坐位。
2. 器械准备　田氏脊柱骨刀一套、椎弓根钉棒系统、Luque棒及钢丝等。
3. 手术操作程序：

（1）第一步　卧位：重度ASK无法取俯卧位，一般均采用侧卧位，坐位由于双侧髋关节的限制，也常常无法采用。侧卧位为最常应用的卧位（图21-6）。在胸骨柄与大腿前侧用挡板固定，以便在截骨完成后复位时作为对抗点。侧卧位患者比较舒适，能够耐受长时间手术。

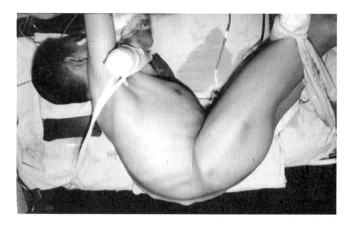
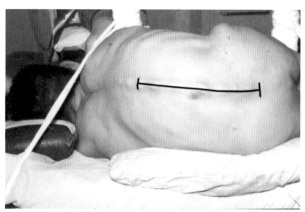

A. 从上面观，侧卧位及挡板固定情况；B. 从背面观，沿棘突切口线长15～25cm

图21-6　重度ASK患者术中侧卧位，在胸骨柄和大腿前侧用挡板固定，以便复位时作对抗点

（2）第二步　切口：自背中线沿棘突切口，长15～25cm（见图21-6B），切开皮肤及皮下组织，沿棘突切开棘上韧带，可见临近的棘突已互相连接骨化，沿棘突两侧自骨膜下分离棘突和椎板，向外至横突，确定拟截骨的部位和间隙，准备做椎板横形截骨术。

（3）第三步　椎板横形截骨的宽度：根据脊柱缩短术所需要切除的椎体节段数，来确定椎板截骨的宽度。一般常用的为切除一个椎体，再加上下椎间盘及上下椎体的临近1/4的椎体厚度（图21-7A），再根据矫正后凸畸形的角度，来决定椎板截骨的宽度（图21-7B）。

（4）第四步　在椎板上作出预定截骨线：根据所需要切除的宽度，作出预定截骨线，一般横形截骨的宽度为1.2～2.4cm即可，如为需要做更长的脊柱缩短术的病例，

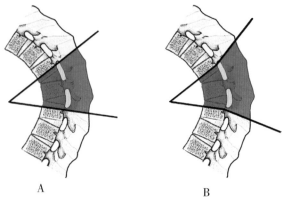

A. 椎体缩短术一般为一个椎体加两个椎间盘再加上下临近的1/4椎体；B. 根据后凸Cobb's角的大小，决定椎板切除的宽度

图21-7　全脊柱截骨脊柱缩短术

椎板切除宽度还可更宽些，但脊柱的缩短绝不是无限度的（图21-8）。

（5）第五步 切除横突：切除拟截除椎体的横突（图21-9），每侧1～3个，准备下一步经后路做前路切除椎体。

（6）第六步 先横切棘突至椎板平面（图21-10），然后再在预定截骨线以内切除椎板，直至暴露两侧的椎弓根和硬膜管与脊神经根（图21-11）。

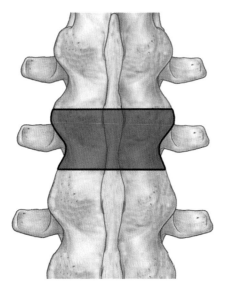

图21-8 脊柱缩短术椎板横形截骨范围1.2～2.4cm

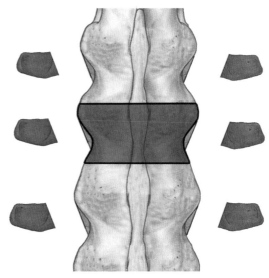

图21-9 切除拟截骨椎体两侧的1～3个横突，以便经后路做前路椎体截骨切除术

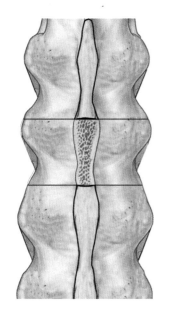

图21-10 先横切截骨线以内的棘突，至椎板平面

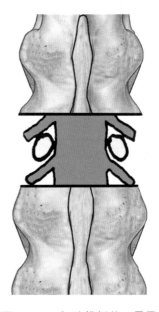

图21-11 切除椎板盖，暴露硬脊膜管、脊神经根和两侧的椎弓根

（7）第七步 切除椎板盖：用铲刀或直骨刀切除预定线内的椎板盖，暴露硬膜管、神经根和两侧的椎弓根（图21-11）。

（8）第八步 剥离暴露椎弓根和椎体：用无名氏（田氏骨刀内的一种器械）和椎体剥离器沿椎弓根和椎体腰部向前剥离，暴露椎体（图21-12、图21-13）。

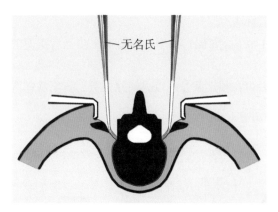

图21-12　用无名氏沿椎弓根外侧向前剥离至椎体腰部

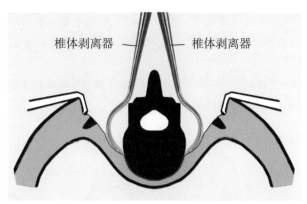

图21-13　用椎体剥离器沿椎体腰部向前剥离至前纵韧带下，准备更换撬板

（9）第九步　撬开前纵韧带：用撬板撬开前纵韧带，暴露整个椎体（图21-14），以便做椎体切除脊柱缩短术。

（10）第十步　椎体截骨术：先用直骨刀切除椎弓根和椎体的外侧部分（图21-15），对侧也用同样的方法去做。在切除椎体的中央部分前，先植入椎弓根螺钉和临时固定棒（图21-16）。

（11）第十一步　临时固定棒的安装：置入椎弓根螺钉，安装临时固定棒（图21-16），以免椎体截骨完成后，脊柱缩短术复位内固定时发生错位。

（12）第十二步　椎体中央部分的切除：用铲刀和月牙刀切除椎体的中央部分（图21-17），暂时保留椎

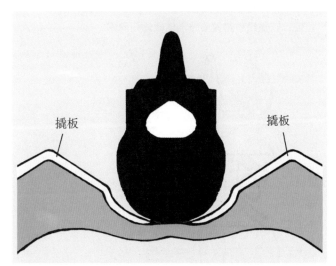

图21-14　将撬板插入前纵韧带下，撬开暴露整个椎体

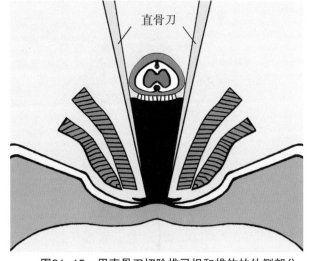

图21-15　用直骨刀切除椎弓根和椎体的外侧部分

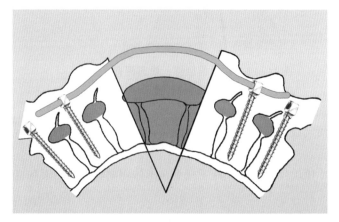

图21-16　在椎体中央部分切除前，安装临时固定棒

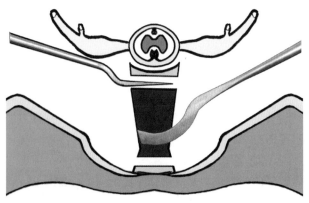

图21-17　用铲刀和月牙刀切除椎体的中央部分

体后缘，以免造成硬膜前静脉丛的出血。暂时保留椎体前缘（图21-18），以免撬板失去撬拨的固定点，直至椎体间完全清理干净后。

（13）第十三步　预定植骨槽：在截骨间隙上下的椎体上做预定植骨槽，准备复位后安装椎体间立柱植骨（图21-19）。

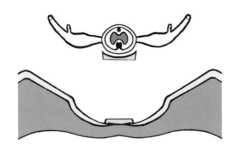

图21-18　暂时保留椎体后缘和椎体前缘

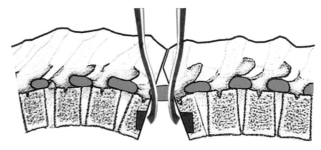

图21-19　用左右弯刀在椎体上做预定植骨槽，准备镶入自体髂骨块

（14）第十四步　椎体后缘及椎体前缘骨片的切除：切除椎体前缘的骨性连接，然后再以很快的速度，用推倒刀推倒切除椎体后缘薄层骨片（图21-20、图21-21）。这时硬膜前静脉丛会汹涌地出血，应很快地进行脊柱的缩短复位术，使硬膜缩短膨胀，压迫硬膜外静脉丛，出血将会停止。

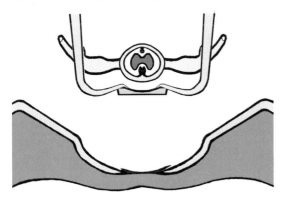

图21-20　椎体前缘骨片已被切除，正在用推倒刀推倒切除后缘骨片

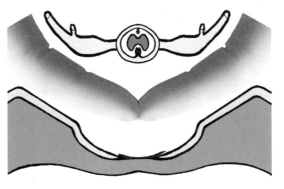

图21-21　触诊截骨间隙内有无碎骨片

（15）第十五步　椎体间立柱植骨：待硬膜前静脉丛出血停止后，进行椎体间立柱植骨，取自体髂骨作立柱植骨或作筛网植骨均可（图21-22、图21-23）。最后去除临时固定棒，更换椎弓根钉棒系统内固定，双侧放置引流管，分层关闭切口，手术结束。

4. 术后处理　术毕在棘突两侧各放一条负压引流管，回病房作负压引流。24~48h拔除引流管，第10天拆线，拆线后给予石膏背心或支具外固定，戴石膏背心或支具回家休息，应多卧床，少下地活动，避免暴饮暴食，避免剧烈运动，必要时来院复查。石膏背心或支具固定期限为6~10个月。

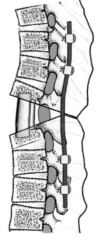

图21-22　椎体间自体髂骨块立柱植骨，椎弓根钉棒系统内固定

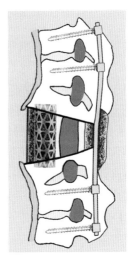

图21-23　椎体间筛网植骨，椎弓根钉棒系统内固定，脊柱缩短复位内固定后，硬膜囊膨胀变宽，压迫硬膜外静脉丛，出血自然停止

（二）颈胸段重度ASK椎弓椎体联合截骨术

1. 麻醉和体位 气管插管或支气管镜插管麻醉。侧卧位或坐位。

2. 器械准备 田氏脊柱骨刀一套、Luque棒、直径1.0～1.2mm钢丝、椎弓根钉棒系统等。

3. 手术操作程序：

（1）第一步卧位：颈胸段重度后凸的术中体位很难摆放，术前应认真考虑并作试验性摆放，以免术中因体位难而造成患者休克或脑缺血现象的发生。侧俯卧位较常用，患者略舒适，很适合作局麻手术。坐位：两侧对称，有利于术中操作，出血少，适合在全麻下手术，但偶尔有脑缺血或休克现象发生。

（2）第二步切口：沿棘突切口长10～20cm，切开皮肤及皮下组织，保留棘上韧带，自棘突的两侧边缘切开筋膜，自骨膜下剥离棘突及椎板，保留棘突尖端的膨大部，准备用双Luque棒钢丝固定棘突。

（3）第三步暴露：切开皮肤及皮下组织，用自动撑开器撑开切口防止出血，保留棘上韧带和棘突的末端（图21-24），因为C₆以上为双尾棘突，C₆以下的棘突末端成鼓槌状，利用这一特点将Luque棒夹在棘突的两侧不易滑脱，固定效果满意。沿棘突的两侧纵形切开，剥离暴露双侧椎板，将自动撑开器插入切口的深部，撑开两侧的椎旁肌肉，暴露椎板和横突（图21-25）。

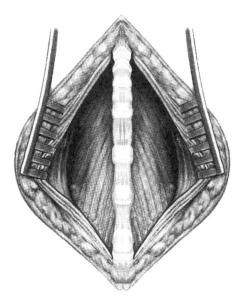 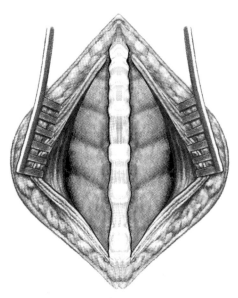

图21-24 沿棘突切口，保留棘上韧带和棘突末端，以备作Luque棒夹持棘突固定法　　图21-25 剥离暴露至椎板的外侧缘，准备下一步做截骨术

（4）第四步选择截骨间隙：认定C₇和T₁的椎板间隙，用田氏脊柱骨刀在该间隙上作V形截骨，其宽度为8～12mm（图21-26）。

（5）第五步V形截骨术：截骨的范围包括C₇的棘突和下关节突，T₁的椎板上缘和上关节突，向外至上一椎弓根的下缘和下一椎弓根的上缘，中间为C₇～T₁之间的椎板间隙（图21-27）。V形截骨的深度直达硬膜外间隙，暴露硬膜和两侧的脊神经根。在做截骨术之前应先将截骨间隙以上和以下的椎板下和棘突间穿钢丝的工作完成，然后再作椎板的V形截骨。截骨的全过程均应使用薄刃骨刀去做，要求做成整齐的刀切面。用宽的薄刃直骨刀进行截骨，先做出右侧的V形截骨间隙，再做出左侧的V形截骨间隙，进刀深度自椎板后面到椎板内侧骨皮层为准，然后再用铲刀进行刨槽清底，取除所有的碎骨片，做成整齐的刀切面，暴露硬膜管和两侧的神经根（图21-28）。

（6）第六步抱头复位：由台下专门抱头的医生，抱稳患者的头部，慢慢向后托下颌，使截骨间隙逐渐合拢，此时常可听到前纵韧带张开的撕裂声，待截骨间隙完全闭合后（图21-29），由抱头者将患者的头部稳定不动，以便进行内固定工作。

（7）第七步内固定：手术者将两根Luque棒预折成所需的弯度，事先应在棘突根部打孔，穿过双股直

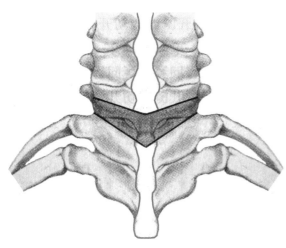

图21-26 确定C_7和T_1的椎板间隙，用骨刀作椎板V形截骨，棘突间的宽度为12mm，椎板外缘的宽度为8mm

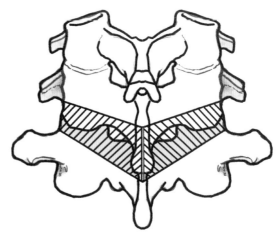

图21-27 截骨范围：包括C_7的棘突和下关节突，T_1的部分椎板和上关节突。截骨宽度为8～12mm

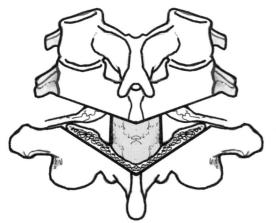

图21-28 截骨已完成，暴露硬膜管和神经根

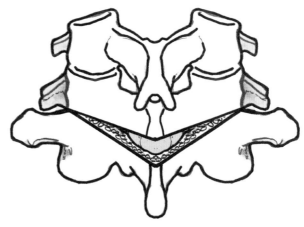

图21-29 抱头者托下颌，稳住头部慢慢过伸复位，使截骨间隙逐渐闭合

径直径1.0mm直径的Luque钢丝，将双侧的Luque棒固定在棘突上，利用其棘突末端的膨大部，挡住双侧夹持棘突的Luque棒，使其不易滑脱，其固定效果十分可靠（图21-30）。

（8）第八步植骨融合：将取下来的自体松质骨块，植于复位后已合拢的椎板间隙处（图21-31）。然后放置双侧负压引流管，分层闭合切口，手术结束。

4. 术后处理 ①回病房卧平板床，将头和颈部用枕头垫至适当高度，用沙袋夹持头部，必要时也可用颅骨牵引，维持颈椎的适当伸直，但不宜给予过重的牵引重量，也不宜给予过伸位牵引，以免造成截骨部位的分离或错位。②术后24～48h拔除引流管，

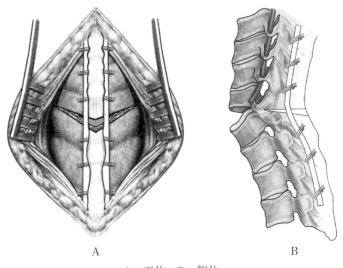

A. 正位；B. 侧位

图21-30 Luque棒加钢丝夹持棘突固定法，因为强直性脊柱炎患者的棘突间韧带已骨化强直，给夹持棘突内固定创造了优越的条件

术后7~10天拆线，给予带头的石膏床固定，两个月后更换头颈胸腰支具，允许患者下床活动，术后3个月拍照X线片复查。

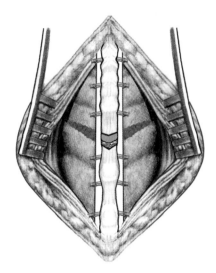

图21-31　将截下来的碎骨块作松质骨植骨

第三节　要点及注意事项

（1）重度强直性脊柱后凸腹部软组织的挛缩问题：由于圆形脊柱后凸的增大，使腹部的软组织陷入深凹内，形成一条横沟，致使自剑突至耻骨联合之间的距离缩小，腹壁的肌肉、筋膜和皮肤产生挛缩，这是截骨术后妨碍脊柱完全伸直的重大原因。对重度强直性脊柱后凸全脊柱截骨术后的内固定问题，最好是采用动力性压缩内固定，在术后，由于患者平卧，使腹部的软组织逐渐受牵拉延长，则脊柱的后凸畸形又进一步得到自家矫正。

（2）椎体截骨时出血与止血的问题：椎体截骨时可能造成出血的来源有三：一为椎体松质骨窦出血，二为硬膜前静脉丛的出血，三为横过椎体的肋间血管或腰动静脉出血。为防止这些出血，应该认真地进行椎体的骨膜下剥离，以免损伤横过椎体的血管。在椎体上作截骨时应该做成整齐的刀切面，以便进行骨蜡涂抹止血。应保留靠近硬膜管的薄层骨片，留待最后用最快的速度处理。截骨完成间隙闭合后，由于硬膜管的缩短变粗和膨胀压迫，硬膜外静脉丛出血自然停止。

（3）截骨完成后手法加压复位时，不能用力过猛、过大，以免造成截骨断端前后错位导致截瘫发生。

（4）截骨矫正后凸畸形时，最重要的是宁愿使脊髓和硬膜管缩短松弛，也绝不能使脊髓产生紧张过牵，脊髓过牵是造成截瘫的主要原因。

（5）术前投照X线片、CT扫描及MRI检查确定C_7~T_1椎体间隙，特别是C_7~T_1椎体间隙的前缘有否骨性融合，来决定是否需要作椎体松解，为手术成功的关键。

（6）截骨部位一定是C_7~T_1间隙，不能搞错间隙。截骨的宽度和深度要掌握好，以免矫正过度或不足。

（7）椎动脉出血：为防止椎动脉损伤，截骨前应准确定位不要搞错间隙。

（8）脑脊液漏或脊神经根损伤：应认真细致地截骨，分离粘连的硬脊膜和神经根时勿造成损伤。

（9）脊髓神经损伤并高位截瘫：折骨复位时一定要稳住头部，慢慢地将下颌向上向后掀起，避免用力过大、过猛，以免造成椎体间错位压迫脊髓导致截瘫发生。

（10）严重的并发症是术中损伤脊髓引起瘫痪和术后气道阻力增高窒息死亡、ARDS等肺部并发症死亡。避免术后瘫痪除了要求术者具有极高的手术技巧外，使用SEP监测和术中唤醒后矫形是十分重要的。术后瘫痪的主要原因是血肿压迫和脊髓水肿，所以应该每隔1h观察一次四肢运动情况，如有异常，立即探查减压并常规使用甲基泼尼松龙和脱水剂。术前进行气管血管推移训练，术后延迟拔管可以避免前方牵拉，喉头水肿导致窒息。术前进行肺功能锻炼，术中保持足够的胶体和灌注压可以大大降低肺部并发症的发生。

（田慧中 刘少喻 梁益建）

参考文献

［1］ 田慧中，林庆光，谭远超. 强直性脊柱炎治疗学［M］. 广州：世界图书出版公司，2005：165–195.

［2］ 田慧中，李佛保. 脊柱畸形与截骨术［M］. 西安：世界图书出版公司，2001：662–734.

［3］ 田慧中，王彪，吕霞，等. 强直性脊柱后凸截骨矫正内固定术［J］. 中国矫形外科杂志，2005，13（7）：509–512.

［4］ 田慧中. 田氏脊柱骨刀在矫形外科中的应用［J］. 中国矫形外科杂志，2003，11（15）：1073–1075.

［5］ 田慧中，刘少喻，马原. 实用脊柱外科手术图解［M］. 北京：人民军医出版社，2008：316–321.

［6］ 脊柱外科技术［M］. 党耕町，译. 北京：人民卫生出版社，2004：246–252.

［7］ 田慧中，吕霞，田斌. 强直性脊柱炎颈胸段后凸畸形截骨矫正术［J］. 中国矫形外科杂志，2006，14（7）：522–523.

［8］ 陈安民，徐卫国. 脊柱外科手术图谱［M］. 北京：人民卫生出版社，2001：181–273.

［9］ 田慧中，马原，吕霞. 微创式V形截骨分次矫正强直性脊柱后凸［J］. 中国矫形外科杂志，2008，16（5）：349–352.

［10］ 田慧中，刘少喻，马原. 实用脊柱外科学［M］. 广州：广东科技出版社，2008：195–409.

［11］ 梁智仁. 经椎弓根截骨术治疗强直性脊椎炎所致脊柱后凸畸形［J］. 中华骨科杂志，1997，17（6）：351–352.

［12］ 田慧中，白靖平，刘少喻. 骨科手术要点与图解［M］. 北京：人民卫生出版社，2009：3–41.

［13］ 大卫S，布拉德宝德，托马斯A.兹德布里克. 脊柱［M］. 张永刚，王岩，译. 沈阳：辽宁科学技术出版社，2003：75–83.

［14］ 田慧中，李明，马原. 脊柱畸形截骨矫形学［M］. 北京：人民卫生出版社，2011，5：101–279.

［15］ 田慧中. 强直性脊柱后凸畸形截骨矫形后内固定方法的选择［J］. 中国矫形外科杂志，2011，19（9）：784–786.

［16］ 田慧中，张宏其，梁益建. 脊柱畸形手术学［M］. 广州：广东科技出版社，2012：247–283.

［17］ 田慧中，李明，王正雷. 胸腰椎手术要点与图解［M］. 北京：人民卫生出版社，2012：375–417.

［18］ 田慧中，梁益建. 强直性脊柱炎脊柱畸形截骨矫形手术技巧［M］. 北京：人民军医出版社，2014，1–328.

［19］ LEONG J C Y，MA A，YAU A. Spinal Osteotomy for fixed flexion deformity［J］. Orthop Trans. 1978，2：271.

第二十二章　ASK椎板截骨矫形困难的补救

第一节　概　　述

正常前纵韧带具有强大的拉力，单纯椎板截骨术后是无法造成椎体间隙的前张开后闭合，产生矫正后凸畸形作用的。由于ASK患者的椎间盘纤维环及前纵韧带受类风湿性病理改变的侵犯，变得非常脆弱，耐受拉力丧失，故只有ASK患者的前纵韧带及纤维环，才能在单纯椎板截骨术后产生椎体间隙的前张开后闭合矫正脊柱后凸畸形的作用。利用这个特点来矫治ASK已有悠久的历史，在1945年Smith Peterson就利用这个特点，做了单纯椎板截骨术，使其产生前张开后闭合来矫治ASK。至今我们仍在利用这个特点来治疗ASK，取得良好的效果。

需要注意的是，手术前一定要认真地选择病例，这种方法仅适用于椎板间隙和椎体前缘尚未骨化，正在炎症浸润期的患者，这种患者的椎板后棘突间及小关节突间已经产生骨性强直，但椎体间隙、椎间盘纤维环和椎体前缘及前纵韧带尚未骨化，尚处于炎性细胞浸润期，其单纯椎板截骨术的作用才能充分发挥。如果术前病例选择不当，未认识到椎体前缘骨化的问题，将会在椎板截骨术后造成截骨间隙闭合及椎体前间隙张开的困难，这时候就需要进行椎体前缘截骨切开术来解决这个难题，不能只用强力加压企图折断椎体前缘的骨性连接而达到使椎体间隙张开目的，这种想法是很危险的，很容易造成骨折并发脊髓损伤。

（一）适应证

（1）单纯椎板截骨术后，手法推压复位困难时的补救措施。

（2）适用于其他疾病做了椎板截骨术后，截骨间隙难以闭合的病例。

（3）这种经后路作椎体间截骨松解的方法，可以代替一期前路松解手术，经后路一期手术即可完成前后路的两期手术。

（4）椎体与椎体间隙前1/3骨性连接的病例。

（二）禁忌证

（1）禁忌用暴力手法，企图用折断椎体前缘的方法达到复位的目的。

（2）禁忌在严重骨质疏松的病例中应用。

（3）禁忌在整个椎体与椎间盘间隙均已骨化，形成竹节样变的病例中应用。

第二节　手　术　方　法

（一）术前准备

在拟行椎板截骨术前，应想到如果发生截骨间隙闭合困难时怎么办，应将椎体前缘切断术的手术器械，如椎体剥离器、撬板、月牙刀、铲刀等准备好，以便必要时应用。

（二）麻醉

① 局部浸润麻醉；② 气管插管麻醉。

（三）卧位

轻病例一般采用俯卧位，重病例可采用侧卧位。

（四）手术操作程序

1. 第一步切口　沿棘突切口长10~20cm（图22-1）。

2. 第二步暴露　沿棘突切开棘上韧带，向两侧剥离暴露棘突、椎板、关节突和横突，严格地从骨膜下剥离干净（图22-2）。

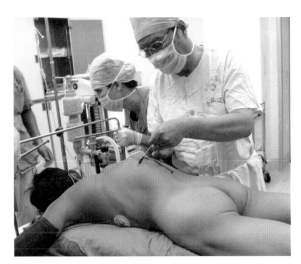

图22-1　沿棘突切口长10~20cm

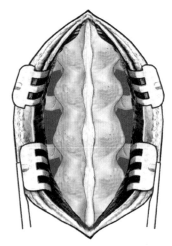

图22-2　严格地从骨膜下剥离
暴露棘突、椎板、关节突和横突

3. 第三步　椎板截骨术　可采用椎板横形截骨，亦可采用椎板V形截骨，截骨的宽度为8~12mm（图22-3）。

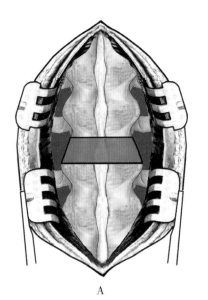
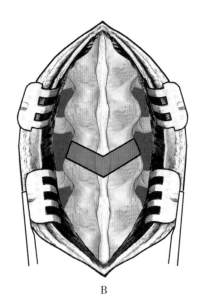

A　　　　　　　　　　　　　　　　B

A. 椎板横形截骨术；B. 椎板V形截骨术

图22-3　椎板截骨的宽度为8~12mm

4. 第四步手法复位　在截骨间隙上用手法按压（图22-4），使截骨间隙闭合，椎体前缘张开达到复位目的。但出乎想象，按压后并未能使截骨间隙闭合，按压复位的方法失败，又不敢用强力按压，以免造成骨折损伤脊髓神经，只好术中更换经后路作前路椎体间截骨松解的手术。

5. 第五步经后路椎体前缘截骨松解术　先用直骨刀切除双侧横突（图22-5），再用无名氏骨刀（田氏脊柱骨刀中的一把器械）沿椎弓根与椎体外侧缘向前剥离（图22-6）。到达椎体前外侧缘时，换用椎体剥离器

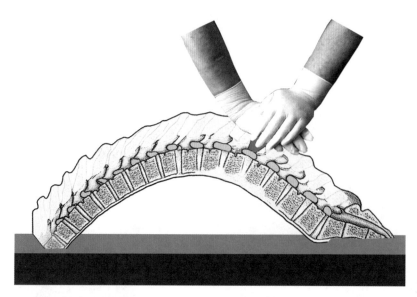

图22-4　椎体前缘已形成骨性连接者，单纯椎板截骨术后，用手法按压复位不能达到椎体间隙前张开后闭合者，则应进行经后路作前路椎体间截骨松解的手术

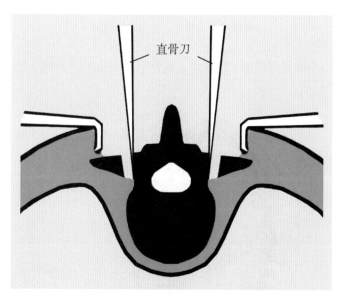

图22-5　经后路椎体前缘截骨松解术，先用直骨刀切除两侧的横突

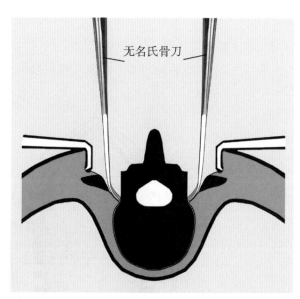

图22-6　用无名氏骨刀沿椎弓根和椎体外侧缘向前剥离

（图22-7）向前剥离直达前纵韧带下，更换撬板，撬开前纵韧带及其周围的软组织，暴露整个椎体（图22-8）。剥离过程中应注意严格地从骨膜下进行，避免损伤节段动静脉。

　　6. 第六步橡皮片通过椎体前缘　在椎体前缘的前纵带下通过橡皮片，与椎前动静脉血管隔开，以免电烙损伤。

　　7. 第七步在椎体和椎间隙的前1/3刻出截骨线　准备用月牙刀进行截骨（图22-9）。

　　8. 第八步用月牙刀截骨　用月牙刀在椎体和椎间隙上做横断性截骨（图22-10），配合手法加压复位，使椎体前缘张开、椎板后缘闭合（图22-11）。

　　9. 第九步内固定　用椎弓根钉棒系统作加压内固定，使椎板截骨间隙闭合，椎体前缘张开，达到矫正脊柱后凸畸形的目的（图22-12）。

　　10. 第十步分层闭合切口　在脊柱的两侧放置负压引流管，分层闭合切口，手术结束。

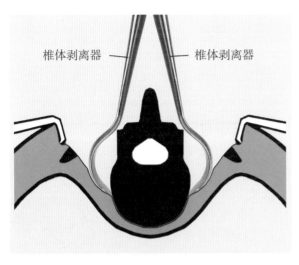

图22-7 用椎体剥离器沿椎体腰部向前剥离直达前纵韧带下

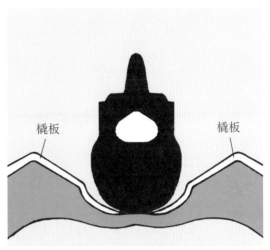

图22-8 更换撬板撬开周围组织，暴露整个椎体

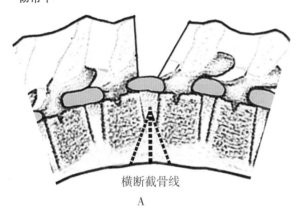

A

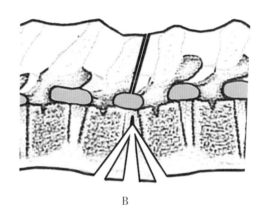

B

A.椎板横形截骨已完成，椎体前缘标出截骨线；B.椎体前缘截骨已完成，手法复位产生前张开后闭合

图22-9 经后路椎体前缘截骨松解术

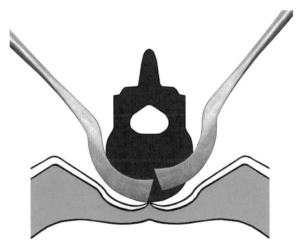

图22-10 用月牙刀做椎体前截骨松解

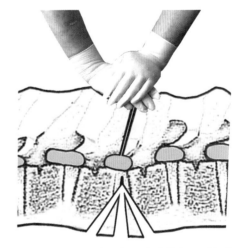

图22-11 手法按压复位产生前张开后闭合

（五）术后处理

按常规作术后处理，由于做了钉棒系统的坚强内固定，不需要术后自家矫正，可以带支具下地活动，3个月后拍X线片复查，看骨痂形成情况。

第三节　要点及注意事项

（1）如遇到椎板截骨术后手法复位困难时，不应勉强使用暴力按压，以免造成椎体骨折错位损伤脊髓神经。

（2）术中手法按压复位时，不宜用力过猛、过重，以免形成截骨断端的错位，使脊髓隔着硬膜管造成剪切性横断损伤。

（3）截骨后手法按压复位时，如为顶椎截骨术，则需按压顶椎部位，如为非顶椎截骨术，则应按压顶椎以下的截骨部位，这样做不易造成上段脊柱向前错位，使脊柱遭到剪切性损伤。

（4）如术中手法复位不能达到闭合复位的目的时，不应勉强用力加压，以免造成骨折错位。

（5）经后路作前路截骨松解的手术方法简单易行、安全可靠，宁愿多做前路松解，也绝不能使用暴力按压复位。

（6）前路松解的截骨间隙只限于椎体的前1/3骨性融合，如果椎体的后2/3也存在骨性融合时，宜选用全脊柱截骨术的方法解决。

（7）前路截骨的方法：可在椎体间隙上做截骨，同时也在椎体前缘上作倒V形截骨（见图22-9），达到当手法按压时，在哪个截骨部位折断都能使脊柱前缘张开，达到矫正后凸畸形和椎板截骨间隙闭合的目的。

（田慧中　李磊　陆云）

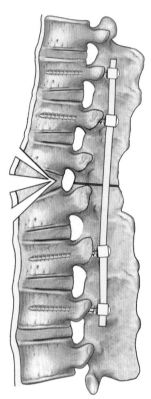

图22-12　椎弓根钉棒系统内固定已完成

参考文献

［1］田慧中，林庆光，谭远超. 强直性脊柱炎治疗学［M］. 广州：世界图书出版公司，2005：3-195.

［2］田慧中，王彪，吕霞，等. 强直性脊柱后凸截骨矫正内固定术［J］. 中国矫形外科杂志，2005，13（7）：509-512.

［3］田慧中. 田氏脊柱骨刀在矫形外科中的应用［J］. 中国矫形外科杂志，2003，11（15）：1073-1075.

［4］马原. 脊柱后柱截骨矫正治疗强直性脊柱后凸200例临床分析［J］. 新疆医学，2001，31（3）：180-182.

［5］陈立言，李佛保. 强直性脊柱炎合并应力性骨折的诊断和治疗［J］. 中华外科杂志，1994，32（8）：512.

［6］脊柱外科技术［M］. 党耕町，译. 北京：人民卫生出版社，2004：246-252.

［7］田慧中，吕霞，田斌. 强直性脊柱炎颈胸段后凸畸形截骨矫正术［J］. 中国矫形外科杂志，2006，14（7）：522-523.

［8］田慧中，马原，吕霞. 微创式V形截骨分次矫正强直性脊柱后凸［J］. 中国矫形外科杂志，2008，16（5）：349-352.

［9］陈安民，徐卫国. 脊柱外科手术图谱［M］. 北京：人民卫生出版社，2001：181-273.

［10］田慧中，刘少喻，马原. 实用脊柱外科学［M］. 广州：广东科技出版社，2008：195-409.

［11］梁智仁. 经椎弓根截骨术治疗强直性脊椎炎所致脊柱后凸畸形［J］. 中华骨科杂志，1997，17（6）：351-352.

［12］胥少汀，葛宝丰，徐印坎. 实用骨科学［M］. 3版. 北京：人民军医出版社，2011，2：1776-1777.

［13］田慧中，李明，马原. 脊柱畸形截骨矫形学［M］. 北京：人民卫生出版社，2011，5：101-279.

［14］田慧中. 强直性脊柱后凸畸形截骨矫形后内固定方法的选择［J］. 中国矫形外科杂志，2011，19（9）：784-786.

［15］田慧中，张宏其，梁益建. 脊柱畸形手术学［M］. 广州：广东科技出版社，2012：247-283.

［16］ 田慧中，梁益建. 强直性脊柱炎脊柱畸形截骨矫形手术技巧［M］.北京：人民军医出版社，2014：1-328.

［17］ DRAKE R L，VOGL W MITCHELL AWM. 格氏解剖学［M］. 北京：北京大学医学出版社，2006：220-256.

［18］ LEONGJ C Y，MA A，YAU A. Spinal Osteotomy for fixed flexion deformity［J］. Orthop Trans. 1978，2：271.

第三编　其他病因脊柱弯曲截骨矫形术

第二十三章　先天性角形脊柱后凸截骨矫形术

第一节　概　述

在脊柱后凸中，常见的为圆形脊柱后凸与角形脊柱后凸两种。角形脊柱后凸发生原因：①为先天性后侧半椎体、先天性椎体前缘分节不良以及先天性椎体前缘发育障碍所致的楔形椎或椎体缺如。②为脊柱结核所致椎体、椎间盘破坏造成椎体发育障碍，而椎弓、椎板的发育增长逐渐加快，造成严重的角形脊柱后凸。此外，外伤性角形脊柱后凸或伴有脊髓压迫症的病例也很常见。

国内田慧中在截骨矫正强直性脊柱炎驼背的基础上，开展了对角形脊柱后凸的全脊柱截骨矫形术，认为经后路全脊柱截骨矫正先天性角形脊柱后凸是一种有效的治疗方法，积累了大量的临床病例，取得了丰富的手术经验，认为先天性角形脊柱后凸最大的特点是：①在短节段内的呈角畸形，很适合经后路作楔形截骨切除椎弓和椎体（保留神经组织）。②先天性畸形的硬膜外粘连较轻，在硬膜外分离较容易，出血较少。③楔形截骨完成后，闭合截骨间隙为缩短式截骨，不会造成脊髓过牵损伤，较前路撑开椎体作延长脊髓的手术安全可靠。

由脊柱结核引起的角形脊柱后凸，在手术操作上难度较大：①后凸角度过大，常常在90°以上；②硬膜外粘连，难以分离。需要高超的手术技巧，最好是选择早期发育期间的病例。

先天性角形脊柱后凸形成的原因：一为先天性后侧半椎体，二为先天性椎体前缘分节不良或半闭合椎（图23-1、图23-2）。

先天性角形脊柱后凸在X线片上应与结核性脊柱后凸相鉴别，在正位片上没有椎旁脓肿的阴影存在，在侧位片上后侧半椎体常呈圆形，其上、下椎体前缘常呈鱼嘴形，一般后凸角常在90°以内。治疗先天性角形脊柱后凸的手术方法，可保留上、下两侧的终板，只做椎体腰部的切除或整个半椎体的切除加椎板后钉棒系统内固定，其手术效果十分满意。由于先天性角形后凸所造成的后凸角要比结核性后凸角小，一般在90°以内，硬膜外间隙也很少有粘

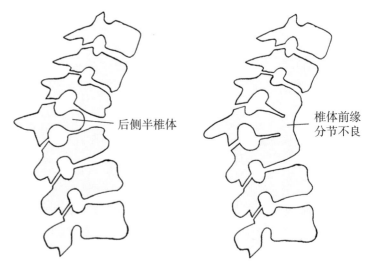

图23-1　先天性后侧半椎体　　图23-2　先天性椎体前缘分节不良

连，手术中出血也相对较少，是经后路作全脊柱截骨术的绝对适应证（表23-1）。

角形脊柱后凸的病理解剖和发育过程：角形脊柱后凸多由于椎体的先天性软骨形成缺陷，先天性后侧半椎体或椎体缺如，椎体骨化中心缺血坏死，椎体结核破坏塌陷，外伤性椎体压缩和手术所致医源性椎体缺损和早期融合，在椎体发育受到障碍的同时，椎弓椎板等后部分的生长发育不但没有停滞反而加快，脊柱的成角畸形也就随年龄的增加越来越严重（图23-3），直至临近的残余椎体后缘和椎弓根卷曲靠拢，最后形成骨性融合，使角形后凸处于稳定状态，骨性椎管和硬膜管形成一比较狭窄的U形襻（图23-4），但神经功能一般不受影响。

表23-1　先天性角形脊柱后凸与结核性角形脊柱后凸的鉴别诊断

序号	先天性角形脊柱后凸	结核性角形脊柱后凸
1	多数病例只侵犯1节椎骨，造成的后凸角在90°以内	侵犯2~4节椎体，造成的后凸角在90°以上
2	硬脊膜外间隙很少有粘连	硬脊膜外粘连紧密，难以分离
3	受侵犯椎骨之间常无骨性连接	受侵犯椎骨之间常有骨性融合
4	角形后凸的角度<90°，不会形成卷曲畸形	常常形成卷曲畸形，呈角>90°
5	全脊柱截骨矫正脊柱后凸的绝对适应证	全脊柱截骨矫正脊柱后凸的选择对象

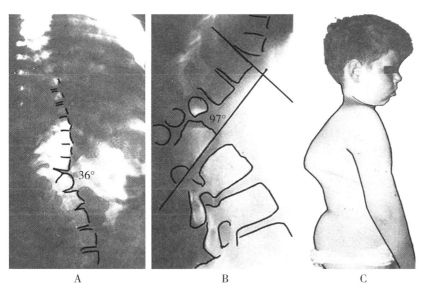

A　　　　　　　B　　　　　　　C

A. 患儿，男，1岁，先天性后侧半椎体，后凸角36°，未治疗；B. 同一病例至7岁时，后凸角变为97°；C. 7岁时的人体外形

图23-3　先天性角形脊柱后凸

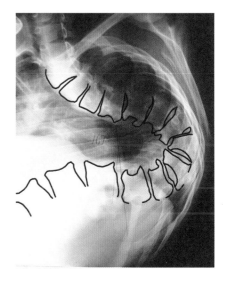

图23-4　先天性脊柱后凸的病例，早期未得到手术治疗时，跟随着年龄的增长后凸角度逐年加重，最后形成平行的U形襻，外观畸形丑陋，但神经症状尚不明显

对角形脊柱后凸的认识：以往对圆背畸形如青年性脊柱后凸采用多椎板间隙截骨加压缩棒治疗，强直性后凸采用非顶椎平面的椎板截骨矫正术，已列入骨科常规治疗，但对先天性和结核性角形脊柱后凸直到目前尚缺乏真正有效的手术方法，虽然有些学者采用前路撑开植骨的方法或前后路两期手术的方法也取得一定程度的矫正，但距离消除角形后凸畸形尚差距甚远。学者认为发育期间的儿童前路撑开的骨柱其矫正作用只是暂时的，随着脊柱后部成分——椎板盖的发育增长后凸畸形越来越重，很快就超过了前方骨柱撑开所得到的度数，结果并不能达到矫正后凸畸形的目的。笔者为矫正角形后凸设计的经后路椎弓椎体楔形截骨其楔形基底包括1~2节椎弓，其楔形尖端至椎体前缘，然后加器械矫正一次性闭合截骨间隙达到矫正后凸畸形的目的，这才是彻底矫正角形脊柱后凸的方法。

角形后凸的形成和发展：形成角形后凸的常见原因为先天性因素和结核性感染，如原发性椎体骨化中心的软骨形成障碍（后侧半椎体和椎体缺如），其椎弓部分发育增长较快，致使其上下的椎体前缘向一起靠拢，其后缘由椎弓和后侧半椎体支撑形成一锐角形脊柱后凸，一般涉及临近的3个椎体（图23-5）。脊柱结核多侵犯临近的两个椎体和一个椎间盘产生破坏塌陷，遗留下两个椎弓根和极少的一部分椎体后缘，其上下的椎体前缘向一起靠拢，故一般涉及4个以上的椎体（图23-6），所以形成的后凸畸形比先天性后凸更严重。先天性后凸Cobb's角常在90°以内，而结核性后凸Cobb's则可达90°以上。角形后凸的椎弓根和残余椎体卷曲靠拢，最后形成自发性骨融合使脊柱处于稳定状态。如椎体的发育更进一步受到障碍，严重的结核性角形后凸Cobb's角在

135°以上，使脊柱形成V形襻（图23-7），其上胸段和下腰段的脊柱形成代偿性前凸，这种病例用任何方法都难以使它恢复正常，为全脊柱截骨的禁忌证。

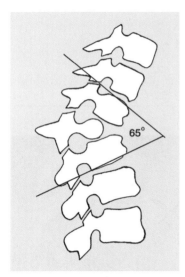

图23-5　先天性脊柱后凸常为1个椎体损害，3个椎体受影响，其后凸角较小，Cobb's角常小于90°

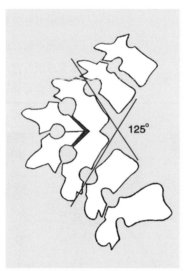

图23-6　结核性脊柱后凸常为两个椎体受损害，4个椎体受影响，其后凸角较大，Cobb's角常超过90°

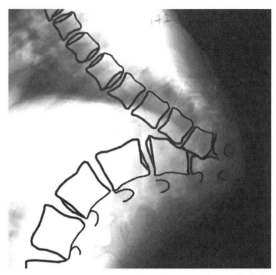

图23-7　结核性锐角形脊柱后凸，胸段与腰段脊柱过伸，形成一V形襻，V形的尖端相接触呈锐角形，这是全脊柱截骨的禁忌证

　　矫正角形后凸的生物力学观点：全脊柱截骨加远位撑开、近位压缩和横向拉力是矫正角形脊柱后凸和维持脊柱稳定的力学结晶，角形脊柱后凸只有在呈角的顶点将全脊柱截断，去掉一个基底向后的楔形，使脊柱产生连枷式活动后，再用上述三种作用力作内支撑内固定来维持脊柱伸直和截骨间隙对合而达到稳定脊柱的目的。利用远位撑开与近位压缩互相抗衡的原理，治疗不稳定型脊柱骨折或全脊柱截骨术后伸直和稳定脊柱是符合生物力学原理的好方法。如果只用远位撑开而不用近位压缩将会造成截骨断端的分离，产生脊髓过牵损伤，而且弯曲错位的脊柱也不能取得对位和对线。脊柱像是一根绳索，如果将绳索剪断，而不将其断端连接起来，只靠远位牵拉，则绳索是不会被拉展变直的，只有将绳索的断端结扎连接起来，远位牵拉才能使绳索拉展变直。如果只用近位压缩而不用远位撑开，则因缺乏使脊柱伸直的抗衡作用，再坚强的内固定器械如钉棒类也难以防止脊柱屈曲变形和内固定失效。横向拉力能防止脊柱横向移位，保证骨性椎管和硬膜管的对位和对线，从稳定脊柱的观点来看这三种力学作用缺一不可。

　　在发育期间的角形后凸患者早做截骨压缩的必要性：有的作者提议对先天性脊柱弯曲提早做植骨融合术，其目的是防止弯曲进行性加重。但笔者认为问题并非那么简单，单纯的后路融合对发育期间的弯曲加重能否起到防止作用尚成问题。笔者在20世纪50年代和60年代对发育期间的脊柱结核病例曾应用大量的后路植骨融合术，但其后凸畸形仍然逐年加重，证明单纯融合并不能阻止后凸畸形的加重，但笔者近年来通过随访经验总结，认为截骨加压缩加植骨的方法用于早年发育期间的儿童（3～12岁）有防止从轻后凸过渡到重后凸的作用。其原理可能是楔形截骨切除了椎板盖、椎弓根和椎体后缘，减少了后部成分的数量；其次是压缩力的作用相当于骨骺阻滞，经长期随访压缩力确有限制脊柱弯曲加重的例证存在。本文提议在发育期间的先天性或结核性后凸（结核病灶清除后1年以上，X线片表现病灶稳定）患者应尽量提早做截骨压缩和植骨融合术。

第二节　手术适应证

由各种原因所引起的角形脊柱后凸采用截骨矫正畸形的最佳年龄为8～20岁，对具有潜在后凸加重的儿童，也可提前在3～7岁时预防性早做截骨压缩手术，无须颅盆环牵引。20岁以上的病例，年龄越大矫正效果越差。

顶椎部位和截骨节段：笔者一律采取顶椎部位做全脊柱截骨。T_{10}～L_3为全脊柱截骨的适应部位。T_{10}以上的角形后凸常伴有胸廓变形，故为非手术的适应证。L_3以下的脊柱后凸因被生理性腰前凸所代偿，一般外观表现不明显，无须作全脊柱截骨，仅做植骨融合已足够。

角形后凸的Cobb's角在90°以内者为全脊柱截骨的最佳适应证。对后凸小于90°且顺应性较好的病例，可不用颅盆环牵引直接手术治疗。对于Cobb's角90°以上的病例，应先用颅盆环牵引，根据牵引情况决定能否行全脊柱截骨术。一般年龄越大、角度越大和牵引效果不好，则应考虑能否作全脊柱截骨术。

第三节　先天性角形脊柱后凸全脊柱截骨术

对先天性角形脊柱后凸采用单纯后路器械的方法难以取得矫正作用。用前路手术的方法因卷曲后凸的脊柱在前方形成一深凹，除在深凹内做植骨外，对矫正畸形更是无能为力。采用前后路分期手术对患者打击大，也更是多此一举，只有在颅盆环牵引下经后路行全脊柱截骨加器械矫正的方法，才是矫正角形脊柱后凸的有效方法。先天性角形脊柱后凸的手术适应证：①先天性后侧半椎体；②先天性椎体前缘分节不良（半闭合椎）。

（一）颅盆牵引作术前准备

对后凸度数较大的病例，术前颅盆牵引3～6周（图23-8），在牵引期间定期拍X线片观察呈角畸形的几节椎骨在角度上有否变化，以判断是否有骨性融合；即便呈角部位有骨性融合而颅盆牵引仍可撑开6～10cm，此乃由于角形后凸以上和以下脊柱段伸直所致，待撑开力达到一定限度后，在颅盆牵引局麻下进行全脊柱截骨加器械矫正植骨术。

（二）麻醉

局部浸润麻醉或气管插管全麻。

（三）卧位

在颅盆环下手术时，令患者俯卧在已垫好的手术床上（图23-9），颅环上的4根立柱向上下各松开5cm，背侧的两根立柱应加以调整或去掉1根，以免影响手术操作。

（四）手术操作程序

以先天性后侧半椎体（图23-1）和先天性椎体前缘分节不良（图23-2）为例：

1. 第一步切口　沿棘突切口长20～30cm，在后凸顶点预计截骨部位，应广泛地向两侧剥离暴露至横突尖端，切口的上下端仅暴露椎板即可（图23-10）。

2. 第二步椎弓截骨术　根据脊柱后凸角度的大小来决定截除椎板的范围，一般截除1～2节椎板，暴露硬膜管和两侧椎弓根（图23-11），并仔细探查有否脊髓纵裂存在，自椎弓

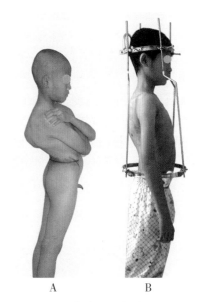

A. 术前；B. 牵引后

图23-8 先天性角形脊柱后凸，术前颅盆牵引4周，身高增加6cm，准备在颅盆牵引下进行全脊柱截骨手术

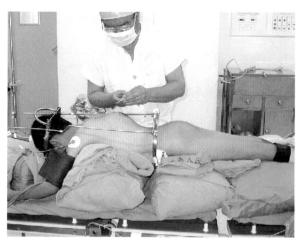

图23-9　带颅盆环俯卧位，用填料垫实，不要让患者悬空在架子上，用龙胆紫画出切口线，长20~30cm

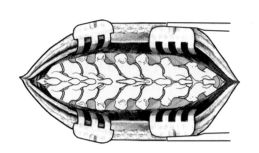

图23-10　截骨部位向两侧暴露至横突尖端，头端和尾端仅暴露椎板即可

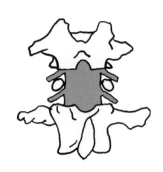

图23-11　切除一节椎弓暴露硬膜管和两侧的脊神经根和椎弓根

根外缘平面截除横突，沿椎弓根的外侧缘用椎体剥离器自骨膜下向前剥离至椎体的前外侧缘，推开骨膜和前纵韧带，放入撬板，暴露椎体侧面，准备下一步做椎体截骨术。

　　3. 第三步椎体截骨术　在椎体的两侧自骨膜和前纵韧带下各放入1把撬板，撬开前纵韧带暴露椎体，在椎体侧面用骨刀做出预定截骨的楔形线（图23-12、图23-13），其楔形尖端至椎体前缘，其角度的大小决定于椎板切除的上下宽度。从两侧经后路绕过椎管行椎体环形截骨术是本手术的关键步骤。椎体前软组织的出血因受撬板的压迫而自止（图23-14），不需要结扎肋间动脉或腰动静脉。自上下椎间孔内穿出的脊神经根用特制的神经根拉钩牵开（图23-15），暴露清楚后开始做椎体截骨，在做椎体截骨术之前，先放置上下分离钩（图23-16至图23-18）、椎弓根螺钉和穿Luque钢丝（图23-19、图23-20）等，返回来再作椎体截骨，先切除椎弓根和椎体的外侧部分（图23-21、图23-22），再切除椎体的中央部分（图23-23至图23-25），保留椎体

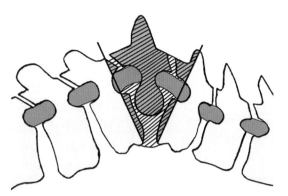

图23-12　先天性后侧半椎体截骨切除范围

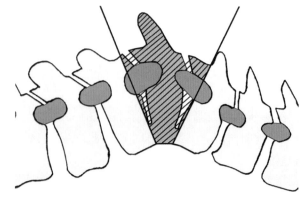

图23-13　先天性椎体前缘分节不良截骨切除范围

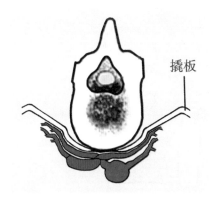

图23-14　插入撬板暴露椎体，压迫椎前节段动脉起止血作用，不需要结扎节段动脉

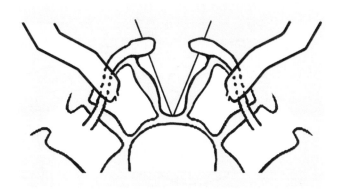

图23-15　将上下椎间孔内穿出的脊神经根用神经根牵开器将它挡在术野之外，以免在椎体截骨时受到损伤

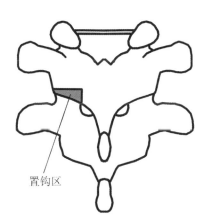

图23-16　L形截骨切除部分下关节突做置钩床

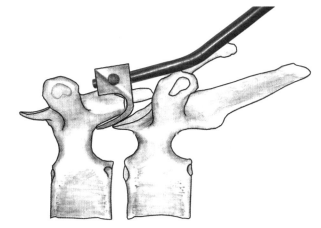

图23-17　上钩挂在胸椎下关节突上，将钩插入小关节突间隙内，最好顶在椎弓根上

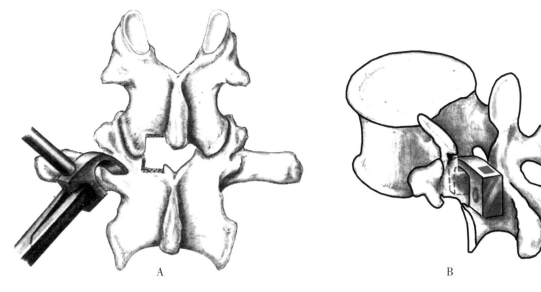

A　　　　　　　　　　　　　B

A. 在腰椎椎板上缘作U形开口，准备将下钩挂在开口内；B. 方孔下钩已挂在全椎板上

图23-18　安装下钩

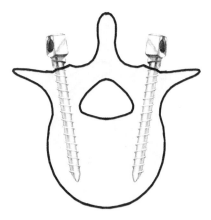

图23-19　在截骨间隙以上和以下的双侧椎弓根内置入椎弓根螺钉，以备作近端压缩用

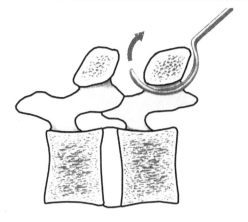

图23-20　椎板下穿钢丝以备固定分离棒，做横向拉力

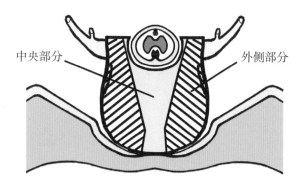

中央部分　　　外侧部分

图23-21　用骨刀先切除椎体的外侧部分（斜线区）

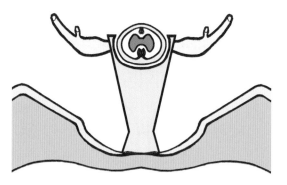

图23-22　椎体的外侧部分已被切除

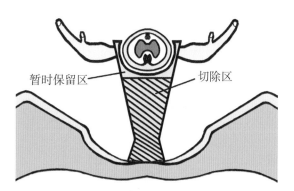

暂时保留区　　　切除区

图23-23　斜线为椎体中央部分切除区，暂保留椎弓根内侧缘和椎体后缘

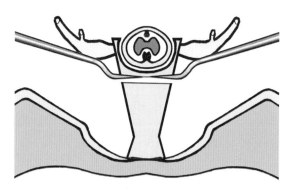

图23-24　用铲刀切断椎体中央部分的后部

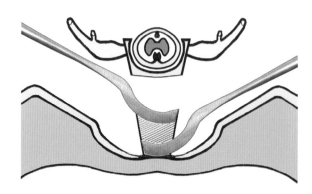

图23-25　月牙刀配合铲刀切除椎体的前部

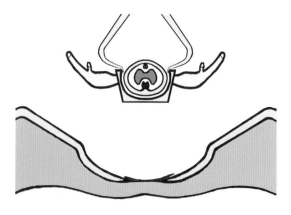

图23-26　用推倒刀切除椎弓根内侧缘

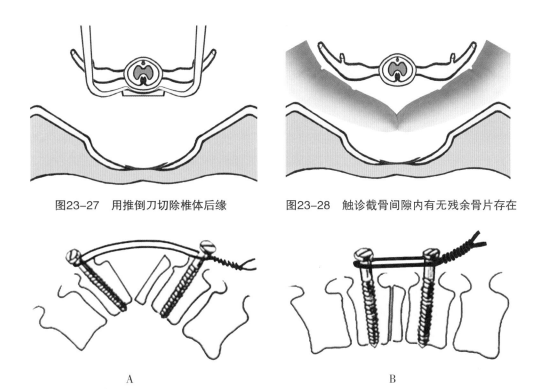

图23-27 用推倒刀切除椎体后缘　图23-28 触诊截骨间隙内有无残余骨片存在

A　　　　　　　　　　　　B

A. 准备合拢截骨间隙；B. 椎弓根螺钉上的钢丝已被拧紧，截骨间隙已合拢

图23-29 用椎弓根螺钉加钢丝做近端压缩

后缘薄层骨皮质，避免引起硬膜外静脉丛的出血。用特制的椎体后缘器械以最快的速度截除椎弓根内侧缘（图23-26）和椎体后缘（图23-27），这时硬膜外静脉丛会有活跃的出血，用手指触诊截骨间隙内无残留骨片存在（图23-28），立即闭合截骨间隙矫正畸形。用钢丝拉拢椎弓根内已钉好的螺钉（图23-29），拧紧钢丝使截骨间隙闭合，硬脊膜囊松弛膨胀和增宽压迫硬膜外静脉丛起止血作用，至截骨间隙完全闭合后，伤口深部出血可完全停止。

椎体楔形截骨范围：①保留椎体两端终板，只在椎体腰部作楔形截骨，使松质骨面相对合而代替植骨；②包括1个椎间盘在内的楔形截骨术；③包括2个椎间盘在内的整个椎体及2个终板的切除术。自椎体前缘上下两端埋入纵行骨条植骨或立柱植骨（图23-30），椎体后缘闭合后前缘骨柱起支持作用。

4. 第四步内固定方法　截骨端可用椎板下穿钢丝或双侧椎弓根螺钉加钢丝拧紧的方法，使截骨间隙合拢产生近端压缩作用，再在截骨部位的上下远端用分离棒撑开，来维持脊柱的伸直，再将已穿好的Luque钢丝固定在分离棒上，这样就产生了近位压缩、远位撑开和横向拉力的三种力学作用（图23-31），使截断的脊柱处于稳定状态，最后补加椎板后植骨。

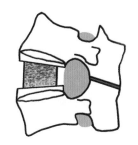

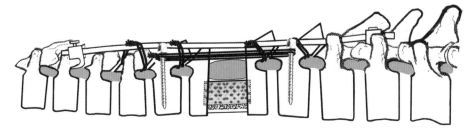

图23-30 前撑开后闭合截骨术，全脊柱截断后，椎体间立柱植骨，椎弓间闭合，矫正脊柱后凸　　图23-31 近位压缩、远位撑开和横向拉力的三种力学作用，矫正了脊柱后凸，使脊柱伸直

（五）术后处理

回病房卧平床，切口引流管接负压引流瓶，24～48h拔除引流管，10天拆线。带颅盆环术后第2天可下地活动，待拆线后再拆除盆环，将颅环悬吊在垂直牵引架上做石膏背心固定，固定期限为8～10个月。

（田慧中　黄卫民　张强）

第四节　脊柱截骨术局部浸润麻醉

一、概　述

局部浸润麻醉自20世纪50年代至80年代广泛应用于骨科手术中，给骨科的伤病患者解除了疼痛，完成了许多重大、疑难手术，治愈了许多在简陋设备的条件下需要进行大手术的病例。特别是在脊柱外科中，应用局部浸润麻醉下，行靠近硬膜或神经根做减压截骨切除骨组织的时候，或者是围绕硬膜管做环形切除矫正脊柱畸形时，局部浸润麻醉能发挥它的优势，患者在清醒状态下能随时回答医生的问话和随时告知术者，器械对脊髓或神经根的碰触或牵拉，对截骨间隙张开过宽所造成的脊髓过牵或闭合截骨间隙时产生的脊髓神经过度迂曲缩短所致的两下肢感觉麻木等早期症状，可及时向术者提示。这是局部浸润麻醉最大的优越性，是任何全麻下的监护仪器和唤醒试验都难以比拟的。笔者曾在局部浸润麻醉下做全脊柱截骨矫正脊柱畸形855例，与患者的密切配合，与患者谈着话做手术，圆满完成手术的全过程。这就是局部浸润麻醉在脊柱外科中应用的特殊意义。

当术前、术中和术后均佩带颅盆牵引装置的患者，在颅盆牵引下做手术的时候，气管插管全麻将受到一定的限制，故对大部分在颅盆牵引下做手术的患者，均采用后背部长节段局部浸润麻醉，取得显著治疗效果，达到术中无痛，特别是当靠近硬膜、神经根进行截骨切除术时，对神经组织的机械性碰触或过牵、过缩而造成的损害，患者能及时告知术者自觉症状上的麻木、疼痛和不适，使术者及时注意并纠正操作上的错误，这比任何唤醒试验和诱发电位监测都更可信。

术后在颅盆牵引下的患者，能避免全麻后的胃肠道反应，如恶心、呕吐等现象的发生。患者恢复较快，术后第2天即可下床活动。由于在颅盆牵引下刀口的疼痛不明显，局部浸润麻醉的患者全身反应较轻，一般均能顺利度过术后这一关。

局部浸润麻醉下进行大手术的优点甚多，特别是在脊柱外科中利用它保留意识，能与手术者交谈的特点来防止手术操作中对脊髓和神经组织的损伤，其意义重大。局部浸润麻醉是由外科医师与麻醉科医师共同合作、密切配合方能做到尽善尽美的一种麻醉方法。术中分层、分次注射局部麻醉药液由外科医师来完成，而密切观察患者和处理意外事故的发生是由麻醉科医师来负责的，所以外科医师与麻醉科医师之间必须配合默契方能达到应用局部浸润麻醉顺利进行大手术的目的。

关于麻醉药液的配制及用量的确定，必须由外科医师与麻醉科医师共同协定。分层、分次注射药量必须由外科医师掌握，注意勿注药过量或麻醉药液误入动脉，造成麻药中毒现象。麻醉科医师应认真负责地观察监测患者，及时发现患者有无意外表现或局麻药液中毒的现象发生，应及早发现及早处理，不能延误时间，造成患者不可回逆的脑缺氧。对采用局部浸润麻醉手术的患者，应事先准备好局麻药液中毒的解毒药物硫苯土钠注射针剂、苯巴比妥钠注射针剂，并对解毒药液的用量心中有数。一旦发现患者有抽搐，应立即进行抢救。麻醉科的医师必须在局麻药液中毒的抢救方面拥有成熟的理论知识与实践经验，这样才能避免许多麻醉意外的发生。

（一）3种卡因类药物的药理

（1）普鲁卡因：属于酯类局麻药，普鲁卡因亦称奴佛卡因，是最早合成的对氨苯甲酸酯类药物之一。毒性较小，是常用的局麻药之一。本药属短效酯类局麻药，亲脂性低，对黏膜的穿透力弱。一般不用于表面麻醉，常局部注射用于浸润麻醉、传导麻醉、蛛网膜下腔麻醉和硬膜外麻醉。注射给药后1～3min起效，可维持30～45min，加用肾上腺素后维持时间可延长20%。普鲁卡因在血浆中能被酯酶水解，转变为对氨苯甲酸

（PABA）和二乙氨基乙醇，前者能对抗磺胺类药物的抗菌作用，故应避免与磺胺类药物同时应用。普鲁卡因也可用于损伤部位的局部封闭。过量应用可引起中枢神经系统和心血管反应。有时可引起过敏反应，故用药前应做皮肤过敏试验，但皮试阴性者仍可发生过敏反应。对本药过敏者可用氯普鲁卡因和利多卡因代替。

（2）利多卡因：属于酰胺类局麻药，利多卡因亦称塞罗卡因，因其神经阻滞效果确切、起效迅速、作用时间中等，所以目前仍然是应用最为广泛的局部麻醉药。血液吸收后或静脉给药，对中枢神经系统有明显的兴奋和抑制双相作用，且可无先驱的兴奋，血药浓度较低时，出现镇痛和思睡，痛阈提高；随着剂量加大，作用或毒性增强，亚中毒血药浓度时有抗惊厥作用，当血药浓度超过5mg/mL可发生惊厥。本品在低剂量时，可促进心肌细胞内K^+外流，降低心肌的自律性，而具有抗室性心律失常作用；在治疗剂量时，对心肌细胞的电活动、房室传导和心肌的收缩无明显影响；血药浓度进一步升高，可引起心脏传导速度减慢、房室传导阻滞、抑制心肌收缩力和使心排血量下降。

（3）布比卡因：属于酰胺类局麻药，布比卡因亦称麻卡因，是哌啶环羟基酸酰胺的丁基衍生物。一般用于局部浸润阻滞、周围神经阻滞以及硬脊膜外间隙阻滞和蛛网膜下隙阻滞，但是不应用于表面麻醉。局麻作用强于利多卡因（约强4倍）。其0.25%~0.5%溶液引起局麻的时间一般为4~10min，0.75%溶液起效较之略快。用其0.5%溶液加肾上腺素作硬膜外阻滞麻醉，作用可维持5h。由于本品在血液内浓度低，体内蓄积少，作用持续时间长，故为较安全的长效局麻药。

（二）麻醉药液的配制和用药

本组采用复方局部浸润麻醉剂，其中包含盐酸普鲁卡因2.5g，盐酸利多卡因400mg，盐酸布比卡因200mg，盐酸哌替啶100mg，盐酸肾上腺素（1∶1 000）0.5mL，生理盐水加到1 000mL。要求一次性将1 000mL药液配好备用，不允许随用随配，以免在药量比例上发生问题影响麻药效果或出现中毒现象。用法和用量：局部浸润麻醉时分次进行皮内、皮下、肌内和神经根周围注射。成人500~1000mL，8岁以内的小儿药物成分量减半。

术前和术中用药：术前晚给苯巴比妥30~60mg口服，小儿按每千克体重2mg口服。术中患者如有难以忍受的疼痛时，还可在3~5h内再给予二次盐酸哌替啶肌内注射，每次50mg，8岁以内小儿酌情减半。再加上局麻药液中的哌替啶100mg，共计200mg。根据本组病例用药经验术中术后无不良反应出现。盐酸哌替啶的最大优点是镇痛作用强而不影响意识，患者能随时回答术者的问话。我们不主张给予影响患者意识的药物，如氯安酮之类。

（三）局麻浸润技术和手术操作

由麻醉师在台下监护患者，术者和助手在台上进行局部浸润麻醉，其步骤如下：患者取俯卧位消毒铺单后开始沿棘突作皮内、皮下层的浸润麻醉，然后切皮止血直至暴露腰背筋膜后层，在切开筋膜之前再进行椎板后肌肉层的浸润麻醉，根据切口的长短需250~500mL麻药。然后沿棘突作正中切口暴露椎板，剥离清除椎板后软组织，用自动牵开器拉开肌肉层再进行第三层横突间和横突旁的深层浸润注射，并同时对自椎间孔发出的脊神经根周围做浸润封闭。三层共需要局麻药液500~750mL（成人量），剩下的药液留作必要时补充麻醉用。一般所配麻醉药液宁可比所需要的量多些，免得不够时要重配。因为局麻药液是分层、分次注入组织，一般不会因药量过大而产生古卡碱类药物中毒现象。

（四）局麻药的全身毒性

在临床上局麻药引起的各种毒性反应主要涉及中枢神经系统（CNS）和心血管系统，局限的神经和骨骼肌刺激，以及一些特殊的副作用，如正铁血红蛋白血症、过敏反应和局麻药成瘾。对心血管和中枢神经的毒性，以及对骨骼肌的刺激是由局麻药的毒理性质决定的。其他多数不良反应都是因用药不当所致，如意外的血管内或鞘内注射，或者用药超量。

局麻药对人体的毒性反应多累及中枢神经系统，对心血管系统的抑制较少，但后果严重，而且难以处理。

各种局麻药潜在的中枢神经系统的毒性，主要与其固有的麻醉强度有关。例如对猫，需要注射普鲁卡因约35mg/kg才使其产生惊厥，相比之下布比卡因只要用5mg/kg，而利多卡因、甲哌卡因和丙胺卡因诱发惊厥的剂量为中等。各种局麻药固有的麻醉强度和毒性不同，当用布比卡因作区域麻醉时，其麻醉强度比普鲁卡因约高8倍，而布比卡因使猫产生惊厥所需的剂量比普鲁卡因约大7倍。为使狗产生惊厥，所需利多卡因的剂量约

20mg/kg，依替卡因为8mg/kg，布比卡因为5mg/kg，因此，布比卡因、依替卡因和利多卡因对中枢神经系统的毒性比约为4：2：1。对志愿者作静脉注射的研究中论证了各种局麻药的麻醉效能与中枢神经系统中毒剂量之间的关系。

在各种局麻药产生惊厥的血药浓度与其麻醉强度之间也存在一定的相关性。布比卡因在血中浓度约为4.5μg/mL时可引起猴子惊厥，利多卡因血浓度在25μg/mL时使其发生抽搐。在人体内，注射布比卡因和依替卡因血中浓度为2~4μg/mL可发生惊厥，对于毒性较小的利多卡因，需超过12μg/mL才发生惊厥。

尽管麻醉强度与中枢神经系统毒性之间存在着相关性，而达到一特定的血药浓度所采用的注射速率也可影响局麻的毒性。例如，Scott指出，当以10mg/min的速率给志愿者注射依替卡因时，中枢神经系统症状出现前，可以耐受的平均剂量为236mg，静脉血液浓度为3.0μg/mL。但是，当注射速率增加到20mg/min，志愿者能耐受的平均剂量为161mg，由此产生的静脉血浆浓度约为2μg/mL。

总之，局麻药可以对中枢神经系统产生明显作用。通常中枢神经系统兴奋可导致惊厥，这是局麻药产生全身毒性的最常见的症状。注射剂量过大也可导致中枢神经系统抑制并呼吸停止。一般局麻药对中枢神经系统潜在的毒性与各种局麻药固有的麻醉强度有关。

（五）局麻药中毒的治疗

如果呼吸和心血管功能维持正常，除停止注射外，对轻微症状和体征的中毒，不必采取其他治疗措施。然而，对早期出现的中毒体征要不断与患者交谈，对心血管系统进行监视、输氧，并鼓励患者按正常的分钟通气量呼吸。

1. 惊厥

如果局麻药引起惊厥，应立刻镇静解除惊厥，并且在发生脑缺氧前解除呼吸及心血管的抑制，防止缺氧和酸中毒发生。

（1）静脉注射巴比妥酸盐、硫喷妥钠（50~100mg），能迅速抑制惊厥的发生，但应将呼吸和心血管功能的抑制作用降到最低限度。因此，必须仔细观察呼吸变化，保持呼吸道畅通，应给氧吸入。如果出现呼吸抑制和呼吸暂停，必要时行气管内插管和人工通气。

（2）可静脉注射地西泮或咪达唑仑控制惊厥，起效时间比硫喷妥钠慢，但作用持续时间稍长。硫喷妥钠和地西泮或咪达唑仑都能抑制惊厥，但均可引起呼吸及心血管抑制，因此，应提高警惕。

（3）琥珀酰胆碱是一种神经肌肉阻滞药，通常静脉注射50mg（成人）可抑制惊厥。注射药后可伴随出现呼吸肌麻痹和呼吸停止，应立即气管插管和给氧通气。此药只能由熟练掌握气管内插管技巧的人员使用。琥珀酰胆碱可抑制肌肉惊厥活动，但不能抑制大脑的惊厥过程，而脑惊厥可增加脑的需氧量。但如给氧后能使呼吸及心血管功能得到恢复，就不会造成有害的中枢神经系统后遗症。

2. 心血管抑制

如出现低血压时应纠正缺氧，升高双腿，加快静脉输液速率，必要时，静脉注射血管加压药。由于低血压通常是由于心肌抑制和血管舒张所致，因此，最好应用可刺激α-肾上腺素能受体和β-肾上腺素能受体的药，如麻黄碱10~30mg或递增5mg，直至获得阳性反应，阿托品0.4mg可逆转心动过缓。

深度的心血管抑制需要立即进行心肺复苏术。用电复律法处理心室性心动过速或心室纤颤，常需要用高于正常水平的电能。也有报道，使用大剂量的肾上腺素和阿托品逆转狗注射布比卡因后产生心血管抑制。对产生的循环虚脱，必须坚持1h或更长时间的心肺复苏术，同时给氧控制通气和注射碳酸氢钠以纠正酸中毒。

对由全脊麻引起的呼吸和血管抑制应采用上述相同方式进行处理，如气管内插管辅助或控制通气就应迅速实施，以防止缺氧和酸中毒，同时应快速静脉输液、输入血管加压药和抗胆碱能药以治疗低血压和心动过缓。另外抽出脑脊液10~20mL，并注入生理盐水，有助于防止可能出现的神经损伤，尤以鞘内注射氯普鲁卡因药液时更宜采取上述措施。

（六）对局部浸润麻醉重新认识

1. 脊柱畸形惯用全麻：自从1945年Smith-Petersen采用椎板截骨矫正强直性脊柱炎所致的脊柱后凸畸形，1962年Harrington采用单纯器械方法矫正脊柱侧凸畸形以来，在麻醉上已经形成一个惯例，就是脊柱畸形的矫正手术必须在全麻插管下才能进行，对脊髓功能的观察又必须用唤醒试验或诱发电位等方法来间接地进行观测。笔者在矫正脊柱畸形的早期（1980—1985）也未敢跳出"全麻"这个框框，总认为只有全麻才能克服肌肉的收缩力，才能使弯曲的脊柱变直。后来通过实践认识到软组织的挛缩必须靠术前的慢性牵引（垂直悬吊、颅盆环）才能解决，如果术前牵引做得好，挛缩的软组织已得到松解，局麻下手术也照样能达到应有的效果。如果术前牵引做得不好，全麻下手术也不能得到应有的矫正度数。

2. 对麻醉选择上的重新认识：在全脊柱截骨加器械矫正脊柱弯曲畸形中应采取哪种麻醉方法？是全麻插管或硬膜外？还是局部浸润麻醉？笔者初步认为：①全麻插管可用于单纯器械治疗如Harrington手术、分叉棍手术等不直接接触脊髓的手术，但用于全脊柱截骨加器械矫正术时对脊髓的观测则需靠清醒试验或诱发电位监护，增加了手术的复杂性，不如在局部浸润麻醉下靠患者的直接回答更方便可靠些。②硬膜外麻醉用于全脊柱截骨加器械矫正术缺点有二：a. 脊柱手术切口长而硬外麻醉的节段有限，难以达到整个术野内无痛。b. 使截骨部位的硬膜本身失去了敏感性，任何器械的碰触或牵拉过重都容易造成隔着硬膜看不见的脊髓损伤。　③局部浸润麻醉加专门手术器械和严谨的手术技巧才是完成全脊柱截骨术的最佳手段。

3. 全麻下的清醒试验和诱发电位监护：清醒试验一般是在手术完成之后再减浅麻醉至能够唤醒患者让他活动下肢以观察能否自主活动，用这种方法来发现脊髓损伤一般为时太晚，增大了脊髓损伤的不可逆性，的确是一种马后炮的做法。诱发电位分为脊髓诱发电位（SCEP）和体感诱发电位（SEP），根据北京中日友好医院张光铂等的报道，采用将电极放在硬膜外的方法，能比较准确地反映出脊髓缺血、牵拉、压迫或解除压迫的情况，而且在手术触及脊髓时能测出脊髓能承受的最大压力。因此诱发电位监护在脊柱脊髓手术中为一有效的监护手段，但一般医院所采用的诱发电位常有假阳性或假阴性的图像出现，使人一时难以判断。另外，无论是何种诱发电位都是以图像间接的波形显示。笔者认为在全脊柱截骨术中最可靠的还是在局部浸润麻醉下听取患者的直接回答和随时令患者做下肢的功能试验是既方便又可信的依据。

4. 局麻药液的配制及其作用：本组配制的复方局部浸润麻醉剂中包含有盐酸普鲁卡因、盐酸利多卡因和盐酸布比卡因三种局麻药物，这样可降低每一种药物的中毒量，增强渗透性，延长作用时间。药液中加有极微量的盐酸肾上腺素能使局部组织内的血管收缩而致局麻药物的吸收排泻变慢，延长了在局部的作用时间，减少了中毒现象的发生，将哌替啶100mg放入药液中拮抗肾上腺素引起的血压增高所致的松质骨面渗血过多，同时还起全身性镇痛作用，成人在3～5h的手术过程中分次给予哌替啶总剂量200mg无不良副作用发生，但应注意术后不再用哌替啶作为止痛药，以免产生成瘾现象。

二、分层、分次局部浸润麻醉

在局部浸润麻醉下进行骨科大手术时，是由外科医师、手术者进行局部浸润注药操作的，但必须要有麻醉师在台下观察监护患者，不能像在局麻下做小手术那样，台下没有麻醉师的监护。一旦术中出现麻醉意外，延误了抢救时间，将会产生严重的后果，故麻醉师与手术者应做到严格的密切配合，方能在局部浸润麻醉下进行大手术。在局部浸润麻醉下进行脊柱截骨术或在颅盆牵引下进行脊柱畸形矫形术时，必须要有麻醉师与手术者的密切配合，术前制定手术方案，一旦遇到手术意外应如何进行及时的处理，不能到时束手无策，或找不到对抗麻醉中毒的药品或不知道用何种方法来对抗术中患者的抽搐和惊厥，或者是对抗惊厥药量心中无数，给药量不足，达不到抗惊厥的作用，迁延时间过长将会造成脑缺氧产生不良的后果，所以说台下麻醉师的监护是非常重要的。本节主要叙述分层、分次进行局部浸润麻醉的注药方法如下。

（一）经后路沿棘突切口的局部浸润麻醉

令患者取俯卧位（图23-32），沿棘突用细针头注入局麻药液，使皮肤形成橘皮样皮丘，根据切口的长短作纵形延长，将局麻药液注入皮肤、皮下脂肪层至棘突的后方（图23-33），造成皮肤及皮下层的浸润状态。然后进行沿棘突切口，切开皮肤及皮下组织并牵开，直达暴露棘突末端，暂时保留腰背筋膜后层的完整性不被切开。

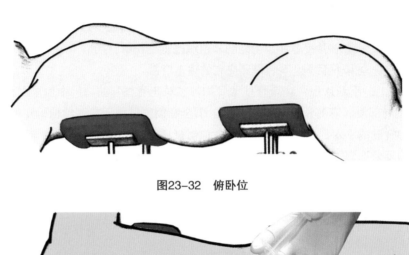

图23-32 俯卧位

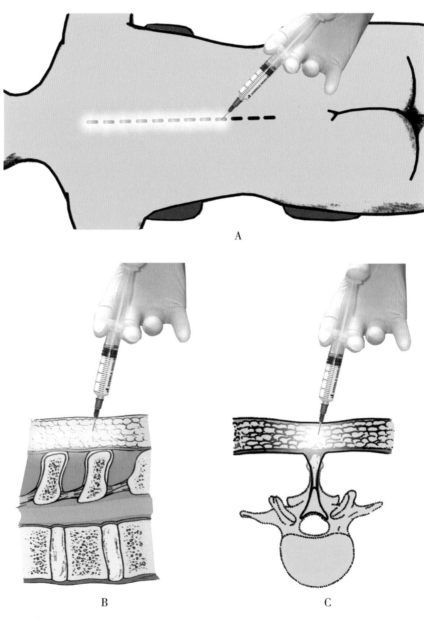

A. 背面观：沿棘突作皮内、皮下浸润注射；B. 侧面观：皮内、皮下浸润注射；C.轴面示意图：皮内、皮下浸润注射

图23-33 第一层局部浸润麻醉

（二）第二层局部浸润麻醉

将麻醉药液注入棘突、椎板后和关节突后方的肌肉层内（图23-34），然后再纵行沿棘突切开，并向两侧作骨膜下剥离并牵开，暴露椎板、关节突（图23-35）。

（三）第三层局部浸润麻醉

将局麻药液注入关节突外侧、横突与横突间的背侧，以及椎间孔的外侧，产生浸润麻醉的作用后，再切除横突继续向椎弓根和椎体的外侧剥离暴露。对脊神经后支的血管神经束进行电凝止血，并切断脊神经后支（图23-36）。分离暴露椎间孔，保留自椎间孔内穿出的脊神经根。

（四）第四层局部浸润麻醉

第四层局麻浸润是脊神经根周围的注药（图23-37）。经分层、分次局部浸润麻醉后可以产生完全无痛，而且患者在清醒状态下，与术者谈着话。但这种优越的效果，只能在术者与麻醉师的默契配合下方能取得。局麻下做大手术是有经验的麻醉师和手术者的艺术表演，不像气管插管麻醉那样简单、易行。

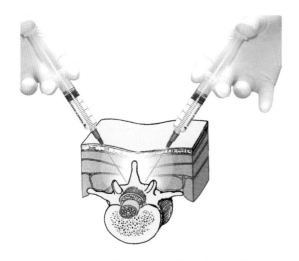

图23-34　第二层局部浸润麻醉：棘突旁、椎板后、关节突后肌肉层注药

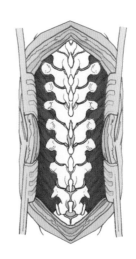

图23-35　切口暴露椎弓后部成分

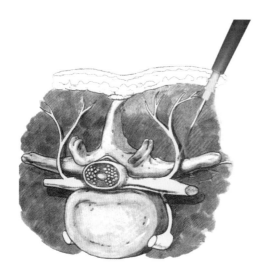

图23-36　第三层局部浸润麻醉后，电烙切断脊神经后支的血管神经束

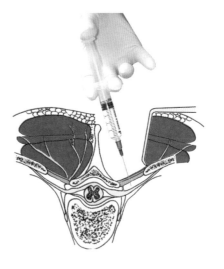

图23-37　第四层局部浸润麻醉：在椎间孔外脊神经根周围注入麻醉药液

（五）术中并发症及注意事项

1. 分层、分次局部浸润麻醉的优点：注药一层，切开一层的麻醉方法，延长了局麻药液在体内吸收过程，减低了中毒现象的发生率，避免了一次性注药后所造成的体内药液浓度过高所产生的中毒现象，如抽搐、惊厥等现象的发生。

2. 局部浸润麻醉下做大手术的最大优点是患者在清醒状态下，能与术者讲话，能够回答术者的问题，这比任何唤醒试验和诱发电位都更可靠。笔者在185例全脊柱截骨术中均采用局部浸润麻醉，855例颅盆牵引下行脊柱弯曲畸形的矫正术中也均在局部浸润麻醉下做的，深深体会到局部浸润麻醉在脊柱外科大手术中的优越性。但对麻药中毒的警惕性也应时刻牢记心中。

3. 笔者在1 040例脊柱外科大手术中应用局部浸润麻醉，取得了矫正脊柱畸形的优良效果。其中有4例术中并发麻醉中毒现象，该4例均为10岁以内的小儿。3例均经有经验的麻醉师给予抢救，应用硫苯妥钠静脉注射、苯巴比妥钠肌内注射控制住患者的抽搐和惊厥，使呼吸恢复正常，解除了缺氧现象，术后未遗留任何后遗症。另1例3岁半的患儿，术中出现中毒现象，抽搐、惊厥明显，但由于麻醉师缺乏经验，迁延时间过长，未能得到及时抢救和合理的用药，给予苯巴比妥钠肌内注射，但由于给药量太小，只给了个镇静量，未达到抗惊厥的效果，术中缺氧时间过长而致术后短期内不能清醒，造成脑缺氧后遗症。这是术中抢救不及时的遗憾，值得认真吸取经验教训。

4. 对于小于10岁的患儿，应特别注意给药剂量和注药速度。局麻药液的浓度一定要减少到成人量的1/3～1/2，一定要分层、分次地进行局部浸润麻醉。一旦遇见抽搐中毒症状出现，应及时进行抢救，及时给对抗惊厥的药物，不能延误时间，更不能等待。

5. 在应用局部浸润麻醉作大手术之前，要组织麻醉师和手术医师一起学习，统一认识并将术中抢救所需的药品、器材准备好。

（田慧中　胡永胜　杜晓宣）

参考文献

［1］田慧中. "田氏脊柱骨刀"在矫形外科中的应用［J］. 中国矫形外科杂志，2003，11（15）：1073-1075.

［2］田慧中. 角形脊柱后凸的手术治疗［J］. 中华骨科杂志，1992，12（3）：162-165.

［3］田慧中，吕霞，马原. 头盆环牵引全脊柱截骨内固定治疗重度脊柱弯曲［J］. 中国矫形外科杂志，2007，15（3）：167-172.

［4］姜苗，田慧中. 田氏椎弓根定位器的临床应用［J］. 中国矫形外科杂志，2003，11（7）：448-450.

［5］田慧中，李佛保. 脊柱畸形与截骨术［M］. 西安：世界图书出版公司，2001：377-741.

［6］田慧中. 脊柱外科医师要善于使用咬骨钳和骨刀［J］. 中国现代手术学杂志，2002，6（1）：67-68.

［7］田慧中，刘少喻，马原. 实用脊柱外科手术图解［M］. 北京：人民军医出版社，2008：189-385.

［8］陈安民，徐卫国. 脊柱外科手术图谱［M］.北京：人民卫生出版社，2001：77-233.

［9］田慧中，刘少喻，马原. 实用脊柱外科学［M］. 广州：广东科技出版社，2008：224-275.

［10］田慧中，原田征行，田司伟. 后方侵袭による脊椎骨切り术［J］. 脊柱变形，1992，7（1）：4.

［11］侯树勋. 脊柱外科学［M］. 北京：人民军医出版社，2005：444-610.

［12］胥少汀，葛宝丰，徐印坎. 实用骨科学［M］. 2版. 北京：人民军医出版社：2003：598-636.

［13］田慧中，白靖平，刘少喻. 骨科手术要点与图解［M］. 北京：人民卫生出版社，2009：93-144.

［14］田慧中. 我国脊柱畸形治疗发展史［J］. 中国矫形外科杂志，2009，17（9）：706-707.

［15］田慧中，万勇，李明. 脊柱畸形颅盆牵引技术［M］. 广州：广东科技出版社，2010：3-252.

［16］脊柱外科技术［M］. 党耕町，译. 北京：人民卫生出版社，2004：102-245.

［17］田慧中，艾尔肯·阿木冬，杜萍，等. 后侧半椎体切除治疗先天性角状脊柱后凸［J］. 中国矫形外科杂志，2010，18（15）：1250-1253.

［18］田慧中. 结核性驼背畸形截骨术［J］. 中国矫形外科杂志，2011，19（23）：1937-1940.

［19］田慧中，李明，马原. 脊柱畸形截骨矫形学［M］. 北京：人民卫生出版社，2011：3-339.

［20］局部麻醉学［M］. 黄文起，译. 北京：人民卫生出版社，2008：13-174.

［21］ 孟庆云，柳顺锁，刘志双. 神经阻滞学［M］. 北京：人民卫生出版社，2003：1-796.

［22］ 潘晓军，傅志俭，宋文阁. 临床麻醉与镇痛彩色图谱［M］. 山东：山东科学技术出版社，2003：21-273.

［23］ DAVID L BROWN. 局部麻醉图谱［M］. 范志毅，译. 北京：科学出版社，2008：18-253.

［24］ DRAKE R L，VOGL W，MITCHELL A W M. 格氏解剖学［M］. 北京：北京大学医学出版社，2006：2-739.

［25］ TIAN H Z. Total spinal osteotomy for the treatment of kyphosis and kyphoscoliosis［C］. Japanese Scoliosis Society program of the 25 th Annual Meeting，1991，25：23.

第二十四章　结核性角形脊柱后凸截骨矫形术

第一节　概　　述

一、目的及意义

对脊柱结核经病灶清除、植骨手术后，病灶已稳定，遗留下来的结核性脊柱后凸畸形，根据以往的治疗标准就算是治愈。笔者自1980—2006年开展经后路全脊柱截骨术，矫正各种原因所致的角状脊柱后凸305例，其中85例结核性驼背患者作了全脊柱截骨矫形术，取得满意效果。本文的目的是为了推广和普及该手术方法，把以前认为是"不治之症"的结核性驼背变为"可治之症"。

对脊柱结核的外科治疗以往仅限于病灶清除及植骨融合术（图24-1），但对结核病灶稳定后所遗留下来的脊柱后凸畸形，矫形外科医师常把它作为一个不需要治疗和无法治疗的问题看待，也常常告诫患者："你的结核病灶稳定了，植骨融合了，已得到完全治愈，至于遗留下来的脊柱后凸畸形，如果不出现脊髓受压等早期瘫痪症状，就没有必要去理它，你要想矫

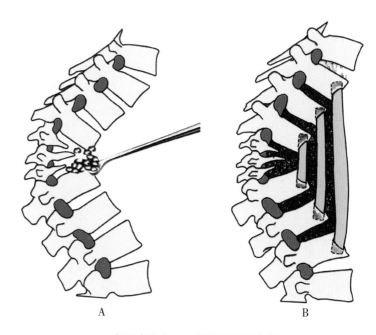

A. 病灶清除术；B. 前路植骨融合术

图24-1　1950—1980年对脊柱结核的外科治疗仅限于病灶清除及植骨融合术

正后凸，那是不可能的。"但发生在儿童时期的脊柱结核主要是侵犯椎体和椎间盘，常常有两个椎体和一个椎间盘受累，造成椎间盘与椎体骨组织的破坏塌陷，变成干酪样物质和脓肿。经过抗结核药物治疗和手术清除病灶植骨融合，大部分患者的结核病灶可以稳定下来，使残余的椎体和椎弓根互相靠拢形成骨融合，致使前方椎体的发育成长受到阻滞，而后方椎弓和椎板都在继续增长，结果角状后凸畸形逐年加重，10岁以后，后凸畸形常可达到90°以上，面临着需要矫正脊柱后凸的问题。

虽然有些医师试图用前路支柱撑开融合的方法，也有些医师用前后路两期手术的方法来矫正由脊柱结核所致的重度角状后凸畸形，但所得到的矫正效果和矫正度数都令人很不满意。故在矫形外科和脊柱外科领域内，直到目前尚属于一个留待解决的难题。

1980—2006年，笔者亲手作全脊柱截骨术305例，其中包括结核性脊柱后凸85例，认为经后路全脊柱截骨才是矫正结核性后凸的有效方法。但因结核性后凸的弯度大，硬膜外粘连，为手术的主要难点（图24-2）。由于结核性硬膜外粘连造成硬膜外静脉丛栓塞，故硬膜外静脉丛的出血量不多，但硬膜与骨性椎管之间的粘连严重，在剥离硬膜时容易造成隔着硬膜损伤脊髓神经或硬膜撕裂，产生脑脊液漏的现象，在笔者的85例中尚未有脊髓神经损伤及脑脊液漏的并发症出现。

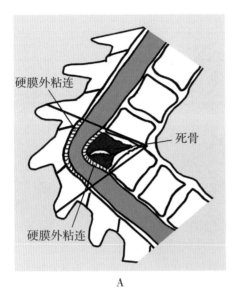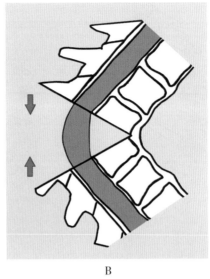

A. 结核性后凸的弯度大，硬膜外粘连；B. 经后路全脊柱截骨，矫正结核性后凸畸形

图24-2　经后路全脊柱截骨才是矫正结核性后凸的有效方法

二、结核性驼背以往被认为是不治之症的原因

结核性驼背以往被认为是不治之症的原因，主要是对结核性角状后凸，全脊柱截骨术尚未开展，对脊柱结核的治疗仅限于病灶清除和植骨融合术。自从1980年新疆脊柱外科研究所田慧中教授开始应用经后路全脊柱截骨术治疗结核性驼背以来，把这种病由"不治之症"变为"可治之症"。

但因该手术的难度大，需要特殊的手术器械和专门的手术技巧，方能完成这种手术，还需要严格选择手术适应证，如患者的年龄、弯度的大小、顶椎节段的部位等，这些都是手术成功的关键。新疆脊柱外科研究所1980—2006年经后路全脊柱截骨治疗结核性脊柱后凸85例，取得满意的治疗效果，把以往认为病灶稳定、植骨融合良好作为脊柱结核治愈的标准提高到结核性角状后凸截骨矫形术后，才算是治愈。

因为骨科医生和脊柱外科医生都属于矫形外科医生，不能把结核性脊柱后凸的存在看作是治愈。对患者说那是不治之症，无法解决。矫形外科医生（orthopedic surgeon）对患者的角状脊柱后凸畸形的治疗是分内的责任，应该努力争取解决，不应该半途而废。

三、结核性后凸的病理过程

当今世界估计有2 000万脊柱结核患者，早期诊断及早治疗无疑是重要措施，特别是10岁以下的多节段椎体受累者，其严重的后凸畸形为常见的后遗症。由于脊柱结核发病首先侵犯椎体和椎间盘，使脊柱的前柱遭受破坏，形成脓肿、死骨和干酪样物质，经前路病灶清除术后或液化坏死排脓术后，椎体及椎间盘的结核病灶虽然稳定下来，但严重丧失了椎体前柱的支撑作用，跟随着脊柱后部成分（椎弓和椎体后缘）的逐年发育增长，势必造成后凸畸形的逐年加重，至接近成年时已形成难以手术矫治的结核性驼背畸形，在侧位X线片上3～4节椎骨卷曲盘绕，2～3节椎体缺如，其上、下椎体的前缘互相接触形成U形襻，2～3节棘突、椎板、椎弓根和椎体后缘变成小椎骨（图24-3A、图24-3B），位于后凸顶椎的部位，到那时再想做脊柱截骨术是难上加难，变成手术治疗的禁忌证（图24-3C）。

此病的鉴别诊断不难，询问既往有否结核感染史，有否发热盗汗等毒血症状史，有否拍摄过脊柱或肺的X线片，是否有冷脓肿存在或破溃流脓史，有否做过病灶清除手术，这些病史对诊断结核性后凸都很有帮助。在

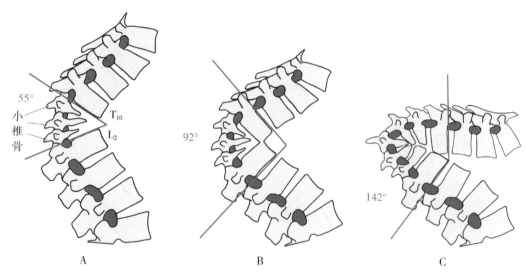

A. 为椎弓椎体次全截骨术的适应证；B. 为全脊柱截骨术的适应证；C. 为手术禁忌证

图24-3　结核性脊柱后凸手术难度的比较

X线片上的鉴别诊断：胸腰段脊柱结核在正位片上常因脊柱的后凸畸形造成模糊不清，特别是后凸呈角状很难辨认清楚。在侧位X线片上能清楚地看到破坏塌陷的椎体，或椎体已被完全侵蚀，只剩下残余椎体后缘和椎弓根。受累椎体常常在两个以上，产生自发性融合的椎间隙常为2～3个。由于最少有两个椎体的塌陷破坏而其上下的椎体前缘互相接近靠拢，已被破坏椎体的椎弓部分明显向后突出，形成典型的角状脊柱后凸畸形。再进一步跟随着椎体间的自发性融合，产生了骨阻滞现象，而椎弓、椎板和棘突等后柱部分继续生长发育，因而在发育期间儿童的后凸畸形逐年加重。脊柱结核发病越早，其最后形成的后凸畸形就越重，所以对结核性后凸的矫正手术也不宜做得过晚，应尽可能在后凸角小于90°的时候进行手术矫正，所得到的矫正效果最好。

　　结核性角状脊柱后凸与先天性角状脊柱后凸的鉴别：结核性角状脊柱后凸常大于90°，顶椎部位3～4节椎间常伴有骨性融合，最少有两个椎体的塌陷破坏（图24-4）。先天性角状脊柱后凸小于结核性后凸，椎间隙无骨性融合，常常只侵犯一节椎体（图24-5）。

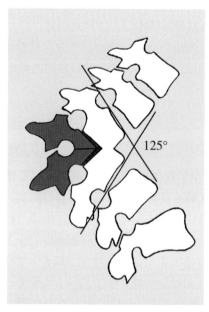

图24-4　结核性脊柱后凸最少有两个椎体的塌陷破坏

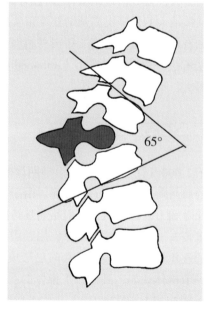

图24-5　先天性脊柱后凸常常只侵犯一节椎体

（田慧中　周纲　欧勇）

第二节 适应证与禁忌证

一、手术适应证

结核性脊柱后凸的手术适应证，首先是结核病灶经过药物治疗或手术清除病灶以后结核病灶已稳定的病例，年龄在5~25岁，角形后凸的顶椎位于T_{10}~L_3范围之内，后凸Cobb's角在100°以内（图24-6）。100°以上的重度后凸病例，如果年龄较小，顶椎临近的数节椎骨尚未骨性融合，先在颅盆牵引下观察，如果后凸角经过3周牵引后能减少到90°左右者，亦可行全脊柱截骨加器械矫正术。总之，无论年龄大小，对重度后凸病例都应先给予颅盆牵引，然后在此牵引下进行手术；其次是患者的全身健康状况和结核性毒血症状是否消失；术前抗结核药物是否用够时间；是否控制住结核性毒血症状；是否合并肺或肾脏结核存在，对有合并症者应首先治疗其合并症，待所有结核症状全部消失后再考虑做矫正后凸畸形的手术。

二、手术的禁忌证

（1）后凸角过大，超过125°以上，角形后凸的上下段已形成僵硬的胸前凸和过度的腰前凸，顶椎部位的数节椎骨卷曲成平行的V形襻（图24-7），是手术的绝对禁忌证。

（2）后凸顶椎在T_{10}以上，越高越不适应手术治疗。

（3）全身情况较差，局部或全身结核症状尚未稳定和消失，应推迟手术时间，先进行抗结核治疗或手术清除病灶留待以后再矫正畸形。

（4）年龄在30岁以上，越大越不是手术的适应证。

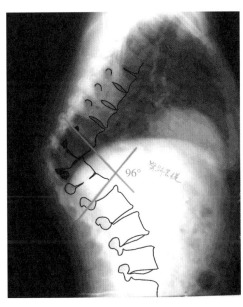

图24-6 后凸在100°以内为手术适应证

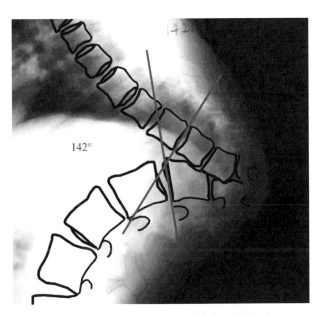

图24-7 后凸角已形成V形襻的为手术禁忌证

第三节　术前准备

（一）术前治疗

术前抗结核药物治疗。

（二）垂直悬吊牵引

术前脊柱后凸角在80°以下的可每天给予垂直悬吊牵引10次以上，每次5～25min，保持两足离地，牵引两周后，在牵引下测量从枢椎棘突至骶尾关节的距离（图24-8），与牵引初测量的长度对比，看是否拉长。另外还要在垂直悬吊牵引下拍摄X线侧位片，测量其Cobb's角有无改变。

（三）颅盆环牵引

术前的后凸角在80°以上者，应使用颅盆牵引3～4周后（图23-8），在颅盆牵引和局麻下行脊柱截骨一次性矫正后凸畸形加器械内固定，可以比较彻底地矫正脊柱畸形。术中如有器械碰触或压迫脊髓，患者能向手术者及时反映，述说两下肢的不适和运动情况，这比任何脊髓监护仪器和唤醒试验都可靠。

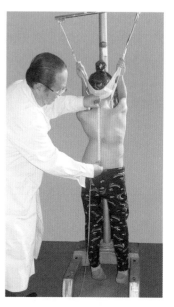

图24-8　测量枢椎棘突至骶尾关节之间的距离

牵引期间的调节与升高速度：颅盆环支撑牵引应先快后慢，最初每天3～5mm，以后每天1～2mm，最后每天不得超过1mm，切忌牵引速度过快，应严密观察患者是否有过牵症状出现，如有伸舌困难、语言不清、流涎等现象出现，应立即停止牵引或下降5mm，观察患者是否恢复，如无恢复还应再下调5mm，继续观察，必要时应拆除颅盆环以利恢复。因为颅盆环牵引必须在漫长的过程中逐渐牵开，才能适应骨组织和软组织的松解延长，整个颅盆环牵拉过程应在4～8周内方能完成，决不能急于求成，牵引速度切忌过快，以免造成不可回逆性脊髓和神经过牵损伤。

盆针与颅环的安装、盆环与支撑杆的安装、戴颅盆环期间的注意事项等，详见本书第四十章（第二节颅盆环支撑牵引）。

（四）器械准备

田氏脊柱骨刀是经后路做手术的必备器械（图1-3）。利用这套器械的各种弯度，经后路绕过硬膜管切除椎体，才能保证脊髓和神经根不受损伤。但对使用薄刃骨刀做手术的技巧需要专门训练，方能应用自如。

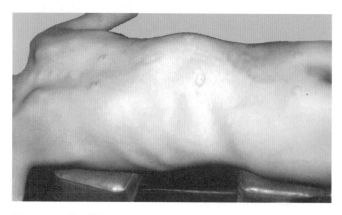

图24-9　对不带颅盆环的患者，俯卧在Hall-Relton架上，进行手术

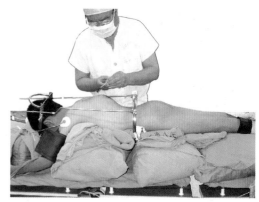

图24-10　带颅盆环的患者，俯卧在手术台上，应将人体与手术台之间用填料垫实，不能让患者悬空在架子上。头端四根立柱上的螺母上下各松开3cm

（五）麻醉与体位

（1）在颅盆环牵引下的麻醉：在颅盆牵引下经后路作全脊柱截骨术。采用局部浸润麻醉的好处很多，由于麻药中含有少量的盐酸肾上腺素，使切口内渗血减少，视野清楚，便于手术操作。当靠近硬膜管和神经根操作时，患者可以提醒手术者对神经的碰触或损伤。采用纤维支气管镜插管全麻也是一种好方法，缺点是无法与患者对话。

（2）不在颅盆环牵引下的麻醉：采用气管插管全麻。

（3）体位：术中患者的卧位可分为两种，一种是不在颅盆环牵引下的俯卧位（图24-9），另一种是在颅盆环牵引下的俯卧位。带颅盆牵引的俯卧位，不能让患者悬空在架子上做手术，患者的躯干部要与床之间垫实。颅环上4根立柱上的螺母向上下各松开3cm（图24-10），使麻醉呼吸均不受影响。

（田慧中　程俊杰　刘旭）

第四节　全脊柱截骨术的手术方法

手术操作步骤

结核性脊柱后凸为角状脊柱后凸，后凸角的顶椎部位从前向后突出，位于背部的皮下，其周围的软组织比较表浅，很适合沿棘突切口，先暴露双侧椎板后，再切除横突，自双侧暴露椎弓根和椎体，进行全脊柱截骨切除术。特别是应用田氏脊柱骨刀，绕过硬膜管环形截骨楔形切除椎体是最方便的入路和手术方法。

局部浸润麻醉：消毒铺单后首先由术者和助手沿棘突进行局部浸润麻醉，应分层、分次在预定切口范围进行浸润注射，一般可分三层进行浸润：①沿棘突作皮内皮下浸润，略超过切口的全长度。②两侧椎板后肌肉层的浸润，也应超过拟切开剥离的范围。③横突间和自椎间孔穿出神经根的封闭。如果能按部就班地进行局部浸润，一般患者均能在无痛下接受手术。局麻最大的优越性是患者随时能向术者反映真实情况，尤其是碰触或牵拉硬膜管时，患者都能及时给予提示，这比任何监护仪器和唤醒试验都强得多。

1. 第一步切口　沿棘突切口，长15～25cm，切口不宜过短，这样向两侧分离暴露方便（图24-11）。

2. 第二步暴露　双侧分离暴露棘突、椎板、关节突和横突。向两侧暴露要足够宽，以便绕过椎弓切除椎体（图24-12）。

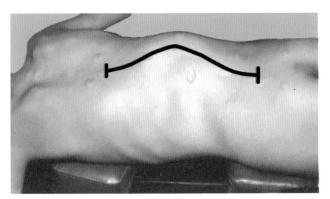

图24-11　沿棘突切口长15～25cm

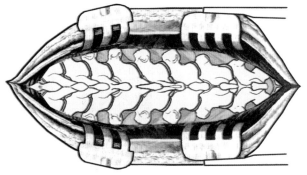

图24-12　经后路广泛暴露椎板和横突

3. 第三步切除横突和椎板　用直骨刀沿椎弓根外缘截断横突，用铲刀截除椎板盖，暴露硬膜管和脊神经根（图24-13）。

4. 第四步剥离暴露椎弓根和椎体　用椎体剥离器自后向前严格地从骨膜下剥离暴露椎弓根的外侧面和椎体腰部的外侧面，直达前纵韧带下（图24-14）。然后插入撬板撬开椎体两侧的软组织和来自椎前的节段血管

（图24-15）。

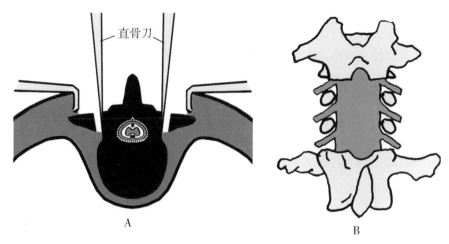

A.用直骨刀截除双侧横突；B.切除两节椎板盖

图24-13 截除横突和椎板盖

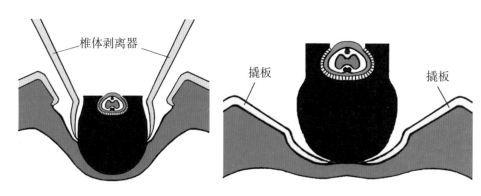

**图24-14 沿椎弓根和椎体腰部向前
剥离**

图24-15 用撬板撬开前纵韧带暴露椎体

5. 第五步分离硬膜外粘连，切除椎弓根和椎体的外侧部分 用无名氏剥离器分离硬膜外粘连（图24-16），用直骨刀分层切除椎弓根和椎体的外侧部分（图24-17）。

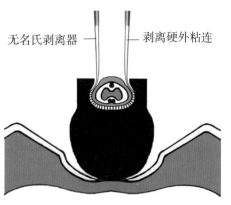

**图24-16 用无名氏剥离器剥离硬膜
外粘连**

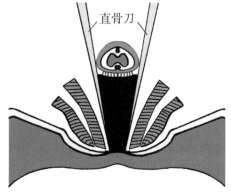

图24-17 分层切除椎弓根和椎体外侧部分

6. 第六步切除椎体的中央部分　用铲刀和月牙刀切除椎体的中央部分（图24-18）。

7. 第七步剥离后纵韧带　用后纵韧带剥离器，小心地剥离后纵韧带（图24-19），以免造成硬膜前静脉丛的破裂出血。

8. 第八步推倒椎体后缘暂时保留的薄层骨片　用推倒刀推倒切除椎体后缘薄层骨片（图24-20）。

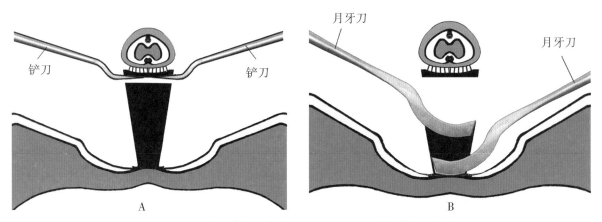

A.用铲刀切除椎体中央部分；B.用月牙刀切除椎体中央部分

图24-18　用铲刀配合月牙刀切除椎体中央部分

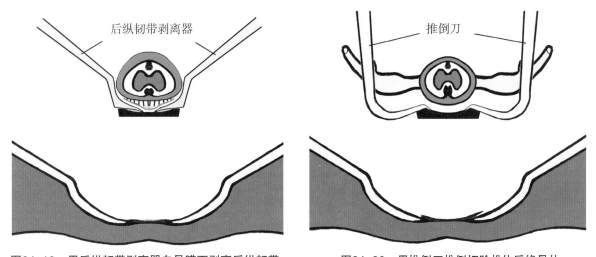

图24-19　用后纵韧带剥离器自骨膜下剥离后纵韧带

图24-20　用推倒刀推倒切除椎体后缘骨片

9. 第九步硬膜前触诊　术者用双手食指插入截骨间隙内会师，检查有否残留碎骨片存在（图24-21），如已清除干净，立即进行闭合截骨间隙复位内固定。

10. 第十步闭合截骨间隙矫正后凸畸形　拧紧临时固定的钢丝闭合截骨间隙之后（图24-22），其脊柱后凸畸形已得到部分矫正。然后再将钉棒系统相连接、拧紧固定，达到使脊柱伸直矫正后凸畸形的目的。

11. 第十一步更换永久性内固定　常用的内固定方法有三种：①单纯后闭合椎板后植骨（图24-23）；②椎体间立柱植骨钉棒系统内固定（图24-24）；③远端撑开近端压缩式内固定（图24-25）。因结核性后凸节段长，常选用前张开后闭

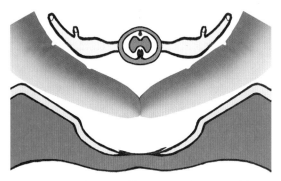

图24-21　用食指触诊截骨间隙内有无碎骨片存在

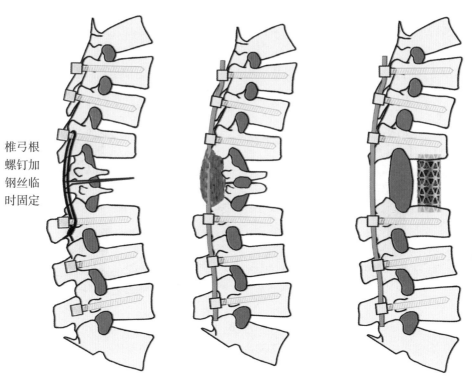

椎弓根
螺钉加
钢丝临
时固定

图24-22 拧紧临时固定的
钢丝闭合截骨间隙

图24-23 单纯后闭合椎
板后植骨钉棒系统内固定

图24-24 椎体间立柱植骨
钉棒系统内固定

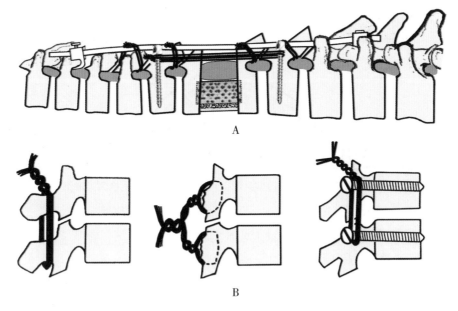

A

B

A. 远位撑开与近位压缩内固定能使脊柱保持伸直状态，防止单纯V形截骨后
路压缩内固定所造成的脊柱缩短、脊髓神经迂曲在椎管内无法容纳的现象；
B. 近位压缩的手术方法有三种：①棘突间钢丝固定法；②椎板下钢丝固定
法；③椎弓根螺钉加钢丝固定法

图24-25 远端撑开近端压缩式内固定方法

合式内固定。对发育期间的儿童，则常选用远端撑开近端压缩式内固定，以便在生长棒上作分次撑开。

　　术后处理：①全脊柱截骨术后应在脊柱的两侧放置负压引流管48～72h，如有100mL以上的血液引流出来才放心。②抗感染和抗结核治疗，术后必须持续一定期限，以防术后造成结核病灶复发。③根据术中内固定情况及可靠程度，来考虑是否给予石膏背心外固定或支具外固定。④术后3～6个月来院拍摄X线片复查，以决定停止抗结核药物治疗或拆除外固定。

（田慧中　马原　程俊杰）

第五节　典型病例介绍

　　患者，李某，女，19岁，于14岁时背部向后凸起一小包，并有背痛、乏力、出汗和低烧等结核症状。X线片诊断为T_{11}～T_{12}结核，在其他医院曾行两次结核病灶清除术，术后发烧、背痛等症状逐渐消失，全身情况

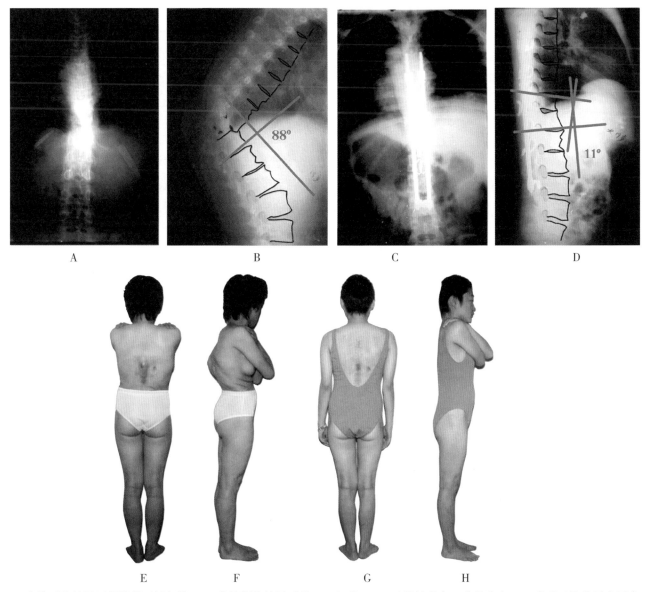

A. 术前正位片示两侧肋骨已被切除；B. 术前侧位片示后凸Cobb's角88°，已骨性融合，病灶稳定；C. 术后正位片示内固定良好；D. 全脊柱截骨术后Cobb's角由88°变为11°，脊柱伸直，角形后凸消失；E、F. 术前正、侧位人体外形角形脊柱后凸明显，两侧有清除病灶的刀疤；G、H. 术后正、侧位人体外形，角形后凸消失，脊柱伸直

图24-26　典型病例：结核性角形脊柱后凸畸形

恢复较快，但角形脊柱后凸更加严重，留下丑陋的后凸畸形逐年加重，于1988年5月5日入院，患者和家长要求矫正后凸畸形。检查所见两侧腰部均有倒八字切口痕迹，X线侧位片见以T_{11}为中心后凸呈角畸形，Cobb's角88°，正位片见双侧T_{11}~T_{12}肋骨近段已被切除，无椎旁脓肿及腰大肌脓肿，椎体缺损区骨质稳定，血沉正常。诊断：结核性角形脊柱后凸（病灶稳定）。经颅盆环牵引33天后在局麻下行全脊柱截骨矫正后凸畸形，术后后凸Cobb's角变为11°，矫正率为87.5%，正侧位X线片及人体外形完全恢复正常。于8月14日给予石膏背心固定而出院（图24-26）。随访22年，尚未拆除内固定但无任何症状，在一家公司收发室工作，身体健康，结核无复发。

第六节　注意事项及并发症的防范

一、注意事项

（1）结核性驼背畸形以往被认为是不治之症，脊柱结核经过药物治疗及病灶清除植骨融合术，达到结核病灶稳定和植骨融合良好就算是治愈。至于遗留下来的结核性后凸畸形，被认为是不治之症。

（2）笔者自1980—2006年对这种被认为是不治之症的结核性驼背进行经后路全脊柱截骨，楔形切除围绕硬膜管的病灶节段，然后闭合截骨间隙矫正后凸畸形，给予前张开后闭合式内固定和植骨融合术，一次性解决了病灶节段对椎管的压迫，并经过全脊柱截骨楔形切除，矫正了角状脊柱的后凸畸形，改善了结核性驼背的人体外形。

（3）结核性驼背的截骨矫形术的手术难度大，风险大，如操作不慎容易造成严重的手术并发症。

（4）经后路全脊柱截骨矫正结核性脊柱后凸时，需要专门的手术器械和手术技巧。如各种弯形的薄刃骨刀，以便绕过硬膜管经后路作椎体的切除术，还需要培训使用骨刀做手术的手术技巧，方能完成该手术和防止手术并发症的发生。

（5）要充分利用器械的弯度绕过硬膜管操作，绝对避免器械与硬膜管之间产生摩擦，以免隔着硬膜产生脊髓损伤。

（6）绝对避免用剥离器或拉钩拉开硬膜管和脊髓切除硬膜前的骨组织。硬膜是绝对不能碰触的，否则容易造成神经功能障碍。

（7）出血与止血的问题：

1）对节段血管的出血，靠严格地从椎弓根外侧和椎体腰部的骨膜下向前剥离直达前纵韧带下，再用撬板撬开的方法，挡开节段血管起止血作用（图24-27），向来不用作节段动静脉的结扎。

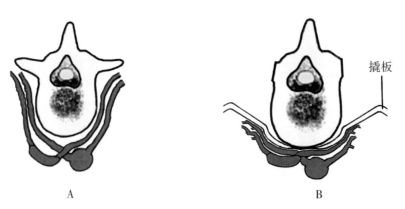

A　　　　　　　　　　　　B

A. 节段动静脉的出血；B. 严格地自骨膜下剥离，用撬板挡开的方法

图24-27　肋间血管和腰血管的止血方法

2）对椎体松质骨窦的出血，用截骨平面上涂抹骨蜡的方法止血效果满意（图13-34），但需要用硬质骨蜡方能生效。

3）对硬膜外静脉丛的出血，用后纵韧带剥离器严格地自骨膜下剥离后纵韧带，使硬膜前静脉丛不受损伤，为防止硬膜前静脉丛出血的最好方法。一旦硬膜外静脉丛破裂，出血非常汹涌，应采用快速闭合截骨间隙，硬膜管扩张增宽，压迫硬膜外静脉丛，出血自然停止（图13-35）。硬膜外静脉丛出血，用钳夹、电烙都是白费时间，会造成血液丢失。只有快速闭合截骨间隙，才能达到止血的目的。

（8）硬膜外粘连实在难以剥离的部位可以采用"漂浮"的方法处理，但漂浮的骨块不宜过大，不能造成复位后对椎管的压迫。

二、并发症的防范

（1）休克：手术较大，手术时间较长，出血量较多，若补血不及时，可引起失血性休克，因此，手术中必须注意预防休克的发生。一旦发生休克，应及时给予积极的处理。

（2）脊髓神经损伤：在前方椎体已松解、后方椎弓已切除时，脊柱极不稳定，容易发生脱位，可能造成截瘫。因此，手术中必须特别注意维持脊柱的稳定性，预防脊柱脱位。一旦脊柱脱位使脊髓受压，应立即解除压迫因素。假若截骨区的椎弓根或关节突切除不够，矫正后凸之后可能发生神经根受压，下肢感觉减退，肌力减弱，因此，截骨区的椎弓根和关节突必须切够。

（3）椎体活动型结核合并严重后凸畸形者，也可同时彻底清除病灶后，作好嵌入植骨，最好用腓骨支撑植骨，再从后路用椎弓根螺钉系统矫正固定。

（4）结核性脊柱后凸常伴有硬膜外间隙的粘连，特别是当椎体后缘截骨时，常遇到椎体后缘骨片与硬膜紧密粘连，难以剥离开。勉强进行粘连的剥离，有时可造成隔着硬膜对脊髓的损伤，虽然硬膜未破，但脊髓已经受到牵拉剥离的损伤，使术后遗留脊髓受损的临床表现。因此，在实在难以剥离开的情况下，也可考虑使用碎骨片悬浮的办法来处理。总之，结核性角形脊柱后凸在全脊柱截骨术中是难度最大的一种手术，因为它的角度大，重者已形成U形襻或V形襻，是手术难以解决的问题。

（5）应避免用咬骨钳来咬除靠近硬膜管的骨组织，因为结核性脊柱后凸患者的硬膜外常有粘连存在，容易产生硬膜撕裂和拔丝现象。一旦硬脊膜被咬骨钳的钳咀咬住，就会发生硬膜撕裂，拔出一条神经纤维越拉越长，是一种破坏性的并发症（图24-28）。一旦发生就应该将其剪断置入硬膜内缝合一针即可。注意术后给予甘露醇脱水，头低俯卧位和局部压沙袋，三天后无脑脊液外渗即可脱离危险。如硬膜撕裂过长则需要缝合。

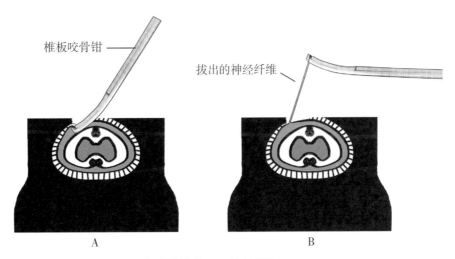

A．硬脊膜撕裂；　B．拔丝现象

图24-28　咬骨钳的并发症：硬脊膜撕裂和拔丝现象

（田慧中　马涌　艾力西尔）

参考文献

［1］　田慧中. 角形脊柱后凸的手术治疗［J］. 中华骨科杂志，1992，12（3）：162-165.

［2］　田慧中. 结核性脊柱后凸的矫正手术［J］. 中华骨科杂志，1995，1：6.

［3］　陈安民，徐卫国. 脊柱外科手术图谱［M］. 北京：人民卫生出版社，2001：77-233.

［4］　田慧中. 脊柱外科医师要善于使用咬骨钳和骨刀［J］. 中国现代手术学杂志，2002，6（1）：67-68.

［5］　田慧中. 田氏脊柱骨刀在矫形外科中的应用［J］. 中国矫形外科杂志，2003，11（15）：1073-1075.

［6］　大卫S，布拉德宝德，托马斯A.兹德布里克. 脊柱［M］. 张永刚，王岩，译. 沈阳：辽宁科学技术出版社，2003：279-292.

［7］　胥少汀，葛宝丰，徐印坎. 实用骨科学［M］. 2版. 北京：人民军医出版社，2003：598-636.

［8］　雷伟，李全明. 脊柱内固定系统应用指南［M］. 西安：第四军医大学出版社，2004：1-423.

［9］　侯树勋. 脊柱外科学［M］. 北京：人民军医出版社，2005：444-610.

［10］　田慧中，吕霞，马原. 头盆环牵引全脊柱截骨内固定治疗重度脊柱弯曲［J］. 中国矫形外科杂志，2007，15（3）：167-172.

［11］　田慧中，刘少喻，马原. 实用脊柱外科手术图解［M］. 北京：人民军医出版社，2008：189-385.

［12］　田慧中，刘少喻，马原. 实用脊柱外科学［M］. 广州：广东科技出版社，2008：224-275.

［13］　田慧中，万勇，李明. 脊柱畸形颅盆牵引技术［M］. 广州：广东科技出版社，2010：1-305.

［14］　田慧中，梁益建，马原，等. 用田氏骨刀作全椎板切除减压治疗胸椎黄韧带骨化症［J］. 中国矫形外科杂志，2010，18（20）：1693-1696.

［15］　田慧中，艾尔肯·阿木冬，杜萍，等. 后侧半椎体切除治疗先天性角状脊柱后凸［J］. 中国矫形外科杂志，2010，18（15）：1250-1253.

［16］　田慧中. 脊柱侧弯合并脊髓纵裂的诊疗原则［J］. 中国矫形外科杂志，2010，18（20）：1753-1755.

［17］　田慧中，李明，马原. 脊柱畸形截骨矫形学［M］. 北京：人民卫生出版社，2011：3-339.

［18］　田慧中. 椎弓根外侧钉棒系统治疗脊柱侧凸［J］. 中国矫形外科杂志，2011，19（13）：1149-1151.

［19］　田慧中. 结核性驼背畸形截骨术［J］. 中国矫形外科杂志，2011，19（23）：1937-1940.

［20］　田慧中，李明，王正雷. 胸腰椎手术要点与图解［M］. 北京：人民卫生出版社，2012：245-346.

［21］　田慧中，张宏其，梁益建. 脊柱畸形手术学［M］. 广州：广东科技出版社，2012：1-483.

［22］　黄卫民，田慧中，吕霞，等. 胸椎结核晚发瘫痪的侧前方减压术［J］，中国矫形外科杂志，2012，20（7），647-649.

［23］　张宏其，田慧中. 脊柱结核手术学［M］. 广州：广东科技出版社，2014：3-439.

［24］　田慧中，王文军. 脊柱结核外科治疗手术技巧［M］. 北京：人民军医出版社，2014：3-412.

［25］　田慧中，李佛保，谭俊铭. 儿童脊柱矫形手术学［M］. 广州：广东科技出版社，2016：1-443.

［26］　DOVE J，HSU L C，YAU AC. The cervical spine after halo-pelvic traction. An analysis of the complications of 83 patients［J］. J Bone Joint Surg Br，1980，62（2）：158-161.

［27］　DRAKE，R L，VOGL，W，MITCHELL A W M. 格氏解剖学［M］. 北京：北京大学医学出版社，2006：14-98.

第二十五章　结核性驼背全脊柱截骨矫形术后长期随访典型病例分析

第一节　概　　述

笔者于1961年开始给强直性脊柱炎驼背畸形的患者作了第一例脊柱截骨矫形术取得成功,从此以后开始了用薄刃骨刀在脊柱上做截骨手术的先例。最初是严格选择适当的病例作单纯椎板截骨术矫正强直性脊柱炎所致的圆形驼背,以后在用薄刃骨刀做脊柱截骨术上取得经验后,逐步改善截骨刀的形状和弯度,由单纯椎板截骨术过渡到椎弓椎体次全截骨术及全脊柱截骨术,把脊柱截骨术的方法应用在各种疾病所致的圆形后凸或角形后凸、脊柱后凸、脊柱后侧凸和脊柱侧凸的截骨矫正各种方位的脊柱畸形上来。至20世纪80年代,笔者发明设计的田氏脊柱骨刀问世,并取得国家专利,用薄刃骨刀做截骨矫形术,掀开了新的一页。1994年出版了笔者主编的《脊柱畸形外科学》,总结了对各种疾病所致的弯曲畸形的治疗经验。全脊柱截骨术做了305例,结核性驼背的全脊柱截骨矫正术做了85例。现将20世纪80年代做的结核性驼背、全脊柱截骨矫形术获得远期随访的6例患者的治疗效果介绍如下(见表25-1):

表25-1　结核性驼背全脊柱截骨矫形术后长期随访病例

序号	姓名	性别	年龄/岁	诊断	住院日期	术前弯度	顶椎部位	术后弯度	矫正率	术后身高增加/cm	随访年限
1	陈某	女	17	结核性角形脊柱后凸	1985-3-10	135°	$T_{11} \sim T_{12}$	65°	51.9%	9	26
2	孙某某	男	18	结核性角形脊柱后凸	1986-5-21	142°	$T_{11} \sim T_{12}$	46°	67.6%	8	24
3	麦某某某	女	12	结核性角形脊柱后凸	1986-10-15	111°	$L_1 \sim L_2$	37°	66.7%	11	20
4	赵某	女	32	结核性角形脊柱后凸	1987-5-10	121°	$T_{10} \sim T_{11}$	39°	67.8%	9	23
5	李某	女	19	结核性角形脊柱后凸	1988-5-5	88°	$T_{11} \sim T_{12}$	11°	87.5%	13	22
6	奴某某	女	25	结核性角形脊柱后凸	1988-9-26	96°	$T_{11} \sim T_{12}$	15°	84.4%	8	22

随访的6名结核性脊柱后凸角形驼背患者,均为脊柱结核活动型病灶已作过1~2次病灶清除手术,椎体前缘破坏塌陷,椎体后缘、椎弓根及椎弓部分因逐年增长,造成脊柱的角状后凸畸形。2~4节椎体的前3/4液化坏死塌陷或被手术清除之后,病灶以上和病灶以下的椎体前缘互相接近靠拢,形成卷曲畸形,长时间之后产生自发性融合,在前路病灶清除之后,自发性融合尚未产生之前,经后路作全脊柱截骨切除残余椎弓是最好时机。抓住这个时机做颅盆环牵引下全脊柱截骨术能达到事半功倍的效果,这是笔者通过85例结核性驼背的矫正术摸索出来的实践经验。

通过以上长期随访20~26年的病例,笔者认为经后路全脊柱截骨切除残存的多余椎弓、椎弓根和椎体后缘的缩短截骨术,能达到彻底矫正结核性驼背的目的。

(田慧中)

第二节　典型病例介绍

（1）病例1，陈某，女，17岁。患者8岁时出现背部后凸畸形，无任何自觉症状，以后背部后凸畸形逐年加重变成丑陋的弯腰驼背，无发烧、出汗等结核症状，至17岁时经X线拍片诊断为结核性角形脊柱后凸，于1985年3月10日住院诊断$T_{11} \sim T_{12}$结核性角形脊柱后凸畸形，给予垂直悬吊牵引作术前准备，然后在局麻下行全脊柱截骨加器械矫正术，术后角形后凸畸形Cobb's角由135°变为65°，矫正率为51.9%，开始下地活动后给予石膏背心固定而出院。随访26年，已拆除内固定，在家务农，能从事一般家务劳动，身体健康，结核无复发。

（2）病例2，孙某某，男，18岁。1986年5月21日入院，X线诊断为结核性脊柱后凸。术前侧位相Cobb's角142°。经头盆环牵引后，于同年7月5日在局麻下行椎弓椎体联合截骨加内支撑内固定和植骨融合术。术后3年立位拍照X线侧位相Cobb's角变为46°，矫正率为67.6%（图25-1）。术后身高增加8cm，人体外形完全恢复正常。随访24年，已拆除内固定，在家无工作，能从事一般家务，身体健康，结核无复发。

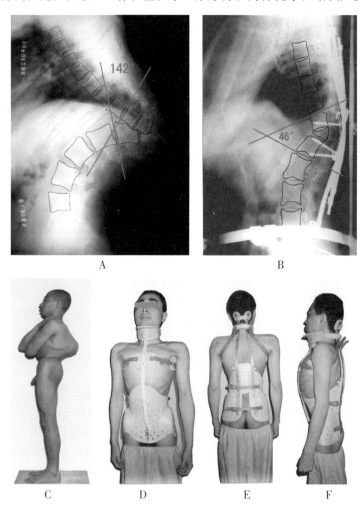

A. 术前X线片；B. 术后X线片；C. 术前人体外形；D ~ F. 术后Milwaukee支具固定人体外形

图25-1　典型病例2：孙某某，男，18岁，重度结核性脊柱后凸，术前Cobb's角142°，为全脊柱截骨的禁忌证，但因患者及其家属迫切要求手术，只好先用颅盆牵引作准备，随后进行全脊柱截骨矫形术，手术经过顺利，术后变为46°。石膏背心固定3个月，更换 Milwaukee 支具固定3个月。患者及其家属均满意。因后凸畸形严重，手术难度较大，故笔者认为后凸角过大，超过125°以上，角形后凸的上下段已形成僵硬的胸前凸和过度的腰前凸，顶椎部位的数节椎骨卷曲成平行的V形襻，这种患者应定为手术的绝对禁忌证

（3）病例3，麦某某某，女，12岁，1986年10月15日入院。主诉背部畸形7年余，5岁开始胸腰段脊柱后凸逐渐加重，至12岁形成丑陋的驼背。X线报告为结核性脊柱后侧凸，侧凸70°，后凸111°。入院后用头盆环牵引作术前准备，8周后在局麻下行椎弓椎体联合截骨加内支撑内固定和植骨融合术。术后1年立位拍照X线片，侧凸变为20°，矫正率为71.4%，后凸变为37°，矫正率为66.7%。身高增加11cm，人体外形完全恢复正常。随访20年，已拆除内固定，担任农村医疗卫生工作，身体健康，能胜任本职工作，结核无复发。

（4）病例4，赵某某，女，32岁，1987年5月10日入院。主诉背部畸形15年，在21岁时已有驼背出现。X线报告为结核性脊柱后凸。曾先后在上海两家医院做过病灶清除手术，伤口愈合后遗留下丑陋的驼背畸形。二次又去上海另家大医院，进行驼背矫形手术，术后仍未得到解决，后凸角121°，来笔者所在医院要求手术矫正驼背。入院后用头盆环牵引作术前准备，8周后在局麻下行椎弓椎体联合截骨加内支撑内固定和植骨融合术。术后1年立位拍照X线片，见后凸角变为39°，矫正率为67.8%（图25-2）。身高增加9cm，人体外形完全恢复正常。随访23年，尚未拆除内固定但无任何症状，在兰州当商店老板，最近准备来我院拆除内固定，身体健康，

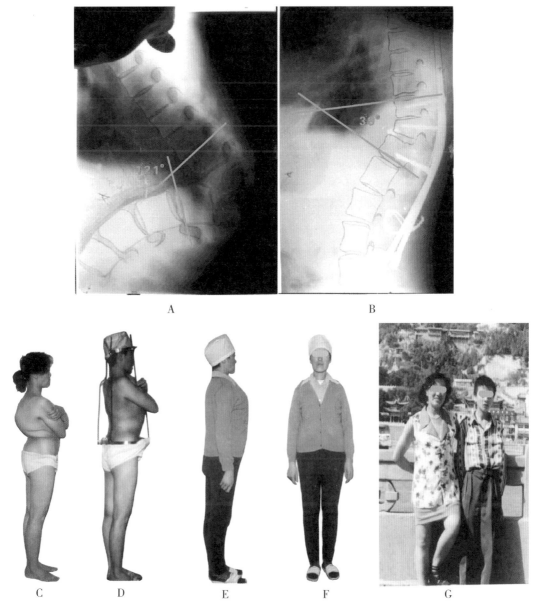

A. 重度结核性脊柱后凸121°；B. 颅盆环牵引全脊柱截骨矫正术后，后凸角变为39°；C. 术前人体外形矮小，后凸畸形；D. 颅盆环牵引截骨术后，身高增加12cm；E、F. 拆除颅盆环后正侧位人体外形恢复正常；G. 2000年随访患者一切功能恢复良好，带儿子爬山跑得很快。内固定至今尚未拆除

图25-2　典型病例4：赵某某，女，32岁，诊断为重度结核性脊柱后凸

结核无复发。

（5）病例5，李某，详见本书第二十四章第五节。

（6）病例6，奴某某某，女，25岁，患结核性脊柱后凸，Cobb's角96°。于1988年9月26日入院，入院后经颅盆环牵引3周后，在颅盆牵引局部浸润麻醉下行全脊柱截骨角形后凸切除远端撑开近端压缩式内固定。术后经过顺利，Cobb's角从96°变为15°，矫正率为84.4%，后凸畸形已达到完全矫正，人体外形恢复正常。拆除颅盆环后更换石膏背心外固定，固定期限8个月（图25-3）。随访22年，已拆除内固定，无任何症状，从事家务劳动，身体健康，结核无复发。

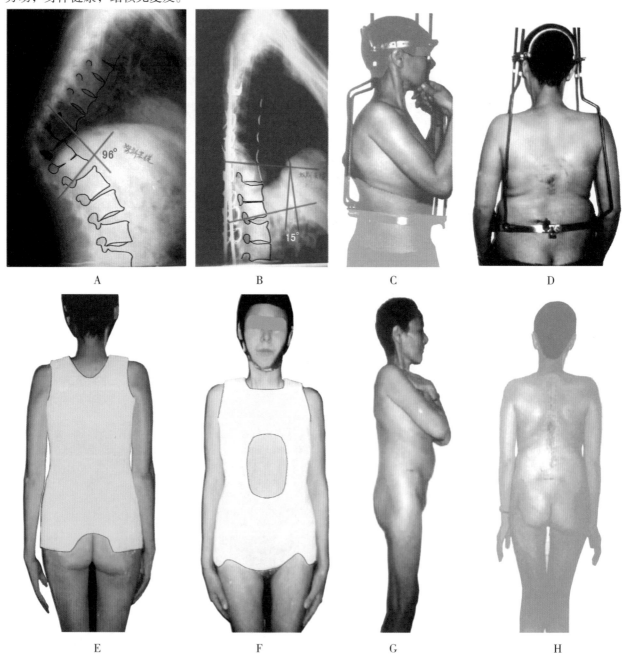

A. 术前X线片示脊柱后凸Cobb's角96°；B. 经颅盆牵引全脊柱截骨术后Cobb's角变为15°；C. 入院后先行颅盆环牵引做术前准备，待牵引到一定程度后，再行全脊柱截骨加内固定手术，术前带颅盆牵引侧面观；D. 术前带颅盆牵引后面观；E、F. 术后由术者亲自给患者制作的石膏背心，固定可靠，矫正效果良好；G. 术后复查时侧面观，脊柱后凸消失，人体外形正常；H. 术后后面观，脊柱伸直，后凸角消失，人体外形正常。

图25-3 典型病例6：奴某某某，女，25岁，患结核性脊柱后凸

（田慧中　马原　王磊磊）

第三节　结核性驼背外科治疗的疗效分析

（1）结核性驼背的形成：结核杆菌通过血液播散到椎体和椎间盘，造成椎体和椎间盘的破坏，经前路清除结核病灶之后，因为椎体骨骺受到破坏造成椎体及椎间盘的发育生长受到阻滞，而脊柱后部成分（椎弓、椎弓根和椎体后缘）仍在继续增长，则是形成角状脊柱后凸的主要原因。特别是发育期间的病例，这种现象表现得更为明显。

（2）Hodgson试图用前路椎体间立柱植骨的方法解决角形脊柱后凸逐年加重的问题，其结果由于前路立柱撑开植骨的作用，属于脊柱延长的作用力，跟随着撑开的压力，立柱向椎体内陷入或立柱的吸收缩短或骨折就会丢失支撑作用，再加上脊柱后部成分的发育增长，仍会产生角形脊柱后凸的逐年加重，从远期随访来看，Hodgson的前路撑开的手术方法对防止角形脊柱后凸的逐年加重也是无效的。

（3）其他以往应用的蛋壳式手术、后路植骨融合术、单纯置入器械矫形术、骨骺阻滞术等，对治疗结核性驼背均没有明显的效果。

（4）直到20世纪80年代笔者将全脊柱截骨术的方法应用在经后路全脊柱截骨矫正结核性驼背之后，才出现了利用脊柱缩短切除术的方法矫正结核性角形脊柱后凸的先例（图25-4至图25-7）。这种方法特别适用于发育期间的患者，能达到彻底矫正角形脊柱后凸畸形的目的。经过长期随访观察，认为对后凸畸形的矫正效果满意，6例经20年以上的随访观察，人体外形能达到正常标准，矫正度数无明显的丢失。

（5）用全脊柱截骨术治疗各种脊柱弯曲畸形的发展史：笔者于1961年就做了第一例强直性脊柱炎所致的圆形驼背截骨矫形术，从此开始了用薄刃骨刀做脊柱截骨术的先河。直到20世纪80年代，已取得成熟的治疗经验，发明了田氏脊柱骨刀，专门用于各种脊柱畸形的截骨矫形术。经后路全脊柱截骨术用于治疗结核性脊柱后凸是20世纪80年代开始的。笔者认为结

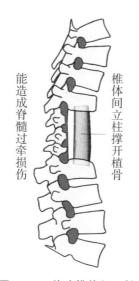

图25-4　前路椎体间立柱撑开脊柱延长术，能造成脊髓的过牵损伤

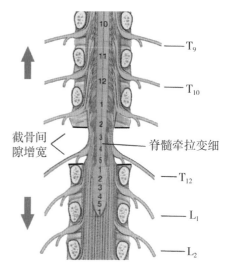

图25-5　脊髓过牵损伤，容易造成脊髓功能障碍，发生截瘫

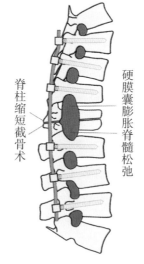

图25-6　后路行脊柱缩短截骨术，能造成硬膜囊膨胀、脊髓松弛，脊髓功能不受影响，不会造成截瘫

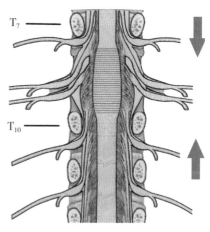

图25-7　硬膜管缩短膨胀，脊髓轻度松弛，能保护脊髓神经功能不受影响，避免截瘫的发生

核型驼背全脊柱截骨术在各种脊柱截骨术中是难度最大、技术要求最高的一种手术操作。其难点主要是：弯度大、硬膜外粘连、脊髓在卷曲段椎管内盘绕，难以与骨组织区别和分离，所以结核性驼背是留待最后开展的一个难题。

（6）病例选择：要想开展结核性驼背截骨术，必须要做严格的病例选择。①必须选择年龄小、还在发育期间的病例；②必须选择前路病灶清除术后，尚未形成椎体间骨性连接时期的病例；③对弯度大的病例，必须选择用颅盆环牵引作术前准备，在颅盆环牵引下手术则更安全；④对年龄过大、弯度过大，预计难度过大的病例，该放弃的还是要放弃，不能勉强从事。

（7）内置入器械材料质量的问题：20世纪80年代应用的内置入器械都是316L不锈钢材制造的，前文中2例患者内固定物在体内已达20年以上，至今尚未取出，自觉症状无任何不适，无异物反应存在。病例4赵某某最近通电话，建议她来院复查，拆除内固定，她已经同意，等她的内固定拆除之后再做钢材鉴定。病例5李某也给予电话联系，劝她来院复查，拆除内固定物，但患者以工作忙为由，不同意拆除内固定，说内固定物带在身上也无任何妨碍，不需要拆除。看来316L的钢材放在体内20年以上反应也不明显。

（8）通过远期随访说明了：经后路作楔形截骨切除结核病灶段的弯曲、狭窄的椎管，作缩短式截骨术，取得的远期效果比单纯前路椎体间撑开做延长截骨切除术的效果更好。由于后路截骨切除了脊柱的后部成分，去掉了结核病的弯曲、狭窄段，同时产生了脊柱的缩短，使脊髓神经处于松弛状态，硬膜管膨胀变宽，压迫硬膜外静脉丛起止血作用，解决了术中出血的问题。对于只切除单节段的病例，可用单纯后闭合式截骨术，对于多节段切除的病例可用前张开后闭合式截骨术，但椎体间立柱植骨绝不能过长，以免造成脊髓的牵张性损伤。

（田慧中　郑君涛　孙改生）

参考文献

［1］　田慧中. 角形脊柱后凸的手术治疗［J］. 中华骨科杂志，1992，12（3）：162-165.

［2］　陈安民，徐卫国. 脊柱外科手术图谱［M］. 北京：人民卫生出版社，2001：77-233.

［3］　田慧中，李佛保. 脊柱畸形与截骨术［M］. 西安：世界图书出版公司，2001：377-741.

［4］　田慧中. 脊柱外科医师要善于使用咬骨钳和骨刀［J］. 中国现代手术学杂志，2002，6（1）：67-68.

［5］　胥少汀，葛宝丰，徐印坎. 实用骨科学［M］. 2版. 北京：人民军医出版社，2003：598-636.

［6］　田慧中. 田氏脊柱骨刀在矫形外科中的应用［J］. 中国矫形外科杂志，2003，11（15）：1073-1075.

［7］　大卫S，布拉德宝德，托马斯A.兹德布里克. 脊柱［M］. 张永刚，王岩，译.沈阳：辽宁科学技术出版社，2003：279-292.

［8］　雷伟，李全明. 脊柱内固定系统应用指南［M］. 西安：第四军医大学出版社，2004：1-423.

［9］　侯树勋. 脊柱外科学［M］. 北京：人民军医出版社，2005：444-610.

［10］　田慧中，吕霞，马原. 头盆环牵引全脊柱截骨内固定治疗重度脊柱弯曲［J］. 中国矫形外科杂志，2007，15（3）：167-172.

［11］　田慧中，刘少喻，马原. 实用脊柱外科手术图解［M］. 北京：人民军医出版社，2008：189-385.

［12］　田慧中，刘少喻，马原. 实用脊柱外科学［M］. 广州：广东科技出版社，2008：224-275.

［13］　田慧中. 我国脊柱畸形治疗发展史［J］. 中国矫形外科杂志，2009，17（9）：706-707.

［14］　田慧中，万勇，李明. 脊柱畸形颅盆牵引技术［M］. 广州：广东科技出版社，2010：1-305.

［15］　田慧中，李明，马原. 脊柱畸形截骨矫形学［M］. 北京：人民卫生出版社，2011：3-339.

［16］　田慧中. 结核性驼背畸形截骨术［J］. 中国矫形外科杂志，2011，19（23）：1937-1940.

［17］　田慧中，李明，王正雷. 胸腰椎手术要点与图解［M］. 北京：人民卫生出版社，2012：245-346.

［18］　田慧中，张宏其，梁益建. 脊柱畸形手术学［M］. 广州：广东科技出版社，2012：1-483.

［19］　张宏其，田慧中. 脊柱结核手术学［M］. 广州：广东科技出版社，2014：3-439.

［20］　田慧中，王文军. 脊柱结核外科治疗手术技巧［M］. 北京：人民军医出版社，2014：3-412.

［21］　DOVE J，HSU L C，YAU A C. The cervical spine after halo-pelvic traction. An analysis of the complications of 83 patients［J］. J Bone Joint Surg Br. 1980，62-B（2）：158-61.

［22］　DRAKE R L. VOGL W. MiITCHELL A W M. 格氏解剖学［M］. 北京：北京大学医学出版社，2006：14-98.

第二十六章　脊柱结核合并瘫痪的手术治疗

第一节　致瘫因素的分析

脊柱结核导致瘫痪的发生率在10%左右。其中胸椎发生率最高，颈椎次之，腰椎最少。除上述骨性压迫因素外，脓液、肉芽、干酪样物质、死骨和坏死椎间盘等结核性物质进入椎管，也可压迫脊髓，或椎管内肉芽组织机化为纤维组织，甚至呈环状或套状瘢痕粘连，将脊髓捆绑压迫，若超过脊髓的代偿能力，则发生瘫痪。

在脊柱结核合并瘫痪中，根据病灶是否活动，将其分为骨病活动型瘫痪与骨病静止型瘫痪。前者指结核病灶尚在活动期，造成瘫痪的原因以结核性物质直接压迫脊髓的可能性最大。后者是指结核病灶已治愈，但有严重的畸形，造成瘫痪的原因以骨嵴和增生纤维组织压迫为主，称为晚发性瘫痪。脊柱结核导致瘫痪的各种原因，均是逐渐发生的，多为不完全性瘫痪，且进展缓慢，很少发展为完全性瘫痪，与脊柱肿瘤不同。及时有效的病灶清除，脊髓减压与植骨内固定，常能使脊髓神经功能得以较好的恢复。有极少数病例，椎管内结核性物质穿破硬脊膜和蛛网膜，侵犯脊髓，结核性物质长期压迫脊髓前动脉合并炎症而引起脊髓前动脉栓塞，致脊髓缺血软化、变性坏死，而产生瘫痪，其预后不良。

始发于椎体后缘的结核病灶容易形成压迫脊髓神经及脊神经根的症状出现，是胸椎结核合并截瘫的主要因素（图26-1），其次是多节段椎体的溶解破坏造成严重的呈角畸形，由椎体的后缘或死骨向后凸出，压迫脊髓形成晚发性截瘫（图26-2）。

早期临床症状为胸背部疼痛，束带感异常，晚期症状为单侧或双侧下肢痉挛性疼痛，椎体束症状阳性直至不能下地活动。大小便功能受影响，尿潴留需要保留导尿。症状逐渐加重，出现不同程度的上运动神经元病理表现，病程发展晚期较快。应摄X线正侧位片、CT扫描及MRI检查，侵犯椎体节段数均由影像学作依据。脊髓受压程度由MRI及CT来确定。病变节段均经CT轴位像明确测量其占据椎管的程度，以便于临床症状作对照。

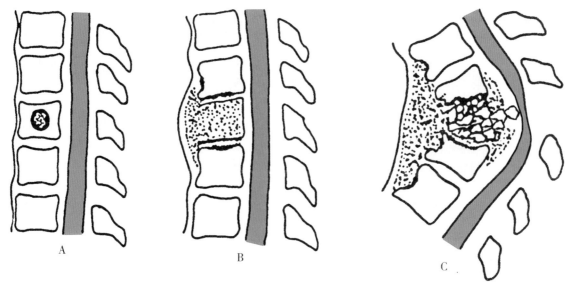

A. 始发椎体中心型结核；B. 发展为全椎体结核加上下椎间盘破坏； C. 椎体间骨质液化溶解塌陷，形成高度
胸椎后凸，死骨从前向后压迫脊髓，造成不全截瘫

图26-1　胸椎结核晚发性截瘫的形成

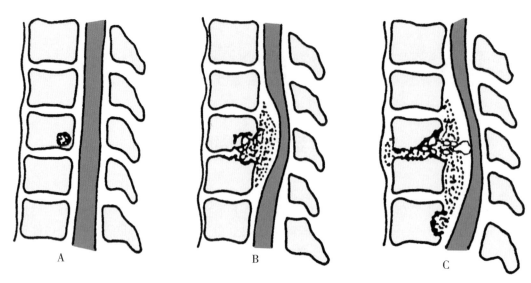

A.椎体后下缘结核病灶；B.液化溶解形成死骨侵入椎管；C.压迫脊髓造成不全截瘫

图26-2　胸椎结核早发性截瘫的形成

第二节　脊柱结核合并瘫痪的外科治疗原则

一、彻底病灶清除术

由于脊柱结核发生瘫痪的主要因素是病灶内结核物质压迫，因此只有彻底清除病灶，才能达到有效解除对脊髓神经的压迫，促进功能恢复。应严格注意不能遗留下椎体对侧的病灶，未被清除是结核复发的重要原因。对椎管内的病灶一定要彻底清除干净，直到硬膜周围的致压物彻底清除干净，硬脊膜膨胀变宽，见到波动为止。彻底清除病灶是手术成功的关键。

（1）胸椎结核胸膜外病灶清除术：为一常用的手术方法，创伤小，能彻底清除病灶。适应于$T_1 \sim T_{12}$椎体结核合并死骨、脓肿者。采用棘突旁纵切口，长$10 \sim 12cm$。切开皮肤、皮下组织及深筋膜，沿切口方向切开第一层肌肉，即上方的斜方肌和下方的背阔肌，然后切开第二层肌肉，即大小菱形肌及下锯肌，显露骶棘肌。自骶棘肌与最长肌之间分开肌肉，剥离所附的肋骨和3个横突。确定病灶部位后，找出拟切除的肋骨，先切断肋骨横突韧带，再切除横突，切开肋骨背侧的骨膜，并做骨膜下剥离，再距肋骨颈$4 \sim 5cm$处剪断肋骨。用寇克钳夹持肋骨的末端，用骨膜剥离器将骨膜完全推开。再用锐性剥离的方法，切断肋椎韧带，将肋骨头撬起，摘除整段肋骨及其头颈部。肋骨头摘除后即有脓液随之流出，通常切除$2 \sim 3$个肋骨头，即可充分显露病灶。结扎切断肋间血管神经束，切开脓肿壁，即可进入病灶。直视下用刮匙彻底清除病灶内的死骨、干酪性物质、结核性肉芽组织及坏死的椎间盘。凿开硬化骨，清除对侧病灶，清除干净后做椎体间植骨。然后放入链霉素1g和青霉素80万U，分层缝合伤口。

（2）胸椎结核合并截瘫前外侧减压术：适应于$T_1 \sim T_{12}$椎体结核合并死骨、椎旁脓肿或早期截瘫的病例。以病椎为中心，距棘突中线旁开2横指做纵形切口，上下端包括1个无病椎体。显露出病灶后，沿椎弓根自后向前剥离开椎体的侧面直达前纵韧带下，用撬板撬开显露病灶，彻底刮除死骨、干酪性物质，冲洗干净后检查椎体破坏情况，椎体后缘有否死骨压迫椎管，脓肿是否侵入椎管内，直到病灶彻底清除干净、减压绝对彻底为止。用骨刀截除椎体后，彻底显露椎体的对侧病灶和硬膜周围的病灶，做到彻底清除病灶和彻底减压硬膜管周围。在上下椎体间做成良好的植骨床，即有血运的植骨床。在无菌条件下自同侧髂骨上按常规取骨。将取下来的髂骨加工修剪备用，根据哈氏棒撑开后加压植入椎体间隙内所需要的长度作骨柱，待哈氏棒撑开矫正脊柱后凸后，再将准备好的骨柱镶入椎体之间的植骨床内起立柱支撑作用（见图26-15，图26-16）。

采用肋骨横突切除的胸膜外入路，在哈氏棒支撑下病灶清除的手术方法，能借哈氏棒的撑开力，使椎体间隙进一步张开，便于彻底清除椎管内病灶和椎体对侧的病灶，便于将破坏的椎体硬化骨切除干净，做成规则的植骨床。前路椎体立柱植骨完成后，后路哈氏棒的纵向支撑能防止椎体间植骨被压缩的作用。后路哈氏棒支撑能产生良好的效果，是防止角状驼背进一步加重和稳定植骨愈合的有力措施。其次是在同一个切口内安装哈氏棒，操作简单，节约了手术时间且效果可靠。后路单侧哈氏棒撑开能起到防止椎体间立柱植骨被压缩塌陷、角状后凸进一步加重的作用实属一种好方法。

二、植骨融合术

（1）后路植骨融合术：颈、胸和腰椎后融合，1911年Albee和Hibbs各自用不同方法做脊柱后路融合术。Albee劈开棘突，将有适度弯度的胫骨坚质骨作植骨片，夹在劈开的棘突之间。Hibbs的植骨方法是先在椎板和棘突上凿成粗糙面，再将骨松质碎片放在骨创面上。还有H形植骨法和回旋植骨法。上述方法中以Hibbs法较为常用。后路植骨融合虽可减少或预防脊柱后凸畸形，但假关节发生率较高，故胸椎、胸腰椎及腰椎和腰骶椎应用逐渐减少，其适应证是：①椎体病变已静止，但稳定性不够；②前路植骨失败，或前路植骨不够坚固；③病灶清除时，发现脊柱不稳，而又未做前路植骨者；④椎间隙狭窄、病变局限、无死骨脓肿病灶。

（2）前路植骨融合术：此术是在病灶清除的基础上进行的，应用较多。其适应证为：①椎体破坏较多，病灶清除后脊柱不稳定或残留较大的骨空洞；②已做椎板切除，不便做后路植骨融合者。

下列情况不宜做前路植骨融合术：①儿童椎体的骨化中心太小，脊柱的活动性大，植骨片不稳定，容易发生移位者；②年龄过大或身体虚弱者，对手术耐受力较差者；③病灶暴露不充分，病灶清除不彻底，植骨块容易变成死骨；④严重的混合感染。

前路植骨的方法有填充植骨、立柱植骨、楔形植骨、T形植骨和上盖植骨等方法。根据笔者的经验以大块髂骨做立柱植骨效果较好，不仅能填充骨缺损，还给脊柱起支撑作用，甚至部分脊柱后凸畸形得到矫正。植骨块大小和长度必须与骨缺损相适应，放置合适，防止植骨块骨折或脱出，造成对脊髓或大血管的压迫。术后不宜起床过早，根据病变部位的不同，一般术后卧床3～6个月。

三、截骨矫正后凸畸形

（1）结核性后凸的病理过程：当今世界估计有2 000万脊柱结核患者，早期诊断及早治疗无疑是重要措施，特别是10岁以下的多节段椎体受累者，其严重的后凸畸形为常见的后遗症。由于脊柱结核的发病是首先侵犯椎体和椎间盘，使脊柱的前柱遭受破坏，形成脓肿、死骨和干酪性物质，经前路病灶清除术后或液化坏死排脓术后，椎体及椎间盘的结核病灶虽然稳定下来，但严重丧失了椎体前柱的支撑作用，随着脊柱后部成分（椎弓和椎体后缘）的逐年发育增长，势必形成后凸畸形的逐年加重，至接近成年时已形成难以手术矫治的结核性驼背畸形，在侧位X线片上3～4节椎骨卷曲盘绕，2～3节椎体缺如，其上、下椎体的前缘互相接触形成U形襻。2～3节棘突、椎板、椎弓根和椎体后缘变成"小椎骨"，位于后凸顶椎的部位，到那时再想做脊柱截骨术是难上加难，变成手术治疗的禁忌证（图26-3）。

（2）手术适应证：结核性脊柱后凸的手术适应证，首先是结核病灶经过药物治疗或手术清除病灶以后，结核病灶已稳定的病例。年龄在5～25岁，角形后凸的顶椎位于T_{10}～L_3范围之内。后凸Cobb's角在100°以内。100°以上的重度后凸病例，如果年龄较小，顶椎临近的数节椎骨尚未骨性融合，先在颅盆牵引下观察，如果后凸角经过3周牵引后能减少到90°左右者，亦可行全脊柱截骨加器械矫正术。总之，无论年龄大小，对重度后凸病例都应先给予颅盆牵引，然后在此牵引下进行手术。其次是患者的全身健康状况和结核性毒血症状是否消失。术前抗结核药物是否用够时间，是否控制住结核性毒血症状。是否合并肺或肾脏结核存在，对有合并症者应首先治疗其合并症，待所有结核症状全部消失后再考虑做矫正后凸畸形的手术。

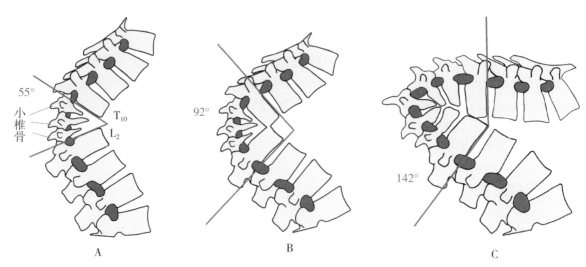

A. 为椎弓椎体次全截骨术的适应证；　B. 为全脊柱截骨术的适应证；　C. 为手术禁忌证

图26-3　结核性脊柱后凸手术难度的比较

（3）全脊柱截骨术的手术方法：沿棘突切口，长15~25cm。双侧分离暴露棘突、椎板、关节突和横突。向两侧暴露要足够宽，以便绕过椎弓切除椎体。用直骨刀沿椎弓根外缘截断横突。用铲刀截除椎板盖，暴露硬膜管和脊神经根。用椎体剥离器自后向前严格的从骨膜下剥离暴露椎弓根的外侧面和椎体腰部的外侧面，直达前纵韧带下。然后插入撬板撬开椎体两侧的软组织和来自椎前的节段血管。用无名氏剥离器分离硬膜外粘连。用直骨刀分层切除椎弓根和椎体的外侧部分。再用铲刀和月牙刀切除椎体的中央部分。用后纵韧带剥离器，小心地剥离后纵韧带，以免造成硬膜前静脉丛的破裂出血。用推倒刀推倒切除椎体后缘薄层骨片。触诊截骨间隙内无残留骨片时，立即闭合截骨间隙复位内固定。

四、手术前后抗结核药物的应用非常重要

抗结核药物的应用是手术成功的关键，外科手术是建立在抗结核药物应用的基础上的。在抗结核药物问世之前骨结核是不允许开刀的，因为手术切开后，切口不愈合会形成长期不愈的漏管引起混合性感染，败血症导致死亡。自从抗结核药物问世之后，才出现了脊柱结核病灶清除术的疗法。术前应用抗结核药物可以防止结核杆菌向着别的脏器和组织播散，特别是脑膜组织是个易感染组织，播散到脑膜形成结核性脑膜炎在治疗上非常棘手。术后应用抗结核药物直到植骨融合，结核病灶稳定为止。

（田慧中　艾尔肯·阿木冬　张怀成）

第三节　晚发截瘫的手术治疗

一、手术方法

（一）手术适应证
T_1~T_{12}椎体结核合并死骨、椎旁脓肿或早期截瘫的病例。

（二）麻醉
气管内插管全麻。

（三）体位

侧卧位，患侧在上（图26-4）或俯卧位（图26-5）。

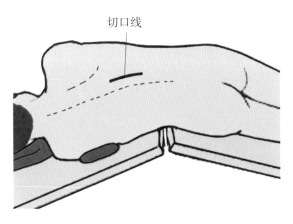

图26-4　侧卧位，抬高腰桥，使手术侧腰部放平。在棘突旁两横指纵切口，长短根据病变而定

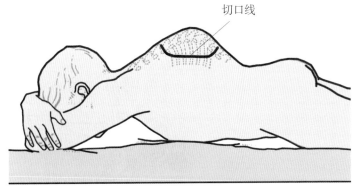

图26-5　俯卧位，U形切口，切除肋骨、推开胸膜，显露椎前方便

（四）手术操作程序

1. 第一步切口　以病椎为中心，距棘突中线旁开2横指做纵形切口，上下端包括1个无病椎体（见图26-4）。

2. 第二步显露病灶　将皮瓣向内、外侧游离，上胸椎沿脊柱纵行切开斜方肌、菱形肌附着处，下胸椎切开背阔肌、后下锯肌，向两侧牵开肌肉，显露骶棘肌（图26-6）。分开骶棘肌边缘，即可见横突尖端及肋横突关节（图26-7）。分离近端肋骨骨膜和肋横关节、肋椎关节，切除7~8cm长的一段后肋，这时应特别注意剥离

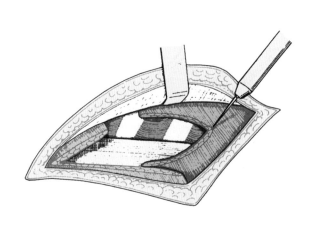

图26-6　切开斜方肌和背阔肌，显露骶棘肌筋膜外侧缘和肋骨

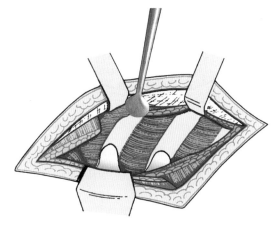

图26-7　分开骶棘肌边缘，显露横突及肋骨

肋骨小头以免损伤胸膜（图26-8、图26-9）。如果肋骨头颈已被结核侵犯则取除更容易。如果脓肿较大，肋骨头取除后即可见到脓液溢出，吸除脓液，分离肋间动静脉和肋间神经，将其结扎切断。

3. 第三步清除病灶　沿椎弓根自后向前剥离开椎体的侧面直达前纵韧带下，用撬板撬开显露病灶，彻底刮除死骨、干酪性物质，冲洗干净后检查椎体破坏情况（图26-10），椎体后缘有否死骨压迫椎管，脓肿是否侵入椎管内，直到病灶彻底清除干净、减压绝对彻底为止（图26-11）。

4. 第四步显露椎体　用骨刀截除椎体后，彻底显露椎体的对侧病灶和硬膜周围的病灶，做到彻底清除病灶和彻底减压硬膜管周围。

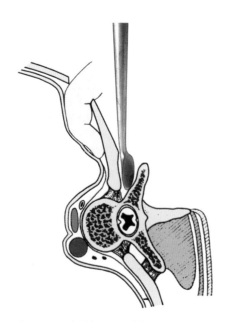

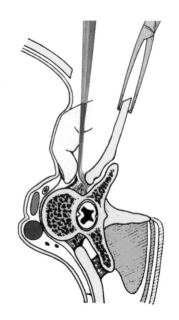

图26-8　锐性分开肋横关节与肋椎关节，沿椎弓根的外侧严格的骨膜下向前剥离椎体

图26-9　提起肋骨的断端，自肋骨的前侧骨膜下严格的向前剥离，直达肋骨小头。该处最容易损伤胸膜，应注意

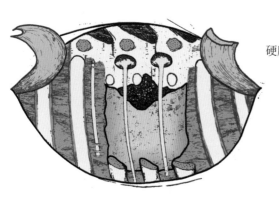

图26-10　切除3条肋骨，推开胸膜，暴露被破坏的椎体和病灶，肋间神经和血管可以结扎切断

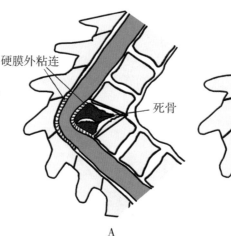

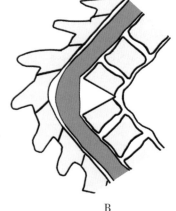

A

B

A. 减压前示意图；B. 减压后示意图

图26-11　椎体病灶和死骨，要彻底清除干净，一定要使受压的硬膜管膨胀恢复，使成角的硬膜管自动前移

　　5. 第五步做植骨床　在上、下椎体间做成良好的植骨床，即有血运的植骨床（图26-12）。准备下一步做椎体间植骨。

　　6. 第六步更换手套和器械　在无菌条件下自同侧髂骨上按常规取骨。将取下来的髂骨加工修剪备用，根据哈氏棒撑开后加压植入椎体间隙内所需要的长度作骨柱，待第七步哈氏棒撑开矫正脊柱后凸后再将准备好的骨柱镶入椎体之间的植骨床内起立柱支撑作用。

　　7. 第七步后路单侧哈氏棒内固定　在切口的近端和远端显露椎板2～3节，用常规方法装入哈氏棒1根。给予适当的撑开力使脊柱的后凸角度变小，椎体间隙增宽和张开（图26-13）。这时再在胸骨柄、耻骨联合、后凸棘突3点加压矫形的情况下，将植骨块紧紧镶入椎体间隙内，使其产生椎体间加压植骨的支撑作用。做前后滚动患者的试验，看植骨块在椎体间隙内卡得是否稳定，是否真正起到支撑作用。如植骨块镶嵌可靠，摇动患者植骨块不会移位或脱落，手术即宣告完成。

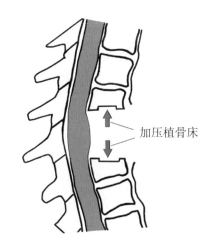

图26-12　清除病灶，做椎体间植骨床

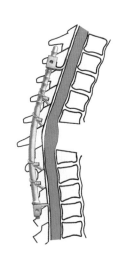

图26-13　暴露上、下段椎板后，植入哈氏棒，撑开矫正脊柱后凸，使前方的椎体间隙张开

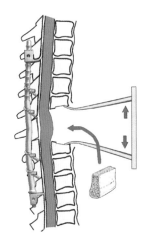

图26-14　用椎体间隙撑开器，将椎体前缘撑开，准备镶入髂骨块

8. 第八步椎体间镶入植骨块　先用撑开器将椎体前缘撑开（图26-14），然后再将已备好的髂骨块卡入预制的骨床内，放掉撑开器，植骨块在椎体间卡紧（图26-15），把患者做前后旋转试验证明植骨块夹在上下椎体间稳定可靠，手术结束，有条件时也可做前路内固定（图26-16）。

9. 第九步严格止血　切口内放入链霉素粉1g，放置引流管，分层闭合切口，手术结束。

（五）术后处理

术后继续使用抗结核药物治疗。24～48h拔除引流管，10天拆线，3周后戴支具下地活动。

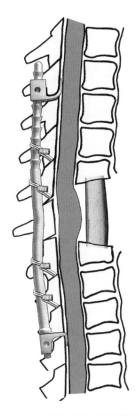

图26-15　单纯前路撑开植骨，用于中胸段有胸廓支撑稳定性较好的节段

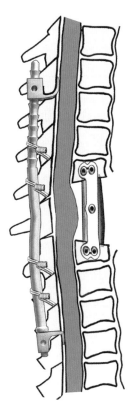

图26-16　位于胸腰段活动度较大的部位，植骨后应加前路钢板内固定

二、术中陷阱与要点

1. 当剥离切除肋骨颈和肋骨头时，特别是剥离肋骨头的内侧面时要特别当心损伤胸膜引起气胸，因为该处的胸膜壁层紧贴肋骨颈和头的内侧面，一定要在骨膜下仔细地向前游离分开，否则损伤胸膜造成气胸，使胸膜外入路宣告失败。

2. 当肋骨小头和肋骨颈被结核病变所侵犯时，壁层胸膜已产生结核性胸膜炎胸膜增厚，骨膜下形成脓肿，剥离游离时比较容易，有时夹住肋骨旋转后即可将肋骨颈头取出，脓液自此溢出，扩大此切口即可达到结核破坏的中心病灶。

3. 结核性病灶内的椎体骨组织坏死硬化形成死骨，出血甚少，需要将死骨清除干净，特别是位于椎管内的病灶和位于脊柱对侧的病灶不能遗漏，彻底清除病灶是手术成功的关键。

4. 彻底减压脊髓：尤其是伴有截瘫的胸椎结核，一定要认真清除椎管内病灶，对硬膜周围的脓肿和死骨一定要清除干净。

5. 对通过病灶的肋间神经和肋间血管可以结扎切断，不需要保留。

6. 结核病灶彻底清除是主要的，在结核病灶内加用金属内固定是次要的，有条件者可同时做内固定，无条件者不能勉强地在病灶未彻底清除的基础上加用内固定，以免造成病灶复发和再次手术取除内固定。

7. 必须先作后路撑开，后做椎体间植骨内固定，以免造成前路植骨松动脱出或骨不连的现象发生。

8. 哈氏棒后路撑开在胸椎前外侧入路治疗结核性病灶清除术中是最常用的一种内固定方法。

9. 椎体间髂骨块加压植骨，骨块一定要有撑开力，卡在上、下椎体间隙内稳定可靠，否则有植骨块脱出的危险。

三、手术注意事项

1. 术前必须先给予抗结核药物治疗2～4周。

2. 脊柱结核晚发截瘫的前外侧减压术：截瘫主要是死骨或后凸骨嵴压迫脊髓所致。手术目的主要是脊髓减压、解除瘫痪，自前方入路是唯一有效的方法，经后路椎板切除术已被公认为是无效的做法，且容易造成不可逆性瘫痪。

3. 侧前方入路的优越性：肋骨横突切除术，能给予一个有效的空间处理脊髓的侧前方和前方的压迫物，解除脊髓神经的直接受压情况，还能同时进行后路哈氏棒矫正脊柱后凸和椎体间做立柱植骨，故侧前方入路为治疗结核性截瘫的优选方法。

4. 全椎板切除减压术对胸椎结核是不可取的。因为全椎板切除后能使脊柱后方张力带作用消失，造成后凸畸形加重，使脊髓神经的受压更加严重。且因胸椎管本身的狭窄和齿状韧带对脊髓的固定作用而造成脊髓的受压症状进一步加重，形成不可逆性截瘫，故全椎板切除减压术对胸段病变是不可取的。

5. 对手术治疗胸椎结核来说，彻底清除结核病灶是第一重要，植骨融合是第二重要，内固定是第三重要。绝不能在病灶清除不彻底、植骨融合不可靠的基础上进行单纯器械内固定治疗，这容易造成结核病的复发，需要再次手术翻修。

6. 手术前后抗结核治疗的重要性：为了防止结核杆菌借手术中的机会血行播散，为了防止术后病灶复发、切口不愈合，一定要重视抗结核药物的术前、术后应用。绝不允许只做手术，不重视抗结核药物的应用，这也是术后病灶复发的重要原因。

（田慧中　黄卫民　欧勇）

参考文献

［1］　田慧中. 角形脊柱后凸的手术治疗［J］. 中华骨科杂志，1992，12（3）：162-165.

［2］　董中. 骨科手术图谱［M］. 北京：人民卫生出版社，1995：34-68.

［3］ 田慧中. 结核性脊柱后凸的矫正手术［J］. 美国中华骨科杂志，1995，1：6.

［4］ 田慧中. Tian's Osteotomes Used in Spinal Surgery［J］. 美国中华骨科杂志，1995，1：51.

［5］ 陈安民，徐卫国. 脊柱外科手术图谱［M］. 北京：人民卫生出版社，2001：77-233.

［6］ 田慧中. 脊柱外科医师要善于使用咬骨钳和骨刀［J］. 中国现代手术学杂志，2002，6（1）：67-68.

［7］ 大卫S，布拉德宝德，托马斯A. 兹德布里克. 脊柱［M］. 张永刚，王岩，译. 沈阳：辽宁科学技术出版社，2003：279-292.

［8］ 胥少汀，葛宝丰，徐印坎. 实用骨科学［M］. 2版. 北京：人民军医出版社，2003：598-636.

［9］ 田慧中. "田氏脊柱骨刀"在矫形外科中的应用［J］. 中国矫形外科杂志，2003，11（15）：1073-1075.

［10］ 雷伟，李全明. 脊柱内固定系统应用指南［M］. 西安：第四军医大学出版社，2004：1-423.

［11］ 侯树勋. 脊柱外科学［M］. 北京：人民军医出版社，2005：444-610.

［12］ 饶书城，宋跃明. 脊柱外科手术学［M］. 3版. 北京：人民卫生出版社，2007：335-346.

［13］ 张光铂，吴启秋，关骅，等. 脊柱结核病学［M］. 北京：人民军医出版社，2007：1-452.

［14］ 田慧中，刘少喻，马原. 实用脊柱外科手术图解［M］. 北京：人民军医出版社，2008：189-581.

［15］ 田慧中，刘少喻，马原. 实用脊柱外科学［M］. 广州：广东科技出版社，2008：224-275.

［16］ 于滨生，郑召民. 脊柱外科手术技巧［M］. 北京：人民军医出版社，2009：109-135.

［17］ 葛宝丰，卢世璧. 骨科手术学［M］. 2版. 北京：人民军医出版社，2009：703-741.

［18］ 田慧中，李明，马原. 脊柱畸形截骨矫形学［M］. 北京：人民卫生出版社，2011：3-339.

［19］ 田慧中. 结核性驼背畸形截骨术［J］. 中国矫形外科杂志，2011，19（23）：1937-1940.

［20］ 田慧中，李明，王正雷. 胸腰椎手术要点与图解［M］. 北京：人民卫生出版社，2012：245-346.

［21］ 田慧中，张宏其，梁益建. 脊柱畸形手术学［M］. 广州：广东科技出版社，2012：1-483.

［22］ 黄卫民，田慧中，吕霞，等. 胸椎结核晚发瘫痪的侧前方减压术［J］. 中国矫形外科杂志，2012，20（7）：647-649.

［23］ 张宏其，田慧中. 脊柱结核手术学［M］. 广州：广东科技出版社，2014：3-439.

［24］ 田慧中，王文军. 脊柱结核外科治疗手术技巧［M］. 北京：人民军医出版社，2014：3-412.

第二十七章　颈胸段结核性后凸椎弓与椎体间隙截骨矫形术

第一节　概　　述

一、目的及意义

对8~12岁的C_7~T_1椎体结核病例，经治疗或手术病灶清除术后病灶已稳定者，遗留颈胸段后凸畸形的病例是该手术的适应证。目的是尽早做椎弓椎体的次全截骨术，防止日后形成重度的颈胸段后凸畸形。对8~12岁的儿童，先在颅盆牵引下松解椎体间隙，看是否已有骨性融合，然后再经后路做椎弓椎体次全截骨术，然后做单纯闭合截骨间隙双侧Luque氏棒夹持棘突固定矫正后凸畸形。对发育期间的儿童，椎板下钢丝固定比钉棒系统更多采用。

二、适应证与禁忌证

（1）适应证：①年龄在8~12岁的儿童，最好是椎体间尚未形成骨性融合；②后凸角限于80°以内者，下颌骨与胸骨柄尚未接触者；③能适应颅盆环牵引作术前准备者，曲颈畸形不是太严重者；④椎体间病灶已趋向稳定者。

（2）禁忌证：①椎体间病灶仍在活动，死骨、脓肿尚未清除，抗结核治疗尚未应用者；②患者身体条件难以负担手术者。

三、C_7~T_1椎弓椎体截骨术的术前准备与手术方法选择

（1）术前准备：①首先做颅盆牵引3~6周，松解C_7~T_1的椎前软组织，矫正后凸畸形，使未被骨性融合的椎间隙张开，拍摄X线片进一步观察和设计截骨方案。②确定C_7~T_1的棘突间隙，并做出标记。且勿搞错椎间隙，因椎动脉不在C_7横突中穿过。③术前应做椎动脉减影明确血管走行变异。④注意肺功能的检查，并做气管的推移训练，看是否有粘连存在。⑤在颅盆牵引过程中，观察有无神经症状出现。术前、术中、术后均应配戴牵引装置。按颅盆牵引要求进行常规护理。⑥术中取俯卧位，床与人体之间垫实，不能让患者悬空在架子上。⑦4根支撑立柱均应放松，上、下各松开2~4cm。⑧根据患者的配合程度来选择全麻或局麻。局麻的好处是能与患者随时谈话。

（2）手术方法的选择：对结核性颈胸段角形后凸畸形的后路截骨矫形术与强直性脊柱炎的截骨术略有不同。强直性脊柱炎颈胸段后凸，可做单纯椎板截骨术，手法折断前纵韧带矫正畸形。而结核性颈胸段后凸为角形后凸，必须做椎弓椎体次全截骨或全脊柱截骨方能矫正畸形。

对后凸角在60°以内的病例，可先试用颅盆牵引，经过3~6周牵引能达到椎体前间隙张开和后凸角度减轻者，也可试用单纯椎板截骨术，看矫形复位能否达到截骨间隙闭合矫正后凸畸形的目的。如能达到椎板间截骨

间隙闭合时，给予椎板间张力性压缩内固定。术前、术中、术后均在颅盆牵引下，拆线后给予石膏背心或支具外固定。

如单纯椎板截骨后，截骨间隙仍不能闭合者，则必须做椎弓椎体联合截骨术，楔形切除椎体后缘或椎间盘，使其达到椎弓椎体次全截骨术时，方能使角状脊柱后凸得到矫正。

第二节　椎弓与椎体间隙截骨矫形术

（一）目的及意义

针对颈胸段结核性角状脊柱后凸而设计，在$C_7 \sim T_1$的椎板之间和$C_7 \sim T_1$椎体的终板部位做楔形截骨切除，包括椎间盘和上、下终板的骨质，而达到次全脊柱截骨术的目的。如果椎体前缘还有结核性病灶存在，还可以同时清除病灶。

（二）适应证与禁忌证

1. 适应证　该手术专门用于截骨矫正结核性颈胸段后凸畸形，最好是结核病灶已趋向稳定者、无大量死骨和脓肿存在的病例，如同时还存在局灶性、包裹性稳定病灶，如尚有干酪性物质、纤维肉芽组织及少量的脓液存在时，也可同时进行病灶清除术，仍为本手术的适应证。

2. 禁忌证　椎前明显的活动性病灶或脓肿较大需要做一期前路病灶清除者，不宜先做后路截骨矫形术。患者的年龄最好是限制在8～12岁，椎体未形成广泛骨性连接者。

（三）椎板间与椎体间截骨术的手术方法

1. 术前准备　术前严格进行影像学检查，X线片、CT及MRI检查，认真评估后凸角度、结核病灶侵犯的范围、病灶是否稳定、脓肿的大小、有无自发融合及椎间的活动度。是否需要事先清除病灶？是否需要先做颅盆牵引？对手术方案的设计应该认真做出全面计划。对局部的解剖，手术者应做充分的思想准备。

2. 麻醉　在全麻下手术，术前与麻醉师沟通术中需要唤醒试验，在截骨矫形中使患者能够清醒，配合术者的要求，矫形完成后再次进入麻醉状态。

3. 体位　患者取俯卧位，将头放在马蹄形头架上，调成头颈屈伸适宜的位置。

4. 手术步骤

（1）第一步：在SEP监测下进行，颈后正中切口（图27-1），沿棘突两侧分开肌肉，暴露$C_3 \sim T_3$的棘突，向两侧暴露椎板、关节突及横突（图27-2）。

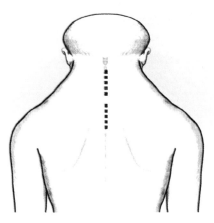

图27-1　手术切口

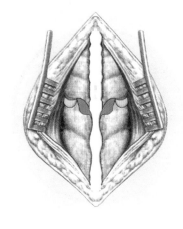

图27-2　暴露$C_3 \sim T_3$的棘突、椎板、关节突及横突

（2）第二步：用C形臂X线机确定置钉位置，在C_4～C_6两侧的侧块上置入侧块螺钉，再在T_2～T_3两侧的椎弓根内置入椎弓根螺钉（图27-3）。

（3）第三步：然后再在C_7～T_1椎板间隙上做V形截骨（图27-4）。截骨间隙的宽度为上一椎弓根的下缘至下一椎弓根的上缘，一般为8～12mm，切除椎板盖，暴露硬膜及两侧的脊神经根（图27-5），向椎间孔外游离脊神经根，将伴随的血管束电烙止血。将脊神经根向上或下牵开，暴露椎体后缘和椎间隙，沿着椎间盘的外侧向前剥离、暴露椎体及椎间盘的外侧面，插入撬板暴露椎体和椎间盘的前外侧（图27-6），用撬板隔开椎前软组织、节段血管及胸膜。

（4）第四步：在硬膜囊的外侧、脊神经根的前方用直骨刀和月牙刀切除上、下终板及椎间盘，从左右两侧进入围绕硬膜管的前方，楔形切除椎体及椎间盘的后3/4（图27-7）。保留前1/4即可进行过伸复位。

对前后错位较大的病例，可采用全脊柱截骨的手术方法（图27-8），方能达到复位目的。为了防止术中截骨断端错位，应在截骨前安装暂时性保护棍以防术中错位。在颅盆牵引装置下使头部过伸或在抱头助手的操作下使头颈过伸，在手术者直视下使截骨间隙闭合（图27-9），达到椎体后缘整齐地对合后，再进行置入器械内固定（图27-10、图27-11）。此时最好能使患者在清醒状态下进行，患者可以向术者表示有无神经受压现象存在，这些比唤醒试验意

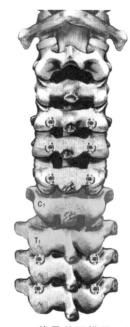

图27-3 截骨前颈椎置入侧块螺钉，胸椎置入椎弓根螺钉

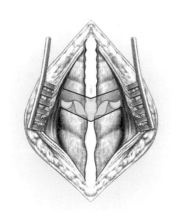

图27-4 在C_7～T_1椎板间隙上做V形截骨

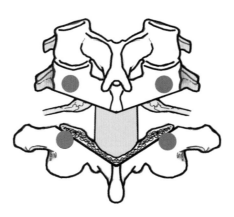

图27-5 切除椎板盖，暴露硬脊膜和脊神经根

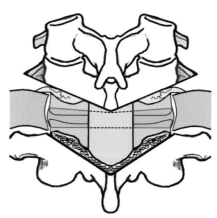

图27-6 向前剥离椎体和椎间隙，插入撬板显露椎间隙后缘和外侧缘

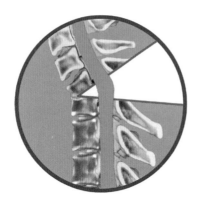

图27-7 椎弓椎体次全截骨术的切除范围

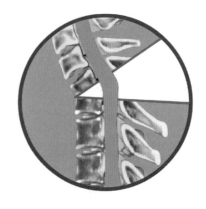

图27-8 全脊柱截骨术的切除范围

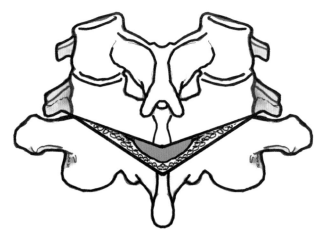

图27-9　截骨完成后闭合复位，矫正后凸畸形

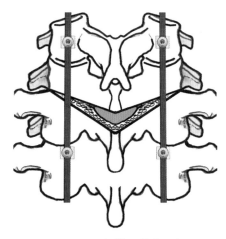

图27-10　钉棒系统内固定

义更大。

5. 术后处理　术后卧平床，颈部垫至适当高度，颈两侧用沙袋固定，如在颅盆牵引下时，则将颅盆环的升高装置，调整到所需要的高度和前后倾斜度，维持其牵引固定，不需要每天升高，戴颅盆环可于术后第二天开始下床活动，按颅盆牵引常规护理。

6. 术中要点及注意事项

（1）结核性后凸与强直性脊柱炎后凸的内固定方法有所不同，8～12岁儿童的颈胸段脊柱后凸与成年人的颈胸段脊柱后凸也有所不同。强直性脊柱炎的棘突骨化增厚，棘间韧带及棘上韧带形成骨化强直，有利于做棘突间固定，其把持力甚大，是有力内固定选择部位。而儿童颈胸段结核的棘突常常发育得还不够成熟，棘突和棘突的末端常常比较弱小，用它来做内固定，有时是难成功的。则需要采用C_4～C_6两侧的侧块上置入侧块螺钉，再在T_2～T_3两侧的椎弓根内置入椎弓根螺钉，做钉棒系统内固定（图27-12、图27-13）。

（2）侧块螺钉和椎弓根螺钉的进钉方向，如图27-14、图27-15所示。

（3）对颈胸段结核采用在椎板间和椎体间做截骨术的理由，往往C_7～T_1结核的椎间盘已被破坏，已形成纤维性连接或骨性连接，在C_7～T_1间隙上做截骨可同时切除残余的病灶，松解椎体间关节，使过伸复位更加容易进行。

（4）8～12岁儿童的硬膜外粘连较轻，剥离时可能比较容易为其优点。

（5）因为椎体和椎间盘的前1/4已形成结核病灶，故绝大多数病例均可用次全脊柱截骨术解决，只有在椎体前后错位较明显的病例，才需用全脊柱截骨术。

（6）内固定方法的选择，以上端侧块固定、下端椎弓根螺钉固定为优选。

（7）截骨方法的选择，以椎板间及椎体间截骨的方法最为适用。

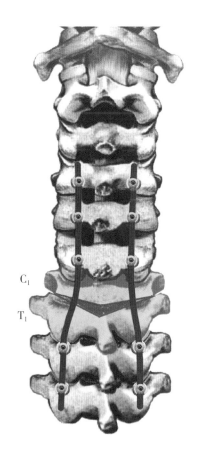

图27-11　上端C_4～C_6置入侧块螺钉，下端T_2～T_3置入椎弓根螺钉，做钉棒系统内固定

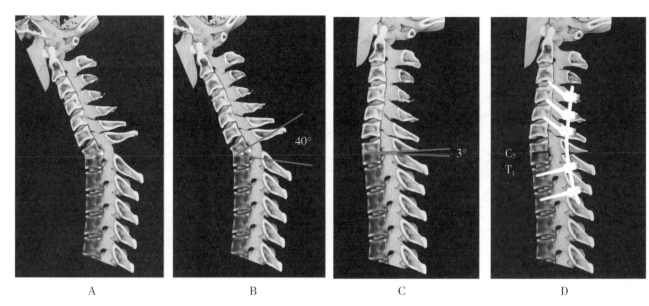

A. 术前颈胸段后凸畸形Cobb's角47°；　B. 椎弓椎体次全截骨术Cobb's角40°；C. 截骨矫正闭合复位后，后凸Cobb's角变为3°；D. 内固定置入后，后凸Cobb's角变为0°

图27-12　结核性颈胸段后凸畸形椎弓椎体次全截骨术及内固定术

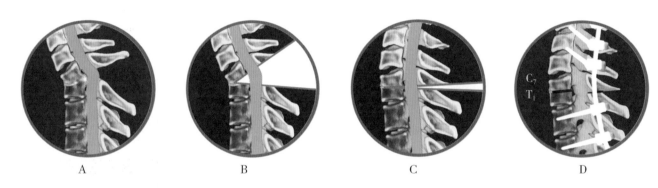

A. 术前颈胸段后凸畸形，椎体后缘压迫椎管；B. 椎弓椎体次全截骨术的切除范围；C. 截骨矫正术后，切除了椎体后缘的突出物，解除了椎管受压情况，恢复了椎管的对线；D. 钉棒系统内固定后，后凸Cobb's角变为0°

图27-13　结核性颈胸段后凸畸形截骨矫正术

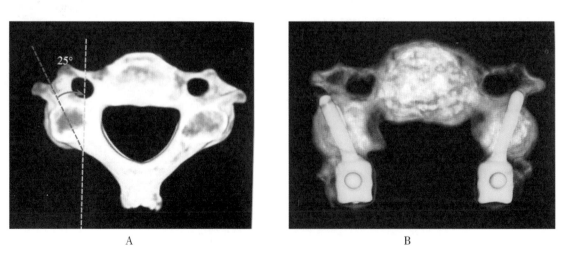

A. 在轴像上向外侧倾斜2°；B. 侧块螺钉置入后的位置

图27-14　侧块螺钉的进钉方向

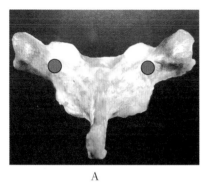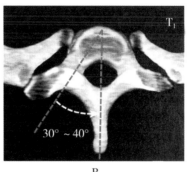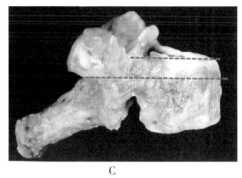

A. 进钉点位于上关节面的下外方，相当于横突根部直径的中点；B. 在轴像上向内倾斜30°～40°；C. 在侧位像上与椎体上缘平行进钉

图27-15　上胸椎椎弓根螺钉的进钉方向

（田慧中　谭俊铭　阿不都乃比·艾力）

参考文献

［1］　田慧中."田氏脊柱骨刀"在矫形外科中的应用［J］.中国矫形外科杂志，2003，11（15）：1073-1075.

［2］　田慧中，吕霞，田斌.强直性脊柱炎颈胸段后凸畸形截骨矫正术［J］.中国矫形外科杂志，2006，14（7）：522-523.

［3］　田慧中，吕霞，马原.头盆坏牵引全脊柱截骨内固定治疗重度脊柱弯曲［J］.中国矫形外科杂志，2007，15（3）：167-172.

［4］　田慧中，刘少喻，马原.实用脊柱外科手术图解［M］.北京：人民军医出版社，2008：589-599.

［5］　田慧中，万勇，李明.脊柱畸形颅盆牵引技术［M］.广州：广东科技出版社，2010：1-305.

［6］　刘少喻，田慧中，丁亮华.颈椎手术要点与图解［M］.北京：人民卫生出版社，2010：138-155.

［7］　于滨生，芮钢.脊柱手术关键技术图谱［M］.北京：人民军医出版社，2011：95-112.

［8］　田慧中，李明，马原.脊柱畸形截骨矫形学［M］.北京：人民卫生出版社，2011：3-335.

［9］　田慧中，张宏其，梁益建.脊柱畸形手术学［M］.广州：广东科技出版社，2012：1-483.

［10］　雷伟.脊柱内固定系统应用指南［M］.2版.西安：第四军医大学出版社，2013：1-632.

［11］　大卫S，布拉德宝德，托马斯A.兹德布里克.脊柱［M］.张永刚，王岩，译.沈阳：辽宁科学技术出版社，2003：279-292.

［12］　ROBERT G WATKINS.脊柱外科手术径路［M］.王自立，党耕町，译.北京：人民卫生出版社，2008：72-84.

［13］　菲韦格，格鲁查拉.脊柱手术指南［M］.陈建庭，朱青安，罗卓荆，译.北京：北京大学医学出版社，2013：3-358.

［14］　王立，刘少喻，黄春明，等.儿童脊柱畸形矫形手术技巧［M］.北京：人民军医出版社，2014：1-415.

［15］　张宏其，田慧中.脊柱结核手术学［M］.广州：广东科技出版社，2014：3-439.

［16］　田慧中，王文军.脊柱结核外科治疗手术技巧［M］.北京：人民军医出版社，2014：3-412.

第二十八章　创伤性脊柱畸形截骨矫形术

第一节　胸腰椎骨折角形脊柱后凸截骨术

一、手术适应证

无论急性还是伤后晚期发生的脊柱后凸，只要当胸腰段后凸角>30°，腰椎前凸角<10°时，均应考虑手术矫正。经非手术治疗的胸腰椎骨折伴有完全或部分神经功能损害的患者，因后期出现进行性脊柱不稳或后凸畸形需要脊柱融合的椎管受压患者均超过50%，说明骨破坏严重、后凸角>30°的脊柱骨折可能存在小关节半脱位和后柱破坏，并导致晚期脊柱不稳定，因此提出，当发生旋转形骨折脱位、侧方脱位、椎管受压超过50%的脊柱骨折及后凸畸形>30°时，均是手术治疗的适应证。

二、手术方法

该手术主要针对严重的陈旧性胸腰段骨折脱位，脊柱后凸畸形严重，完全或不完全截瘫及神经根受压者。手术时机最好在脱位椎体与下位椎体未完全骨性融合之前，此手术出血较多，术前应配血2 000mL。

（一）术前准备

配血、备皮，准备田氏脊柱骨刀一套和需要的内置入器械。

（二）麻醉

气管插管全麻或局部浸润麻醉。

（三）体位

俯卧位或侧卧位。

（四）手术操作程序

1. 第一步切口及显露　沿棘突后正中切口，长20～30cm。显露以脱位间隙为中心的上2个及下3个椎板，共计5～6个椎板。脱位间隙的下位椎，常是有压缩骨折的椎骨，需显露其双侧椎板、关节突及横突尖部，此脊椎最为后凸，在手术野中最为表浅，为拟行截骨切除的一节椎骨（图28-1）。

2. 第二步椎板关节突切除　先切除脱位间隙下位椎的棘突及椎板（图28-2），再切除其上、下关节突及双侧椎弓根（图28-3），至此，此段脊髓及神经根的后面及两侧均显示于视野中，脊髓及神经根多呈现折弯紧张状态，触诊硬膜可感到脊髓前方有致压物存在。自棘突至前纵韧带做全脊柱截骨楔形切除的范围和角度，应根据需要而定，一般创伤性脊柱后凸的

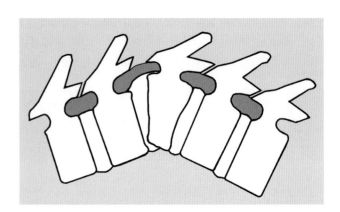

图28-1　胸腰段压缩骨折脱位，形成30°以上的角形脊柱后凸，压缩骨折的上一个椎间隙产生脱位，使上一个椎体向前滑移

切除范围，常为包括一个椎间盘在内的全脊柱截骨楔形切除术（图28-4）。

3. 第三步显露椎体　自双侧横突根部截断横突，用无名氏剥离器（田氏脊柱骨刀中的一种器械）沿椎体的

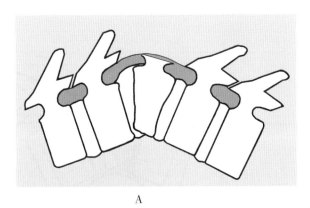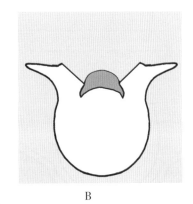

A．侧位像；B．轴位像

图28-2　棘突及椎板已被切除，只剩下部分关节突和椎弓根

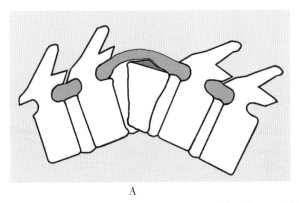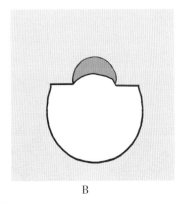

A．侧位像；B．轴位像

图28-3　椎弓根已被切除，可见椎体后缘骨片向椎管内突出，压迫硬膜管

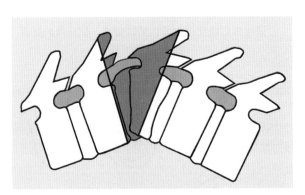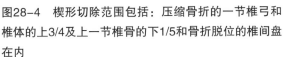

图28-4　楔形切除范围包括：压缩骨折的一节椎弓和椎体的上3/4及上一节椎骨的下1/5和骨折脱位的椎间盘在内

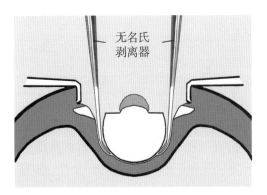

图28-5　用无名氏剥离器沿椎体腰部向前剥离，严格地在骨膜下进行，直达椎体前缘，避免损伤节段血管

外侧缘向前剥离暴露椎体的前外侧缘，一定要严格地在骨膜下进行，特别是在剥离椎体时，剥离器要沿着椎体腰部前进，以免损伤节段血管（图28-5）。然后更换撬板，撬开椎体周围软组织和节段血管，暴露整个椎体（图28-6）。椎体显露的范围：包括楔形压缩的整个椎体及其上一个椎体的下缘和椎间盘（见图28-4）。

　　4．第四步牵开脊神经根　将上一个椎间孔内穿出的脊神经根，用神经根拉钩拉开挡在术野之外（图28-7）。

　　5．第五步椎体截骨术　先用直骨刀分层切除椎体外侧部分（图28-8），对松质骨窦的出血，用骨蜡涂抹

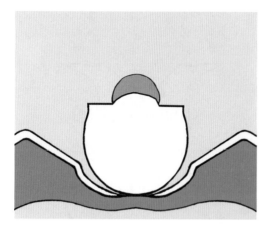

图28-6 更换撬板，撬开椎体周围软组织及节段血管，暴露整个椎体

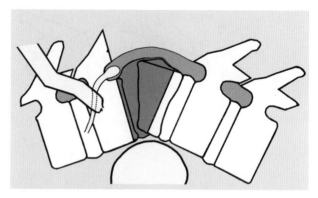

图28-7 用神经根拉钩将上一条脊神经根挡在术野之外，以便做椎体切除术

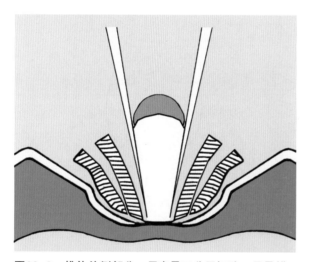

图28-8 椎体外侧部分，用直骨刀分层切除，用骨蜡涂抹止血

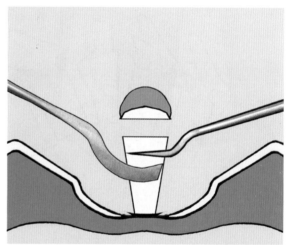

图28-9 用铲刀配合月牙刀切除椎体的中央部分，保留椎体后缘突入椎管内的碎骨片，留待最后处理

的方法止血，切一层抹一层，一定要用硬质骨蜡，在整齐的刀切面上涂抹止血，才能起到真正的止血作用。然后再用铲刀和月牙刀进行椎体中央部分的切除术，先切除椎体的中心部分，暂保留突入椎管内的碎骨片，将椎体的中央部分左右打通切除干净，只剩下突入椎管内的碎骨片，留待最后处理（图28-9）。

6. 第六步椎体后缘切除术 椎体后缘和突入椎管内的碎骨片，直到大部分椎体切除完成后，留待最后处理。椎体后缘和突入椎管内碎骨片的切除方法：先用后纵韧带剥离器，自后缘骨片上分开一个间隙，然后用推倒刀将椎体后缘骨片与突入椎管内的碎骨片推倒，用髓核钳取出（图28-10），注意保护硬膜管的完整性，切勿将硬膜撕裂，以免造成脑脊液漏。椎

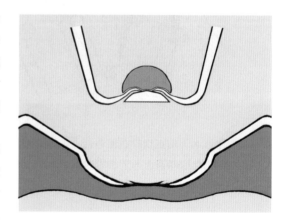

图28-10 用推倒刀将椎体后缘和突入椎管内的碎骨片推倒取出

体后缘与突入椎管内的碎骨片切除完成后，触诊截骨间隙内无残留碎骨片存在时（图28-11），立即闭合截骨间隙。

7. 第七步复位内固定 创伤性脊柱后凸的截骨间隙一般不宽，常用的内固定多选用钉棒法，一般为截骨

间隙以上和以下每侧2～3枚螺钉即可，总共2根棒和8～12枚螺钉已足够（图28-12）。个别病例根据需要也可做远端撑开与近端压缩。

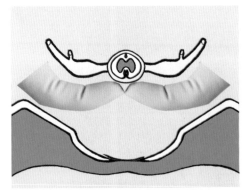 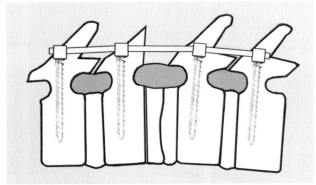

图28-11　触诊硬膜前碎骨片是否切除干净，硬膜管是否膨胀变宽，减压彻底后，复位内固定

图28-12　复位内固定已完成，椎体间松质骨面对松质骨面，不需要椎体间植骨，仅做椎板后碎骨条植骨即可

8. 第八步放置引流管闭合切口　术毕电烙止血，放置T形引流管，分层闭合切口，手术结束。

（五）术后处理

回病房卧平床，切口引流管接负压引流瓶，24～48h拔除引流管，10天拆线。拆线后可下地活动，用枕颌带悬吊在垂直牵引架上做石膏背心固定，固定期限为6个月。

三、典型病例介绍

病例1，患者，女，16岁，外伤性角形脊柱后凸，曾在其他医院做矫正畸形U形棒加钢丝内固定术，术后钢丝断裂，矫正失败。慕名前来笔者所在医院行翻修手术。入院后经详细检查，术前Cobb's角为75°。行全脊柱截骨术加近端压缩和远端撑开内固定术，手术经过顺利，术后X线拍片Cobb's角变为1°，身高增加3cm，人体外形明显改善（图28-13）。

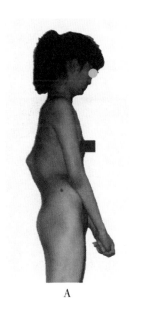 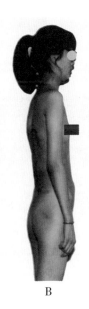

A　　　　　　　　B

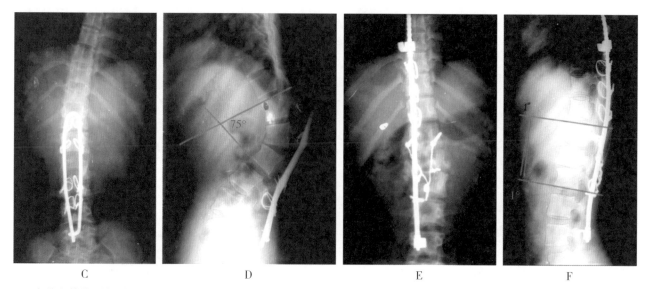

A. 术前人体外形角形后凸明显；B. 术后人体外形角形后凸被矫正；C. 术前正位X线片；D. 术前侧位X线片示脊柱后凸75°；E. 全脊柱截骨术后正位X线片；F. 术后侧位X线片示Cobb's角变为1°

图28-13　外伤性角形脊柱后凸

病例2，患者，男，36岁，因车祸撞伤腰背部急诊入院，经X线拍片及CT检查，诊断为L_1屈曲型压缩骨折并脊柱后凸畸形，Cobb's角33°，于入院后第5天在气管插管全麻下行T_{12}～L_1脊柱后凸截骨矫形术加钉棒系统内固定，手术经过顺利，术后脊柱后凸被矫正，Cobb's角2°（图28-14），10天拆线后出院。

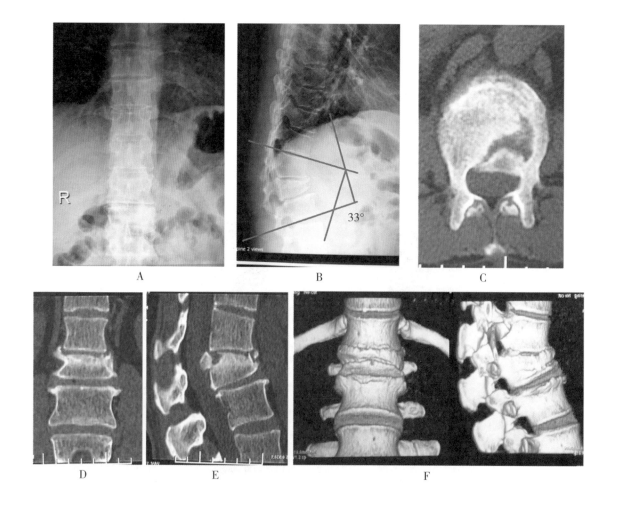

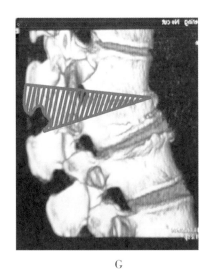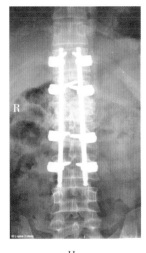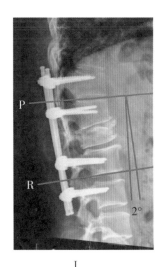

G　　　　　　　　　　　　H　　　　　　　　　　　　I

A. L$_1$压缩性骨折术前正位X线片；B. 术前侧位X线片后凸略形Cobb's角33°；C. 术前CT所见椎体后缘骨折块略向后突入椎管，但无神经症状；D. 术前CT冠状位示L$_1$椎体上缘粉碎性骨折；E. 术前CT矢状位示L$_1$椎体上缘粉碎性骨折，后缘骨块向椎管内突出，椎体前缘压缩，脊柱后凸畸形Cobb's角33°；F. 术前CT三维重建；G. 全脊柱截骨切除的范围；H. 钉棒系统内固定术后正位X线片；I. 全脊柱截骨术后Cobb's角变为2°

图28-14　L$_1$压缩性骨折并后凸畸形

（田慧中　塔依尔江·亚生　陆云）

第二节　后路脊髓前减压内固定术

一、目的及意义

经后路绕过硬膜管行脊髓前减压，切除椎体后缘突入椎管内的骨块，需具备很高的技巧，方能达到减压脊髓恢复截瘫的目的。其次是病例的选择也很重要。

二、适应证与禁忌证

（一）适应证
（1）影像学发现椎体后缘有骨块突入椎管内压迫脊髓神经者。
（2）新鲜损伤不全截瘫的病例为手术的绝对适应证。
（3）陈旧损伤，不全截瘫的病例为手术的相对适应证。
（4）翻修手术，首次术后神经功能恢复欠佳，需要二次探查者。
（二）禁忌证
（1）术前检查证明为脊髓横断，预计手术效果欠佳者，应慎重考虑。
（2）曾经多次手术减压的晚期截瘫，应慎重考虑。
（3）年龄大、体质差，无法承担手术者。

三、手术步骤

（一）术前准备

1. 手术者的思想准备　手术者对手术操作过程和预期达到的目的，要有思想准备。

2. 器械准备　经后路绕过硬膜管切除椎体后缘，需要具备各种弯形的脊柱骨刀和必须要用的器械及设备条件。

（二）麻醉

1. 局部浸润麻醉　采用分层、分次局部注药的方法。

2. 硬膜外麻醉　硬膜外麻醉较少用，因急性外伤病例常不配合。

3. 全身麻醉　全身麻醉较常用，但需要有诱发电位仪器监护或唤醒试验观察。

（三）体位

俯卧位或侧卧位。

（四）手术操作程序

1. 第一步　沿棘突后正中切口长8~15cm（图28-15），切开皮肤及皮下组织，电烙止血。

2. 第二步　沿棘突切开棘上韧带，向施术侧沿棘突分离骶棘肌，暴露棘突、椎板、关节突和横突（图28-16）。

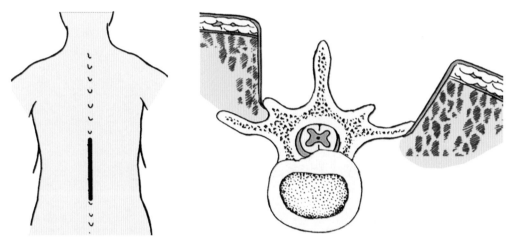

图28-15　沿棘突后正中切口长8~15cm

图28-16　暴露患侧棘突、椎板、关节突和横突

3. 第三步　用田氏脊柱骨刀做半椎板切除（图28-17），先在拟切除半椎板的上一椎板间隙和下一椎板间隙做两个方窗（图28-18），直达黄韧带，并切除黄韧带探查硬膜管和神经根。用手指触诊，看有否隔着硬膜在椎体后上缘的突出骨块存在，如有时则决定进一步做椎弓根、横突切除，椎弓根的切除深度应超过椎弓根进入椎体内0.5~1cm（图28-19）。

4. 第四步　如为新鲜骨折时椎弓根切除深度进入椎体后，即可将游离骨块取出，如为陈旧性骨折，因突出的骨块与椎体后缘形成一体，则需要先将突出骨块下的松质骨刮除干净（图28-20A），然后再将突出骨块的骨皮层，用推倒刀（田氏脊柱骨刀）推倒钳出（图28-20B），即可完成经后路切除椎体后缘骨块的全过程。

5. 第五步　突入椎管的骨块和椎间盘切除减压脊髓的工作完成后，进一步进行椎体间立柱植骨（图28-21），彻底切除椎间盘，用田氏脊柱骨刀在椎体间上、下软骨板上做成植骨床，取自体髂骨加压嵌入植骨床内，其周围可用碎骨块填充。

6. 第六步　后路内固定，在伤椎以上和以下各置入1~2枚椎弓根螺钉，两侧共置入4~8枚螺钉，然后与棒相连接固定，再与横连杆拧紧固定，椎板后关节突间置入碎骨块（图28-22），完毕放置负压引流管，分层缝合切口。

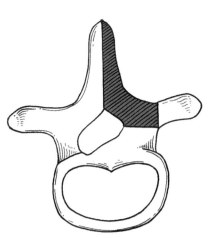

图28-17　用田氏脊柱骨刀做半椎板切除

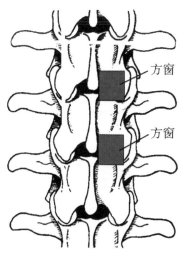

图28-18　先在拟切除半椎板的上一椎板间隙和下一椎板间隙做两个方窗

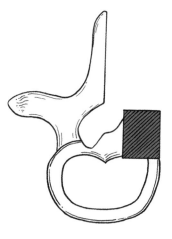

图28-19　椎弓根的切除深度应超过椎弓根进入椎体内0.5～1cm

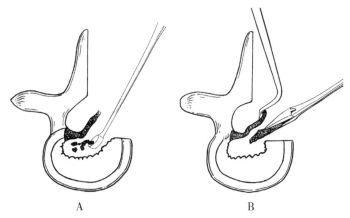

A. 先将突出骨块下的松质骨刮除干净；B. 用推倒刀（田氏脊柱骨刀）推倒钳出

图28-20　经后路切除椎体后缘骨块

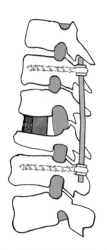

图28-21　彻底减压脊髓，使硬膜管膨胀，椎体间立柱植骨、后路钉棒系统内固定

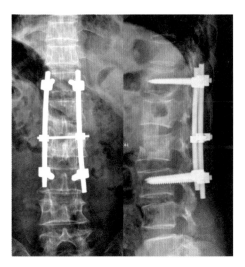

图28-22　后路行钉棒系统内固定，椎板后植骨融合。侧位X线片显示骨折椎体的高度已恢复

四、并发症防范要点

（1）经后路做脊髓前减压需要利用田氏脊柱骨刀的各种弯度绕过硬膜管切除椎体后缘，一定要保证脊髓不受器械的磨损或碰触。

（2）不允许牵开脊髓切除椎体后缘骨块，只能在不碰触硬膜的条件下去掉骨块。

（3）经后路做脊髓前减压的工具必须得心应手，操作必须轻柔、细心，解剖概念必须纯熟，才能使脊髓不受附加损伤。

（4）防止硬膜前静脉丛出血的问题是先切除椎弓根，暂保留椎体后缘骨片，待椎弓根的切除深度超过椎体后缘之后，再从外向内刮除骨片前的纤维病灶，最后用椎体后缘剥离器，剥开后纵韧带，用推倒刀推倒切除椎体后缘骨片。

（田慧中　高小亮　马俊毅）

第三节　前路减压椎体间立柱植骨内固定术

一、对胸腰椎屈曲压缩性骨折治疗的新概念

以往对胸腰椎屈曲压缩性骨折的治疗，多采用经后路减压复位内固定的手术方法，利用后路Harrington、Luque和椎弓根固定系统等器械来达到使脊柱伸直和复位的目的。但对术后在X线片上，已得到脊柱对位和对线良好的病例中，尚有绝大部分脊髓功能未能得到改善，根据大量的后路手术所见，骨折所造成的致压物，位于椎管的前方，欲经后路绕过椎管摘除前方的致压物，操作非常困难，稍不注意就会使脊髓隔着硬膜受到损伤，造成不可逆性的截瘫发生。自从CT问世之后，更说明了胸腰椎的屈曲压缩性骨折或爆裂性骨折，它的致压物大多数都是产生在椎管的前方，对脊髓的压迫都是从前向后造成的。笔者根据这一新概念而设计应用了"椎体间撑压系统加立柱植骨治疗胸腰椎压缩性骨折失稳"这种手术方法，收到了比经后路复位固定更优越的手术效果。

二、前路手术的优越性

（1）胸腰椎屈曲压缩性骨折的损伤机制，主要是前柱的椎体上缘及其相邻的椎间盘，受到屈曲压缩力的打击而造成椎体前上缘被压缩，使椎体变成楔形或三角形，其相邻的椎间盘因受高度挤压膨胀，使髓核向后方移位，故被压缩椎体的后上缘和椎间盘，形成自前向后压迫椎管的主要致压物，如果屈曲暴力再进一步加大，则后柱的棘间韧带必然会产生张力性撕裂。如果垂直暴力也进一步加大，就会产生椎体的后上缘向后进出，形成爆裂性骨折。总之，屈曲压缩性骨折与爆裂性骨折，都是因前柱损伤的始发机制而造成，故在治疗上采用前路撑开的方法要比后路牵张固定的方法更合乎生物力学原理。

（2）经前路切除致压物（椎间盘及椎体后上缘），要比经后路绕过硬膜管切除致压物方便得多，使损伤脊髓的可能性大大减少，故术后截瘫恢复的可能性大大增加。以往经后路减压或复位术后神经功能恢复不佳的原因，可能与此有关。笔者设计的撑压系统加立柱植骨，能撑开骨折塌陷的椎体间隙，稳定脊柱的前中柱，并能使撕裂分离的棘间韧带合拢，以达到瘢痕化愈合的目的。

（3）经前路行椎体间撑压加立柱植骨的手术方法，属于短节段融合固定，仅限于3节椎体和2节椎间盘范围内的融合固定，保留了脊柱其他节段的活动度，对术后的康复治疗比较有利。

三、在骨科脊柱外科中前路手术开展较少的原因

（1）年轻的骨科医生对脊柱的后路手术做得多，已形成走后路的习惯，由于他们缺乏胸部外科、腹部外科和泌尿外科的知识和经验，害怕走前路，本来有些应该经前路解决的问题，也勉强的做了后路手术，造成了手术后神经功能恢复不佳。

（2）以往传统的剖腰切口，腹膜后入路的老方法，切口长、损伤大，需要结扎节段血管，暴露困难，且容易损伤大血管引起出血，像这种广泛暴露的切口，实在是应该加以改良。笔者设计的新入路，是通过横突前，沿横突、椎弓根和椎体腰部，严格地从骨膜下向前剥离，直达前纵韧带下方。这种入路不需要结扎节段动、静脉，也不需要过长的切口，即可完成较理想的暴露。如为 $T_{10} \sim T_{12}$ 骨折，则需要切除 1 ~ 3 条下部肋骨，可作为植骨材料，不需要再在髂骨上取骨。采用胸膜外入路即可完成此手术。如为 L_2、L_3 骨折则不需要切断肋骨即可完成手术。

四、前路椎体间撑压系统的设计

此设计乃根据胸腰椎屈曲压缩性骨折的损伤机制，而设计出来的一套撑压系统，利用位于椎体前方的撑开装置，将屈曲压缩的椎间隙撑开，使其达到原来的宽度，再将适当长度的髂骨立柱，镶入预制的骨槽内，然后安装椎体后方（中柱部分）的压缩装置，在髂骨立柱的支撑下，将压缩装置进行压缩，使骨柱在上、下椎体之间起支撑作用，但镶入的骨柱，必须位于椎体的中央，骨柱的长短必须合适。压缩装置与撑开装置的压力，应该在将腰桥和床放平后，进行重新调整，使脊柱在正、侧位 X 线片上，都能位于中立位，达到稳定脊柱和复位的目的。撑开装置的作用主要是防止骨柱因支撑力过大而插入椎体的松质骨内。压缩装置的主要作用是稳定中柱，伸直脊柱，使小关节突复位和变宽的棘突间隙合拢。

五、适应证与禁忌证

（1）适应证：适应于仅有棘间韧带撕裂，而不伴有小关节突跳跃或关节突骨折的病例，当撑开装置和压缩装置起作用后，由于脊柱被伸直，后柱的小关节突自然产生后伸复位现象，已分离的棘突间距离，将自然缩短。

（2）禁忌证：合并有双侧关节突跳跃或关节突骨折，椎体间前后移位较大的病例，不应该用这种手术方法来解决。采用后路复位固定的方法，要比前路更优越。

六、手术方法

（一）麻醉

一般采用气管插管麻醉。当骨折位于腰椎，考虑不损伤胸膜的可能性时，也可采用硬膜外麻醉。

（二）器械准备

（1）一般器械准备：小直角钳 2 把，肋骨剪 1 把，Cobb's 剥离器 2 把，大力剪 1 把（剪钢棒用）。

（2）特殊器械准备：田氏脊柱骨刀 1 套，椎体间撑压器械 1 套（图28-23）（撑压棍、钉座、35 ~ 40mm 长的普通螺钉、螺钉推进器、立柱打入器、特制的前纵韧带撬板），T 形锥、分规、尺子等。

（三）卧位

采取侧卧位，根据损伤椎体的情况来确定左侧卧位或右侧卧位，一般左侧为腹主动脉，右侧为下腔静脉，故左侧入路不易损伤血管，应多选择左侧入路。手术床应调成反 V 形，腰桥应抬高，对准骨折节段的略下方，使患者在侧卧位时，塌陷的腰部展平。将患者放在侧位，胸前后及骨盆前后部均应用夹持器固定，贴着床的下肢屈髋屈膝，位于上面的下肢伸直。这种体位不会造成腋神经受压，故不需要在腋下另外再垫枕头或海绵垫

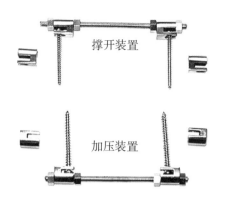

图28-23 前路撑压内固定装置，用于治疗重度屈曲压缩性骨折

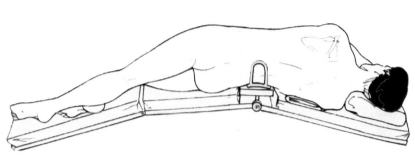

图28-24 胸腰段新入路的卧位：床呈反V形，摇高腰桥，使塌陷的腰部展平，上面的一条腿伸直，下面的一条腿屈髋屈膝

（图28-24）。

（四）胸腰椎前路手术的新入路

笔者不采用原来的剖腰切口（图28-25），腹膜后入路的老方法，因为该方法需要结扎节段血管，暴露困难，且容易损伤大血管引起出血。笔者设计的新入路（图28-26），是沿第12肋骨做15cm长的切口，切开皮肤及皮下组织，切开背阔肌、后下锯肌，暴露第12肋骨（图28-27至图28-29），切除第12肋骨，沿肋骨床向$L_1 \sim L_2$横突的方向，用手指进行剥离，在腰方肌与骶棘肌之间进入（图28-30），直达$L_1 \sim L_2$横突的尖端。再自横突尖端用寇贝剥离器向前剥离，暴露$T_{12} \sim L_2$的椎弓根，沿伤椎椎体腰部严格的从骨膜下向前剥离，直达前纵韧带下方（图28-31）。这种入路不需要结扎节段动、静脉，也不需要过长的切口，即可完成较理想的暴露。如为$T_{10} \sim T_{12}$骨折，则需要切除$1 \sim 3$条下部肋骨，可作为植骨材料，不需要再在髂骨上取骨。采用胸膜外入路即可完成此手术。$L_2 \sim L_3$骨折则不需要切断肋骨即可完成手术。

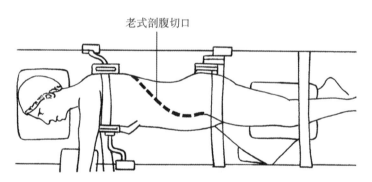

图28-25 老式的剖腰切口：切口长、损伤大，只适合暴露腹膜后和椎体前方，显露椎体后缘困难，故不采用

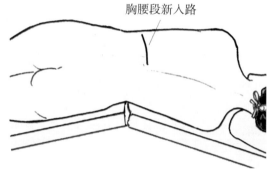

图28-26 胸腰段新入路：切口短、损伤小，经第12肋骨床进入，可以暴露$T_{12} \sim L_1$，特别是处理椎体后缘比较方便

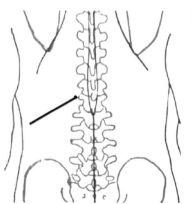

图28-27 皮肤切口长15cm

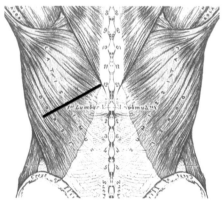

图28-28 切开背阔肌，暴露后下锯肌和肋骨

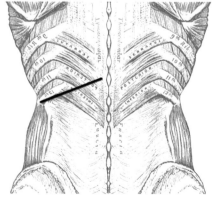

图28-29 沿第12肋骨剥离后下锯肌，游离切除第12肋骨

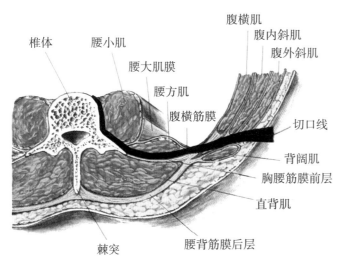

图28-30　$T_{12} \sim L_1$新入路：横断背阔肌，切除第12肋骨，沿腰方肌与骶棘肌之间进入，经横突前暴露椎弓根和椎体，严格的骨膜下剥离，不需要结扎节段血管

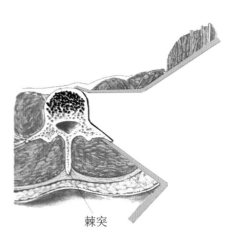

图28-31　在椎体腰部严格的骨膜下剥离，撬板撬开前纵韧带暴露椎体，准备下一步做椎体间植骨内固定

（五）手术操作

笔者利用特制的撬板，撬开前纵韧带，暴露1～3节椎体的前外侧缘，然后，应用田氏脊柱骨刀，切除被压缩的椎体和其上下的椎间盘，作好镶入骨柱的骨槽（图28-32A），切除上一个和下一个椎体的软骨板，如有椎体后缘骨块向后突出侵入椎管或压迫椎管时，则应同时将其切除干净，减压受压迫的硬脊膜，使其变圆为止。然后在上一个椎体和下一个椎体的前缘，各钉入螺钉一枚，仅留其钉帽部分，再将撑开棍和钉座挂在钉帽上进行撑开。根据撑开的适当宽度，在髂骨上取骨，做立柱植骨，镶入预制的骨槽内（图28-32B）。取骨时一定要掌握所取立柱的长短合适为宜，避免过长了造成过牵现象，过短了造成撑开不足。将立柱打入椎体间隙的中央部位，然后在上、下椎体的后缘，各钉入螺钉一枚，仅留其钉帽部分，再将加压棍和钉座挂在钉帽上进行压缩，使椎体的前缘撑开和后缘压缩相对应，达到稳定和伸直脊柱的目的（图28-33）。

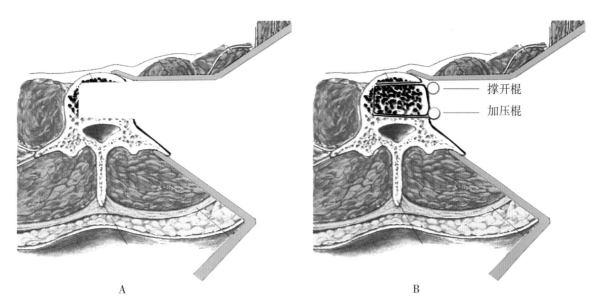

A.骨折椎体切除后做成植骨床，准备植骨和内固定；B.椎体间立柱植骨加前路撑压系统内固定，已完成

图28-32　前路植骨内固定

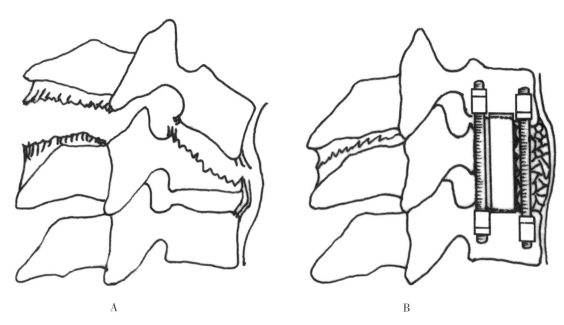

A.屈曲型压缩骨折，三柱不稳，后凸畸形；B.行椎体间立柱撑开加碎骨块植骨，前路撑压系统内固定

图28-33 屈曲型骨折前路手术

七、注意事项

（1）术中出血和止血问题：用这种切口不需要结扎节段血管，仅用电烙或结扎出血点即可。在截骨过程中的出血，可用骨蜡涂抹或明胶海绵压迫止血。硬膜前静脉层的出血，可将明胶海绵贴敷于裸露的硬膜管上，再用绷带轻轻压迫，出血即可停止。术中输血量需400~1 200mL。

（2）术后引流问题：术中应将T形管放在硬膜前和植骨的间隙内，通过打孔自切口的远端引出皮肤，并用丝线缝合固定引流管，回病房接负压引流瓶，术后血液引流量为100~300mL。术中若遇到胸膜破裂时，可修补胸膜或用明胶海绵压迫的方法均可，一般不需要放置胸腔闭式引流。如术后有气胸存在时，可用抽气的方法解决。

（3）术后外固定问题：待患者拆线后，可给予石膏背心或支具外固定，患者戴着外固定后允许下床活动，出院后练习功能活动。戴石膏背心或支具，需2~4个月。

（田慧中 眭江涛 斯刊达尔·斯依提）

第四节 胸腰椎前路减压植骨L形钢板内固定术

一、手术适应证

（1）胸腰椎骨折或骨折脱位伴不完全性瘫痪，确定在硬脊膜前方有压迫存在，为前路减压术的绝对适应证。就骨折类型来说，最适用于爆裂型骨折及屈曲压缩型Ⅲ度骨折。

（2）对骨折脱位，早期病例宜首选后路手术进行骨折复位内固定。矫正脊柱脱位使椎体与椎弓的排列恢复正常。脱位已超过2~3周者，后路手术已难以复位，若伴不全截瘫需行减压术，宜选用前路减压。

（3）T_{12}以上脊髓损伤的完全性截瘫，是否应采用前路手术，尚需研讨。对受伤已数日的完全性截瘫，大多数学者认为减压术已无助于神经恢复，手术的目的只是稳定脊柱。对受伤24h内入院，表现为完全性截瘫的患者是否行早期减压术则有不同看法。主张急诊手术者认为：减少脊髓神经受压时间可能增加功能恢复率；脊髓损伤的性质多数是挫伤和受压，不能断定为断裂，早期手术有助于逆转脊髓的继发性改变，而保存脊髓外周白质纤维，为恢复创造条件，主张先行药物治疗1~2天。然而主张选择性手术者认为：伤后1~2天内不可能判断脊髓损伤程度，不可能区别完全截瘫与不完全截瘫；对完全截瘫不必行减压术，而不完全截瘫还应观察自然恢复情况，且匆忙于手术会增加医源性危险。

二、手术入路法

（一）入路法：手术入路有下列4种，可根据骨折部位选用。

1. 剖胸入路　可显露T_4~T_{12}椎体，分开膈肌脚后可显露L_1椎体。由于要固定到骨折椎上下的正常椎，故适用于T_5~T_{11}的骨折。切口经过的肋骨宜选择在骨折椎以上两节，如为T_9骨折则切除第7肋。

2. 经胸-腹膜后途径　适用于T_{12}~L_2的骨折（图28-34A）。顺第10肋做切口，切口前方顺延到肋缘（若需同时显露L_3~L_5椎体，切口可延伸到腹直肌外缘再向下行5~6cm）。切除第10肋骨床开胸。笔者常不切除肋软骨，而用锐刀顺其中轴线将第10肋软骨切开，将肋软骨分成上、下两半，分离其深面的腹横肌即达到腹膜外（图28-34B）。在腹膜外，向后上方钝性分离，使腹膜后脂肪组织及肾脏等与膈肌分开。然后，沿胸壁上的膈肌附着点旁1cm切开膈肌，同时缝扎其出血点。切开膈肌的内侧弓状韧带，到达L_1椎体侧方（图28-35）。紧贴椎体分离，食道、主动脉、胸导管和迷走神经均连同椎前组织一并推向前方，不必一一寻找这些结构。

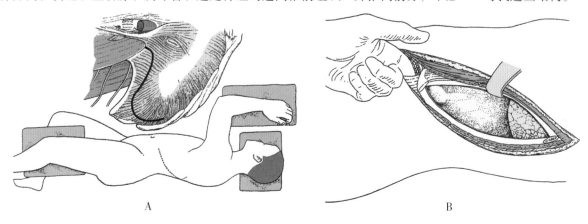

A.卧位，切口线及膈肌切开线；B.经第10肋骨床开胸，在肋缘下分开腹壁肌层，达腹膜外

图28-34　经胸-腹膜后途径

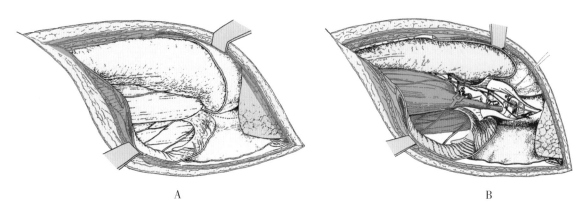

A. 将膈肌肋部由起点旁1cm处切开，再切开腰肋内侧弓，达L_1椎体侧面；B. 将腰大肌前缘向后外侧拉开，在椎体侧方结扎腰动、静脉

图28-35　切开膈肌的内侧弓状韧带，到达L_1椎体侧方

3. 胸膜外-腹膜后途径 亦适用于T₁₂和L₁~L₂的骨折。顺第11肋骨做切口，切口前端达第11肋骨尖端后，再向前下方顺延3cm。沿第11肋行走方向切断背阔肌、下后锯肌及骶棘肌的外侧部（髂肋肌）。将骶棘肌由第11肋骨剥离并向后牵拉，切除T₁₁的横突。

沿第11肋骨中轴线切开其骨膜，仔细做肋骨的骨膜下剥离，注意肋骨上缘由后向前剥离、肋骨下缘由前向后剥离的原则，保持肋骨骨膜的完整性。在第11肋骨大部分游离后，即可切断肋骨头上附着的韧带而切除第11肋骨。

以利刀仔细在肋骨床上做小切口，只切透肋骨骨膜，提起肋骨骨膜切缘，用弯止血钳夹住"花生米"样小纱布球推开其下的胸膜，然后顺肋骨床中轴线逐步剪开肋骨骨膜并逐步推开胸膜。在第11肋软骨前方用中号止血钳分开腹侧壁的3层肌肉和腹横筋膜，推开其深面的腹膜，术者以左手食指探入达肋软骨深面，然后沿其中轴线切开第11肋软骨，在此处胸膜外间隙与腹膜外间隙已相通（图28-36）。

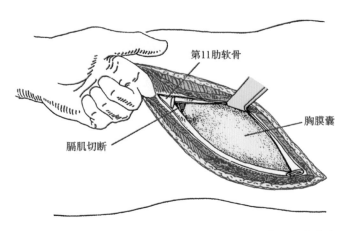

图28-36 胸膜外-腹膜后途径——只切开肋骨膜，在胸膜囊外分离分开腹部3层肌肉，伸入食指分离，准备劈开肋软骨

为避免撕破胸膜囊，需特别注意以下操作要点：①把肋骨与肋间肌深面的疏松组织均剥离到胸膜上。不是单纯游离胸膜，而是把胸膜与其外面的疏松组织作为一层推开。②膈肌起于第12肋深面的肌纤维的多少，每个人不尽相同。推开肋胸膜以后，注意不要剥离膈胸膜。将紧靠第12肋的膈肌起点分次逐步切断，直到切开内侧弓状韧带到达椎旁（图28-37）。注意切断膈肌起点时，要看清胸膜囊下方的转折边缘，在其外切断膈肌，每次钳夹切开1~2cm，并分别予以缝扎，保留结扎线并向切口两侧依次排列整齐，以便关闭切口时依次相对应地打结，正确对合膈肌切缘。③在使用胸腔自动拉钩撑开切口之前，还需在胸膜外向上多分离5~6cm，使胸膜囊充分游离，以避免撕破胸膜。

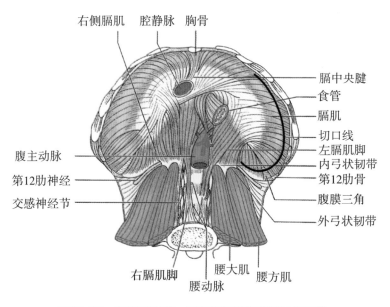

图28-37 自膈下观察，膈肌和膈肌脚并显示切口线

4. 肾切口 用于L₂以下的病变。经第12肋下方或经第12肋骨床进入腹膜后。为显露L₁椎体，必要时可在仔细剥离骨膜后切断第11肋后部，以增大手术野。然而，在切开附着于L₁椎体的膈肌脚时，有可能撕裂膈胸膜，若发生了气胸则需做胸腔引流。

（二）椎体的显露

1. 椎旁的分离 在胸椎椎体侧方纵行切开壁层胸膜，将椎旁疏松组织稍向前后分离。向前暂勿达到椎体前正中线，向后要显露出相应的肋骨头。在腰段先做腰大肌表面分离，然后可从腰大肌前缘把肌肉向后外侧拉开。也可以在椎体的侧前方纵行分开腰大肌，在肌深面向前后分离。不可将腰大肌向前剥离，注意勿损伤肌深层的神经干。在结扎节段血管之前不应做椎旁的广泛分离（图28-38），若将腰静脉在汇入下腔静脉处撕伤，可造成大出血。结扎节段血管之后，才可以在血管深面与椎体骨膜之间或骨膜深面分离到椎体对侧。

2. 结扎节段血管 切开壁层胸膜或牵开腰大肌后，可见到椎间盘的膨隆，其为色白，摸之有柔韧感；而椎体相对凹陷。在椎体中份有节段血管（肋间动静脉或腰动静脉）紧贴椎体横向行走。可用直角钳经过血管束之下，在椎体侧方分离血管，然后钳夹切断，逐一结扎。仔细地处理骨折椎及上下各一个正常椎的节段血管，可以大大减少出血量。

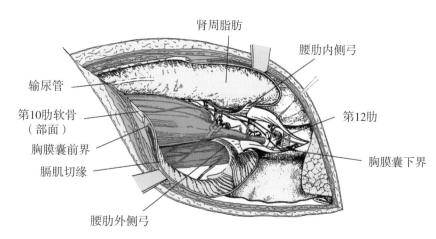

图28-38 胸膜囊外分离，第12肋骨上的膈肌已分离，腰肋内侧弓已切开

3. 剥离椎体骨膜 从椎体侧方开始，向前、向后剥离椎体骨膜，然后在椎体与椎间盘交接处用刀切开骨膜的紧密附着。逐一剥离椎体骨膜，显露出椎骨前方与手术侧的骨面。椎体表面的出血点可用骨蜡止血。

4. 切除椎间盘 切除骨折椎上、下方的椎间盘，为植骨融合术做好准备。先用刀切透椎间盘上、下缘，再用髓核咬骨钳逐步切除纤维环组织，然后用锐利骨刀撬起椎体上、下面软骨板，用锐利刮匙清除残留软骨板，使椎体终板骨质外露。

三、前路减压L形钢板内固定术

（一）术前准备

（1）全身准备系统检查，排除重要脏器的损伤或疾患。凡伴有颅脑和胸腹部损伤者均等待病情稳定后行脊柱手术。

（2）除大手术的常规术前准备外，应特别想到避免胸部合并症与减轻术后肠胀气的措施。

（3）术前1日开始抗生素治疗，并在术中静脉滴注抗生素。

（4）术前配血800～1 500mL（术中失血在1 200mL左右）。

（5）器械准备：除骨科常用器械外，还需准备开胸器械，以及直角钳4把、15号刀片与长刀柄、田氏脊柱骨刀、长柄尖头咬骨钳、电凝与电刀。并准备胸腔引流瓶和无菌的伤口负压吸引瓶。准备各种型号L形钢板1套（图28-39）和其他所需要的器械。

（二）麻醉

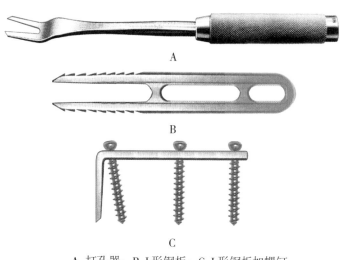

A. 打孔器；B. L形钢板；C. L形钢板加螺钉

图28-39 自制的L形钢板和打孔器

一般宜采用气管内插管全身静脉麻醉。术中可加用肌肉松弛剂，必要时配合控制性低血压。术中保持两个输液通道。使用16号针头或做静脉切开，供快速输血用。在手术到达椎体后即开始输血，输血速度根据出血量调整，勿使患者陷入休克状态。术中采用干纱布，冲洗液要计量，吸引收集瓶要有刻度，以便经常测定出血量。

（三）手术卧位

一般均采用侧卧位，将手术床调成反V形，抬高腰桥，将患者下肢靠床的一侧曲膝、曲髋，上面的下肢伸直。这样才能使侧卧时塌陷的腰部伸展变平，有利于手术操作的进行。以"卡板"或沙袋把患者固定在端正的侧卧位上，不使躯干前俯或后仰，这将有利于判断内固定置入的方向是否正确。

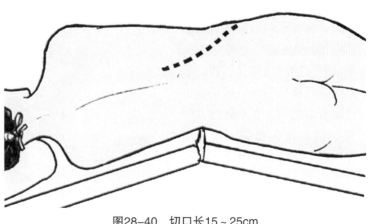

图28-40　切口长15～25cm

（四）手术操作程序

1. 第一步切口　自第11肋骨横突关节至髂嵴，沿着骶棘肌外缘向前、向下走行，长15～25cm（图28-40）。

2. 第二步显露　切开皮肤后，用电刀切开皮下组织，直达深筋膜，沿骶棘肌外缘向上切开背阔肌和后下锯肌，暴露第11、12肋骨（图28-41至图28-43），切断肋椎韧带，以便将第12肋骨向前拉开。自第12肋骨向下沿着骶棘肌外缘纵行切开腰背筋膜后层，将骶棘肌向后牵拉，沿着腰背筋膜中层进入，暴露L₁～L₃横突的尖端（图28-44），再沿着横突的尖端向前剥离暴露椎弓根和椎体至前外侧缘，探查认定受伤椎体后（图28-45），自椎体前方插入撬板暴露椎体，再在横突后方用两把拉钩牵开骶棘肌，使术野显露清楚。

3. 第三步减压　应用田氏脊柱骨刀，先在椎体上刨槽（图28-46），切除上一个和下一个椎体的软骨板，作好镶入骨柱的骨槽，然后再切除突出的椎体后缘骨块和椎间盘（图28-47），检查硬膜管和神经根是否已达

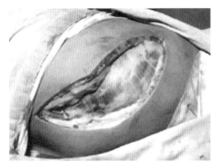

图28-41　切开皮肤、皮下组织及背阔肌，直达腰背筋膜中层

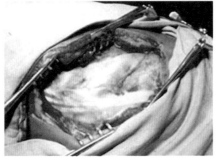

图28-42　暴露腰背筋膜中层及肋骨骨膜

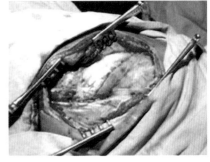

图28-43　向下分开骶棘肌外缘暴露横突

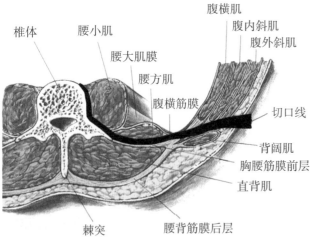

图28-44　外侧入路经腰椎横突前至椎体外侧缘的解剖图

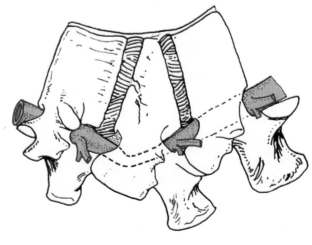

图28-45　探查确定受伤椎体及椎管受压情况

到充分减压，突出的椎间盘和刨槽内的椎间盘组织是否清除干净（图28-48）。

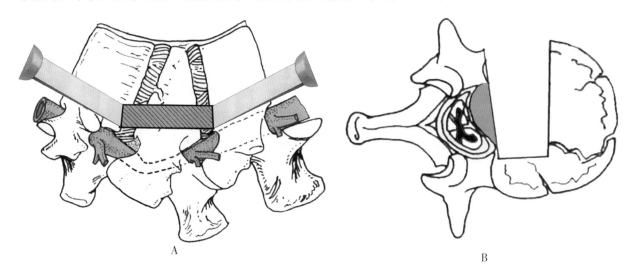

A. 用骨刀在椎体上刨槽；B. 槽的深度为椎体横径的3/4

图28-46　胸腰椎骨折前路减压术

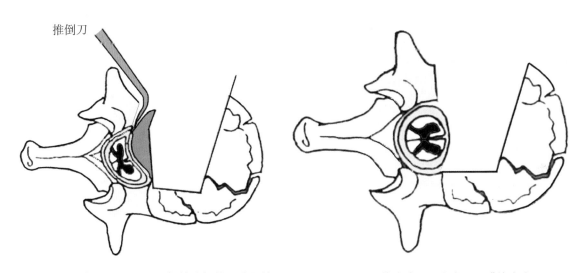

推倒刀

图28-47　用推倒刀切除侵入椎管的椎体后缘骨块　　　　**图28-48　前路减压已完成，硬膜管膨胀开**

4. 第四步植骨　根据撑开的适当宽度，在髂骨上取骨，做立柱植骨，镶入预制的骨槽内（图28-49、图28-50）。取骨时一定要掌握所取立柱的长短合适为宜，避免过长了造成过牵现象，过短了造成撑开不足。

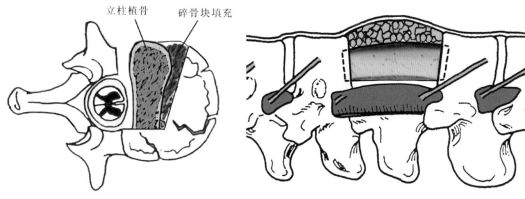

立柱植骨　　碎骨块填充

图28-49　轴位像：立柱植骨已完成　　　　　　**图28-50　侧面观：立柱植骨已完成**

5. 第五步内固定　在骨折椎体以上的椎体外侧缘，先用枪状骨凿根据需要矫正的进钉方向，做出L形钢板的插入通道，然后将L形钢板试验性插入，以决定在骨折椎体的下一椎体外侧缘的置钉位置，来决定L形钢板的长度和型号。然后，选择适合长度的L形钢板，将L形的一端击入上端的预制通道内，其下端用2枚螺钉将L形钢板的下端固定在伤椎以下椎体的外侧方。L形钢板的中段钉孔，还可用螺钉将植骨块固定在钢板上，以免植骨块移动或脱位（图28-51、图28-52）。

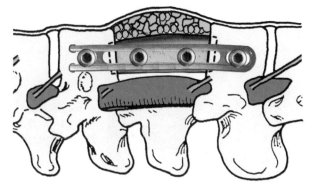

图28-51　侧面观：L形钢板内固定已完成

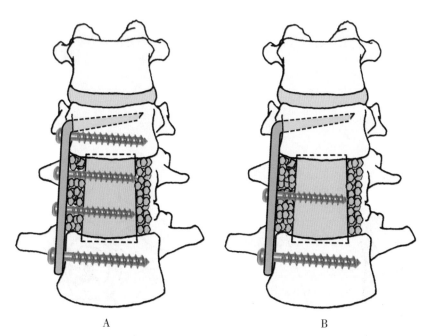

A　　　　　　　　　　　　　　B

A. 长节段固定需要4枚螺钉；B. 短节段固定需要2枚螺钉

图28-52　正位像：椎体间植骨、L形钢板内固定已完成

6. 第六步止血和闭合切口　术毕彻底止血，放置T形管引流，分层缝合切口，手术结束。

7. 术后处理　回病房卧平床，引流管接床边，24~48h拔除引流管。如为开胸手术者，应给予胸腔闭式引流管引流，按常规液体平面无波动时，再拔除引流管。常规翻身护理，10天拆线后给予腰围固定下床活动。

四、手术要点

（1）直视下硬脊膜前方的减压：为了解除硬脊膜前方的压迫关键，手术的重点是切除向后移位的椎体骨折片及椎间盘碎片。在伤后数日内手术，椎体的粉碎骨片易于夹出而达到硬脊膜前面的充分减压；而陈旧性损伤则需使用锐利的骨刀、骨圆凿或电动工具仔细地逐步切除。

为了在同一手术中进行上下位正常椎体间的植骨，常需切除伤椎的部分椎体，以便放置移植骨块；还必须切除伤椎的上下椎间盘，以利植骨的愈合。可先用宽骨刀从椎体的侧方做大块截骨；然后用锐骨刀逐步削去剩下的椎体后壁，注意每次只削1~2mm的薄片骨质，分多次切除，直到切透椎体后壁的一处，可经此孔隙见到后纵韧带或硬脊膜，此时，就可用椎板咬骨钳、尖嘴咬骨钳或刮匙等经此骨质缺口逐步扩大切骨范围，而除去最后残留的椎体后壁。

（2）畸形的矫正：为矫正后凸畸形和恢复伤椎原本应占有的高度，可采用下列诸方法。①体外推压，即从背部后凸处向前推压复位；②使用椎体间撑开器；③使用椎体螺钉撑开器；④采用L形钢板内固定时，可扭动螺母使螺钉向上下移动撑开。陈旧性骨折者，前纵韧带已挛缩，需经椎间盘平面切断纤维环与前纵韧带，才可能撑开椎间隙矫正后凸畸形。

（3）椎体间植骨：主要采用三面皮质骨的髂骨块，顺脊柱纵轴做嵌入植骨。加用碎骨块作补充材料。以McAfee与Bohlman手术为例显示植骨方法。

（4）椎体间内固定：在前路手术时是否采用椎体间内固定器，各学者的方法不尽相同。McAfee等认为：爆裂骨折的椎后韧带复合结构常仍完整，可以只行前路减压与椎体间植骨术；若确有椎后韧带复合结构损伤则可再加用后路器械固定。更多学者在前路减压的同时做椎体间内固定术，以期立即重建脊柱稳定性，简化术后护理，加速康复进程。Dunn的内固定器放在椎体前外侧，曾有数例腹主动脉瘤形成，可能是由于大血管紧贴在金属块上不断搏动而造成了动脉壁的慢性磨损。我们设计的L形钢板是从椎体侧方置入椎体，有良好的固定作用，手术操作简便易行，无损伤大血管之虑。

五、并发症的防范

（一）手术失血

术中易发生大量出血的部位有三（图28-53）。

1. 节段血管　应在椎体侧壁上认清节段血管，先以尖刀切开节段动静脉上下方的筋膜，再以直角钳绕经动、静脉之下，钳夹后切断，再用骨膜剥离器在血管残端深面向前后分离，使血管残端各显露出1cm左右，然后用4号丝线结扎，近心端做双重结扎，此为一重要操作常规，不可忽视。

失误而造成大失血的情况：①未在椎体侧方先行结扎节段血管，却先在椎体前方向中线分离，因而撕断节段血管紧靠下腔静脉或腹主动脉的分支主干。人们主张采用左侧入路就是为了避开易被损伤的下腔静脉及其分支；在L_4前方的解剖更为危险，甚至可能在其分支发出处撕破下腔静脉壁。②血管钳脱落或结扎线松脱是造成大出血的常见原因。此时术者应该用手指向椎体上压迫血管近中线的部位暂时止血，准备好强力吸引器与长止血钳，仔细钳夹血管断端，然后缝扎止血。不可盲目钳夹而致损伤下腔静脉壁。万一下腔静脉被撕破，亦应稳重处理，笔者曾协助处理一例：吸尽伤口积血，以手指压住出血点，输血抗休克的同时准备血管断流钳；剥离下腔静脉壁裂口周围的外膜，绕静脉破口周围仔细钳夹，上好断流钳；然后将静脉破口缝合4针，挽救了患者生命。

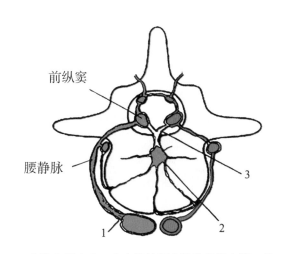

前纵窦

腰静脉

1. 节段血管出血：应在椎体侧方结扎节段血管，从结扎的血管深面分离到椎体前方；2. 椎体松质骨出血：可用骨蜡涂抹；3. 椎体中央静脉出血：可用明胶海绵压迫或骨蜡涂抹止血

图28-53　椎体切除时易引起大出血的3个部位

2. 椎体出血　切除椎体的骨质时，椎体出血是难以避免的。所以应作好椎体的剥离并准备充分的手术野，先切除不出血的伤椎上下椎间盘，然后才切椎体做减压术。万一术中出血量较大，术者拟休息片刻、清醒头脑，可暂时填塞多量骨蜡止血。总之，做好准备后才切骨，边吸引、边手术，力争缩短此段操作。骨折已数日或为脊柱结核病例，已有不少血管自发栓塞，椎体出血量常较少。

3. 静脉窦出血　切除椎体后壁之后，一定会有椎管前静脉窦破口出血。若能用神经剥离器在椎体后壁分离并保留后纵韧带，则静脉窦的破口只有一处。宜用明胶海绵压住或骨蜡涂抹止血，特别是用锐利的骨刀切除时，为整齐的刀切面，非常适合骨蜡涂抹止血。如后纵韧带已破损或随椎体后壁一并切除，则静脉窦破裂处较多，出血也较多，仍采用明胶海绵压迫或骨蜡涂抹止血。一般在填塞明胶海绵并完成手术和缝合椎旁组织后出血即可停止。不必试图结扎出血静脉窦，以免为止血而造成更多的出血。有人主张降温降压麻醉下手术，初开展此手术者不妨采用之。

（二）手术误伤

按手术规程操作可避免误伤主要结构。不可首先分离椎体前方，应直达椎体侧方并结扎节段血管，然后才能做椎体骨膜下的前方分离。切骨时注意患者的体位有无变化，要保持端正的侧卧姿势。骨刀的切入方向至关重要，若按操作规程，即使骨刀擦过硬脊膜前方也不至于损伤脊髓。

六、结语

（1）20世纪50—60年代对胸腰段脊柱骨折并截瘫或不全截瘫的患者，采用后路椎板切除减压内固定的方法，不断受到质疑，已被认为是无法解决椎管前致压物向后压迫脊髓的一种手术方式。再加上20世纪70年代以后影像学的发展，CT及MRI临床应用，更证实了前路减压的重要性。促使广大外科工作者不得不在前路手术上下功夫。前路手术能直接摘除椎管前的致压物，切除突入椎管的椎体后缘和椎间盘，还能复位骨折脱位的椎间隙，立柱植骨撑开矫正屈曲压缩的椎体和后凸畸形。

（2）前路手术显露困难、出血多、操作不熟练有造成失血性休克的危险。骨科医生在俯卧位后路手术上是家常便饭，习惯于走路后，对前路手术比较生疏，故不愿意走前路。如果能把前路手术的入路进一步改良，缩短了手术切口，减少了出血，省去了结扎节段血管等复杂的手术操作，变成一个微创式的入路，能在2h左右完成前路减压、植骨、内固定的全过程，一定会受到广大骨科医生的拥护和赞同。只要能缩短走前路的操作过程，减少出血量，并能达到确实可靠的椎管前减压，立柱植骨和椎体间内固定，就解决了前路手术的不足之处。

有些前路手术方法和手术器械的设计，需要很长的切口暴露，损伤太大。器械的安装过于复杂、费时、缺乏实用性。微创式前路手术是我们共同追求的目标。

（3）微创式前路减压、植骨、L形钢板内固定的手术方法，能在2h左右完成手术的全过程。切口小、出血少、不需要结扎节段血管，通过第12肋骨床入路，骨膜下剥离暴露椎弓根和椎体的外侧面，能达到彻底地脊髓前减压、立柱植骨和L形钢板内固定的目的，给术后脊髓功能的恢复创造了良好的条件。本组经50例的临床应用，取得优良效果。

（田慧中　阿不都乃比·艾力　刘云涛）

参考文献

［1］田慧中，李佛保. 脊柱畸形与截骨术［M］. 西安：世界图书出版公司，2001：345-741.

［2］谭远超，田慧中. 上腰椎爆裂型骨折外侧入路的手术方法［J］. 中国矫形外科杂志，2005，13（6）：417-418.

［3］田慧中. 切除椎体后缘骨块立柱挡板植骨术［J］. 美国中华骨科杂志，1996，2：243.

［4］田慧中. "田氏脊柱骨刀"在矫形外科中的应用［J］. 中国矫形外科杂志，2003，11（15）：1073-1075.

［5］田慧中. 脊柱外科医师要善于使用咬骨钳和骨刀［J］. 中国现代手术学杂志，2002，6（1）：67-68.

［6］田慧中，刘少喻，马原. 实用脊柱外科手术图解［M］. 北京：人民军医出版社，2008：189-661.

［7］于滨生，郑召民. 脊柱外科手术技巧［M］. 北京：人民军医出版社，2009：17-53.

［8］雷伟，李全明. 脊柱内固定系统应用指南［M］. 西安：第四军医大学出版社，2004：51-245.

［9］董荣华，王文宝，赵合元. 实用脊柱外科内固定［M］. 天津：科学技术出版社，2006：102-173.

［10］田慧中. 角形脊柱后凸的手术治疗［J］. 中华骨科杂志，1992，12（3）：162-165.

［11］陈安民，徐卫国. 脊柱外科手术图谱［M］. 北京：人民卫生出版社，2001：77-233.

［12］田慧中，刘少喻，马原. 实用脊柱外科学［M］. 广州：广东科技出版社，2008：224-275.

［13］侯树勋. 脊柱外科学［M］. 北京：人民军医出版社，2005：444-610.

［14］胥少汀，葛宝丰，徐印坎. 实用骨科学［M］. 2版. 北京：人民军医出版社，2003：598-636.

［15］饶书城，宋跃明. 脊柱外科手术学［M］. 3版. 北京：人民卫生出版社，2007：215-328.

［16］刘润田. 脊柱外科学［M］. 天津：科学技术出版社，1981：83.

［17］田慧中，项泽文. 脊柱畸形外科学［M］. 乌鲁木齐：新疆科技卫生出版社，1994：97-314.

［18］杨克勤. 矫形外科学［M］. 上海：科学技术出版社，1986：229-233.

［19］姜洪和. 改进的脊柱楔形截骨术矫正脊柱后凸畸形（附35例报告）［J］. 解放军医学杂志，1988，1（3）：170.

［20］田慧中，李明，马原. 脊柱畸形截骨矫形学［M］. 北京：人民卫生出版社，2011：3-339.

［21］田慧中. 经后路用脊柱花刀行脊髓前减压术［J］. 骨与关节损伤杂志，1987，2：30-32.

［22］赵定麟. 脊柱外科学［M］. 上海：科学技术文献出版社，1996：503-540.

［23］金大地. 现代脊柱外科手术学［M］. 北京：人民军医出版社，2001：414-431.

［24］田慧中，李明，王正雷. 胸腰椎手术要点与图解［M］. 北京：人民卫生出版社，2012：1-417.

［25］田慧中，刘少喻，曾昭池. 腰骶椎手术要点与图解［M］. 北京：人民卫生出版社，2013：1-453.

［26］田慧中，李佛保，谭俊铭. 儿童脊柱矫形手术学［M］. 广州：广东科技出版社，2016：1-443.

［27］ALEXANDER R VACCARO, ELI M B. 脊柱外科手术技术［M］. 王炳强，译. 北京：北京大学医学出版社，2009，136-222.

［28］TAIN H Z. Total spinal osteotomy for the treatment of kyphosis and kyphoscoliosis［C］. Japanese Scoliosis Society Program of the 25th Annual Meeting, 1991, 25：23.

［29］WONG Y W, LEONG J C Y, LUK KDK. Direct internal kyphectomy for severe angular tuberculous kyphosis［J］. Clin Orthop, 2007, 460：124-126.

［30］LEONG J C Y, MA A, YAU A. Spinal Osteotomy for fixed flexion deformity［J］. Orthop Trans, 1978, 2：271.

第二十九章　退变性脊柱侧凸截骨矫形术

第一节　腰椎间盘退变性脊柱弯曲与滑移的手术治疗

一、目的及意义

跟随着腰椎间盘的退变可产生髓核突出、纤维环破裂、椎间隙松动不稳。由于突出的椎间盘与脊神经根之间的关系，造成坐骨神经性代偿性脊柱侧凸或后凸，使腰椎的椎体间隙形成左右或前后不等宽，开始为代偿性的，如经手术切除突出的椎间盘后或突出的髓核自行还纳后，椎间隙还可恢复左右相等，脊柱侧凸也得到矫正（见图4-50）。若长期处于椎体间隙不等宽的状态下，久而久之跟随着纤维环的变性和骨组织的增生，将会造成永久性的椎间隙不等宽和腰椎侧凸形成。跟随着椎间盘组织的退变松动和椎间隙的不等宽，将会产生向左右、前后滑移的改变，这时除去脊柱弯曲之外，就又增加了椎体间的左右或前后滑移。

二、掌握手术时机

最好在单间隙病变的时机，得到适当的手术治疗，解决弯曲与滑移的问题，否则还会跟随着年龄的增长，机体为了代偿第一个弯曲与滑移的不平衡，而形成临近椎体间隙的代偿性不平衡，最终形成多发性腰椎弯曲与滑移，到那时就更难解决了。

三、手术适应证与禁忌证

（一）手术适应证

（1）对早期出现坐骨神经性代偿性脊柱侧凸的患者，主张尽早给予手术治疗，摘除突出的椎间盘恢复椎间隙的不等宽，以免造成永久性的退变性腰椎侧凸与滑移。

（2）对影像学表现椎体间隙宽窄不对称，有滑移倾向的病例应尽早考虑手术治疗，做椎间植骨融合与钉棒系统内固定。

（3）最好在单间隙病变时进行手术，效果最佳。

（4）年龄大、多间隙的病例也是手术的适应证，但其手术难度较大，疗效较差。

（二）手术禁忌证

（1）严重骨质疏松症。

（2）椎间隙感染活动期。

（3）Ⅲ度以上椎体滑脱、复位困难者。

四、手术方法

（一）术前准备

清理椎间隙的手术器械（图29-1、图29-2）和钉棒系统内固定器械。

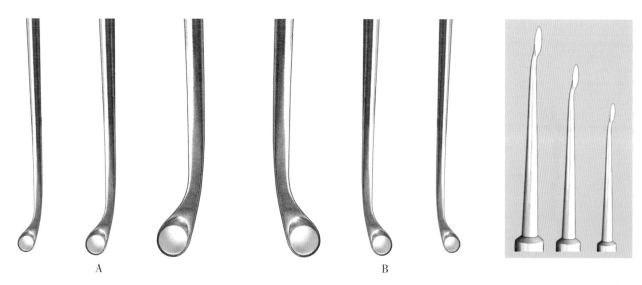

图29-1 清理椎间隙用的左右空心刮匙

图29-2 Cobb剥离器分大、中、小3号

（二）体位

俯卧位或侧卧位。

（三）麻醉

气管插管全麻或硬膜外麻醉。

（四）手术操作程序

背侧棘突旁切口，自L₂～S₁根据需要暴露的范围，切口长4～8cm（图29-3、图29-4），选择椎间隙宽的一侧经单侧关节突间入路，切除下、上关节突，再切除黄韧带（图29-5）。牵开神经根及硬膜囊，暴露椎体间隙（图29-6、图

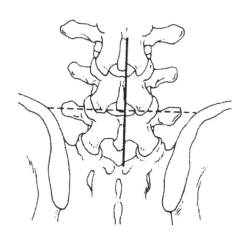

图29-3 沿棘突旁切口线

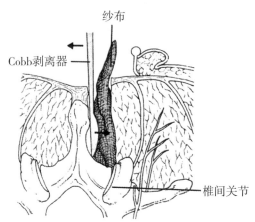

图29-4 单侧关节突间入路

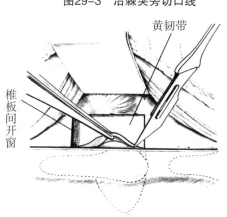

图29-5 用骨刀做关节突间开窗，用尖刀片切除黄韧带

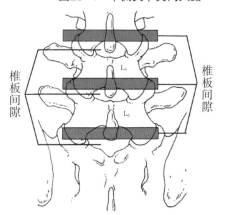

图29-6 椎体间隙和椎板间隙的示意图

29-7）。用骨刀在椎体间隙上开窗，进入椎体间隙，彻底切除椎间盘（图29-8），用髓核钳和刮匙刮除上、下端终板上的软骨面（图29-9）。保留骨性终板，用刨削器清理终板上的软骨面和椎间隙内的软组织（图29-10）。

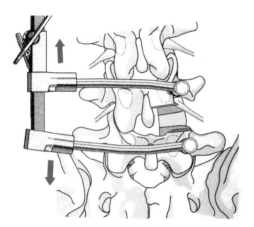

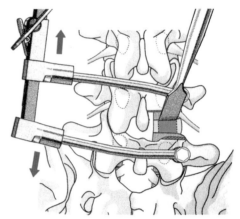

图29-7　用撑开器撑开已钉好椎弓根螺钉，显露椎体间隙

图29-8　用骨刀在椎间隙上做方形开窗

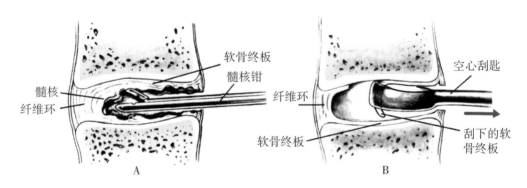

A.用髓核钳清除髓核组织；B.用空心刮匙刮除纤维环和软骨板

图29-9　清除髓核、纤维环和软骨板

　　矫形方法：恢复椎体间高度，用Cobb剥离器撬拨椎间隙，特别是变窄的一侧应该撬拨使其松解变宽（图29-11），然后用三面带骨皮质的髂骨块或椎体间融合器，加压植入椎间隙内，撑开椎间隙，特别是间隙变窄

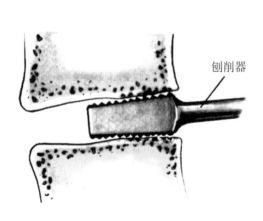

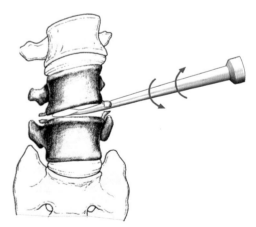

图29-10　用刨削器清除终板上的软骨面

图29-11　用Cobb剥离器撬拨变窄的一侧椎间隙，使其松解变宽

侧的椎间隙，更应得到矫正，达到椎间隙左右等宽（图29-12）。对椎体间隙后宽前窄的病例，用Cobb剥离器做椎体间隙前部的撬拨松解，使椎体间隙的前缘松解，以便矫正椎体后缘增宽所产生的脊柱后凸（图29-13）。用椎体前缘撑开器撑开椎体前缘后，植入三面带骨皮质的髂骨块或置入椎体间撑开器（图29-14）。

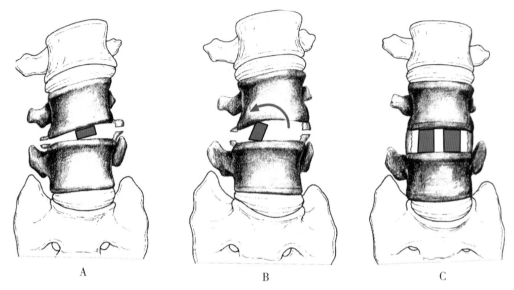

A. 用三面带骨皮质的髂骨块，平行置入椎间隙内； B. 将髂骨块自左向右旋转90°，撑开变窄的椎间隙； C.使两侧椎间隙左右等宽

图29-12 椎体间隙高度不等宽的矫正

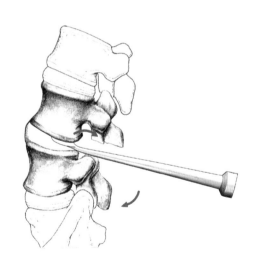

图29-13 用Cobb剥离器撬拨椎体间隙，使椎体间隙的前缘松解增宽

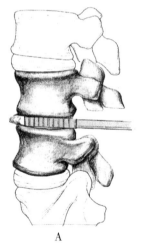

图29-14 将椎体间撑开模具平行置入，然后旋转90°，试验椎体撑开的高度

椎体间左右滑移的矫正方法：上一椎体向左侧滑移，下一椎体向右侧滑移的矫正方法是将髂骨块平行插入椎体间隙内，然后再将髂骨块自右侧向左侧旋转90°，使其产生增高椎体间隙和矫正左右移位的作用（图29-15A）。上一椎体向右侧滑移，下一椎体向左侧滑移的矫正方法是将髂骨块平行插入椎体间隙内，然后再将髂骨块自左侧向右侧旋转90°，使其产生增高椎体间隙和矫正左右移位的作用（图29-15B）。

前后滑移的矫正方法：用Cobb剥离器松解椎体间隙，然后，再用Cobb剥离器向后撬拨上一椎体的终板，使其恢复上一椎体向前移位的作用（图29-16）。另外，还可用椎板撬拨器撬拨椎板，使其恢复前后错位（图29-17）。

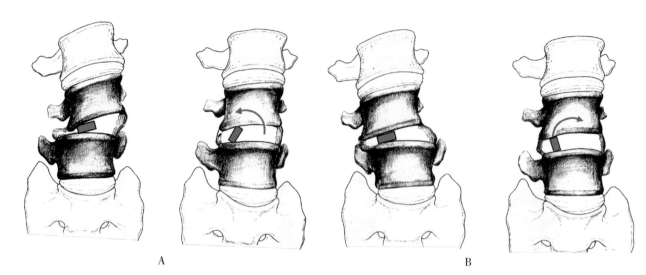

A.上一椎体向左侧滑移的矫正方法；B.上一椎体向右侧滑移的矫正方法

图29-15　椎体间左右滑移的矫正方法

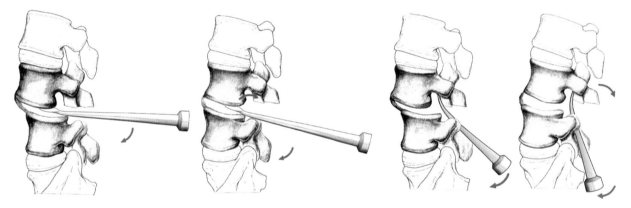

图29-16　用Cobb剥离器撬拨上一椎体的终板，治疗椎体向前滑移

图29-17　用椎板撬拨器撬拨椎板，治疗椎体向前滑移

　　PLIF椎体间融合器的置入方法：自关节突间入路，从单侧置入椎体之间，周围用自体松质骨碎骨块加压填满椎间隙内（图29-18、图29-19），然后再用椎弓根钉棒系统做单节段双侧内固定（图29-20）。利用钉棒系统的撑开与加压作用来调整椎间隙的宽窄和矫正脊柱侧凸或后凸的畸形，待C形臂X线机下证实复位良好后再结束手术。

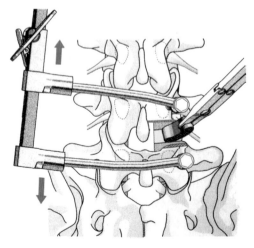

图29-18　椎体间隙内置入PLIF椎体融合器

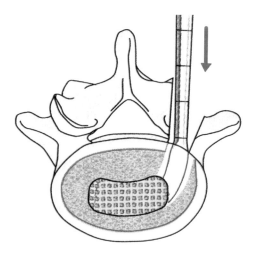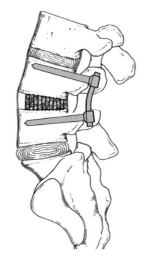

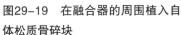

图29-19　在融合器的周围植入自
体松质骨碎块

图29-20　最后做钉棒系统内固定

（五）术后处理

常规使用伤口引流12～36h，出血量小于50mL时拔除引流管。术后平卧床2天，拔管后在腰围保护下逐渐进行下床功能锻炼，8周后逐渐加大活动量，3个月后基本恢复正常活动，但避免剧烈活动，6个月后完全恢复正常活动。术后尽早复查X线片及CT片，确认椎弓根钉位置及椎管减压情况。

五、术中陷阱及注意事项

（1）术中除同时解决腰椎间盘突出和椎管狭窄的问题之外，还主要针对椎体间隙不等宽和左右、前后滑移的问题进行治疗，用彻底清除椎间隙内的连接组织，包括髓核、纤维环及椎体周围的增生骨赘，撬拨椎体间隙，使其产生活动度，在椎体间隙上矫正左右、前后椎体间隙的不等宽和滑移现象，达到从外观上矫正脊柱侧凸和后凸、前凸的目的。

（2）用各种方向、不同大小的空心刮匙，刮除髓核组织和纤维环，为一种有力工具，能达到彻底地、360°地自内向外切除纤维环的目的。

（3）对妨碍椎体间活动度的周围骨赘，一定要给予撬拨掉，否则会影响椎体间的活动度。

（4）对终板上的软骨面一定要刮除干净，椎体植骨才能产生牢固地骨性融合。

（5）Cobb剥离器是一个撬拨椎间隙，使其产生活动度的有利器械。

（6）使用椎体间融合器和植骨的成功，要依赖钉棒系统内固定。在矫正退变性脊柱侧弯中，没有钉棒系统内固定是很难成功的。

（田慧中　吕霞　王磊磊）

第二节　退变性腰椎侧凸伴椎管狭窄症的手术治疗

一、目的及意义

针对老年性腰椎管狭窄症，多发性腰椎间盘突出所致的退变性腰椎侧凸，进行半椎板切除全椎管减压，用椎弓根外侧钉棒系统内固定的方法矫正脊柱侧凸。用半椎板切除全椎管减压的方法消除腰痛症状和间歇性跛行。

二、病变部位及手术适应证

（一）病变部位及体征

老年性腰椎管狭窄症，通常为多间隙病变，常见于$L_2 \sim S_1$椎间隙，在MRI片上由于多发性椎间盘突出和黄韧带肥厚而形成串珠样狭窄表现。患者的临床症状也不像青壮年人腰椎间盘突出那样有典型的坐骨神经症状，而是腰部酸胀、困痛，有时涉及一条腿或两条腿，特别是走路多了症状加重，休息后减轻，即所谓间歇性跛行。

（二）手术适应证

（1）具有非典型的坐骨神经症状。

（2）年龄在40～70岁。

（3）有明显的间歇性跛行和腰腿痛的临床症状。

（4）立位背侧观有坐骨神经性代偿性腰椎侧凸，或结构性腰椎侧凸。

（5）X线片显示腰椎多发性骨质增生，椎体上下缘常有平行骨刺存在，腰前凸消失或加大，有时椎体间有轻度不稳和错位，脊柱侧凸较轻，一般为10°～30°，最严重不超过60°（图29-21）。

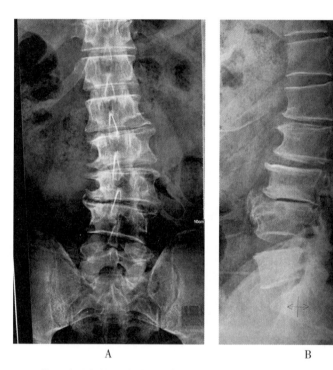

A   B

A.正位显示退变性骨质增生和脊柱侧凸；B.侧位显示生理前凸消失，椎间隙不稳

图29-21　老年性退变性脊柱侧凸，伴有多发性椎间盘突出和椎管狭窄症

（6）MRI或脊髓造影正位片上可见腰段造影剂充盈浓度呈节段性变淡变窄（图29-22A），在侧位片上可见造影剂的前后径变窄且呈多节段哑铃形表现（图29-22B）。

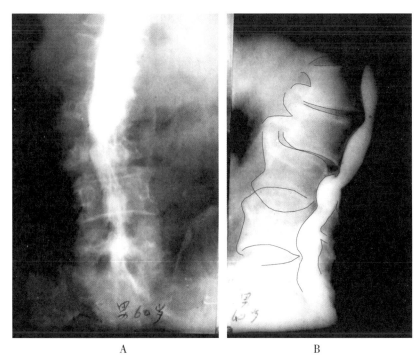

A. 正位片显示L$_2$~S$_1$椎间盘突出和椎管狭窄段造影剂变浅变窄；B. 侧位片，造影剂呈哑铃形，多发性椎间隙变窄

图29-22　腰椎管狭窄症脊髓造影

三、手术方法

（一）术前准备

术前晚应给予安眠镇静剂，使患者入睡安稳。必要时备血300~400mL。高龄患者如伴有高血压或糖尿病者宜先用内科疗法控制后再行手术。

（二）麻醉

硬膜外麻醉或气管插管全麻。

（三）体位

俯卧位或侧卧位。

（四）手术操作程序

1. 第一步　沿棘突切开皮肤和皮下组织，暴露腰背筋膜后层，纵行切开棘上韧带，向着拟做半椎板切除的一侧剥离暴露单侧椎板和横突（图29-23）。

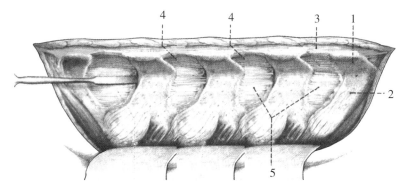

1. 棘突；2. 椎板；3. 棘上韧带；4. 棘间韧带；5. 黄韧带

图29-23　不剥离对侧软组织，单侧暴露棘突、椎板、关节突和横突

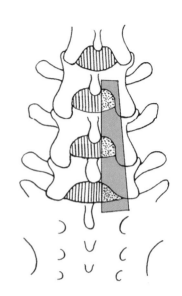

2. 第二步　如拟做对侧椎板后植骨者暴露双侧椎板。用牵开器拉开骶棘肌，用锐利的骨刀做半椎板切除，保留棘突，向内自棘突根部，向外至椎弓根内侧缘，根据需要切除1～4节半椎板，包括根管和隐窝的后壁（图29-24）。彻底切除黄韧带暴露硬膜管和神经根，隔着硬膜触诊突出的椎间盘并确定其部位和数目，然后再翻转手指向上触诊对侧椎板下和椎板间向椎管内膨出的黄韧带和椎板内侧骨皮质，可清楚地摸到膨出的黄韧带和增厚的骨质为造成椎管前后径变小的原因。用枪钳咬除椎板间黄韧带，再用锐利的骨刀凿除椎板内侧增厚的骨皮质，而达到向后扩大椎管的目的（图29-25）。

3. 第三步　用神经剥离器和神经根拉钩，将神经根和硬膜囊向内侧牵拉，用棉片在其远近端填塞压迫椎前静脉丛起止血作用。暴露突出的椎间盘和突出的椎体后缘（见图29-25D）。

4. 第四步　用特制的铲形骨刀切除椎体后缘并摘除突出的椎间盘（图29-26），完成椎管前后的彻底减压后，用明胶海绵敷盖半椎板切除区的硬膜囊，起止血作用。

5. 第五步　手术治疗退变性侧凸的3种术式介绍如下。

（1）单侧暴露，半椎板切除全椎管减压，单侧椎弓根外侧钉棒系统内固定。①在相当于椎弓根外侧的横突上，确定椎弓根外侧螺钉的进钉点，进钉方向是向内倾斜60°～80°，自横突进钉，经椎弓根外侧缘再进入椎体内，至椎体前缘（图29-27）。②椎弓根外侧螺钉的长度为5.5～6.5cm，直径为4.5～5.5mm。③根据退变椎间隙的多少和椎管减压的情况，来决定

图29-24　用骨刀做半椎板切除全椎管减压的范围，内自棘突根部，外至小关节突关节面的1/2处，切除3～4节椎板，保留棘突、棘间韧带和关节突关节的外1/2

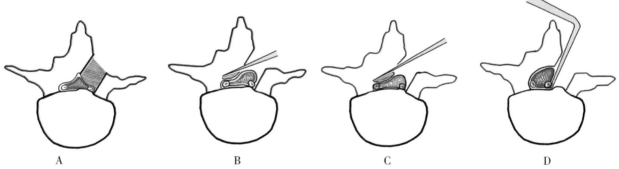

A. 半椎板切除范围；B. 通过半椎板开窗，切除对侧突入椎管内的黄韧带和增厚的皮质骨；C. 突入对侧椎管内的黄韧带和皮质骨已被切掉；D. 将硬膜管和神经根拉向对侧，再处理突出的椎间盘

图29-25　暴露椎间盘和椎体后缘

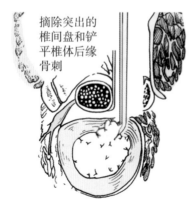

摘除突出的椎间盘和铲平椎体后缘骨刺

图29-26　摘除突出的椎间盘

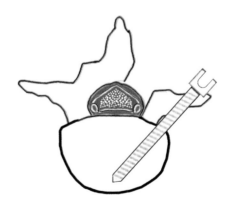

图29-27　确定椎弓根外侧螺钉的进钉点，进钉方向是向内倾斜60°～80°，自横突进钉，经椎弓根外侧缘再进入椎体内，至椎体前缘

所需要固定的节段数，一般为3~5节（图29-28）。

（2）双侧暴露，半椎板切除全椎管减压，椎板后植骨，双侧椎弓根外侧钉棒系统内固定（图29-29）。

（3）单侧暴露，椎板间开窗，椎间盘切除术，单侧Dynesys系统内固定（图29-30）。椎弓根外侧螺钉加Dynesys系统的安装：一般用于单间隙椎间盘突出，坐骨神经性代偿性脊柱侧凸。将Dynesys装置连接在两枚椎弓根外侧螺钉的钉帽上，起弹性固定作用。

6．第六步　术毕彻底清除棉片，放置T形管引流。然后寻找肌肉内的出血点，电凝止血，缝合腰背筋膜后层与棘上韧带，用细丝线缝合皮下组织和皮肤，结束手术。

7．第七步　术后处理：手术后24~48h拔除引流管。同时做植骨融合者给予支具固定，未做植骨者术后3~5天戴腰围下床活动。

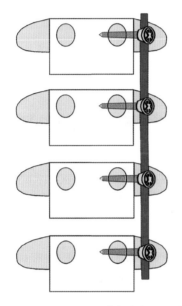

图29-28　单侧暴露，半椎板切除全椎管减压，单侧椎弓根外侧钉棒系统内固定

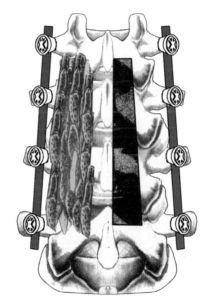

图29-29　双侧暴露，半椎板切除全椎管减压，椎板后植骨，双侧椎弓根外侧钉棒系统内固定

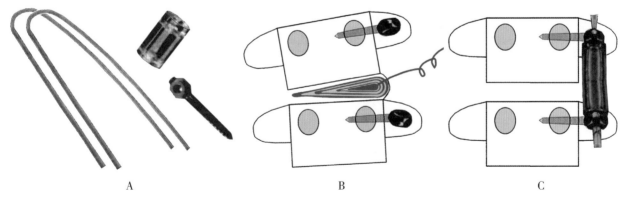

A　　　　　　　　　　　　　B　　　　　　　　　　　　　C

A. Dynesys器械；B.切除椎间盘，椎弓根外侧螺钉已安装；C.单侧Dynesys系统内固定

图29-30　单侧暴露，椎板间开窗，椎间盘切除术，单侧Dynesys系统内固定

四、注意事项

（1）老年性腰椎管狭窄症常缺乏典型的坐骨神经症状，其主诉以间歇性跛行为主，CT和MRI能明确

诊断。

（2）椎管扩大术不能只做黄韧带和椎板内侧骨皮层的切除减压，一定要同时切除突出的椎间盘和增生的椎体后缘，方能达到减压目的。

（3）对老年性椎管狭窄，半椎板切除的范围不能过短，至少也要切除2~4节半椎板包括1~3个椎间盘。

（4）单侧暴露，不剥离对侧软组织，术后可以早期下床，稳定性较好，比做对侧椎板后植骨的稳定性更好。

（5）用骨刀做半椎板切除快捷方便，不易损伤硬膜或神经组织。

（6）对伴有退变性脊柱侧凸和椎体间不稳的病例，应用椎弓根外侧钉棒系统内固定，能起到矫正脊柱侧凸和稳定脊柱的作用。

（7）对单间隙腰椎间盘突出，坐骨神经性代偿性脊柱侧凸，用Dynesys系统做单间隙固定即可。

（8）半椎板切除全椎管减压同时做对侧椎板后植骨者，可用双侧椎弓根外侧钉棒系统内固定（见图29-29）。

（田慧中　高兴顺　杨文成）

参考文献

［1］　张宏其，邓益，陈凌强，等．成人胸腰段或腰段脊柱侧凸合并Chiari畸形和脊髓空洞症的三维矫形及融合策略［J］．中国矫形外科杂志，2009，17（23）：1770-1774.

［2］　于滨生，芮钢．脊柱手术关键技术图谱［M］．北京：人民军医出版社，2011：159-197.

［3］　田慧中，刘少喻，马原．实用脊柱外科学［M］．广州：广东科技出版社，2008：195-285.

［4］　田慧中．"田氏脊柱骨刀"在矫形外科中的应用［J］．中国矫形外科杂志，2003，11（15）：1073-1075.

［5］　田慧中，白靖平，刘少喻．骨科手术要点与图解［M］．北京：人民卫生出版社，2009：93-144.

［6］　田慧中，刘少喻，马原．实用脊柱外科手术图解［M］．北京：人民军医出版社，2008：189-546.

［7］　田慧中．半椎板切除全椎管减压术治疗腰椎管狭窄症50例报告［J］．美国中华骨科杂志，1996，2（2）：144.

［8］　田慧中．脊柱外科医师要善于使用咬骨钳和骨刀［J］．中国现代手术学杂志，2002，6（1）：67-69.

［9］　田慧中，李明，王正雷．胸腰椎手术要点与图解［M］．北京：人民卫生出版社，2012：1-417.

［10］　田慧中，刘少喻，曾昭池．腰骶椎手术要点与图解［M］．北京：人民卫生出版社，2013：1-453.

［11］　MAX A，VINCENT ARLET，JOHN K W．AO脊柱手册——原理与技巧［M］．陈仲强，袁文，译．济南：山东科学技术出版社，2010：151-355.

［12］　HASEGAWA T，AN H，HANGHTON V，et al. Lumbar foraminal stenosis：critical heights of the intervertebral discs and foramina：a cryomicrotome study in cadavera［J］．J Bone Joint Surg，1995，77：32-38.

［13］　TOYONE T，TANAKA T，KATO D，et al. Anatomic changes in lateral spondylolisthesis associated with adult lumbar scoliosis［J］．Spine，2005，30（22）：671-675.

［14］　SCHWAB F，DUBEY A，GAMEZ L，et al. Adult scoliosis：prevalence，SF-36，and nutritional parameters in an elderly volunteer population［J］．Spine，2005，30（9）：1082-1085.

［15］　LOWE T，BERVEN S H，SCHWAB F J，et al. The SRS classification for adult spinal deformity：building on the King/Moe and Lenke classification systems［J］．Spine，2006，31（19）：119-125.

第三十章　青少年脊柱后凸截骨矫形术

第一节　概　　述

　　青少年脊柱后凸属于圆背畸形，常与儿童ASK相鉴别，其治疗方法可做多节段关节突间截骨术，矫正后凸畸形，故纳入本书中叙述。

　　青少年脊柱后凸，即Scheuermann病，又称为椎体次发骨骺骨软骨病。Schanz于1911年首先描述了本病的临床表现。而Scheuermann于1921年又较全面详细地论述了本病的X线特征，并认为是胸段脊柱骺板的骨软骨炎，但因一直缺少炎症存在的病理依据，于1965年经国际疾病分类组织命名为椎体骨软骨病。

　　青少年脊柱后凸的病因目前尚不完全清楚，多数学者认为是脊柱负重的能力与脊柱负重力之间的不平衡，椎体骺板生长不均衡所致。Axhausen（1924）认为本病类似于Perthes病，与骺板的血供减少有关。有的学者提出由于软骨发育不良，髓核侵入薄弱的骨板并形成软骨疝。纤维软骨过早退变，椎间盘弹性丧失，水分减少，椎间盘的缓冲作用下降。在生长期，椎体前部受力增加，致椎体楔形变，青春期形成明显的后凸。Lombriundi于1934年提出，腘绳肌挛缩增加了脊柱的前屈，加之体重的增加，多次轻微的外伤，引起软骨板下的出血。软骨碎裂，椎间盘组织的脱出，可引起本病。有人通过尸检发现青少年脊柱后凸椎体楔形变，是由于椎体软骨板和生长带的软骨基质异常，椎体楔形变的严重程度与软骨板基质异常的范围和程度有关，异常的软骨板和间隙组织通过薄弱的软骨板突入椎体阻碍骨化，从而引起本病。Schmorl认为是软骨板抗压能力下降与髓核疝（Schmorl结节）的发生有关。Ferguson认为椎体前血管沟存在为引起青少年脊柱后凸的主要原因。Schaffer认为甲状腺功能低下可引起本病。Bradford认为骨质疏松也可引起本病。Dickson指出大多数男性儿童在16岁左右胸段后凸最大时，生长速度最快，如果这时负重过多，则可以形成青少年脊柱后凸，这就说明了为什么男性发病率高于女性的原因。Sneck在治疗59例青少年脊柱后凸的患者中发现家族史阳性者约占38%，15%的患者有不同程度的智能低下，41%有腘绳肌挛缩。此外个体差异，患者的职业及姿势也与病因有关。

　　综上所述，有关青少年脊柱后凸的病因，多数学者认为主要是由于多次轻度外伤，加之负重过多，引起椎体骨骺的供血障碍，而致骺板的骨软骨发育不良，造成椎体楔形变，从而引起青少年脊柱后凸。

　　本病多见于12～18岁的青少年，男性发病率是女性的4～5倍。多发生在胸腰段和胸段的椎体。多数患者无自觉症状，仅表现为圆背畸形，脊柱活动范围受限，颈前屈、腰前凸加大，肩下垂，两肩前倾，胸廓偏平，肩胛后翘（图30-1）。20～21岁时大多数患者病变发展变慢，但畸形遗留终生。部分患者自感胸背部疼痛、无力、酸困，活动时加重，休息时减轻。局部有压痛及叩击痛。Ryan报道了3例严重的青少年脊柱后凸患者，由于畸形严重，畸形进展速度快，后凸顶部的椎间盘突出压迫脊髓，或者引起脊髓血运障碍，导致痉挛性瘫痪。

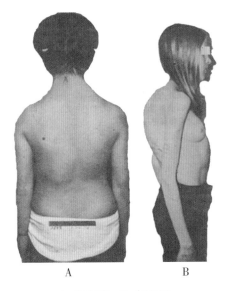

A. 背面观；B. 侧面观

图30-1　青少年脊柱后凸的人体外形

第二节   多节段关节突间截骨矫形术

一、手术治疗目的

（1）矫正后凸畸形、稳定脊柱、维持平衡。
（2）在颅盆牵引下，使胸后凸和腰前凸达到正常。
（3）关节突间截骨压缩固定矫正畸形。
（4）关节突间植骨，内、外固定，融合脊柱。

二、诊断

临床检查可见胸段或胸腰段有结构性后凸，合并颈胸段弹性后凸及腰段过度前凸，并有腘绳肌紧张。符合放射学诊断的Sorenson标准，即连续3个椎体大于5°的楔形改变、椎间隙变窄、终板不规则、休莫结节（Schmorl's nodes）（图30-2）。

三、适应证

（1）顽固性胸背部痛，外观畸形明显（图30-3）。
（2）胸椎$T_1 \sim T_{12}$后凸大于80°，胸腰段后凸大于50°。

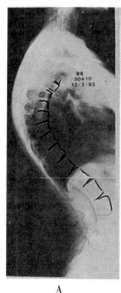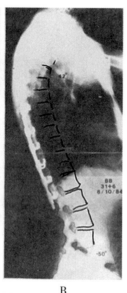

A. 术前；B. 术后

图30-2   正在发育期间的青少年脊柱后凸，为了不影响椎体的发育，而单做后路关节突间植骨融合器械内固定术即可

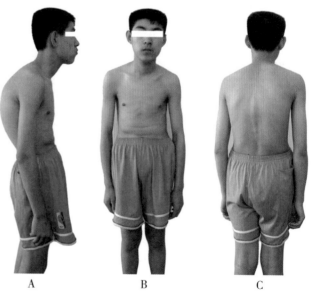

A. 侧面观；B. 前面观；C. 背侧观

图30-3   患者，男，18岁，青少年脊柱后凸80°，外观畸形明显，顽固性胸背痛，是后路多节段截骨矫正的适应证

四、禁忌证

（1）骨质疏松严重的患者，不宜应用。
（2）年龄在35岁以上的患者，不宜应用。

五、手术方法

对顺应性较好、后凸角小的青少年脊柱后凸，可不用颅盆环牵引直接进行手术。对弯度大、顺应性较差的应先做颅盆牵引3～6周，使胸后凸畸形减少到正常时，即可进行关节突间截骨术（叠瓦式截骨术）和椎弓根螺钉加压棒固定术。

（一）术前准备

椎弓根螺钉加压棒1套（图30-4）、椎弓根螺钉置入器械1套、田氏脊柱骨刀1套、椎弓根定位器1把（图30-5）。

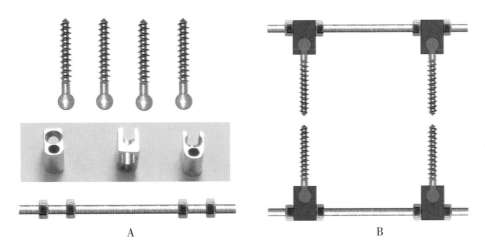

A. 部件图：螺钉、钉座、加压棒和螺母；B. 组装后的椎弓根螺钉加压棒示意图

图30-4　多间隙椎弓根螺钉加压棒（椎弓根螺钉加钉座构成，螺钉的茎长40～60mm，螺纹外径4.0～5.5mm，钉座上孔内穿压缩棒，下孔借U形槽与球形钉帽相连接）。加压棒为直径4.0～5.0mm的螺丝棒与螺丝母配合而成

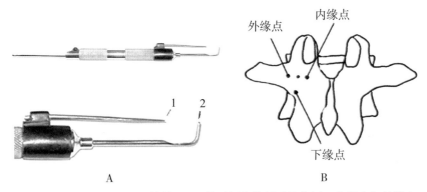

A. 定位器：1. 探针；2. 指针；B. 椎弓根在椎板后的位置：内缘点与外缘点之间为进钉点，下缘点为参考值

图30-5　椎弓根定位器

（二）麻醉

气管插管全麻或局部浸润麻醉。

（三）体位

令患者俯卧在手术床上，后凸顶椎段对准腰桥，先将手术床摇成反V形，使患者能舒适地俯卧在床上进行手术。待多节段小关节突间截骨完成之后，需要安装加压棒时，再将手术床摇成V形，使患者的脊柱变成过伸状态，有利于复位内固定。

（四）手术操作程序

1. 第一步切口　在无菌条件下，严格消毒铺单，用甲紫沿棘突划出预定切口线。一般长20～30cm。

2. 第二步暴露　沿棘突切口，暴露棘突和双侧的椎板、小关节突和横突背面，用咬骨钳清除椎板后软组织和小关节突关节囊。利用反V形手术床的作用使椎板间隙处于分开状态，有利于将小关节突关节囊彻底清除干净，暴露小关节关节面。

3. 第三步关节突间截骨术（叠瓦式截骨术）　在上、下关节突之间进行叠瓦式截骨，切除其软骨面（图30-6、图30-7）。对矢状关节面可用直骨刀配合无名氏骨刀切除关节软骨（图30-8、图30-9）。对于冠状面部分则用铲刀来切除其关节软骨面（图30-10、图30-11）。做关节突间截骨融合术（图30-12、图30-13）。

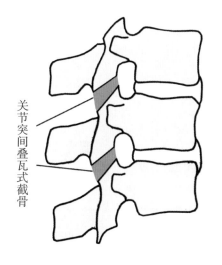

图30-6　关节突间截骨切除范围（侧面观）

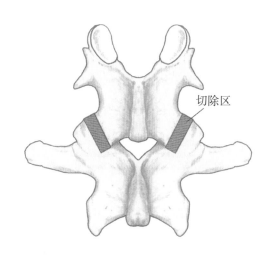

图30-7　关节突间截骨切除范围（背面观）

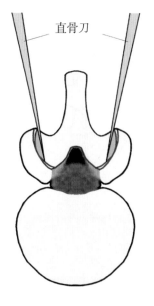

图30-8　用直骨刀切除下关节突的矢状关节面

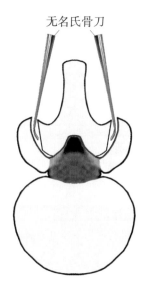

图30-9　用无名氏骨刀切除关节软骨

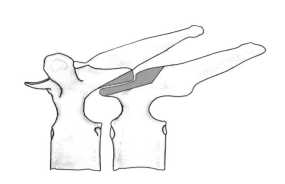

图30-10 小关节突冠状面截骨切除范围

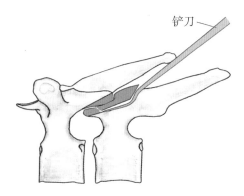

图30-11 用铲刀切除小关节突冠状面的手术方法

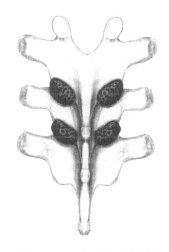

图30-12 上胸椎关节突间截骨后，行植骨融合术

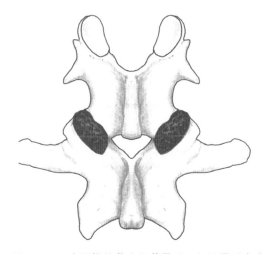

图30-13 胸腰椎关节突间截骨后，行植骨融合术

4. 第四步置钉范围 根据后凸顶椎节段，决定固定范围，一般在$T_1 \sim L_3$的范围之内，做长节段压缩固定。然后，在上4个胸椎的椎弓根内，置入椎弓根螺钉，再在下4个胸腰椎的椎弓根内，置入椎弓根螺钉（图30-14）。用笔者设计的加压棒系统中的U形开口钉座，卡在钉帽上进行加压，这种器械很容易安装，而且能产生前张开后闭合的作用，适用于青少年脊柱后凸矫正驼背畸形（见图30-4）。

5. 第五步置入椎弓根螺钉 叠瓦式截骨术完成之后，再用椎弓根定位器探测椎弓根的位置（图30-15），在每节拟压缩固定的双侧椎弓根内，置入椎弓根螺钉各1枚，仅留球形钉帽位于骨皮层的外面（图30-16），以备与加压棒上的钉座相连接（图30-17）。待左右两排椎弓根螺钉完成之后，一般每排为4～8枚螺钉，左右对称，以备与加压棒上的钉座连接进行加压之用。

6. 第六步矫正畸形复位内固定 这时将床调成V形，并在顶椎部位施加压力，使脊柱完全伸直。将加压棒及钉座安装在已固定好的椎弓根螺钉的球形钉帽上，下一步拧

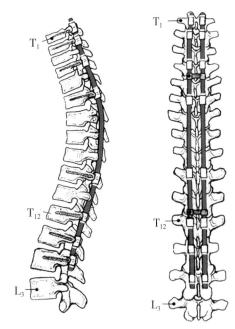

图30-14 椎弓根螺钉加压棒长节段固定，配合关节突间截骨融合术，治疗重度青年脊柱后凸示意图。青年脊柱后凸需要长节段固定，短节段固定有时在其上端或下端产生后凸畸形，造成矫正失败

紧加压棒上的螺丝母，使其产生压缩作用，而达到矫正脊柱后凸的目的，并在每个小关节周围填塞碎骨块植骨（图30-17）。

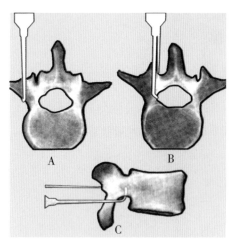

A. 外缘点的确定；B. 内缘点的确定；
C. 定位器的探针末端和指针尖端恰恰位于
椎弓根上下径的1/2交界处

图30-15　定位器与椎弓根的关系

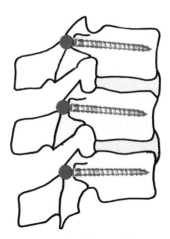

图30-16　为治疗青少年脊柱后凸专用的弓根螺钉压缩棒系统，将螺钉置入椎弓根和椎体内，只留下球形钉帽位于骨皮层外，以便于钉座上的U形开口相连接

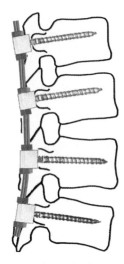

图30-17　将球形钉帽卡在钉座的U形槽内，拧紧螺母起压缩作用，该装置的设计原理是使钉座与钉帽之间有活动度，产生脊柱后柱压缩，前柱张开的作用

7. 第七步放置引流管闭合切口　多间隙截骨矫正脊柱后凸畸形的手术完成后，严格电烙止血，检查截骨后内固定可靠，放置负压引流管，以免形成血肿影响切口的愈合，再分层闭合切口。

（五）术后处理

手术后回病房卧平床翻身护理，24～48h拔出引流管，10天后拆线，给予石膏背心外固定6～8个月，待拍片所见关节突间骨性融合后，再拆除石膏背心自由活动。

六、典型病例介绍

患者，男，18岁，因患上背部后凸畸形而入院，经临床检查及X线拍片，诊断为青少年脊柱后凸，后凸角80°，由于后凸畸形明显、外观丑陋，且伴有背痛，故患者及其家属坚决要求手术。于2002年4月20日，行颅盆牵引4周后，在颅盆牵引局部浸润麻醉下，行多节段关节突间截骨椎弓根螺钉加压棒压缩固定术。术后后凸畸形得到矫正，给予石膏背心外固定而出院（图30-18），患者及其家属均感满意。术后1年随访，拍片植骨愈合良好，后凸畸形得到矫正，已恢复学业。

七、注意事项

（1）青少年脊柱后凸矫正的生物力学：常

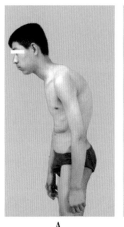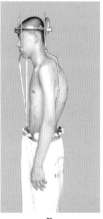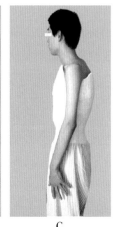

A. 青少年脊柱后凸，术前后凸角80°，畸形明显；B. 正在颅盆环牵引过程中；C. 行多节段关节突间截骨融合，椎弓根螺钉加压棒内固定术后，后凸明显改善，给予石膏背心外固定而出院

图30-18　病例分析

用的矫治方法有三种，一为前路撑开，二为后路压缩，三为前后路联合应用。临床上常见的青少年脊柱后凸，绝大部分病例后凸角均在80°以内，且疼痛症状较轻，对这些病例，如采用开胸手术或前后路联合手术，是否有些小题大做？患者往往难以接受。故采用后路压缩内固定使脊柱伸直，再加上石膏背心外固定保证植骨融合坚固，才是治疗青少年脊柱后凸简单有效的方法。

（2）后路压缩固定器械的选择：根据力学原理应选择在脊柱的后柱上产生压缩作用，而在脊柱的前柱上产生张开作用的置入器械。符合这个条件的器械有两种，一为压缩钩棒，二为椎弓根螺钉加压棒，因为这两种器械的作用是压缩后柱张开前柱。压缩钩棒法是一种传统方法；椎弓根螺钉加压棒法是作者专门设计，用于矫治青少年脊柱后凸的方法，经临床应用50例，后凸畸形明显改善，人体外形满意，取得了患者和家属的好评。

（3）椎弓根螺钉加压棒的作用机制：椎弓根螺钉的钉帽与加压棒上的钉座之间，以U形槽相连接，钉座与钉帽之间有一定活动度，当旋紧螺母进行压缩时，只能使卡在U形槽内的钉帽向着一个方向推进，而且它的压缩作用只产生在钉帽上，而不产生在钉尖上，当上胸段与胸腰段的加压装置拧紧后，能使脊柱产生张力性后伸，使后凸畸形的脊柱变成正常的胸后凸。再加上后柱的压缩植骨，配合石膏背心外固定，能使植骨融合达到坚固程度。

（田慧中　李青　朱松青）

参考文献

［1］王彪，姜苗，田慧中，等. 田氏弓根螺钉加压棍治疗青年性脊柱后凸［J］. 中国现代手术学杂志，2002，6（3）：218-219.

［2］田慧中. "田氏脊柱骨刀"在矫形外科中的应用［J］. 中国矫形外科杂志，2003，11（15）：1073-1075.

［3］姜苗，田慧中. 田氏椎弓根定位器的临床应用［J］. 中国矫形外科杂志，2003，11（7）：448-450.

［4］田慧中，项泽文. 脊柱畸形外科学［M］. 乌鲁木齐：新疆科技卫生出版社，1994：271-280.

［5］田慧中，李佛保. 脊柱畸形与截骨术［M］. 西安：世界图书出版公司，2001：570-587.

［6］田慧中，吕霞，马原. 颅盆环牵引全脊柱截骨内固定治疗重度脊柱弯曲［J］. 中国矫形外科杂志，2007，15（3）：167-172.

［7］陈安民，徐卫国. 脊柱外科手术图谱［M］. 北京：人民卫生出版社，2001：77-300.

［8］田慧中，刘少喻，马原. 实用脊柱外科学［M］. 广州：广东科技出版社，2008：275-284.

［9］田慧中，李明，马原. 脊柱畸形截骨矫形学［M］. 北京：人民卫生出版社，2011，5：101-275.

［10］田慧中，李明，王正雷. 胸腰椎手术要点与图解［M］. 北京：人民卫生出版社，2012：245-346.

［11］田慧中，张宏其，梁益建. 脊柱畸形手术学［M］. 广州：广东科技出版社，2012：1-483.

［12］王立，刘少喻，黄春明，等. 儿童脊柱畸形矫形手术技巧［M］. 北京：人民军医出版社，2014：1-415.

［13］TIAN H Z. Total spinal osteotomy for the treatment of kyphosis and kyphoscoliosis［C］. Japanese Scoliosis Society Program of the 25th Annual Meeting，1991，25：23.

［14］TIAN H Z，LV X，TIAN B. Halo Pelvic Distraction in Combination with Total Spine Osteotomy and Internal Fixation for Treatment of Severe Scoliosis［J］. Orthopedic Journal of China，2006，1（1）：11-16.

第三十一章　脊柱肿瘤全脊椎整块切除术

一、目的

介绍一种整体切除脊柱原发性恶性肿瘤并使肿瘤治愈成为可能的新手术技术——全脊椎整块切除术。

二、适应证

全脊椎整块切除术是为恶性或良性侵袭性肿瘤患者而设计的一种手术方法。其适应证应遵循以下标准：①它没有扩散或侵入到邻近的内脏器官；②它的外观较小并且没有与腔静脉或动脉发生粘连；③它没有多发性转移。如果相邻受累的椎体超过三个，则为全脊椎整块切除术的禁忌证。

三、手术分类

为了对肿瘤进行更详细的分类，根据肿瘤的范围和受累解剖位，制定了一个新的手术分类（图31-1）。图中所标出的数字用于代表反映进行性肿瘤常规序列的解剖位置，这些设定为解剖位的数字与以下所要讲述的手术分类有着密切相关的联系。根据解剖部位和手术分类，制定了新的椎体肿瘤手术分类（图31-2）。

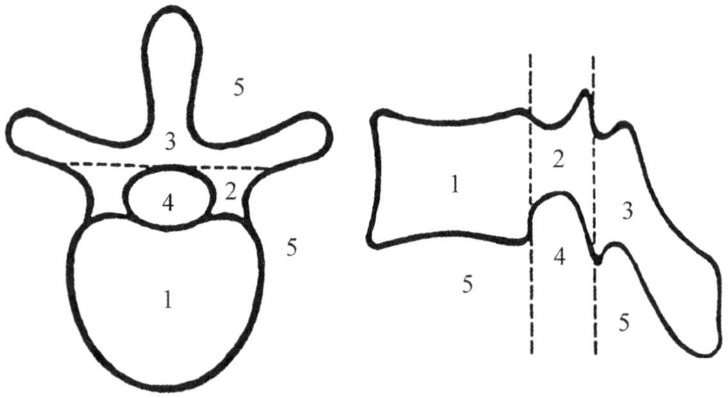

1.椎体；2.椎弓根；3.椎板、横突、棘突；4.椎管、硬膜外腔；5.椎旁区域

图31-1　椎体解剖位置分类

四、手术技术

全脊椎整块切除术技术的施行分为两步进行，一是椎体后部结构的整块切除，二是前柱的整块切除。以下是对每一步的具体描述。

（一）整块椎板切除术（全脊椎后部成分的整块切除）

1. 暴露　患者俯卧于Relton-Hall手术支架上以避免腔静脉受压。在位于棘突上方的位置做一个单纯的垂直正中切口，然后扩展到上下节段的三个椎体。从椎板和棘突将椎旁肌肉组织剥离并水平牵开。如果患者做了后路的活组织检查，则应用与肢体补救手术相类似的方法小心地将活检通道予以切除。在仔细地切开关节面周围的软组织后，引入一个为该手术特别设计并具有同轴连接分支的较大的牵开器。展开牵开器并分离关节面周围的肌肉组织，于是获得了一个广泛的暴露。因为在横突表面下容许切开部位的两边必须要有足够开阔的手术视野。胸椎受累节段的肋骨在距离肋椎关节外侧3~4cm处予以横断，并以钝器将肋膜从椎骨上剥离。

为暴露上椎体的上关节突，需对相邻椎体的棘突和下关节突予以截骨和切除，并剥离附着的软组织，包括黄韧带。

2. 无齿钢丝线锯导向器（T-saw guide）介绍　通过神经根管造一个无齿钢丝线锯导向器的引出端，切开和切除附着于关节间下方的部分软组织，在使用无齿钢丝线锯导向器的过程中一定要极度谨慎，千万不要损伤到

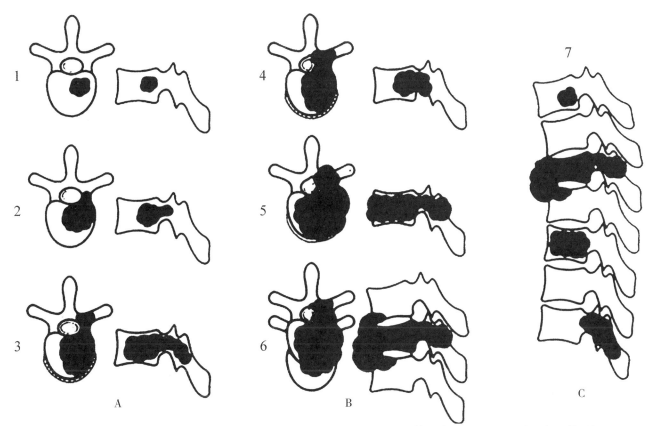

A. 中心性病灶；B. 边缘性病灶；C. 多发性溢出性病灶；1. Ⅰ型：病灶位于椎体的前后；2. Ⅱ型：病灶侵入椎弓根；3. Ⅲ型：病灶前后扩展；4. Ⅳ型：病灶扩展到硬膜外；5. Ⅴ型：病灶扩展到椎骨周围；6. Ⅵ型：病灶涉及临近椎管；7. Ⅶ型

图31-2　椎体肿瘤手术分类模式图

相应的神经根。自上而下（从头到尾的方向）穿过椎间孔引入C形弯曲并具有延展性的无齿钢丝线锯导向器。在穿入过程中，该导向器的尖端应沿着椎板和椎弓根表面的中间穿入，这样可避免伤及脊髓和神经根。在该导向器穿入完成后，于关节间下缘下方的神经根管的引出端可以看到导向器的尖端。然后，将线锯（可弯曲的、复丝的、直径为0.54mm的线锯）从导向器的孔穿入，并用T-salo夹钳紧紧地夹住线锯的两端。线锯穿入后，移去无齿钢丝线锯导向器，并保持线锯的拉力。在切除2～3个椎体时，线锯是插在一根细聚乙烯管中从椎板下穿过的。这种方法也适用于对侧一方。

3. 切断椎弓根和脊柱后部结构的切除　在保持线锯拉力的情况下，用一个特殊设计的无齿钢丝线锯操纵器将线锯置于上关节突和横突的下方。这样操作的好处在于，置入线锯的位置即环绕着椎板又环绕着椎弓根。随着线锯的往复运动，椎弓根及脊柱的整个后部结构（棘突、上下关节突、横突和椎弓根）被一起切除了。椎弓根的截面（切割面）用骨蜡予以封闭以减少失血和防止肿瘤细胞的侵蚀。为保持因前柱节段切除后的脊柱稳定性，需在脊柱后方给予临时的器械固定。

（二）整块椎体切除术（椎体前柱的切除）

1. 椎体周围的钝性分离　首先，必须识别椎体双侧的节段动脉。脊柱节段动脉的分支已经与神经根分离并被结扎和切断（图31-3A）。这种操作暴露的节段动脉刚好位于椎弓根切缘的外侧。胸椎的神经根止于受累椎体被切除的一侧。先在穿过肋膜（或髂腰肌）和椎体之间平面的两边做钝性分离。通常椎体外侧的分离用弯曲的椎体刮勺是比较容易做到的。然后再将节段动脉自椎体上分离。先椎体两侧的连续分离，后从椎体的前侧用刮勺和外科医师的手指谨慎仔细地分离大动脉。当外科医师双手的指尖于椎体前汇合时，其扩充和分离采用一系列刮勺，自最小规格开始顺序插入。一对最大号的刮勺用于抑制分离部位，以防止组织与器官的医源性损伤，以及为前柱的手术操作创建足够宽阔的手术视野。

2. 线锯通道　线锯被置于椎体切割平面的近端和远端，在用针确定了椎间盘平面后，用V形锯齿状的骨凿在椎体上开一条凹槽。

3. 脊髓分离与椎体切除　用脊髓刮勺自静脉丛和韧带组织周围调动脊髓。由于牙髓保护装置的两个边缘有牙齿可防止线锯的偏移，因此而被应用。椎体的前柱和前、后纵韧带均以线锯为切割工具。在椎体前柱切割开始后，应再次检查椎体的活动度以保证整个椎体切除术的顺利进行。采用这种方法，可使椎体前柱环绕脊髓做自由的旋转活动，但在移除椎体时仍然需要小心谨慎以避免损伤到脊髓，椎体的移除，达到了脊髓前后的彻底减压和完全整块切除椎体肿瘤的目的（图31-3B）。

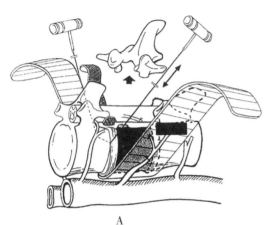
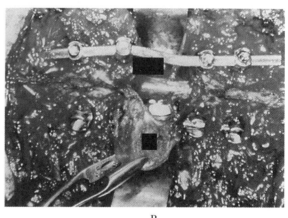

A　B

A. 结扎的脊柱节段动脉（s.a.）和被旁移的神经根；B. 后外侧入路受累椎体被谨慎地移除了，s.c.为脊髓

图31-3　钝性剥离和受累椎体移除的手术方案及影像检查

4. 前路重建与后路器械内固定　术中的出血主要是发生在椎管内静脉丛的出血，应予以彻底抑制。在切除后剩余椎体的末端，植骨位置的各边上各打一个固定孔。将一个椎间支撑器或像自体移植物、新鲜或冰冻同种异体移植物、氧化铝陶瓷椎体假体或钛网笼一样的植入物正确的插入到剩余正常椎体的固定孔中。在X线检查椎间支撑器的位置正确后，可对后路的内固定器械做适当的调整，并轻微的压缩置入的椎间支撑器。最终，整个椎体前后路的重建区域均被网状补片（Bard Marlex Mesh）所覆盖，出血得以抑制。

（三）术后处理

负压引流是患者在术后2～3天内首选的处理措施，术后1周可容许患者开始下床活动和散步。患者需穿戴胸腰骶矫形器3个月以上，直到骨质连接或人工椎体假体与周围组织成为一体为止。

五、典型病例

例1：男，17岁，因近4个多月中背剧痛而入院，但没有神经症状。自T_{12}椎弓根穿刺提取活组织检查证实有硬化性改变，患者的骨肉瘤已向上延伸至T_{11}，向下至L_1的范围。手术前，对患者施行了5个疗程的化疗以及结合卡铂、咖啡因、吡柔比星、甲氨蝶呤等的药物治疗。化疗后的X线片显示，在成骨细胞活性良好的T_{12}椎体上存在大面积的硬化（象牙质），在T_{11}和L_2（图31-4A）也有广泛的骨肥厚表现，并有大块的成骨病变在

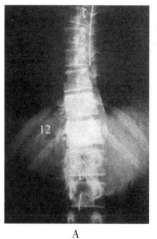
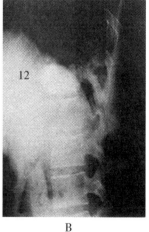

A　B

A. 前后位；B. 侧位

图31-4　术前化疗后的X线片显示，T_{12}的成骨细胞活性和T_{11}及T_{12}之间周围的软组织

T₁₂和L₂被发现（图31-4B）。CT扫描证实在T₁₂椎体周缘的各个部分均包含有成骨病变。按椎体受累部位分类属于"椎体肿瘤手术分类"中的第6种类型。患者全脊椎整块切除术（TES）的施行过程，包括自T₁₁到L₂椎板和棘突的整块切除，T₁₁和L₁之间侵犯型椎体的整块切除（图31-5），同种异体骨与自体腓骨在T₁₀和L₂之间椎体的植骨融合，T₇和L₄之间的经椎弓根钉棒固定系统的安置。随后用椎旁肌肉和皮肤将活组织检查通道予以完全封闭。除了位于病灶边缘的椎弓根外，切取较宽的或病灶边缘的截端作为肿瘤学检查的样本。术后，对患者行一个疗程的化疗，其方式与术前的化疗相类似。在2年的随访观察中，患者已完全康复并且没有肿瘤复发和转移的现象出现。对椎间自体移植骨和同种异体骨的观察显示，已发生坚固的骨质愈合，并且脊柱前后路的器械内固定均为成功而有效的固定（图31-6）。

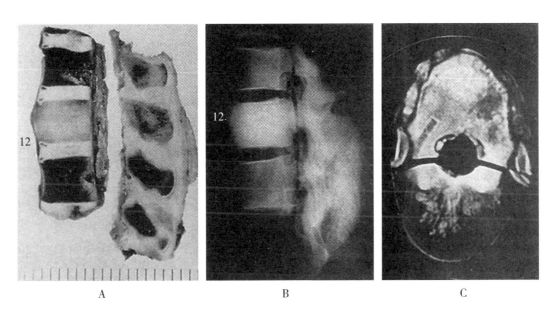

A、B. 两部分切除样本的X线片；C. T₁₂节段切除样本的CT扫描显示，后外侧入路包括椎旁组织和除椎弓根之外的部分肋椎关节病灶的骨外切除。椎体后方显示减弱

图31-5　切除样本的影像

例2：男，36岁，因难治性腰痛入院。患者没有神经损害的症状，但X线检查显示在L₂椎体有病灶和轻度硬化的草莓样疏松（图31-7），呈椎体肿瘤表现。磁共振成像检查，证实在L₂椎体的T₁成像序列中有一个低强度信号和在T₂成像中信号强度有轻微减弱（图31-7）。经椎弓根抽取活组织检查证明，该病灶为巨细胞瘤。病灶虽已侵犯到椎弓根和硬膜外等区域，但没有外延到椎旁的表现。以上述检查结果对其进行分类，为"椎体肿瘤手术分类"中的第4种类型。对患者L₂椎体的单发病灶施行了全脊椎整块切除术（TES），其手术过程包括：活检通道的封闭，L₂椎板和棘突的整块切除，L₂椎体和上下椎间盘的整块切除（图31-8），胫骨同种异体骨的椎体间植骨融合。随后，在T₁₁和L₄之间用TSRH器械给予内固定，保证了脊柱的稳定性。在2年的随访观察中，患者感觉良好并且没有肿瘤的复发和转移。患者胸腰椎稳定和前路椎体间同种异体骨的植骨也

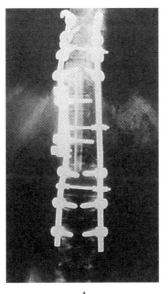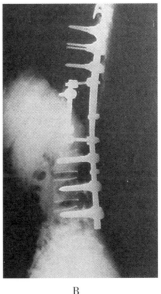

A. 前后位；B. 侧位

图31-6　随访观察2年，其同种异体骨和自体腓骨的椎体植骨已骨性融合，并且没有CD钉棒固定失败

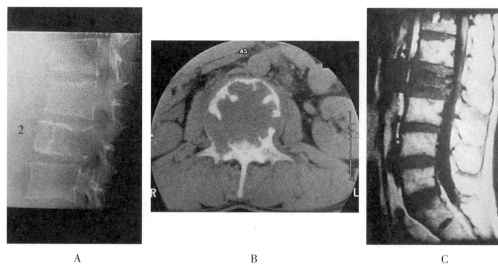

A. X线检查显示在L₂椎体有病灶和轻度硬化的草莓样（地图样）疏松；B. CT扫描证实双侧椎弓根、右关节面和硬膜外区域肿瘤受累；C. 核磁共振影像显示肿瘤的前后扩散（T1成像，脉冲重复间隔时间550ms，回波时间11ms）

图31-7 侧位断层摄影

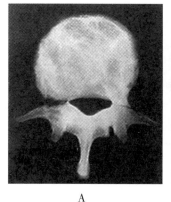
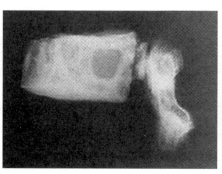
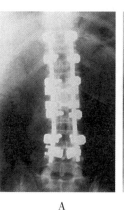
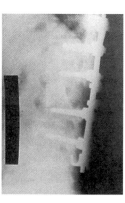

A.平面观；B.侧面观

图31-8 切除样本的影像，L₂椎体的全面观

A. 前后位；B. 侧位

图31-9 随访2年的影像，脊柱后方稳定性满意和椎体间良好的植骨融合

获得了良好的骨质愈合（图31-9）。

（富田胜郎 著 马原 田慧中 译）

参考文献

［1］ 田慧中，刘少喻，马原. 实用脊柱外科学［M］. 广州：广东科技出版社，2008：524-546.

［2］ 田慧中，刘少喻，马原. 实用脊柱外科手术图解［M］. 北京：人民军医出版社，2008：582-589.

［3］ 田慧中，白靖平，刘少喻. 骨科手术要点与图解［M］. 北京：人民卫生出版社，2009：391-447.

［4］ 田慧中，李明，马原. 脊柱畸形截骨矫形学［M］. 北京：人民卫生出版社，2011：5：3-339.

［5］ 田慧中，张宏其，梁益建. 脊柱畸形手术学［M］. 广州：广东科技出版社，2012：1-483.

［6］ 田慧中，李明，王正雷. 胸腰椎手术要点与图解［M］. 北京：人民卫生出版社，2012：1-470.

［7］ KUBO T，NAKAMURA H，YAMANO Y. Transclavicular approach for a large dumbbell tumor in the cervicothoracic junction［J］. J Spinal Disord，2001，14：79-83.

［8］ BMITA K，KAWHARA N，BALBA H，et al. Total en bloc spondylectomy for solitary spinal metastasis［J］. Int Orthop，1994，18：

291-298.

［9］ TOMITA K，KAWAHARA N，MIZUNO K，et al. Total en bloc spondylectomy for primary malignant vertebral tumors. In：Rao RS，Deo MG，Sanghri LD，Mittra I，eds. Proceedings of the 16th International Cancer Congress［M］. Bologna：Monduzzi Editore，1994：2409- 2413.

［10］ TOMITA K，KAWAHARA N，TAKAHASHI K，et al. Total en bloc spondylectomy for malignant vertebral tumors［J］. Orthop Trans， 1994，18：1166.

［11］ TOMITA K，KAWAHARA N，TORIBATAKE Y，et al. Oncological radical surgery for primary vertebral tumours：total en bloc spondylectomy［C］. Presented at the 62nd Annual Meeting of the American Academy of Orthopaedic Surgeons，Orlando，Florida，1995.

［12］ WIEDEMAYER H，SANDALCIOGLU I E，AALDERS M，et al. Reconstruction of the laminar roof with miniplates for a posterior approach in intraspinal surgery：technical considerations and critical evaluation［J］. Spine，2004，16：E333-342.

第三十二章　钢丝线锯整块脊椎切除术

一、适应证

（1）恶性或局部侵袭的良性原发性脊柱肿瘤。
（2）间室内肿瘤侵犯椎体和椎弓根及椎体其他附件。
（3）间室外肿瘤仅侵犯硬膜外或椎旁组织。
（4）脊柱肿瘤仅与腔静脉或主动脉有轻微粘连，没有侵及邻近内脏。
（5）单一病灶的转移癌，没有侵犯到椎旁区域。

二、术前检查

术前需行MRI检查确定肿瘤分期：MRI检查显示肿瘤周围重要的血管结构，有助于制定正确的术前计划。

三、相关解剖

（1）胸主动脉与T_5以下胸椎的前柱比邻，在切除该处椎体时必须先仔细分离胸主动脉，然后拉向前方。在处理$T_1 \sim T_4$时，损伤胸主动脉的可能性较小。
（2）在切除胸椎时必须首先结扎对应的节段血管。有研究显示该节段血管可能有解剖变异。有4%的胸主动脉并不直接起始于主动脉，而可能起始于肋间动脉。另外，有8%的中段和下段胸椎的节段动脉缺如。因此，术中仔细探查和分离节段动脉非常必要。
（3）必须识别并结扎经过病椎的神经根，以便于行椎体切除。

四、手术方法

（一）体位
（1）患者俯卧位于手术台上（图32-1）。
（2）将患者的头部和脚部垫高，避免前胸和腹部直接压在手术台上。

（二）入路/显露
（1）行单纯的后方入路（图32-2）。

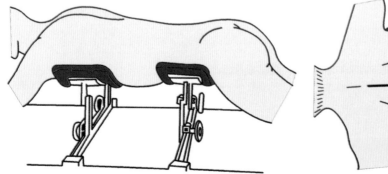

图32-1　患者俯卧在脊柱外科手术床架上，使腹部离床，以利于呼吸

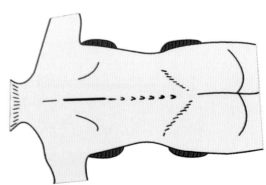

图32-2　沿棘突正中切口，以病灶为中心

（2）沿棘突纵向逐层切开，切开范围包括患椎上、下一个健康脊椎。

（3）分离3个椎体两侧的椎旁肌，暴露椎板（图32-3、图32-4）。

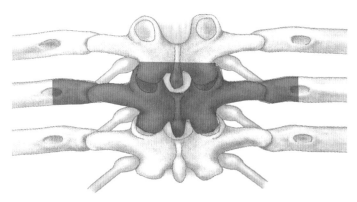

图32-3　椎板、横突和肋骨的切除范围

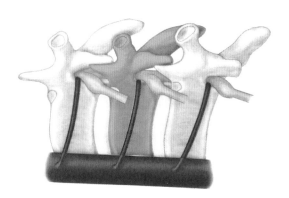

图32-4　侧面观，椎体、椎弓的切除范围

（三）手术步骤

1. 第一步椎板整块切除

（1）在病椎上、下1～3个健康脊椎上分别置入椎弓根钉，以备后方固定（图32-5）。

（2）将病椎水平的双侧肋骨的近端进行胸膜下游离。在距胸肋关节3～4cm的侧方切断肋骨（图32-5）。

（3）切除头侧健康脊椎的棘突和下关节突，暴露病椎的上关节突（图32-6）。

（4）将钢丝线锯（thread-wire saw）从病椎板内侧向尾侧、外侧穿过椎间孔（见图32-6）。

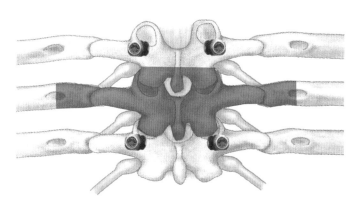

图32-5　病椎切除前，先将上、下健康脊椎的椎弓根螺钉安装好

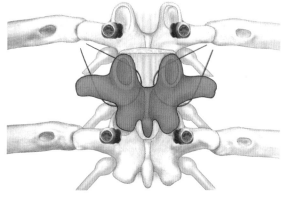

图32-6　切除头侧健康脊椎的下部椎板后，将钢丝线锯自内向外、向下穿出椎间孔，绕过横突和椎弓根的外侧，向上拉出，以便切除椎弓之用

（5）将钢丝线锯围绕椎弓根放置于病椎的上关节突和横突之下（图32-7）。

（6）向头侧方向用力，来回拉动钢丝线锯，将椎弓根从尾侧向头侧锯断（图32-8）。

（7）同样处理对侧椎弓根。将脊柱后部（包括棘突、上关节突、下关节突、横突和椎弓根）整体切除（见图32-8）。

（8）安装临时的后方内固定系统。

2. 第二步椎体整块切除

（1）钝性分离椎体周围软组织，辨认双侧节段动脉。

（2）游离并结扎病椎的节段动脉（图32-9）。

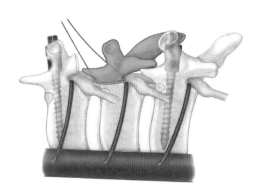

图32-7　侧面观：线锯围绕椎弓根的外侧

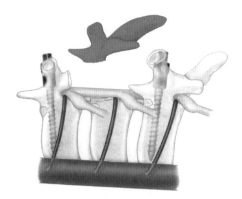

图32-8　双侧椎弓根已被切断，椎板盖游离

（3）切除病椎体的神经根（图32-9）。

（4）从椎体的前方和侧方钝性分离胸膜。

（5）从椎体的前方分离主动脉。

（6）从椎体的前方绕过钢丝线锯（图32-10）。

（7）钝性游离脊髓。

（8）用钢丝线锯切断病椎上一椎体的下终板及下一椎体的上终板（见图32-10）。

（9）围绕脊髓小心地旋转着取出切除的完整的椎体。

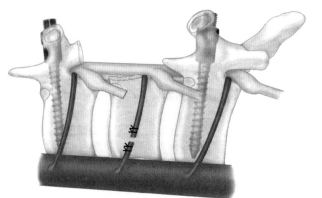

图32-9　结扎节段动脉，切断来自上一椎间孔的神经根

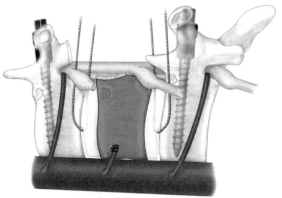

图32-10　用线锯锯开上一椎体的下终板及下一椎体的上终板

3. 第三步前方重建和后方固定

（1）植入钛网人工椎体重建前柱（图32-11）。

（2）取下临时的固定连杆，在上、下椎体的椎弓根钉上置入新连杆进行最终的后方固定（图32-12）。

（四）术后护理

①在深部放置引流，持续负压吸引2～3天；②患者术后免负重；③术后2～3个月内，患者应戴胸腰骶支具。

五、注意事项

（1）多发的跳跃性病灶是全椎体切除术的禁忌证。

（2）超过3个节段的连续性病灶是全椎体切除术的禁

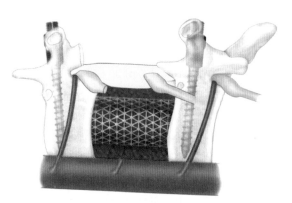

图32-11　整块椎体切除后，钛网植骨，钛网前后填塞松质骨

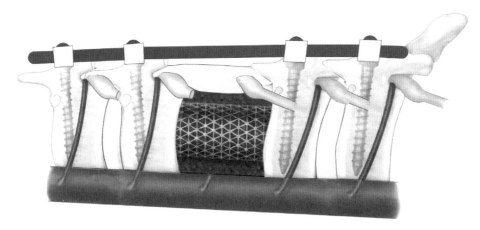

图32-12　后路钉棒系统内固定，手术结束

忌证。

（3）术前对病椎相应的双侧节段血管进行栓塞，可以在不影响脊髓诱发电位的情况下减少病椎75%的血供，从而减少术中的出血量。

（4）将前胸悬空于手术台之上可以使胸廓自如运动，有助于术中患者的通气。

（5）将腹部悬空于手术台之上可以降低腹腔内静脉压，从而减少脊髓血管的充血，减少术中的出血量。

（6）应用特殊设计的手术台，如Jackson脊柱外科手术台，可以减少术中对胸、腹部的压迫。

（7）术中应充分暴露术野至两侧的横突。

（8）如果患者术前接受过穿刺活检，术中必须同时切除活检道，以避免肿瘤污染术野。

（9）如果肿瘤已侵犯周围软组织，某些学者建议在胸椎切除时行前外侧切口，有利于进行前方松解。

（10）另外可以在胸腔镜下进行前方松解和前柱重建，与传统的术式相比，这种方法的手术并发症较少。

（11）因为脊柱的特殊三维结构，在切除椎弓根时必须使用钢丝线锯或Gigli锯。

（12）使用有延展性的线锯导向器引导钢丝线锯穿过椎间孔，可以保护神经。

（13）椎管一旦打开，出血会比较凶猛。因此在此步骤前应将所需器械准备好，以便迅速而高效地完成此操作。

（14）后方固定系统的连杆应有向外较大的弯曲弧度，以免阻挡术野。

（15）因为切除椎体时有可能损伤比邻的脊髓，所以在进行该操作时必须用一些特殊器械，如神经挡板和弹性拉钩，保护脊髓。

六、专家点评

（1）用钢丝线锯做椎体整块切除的手术方法，在理论上及设想上是合理的一种手术方法，但在实际操作上有一定的困难。

（2）在椎板下穿钢丝线锯时，必须要先做横突及肋骨头的切除，否则难以显示椎间孔和椎弓根的外侧缘，更谈不到将自椎间孔内穿出的钢丝锯拉出，并绕过椎弓根的外侧，自上方拉出的问题。

（3）即便能穿过线锯，锯断的椎弓根也是斜断面，仍需要用咬骨钳零星咬齐，也还是零星取除，而非整块切除。

（4）用线锯切除椎体时，当线锯到达椎体后缘时，有否损伤硬膜和脊髓的危险性，值得考虑。

（5）对硬膜外静脉丛的出血，只靠栓塞几对节段动脉能达到减少75%血流量的目的吗？因为硬膜外静脉丛的血流量主要来自椎静脉系统，而椎静脉系统又属于上、下腔静脉的侧支循环，节段动脉的栓塞能产生这么大的作用吗？值得思考。

（6）一味追求整块切除有多大意义呢？值得思考。

（7）这种做法难度更大，浪费时间更多，其出血量相对更大。虽然最后达到整块切除的目的，但对患者又有多大的好处呢？

（8）当用线锯切开椎体的上终板及下终板边缘的椎间盘时，线锯的走行方向能按照预想的方向沿着终板边缘前进吗？这些都是个问题。

（9）紧贴硬膜与神经根来回牵拉线锯，有否损伤神经组织的危险。

（10）整块切除与用骨刀分块切除，哪一种更快捷方便、安全可靠。

（11）暂时保留椎体后缘，留待最后快速切除椎体后缘，硬膜管膨胀压迫硬膜外静脉丛起止血作用的方法，能减少血液的丢失量，而与整块切除直接剥离硬膜外粘连的出血量相比大5倍。

（田慧中　吕霞　梁冰）

参考文献

［1］贾连顺. 现代脊柱外科学［M］. 北京：人民军医出版社，2007：1117-1178.

［2］邱勇，王以朋. 脊柱脊髓畸形影像学与临床［M］. 北京：人民军医出版社，2009：409-525.

［3］饶书城，宋跃明. 脊柱外科手术学［M］. 3版. 北京：人民卫生出版社，2007：350-379.

［4］田慧中，白靖平，刘少喻. 骨科手术要点与图解［M］. 北京：人民卫生出版社，2009：391-447.

［5］田慧中，李明，马原. 脊柱畸形截骨矫形学［M］. 北京：人民卫生出版社，2011，5：3-339.

［6］田慧中，李明，王正雷. 胸腰椎手术要点与图解［M］. 北京：人民卫生出版社，2012：1-470.

［7］田慧中，刘少喻，马原. 实用脊柱外科手术图解［M］. 北京：人民军医出版社，2008：582-589.

［8］田慧中，刘少喻，马原. 实用脊柱外科学［M］. 广州：广东科技出版社，2008：524-546.

［9］田慧中，张宏其，梁益建. 脊柱畸形手术学［M］. 广州：广东科技出版社，2012：1-483.

［10］田慧中. "田氏脊柱骨刀"在矫形外科中的应用［J］. 中国矫形外科杂志，2003，11（15）：1073-1075.

［11］田慧中. 用薄刃骨刀做脊柱截骨矫形术的简史及推广应用［J］. 中国矫形外科杂志，2012：20（23），2207-2208.

［12］徐万鹏，冯传汉. 骨科肿瘤学［M］. 北京：人民军医出版社，2008：3-589.

［13］ALEXANDER R V，ELI M B. 脊柱外科手术技术［M］. 王炳强，译. 北京：北京大学医学出版社，2009：214-219.

［14］BOYD A D. Surgical diseases of the pleura and chest wall［M］. Philadelphia：Saunders，1986：239-250.

［15］COSCARON B E，GOMEZ G J L，BLANCO P P，et al. Cervicothoracic angiomyolipoma：an unusual tumor located at a site difficult to reach for surgery［J］. Acta Otorrinolaringol Esp，2004，55：148-151.

［16］DOWNEY R J，HUVOS A G，MARINI N，et al. Primary and secondary malignancies of the sternum［J］. Semin Thorac Cardiovasc Surg，1999，11（3）：293-296.

［17］HIDA S，NAITO M，ARIMIZU J，et al. Thetransverse placement laminoplasty using titanium miniplates for the reconstruction of the laminae in thoracic and lumbar lesion［J］. Eur Spine J，2006，15：1292-1297.

［18］KOLSTAD F，HALD J，HALVORSEN C M，et al. Long-term outcome after resection of intraspinal ependymomas：report of 86 consecutive cases［J］. Neurosurgery，2010，67：1622-1631.

［19］KUBO T，NAKAMURA H，YAMANO Y. Transclavicular approach for a large dumbbell tumor in the cervicothoracic junction［J］. J Spinal Disord，2001，14：79-83.

［20］MENKU A，KOE R K，OKTEM I S，et al. Laminoplasty with miniplates for posterior approach in thoracic and lumbar intraspinal surgery［J］. Turkish Neurosurgery，2010，20：27-32.

［21］SHIM C S，LEE S H，JUNG B，et al. Fluoroscopically assisted percutaneous translaminar facet screw fixation following anterior lumbar interbody fusion：technical report［J］. Spine，2005，30：838-843.

［22］TOMITA K，KAWAHARA N，BABA H，et al. Total en bloc spondylectomy for solitary spinal metastasis［J］. Int Orthop，1994，18：291-298.

［23］TOMITA K，KAWAHARA N，MIZUNO K，et al. Total en bloc spondylectomy for primary malignant vertebral tumors［M］. Bologna：Monduzzi Editore，1994：2409-2413.

［24］TOMITA K，KAWAHARA N，TAKAHASHI K，et al. Total en bloc spondylectomy for malignant vertebral tumors［J］. Orthop Trans，

1994，18：1166.

［25］ TOMITA K，KAWAHARA N，TORIBATAKE Y，et al. Oncological radical surgery for primary vertebral tumours：total en bloc spondylectomy ［C］. Presented at the 62nd Annual Meeting of the American Academy of Orthopaedic Surgeons，Orlando，1995.

［26］ WIEDEMAYER H，SANDALCIOGLU I E，AALDERS M，et al. Reconstruction of the laminar roof with miniplates for a posterior approach in intraspinal surgery：technical considerations and critical evaluation ［J］. Spine，2004，16：333-342.

第三十三章 薄刃骨刀分块全脊椎切除术

一、适应证

（1）恶性或局部侵袭的良性原发性脊柱肿瘤。
（2）间室内肿瘤侵犯椎体和椎弓根及椎体其他附件。
（3）间室外肿瘤仅侵犯硬膜外组织。
（4）脊柱肿瘤没有侵及邻近软组织者。
（5）单一病灶的转移癌，没有侵犯到椎旁区域。

二、术前检查

术前需行MRI检查确定肿瘤分期：MRI检查显示肿瘤周围重要的血管结构，有助于制定正确的术前计划。

三、相关解剖

（1）T_5以下的胸主动脉靠近胸椎前方，在切除该处椎体时，必须仔细分离胸主动脉，并将其推向前方。在处理$T_1 \sim T_4$时，损伤胸主动脉的可能较小。
（2）严格进行骨膜下剥离，可以避免节段血管和胸主动脉的损伤。
（3）必须结扎切断经过病椎的脊神经根，以便于行椎体切除术。
（4）脊椎分块切除术：分为椎弓两块切除术和椎体三块切除术两步（图33-1）。

四、手术操作

（一）体位
令患者俯卧在脊柱手术床架上（图33-2）。4块托板顶住上胸部和髂前上棘，使腹部空开，以免下腔静脉受压，血流从椎静脉系统返回心脏，造成手术野渗血过多影响手术操作。

（二）入路及显示
（1）行单纯的后方入路（图33-3）。
（2）沿棘突纵向逐层切开，切开范围包括病椎上、下各1～3节椎骨，分离两侧椎旁肌，广泛暴露椎板至横突尖端。

（三）椎弓分块切除术步骤
（1）在病椎上、下1～3节健康椎上分别置入椎弓根螺钉，以备后方固定（图33-4）。
（2）将病椎的横突及近段肋骨及肋骨小头，平椎弓根的外侧，给予切除，要严格从骨膜下进行，以免损伤胸膜形成气胸（图33-5）。
（3）切除头侧健康椎的棘突和下关节突，暴露病椎的上关

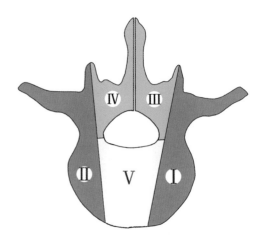

Ⅰ区、Ⅱ区为椎弓外侧部分，包括横突、椎弓根的外侧3/4和椎体的外侧部分；Ⅲ区、Ⅳ区为椎弓的内侧部分，包括棘突和椎板；Ⅴ区为椎体的中央部分，包括椎体中央部分和椎体后缘

图33-1 全脊椎分块切除术

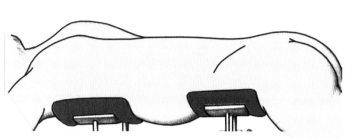

图33-2　术中卧位：让患者俯卧在脊柱外科手术床架上，使腹部空出，有利于腔静脉的回流

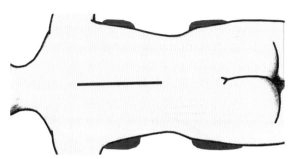

图33-3　手术切口：沿棘突切口，暴露病椎以上和以下的1～3节椎板

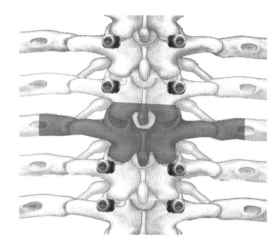

图33-4　在病椎上、下1～3节健康椎上分别置入椎弓根螺钉

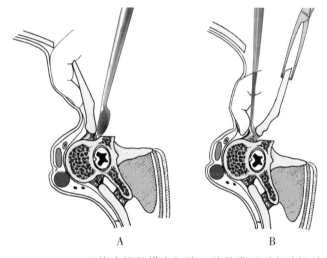

A. 已将病椎的横突切除，从骨膜下剥离肋椎关节，游离肋骨小头；B. 从骨膜下剥离肋骨至肋骨小头，将其切除

图33-5　肋骨、横突切除术

节突。再切除病椎的棘突和下关节突，暴露尾侧健康椎的上关节突（图33-6）。

（4）沿椎弓根外侧缘向前剥离暴露，严格地从骨膜下进行，以免损伤节段血管，然后用撬板撬开，暴露双侧的椎体的前外侧缘至前纵韧带下（图33-7）。

（5）用薄刃直骨刀在病椎上、下椎间隙上切断纤维环及椎间盘，直至椎体前缘（图33-8）。

（6）再用直骨刀纵行切除椎弓、椎弓根及椎体的外侧部分，暂时保留椎弓根内侧的1/4（图33-9）。

（7）切除黄韧带后在椎板下通过线锯，将棘突分为左右两半（图33-10）。

（8）插入撑开器分开棘突，用尖刀片切除残存的黄韧带，暴露硬膜管（图33-11）。

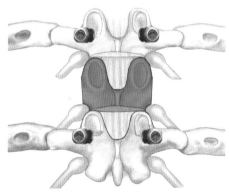

图33-6　上位健椎的下关节突已被切除，病椎的下关节突也已切除，暴露病椎的椎弓和上关节突及黄韧带

（9）自椎弓根部折断其内侧的1/4，取除两侧的椎弓，完成脊椎后部成分的切除手术（图33-12）。

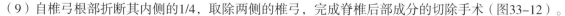

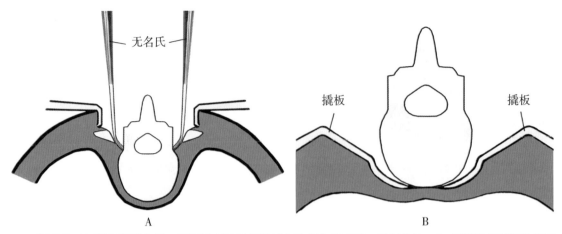

A.用直骨刀切断两侧横突后，再用无名氏沿着椎弓根外侧向前剥离，暴露椎体；B.用撬板撬开椎体周围的软组织，至前纵韧带下，暴露整个椎体。

图33-7 剥离暴露病椎

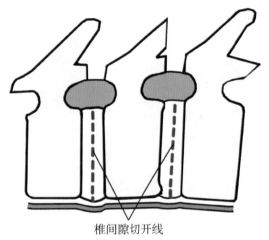

图33-8 用直骨刀或月牙刀切断两侧的纤维环及椎间盘

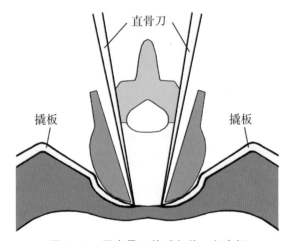

图33-9 用直骨刀从后向前、向内切除椎弓、椎弓根及椎体的外侧部分

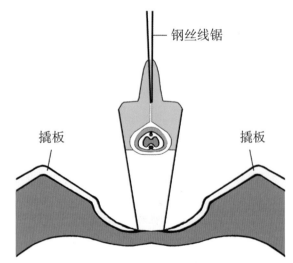

图33-10 用线锯从中央将椎板和棘突分为左右两半

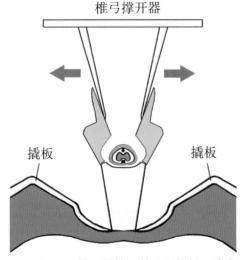

图33-11 用撑开器撑开棘突和椎板，造成椎弓根内侧1/4的骨折，以便清除黄韧带及纤维组织，然后切除两侧的椎弓

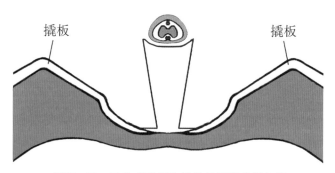

图33-12　已完成椎弓和椎体外侧部分的切除

（10）安装对位撑压器作暂时性保护（图33-13）。

（11）椎体中央部分的切除：暂时保留椎体后缘，以免造成硬膜前静脉丛的大出血。用月牙刀配合铲刀切除椎体中央部分（图33-14）。

（12）用推倒刀推倒切除已游离的椎体后缘（图33-15）。

（13）将预先安装好的对位撑压器调整到最佳状态，进行椎体间立柱植骨或筛网植骨（图33-16）。最后

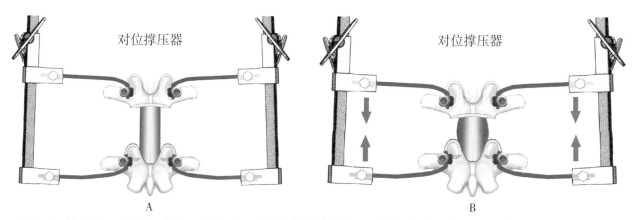

A. 在切除椎体中央部分之前，应先将对位撑压器安装好作暂时固定，以免中央部分切除后，造成脊髓损伤；B. 整个脊椎切除完成后，将对位撑压器加压使截骨间隙合拢至硬膜管缩短膨胀的最佳状态，使脊髓不受牵张性损伤为度

图33-13　对位撑压器临时固定

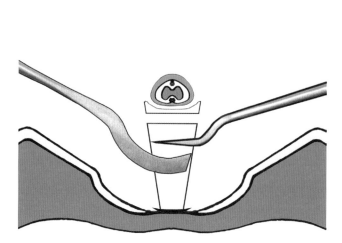

图33-14　用铲刀配合月牙刀切除椎体的中央部分，暂时保留椎体后缘，以免硬膜前静脉丛的出血，影响手术操作

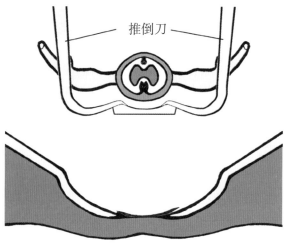

图33-15　用推倒刀推倒暂时保留的椎体后缘，已达到全脊椎切除术的目的

更换永久的钉棒系统内固定，使脊髓位于不松不紧的状态，宁愿使脊髓松弛一点，也绝不能使脊髓紧张（图33-17）。

（14）分层闭合切口，双侧安置负压引流管。

（15）术后处理：①双侧深部放引流，持续负压吸引2~3天；②短期内患者避免负重；③术后2~3个月内，患者应戴胸腰骶支具；④如为原发性恶性肿瘤时，应考虑配合化疗或放疗的问题。

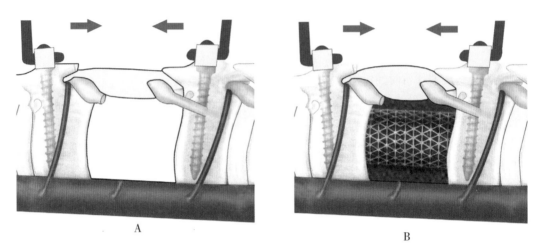

A. 全脊椎切除之后，准备安装椎体间植骨；B. 椎体间筛网植骨完成后，用对位撑压器压缩截骨间隙，使筛网的两端嵌入上、下健椎椎体的终板内，同时使硬膜管膨胀、脊髓松弛、压迫硬膜外静脉丛，起止血作用

图33-16　进行椎体间筛网植骨

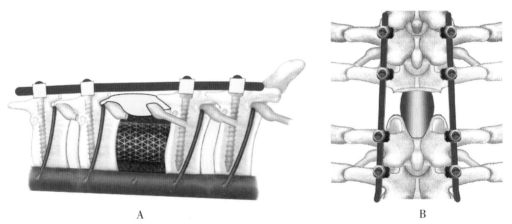

A.已取掉临时对位撑开器，更换钉棒系统内固定；B.钉棒系统内固定已完成

图33-17　更换永久的钉棒系统内固定

五、注意事项

（1）分块切除术与整块切除术的比较：分块切除全脊椎是从骨膜下进行，将椎弓分为2块进行切除，将椎体分为外侧部分和中央部分进行切除，所达到的目的也是将整节椎骨完全切除。Tomita创用的全脊椎整块切除术，也是将椎弓和椎体分开进行的。不同的是他分成2块，而我们是分成5块进行的。他是从骨膜外，而我们是从骨膜下进行的。笔者认为从骨膜下剥离更加切合实际一些，因为从骨膜外和胸膜外这个间隙分开是非常困难的，难以做到。特别是在肋椎关节和肋骨小头部位，分开薄薄的一层胸膜时，容易造成胸膜破裂，形成气

胸。倒不如自骨膜下剥离，更加快捷方便些。

（2）脊椎分块切除术在剥离硬膜外间隙和切除黄韧带及其附着的纤维组织上比较方便。当整块切除椎弓时，不如将椎弓分为左右两块剥离硬膜外粘连和切除黄韧带更加方便，故笔者宁愿采用劈开棘突、撑开椎板、折断两侧椎弓根的方法，更加快捷方便。理论上切除区应包括骨膜外区（图33-18），但实际上做起来是非常困难的，即便是做到了骨外软组织层的切除，是否就达到了完全性的根治呢？也很难肯定。

（3）用月牙刀在椎间隙上切断两侧的椎间盘纤维环，直达椎体前缘。然后再用直骨刀从后向前切除关节突、椎弓根的外3/4和椎体的外侧部分，十分安全可靠，不会损伤神经组织，可以放心操作。对于松质骨窦出血的问题，用硬骨蜡涂抹止血的方法效果满意。

（4）撑开棘突、折断椎弓根内侧1/4，揭开椎板盖的方法快捷方便。

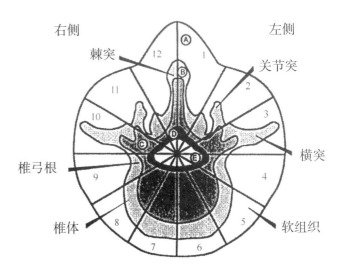

图33-18　对脊柱恶性肿瘤的切除区，应包括骨膜外软组织，但实际上做起来很困难，笔者用骨膜下全脊椎切除术治疗间室内肿瘤的病例，如巨细胞瘤与间室内转移癌，术后随访1～3年，仍能取得消除疼痛、提高生活质量和延长生命的良好作用

（5）在切除椎体中央部分之前，应先做临时固定用的对位固定器与事先安装好的椎弓根螺钉连接好做暂时性稳定截骨断端，防止发生分离及错位。

（6）待椎体中央部分及椎体后缘清除干净后，调节对位固定器至适当距离，安装椎体间骨柱或筛网植骨。待筛网植骨放入后，将对位固定器加压，截骨间隙变窄，使筛网的上、下端紧紧嵌入两端的终板内。同时对硬膜管和脊髓神经产生松弛作用，使硬膜囊膨胀变粗，压迫硬膜外静脉丛，出血即会自然停止。

（7）脊髓神经宁愿使其处于松弛状态，绝不允许处于紧张状态，以免引起神经功能障碍。

（8）术后随访情况：对3例单一椎体巨细胞瘤的患者，做了骨膜下分块切除全脊椎的手术，术后疼痛症状完全消失，克服了术前难以忍受的日夜不停地痛苦，提高了患者的生活质量。随访1.5～3年未见复发。2例转移癌的患者，1例女性为乳腺癌转移至T_{12}，为椎体间室内病灶，影像学表现未侵及周围软组织，给予骨膜下、分块全脊椎切除术，术后局部疼痛症状及下肢放散症状均消失，提高了患者的生活质量，2年后患者死于肺转移。另一例为肾癌转移至L_3椎体，影像学表现病灶为间室内型。给予骨膜下、全脊椎分块切除术，术后疼痛减轻，大大提高了生活质量，患者对手术效果非常满意，随访1年后死于肾癌全身性播散。

（9）根据病例的治疗结果，认为骨膜下全脊椎分块切除术，对低度恶性的肿瘤（如巨细胞瘤）能起到比较满意的治疗效果，对恶性肿瘤（如转移性肿瘤）也能取得减轻痛苦和提高术后生活质量的作用，故该手术方法仍为有效的手术方法。

（田慧中　李明　艾本）

参考文献

［1］　贾连顺. 现代脊柱外科学［M］. 北京：人民军医出版社，2007：1117-1178.

［2］　邱勇，王以朋. 脊柱脊髓畸形影像学与临床［M］. 北京：人民军医出版社，2009：409-525.

［3］　饶书城，宋跃明. 脊柱外科手术学［M］. 3版. 北京：人民卫生出版社，2007：350-379.

［4］　田慧中，白靖平，刘少喻. 骨科手术要点与图解［M］. 北京：人民卫生出版社，2009：391-447.

［5］　田慧中，李明，马原. 脊柱畸形截骨矫形学［M］. 北京：人民卫生出版社，2011，5：3-339.

［6］　田慧中，李明，王正雷. 胸腰椎手术要点与图解［M］. 北京：人民卫生出版社，2012：1-470.

［7］　田慧中，刘少喻，马原. 实用脊柱外科手术图解［M］. 北京：人民卫生出版社，2008：582-589.

［8］ 田慧中，刘少喻，马原. 实用脊柱外科学［M］. 广州：广东科技出版社，2008：524-546.

［9］ 田慧中，张宏其，梁益建. 脊柱畸形手术学［M］. 广州：广东科技出版社，2012：1-483.

［10］ 田慧中. "田氏脊柱骨刀"在矫形外科中的应用［J］. 中国矫形外科杂志，2003，11（15）：1073-1075.

［11］ 田慧中. 用薄刃骨刀做脊柱截骨矫形术的简史及推广应用［J］. 中国矫形外科杂志，2012，20（23）：2207-2208.

［12］ 徐万鹏，冯传汉. 骨科肿瘤学［M］. 北京：人民军医出版社，2008：3-589.

［13］ ALEXANDER R V，ELI M B. 脊柱外科手术技术［M］. 王炳强，译. 北京：北京大学医学出版社，2009：214-219.

［14］ BOYD A D. Surgical diseases of the pleura and chest wall［M］. Philadelphia：Saunders，1986：239-250.

［15］ COSCARON B E，GOMEZ G J L，BLANCO P P，et al. Cervicothoracic angiomyolipoma：an unusual tumor located at a site difficult to reach for surgery［J］. Acta Otorrinolaringol Esp，2004，55：148-151.

［16］ KOLSTAD F，HALD J，HALVORSEN C M，et al. Long-term outcome after resection of intraspinal ependymomas：report of 86 consecutive cases［J］. Neurosurgery，2010，67：1622-1631.

［17］ KUBO T，NAKAMURA H，YAMANO Y. Transclavicular approach for a large dumbbell tumor in the cervicothoracic junction［J］. J Spinal Disord，2001，14：79-83.

［18］ MENKU A，KOC R K，OKTEM I S，et al. Laminoplasty with miniplates for posterior approach in thoracic and lumbar intraspinal surgery［J］. Turkish Neurosurgery，2010，20：27-32.

［19］ TOMITA K，KAWAHARA N，BABA H，et al. Total enbloc spondylectomy for solitary spinal metastasis［J］. Int Orthop，1994，18：291-298.

［20］ TOMITA K，KAWAHARA N，MIZUNO K，et al. Total enbloc spondylectomy for primary malignant vertebral tumors［M］. Bologna：Monduzzi Editore，1994：2409-2913.

［21］ TOMITA K，KAWAHARA N，TAKAHASHI K，et al. Total en bloc spondylectomy for malignant vertebral tumors［J］. Orthop Trans，1994，18：1166.

［22］ TOMITA K，KAWAHARA N，TORIBATAKE Y，et al. Oncological radical surgery for primary vertebral tumours：total en bloc spondylectomy［C］. Presented at the 62nd Annual Meeting of the American Academy of Orthopaedic Surgeons，Orlando，Florida，1995.

第三十四章 半椎体截骨切除术

第一节 概 述

对先天性半椎体畸形的患儿，应首先从X线诊断上来判断它的发展趋势（图34-1），如在X线正位片上见到同一侧（左侧或右侧）有1~2个半椎体存在时，则预料到将来会有较严重的脊柱畸形出现，如在X线正

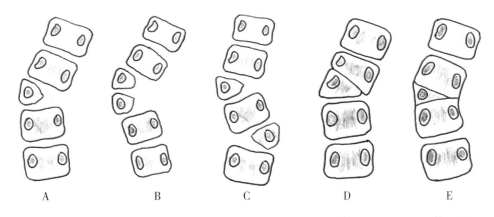

A. 单侧1个半椎体；B. 单侧2个半椎体；C. 双侧代偿性半椎体；D. 与上节椎体不分节的半椎体；E. 与上下节椎体全不分节的半椎体。

图34-1 先天性侧旁半椎体

位片上见到在脊柱的两侧各有1个半椎体存在，而且两节半椎体的节段距离较近，则可以预料到将来的脊柱弯曲畸形不会发展到严重程度，也可采用保守观察和支具外固定的方法，不急于早做手术。但对那些发生在同一侧1~2节半椎体存在的病例（图34-2），应该尽早进行半椎体切除术，以免将来造成严重的脊柱侧弯畸形。

对发育期间的先天性半椎体畸形，椎体间尚未形成骨性连接的病例，且脊柱弯曲明显的病例，应先用颅盆牵引做准备，使弯曲段的每节椎间组织松解后再进行半椎体截骨切除术，这样可使截骨后的楔形间隙容易合拢，脊柱弯曲得到一次性的矫正。笔者设计的小儿轻便颅盆牵引装置可用于3岁以上的患儿（图34-3）。半椎

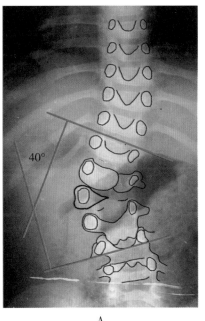

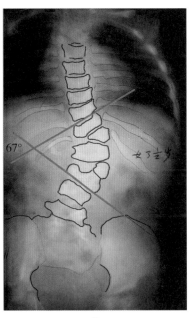

A. 为单侧一个半椎体；B. 为同一侧两个半椎体

图34-2 对同一侧有1~2个半椎体存在的患者，需要早期手术治疗，预计将来会形成严重的脊柱侧凸，最好是在5岁之前做预防性半椎体切除术，其预后效果最佳

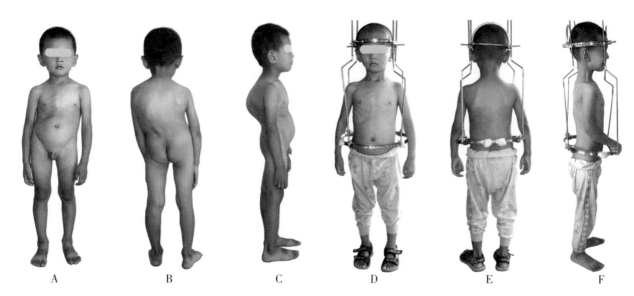

A. 术前正面观；B. 术前后面观；C. 术前侧面观；D. 牵引后正面观；E. 牵引后后面观；F. 牵引后侧面观

图34-3　患儿4岁，先天性半椎体畸形，脊柱后侧凸明显，X线片显示下胸段后外侧半椎体畸形，经颅盆牵引后，脊柱畸形得到矫正，颅盆牵引前、后照片对比

体切除术前和术后应用，可以代替半椎体切除术后的长节段内固定器械，截骨切除术后仅用短节段固定，术后靠颅盆牵引稳定脊柱矫正畸形直至截骨端愈合坚固即可。

颅盆牵引对早期发育期间的儿童具有牵拉成骨和慢性矫正脊柱畸形的作用，术后戴颅盆环可以早期下地活动促进脊柱向着纵向生长。长节段的椎弓根螺钉内固定不宜用于早年发育期间的儿童，因为内固定物对脊柱的生长发育有影响，所以颅盆牵引配合短节段内固定治疗早年发育期间的半椎体畸形是一种优选的治疗方法。

一、半椎体畸形是怎样形成的

半椎体的形成可能与胚胎发育有关，在母体内胚胎时期，每节椎骨由3个原发性骨化中心所构成，椎体骨化中心、椎弓根和椎弓骨化中心（左右两块），故每节椎骨由3块原发性骨化中心所构成，在椎体骨化中心的中央部分有一条在胚胎早期遗留下来的脊索痕迹，当正常胚胎发育过程当中，位于椎体中央部位的脊索痕迹逐渐消失，而相当于椎间盘部位的脊索痕迹向左右两侧扩展，而形成椎间隙，故在正常发育中位于脊索痕迹左右两侧的骨化中心，互相结合形成一体，而至位于中央的脊索遗迹完全消失，这样就产生了具有一连串椎体和椎间盘的脊柱形态。侧旁半椎体形成的病理原因，可能与单侧（左侧或右侧）半椎体骨化中心发育障碍或不发育，而另一侧骨化中心照常发育，则形成半椎体畸形，是以后脊柱侧凸畸形的根源。如果同一节椎体双侧（左侧或右侧）骨化中心，都有发育不全时，则形成蝴蝶椎，但一般不会造成脊柱畸形。如果在脊柱的同一侧产生两节半椎体畸形，则预后将会造成较严重的脊柱侧凸畸形。如果半椎体发生在脊柱的两侧且数目相等，节段距离也不远，其预后较好，以后造成脊柱侧凸的现象，可以互相代偿，一般外观畸形不大。只有单侧（左侧或右侧）有一个以上的半椎体存在时，才有早期预防性切除半椎体的手术指征。

二、半椎体的生长发育导致角形脊柱侧凸加重

先天性侧旁半椎体，往往在10～15岁年龄阶段脊柱侧凸畸形发展最快，在正位X线片上可见有60°～90° Cobb's角。在侧位X线片上可见有30°～60° Cobb's角后凸畸形，在成角的椎板之间常出现自发性骨性融合，在成角的椎体间隙的后缘，常可见到椎间盘突出造成椎管狭窄，使患者产生跟腱反射亢进等压迫脊髓的预兆，到

这时再进行手术治疗，其手术的难度相对增大，风险性也相对增高，势必要采用全脊柱截骨切除半椎体减压脊髓的复杂方法来解决。故预防性早做半椎体切除的必要性，十分重要。

三、先天性侧旁半椎体与先天性后侧半椎体

在临床上半椎体畸形中最常见的有两种，一种是侧旁半椎体，另一种是后侧半椎体，先天性侧旁半椎体较先天性后侧半椎体多见。先天性后侧半椎体的形成，可能与双侧椎弓根骨化中心向前伸展，与椎体骨化中心的后部成分相融合，其椎体前部的骨化中心发育障碍而形成先天性后侧半椎体。先天性后侧半椎体的手术治疗，将在另章叙述。

脊柱发育异常有两个基本型：①分节不良。②形成不良。而真正的单一的分节不良或形成不良表现十分罕见，几乎所有患者都是混合型的，只不过是某一种型表现得较为突出。分节不良可以引起侧凸（单侧阻滞椎），后外侧分节不良可引起前侧凸（即前方阻滞椎）。有的是环形分节不良，这种病例不引起畸形，但可以减少脊柱运动的节数，同时也减少脊柱的长度。

形成不良是胚胎组织供给正常发育椎体的材料不足所造成的。如后部成分的不足造成脊柱裂，这些问题均在组织胚胎章节中讨论。椎体的一侧发育不良将形成半椎体。最主要的是不要把半椎体当作额外的一块骨头加入了脊柱，而它是正常椎体的一半，只因对侧一半缺如或发育不良而造成。

如果整个椎体都缺如或发育不良，而后部成分发育正常，那将造成后凸畸形。常见的形成不良多位于脊柱的侧方和前方，仅有后外侧1/4椎体存在时，可引起真性后侧凸，常常称为"后1/4半椎体"（图34-1）。

半椎体的形式很多或多种形式同时存在，重要的是要知道各种形式的自然发展史是有区别的。脊柱内有一个半椎体，有时不造成任何弯曲，乃因相邻椎体有相应畸形。这种情况称为封闭性半椎体，也就是它与进展型相对应。

一个半椎体可以与其邻近一个或两个椎体不分节。如果有一个间盘与邻近的椎体分开，就称为半分节半椎体。如与邻近的上下两个椎体不分开，称为非分节半椎体，如与邻椎完全分开，就称为游离半椎体，或叫完整半椎体。

有时可同时出现一个以上的半椎体，如果两个半椎体都在脊柱的同一侧，其预后较差。其两个半椎体可以成一体或完全分开。如两个半椎体分别在脊柱的两侧，可以使脊柱更加平衡，但也可能产生两个进展型侧凸。

半椎体和分节不良可以同时出现，如单侧阻滞椎，这是造成脊柱侧凸最严重的一种类型。

四、检查方法

常规进行脊柱的X线正侧位摄片，观察半椎体畸形的节段和部位，有否脊柱侧弯存在，半椎体位于左侧或右侧，是否在脊柱的同一侧有1~2个半椎体存在，还是半椎体位于脊柱的两侧，互相起代偿作用，这些与决定是否进行手术治疗有关。对发现有半椎体存在的病例，最好补做CT、MRI或脊髓造影检查，以除外伴有脊髓压迫症或脊髓纵裂存在。

（田慧中　程俊杰　代杰）

第二节　颅盆牵引下半椎体截骨切除术

（一）麻醉
局部浸润麻醉或气管插管全麻。

（二）体位

在颅盆牵引下俯卧位，4根撑开立柱各松开5cm（头端），必要时可取除1根立柱。

（三）手术操作

沿棘突皮肤切口长10～15cm，双侧暴露椎板及横突。如为侧旁半椎体或后外侧半椎体时，则从凸侧截断半椎体的横突。截骨切除半椎体的椎板盖，然后沿椎弓根和椎体的腰部向前剥离，直达椎体的前外侧，用撬板撬开周围软组织和节段血管，暴露整个半椎体的侧面（图34-4）。

用直骨刀切除椎弓根和半椎体的外侧部分（图34-5）。在半椎体以上和以下的椎弓根内或椎弓根外侧置入螺钉各1枚（图34-6、图34-7），准备半椎体切除后，作近位压缩用。

用月牙刀配合铲刀切除半椎体的中央部分（图34-8）。在半椎体的中央部分尚未切除之前，先将临时保护性钢丝螺钉拉拢固定（图34-9）。以免半椎体截骨切除完成后，由于颅盆环的牵开力造成截骨断端的分离。半椎体全部截骨切除后，闭合截骨间隙复位，更换钛缆做内固定（图34-10）。严格电凝止血，放置引流管，分层闭合切口，手术结束。

（四）术后处理

因患者术前、术中、术后均在颅盆牵引下度过，故术中只做近位压缩固定，未做远位撑开。术后3周后更换石膏背心外固定，即以维持脊柱的伸直，直至畸形矫正骨性融合，避免了长节段钉棒系统的应用。石膏背心外固定代替了长节段的内固定，给患者节约了经济开支，避免了内固定产生的一系列并发症。用简单的内固

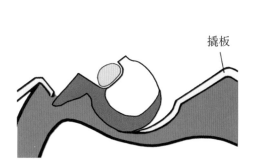

图34-4　插入撬板彻底暴露半椎体的外侧面

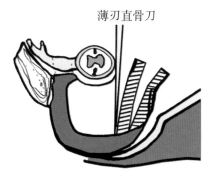

图34-5　用薄刃直骨刀分层切除椎弓根和半椎体的外侧部分

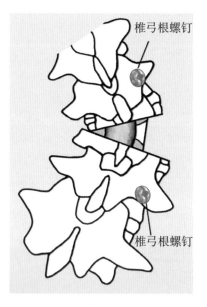

图34-6　在半椎体的中央部分尚未切除之前，先在半椎体以上和以下的椎弓根内置入螺钉各1枚

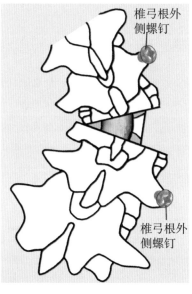

图34-7　也可在半椎体以上和以下的椎弓根外侧置入螺钉各1枚

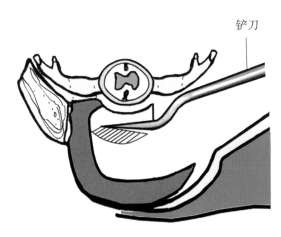

铲刀

图34-8　用月牙刀配合铲刀切除半椎体的中央部分

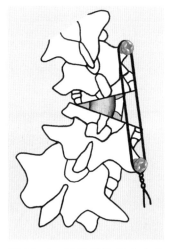

图34-9　在半椎体的中央部分尚未切除之前，先将临时保护性钢丝螺钉拉拢固定

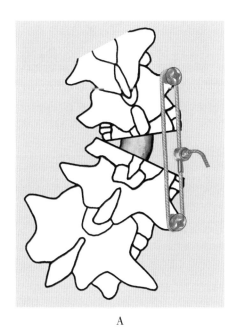

A

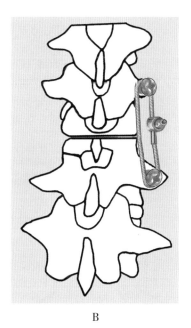

B

A. 收紧钛缆闭合截骨间隙；B. 钛缆已收紧，截骨间隙已闭合，侧凸已被矫正

图34-10　截骨完成后闭合复位，更换钛缆做内固定

定代替了复杂昂贵的内固定，取得矫正脊柱畸形的同样效果，这就是四两拨千斤的生物力学原理。脊柱截骨术后能用简单的短节段固定，外加石膏背心外固定的方法是优选的。

（五）专家点评

颅盆牵引下半椎体截骨切除术，这种手术方法的主要特点：

（1）适应证：适应于8～12岁的儿童，因为8～12岁的儿童除去半椎体畸形外已出现明显的脊柱侧弯存在，故应在颅盆牵引下行半椎体截骨切除术。

（2）颅盆牵引的作用：颅盆牵引能使躯干部位延长、松解挛缩的软组织、矫正脊柱侧凸畸形、改善人体外形，给手术切除半椎体和复位截骨间隙带来方便，且术前、术中、术后均在颅盆牵引下进行，对患者的早期下床活动，维持脊柱的矫正位置均有很大好处。

（3）半椎体截骨切除术与半椎体切除术不同：截骨切除术是除切除半椎体之外还要做楔形截骨，其楔形的尖端必须到达椎体的对侧（图34-11）。

（4）截骨端螺钉钢丝内固定代替了长节段的内固定系统，同样能达到矫正畸形和伸直脊柱的目的（图34-12、图34-13）。

（5）短节段固定保留了每节椎骨间的活动度和活动功能。

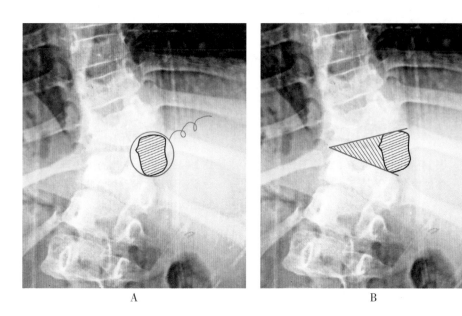

A	B

A. 半椎体切除术，只挖掉1个半椎体；B. 半椎体切除加楔形截骨，楔形截骨的尖端到达椎体对侧

图34-11   半椎体截骨切除术与半椎体切除术不同

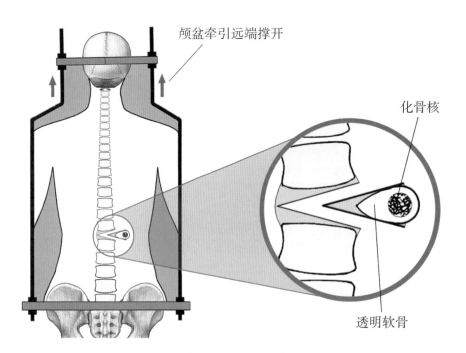

图34-12   颅盆牵引下半椎体截骨切除术，楔形截骨的尖端到达椎体对侧缘，切除区包括半椎体的化骨核及透明软骨

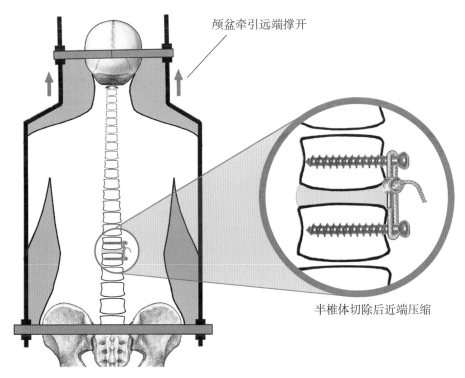

颅盆牵引远端撑开

半椎体切除后近端压缩

图34-13 颅盆牵引下半椎体截骨切除术后，用短距离单节段椎弓根外侧螺钉加钛缆内固定

（6）拆除颅盆环后更换石膏背心外固定，维持脊柱的伸直，直到植骨愈合，是一种无创式的保护措施。

（田慧中 杜萍 刘旭）

第三节 半椎体截骨切除椎弓根外侧钉棒系统内固定

一、适应证

（1）先天性半椎体所致脊柱侧凸：由于先天性侧旁半椎体使脊柱的两侧发育不对称，而造成脊柱侧凸逐年加重，是截骨切除半椎体、椎弓根外侧钉棒系统矫形内固定的适应证。

（2）8岁以上的侧旁半椎体畸形患者：跟随着侧旁半椎体发育已形成明显的脊柱侧凸畸形，单纯预防性截骨切除半椎体手术方法已不适应，必须做全脊柱截骨切除半椎体加椎弓根外侧钉棒系统内固定的方法，才能彻底矫正脊柱的侧凸畸形。

（3）成人的先天性侧旁半椎体畸形，只要截骨术后经过矫正复位，能将脊柱摆正，达到椎弓根外侧螺钉对线良好，使钉棒连接没有困难的病例也是该手术的适应证。

（4）3～7岁的幼儿为预防性半椎体截骨切除、椎弓根外侧螺钉钢丝内固定的适应证。

二、禁忌证

（1）重度先天性脊柱侧凸，预计颅盆牵引后或截骨术后也不能将脊柱的对位和对线彻底解决的患者，为本手术的禁忌证。

（2）患者年龄在25岁以上，多节段椎间关节僵硬为本手术的禁忌证。

（3）先天性脊柱侧凸合并严重胸廓畸形的病例为本手术的禁忌证。

（4）合并先天性心脏病或其他内脏功能障碍的病例。

三、手术方法

（1）麻醉：气管插管全麻。

（2）体位：俯卧位或侧卧位。

（3）切口：沿棘突切口长10～15cm。

（4）暴露：先暴露侧弯脊柱的凹侧，进行椎板间、关节突间、横突间的彻底骨膜下剥离松解，再暴露半椎体一侧的椎板、关节突和横突（图34-14）。在C形臂X线机的帮助下定位半椎体。

（5）截断半椎体的横突（图34-15），沿椎弓根的外侧和椎体外侧凸的前面，剥离暴露整个半椎体和其上下的椎间盘（图34-16）。

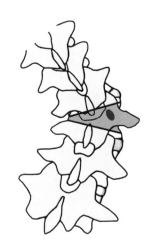

图34-14　自后路显露棘突、椎板、
关节突和横突，确定椎板盖的切除区

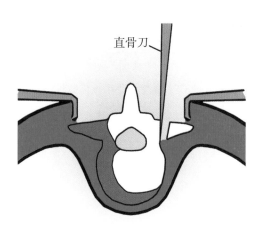

图34-15　自椎弓根的外缘纵形切断横突

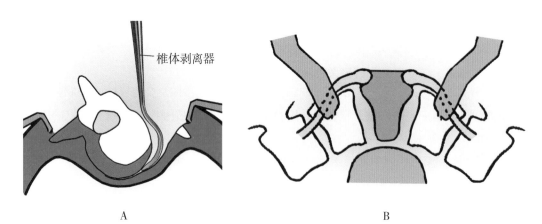

A　　　　　　　　　　　　　　　B

A. 沿椎弓根和椎体的外缘，用椎体剥离器向前剥离直达前纵韧带下；B. 沿椎弓根和椎体的外缘
向前剥离，暴露整个半椎体和其上下的椎间盘

图34-16　暴露椎体和椎间盘

（6）截骨切除半椎体的椎弓部分，暴露硬脊膜管和神经根（图34-17）。

（7）严格的骨膜下剥离，暴露椎弓根和椎体的外侧面（图34-18），不需要结扎节段血管。

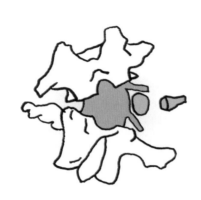 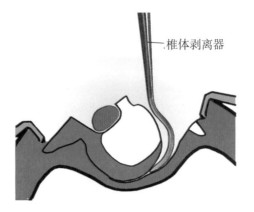

图34-17　楔形截骨切除椎板盖，暴露硬脊膜管、神经根和半椎体的椎弓根

图34-18　严格的骨膜下剥离，暴露半椎体的外侧面，不会损伤节段血管

（8）插入撬板至前纵韧带下（图34-19）撬开软组织，暴露整个半椎体和其上下的椎间隙。

（9）截骨切除椎弓根和椎体的外侧部分（图34-20），然后再切除椎体的内侧部分，楔形截骨范围直达椎体的对侧（图34-21）。

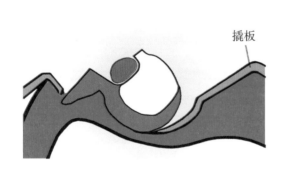 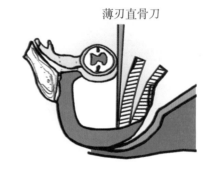

图34-19　插入撬板，彻底暴露半椎体的外侧面

图34-20　用薄刃直骨刀分层切除半椎体的外侧部分

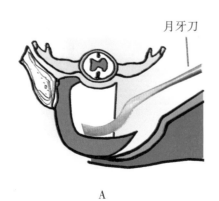 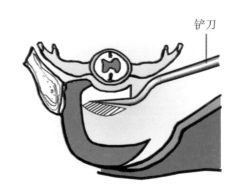

A

B

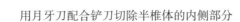
用月牙刀配合铲刀切除半椎体的内侧部分

图34-21　切除椎体

（10）暂时保留椎体后缘薄层骨片，以免造成硬膜前静脉的出血，影响操作进行（图34-22）。

（11）用推倒刀以最快的速度推倒切除椎体后缘薄层骨片（图34-23），用手指触诊截骨间隙内有无残留骨片存在，如无残留骨片存在时，应立即闭合截骨间隙（图34-24）。

（12）在椎体没有完全截断之前，先将上下椎弓根外侧螺钉安装好（图34-25），以便截骨完成后快速进行闭合截骨间隙复位内固定。

（13）闭合截骨间隙复位内固定：先用持骨钳夹住临近的螺钉帽合拢截骨间隙，暂时用钢丝拧紧合拢截骨间隙矫正脊柱侧凸（图34-26）。

（14）截骨间隙合拢后，被缩短的硬膜管膨胀变宽压迫硬膜外静脉丛，出血自然停止。

（15）先将凹侧钉棒系统连接好，再将凸侧钉棒系统安装好。然后将临时闭合截骨间隙的钢丝剪断拆除，再交替进行钉棒之间的凸侧加压和凹侧撑开矫正脊柱侧凸畸形。并同时拧紧钉帽，锁紧固定（图34-27）。

（16）检查切口，严格电凝止血，放置橡皮引流管，分层闭合切口。

（17）术后处理：术后回病房卧平床，翻身护理，10天拆线。必要时给予支具或石膏背心外固定以利植骨融合。

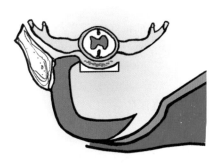 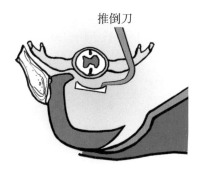 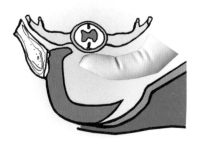

图34-22 暂时保留椎体后缘的薄层骨片，以免造成汹涌的硬膜前静脉丛的出血，给手术操作造成困难

图34-23 用推倒刀推倒切除椎体后缘薄层骨片

图34-24 触诊硬膜前有否遗留骨片存在，清除干净后，立即闭合截骨间隙

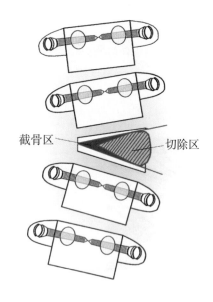 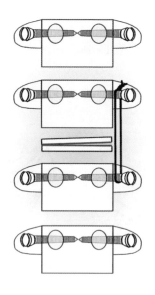 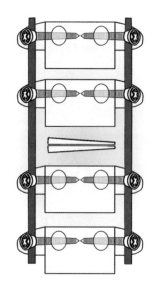

图34-25 在椎体尚未完全截断之前，安装好半椎体上下的椎弓根外侧螺钉

图34-26 半椎体切除将要完成时，先用钢丝拉拢螺钉，作为暂时性保护，并逐渐拧紧合拢截骨间隙

图34-27 待钉棒系统安装完成后，剪断去掉暂时性保护钢丝，更换钉棒系统

四、椎弓根外侧钉棒法的优缺点

（1）对发育期间的胸腰椎特发性脊柱侧凸、度数在80°以内、顺应性较好的病例，采用椎弓根外侧钉棒系统对主弯段侧凸的矫正非常满意，其治疗效果比椎弓根螺钉系统对主弯段的矫正效果更理想。

（2）椎弓根外侧螺钉对侧凸的矫正作用，因其位于脊柱的最外侧其矫正力臂最长，能产生更大的凹侧撑开力和凸侧压缩力，特别是对主弯段能产生直接矫正畸形的作用。

（3）进钉通道位于椎弓根的外侧，安全可靠，无损伤神经之虑。

（4）其缺点是需要广泛暴露到横突的尖端，切口宽、出血多。

（5）L_4、L_5因腰前凸大，两侧横突陷入两侧髂后上棘的深层，难以保证在椎弓根外侧进钉。

五、并发症的防范要点

（1）半椎体合并脊柱侧凸的截骨术，一般用于发育期间的儿童，椎弓、椎体的软骨成分较多，很适合用薄刃骨刀或尖刀片切取，磨钻的效果较差。

（2）出血与止血：常见的出血来源有三，①为松质骨窦的出血；②为硬膜外静脉丛的出血；③为椎体前节段血管的出血（图34-28）。松质骨窦的出血常因发育期间儿童的软骨成分多，出血要比成年人少，可用骨蜡涂抹的方法得到止血。硬膜外静脉丛的出血，可用暂时保留椎体后缘的方法和截骨后快速闭合截骨间隙的方法得到止血。椎体前节段血管的出血，可用严格骨膜下剥离，撬板挡开的方法得到解决，一般不需要结扎节段血管。

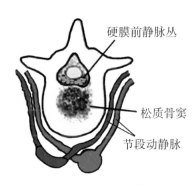

图34-28　出血来源

（3）脊髓及神经根损伤：由于手术者解剖概念不清楚或手术技巧不熟练，误伤脊髓神经或将脊神经根切断，将会造成不可逆性神经功能损害。避免该损伤发生的有力措施是认真学习局部解剖，加深局部解剖概念，当进行硬膜管周围及脊神经根周围的截骨时，一定要谨慎从事，避免粗心大意，操作时避免失手。

（4）用咬骨钳切除硬膜管周围骨组织时，一定要保证硬膜未被挤入钳咀内，以免造成硬膜撕裂产生拔丝现象，形成脑脊液漏，给术后恢复带来麻烦。

（田慧中　吐尔洪·吐尔逊　马俊杰）

第四节　预防性截骨切除侧旁半椎体

先天性半椎体畸形乃根据半椎体形成的部位而造成将来形成脊柱弯曲的方向。如为侧旁半椎体时将来会形成脊柱侧凸畸形，如为后侧半椎体时将来会形成脊柱后凸畸形，如为后外侧半椎体时将来会形成脊柱后外侧凸畸形。但前侧半椎体畸形在临床上是很少见的。对先天性半椎体畸形的外科治疗效果是越早越好，故笔者主张在3～7岁时做预防性半椎体截骨切除术。预防性（早做）半椎体截骨切除术的优点是手术操作简单、出血少、矫正效果好。

先天性侧旁半椎体及先天性后外侧半椎体，在临床上比较多见，先天性后侧半椎体略少见（图34-29），先天性前侧半椎体尚未见到。

预防性截骨切除半椎体的手术方法大同小异，均为经后入路切除半椎体的椎板盖，然后在椎体上做不同方向的楔形截骨，包括半椎体在内的截骨切除术，然后再用椎弓根螺钉或椎弓根外侧螺钉钢丝做压缩闭合截骨间隙内固定，不需要做长节段内固定即可。若为8岁以上的患儿则应考虑长节段内固定了。

侧旁半椎体楔形截骨的基底部应向着外侧，内固定方法应采用椎弓根外侧螺钉（图34-30）。后外侧半椎体，其截骨的基底部应向着后外侧，内固定方法应采用单侧椎弓根螺钉（图34-31）。后侧半椎体楔形截骨的基底部应向着后侧，手术入路应采用双侧入路，内固定方法应采用双侧椎弓根螺钉加钢丝闭合截骨间隙（图34-32）。

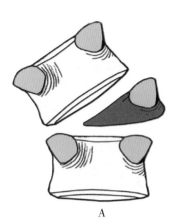 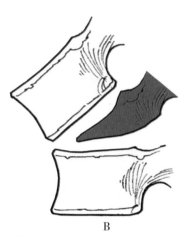

A. 侧旁半椎体；B. 后侧半椎体；C. 后外侧半椎体

图34-29　先天性半椎体的分类

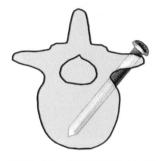 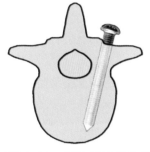 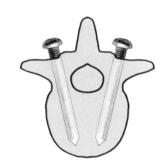

图34-30　侧旁半椎体采用椎弓根外侧螺钉

图34-31　后外侧半椎体采用单侧椎弓根螺钉

图34-32　后侧半椎体采用双侧椎弓根螺钉

一、手术方法的选择

用单纯器械做脊柱凹侧撑开和凸侧压缩的方法，很难限制住角型脊柱侧凸的逐年加重。支具和牵引等保守疗法，也是无济于事的。只有早期采用半椎体截骨切除加压缩固定的方法，才是真正有效的治疗方法。年龄越小的患儿术中出血越少，骨膜下分离也更容易，只是在手术器械和截骨方法上有所不同，因为正在发育期间儿童的椎弓、椎体软骨成分较多，类似硬橡胶的质地，用磨钻切除难以发挥作用，只能靠薄刃骨刀和尖刀片做切除操作，用锐利的尖刀片和薄刃骨刀在硬橡胶质地的软骨上截骨或切除术游刃有余，可以包括半椎体在内做楔形截骨切除术，楔形的尖端必须到达椎体的对侧，不能仅挖掉一个圆形的半椎体，这样做能使闭合间隙矫正脊柱侧凸产生困难。本组病例均采用锐利的薄刃骨刀和尖刀片进行半椎体的截骨切除术，无一例发生脊髓损伤的并发症。手术均在1～2h内完成。切除一个硬橡胶质地的半椎体，要比切除一个成年人的半椎体更加快捷、容易、出血量少。截骨的目的是使楔形的尖端越过椎体的对侧，否则只挖掉一节半椎体对矫正脊柱的角形侧凸收益不大。

二、内固定方法的选择

8岁以下的儿童半椎体切除后，用普通螺钉加钢丝合拢截骨间隙矫正侧凸畸形即可，不需做对侧的撑开内固定，因为8岁以下的儿童最适合用普通螺钉加钢丝的方法闭合截骨间隙，如果楔形截骨的尖端已到达椎体的对侧，则闭合截骨间隙毫无问题，如果只挖掉一个外侧半椎体，仅靠器械的力量来闭合间隙那就会遇到困难，所以半椎体截骨切除术与半椎体切除术的意义不同。

三、适应证

（1）3~8岁的幼儿为预防性截骨切除侧旁半椎体，单纯椎弓根外侧螺钉钢丝或钛缆内固定的适应证。
（2）预防性截骨切除侧旁半椎体的年龄越小，手术操作越简单，疗效越好。
（3）X线拍片所见同一侧有1~2个半椎体存在，不论有否脊柱弯曲存在，均有预防性切除的手术指征。
（4）术前与患儿家属谈话，同意行预防性手术的病例。

四、禁忌证

（1）年龄在8岁以上、弯度大，半椎体截骨切除后，单靠近端螺钉钢丝压缩无法解决的病例。
（2）合并先天性心脏病或其他严重器官先天性畸形的病例。
（3）影像学检查合并脊髓纵裂、脊髓空洞症和重度脑脊膜膨出者。
（4）未征得家属同意和签字的病例。

五、手术方法

（一）术前准备
术前X线片确定半椎体的部位、数目，分析侧弯畸形的进展情况。并准备好半椎体切除和全脊柱截骨的手术器械（图34-33）、近端压缩用的内固定器械。因为是预防性手术，应与家属详细交代，取得家属的同意和签字。

（二）麻醉
根据患儿的年龄和配合程度，可采用局部浸润麻醉或气管插管麻醉。

（四）体位
俯卧位。

（四）手术操作程序
1. 第一步　令患者取俯卧位，消毒铺单后，沿棘突做后正中切口，暴露双侧的椎板、关节突和横突。先松解对侧横突间附着的韧带和软组织，然后再彻底暴露半椎体一侧的椎板、关节突和横突（图34-34）。

2. 第二步　切断半椎体的横突（图34-35），沿椎弓根和椎体腰部向前剥离，直达前纵韧带下，暴露整个半椎体（图34-36）。用撬板撬开暴露整个半椎体（图34-37）。

3. 第三步　截骨切除半椎体的椎板和椎弓，暴露硬膜管、神经根和半椎体的椎弓根（图34-38、图34-39）。

4. 第四步　在半椎体截骨切除前，先在半椎体以上和以下的椎弓根外侧置入螺钉（图34-40）。

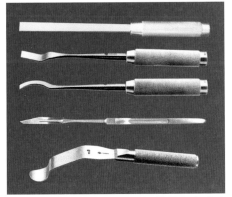

图34-33　只需要图中5把器械即可完成半椎体切除术，不需要太多复杂的器械

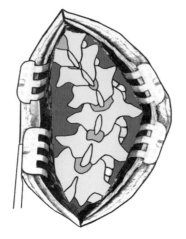

图34-34　经后路暴露椎板盖及双侧横突

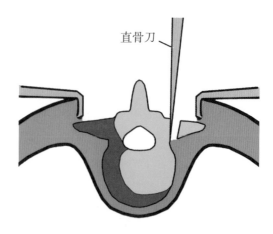

图34-35　用直骨刀切断半椎体的横突

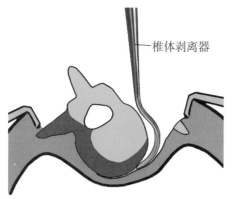

图34-36　沿椎弓根和椎体腰部向前剥离，直达前纵韧带下

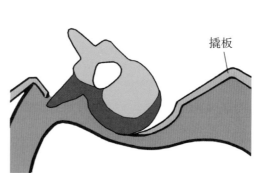

图34-37　用撬板撬开暴露整个半椎体

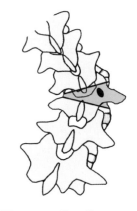

图34-38　楔形截骨切除椎板的范围

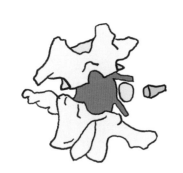

图34-39　截骨切除半椎体的椎弓，暴露硬膜管、神经根和半椎体的椎弓根

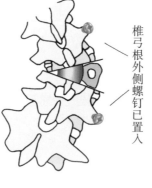

A

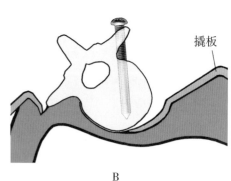

B

A. 椎弓根外侧螺钉的进钉位于横突尖端；B. 椎弓根外侧螺钉的进钉途径

图34-40　椎弓根外侧螺钉置入技术

　　5. 第五步　用直骨刀分层切除椎弓根和椎体的外侧部分（图34-41），然后用月牙刀和铲刀切除椎体的内侧部分和中央部分（图34-42、图34-43）。

　　6. 第六步　暂保留椎体后缘薄层骨片，以免硬膜外静脉丛的出血。最后用推倒刀快速切除椎体后缘，完成整个半椎体的切除手术（图34-44、图34-45）。

　　7. 第七步　术者用手指触摸截骨间隙内有否碎骨片存在（图34-46）。半椎体截骨切除后，用椎弓根外侧螺钉加钢丝快速闭合截骨间隙，使硬膜管缩短膨胀，压迫硬膜外静脉丛，出血将会自然停止（图34-47），或

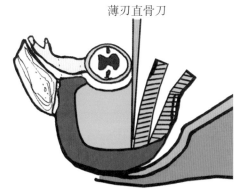

图34-41 用薄刃直骨刀切除椎弓根和椎体的外侧部分

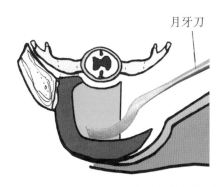

图34-42 用月牙刀切除椎体的内侧部分

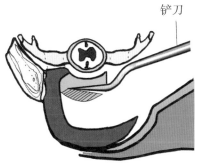

图34-43 用铲刀切除半椎体的中央部分

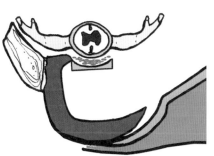

图34-44 暂保留椎体后缘薄层骨片

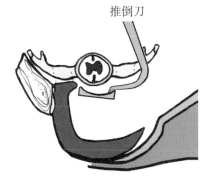

图34-45 用推倒刀快速切除椎体后缘

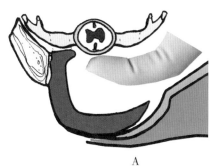
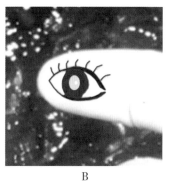

A. 术者用手指触摸截骨间隙内有否碎骨片存在；B. 椎体后缘切除干净否，全靠触诊法，而不靠肉眼看

图34-46 触诊截骨间隙内有无碎骨片存在

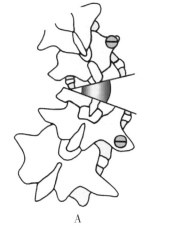
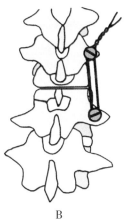

A. 截骨完成后；B. 钢丝压缩固定后

图34-47 椎弓根外侧螺钉加钢丝内固定

用椎弓根外侧螺钉加钛缆固定法均可（图34-48）。

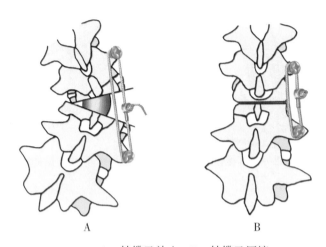

A. 钛缆已放入；B. 钛缆已压缩

图34-48   椎弓根外侧螺钉加钛缆固定法

（五）术后处理

回病房卧平床，24~48h拔除负压引流管。拆线后用支具或石膏背心外固定4~6个月。

六、预防性手术和螺钉钢丝内固定的优点

（1）早做预防性截骨切除侧旁半椎体的优点：手术操作简单、出血少、手术时间短、恢复快。

（2）内固定方法简单：当半椎体截骨切除后，只用椎弓根外侧螺钉加钢丝（图34-49）或钛缆压缩固定合拢截骨间隙即可，不用长节段的内固定。

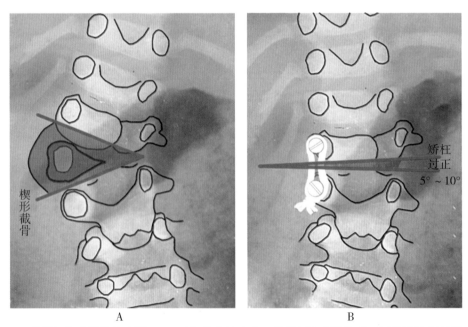

A. 截骨切除半椎体的范围；B. 对年龄小的患儿，截骨切除半椎体后，仅做压缩钢丝固
定即可矫正畸形，最好是矫枉过正5°~10°

图34-49   预防性截骨切除侧旁半椎体椎弓根外侧螺钉加钢丝内固定术

（3）预防性半椎体螺钉钢丝压缩内固定的远期效果比不做半椎体切除，只做凸侧压缩的骨骺阻滞术疗效好，单纯骨骺阻滞术容易并发钢丝或螺钉断裂的现象，而且也难以阻止脊柱侧凸进一步加重。

七、并发症防范要点

（1）剥离暴露时应当心有否隐性椎板裂存在，以免造成脊髓损伤。

（2）术中应先松解对侧椎旁软组织，为截骨后复位创造条件。

（3）预防性截骨切除术造成术中出血过多，引起出血性休克的可能性很小。一般不需要术中大量输血，甚至不输血。

（4）小儿的椎体大部分为软骨，故磨钻或电、气动摆锯的作用欠佳，只有锐利的薄刃骨刀才是得心应手的工具。

（5）如能用薄刃骨刀配合尖刀片进行手术，在具备手术技巧和解剖基础的情况下，很少造成脊髓或脊神经根的损伤。

（6）因术中未用椎板咬骨钳咬除靠近硬膜囊的骨组织，所以误伤硬脊膜产生拔丝现象，造成脑脊液漏的可能性也减少。

（7）截骨间隙以上和以下椎弓根内或椎弓根外侧的螺钉应事先钉好，以免截骨后因不稳造成脊髓损伤。

（8）不能只将多余的半椎体切除就算完成任务，而是要同时做楔形截骨切除半椎体，使楔形的尖端到达椎体的对侧，加压缩内固定时，才能顺利地合拢截骨间隙矫正畸形。

（9）椎前节段血管不需要结扎，靠严格的骨膜下剥离，用撬板挡开的方法即可达到止血目的。

（10）硬膜外静脉丛的出血，靠截骨后快速闭合间隙，使硬膜管缩短变宽，压迫硬膜外静脉丛即可达到止血目的。

（11）因采用了椎弓根外侧螺钉加钢丝闭合截骨间隙的方法，一般对截骨间隙的合拢都能整齐对合，避免了术后骨不连的现象发生。

（12）椎弓根螺钉钢丝固定适应于年龄较小、只做凸侧压缩而不做凹侧撑开的病例。对年龄较大的患儿则需凹侧撑开与凸侧压缩同时进行。

八、结论

先天性半椎体，早期进行预防性截骨切除，能防止脊柱弯曲进一步加重，变成难以矫治的脊柱畸形。椎弓根外侧螺钉钢丝内固定的应用，简化了手术操作过程，提高了矫正脊柱侧凸的生物力学作用。

（田慧中　艾尔肯·阿木冬　李栎）

第五节　后侧半椎体截骨切除术

先天性后侧半椎体的形成，可能与双侧椎弓根骨化中心向前伸展，与椎体骨化中心的后部成分相融合，其椎体前部的骨化中心发育障碍而形成先天性后侧半椎体。先天性后侧半椎体所造成的脊柱畸形为角状脊柱后凸，在X线诊断上，应与脊柱结核相鉴别，在正位X线片上没有椎旁脓肿阴影存在，在侧位X线片上没有椎间隙变窄，没有椎体骨质破坏和死骨存在，其角状后凸畸形，一般均小于90° Cobb's角，在侧位X线片上后侧半椎体常呈圆形，其上、下椎体前缘常呈鱼嘴形（图34-50）。治疗先天性后侧半椎体畸形的手术方法，应保留上、下两侧终板，只做椎体腰部切除或整个半椎体切除加内固定，其手术效果十分满意。由于先天性后侧半椎体所造成的后凸角要比结核性后凸所造成的后凸角小，硬膜外间隙也很少有粘连，手术中出血也相对较少，是经后路全脊柱截骨切除术的绝对适应证。

一、后侧半椎体是怎样形成的

在临床上先天性后侧半椎体要比先天性侧旁半椎体少见，据笔者推断，后侧半椎体的形成可能与胚胎发育有关，每节椎骨由三个原发性骨化中心所构成，即原发椎体骨化中心、左右原发椎弓和椎弓根骨化中心。当椎体骨化中心的后部与椎弓和椎弓根骨化中心发育增长旺盛时，两者形成一体，而椎体前部的骨化中心发育障碍或缺如时，则形成后侧半椎体和多余的一节椎弓，这就是形成后侧半椎体的原因。随着后侧半椎体和多余的一节椎弓的发育增长，脊柱后凸的呈角畸形就会逐年加重，到15～18岁时，脊柱的后凸畸形常可达到60°～90° Cobb's角。

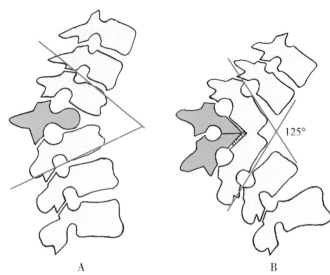

A．先天性后侧半椎体畸形，半椎体呈圆形，向背侧凸出，上、下椎体呈鱼嘴形，椎间隙无骨性融合，后凸角在90°以内；B．结核性角形脊柱后凸畸形，后凸角常大于90°，顶椎部位3～4节椎间常伴有骨性融合

图34-50 先天性后侧半椎体与结核性角形脊柱后凸的鉴别诊断

二、检查方法

常规进行脊柱的X线正侧位摄片，确定后侧半椎体畸形的节段部位，角形脊柱后凸的程度（图34-51），在临床上有否脊髓受压的症状和体征，必要时应做脊髓造影检查、MRI检查和CT检查，说明后凸畸形与椎管的关系。

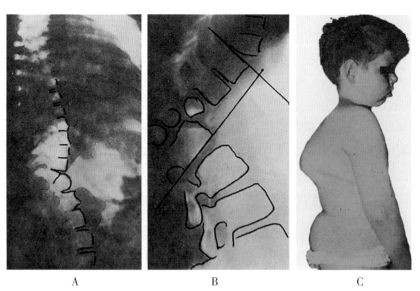

A.男性1岁，先天性后侧半椎体，后凸角36°，未予以治疗；B.同一病例7岁时，后凸角变为97°；C.7岁时的人体外形

图34-51 先天性后侧半椎体

三、截骨与内固定

用薄刃锐利的田氏骨刀做全脊柱截骨切除多余的一节椎弓和后侧半椎体，是最有效的手术方法。因为早年

儿童的椎弓和椎体大部分为软骨组织与骨组织混合而成，其质地类似硬橡胶，很适合用薄刃骨刀切取，田氏骨刀用在切除椎弓和后侧半椎体上，可以迎刃而解。根据需要矫正的角度大小，可以做后侧半椎体全切除或次全切除。椎弓及后侧半椎体切除之后，遗留下来的截骨间隙，需要用其上、下椎弓根内已钉好的椎弓根螺钉加压缩棒拉拢的方法，合拢截骨间隙，由于截骨间隙的闭合，使硬膜管缩短膨胀，压迫硬膜外静脉丛，硬膜外静脉丛的出血将会自然停止。对年龄较小的患者，为了不限制他的生长发育，可以采用近端压缩使截骨间隙闭合与远位用生长棒维持脊柱的伸直，使脊柱的发育成长不受限制。这种方法也能代替后路钉棒系统内固定的手术方法。

对8岁以内的、后凸畸形不严重的患儿，后侧半椎体切除术后，仅做弓根螺钉加钢丝压缩固定即可（图34-52），不需要做远端撑开，术后石膏背心外固定。对8岁以上的、后凸畸形明显的患儿，后侧半椎体切除术后，应采用远端撑开加近端压缩的固定方法（图34-53），术后石膏背心外固定。

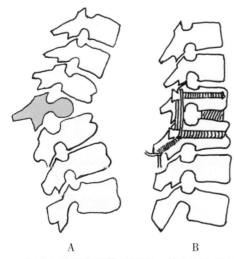

A. 先天性后侧半椎体呈圆形，其上下临近的椎体前缘呈鱼嘴形；B. 8岁以内的后侧半椎体切除术后，采用单纯压缩的方法矫正畸形

图34-52　弓根螺钉加钢丝压缩固定

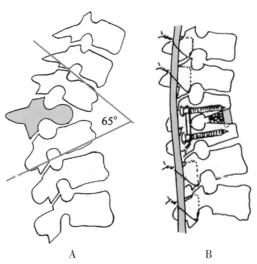

A. 先天性后侧半椎体畸形，限于66°～90° Cobb's角者；B. 8岁以上的后侧半椎体切除术后，宜采用远端撑开加近端压缩的固定方法

图34-53　远端撑开加近端压缩

四、手术方法

（一）术前器械准备

在X线片上认真测量截骨角度和拟达到的后凸矫正情况，备好截骨切除的手术器械、需要采用的内固定方法和内固定器械。

（二）麻醉

气管内插管全麻。

（三）体位

患者取俯卧位，卧于Hall-Relton架上，使腹部悬空，腹内压减低，静脉出血减少。应仔细地垫好上臂和肘部，肩关节外展不要超过90°。4点托架的上两点托住胸部，不要托在腋窝。下两点托住髂前上棘处，不要托在腹部。

（四）手术操作程序

1. 第一步　令患者取俯卧位，消毒铺单后，沿棘突做后正中切口，暴露双侧的椎板、关节突和横突。确定后侧半椎体的双侧横突，切除横突，沿椎弓根外侧缘向前自骨膜下剥离暴露半椎体及其上下椎体的前外侧缘。自双侧插入撬板暴露椎体（图34-54）。

2. 第二步　用骨刀或咬骨钳先切除半椎体的整个椎板，暴露双侧椎弓根、硬膜管和脊神经根的背侧面

（图34-55）。

3. 第三步　自半椎体的两侧确定其上下缘，用骨刀做成楔形基底向后的截骨范围，其楔形的尖端到达前纵韧带，其基底到达后纵韧带，双侧的楔形截骨线互相对准（图34-56）。

4. 第四步　用骨刀自椎弓根和椎体的外侧缘开始分层切除，至椎弓根的内侧缘，切除椎弓根内侧缘后，暴露硬膜管的外侧（图34-57）。

5. 第五步　在椎体尚未完全截断之前，先在其上下的椎弓根内安置椎弓根螺钉，以免椎体截断之后不稳造成脊髓损伤（图34-58）。

6. 第六步　在切除椎体后缘之前，先用钢丝或钉棒做临时固定，防止脊柱全断后不稳造成脊髓损伤（图34-59）。半椎体后缘的切除则需要用后纵韧带剥离器，推开后纵韧带和硬膜前静脉丛，然后用推倒刀推倒椎体后缘的薄层骨片，用髓核钳将碎骨片取出（图34-60）。直到双侧截骨切除完成之后，手指可以在硬膜管的前方会师为止，并触诊截骨间隙内有否残留骨片存在（图34-61）。

7. 第七步　待椎弓和后侧半椎体完全切除之后，进行复位内固定（图34-62），由于复位后硬膜管缩短膨胀压迫硬膜外静脉丛，出血将会自然停止。

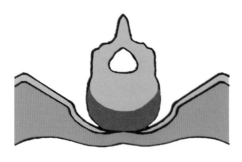

图34-54　后侧半椎体双侧暴露已完成

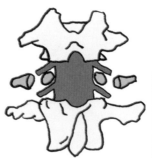

A　　　　　　　　　　B

A. 后面观椎弓已被切除；B. 轴位像显示椎弓已被切除

图34-55　暴露双侧椎弓根、硬膜管和脊神经根的背侧面

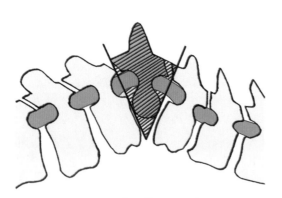

图34-56　楔形截骨切除范围

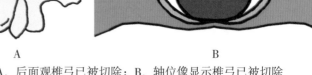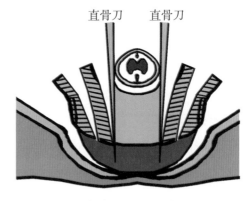

图34-57　用直骨刀分层切除椎弓根和椎体，直至硬膜管外侧缘

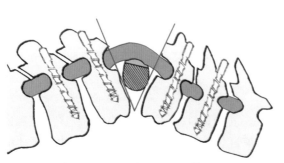

图34-58　椎弓根螺钉应在脊柱完全截断之前安装好

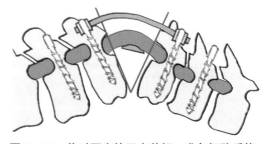

图34-59　临时固定棒已安装好，准备切除后缘骨片

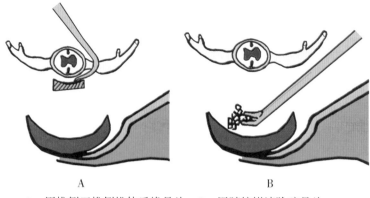

A. 用推倒刀推倒椎体后缘骨片；B. 用髓核钳清除碎骨片

图34-60 切除椎体后缘薄层骨片

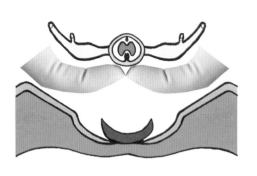

图34-61 触诊截骨间隙内有无残余骨片存在

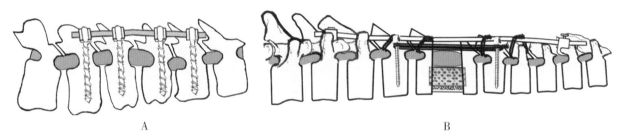

A. 用钉棒系统做内固定的方法；B. 用近端压缩和远端撑开的内固定方法

图34-62 内固定方法

（五）术后处理

年龄小未经颅盆环牵引的病例回病房卧平床，24～48h拔除负压引流管。拆线后石膏背心外固定（图34-63）6～10个月，定期来院拍X线片复查。

五、并发症防范要点

（1）术前应明确诊断，是先天性后侧半椎体，还是结核性角形后凸。因为先天性后侧半椎体是本手术的绝对适应证，其手术操作时难度不大。而结核性角形后凸做全脊柱截骨术的难度较大，如果思想准备不够，把结核性后凸当先天性后侧半椎体去做，很可能会遇到困难。

（2）术中应谨慎确定半椎体的椎板，不能搞错位置，应只将一节半椎体的椎板切除已足够，必要时可在C形臂X线机下确定部位。

（3）切除椎体时应保留椎体后缘，以免硬脊膜前静脉丛的汹涌出血给手术造成困难。

（4）椎体后缘骨片与硬脊膜之间粘连紧密剥离困难时，可用薄骨片漂浮的方法处理，但是先天性者一般不存在困难。

（5）在全脊柱截骨完成之前，应先做好暂时性椎弓根螺钉加钢丝或钉棒法内固定的保护措施，以免截骨断端不稳造成脊髓损伤。

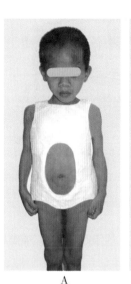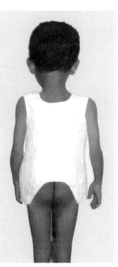

A. 正面观；B. 背面观

图34-63 石膏背心外固定对术后发育成骨帮助很大，术后不用外固定，仅靠内固定维持的思想是错误的，术后外固定应该持续8～10个月

（田慧中 李磊 刘帅）

第六节   后外侧半椎体截骨切除术

先天性后外侧半椎体截骨切除术与先天性侧旁半椎体截骨切除术的术式大同小异，也是经后路从单侧向前剥离暴露，在后外侧半椎体上做基底向后外侧的楔形截骨，包括后外侧半椎体在内，楔形截骨的尖端到达椎体的对侧，不能只挖掉一个半椎体而不做楔形截骨，否则会使闭合截骨间隙，矫正畸形产生困难。因其切除的楔形基底向着后外侧，故适合采用单侧椎弓根螺钉做内固定（图34-64）。这是与侧旁半椎体采用椎弓根外侧螺钉做内固定的不同之处。其余的术式与侧旁半椎体截骨切除术大致相同。

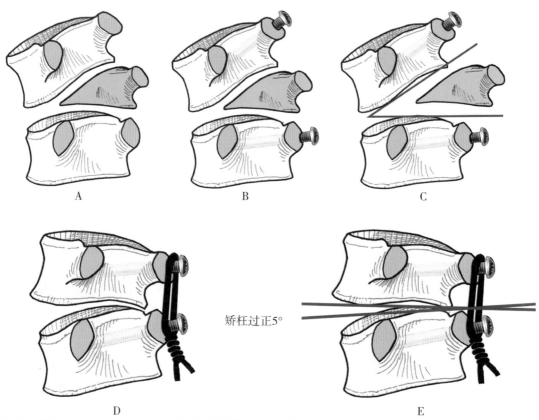

矫枉过正5°

A．后外侧半椎体；B．截骨前先置入单侧椎弓根螺钉；C．楔形截骨切除半椎体；D．单侧椎弓根螺钉钢丝内固定；
E．矫枉过正5°～10°

图34-64   后外侧半椎体切线位：后外侧半椎体截骨切除术示意图

手术方法

（一）术前准备

术前影像学定位半椎体的解剖部位，半椎体的楔形基底是否向着后外侧，分析截骨进刀的方向，并采用椎弓根螺钉或椎弓根外侧螺钉做内固定。因为该手术为预防性手术，应与家属详细谈话，取得家属的同意和签字。

（二）麻醉

根据患儿的配合程度，来决定施用气管插管全麻或局部浸润麻醉。

（三）体位

一般采用俯卧位。

（四）手术操作程序

1. 第一步　消毒铺单，沿棘突做纵切口，暴露双侧椎板及横突。先松解对侧软组织，然后再彻底暴露半椎体一侧的椎板、关节突和横突，同侧旁半椎体截骨切除术的手术操作程序。

2. 第二步　同侧旁半椎体截骨切除术的手术操作程序。

3. 第三步　同侧旁半椎体截骨切除术的手术操作程序。

4. 第四步　同侧旁半椎体截骨切除术的手术操作程序。

5. 第五步　同侧旁半椎体截骨切除术的手术操作程序。

6. 第六步　同侧旁半椎体截骨切除术的手术操作程序。

7. 第七步　用单侧椎弓根螺钉加钢丝内固定（见图34-64）。

（五）术后处理

同侧旁半椎体截骨切除术的术后处理。

（田慧中　买买提艾力·尼亚孜　吕霞）

参考文献

[1] 埃里克，朗纳，莫尔顿. 脊柱畸形的手术治疗［M］. 海涌，丘勇，王岩，译. 北京：北京大学医学出版社，2011，1：133-135.

[2] 陈安民，徐卫国. 脊柱外科手术图谱［M］. 北京：人民卫生出版社，2001：77-300.

[3] 脊柱外科技术［M］. 党耕町，译. 北京：人民卫生出版社，2004：102-245.

[4] 范凯罗，阿尔伯特. 脊柱外科手术技巧［M］. 2版. 朱悦，译. 沈阳：辽宁科学技术出版社，2010：229-232.

[5] 脊柱外科学［M］. 2版. 胡有谷，党耕町，唐天驷，译. 北京：人民卫生出版社，2000：1591-1848.

[6] 李明，侯铁胜. 脊柱侧凸三维矫形理论与技术［M］. 上海：第二军医大学出版社，2001：27-116.

[7] 欧阳林志，钱久荣，徐厚高，等. 经胸椎肋横突结合区椎弓根外螺钉固定的解剖学研究［J］. 中国临床解剖学杂志，2009，27（4）：397-400.

[8] 田慧中，艾尔肯·阿木冬，杜萍，等. 后侧半椎体切除治疗先天性角状脊柱后凸［J］. 中国矫形外科杂志，2010，18（15）：1250-1253.

[9] 田慧中，艾尔肯·阿木冬，马原. 预防性截骨切除术治疗先天性侧旁半椎体［J］. 中国矫形外科杂志，2011，19（07）：541-544.

[10] 田慧中，白靖平，刘少喻. 骨科手术要点与图解［M］. 北京：人民卫生出版社，2009：93-144.

[11] 田慧中，李佛保，谭俊铭. 儿童脊柱矫形手术学［M］. 广州：广东科技出版社，2016：1-443.

[12] 田慧中，李佛保. 脊柱畸形与截骨术［M］. 西安：世界图书出版公司，2001：377-519.

[13] 田慧中，李明，马原. 脊柱畸形截骨矫形学［M］. 北京：人民卫生出版社，2011：3-339.

[14] 田慧中，李明，王正雷. 胸腰椎手术要点与图解［M］. 北京：人民卫生出版社，2012：1-470.

[15] 田慧中，刘少喻，马原. 实用脊柱外科手术图解［M］. 北京：人民军医出版社，2008：152-546.

[16] 田慧中，刘少喻，马原. 实用脊柱外科学［M］. 广州：广东科技出版社，2008：87-285.

[17] 田慧中，吕霞，马原. 颅盆环牵引全脊柱截骨内固定治疗重度脊柱弯曲［J］. 中国矫形外科杂志，2007，15（3）：167-172.

[18] 田慧中，马原，吕霞. 颅盆牵引加弹性生长棒内固定治疗发育期间的脊柱侧凸［J］. 中国矫形外科杂志，2008，16（21）：1660-1663.

[19] 田慧中，曲龙，吕霞，等. 牵拉成骨技术在发育期间脊柱畸形中的应用［J］. 中国矫形外科杂志，2006，14（13）：969-971.

[20] 田慧中，万勇，李明. 脊柱畸形颅盆牵引技术［M］. 广州：广东科技出版社，2010：3-252.

[21] 田慧中，王正雷，王成伟. 小儿骨科手术学［M］. 北京：人民卫生出版社，2014：1-640.

[22] 田慧中，原田征行，田司伟. 后方侵袭による脊椎骨切り术［J］. 脊柱变形，1992，7（1）：4.

[23] 田慧中，张宏其，梁益建. 脊柱畸形手术学［M］. 广州：广东科技出版社，2012：1-483.

[24] 田慧中. "田氏脊柱骨刀"在矫形外科中的应用［J］. 中国矫形外科杂志，2003，11（15）：1073-1075.

[25] 田慧中. 脊柱外科医师要善于使用咬骨钳和骨刀［J］. 中国现代手术学杂志，2002，6（1）：67-69.

［26］田慧中. 角形脊柱后凸的手术治疗［J］. 中华骨科杂志，1992，12（3）：162-165.

［27］田慧中. 结核性驼背畸形截骨术［J］. 中国矫形外科杂志，2011，19（23）：1937-1940.

［28］田慧中. 我国脊柱畸形治疗发展史［J］. 中国矫形外科杂志，2009，17（9）：706-707.

［29］田慧中. 先天性脊柱侧弯的手术治疗［J］. 美国中华骨科杂志，1999，5：223.

［30］田慧中. 椎弓根外侧钉棒系统治疗脊柱侧凸［J］. 中国矫形外科杂志，2011，19（13）：1149-1151.

［31］田慧中. 椎弓椎体联合截骨术治疗脊柱后凸和后侧凸［J］. 中华骨科杂志，1989，9：321.

［32］王立，刘少喻，黄春明，等. 儿童脊柱畸形矫形手术技巧［M］. 北京：人民军医出版社，2014：1-415.

［33］胥少汀，葛宝丰，徐印坎，等. 实用骨科学［M］. 3版. 北京：人民军医出版社，2011，2：1776-1777.

［34］严军，宦坚，郑祖根，等. 上中胸椎椎弓根——肋单位的ＣＴ测量及临床意义［J］. 中国临床解剖学杂志，2007，25（6）：636-639.

［35］钟世镇，金大地. 脊柱内固定学［M］. 北京：科学出版社，2012：438-454.

［36］LEONG J C Y，DAY G A，LUK K D K，et al. Nine-year mean follow-up of one stage anteroposterior excision of hemivertebrae in the lumbosacral spine［J］. Spine，1993，18（14）：2069-2074.

［37］TIAN H Z，LV X，TIAN B. Halo pelvic distraction in combination with total spine osteotomy and internal fixation for treatment of severe scoliosis［J］. Orthopedic Journal of China，2006，1（1）：11-16.

第三十五章　脊柱侧凸截骨矫形术

第一节　概　　述

对先天性脊柱侧凸这个病人们都比较生疏，是因大家听惯了特发性脊柱侧凸这个名词的原因，其实对特发性脊柱侧凸的诊断认真追究起来，有一部分病例还可找到具有先天性的因素在内。能引起冠状位上不平衡的原因，常常与先天性的因素是分不开的，比较容易发现的先天畸形有：单侧分节不良、半椎体、楔形椎（图35-1至图35-3），还有一些在影像学上难以发现的先天性因素，使人难以认识到，故特发性的诊断是比较笼统的一个名词。

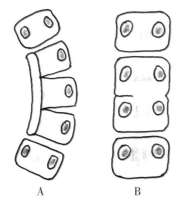

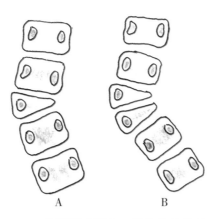

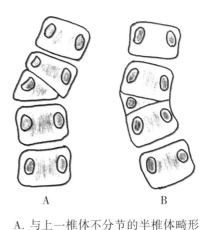

A. 单侧分节不良，也可称为单侧不分节，这种畸形常可造成重度、迅速发展性侧凸；　B. 双侧对称性分节不良，也称为阻滞椎，不引起畸形加重

A. 单侧形成不良，常称为单椎体畸形，这种患者，半椎体与上、下邻近椎体完全分离，有侧弯表现；B. 凸侧两个半椎体，使凸侧和凹侧的生长迅速不平衡，侧凸较严重，发展较快

A. 与上一椎体不分节的半椎体畸形引起的侧凸，叫作半分节半椎体畸形，侧凸加重的速度比全分节半椎体慢得多；B. 不分节半椎体引起的侧凸，这种不分节的半椎体一般不会使侧凸加重

图35-1　单侧分节不良　　　　　　图35-2　半椎体畸形　　　　　　图35-3　不分节半椎体

不管它是哪种原因引起的，在冠状位X线片上的角形脊柱侧凸超过30°以上，都应尽早做脊柱截骨矫形术，手术越早越能防止将来形成重度脊柱侧弯。

诊断先天性脊柱畸形，乃根据有脊柱发育上的先天性异常存在，这些异常可以在X线片上和手术直视下发现。在出生后几个月内的脊柱侧凸不一定都是先天性的，也有可能是婴儿期特发性脊柱侧凸。

先天性脊柱畸形可用以下几种方式分类：①脊柱畸形的位置（颈段、颈胸段、胸段、胸腰段、腰段、腰骶段）。②畸形的表现（侧凸、后侧凸、前凸、后凸）。③发育异常的特殊类型。

脊柱发育异常有两个基本型：①分节不良。②形成不良。而真正的单一的分节不良或形成不良表现十分罕见，几乎所有患者都是混合型的，只不过是某一种型表现得较为突出。分节不良可以引起侧凸（单侧阻滞椎），后外侧分节不良可引起前侧凸（即前方阻滞椎）。还有环形分节不良，这种病例不引起畸形，但可以减少脊柱运动的节数，同时也减少脊柱的长度。

形成不良是胚胎组织供给正常发育椎体的材料不足所造成的。如后部成分的不足造成脊柱裂，这些问题均在组织胚胎章节中讨论。椎体的一侧发育不良将形成半椎体。最主要的是不要把半椎体当作额外的一块骨头加入了脊柱，而它是正常椎体的一半，只因对侧一半缺如或发育不良而造成。

如果整个椎体都缺如或发育不良，而后部成分发育正常，那将造成后凸畸形。常见的形成不良多位于脊柱的侧方和前方，仅有后外侧1/4椎体存在时，可引起真性后侧凸，常常称为"后1/4半椎体"。

半椎体的形式很多或多种形式同时存在，重要的是要知道各种形式的自然发展史是有区别的。

一个半椎体可以与其邻近一个或两个椎体不分节。如果有一个间盘与邻近的椎体分开，就称为半分节半椎体。如与邻近的上下两个椎体不分开，称为非分节半椎体，如与邻椎完全分开，就称为游离半椎体，或叫完整半椎体。

有时可同时出现一个以上的半椎体，如果两个半椎体都在脊柱的同一侧，其预后较差。其两个半椎体可以成一体或完全分开。如两个半椎体分别在脊柱的两侧，可以使脊柱更加平衡，但也可能产生两个进展型侧凸。

半椎体和分节不良可以同时出现，如单侧阻滞椎，这是造成脊柱侧凸最严重的一种类型。

在脊柱畸形的矫正手术中，位于中上胸段的脊柱侧凸的重度病例，经过颅盆环牵引或垂直悬吊作为术前准备，大多数病例适应用单纯后路器械（Harrigton Luque或分叉棍手术）加植骨融合术。但位于胸腰段和腰段的脊柱后凸、后侧凸以及伴有明显旋转的脊柱侧凸，因脊柱的结构越向下端越粗壮其坚硬度越大，故这一段脊柱畸形单纯用器械矫正的方法则难以达到矫正目的，Dwyer等所采用的前路椎体间松解加截骨和凸侧拉拢的方法，仅适用于不伴有脊柱后凸或伴有脊柱前凸的病例，但这部分病例为数甚少，而对大部分伴有后凸的病例却不是其适应证，而是全脊柱截骨加器械矫正的适应证，故全脊柱截骨术的适应证远比Dwyer等前路器械的适应证广泛（图35-4、图35-5）。

在Armstrong和吴之康等采用前后路二期手术的基础上，田慧中等设计并采用了一期经后路行椎弓椎体联合截骨加器械矫正方法给40例脊柱侧凸的病例做了顶椎部位的楔形切除，全脊柱截骨加器械矫正术，一次性将弯曲的脊柱达到或接近完全伸直。消除置入器械与脊柱之间在形状上弓与弦的关系，增加了脊柱的稳定性，使术后平均矫正率达到70.32%，其效果明显优于单纯器械矫正或一期松解，截骨加二期器械矫正的方法。但必须采用笔者设计的专门手术器械和手术方法，经后路一次行椎弓椎体联合截骨术（围绕硬膜管的环截）。根据脊柱弯度的大小和方向决定椎弓椎体楔形切除的度数和方向（图35-6）。

弓与弦的关系：弯曲脊柱的形状像弓，内支撑器械的形状像弦，弯曲度越大，弓与弦的距离越大，其稳定性就越差，这是脱钩、断棍和骨着力点骨折的原因。全脊柱截骨是在主弯顶点将弓折断，减少了内支撑，内固定器械的承受力、器械的作用力使脊柱伸直并向器械靠

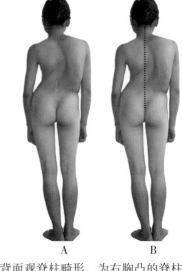

A. 从背面观脊柱畸形，为右胸凸的脊柱侧弯，左肩低，右肩高，并向后凸，胸廓右移，右臂与胸廓间的距离变小。由于胸廓右移，左髂嵴升高，右侧腰部平直；B. 由C$_2$棘突做垂线，测量失代偿程度，量出垂线与臀沟的距离，并做记录，如有偏移，应表明向左或向右。如为颈弯或颈胸弯，垂线从C$_2$开始。如为胸腰弯，垂线则从C$_7$开始

图35-4　病例介绍

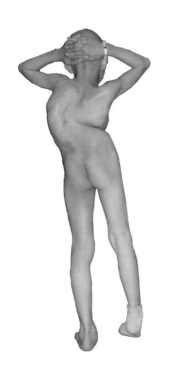

图35-5　脊柱侧弯合并下肢不等长、骨盆倾斜

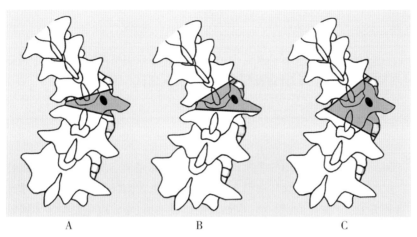

A．包括凸侧一个椎弓根在内；B．包括凸侧一个椎弓根和一个椎间隙在
内；C．包括凸侧一个椎弓根和两个椎间隙在内

图35-6　脊柱侧凸楔形切除的范围（背面观）

拢变弓弦关系为平行关系，增强了脊柱的稳定性，避免了脱钩断棍和骨折的发生。笔者随访两年以上病例，其矫正度数不但不减少，反而逐年增加，究其原因可能与一次性脊柱伸直消除了畸形脊柱的病理性牵拉作用和凸侧压缩凹侧撑开的慢性作用力导致凸侧骨骺阻滞、凹侧骨骺延长有关。

全脊柱截骨矫正率高的原因：因为它是器械矫正加截骨矫正的结果，所以笔者病例的平均矫正度数和平均矫正率都很高，以往所报道的单纯器械矫正或前路松解加后路器械矫正法，尚未见有达到本组病例的矫正度数和矫正率者。

第二节　先天性脊柱侧凸手术方法

对先天性脊柱侧凸截骨矫形术的手术方法，惯用楔形切除缩短术的手术方法，而不用撑开延长术的手术方法，因为脊髓神经耐受缩短松弛的性能较好，而耐受牵张的性能较差。所以做截骨术矫正脊柱弯曲时，主张采用缩短截骨术，宁可使脊髓神经适度松弛迂曲，也不使脊髓神经产生牵张，以免造成不可逆的瘫痪发生。

（一）治疗原则

（1）无论是先天性脊柱侧凸，还是特发性脊柱侧凸，在截骨矫正侧凸畸形时，均应采用凸侧楔形截骨切除的方法，而不应采用凹侧撑开延长的方法。

（2）对先天性半椎体或楔形椎，应自凸侧楔形截骨切除半椎体及其骨化中心，然后加压闭合截骨间隙，矫正侧凸畸形。

（3）对先天性凹侧分节不良，需要先做凹侧松解，自椎间隙上截骨切断其骨性连接，然后再从凸侧做椎间隙的楔形截骨术，采用闭合缩短截骨术的方法矫正侧弯畸形。

（4）不论是先天性或特发性病例，均应采用沿棘突切口，向两侧剥离暴露椎板、关节突和横突，彻底松解椎弓和椎体两侧的软组织，准备做凹侧松解和凸侧截骨。

（5）对先天性侧凸，一般主张在椎体上，包括椎弓根在内的截骨切除术，闭合截骨间隙矫正脊柱侧凸。除非是凹侧分节不良，可在间隙上做截骨之外。

（6）对特发性脊柱侧凸，应选择顶椎部位最适合做楔形截骨的椎体，在椎体腰部做楔形截骨，横形切断椎体后，闭合截骨间隙矫正侧弯畸形。

（7）避免用只挖掉一个半椎体，而不做楔形截骨，或楔形截骨没有到达对侧，只靠内固定器械硬掰的力量来矫正侧弯畸形，是难以达到闭合截骨间隙矫正畸形的目的。

（二）术前准备

颅盆环牵引3～6周后，可在颅盆环牵引下手术，也可不在颅盆环牵引下手术，都便于矫正畸形和复位。备血1 000～2 000mL。器械准备：田氏脊柱骨刀1套及所需的内置入器械。

（三）麻醉

局部浸润麻醉或气管插管麻醉。

（四）卧位

不戴颅盆环的患者应俯卧在脊柱外科专用的手术床架上，使腹部完全空出不受挤压，这样能减少截骨部位松质骨窦的出血量，使手术容易进行。在颅盆环牵引下手术时，令患者俯卧在已垫好的手术床上（图35-7），颅环上的4根立柱向上下各松开3cm，背侧的2根立柱应加以调整或去掉1根，以免影响手术操作。

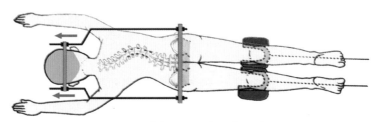

图35-7　戴颅盆环手术时的俯卧位

（五）手术操作程序

以分节不良的截骨矫形术为例。

1. 第一步切口与暴露　沿棘突纵切口，长10～20cm，向两侧剥离暴露椎板、关节突和横突，先在凹侧做关节突及横突间的松解，直达椎体的外侧缘（图35-8）。

2. 第二步　切断两侧的1～3个横突，用剥离器沿椎弓根向前剥离暴露椎体两侧的外侧面和椎间盘（图35-9），先在凹侧用直骨刀或月牙刀切断椎间隙上的骨性连接部分（图35-10），然后再从凸侧剥离暴露椎旁软组织及节段血管，用撬板将节段血管及软组织撬开，显示拟做截骨的椎间隙及以上和以下的椎体外侧面。

3. 第三步　在凸侧椎间隙上做截骨，楔形切除的尖端指向凹侧被截断的椎间隙（图35-11）。

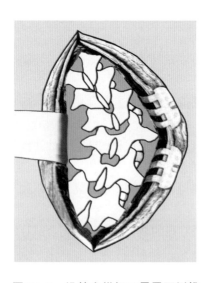

图35-8　沿棘突纵切口暴露两侧椎板、关节突和横突，先做凹侧松解，后做凸侧截骨

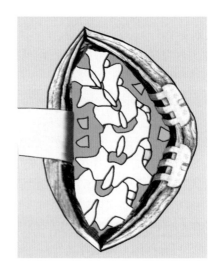

图35-9　切断两侧的横突，以便暴露椎弓根、椎体和椎间隙的外侧缘

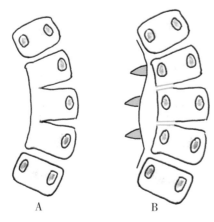

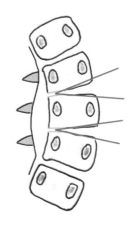

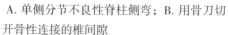

A. 单侧分节不良性脊柱侧弯；B. 用骨刀切开骨性连接的椎间隙

图35-10　切断椎间隙上的骨性连接部分

图35-11　再从凸侧暴露，做椎间隙的截骨

4. 第四步　在截骨完成之前，先在上、下椎体的椎弓根外侧置入螺钉（图35-12）。

5. 第五步　椎间隙截骨切除范围，主要切除上一椎体的下部及椎间盘，保留下一椎体的上部与椎弓根不受损伤，以便使椎弓根外侧螺钉的置入不受影响（图35-13）。

6. 第六步　椎体间截骨完成后，用持骨钳夹持螺钉合拢截骨间隙，试验能否闭合，有无阻力存在，如有阻力时，还应进一步从左右两侧松解截骨间隙，直至能轻易闭合截骨间隙后，再用钢丝或钛缆拉拢固定截骨间隙矫正脊柱侧凸（图35-14）。

7. 第七步　如为7岁以下的患儿，仅做近端压缩闭合截骨间隙即可。如为年龄较大的儿童，则应考虑加用长节段内固定（图35-15）或术后给予石膏背心外固定（图35-16）。

（六）术后处理

（1）回病房卧平床，切口引流管接负压引流瓶，24～48h拔除引流管，10天拆线。

（2）拆线后可下地活动，用枕颌带悬吊在垂直牵引架上做石膏背心固定，固定期限为6～8个月。

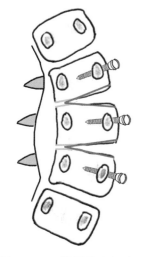

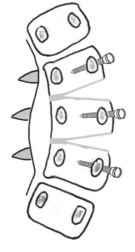

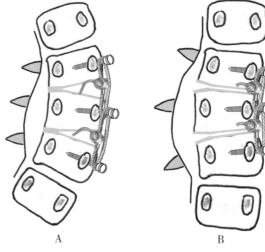

图35-12　截骨前在每个椎弓根外侧置入螺钉。红线为楔形切除的截骨线，楔形的基底向着凸侧，楔形的尖端向着已切断分节不良的骨性连接部分

图35-13　绿色为横突和已做的截骨切除线，该图表示截骨已完成

A. 在椎弓根外侧螺钉上用钛缆捆绑；B. 拉紧钛缆闭合截骨间隙，矫正脊柱侧凸

图35-14　椎弓根外侧螺钉加钛缆内固定

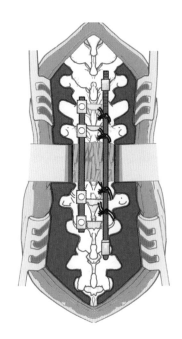

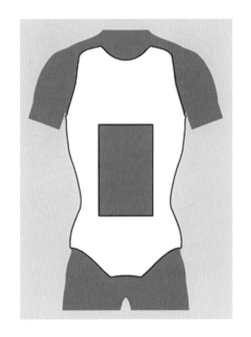

图35-15　如为年龄较大的儿童，则应给予长节段内固定。对7岁以内的小儿只做近位压缩即可

图35-16　必要时给予石膏背心外固定6~8个月

（3）戴颅盆环术后第二天可下地活动，待拆线后再拆除盆环，将颅环悬吊在垂直牵引架上做石膏背心固定，固定期限为6~8个月。

（4）术后应照X线片复查，了解手术后情况。3~4个月再照X线片看植骨融合情况。

（田慧中　解京明　欧勇）

第三节　特发性僵硬性脊柱侧凸手术方法

特发性脊柱侧凸患者，年龄较小、弯度较轻、顺应性较好的病例，是单纯器械矫正的适应证。但对僵硬性、结构性主弯，单纯器械矫正效果欠佳，常常也需要配合截骨术，在主弯的顶椎部位，进行楔形基底向着凸侧的截骨术，然后再给予长节段内固定，方能达到伸直脊柱的目的。

（一）手术操作程序

1. 术前准备、麻醉、体位　与先天性脊柱侧凸相同。

2. 手术步骤

（1）切口与暴露：沿棘突切口，长10~20cm。向两侧显露椎板、关节突和横突，彻底松解其周围的软组织，以便绕过椎弓在椎体的外侧做截骨手术（图35-17）。图内的绿色段为主弯僵硬段，应在其顶椎位置进行椎体腰部的楔形截骨矫正畸形。

（2）切除两侧的横突，沿椎弓根向前、自骨膜下显露椎体、椎间盘的外侧面，准备做凹侧松解及凸侧截骨（图35-18）。

（3）椎体腰部截骨范围：自椎体腰部做楔形截骨包括椎弓根在内，切除的楔形角度，根据需要矫正的侧弯角度而定（图35-19）。

（4）截骨前先置入截骨椎体以上和以下的椎弓根外侧螺钉，然后再楔形切除椎体（图35-20）。

（5）在椎体截骨将要完成之前，先在椎弓根外侧螺钉上用钢丝固定，以免全脊柱截断后，截骨间隙的增

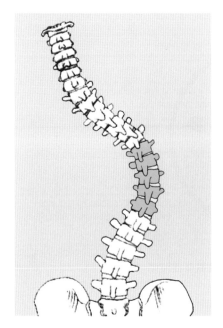

图35-17　特发性僵硬性脊柱侧凸，绿色为主弯僵硬段

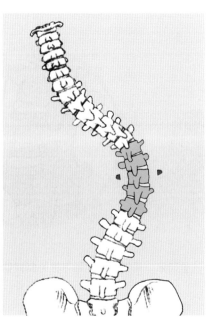

图35-18　经后路剥离暴露，切除两侧的横突，准备做凹侧松解凸侧截骨

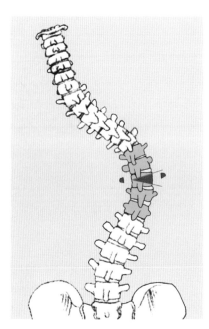

图35-19　椎体腰部楔形截骨，楔形截骨的基底向着凸侧，楔形截骨的尖端向着凹侧

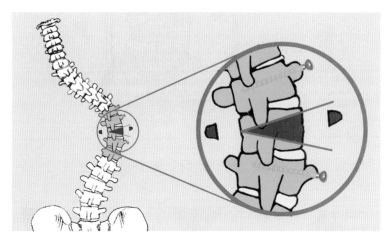

图35-20　截骨前先置入椎弓根外侧螺钉，然后再楔形切除椎体

宽或错位，造成脊髓损伤。椎弓根外侧螺钉加钢丝能起到暂时保护的作用（图35-21）。

（6）截骨完成后，拧紧钢丝，合拢截骨间隙，矫正脊柱侧弯（图35-22）。

（7）如为成年人或较大年龄的儿童，还应做后路钉棒系统内固定（图35-23），如为7岁以内的患儿，只做近位压缩即可，对不做长节段内固定的病例，可给予石膏背心外固定（图35-24）6~8个月，以利截骨间隙的愈合。

（二）术后处理

同先天性脊柱侧凸的术后处理。

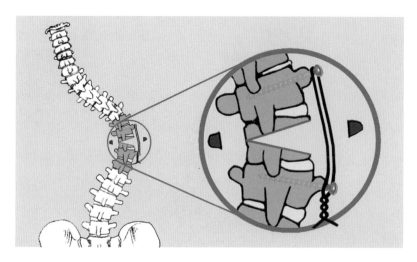

图35-21 楔形骨块已被切除，用钢丝拉拢椎弓根外侧螺钉，使截骨间隙闭合，矫正脊柱侧凸

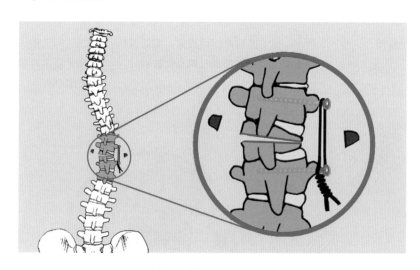

图35-22 钢丝拧紧，截骨间隙闭合，脊柱侧凸被矫正

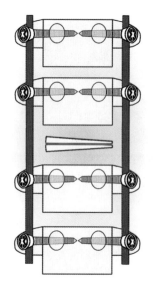

图35-23 年龄较大的患者应做钉棒系统内固定

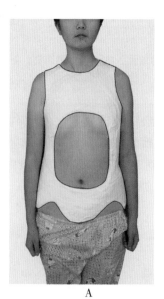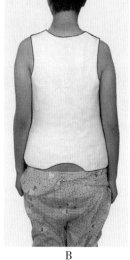

A. 前面观；B. 背面观

图35-24 术后石膏背心外固定

第四节　脊柱侧凸截骨矫形术回顾

（1）无论是哪种原因所致的脊柱弯曲，均可采用截骨矫形术的手术方法，使单纯器械矫正难以达到矫正目的病例得到补救。在弯曲的顶椎部位，做楔形截骨切除基底向着凸侧的楔骨块，闭合截骨间隙矫正脊柱弯曲，使僵硬的主弯伸直，使置入器械与脊柱之间的弓弦关系改善，减轻了器械的负荷力，避免了断棒、脱钩、断钉或钉道切割的并发症发生。

（2）脊柱截骨术最初是从治疗强直性脊柱炎后凸畸形开始应用的。1980年以后田慧中才将其应用到各种病因的脊柱弯曲畸形的矫治。田慧中创用的薄刃田氏骨刀是一套专门用于脊柱截骨术的器械，需要专门训练其使用方法，否则，应用薄刃骨刀在脊柱上截骨是有危险的。如果能掌握了使用薄刃骨刀的要领，对脊柱的生理解剖和病理解剖都有纯熟的概念，将会在截骨术中发挥最大的优势。

（3）脊柱后凸截骨术、脊柱后侧凸截骨术、脊柱侧凸截骨术，在矫正脊柱弯曲畸形中作用重大，配合各种内固定器械的应用能发挥更大的作用，使单纯器械无法矫正的脊柱弯曲变成可以矫正的脊柱弯曲。

（4）对脊柱弯曲的外科治疗，分为3个时期，一为单纯器械矫治时期，二为牵引加器械矫治时期，三为牵引、截骨加器械治疗时期。

（5）国外出现许多矫正脊柱弯曲的手术器械，企图用单纯器械的方法来矫治脊柱弯曲畸形，这些也都只能矫正那些顺应性较好的轻侧弯，但对弯度较人、顺应性较差的重侧弯也是无能为力的，离开了截骨术也是一事无成的。

（田慧中　眭江涛　任军）

参考文献

［1］　田慧中，马原，吕霞. 颅盆牵引加弹性生长棒内固定治疗发育期间的脊柱侧凸［J］. 中国矫形外科杂志，2008，16（21）：1660-1663.

［2］　田慧中. "田氏脊柱骨刀"在矫形外科中的应用［J］. 中国矫形外科杂志，2003，11（15）：1073-1075.

［3］　田慧中，吕霞，马原. 颅盆环牵引全脊柱截骨内固定治疗重度脊柱弯曲［J］. 中国矫形外科杂志，2007，15（3）：167-172.

［4］　田慧中，李佛保. 脊柱畸形与截骨术［M］. 西安：世界图书出版公司，2001：377-741.

［5］　田慧中. 脊柱外科医师要善于使用咬骨钳和骨刀［J］. 中国现代手术学杂志，2002，6（1）：67-68.

［6］　田慧中，刘少喻，马原. 实用脊柱外科手术图解［M］. 北京：人民军医出版社，2008：189-385.

［7］　陈安民，徐卫国. 脊柱外科手术图谱［M］. 北京：人民卫生出版社，2001：77-233.

［8］　田慧中，刘少喻，马原. 实用脊柱外科学［M］. 广州：广东科技出版社，2008：224-275.

［9］　田慧中. 先天性脊柱侧弯的手术治疗［J］. 美国中华骨科杂志，1999，5：223.

［10］　田慧中. 椎弓椎体联合截骨术治疗脊柱后凸和后侧凸［J］. 中华骨科杂志，1989，9：321.

［11］　田慧中. 脊柱侧弯合并胸前凸重建胸后凸的手术治疗［J］. 中国现代手术学杂志，2002，6（1）：52-53.

［12］　田慧中，李明，马原. 脊柱畸形截骨矫形学［M］. 北京：人民卫生出版社，2011：3-333.

［13］　田慧中，张宏其，梁益建. 脊柱畸形手术学［M］. 广州：广东科技出版社，2012：1-483.

［14］　田慧中，李佛保，谭俊铭. 儿童脊柱矫形手术学［M］. 广州：广东科技出版社，2016：1-443.

［15］　TIAN H Z. Total spinal osteotomy for the treatment of kyphosis and kyphoscoliosis［C］. Japanese Scoliosis Society Program of the 25th Annual Meeting，1991，25：23.

［16］　TIAN H Z，LV X，TIAN B. Halo Pelvic Distraction in Combination with Total Spine Osteotomy and Internal Fixation for Treatment of Severe Scoliosis［J］. Orthopedic Journal of China，2006，1（1）：11-16.

第三十六章　脊柱侧后凸截骨矫形术

第一节　概　　述

　　脊柱后侧凸（kyphoscoliosis）截骨术的手术方法与脊柱后凸截骨术的手术方法不同，脊柱后凸截骨术是后正中入路，自两侧暴露椎弓和椎体，做围绕硬膜管的环形截骨楔形切除术。而脊柱后侧凸截骨术，则是经后路沿棘突切口，主要是从脊柱的凸侧广泛暴露，绕过椎体的前方，将整个椎体的侧面暴露在直视下。而脊柱凹侧的椎弓和椎体仅做骨膜下分离和松解即可。脊柱后侧凸楔形截骨切除的方向，其基底是向着后外侧（即后侧和凸侧），截骨的手术操作，只在脊柱的凸侧进行即可，不需要从两侧去做。由于脊柱后侧凸的弯曲旋转畸形，使顶椎部位椎体凸侧向后外侧突出，位于人体的浅层组织内，所以经后路暴露前方，要比走前路更方便。如果能熟练掌握了这种入路和暴露方法，要比走前路或双侧暴露更简单易行。

　　在脊柱畸形的矫正手术中，位于中上胸段的脊柱后侧凸，经过颅盆牵引做术前准备，大多数病例能用单纯后路器械加植骨融合术解决问题。但位于胸腰段和腰段的脊柱后侧凸以及伴有明显旋转的脊柱后侧凸，因脊柱的结构越向下端越粗壮其坚硬度越大，故这一段脊柱畸形单纯用器械矫正的方法则难以达到矫正目的。故 $T_{10} \sim L_5$ 节段的脊柱后侧凸，是脊柱截骨术矫正畸形的适应部位。

　　前路椎体间压缩器械的应用：前路椎体间松解加截骨和凸侧拉拢的方法，仅适用于伴有脊柱前凸的病例，但这部分病例为数甚少，而对大部分伴有脊柱后侧凸的病例却不是它的适应证，而是经后路全脊柱截骨加器械矫正的适应证，故经后路全脊柱截骨术的适应证远比前路手术的适应证广泛。

（一）手术适应证

　　由各种不同原因所致的，位于 $T_{10} \sim L_5$ 范围内的脊柱后侧凸，其弯曲度在 $45° \sim 90°$ Cobb's角者，均可选择顶椎部位做全脊柱截骨术，对 $90°$ 以上的重度病例宜先用颅盆牵引 $3 \sim 6$ 周，根据牵引后的改善情况决定能否手术治疗。后侧凸顶点数节椎骨有骨性融合者并非手术的禁忌证。手术适应证：如先天性脊柱后侧凸、特发性脊柱后侧凸、结核性脊柱后侧凸（结核病灶已稳定者）、强直性脊柱炎所致后侧凸、外伤性脊柱后侧凸、脊柱侧弯矫正植骨术后并发脊柱后侧凸的病例等均为脊柱截骨术的适应证。根据脊柱弯度的大小不同，楔形截骨的范围分为：椎体腰部截骨和包括1个椎间隙的截骨术或包括2个椎间隙的截骨术。

（二）禁忌证

　　（1）年龄在30岁以上，且伴有骨质稀疏的病例，术前测定凝血机制不好的病例，术中出血可能较多，应严格考虑能否采取手术治疗，必要时也可在手术中更换其他手术方法。

　　（2）结核性重度脊柱后侧凸，其弯曲度已经变成U形襻或V形襻，且伴有角形后凸的上下段严重脊柱前凸者（Cobb's角在 $120°$ 以上），无论用否颅盆牵引，其矫正效果和矫正率总是不满意的。

　　（3）伴有先天性心脏病或Marfan综合征的病例，选择手术时应该慎重。

　　（4）没有后凸的甚至伴有前凸的病例，不应采用本手术治疗，这类患者是前路手术的适应证。

　　（5）伴有脊髓纵裂的病例，术前应做脊髓造影和CT检查确定诊断后，必要时可考虑先做脊髓纵裂的骨嵴切除术，然后再做脊柱截骨术。

第二节　手　术　方　法

（一）术前准备

颅盆环牵引3～6周后，可在颅盆牵引下手术，也可不在颅盆牵引下手术，都便于矫正畸形和复位。备血1 000～2 000mL。器械准备：田氏脊柱骨刀1套及所需要的内置入器械。

（二）麻醉

局部浸润麻醉或气管插管麻醉。

（三）体位

不戴颅盆环的患者应俯卧在脊柱外科专用的手术床架上，使腹部完全空出不受挤压，这样能减少截骨部位松质骨窦的出血量，使手术容易进行。在颅盆牵引下手术时，令患者俯卧在已垫好的手术床上，颅环上的4根立柱向上下各松开3cm，背侧的2根立柱应加以调整或去掉1根，以免影响手术操作。

（四）手术操作程序

1. 第一步切口与暴露　沿棘突切口长20～30cm，在后侧凸顶椎部位，应广泛地向凸侧剥离暴露超过横突尖端。凸侧的椎板、关节突和横突，向上下各暴露3节以上（图36-1），以便从凸侧进行截骨手术。凹侧椎板后的暴露范围可略小些，因为只做凹侧椎弓、椎体的松解已足够，无须广泛暴露。

2. 第二步椎板截骨术　应根据脊柱后侧凸的角度大小，来决定椎板楔形截骨切除的宽度（图36-2），楔形截骨的基底，应向着后外侧（凸侧横突尖端与棘突尖端之间的方向）。楔形切除的范围：①包括1个椎弓根在内（图36-3A、图36-4A）；②包括1个椎弓根和1个椎间隙在内（图36-3B、图36-4B）；③包括1个椎弓根和2个椎间隙在内（图36-3C、图36-4C）。切除拟截骨部位的棘突后，先在椎板上刻出预定截骨线，然后用直骨刀配合铲刀切除椎板盖，暴露硬膜管，再在横突根部截断横突，分离暴露椎弓根的外侧缘（图36-5）。

3. 第三步凸侧椎弓根螺钉置入术　在做凸侧截骨术之前，先在凸侧截骨部位以上和以下置入椎弓根螺钉各2～3枚（图36-6），再在凹侧远端的椎板上安装好上、下分离钩（图36-7、图36-8），以备截骨后做固定用。

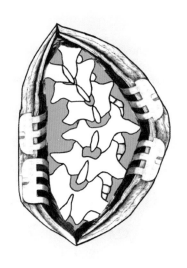

图36-1　脊柱后侧凸截骨术的切口与暴露

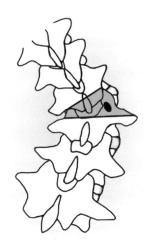

图36-2　脊柱后侧凸椎板截骨术的角度和宽度：凸侧宽，凹侧窄，包括1个椎弓根和1个椎间隙的宽度，其楔形基底向着后外侧

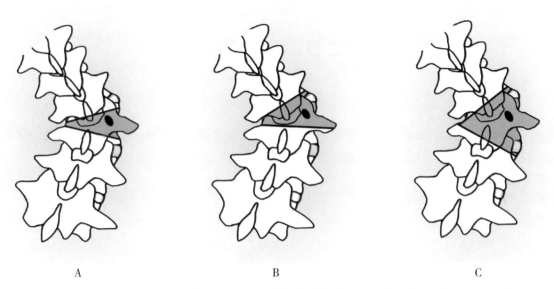

A. 包括凸侧1个椎弓根在内；B. 包括凸侧1个椎弓根和1个椎间隙在内；C. 包括凸侧1个椎弓根和2个椎间隙在内

图36-3　脊柱后侧凸楔形切除的范围（背面观）

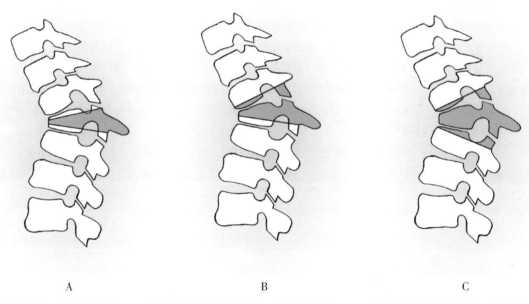

A. 包括凸侧1个椎弓根在内；B. 包括凸侧1个椎弓根和1个椎间隙在内；C. 包括凸侧1个椎弓根和2个椎间隙在内

图36-4　脊柱后侧凸楔形切除的范围（侧面观）

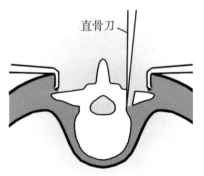

图36-5　平椎弓根外侧缘切断横突，自此向前剥离暴露椎弓根和椎体

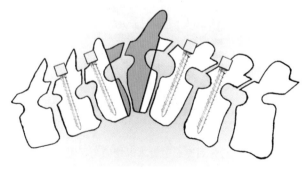

图36-6　截骨之前先将凸侧椎弓根螺钉安装好，以备截骨后做近端压缩固定用

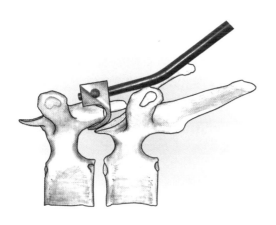

图36-7 上钩挂在胸椎下关节突上

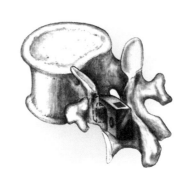

图36-8 下钩挂在腰椎全椎板上，准备做远位撑开用

4. 第四步凹侧松解 在相当于截骨平面的凹侧，切断3个横突，沿椎弓根和椎体的外侧，做骨膜下松解，并用纱布条填塞止血，然后，再返回来暴露凸侧。

5. 第五步凸侧暴露 先切断凸侧的3个横突，沿椎弓根和椎体的外侧缘，严格的从骨膜下向前剥离，直达椎体前缘（图36-9），然后插入撬板，撬开软组织和节段血管，将整个椎体暴露在直视下（图36-10）。

6. 第六步牵开脊神经根 用特制的神经根拉钩，将上、下脊神经根挡在术野之外（图36-11）。

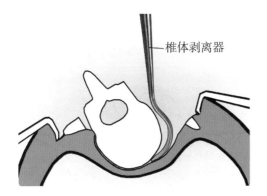

图36-9 用椎体剥离器自骨膜下向前剥离暴露至椎体前缘

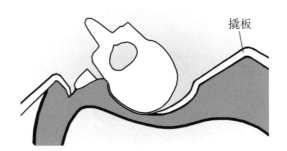

图36-10 插入撬板，撬开周围软组织及节段血管，暴露整个椎体

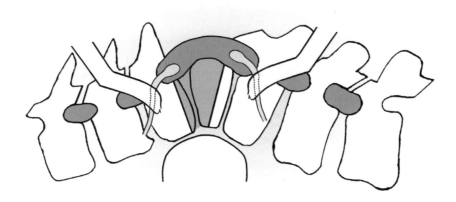

图36-11 牵开脊神经根，在椎体上刻出楔形截骨线，虚线内的咖啡色为拟截骨切除的部分

7. 第七步在椎体上做出预定截骨线　用骨刀在椎体上刻出预定截骨线（见图36-11），准备下一步做椎体截骨。

8. 第八步椎体截骨术　从凸侧做楔形基底向着后外侧的截骨术，其楔形的尖端到达对侧椎体的前外侧。脊柱后凸、侧凸截骨术，不需要从双侧截骨，只在凸侧进行椎体截骨和楔形切除已足够（图36-12）。用直骨刀分层切除椎体的凸侧部分（图36-13）。用月牙刀配合铲刀切除椎体的前部，暂保留椎体前缘（图36-14）。用铲刀配合月牙刀切除剩余椎体的后部，暂保留椎体后缘（图36-15）。用月牙刀配合铲刀切除凹侧的椎弓根和椎体前缘，暂保留椎弓根的内侧缘（图36-16）。

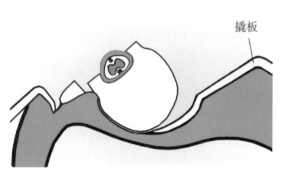

图36-12　椎板盖已切除，椎体大部分暴露已完成

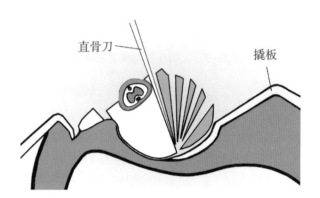

图36-13　用直骨刀分层切除椎体的凸侧部分

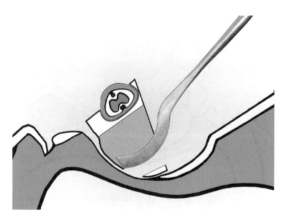

图36-14　用月牙刀配合铲刀切除剩余椎体的前部，暂保留椎体前缘

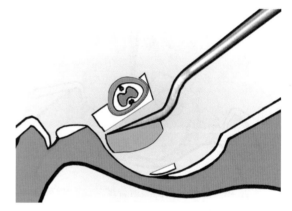

图36-15　用铲刀配合月牙刀切除剩余椎体的后部，暂保留椎体后缘

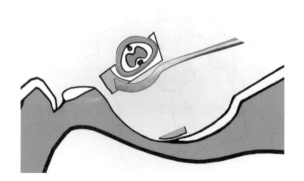

图36-16　用月牙刀配合铲刀切除凹侧的椎弓根和椎体前缘，暂保留椎弓根的内侧缘

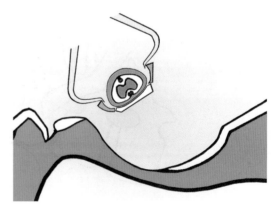

图36-17　用推倒刀切除两侧的椎弓根内侧缘，暂保留椎体后缘

9. 第九步椎弓根内侧缘和椎体后缘切除术　用推倒刀切除两侧的椎弓根内侧缘，暂保留椎体后缘（图36-17）。用椎体后缘骨刀及推倒刀切除椎体后缘（图36-18），截骨间隙内的碎骨片，应彻底清除干净，硬脊膜周围的骨性椎管边缘，经触诊无卡压现象存在（图36-19），能保证截骨间隙闭合复位后，椎管对椎管，准备下一步做复位内固定。

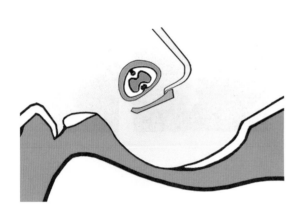

图36-18　用推倒刀切除椎体后缘薄层骨片

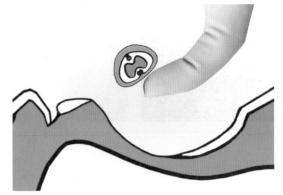

图36-19　触诊硬脊膜前碎骨片是否清除干净，准备下一步闭合复位内固定

10. 第十步复位内固定　在脊柱凸侧闭合截骨间隙后，用钉棒系统做近端压缩内固定。在脊柱凹侧用分离钩棒系统，作远位撑开内固定，并用椎板下Luque钢丝固定棒（图36-20）。

11. 第十一步检查止血闭合切口　将脊柱凹侧填塞止血的纱布条取出干净，电烙止血，放置T形引流管，分层闭合切口，手术结束。

（五）术后处理

（1）回病房卧平床，切口引流管接负压引流瓶，24~48h拔除引流管，10天拆线。

（2）拆线后可下地活动，用枕颌带悬吊在垂直牵引架上做石膏背心固定，固定期限为6~8个月。

（3）戴颅盆环术后第二天可下地活动，待拆线后再拆除颅盆环，将颅盆环悬吊在垂直牵引架上做石膏背心固定，固定期限为6~8个月。

（4）术后应照X线片复查，了解手术后情况。3~4个月再照X线片看植骨融合情况。

（六）典型病例介绍

患者，女，12岁，1987年1月15日入院。主诉背部畸形7年余，5岁开始胸腰段脊柱后凸逐渐加重，至12岁形成丑陋的驼背。X线报告为先天性脊柱后侧凸，脊柱侧凸70°，脊柱后凸111°。入院后用颅盆环牵引做术前准备，8周后在局麻下行椎弓椎体联合截骨加内支撑内固定和植骨融合术，术后经过顺利，无神经并发症发生。术后2年立位拍X线片，见脊柱侧凸变为20°，脊柱后凸变为20°。身高增加11cm，人体外形完全恢复正常（图36-21）。

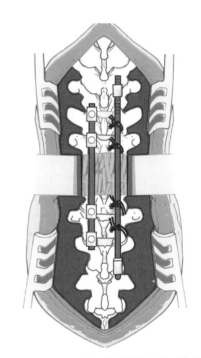

图36-20　凸侧用钉棒做近端压缩内固定，凹侧用钩棒做远端撑开内固定，并附加Luque钢丝横向固定

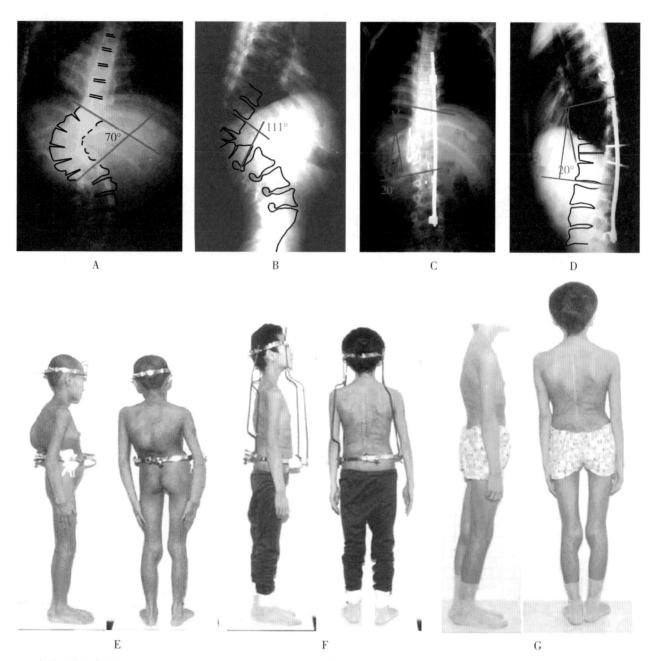

A. 术前X线片脊柱侧凸Cobb's角70°；B. 术前侧位X线片，脊柱后凸Cobb's角111°；C. 术后X线片脊柱侧凸从70°变为20°；D. 术后X线片脊柱后凸从111°变为20°；E. 术前人体外形正侧位；F. 术后人体外形正侧位；G. 术后人体外形两年随访正侧位

图36-21　典型病例：患者，女，12岁。先天性重度脊柱后侧凸畸形，术前人体外形脊柱后侧凸明显，经颅盆环牵引全脊柱截骨加器械矫正术后，人体外形明显改善，身高增加11cm

（田慧中　谢江　艾力西尔）

参考文献

［1］　田慧中，马原，吕霞．颅盆牵引加弹性生长棒内固定治疗发育期间的脊柱侧凸［J］．中国矫形外科杂志，2008，16（21）：1660-1663.

［2］　田慧中．"田氏脊柱骨刀"在矫形外科中的应用［J］．中国矫形外科杂志，2003，11（15）：1073-1075.

［3］　田慧中，吕霞，马原．头盆环牵引全脊柱截骨内固定治疗重度脊柱弯曲［J］．中国矫形外科杂志，2007，15（3）：167-172.

［4］　田慧中，李佛保．脊柱畸形与截骨术［M］．西安：世界图书出版公司，2001：377-741.

［5］　田慧中．脊柱外科医师要善于使用咬骨钳和骨刀［J］．中国现代手术学杂志，2002，6（1）：67-68.

［6］　田慧中，刘少喻，马原．实用脊柱外科手术图解［M］．北京：人民军医出版社，2008：189-385.

［7］　陈安民，徐卫国．脊柱外科手术图谱［M］．北京：人民卫生出版社，2001：77-233.

［8］　田慧中，刘少喻，马原．实用脊柱外科学［M］．广州：广东科技出版社，2008：224-275.

［9］　田慧中．先天性脊柱侧弯的手术治疗［J］．美国中华骨科杂志，1999，5：223.

［10］　田慧中．椎弓椎体联合截骨术治疗脊柱后凸和后侧凸［J］．中华骨科杂志，1989，9：321.

［11］　田慧中．脊柱侧弯合并胸前凸重建胸后凸的手术治疗［J］．中国现代手术学杂志，2002，6（1）：52-53.

［12］　田慧中，李明，马原．脊柱畸形截骨矫形学［M］．北京：人民卫生出版社，2011：3-333.

［13］　田慧中，张宏其，梁益建．脊柱畸形手术学［M］．广州：广东科技出版社，2012：1-483.

［14］　田慧中，李佛保，谭俊铭．儿童脊柱矫形手术学［M］．广州：广东科技出版社，2016：1-443.

［15］　TIAN H Z．Total spinal osteotomy for the treatment of kyphosis and kyphoscoliosis［C］．Japanese Scoliosis Society Program of the 25th Annual Meeting，1991，25：23.

［16］　TIAN H Z，LV X，TIAN B．Halo Pelvic Distraction in Combination with Total Spine Osteotomy and Internal Fixation for Treatment of Severe Scoliosis［J］．Orthopedic Journal of China，2006，1（1）：11-16.

第三十七章　一期前路松解、二期后路截骨矫治僵硬性脊柱侧后凸

一、目的及意义

对于僵硬性脊柱侧后凸畸形，单纯器械矫治方法常常难以奏效，则需要一期前路多节段的椎体间松解，二期后路进行截骨矫治、内支撑内固定术。前路松解能增大后路截骨矫正的效果，但矫正僵硬性脊柱侧后凸畸形只靠前路松解所得到的矫正度数是远远不够的，主要的还是要靠后路截骨和内支撑内固定术。

二、适应证

（1）严重、僵硬性脊柱侧后凸畸形，Cobb's角在80°以上的，Bending像上柔软度<50%的硬性脊柱畸形。

（2）大弧形侧后凸畸形，主弯位于T_{10}以下的病例。

（3）术前垂直悬吊牵引2～3周，在牵引下拍X线片证实主弯段僵硬，前纵韧带张力较大，椎体间隙纤维性挛缩的病例。

三、禁忌证

（1）既往曾做过腹膜后手术者，可疑腹膜后有粘连，预计再次入路困难者。

（2）合并严重的胸廓变形，带有急性肺功能不全者。

四、手术方法

一期前路松解、二期后路截骨矫治僵硬性脊柱侧后凸的手术方法，分两步进行，第一步是前路切除椎间盘和前纵韧带，做前路松解；第二步是经后路进行椎弓椎体联合截骨术加置入器械内支撑、内固定矫正脊柱侧后凸畸形。

（一）一期前路松解的手术操作（以腹膜后入路举例）

（1）切口：自T_{11}棘突旁5cm起，向下至第12肋骨，沿第12肋骨向外、向下方延伸到髂前上棘内侧4cm处做切口（图37-1）。

（2）暴露：沿切口切开皮肤、皮下组织，并向两侧牵开，显露背阔肌和腹外斜肌。切开背阔肌和后下锯肌直达骶棘肌外缘。

（3）沿第12肋骨的下缘分开腹外斜肌、腹内斜肌、腹横肌直达腹膜后（图37-2）。

（4）推开腹膜后脂肪和肾周围脂肪显露胸腰段椎体和椎间盘（图37-3）。

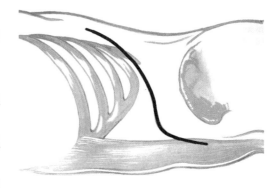

图37-1　腰椎前路切口，自T_{11}、T_{12}棘突旁5cm向下、向外至髂前上棘内侧4cm处，做S形切口

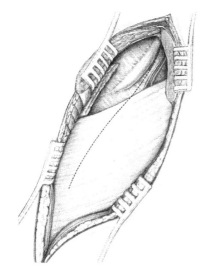

图37-2 沿第12肋骨的下缘分开腹外斜肌、腹内斜肌、腹横肌直达腹膜后

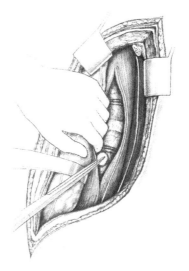

图37-3 推开腹膜后脂肪显露腰大肌，分开腰大肌，显露椎体和椎间盘

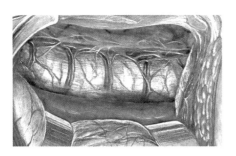

图37-4 显露腰动静脉

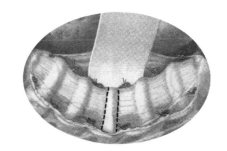

图37-5 结扎腰动静脉，确定拟切除的椎间盘

（5）显露腰动静脉、椎体和椎间盘，结扎腰动静脉，确定拟切除的椎间盘（图37-4、图37-5）。

（6）也可不结扎节段血管，直接用电刀切开疏松的纤维组织，暴露椎间盘，用电刀平椎间隙切开前纵韧带和纤维环，用髓核钳彻底摘除髓核组织，再用骨刀将软骨板截除干净（图37-6）。

（7）用撑开器检查椎间盘切除后的椎间隙有无活动度（图37-7）。如有活动度存在说明已达到松解目的，根据需要可切除1~4节椎间盘。对只做单间隙松解者，不能只做椎间盘切除，还需要切除上下的终板，使截骨间隙略宽一些。

（8）术毕放置负压引流管，分层闭合切口。10天后再做二期后路截骨矫正内固定术。

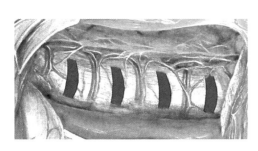

图37-6 平椎间隙切除前纵韧带和纤维环，彻底摘除椎间盘

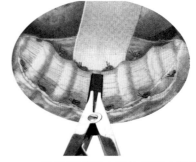

图37-7 用撑开器插在椎体间隙内撑开试验，看有否活动度

（二）二期后路截骨矫正内固定术

（1）切口：沿棘突纵切口，长15～30cm。

（2）暴露：沿切口切开皮肤及皮下组织，剥离暴露双侧椎板、关节突和横突（图37-8）。先松解凹侧横突间和关节突间的软组织，再松解椎体后外侧缘的纤维环，将蔻贝剥离器插入椎体间撬拨椎体间隙看有否活动度（图37-9）。然后再剥离暴露凸侧的椎板和横突、关节突的外侧缘。

（3）椎板截骨：相当于前路椎体间松解的间隙，做椎板横形截骨楔形切除术，楔形基底向着凸侧，楔形的宽度根据前路椎体间切除的宽窄而定。但椎板间截骨的间隙一定要对准椎体间松解的间隙。对长弧形侧后凸应采用多间隙截骨（图37-10），对角形侧后凸则只做单间隙截骨（图37-11）。

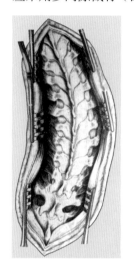
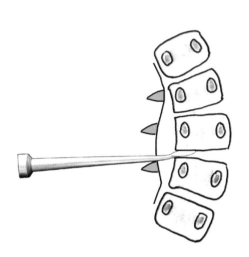
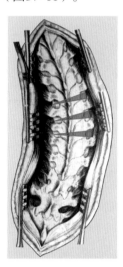
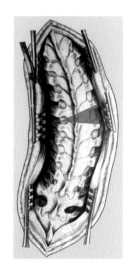

图37-8　剥离暴露双侧椎板、关节突和横突

图37-9　凹侧松解包括切断1～3个横突，沿椎弓根和椎体的外侧缘向前剥离骨膜，并切断椎体后外侧缘的纤维环，插入蔻贝剥离器撬拨椎间隙看有无活动度

图37-10　对长弧形侧后凸应采用多间隙截骨

图37-11　对角形侧后凸则只做单间隙截骨，楔形切除的基底向着后外侧，截骨宽度应以角形侧后凸的大小而决定

（4）内固定方法：首先在松解过的两侧椎弓根内置入椎弓根螺钉4～6枚，然后将棒纳入钉座内，利用转棒和撑开压缩的方法进行截骨间隙的闭合复位，达到截骨间隙闭合和脊柱侧后凸矫正的目的之后，拧紧所有的螺母，内固定矫正完成，椎板后植骨。也可凸侧用椎弓根钉棒系统压缩，凹侧用钩棒系统撑开加Luque钢丝固定（图37-12）。放置双侧引流管，分层闭合切口，手术结束。

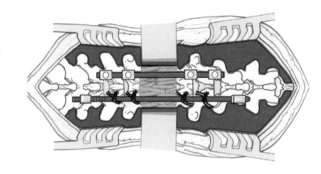

图37-12　截骨复位完成后，做长节段后路内固定和植骨术

五、注意事项

（1）一期前路松解只能起到松解椎间关节改善顺应性的作用，在矫正脊柱侧后凸改善弯曲角度上作用不大。

（2）侧后凸角度的改善全靠后路截骨术和内固定器械起作用。

（3）脊髓本身的特点：脊髓本身对纵向牵张力非常敏感，纵向牵张力容易造成脊髓损伤。闭合式截骨术为缩短式截骨术，只能使脊髓和硬膜管缩短变宽产生迂曲现象，而不存在过牵损伤的可能性，故安全可靠。

（田慧中　胡永胜　马俊杰）

参考文献

［1］脊柱外科技术［M］. 党耕町，译. 北京：人民卫生出版社，2004：202-213.

［2］田慧中."田氏脊柱骨刀"在矫形外科中的应用［J］. 中国矫形外科杂志，2003，11（15）：1073-1075.

［3］陈安民，徐卫国. 脊柱外科手术图谱［M］. 北京：人民卫生出版社，2001：95-180.

［4］于滨生，郑召民. 脊柱外科手术技巧［M］. 北京：人民军医出版社，2009：34-129.

［5］田慧中. 脊柱外科医师要善于使用咬骨钳和骨刀［J］. 中国现代手术学杂志，2002，6（1）：67-68.

［6］田慧中，刘少喻，马原. 实用脊柱外科学［M］. 广州：广东科技出版社，2008：201-318.

［7］脊柱外科手术径路［M］. 王自立，党耕町，译. 北京：人民卫生出版社，2008：118-127.

［8］田慧中，吕霞，马原. 头盆环牵引全脊柱截骨内固定治疗重度脊柱弯曲［J］. 中国矫形外科杂志，2007，15（3）：167-172.

［9］田慧中，李明，马原. 脊柱畸形截骨矫形学［M］. 北京：人民卫生出版社，2011：225-276.

［10］田慧中，张宏其，梁益建. 脊柱畸形手术学［M］. 广州：广东科技出版社，2012：1-483.

［11］王立，刘少喻，黄春明，等. 儿童脊柱畸形矫形手术技巧［M］. 北京：人民军医出版社，2014：1-415.

第三十八章   经后路全脊椎切除术（PVCR）矫治严重僵硬性脊柱畸形

一、目的及意义

对于需要外科干预的脊柱畸形而言，有多种手术方式可供选择。临床常见的脊柱侧凸或后凸治疗方法为单纯后路椎弓根钉棒矫形、前路松解器械矫形或联合前后路矫形等。考虑到前路固定难以提供足够的矫形力量，和前路开胸手术对患者呼吸功能的进一步威胁，目前，更多医师倾向于采用后路手术矫形。经后路脊柱楔形截骨术对僵硬、失平衡的矢状面畸形患者的良好矫形效果已有大量报道，经椎弓根闭合截骨术在单个椎体可获得30°～50°不等的矢状面矫正。然而由于椎弓根高度的限制，以及闭合后硬脊膜的皱褶或骨性卡压导致的神经损伤风险，故该术式也难以获得更高的矫形率。对严重的，特别是呈角状的僵硬脊柱畸形患者，经后路全脊椎切除术（posterior vertebral column resection，PVCR）可能是最佳的选择。

尽管MacLennan在1922年就报道了1例行全椎体切除术（vertebrectomy）的病例，真正意义上利用椎弓根器械并行联合前后路全脊椎切除治疗僵硬的脊柱侧凸（畸形）由Bradford等首创，并报道了采用该术式治疗的24例僵硬的失代偿的侧凸病例，术前侧凸平均103°，经一期或二期前后路联合全脊椎切除，术后侧凸52°。Suk等及Lenke等相继报道了应用PVCR在不同病因导致的脊柱侧凸或后凸畸形患者矫形的临床应用。Suk最先报道的70例患者采用PVCR术获得了冠状面61.9%和矢状面45.2%的矫形率；Lenke在1组43例严重的脊柱畸形中采用PVCR术，侧凸由术前11°～150°矫形至术后3°～76°，后凸由术前44°～144°矫形至术后7°～86°。临床的对比研究也提示，与联合前后路的全脊椎切除术相比，单纯后路不但减少了呼吸道并发症，亦显著提高了神经结构的安全性。

全脊椎切除术完全切除1个或多个椎节所有的前后方骨性结构，和附属的相邻上、下椎间盘结构，使远近两段脊柱仅有脊髓相连，人为制造了需要附加重建技术的空间，通过临时固定棒的作用，维持这个重建和矫形空间的持续存在，实现了在保证脊髓无张力和皱褶的情况下对脊柱进行三维的矫形。其治疗的主要目的通过获得更大的矫形度数，解放了心肺，解除了脊髓压迫，兼顾总体平衡，使患者获得重新生活的信心。PVCR术不但体现了特殊的矫形理念、最强有力的矫形效果，因其复杂的操作程序、漫长的手术时间和大量的出血，也必然伴随着较高的并发症风险。

二、适应证与禁忌证

（一）适应证

畸形主弯角度＞100°，畸形柔韧性＜10%；或者较大的主弯并伴发有脊髓空洞、Chiari畸形，或者脊髓栓系；复杂的脊柱畸形，且不适于常规楔形截骨等其他矫形技术治疗。

（二）禁忌证

（1）椎弓根发育异常，术前CT加密扫描椎弓根无髓腔，或极为狭窄，不能有效置钉。

（2）有严重的呼吸、循环系统疾病，营养状态极差，不能耐受手术。

（3）患者家属对手术高风险承受能力与配合度低，无法与医生共同面对这场生命的挑战。

三、手术方法

（一）术前处理

术前常规行脊柱全长X线片，测量冠状面侧凸Cobb's角和矢状面后凸Cobb's角，评估躯干及脊柱在冠状面及矢状面的失平衡情况；Bending位和牵引位评价脊柱的柔韧度；脊柱CT加密扫描及二维重建图像检查精确获得每个椎弓根的准确测量数据，根据CT测量椎弓根髓腔内径，将椎弓根形态划分为三型，可指导术中置钉。颈、胸、腰MRI检查有无椎管内畸形。

所有患者术前常规行肺功能、动脉血气分析和超声心动图检测评估呼吸循环功能。对存在中重度通气功能障碍的患者，术前予吹气球、缩唇呼气及上楼梯练习，部分以间歇双气道正压通气辅助治疗。营养不良者术前使用营养餐，必要时放入鼻胃管，对于特别严重的营养不良，可在术前使用肠外营养。此外，对于此类患者需重视其心理状态，加强沟通和鼓励，努力改善其脆弱的心理状态，增加患者的配合度和心理承受力，使患者有信心与医生一起共同面对这场生命的挑战。应该加强与患者家属的沟通，重视其对手术风险的承受能力。

对于冠状面和（或）矢状面畸形>150°，畸形呈角状，柔韧度<10%的极度严重僵硬脊柱畸形，在术前可接受4周持续颅-股骨牵引，颅骨侧牵引采用Gardner-Wells牵引弓，股骨侧牵引则采用双侧股骨髁上牵引。牵引起始总重量9kg（颅骨侧及双侧股骨牵引重量均为3kg）。每天于颅骨及双侧股骨各增加牵引重量1~2kg。牵引过程中，每天详细询问患者的可承受性（饮食、睡眠、疼痛情况等），并详细检查神经系统功能。

（二）麻醉与体位

在PVCR术矫治过程中，良好的麻醉配合是手术成功的重要保障。在全脊椎切除完成之前，麻醉师可采用控制性降压以减少出血量；全脊椎切除后进入矫形阶段，则应维持正常平均动脉压保证脊髓灌注。此外，由于手术时间过长，大量的液体交换，多种麻醉药物的联合使用及相互影响，均会让唤醒试验变得困难。在准备唤醒试验前较早的时间应有计划地予麻醉药物减量，并配合使用代谢较快的镇静药物。麻醉方案的设计应更多地考虑减少对术中神经诱发电位监测的信号干扰。

患者在术中取俯卧位；理想的条件是Jackson手术架，亦可以根据畸形的需要适当调整手术床并对着力点处进行必要的垫起，总的原则为减少胸腔和腹腔的压迫，减少畸形躯干的张力。注重术中眼保护。

（三）手术操作程序

整个手术分为4期。

（1）1期显露置钉期：参照术前获得每个椎弓根的形态及髓腔直径数据置钉，置钉过程中如按照常规方法首次建立钉道失败，可依次采用"五步补救置钉法"谨慎调整建立椎弓根内钉道。对单纯角状后凸，切除椎体的上下需要至少3个椎节固定，才能保证重建脊柱稳定性；对合并侧凸时，需包括结构性侧凸的上下端椎，交界区应避免留有后凸或侧凸；原则是充分考虑整体平衡、椎间盘有无退变和减小矫形效果丢失的可能性。

（2）2期全脊椎切除期：后柱结构切除后，分别先凸侧后凹侧经肋骨横突切除入路显露并切除脊椎前、中柱结构，在完成全脊椎切除前需放置临时固定棒，以保证脊柱的稳定。腰段注意保护神经根。

（3）3期矫形期：全脊椎切除后脊柱两端仅有脊髓相连，建立矫形空间，实现环脊髓360°减压。在直视硬膜囊的前提下，首先利用脊椎切除后的空间适当加压，缩短脊柱，降低脊髓张力，增加脊髓对矫形的顺应性，采用原位折棒、交替换棒技术，使用撑开、加压、闭合、开放等技术进行矫形，必须随时观察脊髓张力情况，及时调整，矫形循序渐进，不可追求一步到位，以免造成脊髓损伤。

（4）4期植骨融合期：椎体间以钛网（矫形后间隙>1cm）或自体骨打压植骨（<1cm）；在PVCR切除间隙后柱的植骨；关节突间及椎板的植骨。

矫形开始时常规使用一次甲强龙。在全脊椎切除后及矫形完成时分别进行唤醒试验。

（四）术后处理

术后维持循环稳定，加强营养支持及呼吸道管理。术后摄脊柱正侧位X线片、CT。术后3个月、6个月、12个月随访，以后每年随访1次。

四、典型病例介绍

典型病例介绍,详见图38-1至图38-3。

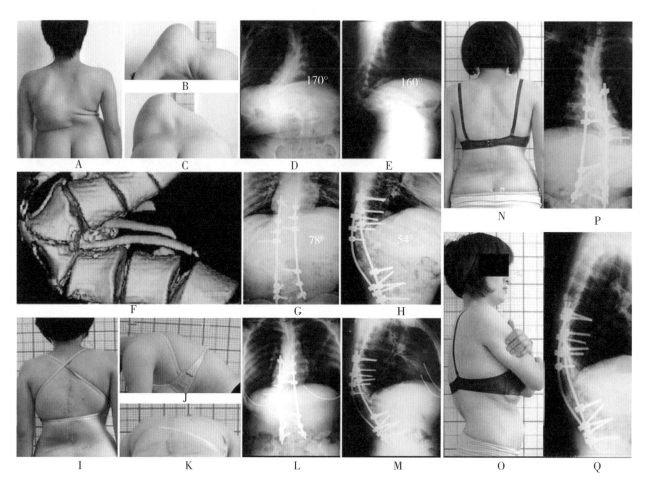

A~C. 患者术前外观;D、E. 正、侧位X线片示角状严重僵硬脊柱侧后凸畸形;F. 术前CT三维重建像示畸形顶椎区结构;G、H. 术后矫形效果;I~K. 术后36个月随访外观;L、M. 术后36个月矫形效果;N、O. 术后72个月随访外观;P、Q. 术后72个月矫形效果。(图片引用自XIE J M,WANG YS,ZHAO Z,et al. Posterior vertebral column resection for correction of rigid spinal deformity curves greater than 100°[J]. J Neurosurg Spine,2012,17:540-551.)

图38-1 病例1:女,25岁,严重僵硬脊柱畸形(先天性),行一期经后路全脊椎切除术矫形

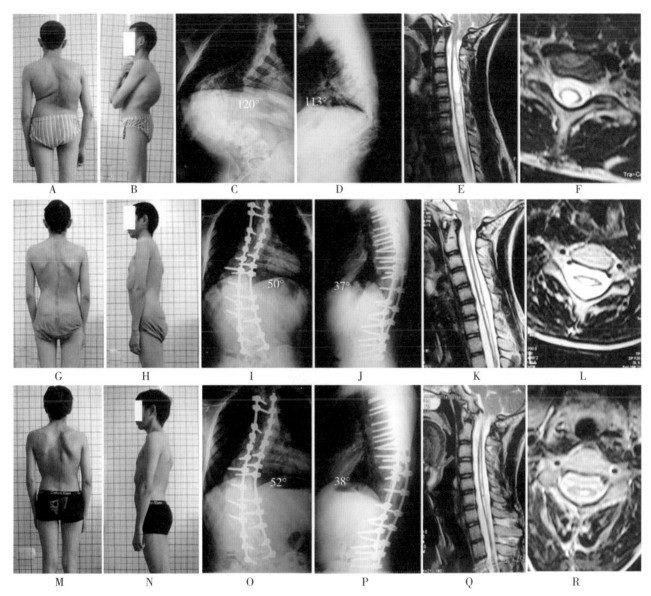

A、B. 患者术前外观；C、D. 正、侧位X线片示严重脊柱侧后凸畸形；E、F. 术前矢状面及水平面MRI示Chiari Ⅰ型畸形及颈段延续至胸段脊髓空洞；G、H. 术后3个月随访外观；I、J. 术后3个月矫形效果；K、L. 复查MRI示脊髓空洞较术前明显改善；M、N. 术后36个月随访外观；O、P. 术后36个月矫形效果；Q、R. 复查MRI示脊髓空洞进一步改善（图片引用自WANG Y，XIE J，ZHAO Z，et al. Changes in CSF flow after one-stage posterior vertebral column resection in scoliosis patients with syringomyelia and Chiari malformation type I［J］. J Neurosurg Spine，2013，18：456-464.）

图38-2 病例2：男，17岁，伴发Chiari畸形及脊髓空洞的严重脊柱畸形，行一期PVCR术矫形

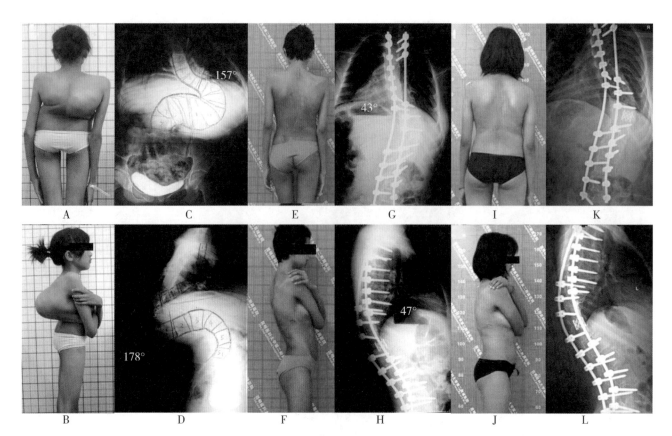

A、B. 患者术前外观；C、D. 正、侧位X线片示极重度僵硬脊柱侧后凸畸形；E、F. 术后3个月随访外观；G、H. 术后3个月矫形效果；I、J. 术后24个月随访外观；K、L. 术后24个月矫形效果（图片引用自WANG Y，XIE J，ZHAO Z，et al. Preoperative shorn-tern traction prior to posterior vertebral column resection：procedure and role［J］. Eur Spine J，2015，1：586.）

图38-3　病例3：女，17岁，严重僵硬脊柱畸形，行一期PVCR术矫形

五、手术要点与陷阱

（1）脊髓安全：PVCR术通过脊髓的成角、旋转等位移方式为代价换取严重僵硬脊柱畸形的矫形，矫形过程中脊髓移位所带来的首要风险就是脊髓安全问题。PVCR术创造出一个具有自由移动度的脊柱，却又不允许脊髓随脊柱断端的移动而发生过多位移。在整个PVCR术矫形过程中，这种动与静之间的矛盾随矫形的进行而不断变化，随时调整并获得二者之间的平衡是PVCR矫形术的精髓所在。始终保持脊髓低张状态下矫形是手术操作中预防脊髓损害最为关键的方法。PVCR术在矫形过程是以脊柱缩短为前提，确保整个矫形过程中脊髓张力不能高于矫形初始状态，而对于脊髓张力的准确、及时判断关键在于以"视"和"触"持续观察硬膜囊的张力变化，利用脊椎切除后的空间适当加压缩短脊柱降低脊髓张力，注意不因短缩而出现硬膜过度皱褶脊髓堆积，通过这一重要步骤可有效增加脊髓对脊柱矫形带来的脊柱成角、旋转等位移方式的顺应性，从而有效保护矫形过程中的脊髓安全。

脊髓安全保护，除了对术中的矫形原理与矫形技术掌握外，更有赖于一整套全面合理的手术治疗体系：术前对脊髓高张风险的评估及手术策略制定；术前椎弓根直径精确测量与分型，术中螺钉植入技术；术中的神经诱发电位监测及应对策略。必须清楚地认识到PVCR手术作为一种治疗严重僵硬脊柱畸形的有效方法的同时也是一项极具风险及挑战的工作，其必须由经验丰富的治疗团队来完成。

（2）极度严重畸形与术前牵引：对于那些畸形角度＞150°而柔韧度＜10%的极度严重僵硬呈角状的脊柱畸形而言，直接行手术矫形的难度和风险极大，稍有不慎就将导致灾难性后果。患者术前短期可耐受范围内的大重量牵引，逐渐获得畸形一定程度的改善；将部分原来需完全由术中获得的较大矫形角度转由术前获得，降低了手术风险。期望在术前最短的时间内行颅-股骨牵引获得脊柱畸形的最大程度改善，有效降低术中显露、置钉、椎体切除等步骤的实施困难；通过术前牵引观察患者脊髓的耐受性，评估术中脊髓安全；术前减小畸形以降低术中快速矫形所带来的脊髓短时间内大幅度移位而造成的脊髓安全威胁；更希望在牵引过程中结合有效的呼吸功能锻炼和营养支持治疗，增加此类患者全身状况对手术的耐受性。

（3）出血控制：可使用大剂量氨甲环酸，手术前30min以100mg/kg冲击量，继之以10mg/kg维持，直至手术结束。适当结扎1对节段血管在有效减少椎管内出血的同时防范发生脊髓的缺血性损害。

（4）避免置钉相关的神经损伤

六、并发症防治要点

对于接受PVCR的患者而言，严重僵硬的脊柱畸形、心肺功能障碍、全身营养状况差，脊髓功能濒临失代偿甚至已发生脊髓功能障碍，造成脊髓对矫形过程中张力及血供变化的耐受力低下，因而在畸形的有效纠正、躯干平衡重建、脊髓安全保护、并发症防治等方面，都面临着更大的困难和风险。PVCR术相关的高并发症发生率为40%～64.3%。

（1）神经并发症：脊柱矫形手术相关的神经损害的发生率较高，不仅严重地影响了患者的生活质量，造成家庭和社会的负担；同时显著地增加医务人员压力。美国侧凸研究协会（scoliosis research society，SRS）报道，在最常见的青少年特发性脊柱侧凸患者中手术所致脊髓损伤的发生率高达0.3%～1.4%。近年来自全球为数不多的PVCR治疗中心的报道提示高危的神经损害可能：Suk报道了3组PVCR治疗严重脊柱畸形的病例，神经并发症发生率分别为17.1%、6.3%及8.0%。Lenke等报道神经并发症为26.5%（39/147）。在PVCR术矫正严重僵硬脊柱畸形的过程中，诸多环节影响脊髓安全。从手术操作过程看，风险来自：①全脊椎切除期；②脊椎切除后矫形期。从疾病的特点看，顶椎位于胸段，侧凸伴有后凸，主弯大于100°的畸形，术前神经功能异常，合并有导致脊髓高张力状态的脊髓病（如空洞、脊髓栓系、Chiari畸形等），发生医源性脊髓损伤的风险较高。PVCR相关神经并发症一旦发生都是灾难性的，所以预防是第一位的。脊柱外科医生在制定手术方案时，要充分考虑到上述导致神经并发症的高危因素，同时术中联合应用多种电生理监测技术，及时发现处理潜在的神经损害。

（2）非神经并发症：2012年Auerbach等报道了三柱截骨术（87例PSO，18例PVCR）治疗105例脊柱畸形患者，总的并发症的发生率约为35%，非神经并发症15.2%。Carreon等报道的青少年特发性脊柱侧凸病例中，非神经并发症的发生率为15.4%。在笔者治疗的病例中，总体非神经并发症的发生率为22.6%，最常见的并发症是呼吸系统和心血管系统，非神经并发症较其他文献高，考虑与患者术前畸形较严重、心肺功能较差、术中出血较多有关。

由于畸形的长期存在及进展导致：①呼吸功能的损害。②潜在的心脏储备功能异常的倾向，PVCR术中脊柱及心脏/大血管在短时间内的三维结构改变。③消化和吸收功能低下，营养状态差。④大量出血。这些因素导致此类患者极易出现并发症。大剂量氨甲环酸的应用，合理有效结扎节段血管，肺功能锻炼，心血管系统的详细检查，制定详尽的围手术期治疗计划，将有助于减少非神经并发症发生。

综上所述，PVCR术可获得严重僵硬患者脊柱畸形良好的矫形效果和整体外观的有效改善，是严重僵硬脊柱畸形患者目前最有效的矫治手段。然而，严重僵硬脊柱畸形复杂的病理生理特点和PVCR术自身所具有的独特本质也决定了完成该治疗过程中的高风险。应用PVCR术治疗严重僵硬脊柱畸形的过程中需结合这些特点，从保障生命安全和脊髓安全两大角度综合考虑和实施治疗方案，而这也正是决定治疗成败的关键。

（解京明）

参考文献

［1］ 解京明，王迎松，张颖，等. 经后路全椎体切除矫正僵硬性脊柱后凸或侧后凸的初期临床报道［J］. 脊柱外科杂志，2008，2（6）：1-4.

［2］ XIE J M, WANG Y S, ZHAO Z, et al. Posterior vertebral column resection for correction of rigid spinal deformity curves more than 100 degrees［J］. J Neurosurgery Spine, 2012, 17（6）: 540-551.

［3］ LENKE L G, O' LEARY P T, BRIDWELL K H, et al. Posterior vertebral column resection for severe pediatric deformity: minimum 2-year follow-up of thirty-five consecutive patients［J］. Spine, 2009, 34（20）: 2213-2221.

［4］ LENKE L G, NEWTON P O, SUCATO D J, et al. Complications after 147 consecutive vertebral column resections for severe pediatric spinal deformity: a multicenter analysis［J］. Spine, 2013, 38（2）: 119-132.

［5］ KIM S S, Cho B C, KIM J H, et al. Complications of posterior vertebral resection for spinal deformity［J］. Asian Spine J, 2012, 6（4）: 257-265.

［6］ XIE J M, ZHANG Y, WANG Y S, et al. The risk factors of neurologic deficits of one-stage posterior vertebral column resection for patients with severe and rigid spinal deformities［J］. Eur Spine J, 2014, 23（1）: 149-156.

［7］ XIE J, LENKE L G, LI T, et al. Preliminary investigation of high-dose tranexamic acid for controlling intraoperative blood loss in patients undergoing spine correction surgery［J］. Spine J, 2015, 15（4）: 647-654.

［8］ WANG Y S, XIE J M, ZHAO Z, et al. Perioperative major non-neurologic complications in 105 patients undergoing posterior vertebral column resection（PVCR）procedures for severe rigid deformities［J］. Spine, 2015, 40（16）: 1289-1296.

［9］ AUERBACH J D, LENKE L G, BRIDWELL K H, et al. Major complications and comparison between 3-column osteotomy techniques in 105 consecutive spinal deformity procedures［J］. Spine, 2012, 37（14）: 1198-1210.

［10］ WANG Y, XIE J, ZHAO Z, et al. Changes in CSF flow after one-stage posterior vertebral column resection in scoliosis patients with syringomyelia and Chiari malformation type I［J］. J Neurosurg Spine, 2013, 18: 456-464.

［11］ WANG Y, XIE J, ZHAO Z, et al. Preoperative short-term traction prior to posterior vertebral column resection: procedure and role［J］. Eur Spine J, 2015, 25（3）: 687-697.

第三十九章　胸腰段脊柱侧凸前路截骨矫形术

一、目的及意义

前路椎体间截骨、短节段内固定矫正脊柱侧凸畸形，重建胸腰段脊柱平衡。

二、手术适应证

（1）本手术适用于特发性脊柱侧凸、青少年期和成年期的病例。
（2）本手术适用于胸腰段或上腰段的病例，也适用于弯曲度在80°以内的病例。

三、手术禁忌证

弯曲度过大、旋转畸形过重、僵硬程度过重，甚至有骨性连接或强直脊柱炎的病例，为本手术的禁忌证。

四、优点

利用短节段前路截骨压缩内固定和植骨融合的方法，治疗丑陋的胸腰段侧凸畸形，该手术是一种优选的治疗方案。

五、缺点

该手术仅适用于轻型病例，应认真选择病例，对重度、僵硬性病例应另选其他方法治疗。

六、手术方法

在气管插管全麻下，患者取侧卧位，便于拍摄正、侧位X线片，将手术床调成反V形，使胸腰段脊柱的椎间隙张开，容易显露。患者的身下不需要垫枕，以免影响摇床复位和矫正畸形。

（1）经胸膜外和腹膜外入路，必要时切断第11、12肋骨，以便暴露胸腰段的椎体间隙。如顶椎位于上腰段，则无须切除肋骨，一般暴露3~5节椎间盘即可（图39-1）。

（2）结扎腰节段血管，充分暴露椎间盘，便于彻底切除髓核和软骨板，将椎间盘和髓核做360°范围的完全切除，只保留后纵韧带。在凸侧顶椎部位的软骨板，用骨刀平椎间隙做楔形截骨切除（图39-2）。

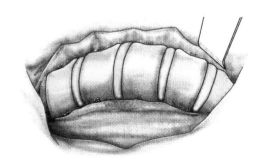

图39-1　胸腰段脊柱侧凸前路截骨矫形术的暴露范围，一般只需要暴露3~5节椎间盘

（3）在每节椎体腰部置入螺钉1枚。置钉方向在冠状位上呈水平行，与椎体的终板平行（图39-3）。螺钉的长度到达对侧骨皮层（图39-4）。

（4）选用合适长度的棒，预折成所需要的弧形（图39-5），使其通过转棒能达到矫正脊柱侧凸和产生生

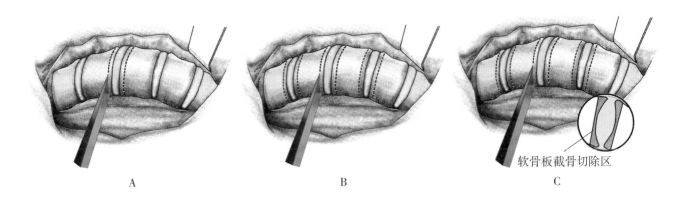

软骨板截骨切除区

A. 用直骨刀做椎体间隙截骨术，切除范围应包括椎间盘及其上下的软骨板；B. 一般需要切除3～5节椎间盘和软骨板；C. 椎间盘和软骨板切除的范围

图39-2　胸腰段脊柱侧凸前路截骨示意图

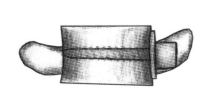

图39-3　进钉位置在椎体腰部，进钉方向在冠状位上与终板相平行

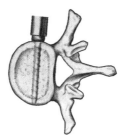

图39-4　螺钉的长度到达对侧骨皮层

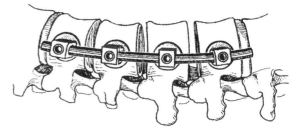

图39-5　选用合适长度的棒，折成所需要的弧形

理前凸的作用。

（5）将棒放入闭口或开口带帽螺钉内，松开锁定螺钉便于操作。用Hex ranch持握钛棒的Hex端或用两把夹棒钳，转棒至真正的矢状位，略微过度转棒使弯曲过度矫正并产生前凸，然后锁紧中间椎体的锁定螺钉，使棒的位置固定下来。

（6）用Cobb剥离器伸进椎间隙内，撬拨椎间隙有无活动度，边撬拨边扭紧压缩固定螺丝，使椎间隙逐步压缩合拢，直至侧弯和后凸得到矫正，椎体间隙合拢为止（图39-6、图39-7）。

（7）椎体间隙内可放入取下来的自体肋骨植骨，然后将螺钉进一步锁紧，以免松动失效。

（8）按常规方法分层闭合切口，若经胸者应放置胸腔引流管。若为胸膜外或腹膜外切口者，可放置负压引流管。

（9）术后处理：术后在ICU观察1～2天，转回科室后开始离床活动。遵医嘱戴石膏或支具，拆线后出院。

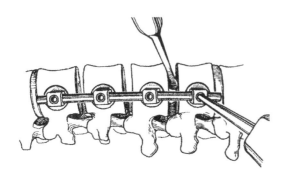

图39-6　用Cobb剥离器撬拨椎间隙，边撬拨边压缩，使椎间隙逐步合拢，矫正脊柱侧凸

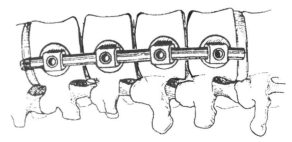

图39-7　用压缩截骨间隙和转棒的方法，矫正脊柱侧凸和脊柱旋转畸形

儿童可在5~6周后恢复学业。限制活动6~12个月，直到X线拍片植骨融合为止。

七、注意事项

（1）主弯位于胸腰段的轻型脊柱侧凸，顶椎部位的椎间隙尚未形成骨性强直的病例，适合做前路短节段内固定的方法治疗。

（2）椎体间隙的截骨切除范围：仅限于椎间盘和两端的软骨板，不能过宽地截除椎体，以免保留下来的椎体腰部上、下径过窄，植钉后拉力不够，造成椎体松质骨的切割现象。

（3）椎体间隙的切除，不能只切除椎间盘，不切除两端的软骨板，这样做对闭合截骨间隙和骨性融合有影响。

（4）过宽的椎体间隙切除，容易造成间隙闭合困难，因椎板间并未作截骨，对单纯器械的压缩力无法克服椎板间和关节突间的支撑力。强大的器械压缩力将会造成钉对椎体松质骨的切割现象，或断钉、断棒现象的发生。

（5）应根据术中内固定情况决定术后是否需要石膏背心或支具外固定，不能把内固定的作用估计得过高，以免造成术后失败。

（6）钉棒之间的螺丝口，一定要真正拧紧固定确实，以免术后造成松动失效。

（7）术后6~12个月内，在植骨尚未达到真正的骨性融合之前，应注意保护，不能参与重体力劳动和剧烈的运动，直到拍摄X线片证实骨性融合为止。

（田慧中　吐尔洪江·阿布都热西提　马良）

参考文献

［1］脊柱外科技术［M］.党耕町，译.北京：人民卫生出版社，2004：202-213.

［2］田慧中."田氏脊柱骨刀"在矫形外科中的应用［J］.中国矫形外科杂志，2003，11（15）：1073-1075.

［3］陈安民，徐卫国.脊柱外科手术图谱［M］.北京：人民卫生出版社，2001：95-180.

［4］田慧中，李佛保.脊柱畸形与截骨术［M］.西安：世界图书出版公司，2001：377-465.

［5］田慧中，刘少喻，马原.实用脊柱外科手术图解［M］.北京：人民军医出版社，2008：200-354.

［6］于滨生，郑召民.脊柱外科手术技巧［M］.北京：人民军医出版社，2009：34-129.

［7］田慧中.脊柱外科医师要善于使用咬骨钳和骨刀［J］.中国现代手术学杂志，2002，6（1）：67-68.

［8］田慧中，刘少喻，马原.实用脊柱外科学［M］.广州：广东科技出版社，2008：201-318.

［9］脊柱外科手术径路［M］.王自立，党耕町，译.北京：人民卫生出版社，2008：118-127.

［10］田慧中.脊柱侧弯合并胸前凸重建胸后凸的手术治疗［J］.中国现代手术学杂志，2002，6（1）：52-53.

［11］田慧中，马原，吕霞.颅盆牵引加弹性生长棒内固定治疗发育期间的脊柱侧凸［J］.中国矫形外科杂志，2008，16（21）：1660-1663.

［12］田慧中，吕霞，马原.头盆环牵引全脊柱截骨内固定治疗重度脊柱弯曲［J］.中国矫形外科杂志，2007，15（3）：167-172.

［13］田慧中，李明，马原.脊柱畸形截骨矫形学［M］.北京：人民卫生出版社，2011：225-276.

［14］田慧中，李明，王正雷.胸腰椎手术要点与图解［M］.北京：人民卫生出版社，2012：245-346.

［15］田慧中，张宏其，梁益建.脊柱畸形手术学［M］.广州：广东科技出版社，2012：1-483.

第四十章　颅盆牵引配合弹性分叉生长棒治疗发育期间脊柱侧凸

第一节　概　　述

颅盆牵引配合弹性分叉生长棒治疗发育期间的脊柱侧弯，是一种符合生物力学原理的治疗方法，利用牵拉组织再生和牵拉成骨的Ilizarov理论，在颅盆牵引下，通过"时间变量"将弯曲的脊柱逐渐增高伸直，再配合弹性生长棒内固定来扶持脊柱向纵长生长发育，由于人的脊柱正在发育增长，内置入器械的弹簧也在逐渐弹开延长，再加上分次小切口撑开矫正能扶持脊柱向纵长生长直至发育成熟。任何坚强昂贵、高质量的内固定器械都难以达到一次性将发育期间的重度脊柱侧弯矫正过来的目的。

介绍颅盆牵引加弹性生长棒矫治发育期间脊柱侧凸的手术方法和临床治疗经验，与椎弓根螺钉系统坚固内固定的治疗方法相比较。通过2～15年的随访结果证实平均脊柱侧凸的矫正率为70.32%；术后身高增加为5～22cm；远期随访时保留下来的脊柱活动度均优于椎弓根螺钉系统的坚强内固定。脱钩的发生率为2%；断棒的发生率为3%；脱钩断棒的原因与早期开展这项工作时内固定器械的安装固定方法不当有关，改革后，脱钩断棒的发生率明显下降。颅盆牵引配合弹性生长棒内固定治疗发育期间的脊柱侧凸，是一种符合生物学原理的治疗方法，不影响脊柱的纵向成长，能克服坚强的椎弓根螺钉内固定系统带来的并发症——曲轴现象的产生。

一、小儿轻便颅盆牵引装置的设计和研制

1959年Perry与Nicdel首次介绍了应用颅环支撑牵引装置；1967年Moe应用颅环股骨牵引；后来发现颅环股骨牵引对脊柱控制不够，又不能早期离床活动。1969年Levine才开始制成了颅环骨盆环支撑牵引装置Halo Pelvic Distraction治疗严重先天性脊柱侧凸。

国内应用颅盆支撑牵引较早的医生有山西的马景昆和新疆的田慧中，他们两位应用颅盆支撑牵引做术前准备矫治重度脊柱侧凸方面，治疗了大量的病例，积累了许多成熟的经验。

笔者于1980—2008年应用自己设计制作的颅盆牵引装置治疗各种类型的重度脊柱侧凸1 100例，取得颅盆支撑牵引治疗脊柱畸形的丰富经验。后于2002年田慧中又将颅盆支撑牵引装置进一步改进为"轻便颅盆牵引装置"（图40-1），整套器械总质量不超过1kg，并取得国家专利，专门用于治疗发育期间的脊柱侧凸（图40-2）。

二、弹性分叉生长棒的设计研制

（1）弹性生长棒的设计原理：笔者是根据脊柱的解剖结构像一座宝塔，下端大，上端小，其骨质结构也是越向上端越薄弱，因此，把原始Harrington器械的等力撑开作用，变成非等力撑开作用，即在脊柱的上端骨质薄弱的胸椎下关节突上给两个骨着力点，在脊柱的下端骨质坚强的腰椎全椎板上给一个骨着力点，解决了因撑开力过大发生胸椎下关节突压缩骨折的可能性（图40-3）。

（2）弹性分叉生长棒的临床应用：采用Harrington钩棒法的原理，下端用1只钩挂腰椎全椎板，上端用2只

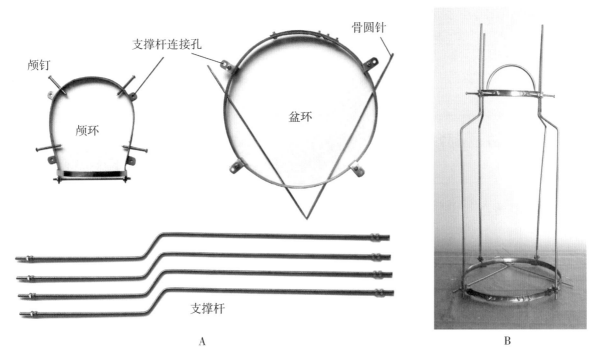

A. 轻便颅盆牵引装置，整套器械总质量不超过1kg，乃由田慧中设计制造，并取得国家专利；B. 轻便颅盆牵引装置，已组装好的前面观

图40-1　轻便颅盆牵引装置

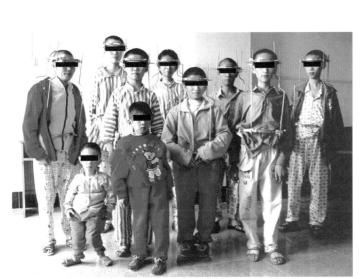

图40-2　改良轻便颅盆牵引装置，专门用于治疗正在发育期间的脊柱侧弯患者，整套器械总质量不超过1kg，利用它缓慢逐渐延长的作用，使弯曲的脊柱伸直、挛缩的软组织松解，达到矫正脊柱畸形和延长躯干的作用

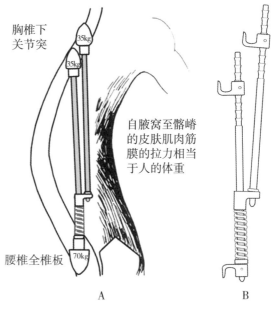

A. 弹性分叉生长棒矫正发育期间重度脊柱侧凸示意图；B. 弹性分叉生长棒的上端给两个骨着力点，下端给一个骨着力点，变"等力撑开"为"非等力撑开"，加大了矫正力，减少了脱钩断棒的发生率

图40-3　弹性分叉生长棒

钩挂胸椎下关节突，1棒和2棒之间用棒间接头相连接，在1棒的末端与棒间接头之间套有弹簧，以便跟随着脊柱的生长，自动弹开延长（图40-4）。对发育期间较长的儿童，还可在钩与棒的锁口之间作小切口分次撑开，扶持脊柱纵向成长直至骨骼发育成熟。

第二节　颅盆环支撑牵引

重度僵硬性脊柱畸形，包括脊柱侧凸、后侧凸及后凸均可使用颅盆支撑牵引。这是枕颌带悬吊牵引和所有的其他牵引方法，所难以比拟的一种行之有效的好方法。颅盆支撑牵引属于真正的骨牵引，可以持续性、缓慢的逐日撑开，直到使软组织松解，脊柱被拉直后，再进行植入器械内固定。能使弯曲的脊柱变直，便于手术中内固定器械的置入和安装，是一种能帮助脊柱侧弯手术成功的有利措施。

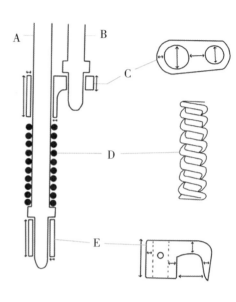

A. 1棒；B. 2棒；C. 棒间接头；D. 弹簧；E. 下钩

图40-4　弹性分叉生长棒制造结构

一、颅盆支撑牵引装置的构成

（1）颅环：①颅环为一圆形环（图40-5），分大、中、小3种，可根据患者头形略为塑形，使之与头围保持5~10mm的间距，过近易产生压迫，过远则不稳定。②颅环上有4个颅钉座，每个座上有3个颅钉孔（图40-6），根据头的大小和形状，选择4枚螺钉的进钉孔，颅环的前2个钉应在眉梢外上方1.5~2cm处固定，后2个钉应在耳轮后上方1.5~2cm处固定（位于最大头颅直径的略下方），前后对角交替拧紧颅钉，调整颅环的四周，使其与皮肤间距保持一致，以保证颅钉旋入颅骨后稳定、可靠。③颅环上装有4枚支撑杆连接孔（图40-5），准备与4根支撑杆相连接，以便每天调节其高度进行撑开。④颅环上的4枚颅钉（图40-7），将颅环固定在颅骨上，颅钉要进入人体组织内，故必须是不锈钢制品。颅钉长60mm，外螺纹直径6mm。颅钉尖长5mm，钉尖基部直径2mm。固定于颅骨时，仅钉尖刺入骨皮质，防止在皮质骨上滑动，颅环在颅骨上的固定是靠4枚颅钉相

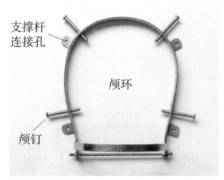

图40-5　颅环分大、中、小3种，枕弓上翘，枕后部有可调节的螺棍

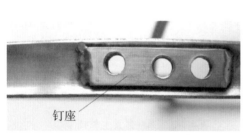

图40-6　钉座：加厚的钉座上有3个颅钉孔，可供选用

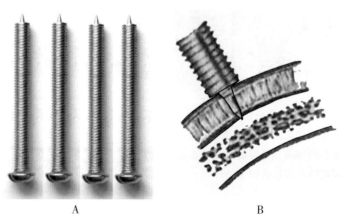

A. 4枚颅钉；B. 颅钉的尖端刺入颅骨外板，防止滑移

图40-7　颅钉

互顶挤保持稳定，并非是颅钉的螺纹进入皮质骨内，故无穿透颅骨之虑。

（2）骨盆环：骨盆环为一圆形环（图40-8），分大、中、小3种，周长有可调装置，可任意压成椭圆形，带有4枚支撑杆接头。盆针与盆环的固定方法：先用细钢丝将盆针固定在盆环上，然后用骨水泥或牙托粉包埋固定。这种方法比盆针固定器方便可靠，可完全代替盆针固定器。

（3）支撑杆：其长度分大、中、小3种（图40-9），上端穿于颅环上的支撑杆固定孔内，以上下螺母挟紧固定，作撑开之用，下端穿于骨盆环上的支撑杆固定孔内，以上下螺母挟紧固定。对侧弯严重的患者，可任意将杆折弯来适应脊柱的弯度。安装时4根支撑杆的力线应取得一致，使颅环位于水平位。

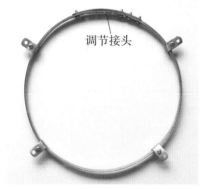

图40-8　可调式骨盆环

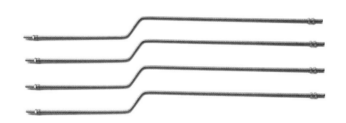

图40-9　4根支撑杆，分大、中、小3种，长度50～80cm

二、骨盆穿针技术

颅盆环牵引在矫形外科中没有得到广泛应用的原因：主要是由于骨盆穿针技术的难度较大，一般骨科医生尚未真正掌握骨盆穿针的要领，再加上已往文献中对骨盆穿针并发症报道较多，如损伤肠管、血管和神经等严重并发症，另外还有初次穿针最常见的错误是穿针通过骶髂关节引起患者疼痛，使患者难以忍受此种治疗。笔者通过1 100例骨盆穿针的临床经验，总结出一套骨盆穿针的常规操作方法，如能严格按照这种操作规程去做，定能得心应手地完成这项工作。

骨盆穿针首先要了解有无骨盆倾斜，触摸髂骨的发育情况。脊柱侧凸的患者，其凸侧的髂骨常有内翻，发育较差。先让患者站立，找出双侧髂后上棘的出针点，再找到与髂后上棘呈水平的髂前上棘进针点，用甲紫做出标记。进针点一般在髂前上棘外后2～4cm。尽量使这4个点在一水平面上，这样安装盆环方便，装上后环也不会倾斜，牵引负重也有力。

脊柱侧凸患者，骨盆发育不对称，由髂前上棘到髂后上棘的水平断面并非单纯是直线形，可呈"S"形、"∪"形或"∩"形，尤其是侧弯凸侧的髂骨常常是向内凸的"∪"形。穿针比较困难。而侧弯凹侧的髂骨多为"S"形，针通过髂前上棘穿入髂骨内面，再进入髂骨，最后从髂后上棘穿出（图40-10）。如患者穿针困

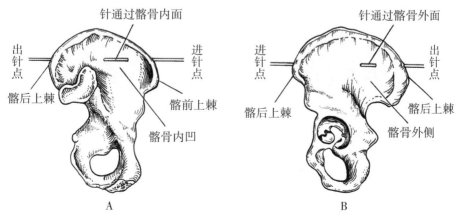

A. 内面观，见穿针经过髂骨中段的内壁；B. 外面观，见穿针后部经过髂骨外壁

图40-10　骨盆针在髂骨内的走行

难，可在髂前上棘入针点切一小口，剥离髂骨内面的骨膜，伸入手指，指导穿针方向。这样穿针非常安全，没有损伤肠管的顾虑，而且能确保针穿入髂骨，非常可靠。

（1）骨盆的解剖：两侧髂骨的弓状线与骶骨上缘形成一圆周，在此圆周以上部分为大骨盆或假骨盆，其内隔着一层髂腰肌为消化器官。大骨盆的上部向前敞开，无明显入口，只借两侧髂嵴张开部分以表示之，其出口为小骨盆（图40-11至图40-14）。在解剖上将骨盆环自两侧髋臼中心划线分成前后两部分，即骨盆前弓和后弓。前弓由耻骨支和坐骨支组成。后弓由两侧髂骨、骶髂关节和骶骨构成，两侧髂骨翼的前面为凹面，凹面的中心部分盆壁最薄，自髂前上棘至髂后上棘的边缘部分盆壁最厚，从前面观呈弧形表现，形成大骨盆的盆边。在正常情况下，当人体直立时，骨盆向前倾斜。骨盆上口平面与水平面形成一斜度，称为骨盆倾斜度，50°～60°。当骨盆倾斜度正常时腰椎有一定前凸，沿L$_5$及骶骨纵轴做线，两线相交成腰骶角约130°。

（2）CT断面研究：令患者取平卧位两腿伸直，其骨盆前倾度相当于直立位，自髂嵴开始向远端每1cm距离切一断面，共切10个断面，发现在4～7cm处水平进针，其出针部位恰恰相当于髂后上棘部位，但由于成年人和儿童个体大小不同和每个人的骨盆倾斜度不同，而进针和出针的部位有差异。为了在临床上容易掌握进针部位，故以髂前上棘作为骨性标志，该进针部位相当于髂前上棘以上3～5cm处。

从髂骨CT断面片来看，髂骨的前部略向内侧弯曲厚度较大，如能将进针部位稍偏外侧就很牢固，其支撑

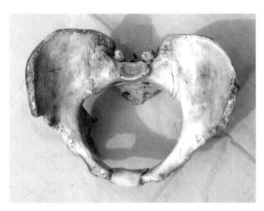

图40-11　上面观，由骨盆的弓状线将骨盆分为大骨盆和小骨盆，一般骨盆穿针均在髂骨翼上进行，如无方向性的错误，就不会损伤内脏或血管

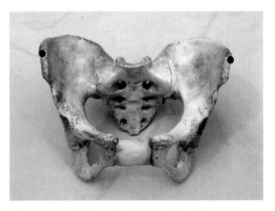

图40-12　进针点位于髂前上棘以上3～5cm处，略偏向外侧，进针方向向着髂后上棘的顶点，如黑点所示

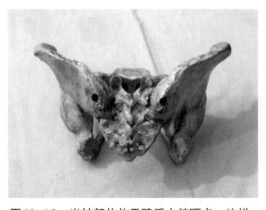

图40-13　出针部位位于髂后上棘顶点，这样盆针的两端均在骨内，支撑力较好。如进针方向偏内，则通过骶髂关节，其支撑力较差。如进针向偏外，则穿过髂骨外侧的骨皮质，通过臀肌下穿出皮肤，其支撑作用较差，而且疼痛

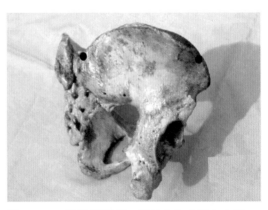

图40-14　髂骨侧面观，进针点与出针点在同一个水平线上，使盆环呈水平位，便于术后患者挺直腰杆步行

力也很大。中部稍薄弱，很难容纳3.5～4mm直径的骨圆针，只能让针贴着内侧骨皮层走行。其后部在形成骶髂关节之前骨质向内侧增厚直至髂后上棘，其厚度均较大且呈垂直方向走行，这对骨圆针的尖端重新进入髂骨而不会滑进骶髂关节有很大好处（图40-15）。

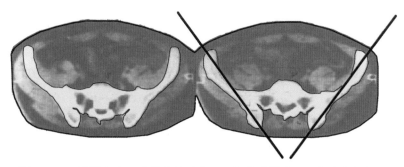

图40-15　进针点位于髂前上棘以上4cm处的髂骨外唇，在髂中部自盆内壁穿出，再在髂骨后部进入髂骨，从髂后上棘穿出，进针点和出针点呈站立水平位

骨盆穿针手术方法

（1）术前准备：①术前应将患者头发剃光和穿针部位的皮肤清洁备皮。②术前准备3.5～4.0mm直径的扁头骨圆针，长度30～35cm，各2根备用。

（2）麻醉：采用短暂的小剂量静脉全麻，时间不需要过长，使其回病房后即可清醒过来。

（3）麻醉前令患者取站立位，标记出进针点（髂前上棘以上3～5cm），出针点（髂后上棘顶点）（图40-16）。

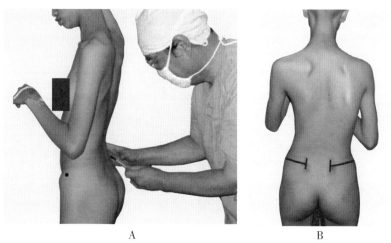

图40-16　在站立位标记出进针点和出针点，才能知道有否两下肢不等长所引起的骨盆倾斜，以便在骨盆穿针时考虑进针和出针的高低水平

（4）骨盆穿针操作（图40-17）：令患者取侧卧位，消毒铺单，自髂前上棘以上3～5cm处，用2支硬膜外穿刺针，沿着髂骨内外侧骨板，向着髂后上棘的方向刺入，作为示踪方向和固定皮肤防止滑动，再用尖刀在进针部位刺一小孔直达骨质，将导针自刺孔内击入骨质，然后调整方向，向着髂后上棘的方向用小锤轻轻打入，最初开始可用瞄准器，有经验后直接打入即可，出针部位在髂后上棘或略偏髂后上棘的内侧即可，第一根针穿好后，给患者翻身将已穿好的针放在手术床的空洞内，重新消毒铺单，再用同样的方法穿第二根针。2根针穿完后，给患者取仰卧位，颈胸部垫高，以便安装颅环。

骨盆穿针方法分两种，一为直接穿针法，二为借用瞄准器穿针法。笔者惯用直接穿针法，认为直接穿针法

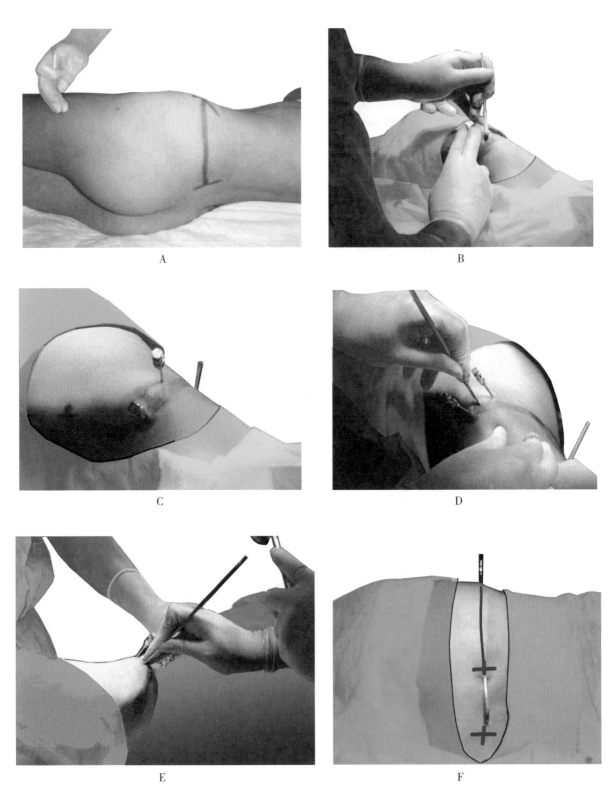

A

B

C

D

E

F

A．患者取侧卧位，标记出进针点和出针点，两点之间做连线，以示进针和出针的方向；B．进针点应在髂前上棘以上两横指，即3～5cm处，此处髂骨较厚容易穿针，只有在此进针，才能使盆针位于站立时的水平位，行走方便；C．先用硬膜外穿刺针插入盆内外的骨膜下，引导进针方向和固定皮肤以防止滑移；D．在两针之间用尖刀刺入皮肤直达髂骨，然后，自此插入导针；E．拔出导针更换直径3.5～4.0mm的骨圆针，沿导针的方向，用小锤轻轻击入，直至骨圆针自髂后上棘穿出皮肤为止；F．一侧骨盆穿针已完成，令患者翻身，再用同样的方法做对侧的穿针

图40-17 骨盆穿针操作

如能正确掌握其要领，靠手感，用小号骨锤锤击的方法能清楚地掌握进针的方向，不会偏离髂骨过远，安全可靠。用瞄准器和手摇钻钻入髂骨的方法（图40-18）过于复杂化，延误了时间，且骨圆针向前推进的方向也并非完全按照瞄准器所指的方向前进，其原因是当骨圆针的尖端遇到髂骨骨皮层的侧压力时，骨圆针的尖端也会偏离瞄准器的指引线，过分依靠瞄准器，有时还会出现更大的偏差，有损伤盆腔内其他重要脏器或大血管的可能性，为了安全起见，不主张采用瞄准器穿针法。

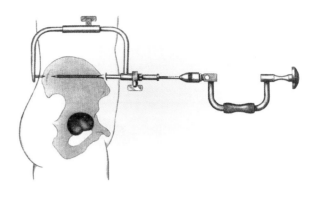

图40-18　用瞄准器和手摇钻钻入髂骨的方法

三、颅环的安装

颅盆环牵引装置分大、中、小3种规格，应根据患者头径的大小选择合适的颅环。合适的颅环固定在头上后，环与皮肤之间距离应为1cm左右。选择时，应挑选稍小的颅环，当环固定在颅骨上，随着颅钉的拧紧，可使颅环撑开变大。如颅环选用得过大，环与颅骨间距过宽，牵引中可出现颅环向上扭翻现象，使固定颅骨的4枚颅钉的尾端向上翘（图40-19），造成牵引失效。

安装颅环时患者取头高仰卧位，助手将颅环固定在眉弓与耳廓上最大头径的下方，局麻下分别将4枚颅钉固定在眉弓外1/3和耳廓后上方。颅环的前两个钉应在眉梢外上方1.5～2cm处固定，后2枚钉应在耳轮后上方1.5～2cm处固定（图40-20），前后对角交替拧紧颅钉，调整颅坏的四周，便其与皮肤间距保持一致。由颅环

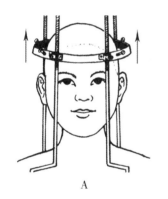 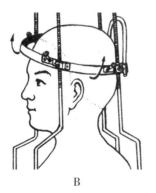 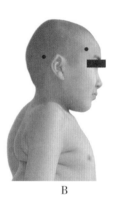

A. 颅环位于头颅最大直径以上；B. 颅环过大，颅环与颅骨之间的距离过长，牵引时颅环产生外翻，使固定颅骨的颅钉倾斜，造成牵引失效

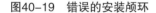

图40-19　错误的安装颅环

图40-20　颅环的前两枚钉应在眉梢外上方1.5～2cm处，后两枚钉应在耳轮后上方1.5～2cm处，如图中的黑点所示

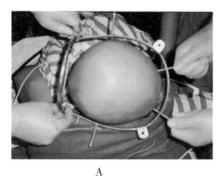 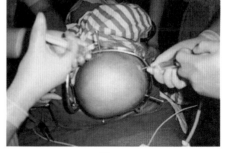

A. 颅环上的4枚颅钉拧紧固定；B. 然后在颅钉周围注射局麻药液，以防回病房后疼痛

图40-21　在静脉麻醉下完成骨盆穿针后，再安装颅环

的弹性挤压力和4枚颅钉向外的撑力，使钉子固定在颅骨的外板上。因为钉子固定在颅骨最大直径的下方，使钉尖刺入颅骨外板，牵引中不会出现颅环上移及牵拉皮肤现象。颅钉拧紧后，再向后回退半圈，使钉周围的皮肤回到原位，然后再在钉子周围注射局麻药液，以防回病房后疼痛（图40-21）。在这之后的3~5天中，还可拧紧颅钉2~3次，使针尖插入颅骨外板（图40-22）。

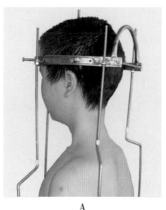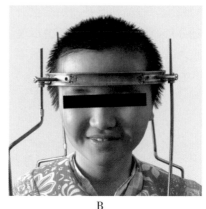

A. 侧面观；B. 前面观

图40-22 颅环应该摆正，不能歪戴帽，应放在颅骨最大直径以下，这样才能防止头钉在颅骨上向上滑移。撑开作用应该平均产生在4根立柱上，才能防止C$_1$~C$_2$向前后左右移位

四、盆环与支撑杆的安装

安装盆环及4根支撑杆：装好颅环和盆针后，送患者回病房，1~2天后，再在病房内安装盆环和4根支撑杆（图40-23）。先用细钢丝将盆针固定在盆环上，然后用骨水泥或牙托粉包埋固定（图40-24），待其凝固后，再安装4根支撑杆，助手握住颅环向上牵引，使头保持中立位，不要有旋转、侧屈、后伸和前屈，使颈前后受力均匀，将4根支撑杆分别装入颅环和盆环的连接孔内，上端的支撑杆用2枚螺母夹持固定，下端的支撑杆也用2枚螺母夹持固定（图40-25），观察4根支撑杆的力线方向是否一致，否则需将支撑杆折弯使其力线取得一致。在上端螺纹的基底部用胶布条

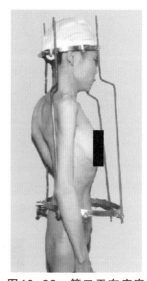

图40-23 第二天在病房安装盆环和4根支撑杆，然后开始下床活动，白天多做室内外活动，以防骨质脱钙，夜晚睡觉时应用枕头垫实，牵引4~6周后，再做内支撑内固定手术

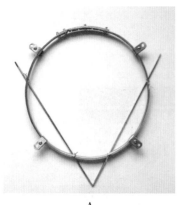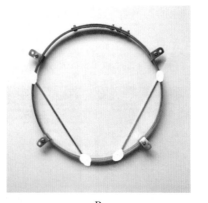

A. 先用1.0mm直径的Luque钢丝将盆针与盆环相固定；B. 然后用骨水泥或牙托粉包埋固定

图40-24 盆环与盆针固定法模拟

缠绕，作为以后每天升高测量的标记，以后每天向上旋转螺母，使4根支撑杆产生撑开作用。

五、颅盆环的牵引速度和注意事项

（一）牵引期间的调节与升高速度

颅盆环支撑牵引应先快后慢，最初每天3～5mm，以后每天1～2mm，最后每天不得超过1mm，切忌牵引速度过快，应严密观察患者是否有过牵症状出现，如有伸舌困难、语言不清、流涎等现象出现，应立即停止牵引或下降5mm，观察患者是否恢复，如无恢复还应再下调5mm，继续观察，必要时应拆除颅盆环以利恢复。因为颅盆环牵引必须在漫长的过程中逐渐牵开，才能适应骨组织和软组织的松解延长，整个颅盆环牵拉过程应在4～8周内方能完成，决不能急于求成，切忌牵引的速度过快，以免造成不可逆性脊髓和神经过牵损伤。

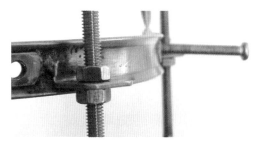

图40-25　上端的支撑杆插入颅环的连接孔内，用2枚螺母夹持固定

颅盆支撑牵引期限的长短则根据欲达到的目的而定。如用于颅盆牵引做术前准备时，牵引期限一般为4～6周，待重度弯曲度变为轻弯后，预计内固定器械可以置入时，即可完成牵引任务。如用于Ilizarov牵拉成骨的方法矫治脊柱侧弯时，则需要更长的牵引时间，利用其慢性牵拉的过程中，通过"时间变量"使弯曲的脊柱伸直，则需采用牵引与外固定交替进行的方法。根据笔者初步应用的结果，认为常常需要颅盆牵引10周、石膏外固定10周、休息1周、再重复进行一次。即需要1年左右的疗程才能达到矫正脊柱侧凸的目的。还必须是发育期间的儿童。

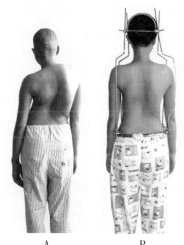

A．脊柱侧弯牵引前；B．同一病例，颅盆环牵引4周后，脊柱已变直

图40-26　病例介绍

（二）戴颅盆环期间的注意事项

（1）戴颅盆环可以在室内外活动，但应有医护人员或家属陪同，应注意不能做剧烈的运动和打闹，不能跌倒损伤。

（2）戴颅盆环应多做站立、行走等户外活动，以防骨质脱钙。只有在不断的活动中才能使椎间关节产生蠕变和松解，使弯曲的脊柱容易牵拉变直（图40-26）。

（3）戴颅盆环睡觉时，应用填料垫实（图40-27），不能让患者悬空在架子上，这样使患者得不到真正的休息。

（4）颅盆环牵引到3周以后，因牵开的高度逐渐增加，使颈部受力过大，可在颅盆环牵引下，使用提肩

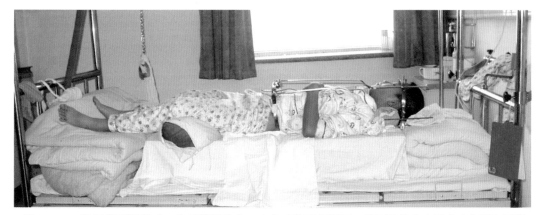

图40-27　戴颅盆环睡觉时，应用填料垫实，患者才能睡得舒适，绝不能让患者悬空在架子上睡觉

带（图40-28），减去两上肢的重量，使颈部受力减轻，加大胸腰椎牵引的力度。患者如感到吞咽困难、说话不便、颈部肌肉高度紧张时，则为过牵表现，应及时向医生反应，停止继续升高，休息数日，甚至降低5～10mm，待患者症状消失后，再考虑能否继续牵引治疗。

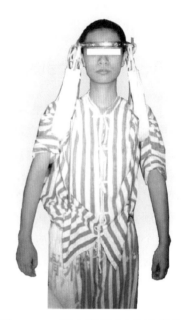

（5）颅环上的4枚个颅钉，应将钉尖刺入骨皮质内防止滑动移位，随着固定时间的延长，可能会发生松动和移位，引起患者疼痛。应随时检查拧紧颅钉，防止松动和移位，即可解除疼痛问题。

（6）颅钉和盆针刺入皮肤的部位，如无感染和分泌物，则令其保持干燥，无须滴酒精，因为酒精挥发后剩下来的是水，反而容易感染。如果钉眼和针眼有炎症和分泌物时，则应用新洁尔灭棉球，每天清洁伤口1～2次，也可用无菌纱布覆盖并同时应用抗生素预防感染。

（7）在撑开过程中如发现盆针有移位引起患者疼痛者，则应检查盆针是否被撑豁下沉，必要时则应更换盆针。

（8）在颅盆环牵开过程中，如出现胸腔上口综合征（尺神经麻痹），则应调整撑开力使其缓解，当撑开力调整后，仍不能解决问题时，则应考虑做第一肋骨切除术，然后再继续牵引。

图40-28　提肩带可减去两上肢的重量，使颈部受力减轻，加大胸腰椎牵引的力度

（9）在颅盆环牵开过程中，如出现肠系膜上动脉综合征，则应令患者作头低俯卧位（图40-29），禁食或胃肠减压，待患者恢复正常肠蠕动和放屁后，再开始进流质饮食。

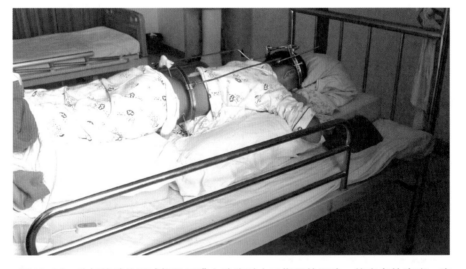

图40-29　头低俯卧位可减轻肠系膜上动脉对十二指肠的压迫，使患者的腹痛、腹胀、呕吐等现象得到缓解

（10）在颅盆环牵开过程中，如出现伸舌困难、语言不清、吞咽障碍则为C_1～C_2颈椎过牵表现，应及时降低牵引高度直至患者症状恢复为度。

（11）对胸廓畸形严重的病例，也可在此期间，进行胸廓成形术。胸廓成形术的患者，有并发气胸的可能性，术后应拍胸部X线片和严密观察，如有气胸存在应穿刺抽气或安装胸腔闭式引流管等处理。

六、颅盆环牵引期间更换颅钉和盆针

颅盆环牵引期间更换颅钉的问题：牵引期间如因颅钉穿透颅骨全层，则应及时更换颅钉，更换的方法是先

将颅环上临近的钉孔和皮肤严格消毒，然后将2%盐酸利多卡因，通过钉孔刺入皮肤直达颅骨，边推麻药边拔出针头，注入药液3~5mL，然后将已消毒好的颅钉通过钉孔拧入，使其钉尖刺入颅骨外板，然后再将穿透颅骨的颅钉退出即可。如因颅钉松动后钉尖在颅骨上滑移，则应及时调整颅环的位置，拧紧颅钉，使其钉尖刺入颅骨外板内防止其滑移。若因颅钉的尖端弯曲时，则应更换颅钉。

颅盆环牵引期间更换盆针的问题：牵引期间如因骨质疏松或发育不良，引起盆针下沉或撑豁骨质的现象发生，引起疼痛，则应及时更换盆针。更换盆针的方法：应在手术室内进行，静脉麻醉下严格消毒器械和皮肤，在下沉盆针以上部位，自骨盆内、外沿髂骨内、外板插入硬脊膜外穿刺针，作为示踪标志和固定皮肤，然后再参考原盆针的进针方向打入导针，确认导针方向正确后，更换已备好的骨圆针，再拔除下沉的骨圆针，然后再将盆针与盆环用钢丝牙托粉进行固定。

七、拆除颅盆环的方法

颅盆环拆除的方法有两种，一为立位拆除法，二为卧位拆除法。

（1）立位拆除法：令患者站立，先将颅环上的4枚螺母卸掉，再将颅环下的4枚螺母向下各松开3~5cm，第一助手双手稳住颅环并上提，然后彻底消毒盆针和皮肤，清除盆针上的创痂和分泌物，全部清洗干净后，这时第二助手稳住盆环，术者用大力剪剪断前后两端与盆环连接的骨圆针，将盆环和4根支撑杆一起向下脱出，这时第一助手向上提颅环，第二助手向下压盆环，使4根支撑杆的上端与颅环分开，即可将盆环和4根支撑杆自患者的脚下取出。然后，用老虎钳拔除盆针，用消毒敷料包扎针孔。最后由第一助手两手托住患者的颌枕部，术者和第二助手将颅环上的4枚颅钉退出，取掉颅环敷料包扎，卧床休息。

（2）卧位拆除法：令患者取仰卧位，先将颅环支撑杆上的4枚上螺母和盆环支撑杆的4枚下螺母卸掉，再将颅环支撑杆下的4枚螺母向下各松开5cm，分别取将4根支撑杆，然后彻底消毒盆针和皮肤，清除盆针上的创痂和分泌物，全部清洗干净后，用大力剪剪断前后两端与盆环连接的骨圆针。由助手托起患者的腰部和臀部，将盆环向下脱出，然后再拔除骨圆针，用消毒敷料包扎针孔。由助手托住患者的头和颈部，将颅环上的4枚颅钉退出，取除颅环给予消毒包扎。

（田慧中　吕霞　张勤　黄梅）

第三节　弹性分叉生长棒矫形术

一、适应证

（1）重度胸段脊柱侧凸合并胸廓塌陷的病例。
（2）重度胸腰椎双弯的病例。
（3）正在发育期间的重度脊柱侧弯。
（4）用钉棒法矫正，置钉困难的病例。
（5）用钩棒法矫正容易造成胸椎下关节突骨折的病例。

二、手术操作程序

（一）术前准备

重度侧弯患者应先用颅盆环牵引3~8周，做术前准备。对重度、僵硬型、软组织挛缩型脊柱弯曲，术前采用颅盆环支撑牵引，直至软组织松解，躯干拉长，脊柱弯曲度减轻后，择期再做置入器械的矫正术，所得到的矫正效果远比单纯器械的方法优越。

（二）麻醉的选择

因患者是在颅盆牵引下进行手术，以局部浸润麻醉为主，也可根据患者的需要和麻醉师的意见选择其他麻醉。

（三）卧位

（1）在颅盆环牵引下手术，戴颅盆环俯卧在手术台上，用填料垫实，不要让患者悬空在架子上，颅环与4根立柱之间的螺母，上下各松开3cm，留有撑开的余地，术毕重新拧紧。

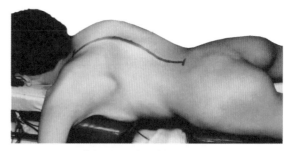

（2）不戴颅盆环的患者取俯卧位，卧于Hall-Relton架上，使腹部悬空，腹内压减低，静脉出血减少。应仔细地垫好上臂和肘部，肩关节外展不要超过90°。4点托架的上两点托住胸部，不要托在腋窝。下两点托住髂前上棘处，不要托在腹部（图40-30）。

图40-30　不戴颅盆环的患者俯卧在Hall-Relton架上，进行手术

（四）手术操作程序

1. 第一步　卧位摆好后，消毒铺单，沿棘突做局部浸润麻醉，切开皮肤、皮下组织，暴露棘突，再做椎板后肌肉层的局麻浸润，暴露双侧椎板、关节突、横突和主弯两侧的部分肋骨，在主弯上段的胸椎下关节突上选择2节合适的置钩部位，切除部分下关节突，置入2枚上钩（图40-31），再在主弯下段合适的腰椎椎板上缘置入1枚下钩（图40-32）。

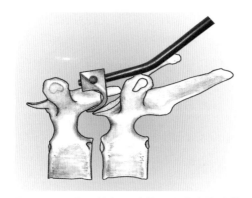

图40-31　将上钩插入胸椎下关节突的关节间隙内

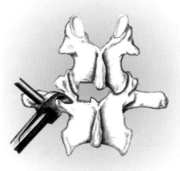

A　　　　　　　　B

A. 在腰椎椎板上缘开窗；B. 将下钩挂在腰椎的全椎板上

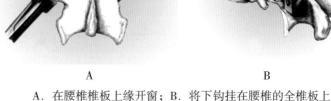

图40-32　安装下钩

2. 第二步　穿椎板下钢丝，在侧弯的顶椎段切除多节棘间韧带和黄韧带，直达硬膜外层，根据需要穿3～6节椎板下钢丝（图40-33），以备固定在分叉棒的第一根棒上。

3. 第三步　安装第一根棒，在第一根棒上穿上垫圈、弹簧和棒间接头，先将棒的锁口端装入低位上钩的钩孔内，再将棒的末端装在下钩的钩孔内，即完成了第一根棒的安装。此时，应做轻度的撑开和将椎板下钢丝固定在棒上，无须过度撑开和拧紧（图40-34）。

4. 第四步　穿提肋钢丝，在侧弯凹侧塌陷的肋骨下，横穿3～6条提肋钢丝（图40-35），以备与第二根棒拧紧固定，产生提肋作用。肋骨骨膜的剥离应局限不能广泛，应严格注意不能损伤胸膜造成气胸。

5. 第五步　将第二根棒锁口端装入高位上钩的钩孔内，将棒的末端装入棒间接头内，并做适当撑开，然后将提肋钢丝固定在第二根棒上。3～5节椎板下Lugue钢丝固定在第一根棒上，3～5节提肋钢丝固定在第二根棒上，然后再将两棒之间用钢丝横向固定，形成一矩形面起稳定作用（图40-36）。

6. 第六步　骨水泥做垫，切记在交替撑开和拧紧钢丝之前，应先在第一根棒上钩与椎板棘突之间用骨水泥做垫，以防椎板下钢丝拧紧时，上钩翻转造成骨折或脱钩（图40-37）。两根棒的撑开和椎板下钢丝与提肋钢

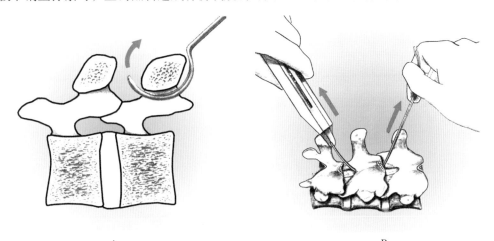

A　　　　　　　　　　　　　　B

A. 将预弯好的双股钢丝，通过硬膜外沿着椎板内侧自下一个棘突间隙穿入，从上一个棘突间隙穿出；B. 双手提拉椎板下钢丝，使两端一样长，暂时交叉固定在椎板后，以免下沉损伤脊髓

图40-33　穿椎板下钢丝

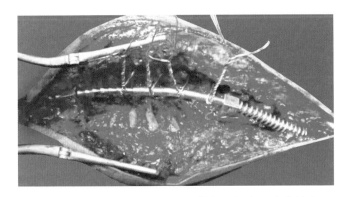

图40-34　第一根棒安装完毕，将椎板下钢丝固定在棒上，无须过度撑开和拧紧钢丝。暴露凹侧肋骨，以备穿提肋钢丝和安装第二根棒，最后再做交替撑开和拧紧钢丝

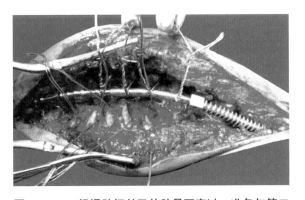

图40-35　4根提肋钢丝已从肋骨下穿过，准备与第二根棒相固定。提肋钢丝固定在第二根棒上，能产生提肋作用和脊柱的去旋转作用

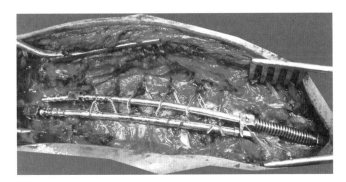

图40-36　一般弹性生长棒的安装原则是两根棒之间的夹角越小越好，这样才能产生较大的矫正脊柱畸形的作用

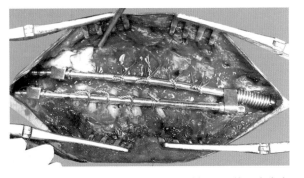

图40-37　在拧紧椎板下钢丝和提肋钢丝之前，应先在上钩的棘突侧用骨水泥做垫，以防止椎板下钢丝拧紧时，上钩翻转造成脱钩。此图已将第一根棒和第二根棒的撑开力各达到27kg，弹簧已压缩，椎板下钢丝及提肋钢丝已拧紧，脊柱侧弯被矫正，肋骨塌陷被提起

丝的拧紧，应同时交替进行，直至第一根棒和第二根棒的承受力达到标准限度，每根棒的撑开力可达20～35kg（图40-38）。脊柱的伸直达到最大限度，椎板下钢丝的拧紧使第一根棒贴在椎板上。提肋钢丝的拧紧将塌陷的肋骨提起贴在第二根棒上（图40-37）。

7. 第七步　最后，电烙止血，放负压引流管，分层闭合切口，将松开的颅盆牵引装置拧紧固定，返回病房。

（五）术后处理

回病房后按颅盆牵引术后护理，术后第二天令患者戴颅盆环下地活动，一般无疼痛。拆线后以石膏背心或支具外固定6～10个月。

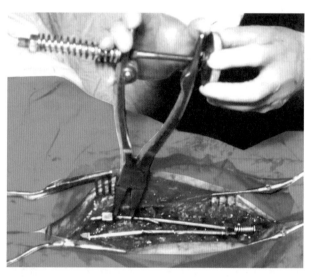

图40-38　用手钳式测量撑开器，测量第一根棒和第二根棒的撑开力，根据不同年龄，每棒应达到20～35kg

第四节　典型病例

例1，患者，男，12岁，于2004年11月12日入院，主诉严重脊柱侧弯，呼吸困难，口唇发绀。曾去过北京、上海、南京各大医院检查，未得到收容治疗，慕名来我院要求手术治疗。经拍片检查诊断为重度脊柱侧弯Cobb's 112°，凹侧肋骨并拢，凸侧剃刀背明显，严重影响呼吸功能。于入院后第3天行颅盆环支撑牵引，牵引4周后脊柱侧弯明显减轻，身高增加9cm，呼吸功能明显改善。于2004年12月20日在颅盆牵引局麻下行弹性分叉生长棒矫正术，术后脊柱侧凸由112°变为26°，凹侧肋间隙明显张开，凸侧剃刀背明显改善，身高增加10cm，胸后凸和脊柱旋转出现三维矫正（图40-39）。

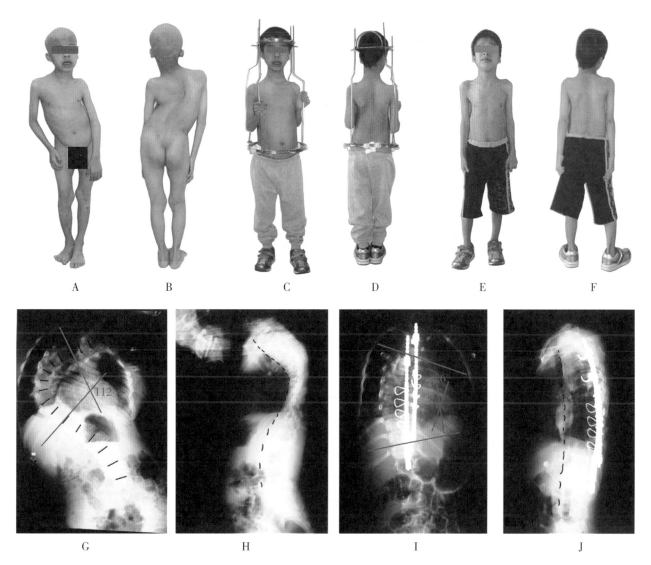

A、B. 术前人体前、后面观，显示重度脊柱侧弯，左侧胸廓塌陷；C、D. 行颅盆环支撑牵引4周后脊柱侧弯明显减轻，身高增加9cm；E、F. 术后人体前、后面观，脊柱侧弯和胸廓塌陷已被矫正；G. 术前正位X线片，重度先天性脊柱侧凸112°，凹侧肋骨并拢，凸侧剃刀背明显；H. 术前侧位X线片，脊柱后侧凸合并重度旋转畸形；I. 行弹性分叉生长棒矫正术后X线片，脊柱侧凸由112°变为26°，凹侧肋间隙明显张开；J. 术后侧位X线片，胸后凸和脊柱旋转得到三维矫正

图40-39　典型病例1

例2，患者顾某某，女，14岁，特发性脊柱后侧凸，Cobb's角89°，凸向右侧，胸廓畸形明显。于2002年11月10日入院，经颅盆牵引4周后，在颅盆牵引局麻下行弹性分叉生长棒矫正术，术后经过顺利，Cobb's角由89°变为10°，人体外形恢复正常，身高增加8cm，患者及其家属均满意，给予石膏背心外固定而出院（图40-40）。术后随访2年，Cobb's角丢失2°，无脱钩断棒发生，人体外形未见改变，已恢复学业。

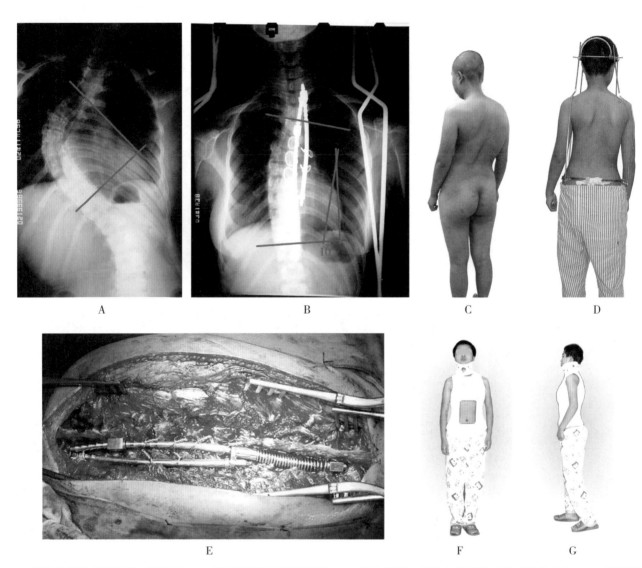

A. 特发性脊柱侧弯术前X线片示89°，侧弯凹侧肋骨间隙并拢；B. 颅盆牵引加弹性生长棒矫正术后侧弯变为10°，侧弯凹侧肋骨间隙张开；C. 术前人体外形；D. 牵引后人体外形；E. 用弹性分叉生长棒矫正畸形，第一根棒与椎板下钢丝拧紧，矫正脊柱侧弯，第二根棒提肋固定，矫正胸廓塌陷；F、G. 术后戴石膏背心外固定而出院，固定期限为8～10个月

图40-40　典型病例2

第五节　结　果

用颅盆牵引加弹性生长棒治疗的发育期间脊柱侧凸患者200例的临床资料做分析研究。

（1）通过2～15年的随访观察，其平均矫正率为70.32%；术后身高增加为5～22cm（平均7.85cm）；远期随访脊柱活动度优于105例采用椎弓根螺钉坚强内固定的病例组。该组脱钩者4例（占2%）；断棒者6例（占3%），脱钩断棒的原因与早期开展这项工作时内固定器械的安装固定方法不当有关，改革后，脱钩断棒发生率明显下降。

（2）压缩弹簧的逐渐弹开能使第二根棒上移，扶持脊柱纵向成长，但第一根棒的上钩往往松动，需要做分次撑开，故该组分次小切口撑开的次数为102次，因小切口撑开操作简单，未见有并发症发生。

（3）对3～7岁的年龄组中有27例采用单纯哈氏器械固定法，10例采用弹性生长棒固定法，结合分次撑开治疗。8～12岁年龄组均采用弹性生长棒治疗，弹簧压力选用10～15kg。对13～17岁者，弹簧的压力选用20kg。

（4）脱钩的4例，主要是椎板下Luque钢丝拧得过紧，造成上钩外翻力过大而致下关节突骨折脱钩，经用骨水泥在钩与椎板间做垫后，防止了这种现象的发生。

（5）断棒的6例主要是由于哈氏棒锁口基部承受Luque钢丝的侧压力过大所致，方法改进后，将Luque钢丝向椎板方向的牵拉力与Luque钢丝向肋骨方向的牵拉力相对应拧紧之后解决了发生断棒的问题。

第六节　结　　语

（一）发育期间年龄阶段与矫正效果

该组病例分为3个阶段，即3～7岁、8～12岁、13～17岁3个年龄组。以往对3～7岁病例总认为年龄小不适宜手术，等大些再做吧！但根据笔者后来的经验认为，先天性畸形的进行性加重是比较快的，应该在3～7岁时就考虑预防性早作手术治疗，防止以后加重。预防性早做手术的观点已被多数学者所公认。8～12岁是颅盆牵引加弹性生长棒治疗的最佳年龄，本组这个年龄段的病例最多，疗效最好。13～17岁的重度脊柱侧弯病例单纯颅盆牵引加弹性生长棒治疗有时效果欠佳，则需要配合脊柱截骨术，方能较满意地矫正畸形。

（二）术后患者晚期脊柱活动度的保留

颅盆牵引加弹性生长棒治疗发育期间的脊柱侧弯，因其不做植骨融合而是做弹性内固定，所以保留了脊柱的晚期活动度，而不产生脊柱长节段的强直固定。与本研究所用CD、CDH、TSRH等坚强内固定治疗的102例脊柱侧弯相比较，有其如下优点：①晚期脊柱的活动度较好。②身高增加5～22cm（平均7.85cm）高于CD组，弯曲度矫正率70.32%，也超过CD组。③CD组中有3例产生明显的曲轴现象，颅盆牵引弹性生长棒组则没有。

（三）弹性生长棒的生物力学

脊柱的弯曲度越大，其纵向牵引力的矫正作用也就越大，该组200例中80°以上的157例占78.5%，故其纵向牵引力或纵向撑开力为其主要的矫正作用力。故颅盆牵引与弹性生长棒的应用为其最佳选择，只有在轴向牵引力达到最大限度，使脊柱接近伸直后再将弹性生长棒固定在脊柱上起纵向支撑和三维矫正作用，并借助弹簧的作用扶持脊柱纵向增长。2枚上钩挂胸椎下关节突，1枚下钩挂腰椎全椎板，3点形成一个面，中间由多根椎板下钢丝固定第一根棒，多根提肋钢丝固定第二根棒，形成一矩形结构固定在椎板和肋骨上，能起到良好的矫正脊柱侧弯和扶持脊柱向纵向生长的作用。

第七节　专　家　点　评

颅盆牵引配合弹性生长棒治疗发育期间脊柱侧凸是一种较好的治疗方法，对发育期间的儿童，先用颅盆牵引松解躯干部软组织，使侧弯的脊柱在慢性牵引3～4周脊柱侧弯被拉直后，再择期做弹性生长棒内支撑内固定。这种方法比不做牵引直接进行器械内固定的手术方法所得到的矫正度数大，且安全可靠，不容易产生因过度负荷所造成的脱钩断棒等并发症。

（1）发育期间儿童的年龄越小其矫正效果越好，这是被公认的规律。

（2）颅盆牵引配合生长棒治疗的病例，很少造成椎间关节的强直，因为这种方法属于弹性固定，能保留椎间关节的活动度。

（3）弹性分叉生长棒能随着脊柱的发育增长，弹簧逐渐弹开，产生长期扶助脊柱纵向发育增长的作用。必要时还可用小切口撑开生长棒上端的宝塔锁扣分次延长的方法，直至发育停滞。

（4）弹性分叉生长棒是从脊柱的凹侧进行撑开，其矫正弯曲的力臂长，能产生事半功倍的效果，能促进脊柱的纵向成长。

（5）弹性分叉生长棒的上端给两个骨着力点，下端给一个骨着力点，把哈氏棒的等力撑开变为非等力撑开，避免了上钩脱钩断棒的并发症发生。

（田慧中　黄卫民　马涌）

参考文献

［1］田慧中. 角形脊柱后凸的手术治疗［J］. 中华骨科杂志，1992，12（3）：162-165.

［2］陈安民，徐卫国. 脊柱外科手术图谱［M］. 北京：人民卫生出版社，2001：77-300.

［3］田慧中. 脊柱外科医师要善于使用咬骨钳和骨刀［J］. 中国现代手术学杂志，2002，6（1）：67-68.

［4］田慧中. 脊柱侧弯合并胸前凸重建胸后凸的手术治疗［J］. 中国现代手术学杂志，2002，6（1）：52-53.

［5］田慧中. 头盆环牵引治疗侏儒症［J］. 中国矫形外科杂志，2003，11（6）：419.

［6］田慧中. "田氏脊柱骨刀"在矫形外科中的应用［J］. 中国矫形外科杂志，2003，11（15）：1073-1075.

［7］脊柱外科技术［M］. 党耕町，译. 北京：人民卫生出版社，2004：102-245.

［8］叶启彬，王以朋，张嘉，等. 不需植骨融合治疗生长中儿童脊柱侧弯的新装置［J］. 临床骨科杂志，2004，7：1-5.

［9］雷伟，李明全. 脊柱内固定系统应用指南［M］. 西安：第四军医大学出版社，2004：9-30.

［10］赵建华，金大地，李明. 脊柱外科实用技术［M］. 北京：人民军医出版社，2005：220-236.

［11］房国军，吴其常. Ilizarov 技术的临床应用［J］. 中国矫形外科杂志，2005，13（20）：1579-1581.

［12］李刚，秦泗河. 牵拉成骨技术的基础研究进展与带给骨科的启示［J］. 中华外科杂志，2005，43（8）：540-543.

［13］田慧中. 脊柱侧弯合并漏斗胸的诊断与治疗［J］. 中国矫形外科杂志，2005，13（5）：393.

［14］田慧中，曲龙，吕霞，等. 牵拉成骨技术在发育期间脊柱畸形中的应用［J］. 中国矫形外科杂志，2006，14（13）：969-971.

［15］田慧中，吕霞，马原. 头盆环牵引全脊柱截骨内固定治疗重度脊柱弯曲［J］. 中国矫形外科杂志，2007，15（3）：167-172.

［16］田慧中，刘少喻，马原. 实用脊柱外科学［M］. 广州：广东科技出版社，2008：87-274.

［17］田慧中，刘少喻，马原. 实用脊柱外科手术图解［M］. 北京：人民军医出版社，2008：152-313.

［18］田慧中，马原，吕霞. 颅盆牵引加弹性生长棒内固定治疗发育期间的脊柱侧凸［J］. 中国矫形外科杂志，2008，16（21）：1660-1663.

［19］周劲松，王岩，宋文慧. 脊柱侧凸后路生长棒技术研究进展［J］. 中国矫形外科杂志，2008，16（7）：519-521.

［20］王静杰，赵永飞，李明. 生长棒技术在早期脊柱侧凸中的应用［J］. 中国矫形外科杂志，2008，16（9）：673-674.

［21］刘正，邱贵兴，沈建雄. 脊柱生长阀技术在脊柱侧凸患者中的应用［J］. 中国矫形外科杂志，2008，16（11）：846-847.

［22］田慧中，马原，吕霞. 颅盆牵引下肋骨成形术治疗胸廓塌陷［J］. 中国矫形外科杂志，2009，17（11）：836-838.

［23］田慧中. 我国脊柱畸形治疗发展史［J］. 中国矫形外科杂志，2009，17（9）：706-707.

［24］田慧中，白靖平，刘少喻. 骨科手术要点与图解［M］. 北京：人民卫生出版社，2009：125-155.

［25］田慧中，万勇，李明. 脊柱畸形颅盆牵引技术［M］. 广州：广东科技出版社，2010：1-305.

［26］田慧中，艾尔肯·阿木冬，杜萍，等. 后侧半椎体切除治疗先天性角状脊柱后凸［J］. 中国矫形外科杂志，2010，18（15）：1250-1253.

［27］田慧中. 脊柱侧弯合并脊髓纵裂的诊疗原则［J］. 中国矫形外科杂志，2010，18（20）：1753-1755.

［28］田慧中，艾尔肯·阿木冬，马原. 预防性截骨切除术治疗先天性侧旁半椎体［J］. 中国矫形外科杂志，2011，19（07）：541-544.

［29］田慧中. 椎弓根外侧钉棒系统治疗脊柱侧凸［J］. 中国矫形外科杂志，2011，19（13）：1149-1151.

［30］田慧中. 结核性驼背畸形截骨术［J］. 中国矫形外科杂志，2011，19（23）：1937-1940.

［31］田慧中. 颅盆牵引与支具外固定交替进行治疗发育期间的先天性脊柱侧弯［J］. 中国矫形外科杂志，2012，20（19）：1803-1805.

［32］田慧中，李明，王正雷. 胸腰椎手术要点与图解［M］. 北京：人民卫生出版社，2012：245-374.

［33］田慧中，张宏其，梁益建. 脊柱畸形手术学［M］. 广州：广东科技出版社，2012：1-483.

［34］田慧中，李佛保，谭俊铭. 儿童脊柱矫形手术学［M］. 广州：广东科技出版社，2016：1-443.

［35］TIAN H Z，LV X，TIAN B. Halo pelvic distraction in combination with total spine osteotomy and internal fixation for treatment of severe scoliosis［J］. Orthopedic Journal of China，2006：1（1）：11-16.

第四十一章　扶助生长棒治疗儿童脊柱侧凸

第一节　概　　述

笔者用自行设计的扶助生长棒治疗儿童脊柱侧凸150例，认为这种方法能起到限制3～12岁儿童脊柱侧凸逐年加重的问题，而且由于扶助生长棒的分次撑开和弹簧逐渐弹开的作用，能使纵向撑开力长期保存，而达到慢性扶助脊柱纵向发育延长的作用，即Ilizarov理论的牵拉成骨作用。经过150例病例的临床观察认为确有较好的扶助生长作用。与以往采用的皮下哈氏棒作扶助生长棒的方法相比有如下优点：①克服了皮下哈氏棒容易脱钩、断棒的缺点。②棒的远端带有弹簧，能够逐渐弹开，使纵向撑开力较长期的发生作用，每1～2年后还可作小切口撑开哈氏锁扣1次，长期维持扶助生长作用。③上钩挂在胸椎的下关节突上顶住椎弓根，下钩挂在腰椎的全椎板稳定可靠，棒的中段用两节Luque钢丝拧紧固定在椎板上稳定可靠。将棒埋在腰背筋膜下、肌肉层内，防止移动变位，故该方法能长期产生扶助生长作用。④通过150例应用结果，笔者认为椎板钩与椎弓根螺钉相比较，椎板钩的支撑作用大于椎弓根螺钉。因为椎板钩与关节面之间的抗压力大于螺钉与松质骨之间的抗压力作用。当长期承受压力的情况下，关节面很少产生松动，而螺钉与松质骨面之间长期承受压力后，就容易产生钉周围的骨质吸收或松动。⑤所以在治疗脊柱侧弯中钉与钩的选择应慎重考虑。

第二节　扶助生长棒的设计原理与应用

（一）扶助生长棒的设计原理

笔者根据儿童的脊柱像是一棵幼小的树苗，当树干弯曲畸形时，用一根直棒绑在树干上，扶助它生长变直，经过一定期限后，将会自然变直。人的脊柱弯曲畸形，也同样可以用"扶助生长棒"的原理进行矫治。

（二）扶助生长棒的设计和研制

扶助生长棒在哈氏分离棒的基础上，增加了弹性撑开装置，使其能跟随着脊柱的发育增长，逐渐撑开延长，再加上每年做一次分次撑开（小切口），直至脊柱弯曲被矫正和脊柱发育成熟。设计和研制：在哈氏分离棒的远端做成套管，管深90mm，与另一件管芯相套接（图41-1）。管芯上带有弹簧，其远端可插入下钩的钩孔内，装入人体内，跟随着脊柱的发育起弹性撑开作用（图41-2、图41-3）。结构测量指标：扶助生长棒的上端为哈氏分离棒结构，扶助生长棒的下端为改良式空心套管，套管的外径（哈氏棒分离的外径）7.6mm，套管边缘的外径8.0mm，套管边缘的高度5mm，套管内径5.2mm，管壁厚1.2mm，套管的深度90mm，管芯长105mm，管芯直径5mm，管芯座高度3mm，管芯座直径8mm，钩孔芯长度14mm，钩孔芯直径5mm。

（三）扶助生长棒的临床应用

笔者对150例3～12岁的儿童做了"扶助生长棒治疗"，经过20年以上的远期随访，认为在扶助生长棒的支撑下，能使脊柱向纵长发育，随着发育和弯曲的矫正，弹簧逐渐弹开，还可在分离棒的宝塔锁口端，用小切口作分次撑开，使扶助生长棒能在较长的发育期间防止脊柱侧弯，促进脊柱纵向生长。

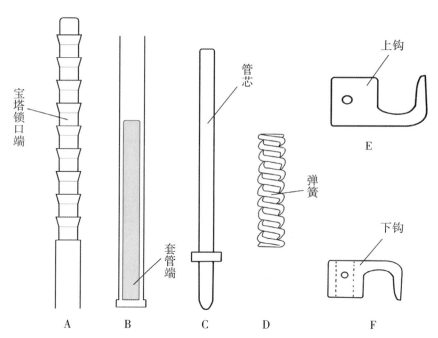

A. 扶助生长棒加套管上端（宝塔锁口端）；B. 下端（套管端）；C. 扶助生长棒管芯；D. 扶助生长棒弹簧；E. 上钩；
F. 下钩

图41-1　扶助生长棒部件一

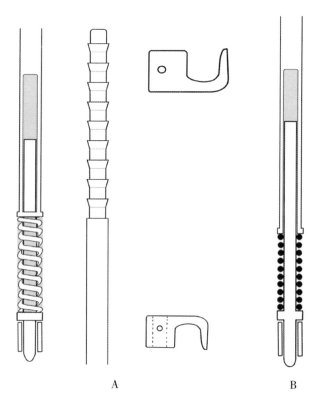

A. 套管与管芯连接图；B. 套管与管芯剖面图

图41-2　扶助生长棒部件二

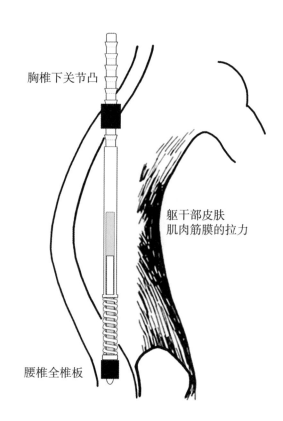

图41-3　扶助生长棒已安装好，准备撑开以矫正脊柱侧弯

第三节　手术方法

（一）手术适应证

①3～12岁发育期间的脊柱侧弯病例。②先天性脊柱侧凸或后侧凸，年龄在3～12岁者。③特发性脊柱侧凸有加重倾向者。④先天性半椎体畸形，可同时与切除半椎体与分次撑开矫形术一并进行。⑤麻痹性脊柱侧凸需要作内支撑扶助生长的病例。⑥侏儒症的患儿需要作躯干延长的病例。

（二）手术方法

1. 术前准备　扶助生长棒系统一套、Luque钢丝和所需要的各种器械。

2. 麻醉　气管插管全麻或局部浸润麻醉。

3. 卧位　俯卧位（图41-4）。

4. 手术操作程序

（1）第一步切口与暴露：沿棘突切口（图41-5），仅暴露单侧椎板（图41-6）。因不作植骨，无须将椎板上附着的软组织彻底剥除干净。仅将中段需要穿Luque钢丝的几节椎板盖开窗、咬除棘间韧带和黄韧带，暴露硬膜即可穿Luque钢丝（图41-7）。

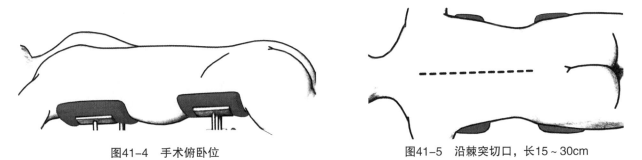

图41-4　手术俯卧位

图41-5　沿棘突切口，长15～30cm

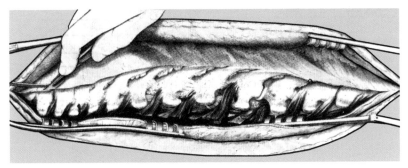

图41-6　仅暴露侧弯凹侧的单侧椎板，侧弯凸侧的筋膜肌肉不需要剥离，这样损伤小、出血少

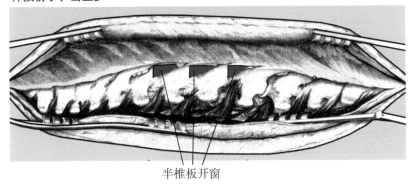

半椎板开窗

图41-7　在侧弯顶段三节半椎板上开窗，准备穿Luque钢丝

（2）第二步挂钩：上钩挂在侧弯凹侧的胸椎下关节突的关节间隙内钩的末端顶在椎弓根上（图41-8），下钩挂在腰椎全椎板的上缘（图41-9）。

（3）第三步穿椎板下钢丝：在切口中段的椎板下穿2～4道Luque钢丝（图41-10），准备与生长棒相固定。

（4）第四步安装生长棒：将生长棒插在上、下钩的钩孔内，在台下医护人员的头脚牵引下，进行撑开矫正侧弯。下一步将椎板下Luque钢丝固定在生长棒上。

（5）第五步Luque钢丝固定棒：将Luque钢丝拧紧固定在棒上，使棒与椎板相接触，以加强内固定的稳定性，还具有横向拉力矫正脊柱侧弯的作用（图41-11）。

（6）第六步关闭腰背筋膜后层（图41-12）：将钩、棒埋入肌肉层内。这种做法比将棒放在皮下组织内安全，不易脱钩，也不会隔着皮肤触摸到钩和棒。

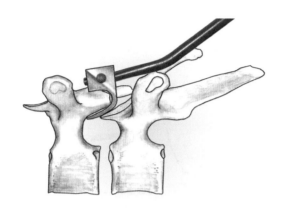

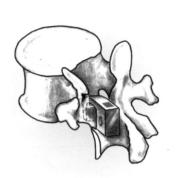

图41-8　上钩挂在胸椎下关节突　　　　　图41-9　下钩挂在腰椎全椎板

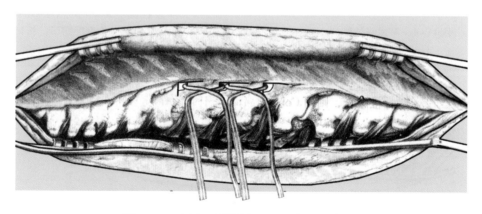

图41-10　侧弯凹侧椎板下Luque钢丝已穿好

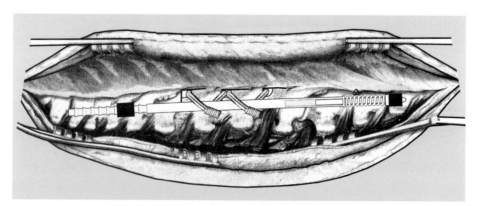

图41-11　扶助生长棒安装完成，椎板下钢丝已拧紧，脊柱侧弯已矫正

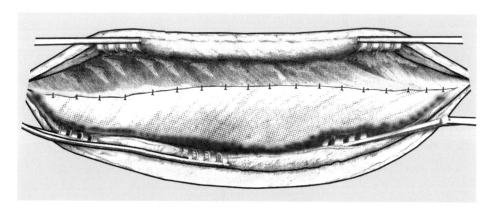

图41-12　关闭腰背筋膜后层，将扶助生长棒埋入肌肉组织内，这样做能在漫长的撑开过程中，防止脱钩和断棒的发生

（7）第七步：止血、清理创口，放置负压引流管，闭合切口，手术结束。

5. 术后处理

（1）第二次或第三次撑开术：术后12个月后，可作二次撑开，以后每年撑开1次，共2~3次。在局麻下做3~5cm长的切口，暴露上钩取出卡环，在头脚牵引下，用适当的力量进行撑开，每次只能撑开2~4格（1.6~3.2cm），不宜贪多而用力过大。

（2）若患者发育过快，生长棒已撑开到了末端，应考虑行换棒手术。

（三）要点及注意事项

（1）对发育期间的脊柱侧弯患者，如果早期不用手术治疗，用任何外固定和支具的方法都难以防止侧弯的进一步加重。由于侧弯出现得早，等到15岁以后注定会变成重度脊柱侧弯。到那时再治疗，势必会残留下较大的畸形。因此，笔者主张早期用扶助生长棒的方法来防止脊柱变弯，使脊柱在支撑下向纵长生长，直至发育成熟。

（2）随着脊柱的发育增长，扶助生长棒的弹簧逐渐弹开，再加上定期分次撑开的方法，能防止因脊柱发育增长而造成的侧弯矫正度丢失。减少了侧弯脊柱凹侧所承受的压力，避免椎体在发育过程中逐渐变成楔形和其他骨结构上的改变。

（3）意外收获：在手术治疗3~12岁脊柱侧弯患儿的过程中，有许多患儿家长提出："自从手术以后，患儿的身高增加特别快！"这一点引起了笔者的重视。本组病例的平均身高增加率与同龄正常儿童的平均身高增加率相比为9.5∶5。证明扶助生长棒应用在3~12岁的儿童，确有促进脊柱向纵长发育的作用。其机制可能与用骨骺牵引延长下肢的道理相同。在扶助生长棒的撑开作用下，脊柱的骨骺也同样会受到牵引力的影响

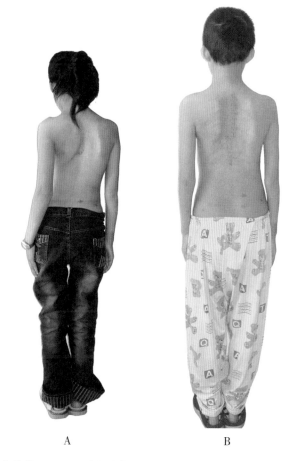

A　　　　　　　　B

A. 术前背面观，上胸椎右侧凸明显可见；B. 扶助生长棒治疗3年后随访，人体外形基本正常，身高增加9cm

图41-13　患者，女，9岁，上胸段脊柱侧凸，行扶助生长棒治疗，曾行两次分次撑开，3年后随访

而加速了脊柱向纵长生长的速度，造成患儿身长明显增加的结果。

（4）笔者在长期应用扶助生长棒治疗儿童脊柱侧凸患者的过程中得出以下结论。轴向撑开力应用在一次性撑开矫正脊柱侧弯时，其作用是暂时的，由于其撑开力和软组织的松解蠕变，而使撑开力逐渐下降，失去了撑开作用，所以纵向撑开力是暂时的。在扶助生长棒加小切口分次撑开的作用下，不间断的扶持脊柱向纵长生长，除矫正脊柱侧弯外，还能达到延长脊柱的目的（图41-13）。故根据此道理可将该方法用在治疗侏儒症等需要作脊柱延长的病例上。

（田慧中　马原　吕霞）

参考文献

[1] 田慧中. 角形脊柱后凸的手术治疗 [J]. 中华骨科杂志, 1992, 12 (3): 162-165.

[2] 陈安民, 徐卫国. 脊柱外科手术图谱 [M]. 北京: 人民卫生出版社, 2001: 77-300.

[3] 田慧中. 脊柱侧弯合并胸前凸重建胸后凸的手术治疗 [J]. 中国现代手术学杂志, 2002, 6 (1): 52-53.

[4] 田慧中. "田氏脊柱骨刀"在矫形外科中的应用 [J]. 中国矫形外科杂志, 2003, 11 (15): 1073-1075.

[5] 脊柱外科技术 [M]. 党耕町, 译. 北京: 人民卫生出版社, 2004: 102-245.

[6] 叶启彬, 王以朋, 张嘉, 等. 不需植骨融合治疗生长中儿童脊柱侧弯的新装置 [J]. 临床骨科杂志, 2004, 7: 1-5.

[7] 雷伟, 李明全. 脊柱内固定系统应用指南 [M]. 西安: 第四军医大学出版社, 2004: 9-30.

[8] 赵建华, 金大地, 李明. 脊柱外科实用技术 [M]. 北京: 人民军医出版社, 2005: 220-236.

[9] 田慧中. 脊柱侧弯合并漏斗胸的诊断与治疗 [J]. 中国矫形外科杂志, 2005, 13 (5): 393.

[10] 田慧中, 曲龙, 吕霞, 等. 牵拉成骨技术在发育期间脊柱畸形中的应用 [J]. 中国矫形外科杂志, 2006, 14 (13): 969-971.

[11] 田慧中, 吕霞, 马原. 头盆环牵引全脊柱截骨内固定治疗重度脊柱弯曲 [J]. 中国矫形外科杂志, 2007, 15 (3): 167-172.

[12] 田慧中, 刘少喻, 马原. 实用脊柱外科学 [M]. 广州: 广东科技出版社, 2008: 87-274.

[13] 田慧中, 马原, 吕霞. 颅盆牵引加弹性生长棒内固定治疗发育期间的脊柱侧凸 [J]. 中国矫形外科杂志, 2008, 16 (21): 1660-1663.

[14] 王静杰, 赵永飞, 李明. 生长棒技术在早期脊柱侧凸中的应用 [J]. 中国矫形外科杂志, 2008, 16 (9): 673-674.

[15] 刘正, 邱贵兴, 沈建雄. 脊柱生长阀技术在脊柱侧凸患者中的应用 [J]. 中国矫形外科杂志, 2008, 16 (11): 846-847.

[16] 田慧中, 马原, 吕霞. 颅盆牵引下肋骨成形术治疗胸廓塌陷 [J]. 中国矫形外科杂志, 2009, 17 (11): 836-838.

[17] 田慧中. 我国脊柱畸形治疗发展史 [J]. 中国矫形外科杂志, 2009, 17 (9): 706-707.

[18] 田慧中, 万勇, 李明. 脊柱畸形颅盆牵引技术 [M]. 广州: 广东科技出版社, 2010: 1-305.

[19] 田慧中, 艾尔肯·阿木冬, 杜萍, 等. 后侧半椎体切除治疗先天性角状脊柱后凸 [J]. 中国矫形外科杂志, 2010, 18 (15): 1250-1253.

[20] 田慧中. 脊柱侧弯合并脊髓纵裂的诊疗原则 [J]. 中国矫形外科杂志, 2010, 18 (20): 1753-1755.

[21] 田慧中, 艾尔肯·阿木冬, 马原. 预防性截骨切除术治疗先天性侧旁半椎体 [J]. 中国矫形外科杂志, 2011, 19 (07): 541-544.

[22] 田慧中. 椎弓根外侧钉棒系统治疗脊柱侧凸 [J]. 中国矫形外科杂志, 2011, 19 (13): 1149-1151.

[23] 田慧中, 李明, 马原. 脊柱畸形截骨矫形学 [M]. 北京: 人民卫生出版社, 2011: 3-339.

[24] 田慧中. 颅盆牵引与支具外固定交替进行治疗发育期间的先天性脊柱侧弯 [J]. 中国矫形外科杂志, 2012, 20 (19), 1803-1805.

[25] 田慧中, 李明, 王正雷. 胸腰椎手术要点与图解 [M]. 北京: 人民卫生出版社, 2012: 245-374.

[26] 田慧中, 张宏其, 梁益建. 脊柱畸形手术学 [M]. 广州: 广东科技出版社, 2012: 1-483.

[27] 田慧中, 李佛保, 谭俊铭. 儿童脊柱矫形手术学 [M]. 广州: 广东科技出版社, 2016: 1-443.

[28] TIAN H Z, LV X, TIAN B. Halo pelvic Distraction in combination with total spine osteotomy and internal fixation for treatment of severe scoliosis [J]. Orthopedic Journal of China, 2006, 1 (1): 11-16.

第四十二章　脊柱侧凸合并胸廓塌陷的手术治疗

第一节　概　　述

对重度脊柱侧凸病例伴有呼吸功能影响者，其治疗原则应以改善肺功能为主，矫正脊柱本身的侧凸为副，应根据侧凸严重程度，进行适当的矫治，不宜强求。能使患者的呼吸功能改善、肺容积增大，人体外型改善和身高增加，就已经达到治疗目的。

重度脊柱侧凸与轻度脊柱侧凸（Cobb's角70°以内）在治疗原则上完全不同，轻侧凸一般用后路钉棒法即可达到满意的矫正。但对重度脊柱侧凸（Cobb's角70°～186°）的病例，特别是伴有呼吸功能障碍的病例，其侧凸的度数越大、旋转越重，胸廓变形越重其外科治疗的难度越大，这类重病例就不是单纯后路钉棒器械所能解决的了。对这类病例的治疗应配合颅盆牵引、弹性分叉生长棒内固定，必要时再加上脊柱截骨术才能产生一定的治疗效果。治疗的目标应首先解决呼吸功能障碍的问题，其次才是相应的解决脊柱伸直的问题。胸廓塌陷肺功能不全是个致命的并发症，如果不能首先得到解决，怎么能进一步矫正脊柱畸形呢？所以对这类患者的治疗重点是"肺功能不全"，而不是"脊柱侧凸"，当然是在术前颅盆牵引的同时使脊柱侧凸也相应得到改善，总之颅盆牵引在治疗重度脊柱侧凸合并肺功能障碍的病例中，是其他方法无法代替的一种治疗手段。

胸廓像是个"鸟笼子"，而重度脊柱侧凸胸廓塌陷像是个被"挤扁了的鸟笼子"，要想把这个"鸟笼子"恢复原形，是很困难的一件事，因为天长日久胸椎产生弯曲和旋转，两侧肋骨的形状也跟随着出现脊柱凹侧肋间隙的变窄，肋骨，密集靠拢、胸腔上下径缩小和肋骨塌陷变直，使胸腔容积变小。脊柱凸侧的肋骨变为垂直向脊柱靠拢，使胸腔的左右径缩小，随着脊柱侧弯与胸廓变形的加重，其肺活量逐渐减少，碳氧交换受到严重影响，是重度脊柱侧凸患者早年夭折的主要原因。要想把挤扁了的"鸟笼子"恢复正常形状，只在脊柱上下功夫，使用任何昂贵的内固定器械和三维矫治方法都是徒劳的，破坏性大的、复杂的手术，只能给患者增加痛苦，对患者的肺功能障碍和重度脊柱侧凸改善不大。而颅盆牵引对治疗重度脊柱侧凸是个简单而有效的方法（图42-1），却至今未得到广泛推广。

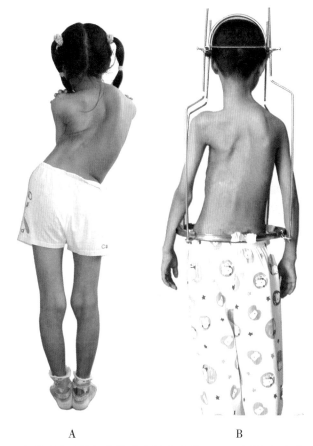

A　　　　　　　　　　B

A. 术前重度脊柱侧凸伴胸廓塌陷畸形；B. 经颅盆牵引后，脊柱侧凸被拉直，呼吸功能大为改善，但左侧胸廓塌陷尚未恢复，下一步应先做胸廓塌陷成形术，后做弹性分叉生长棒矫形术

图42-1　重度脊柱侧凸伴胸廓畸形

第二节　胸廓成形术

一、目的及意义

　　颅盆牵引对重度脊柱侧弯患者具有增加呼吸量、改善肺功能的作用，如能同时在侧弯凹侧将塌陷的肋骨折弯变圆，用弹性牵引线平行连接在颅盆装置上作牵引，则更进一步增大了胸腔容积，加大了呼吸量，外观上也纠正了胸廓畸形，无论是对脊柱侧弯的矫正，还是对胸廓畸形的矫正都具有重大意义。介绍重度脊柱侧弯合并严重胸廓塌陷的病例，在颅盆牵引的过程中，同时采用肋骨成形术加水平牵引治疗胸廓塌陷。治疗方法是颅盆牵引3周后，脊柱侧弯矫正到一定程度时，在侧弯凹侧肋骨塌陷最重的部位，与肋骨交叉作横切口，暴露3~6条肋骨，用特制的肋骨折弯器将肋骨折弯变圆，用10号双股粗丝线将每条肋骨提起，自皮肤穿出通过橡皮膜在颅盆装置的立柱上作牵引。能使塌陷的胸廓变圆，呼吸功能明显改善，嘴唇和甲床发绀消失，给下一步脊柱侧弯矫形手术提供了安全条件。颅盆牵引装置是个有利的牵引固定点，能使折弯变圆的肋骨借助于颅盆装置作牵引，给恢复胸廓塌陷提供了有利的条件，故在颅盆牵引下除矫正脊柱侧弯外，也是同时治疗胸廓塌陷的好时机。

二、适应证与禁忌证

　　（1）适应证：①重度脊柱侧弯合并胸廓塌陷畸形（图42-2）。②年龄在5~25岁，最好是发育期间的儿童（图42-3）。③对肺功能不全无法接受脊柱矫形手术的病例，也是本手术的适应证。

　　（2）禁忌证：①原发性肺不张或先天性肺缺如的病例。②合并其他主要脏器异常，无法耐受手术的病例。③大面积肋骨缺损无法做肋骨悬吊牵引者。

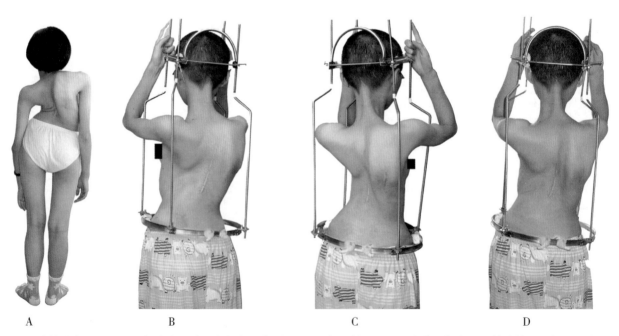

A　　　　　　　　　　B　　　　　　　　　　C　　　　　　　　　　D

A、B. 女性患儿后面观，左侧胸廓塌陷，右侧剃刀背明显；C. 右后斜面观，重度脊柱侧弯，椎体旋转，右侧剃刀背凸出明显；D. 左后斜面观，肋骨呈垂直方向生长，胸廓塌陷明显，肩胛下角翘起，形成一深沟

图42-2　重度脊柱侧弯合并胸廓塌陷，经颅盆牵引躯干拉长后，下一步需要做水平牵引肋骨提升成形术，方可使胸廓隆起变圆、肺活量增加

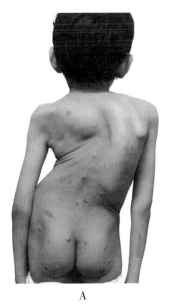
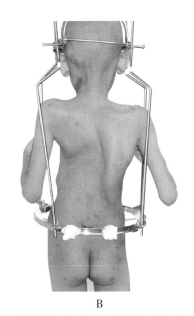

A　　　　　　　　　　　　　　　　　　　　B

A．8岁患儿，身材单薄、消瘦，左侧胸廓塌陷严重，右侧剃刀背明显，是颅盆环牵引加水平牵引的适应证；B．颅盆牵引矫正脊柱侧弯到一定程度后，准备行胸廓塌陷成形术

图42-3　颅盆牵引加水平牵引治疗胸廓塌陷，最好是在发育期间的儿童，年龄越小效果越好

三、自主创新手术方法和手术器械

笔者创用了垂直牵引与水平牵引相结合治疗重度脊柱侧弯合并胸廓塌陷的手术方法，本着"工欲善其事，必先利其器"的指导思想设计制作了"轻便颅盆牵引装置""弹性分叉生长棒系统""肋骨折弯器"和"水平牵引疗法"。轻便颅盆环乃根据中国人的身材，将重量减低到每套1kg。分叉生长棒专门用于发育期间的重度脊柱侧弯患者，并具有同时矫正凹侧胸廓塌陷的作用。垂直牵引与水平牵引相结合的治疗方法，是笔者根据生物力学原理设计的。

垂直牵引与水平牵引相结合的治疗方法是在颅盆环垂直牵引下，再加上横向的水平牵引来矫正胸廓塌陷，将3~6条塌陷的肋骨用10号粗丝线提起，通过弹性橡皮条吊在颅盆环装置的立柱上，使其产生横向水平牵引的作用，牵引的作用力与颅盆环垂直牵引的作用力呈90°，起到纵向牵直脊柱和横向提起凹陷肋骨的作用。

四、根据生物力学原理的自主创新

在颅盆环垂直牵引的条件下，再加上水平牵引矫正肋骨畸形胸廓塌陷，是一种能产生事半功倍效果的联合治疗。垂直牵引与水平牵引相结合在生物力学上能产生巨大的畸形矫正力，除去配合肋骨成形术治疗胸廓塌陷外，还能加强矫正脊柱侧弯及脊柱旋转的作用。单纯垂直牵引或肋间撑开的治疗方法，只能使胸腔上下径拉长、肋间距增宽，但很难使塌陷的肋骨向外凸起，胸腔仍处于扁平状态，胸腔容积虽有改善，但尚未解决根本问题。只有肋骨成形术加水平牵引才是增加呼吸量和延长生命的有效措施。

五、手术方法

（一）术前准备
先作颅盆牵引矫正脊柱侧弯，到一定程度后，根据X线片检查肺功能情况，再作胸廓塌陷成形术。

（二）麻醉

基础加局麻。

（三）体位

在颅盆牵引下取侧卧位。

（四）手术操作程序

1. 第一步　胸廓塌陷成形术，是在侧弯凹侧肋骨塌陷变直、肋缘撬起最重的3~6条肋骨上，与肋骨的走行方向交叉作横切口（图42-4），长5~8cm，暴露3~6条肋骨。

2. 第二步　切开肋骨骨膜，尽可能少地围绕肋骨剥离骨膜，通过两把肋骨折弯器将肋骨折弯变圆（图42-5、图42-6）。若需要多处肋骨折弯，可按照同样方法操作。

3. 第三步　用双股10号粗丝线用穿线导引器自肋骨下通过，再自切口的两侧软组织内穿出皮肤，连接橡皮条将其固定在颅盆装置上（图42-7）。每条肋骨均按此方法折弯固定，共做3~6条肋骨，然后分层缝合切口，放置橡皮片引流，手术结束。

（五）术后处理

回病房后按颅盆牵引护理，允许早期下床活动。术后常规胸透，看有否气胸存在。练习深呼吸、吹气球以加强肺功能。术后24~48小时拔除引

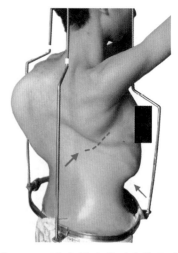

图42-4　胸廓塌陷成形术的皮肤切口，与肋骨走行方向相交叉，长5~8cm。上箭头示皮肤切口，下箭头示肋缘翘起

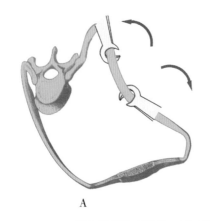
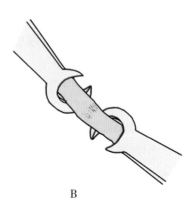

A. 脊柱凹侧胸廓塌陷，需要折弯变圆；B. 肋骨已被折弯，产生青枝骨折

图42-5　用自制的肋骨折弯器将肋骨折弯变圆，使其产生青枝骨折后，准备做水平牵引，吊在颅盆牵引装置的立柱上

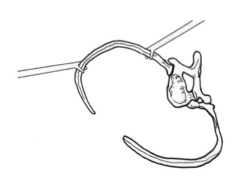

图42-6　已折弯变圆的肋骨，准备下一步做提肋成形术

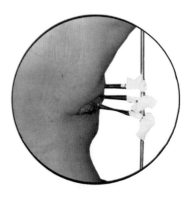

图42-7　将塌陷变直的肋骨折弯变圆后，用双股10号粗丝线将3~6条肋骨提起，通过橡皮膜将其固定在颅盆牵引装置的立柱上

流片，10天后拆除皮肤缝线。3周后拆除肋骨牵引线（图42-8）。等待下一步作脊柱侧弯矫形术。

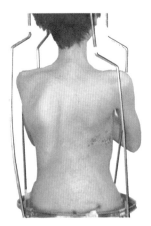

图42-8　3周后拆除提肋固定线，见塌陷的胸廓已恢复圆形，碳氧交换好转，肺功能改善，准备下一步做脊柱内支撑内固定手术

六、典型病例介绍

　　患者，女，17岁，先天性重度胸椎侧弯合并重度胸廓塌陷畸形（图42-9A、图42-9B），于2002年1月4日入院，术前X线片胸椎侧弯Cobb's角186°（图42-9C），右侧胸廓严重塌陷，心肺功能受到严重影响，心跳加快，呼吸困难，口唇、甲床发绀。曾走遍全国各大医院，未得到治疗，特来院要求手术。经颅盆牵引30天，胸椎侧弯从186°变成120°（图42-9D），继续牵引至45天胸椎侧弯变成99°（图42-9E）。然后，先行胸廓塌陷矫形术，术中将4条肋骨折弯变圆，吊在颅盆装置的立柱上，中间通过橡皮条作弹性牵引，3周后拆除牵引线，见胸廓已扩张变圆，外观明显改善（图42-9F至图42-9I），呼吸量增加，碳氧交换明显改善，以往的口唇、甲床发绀等缺氧现象消炎，给下一步脊柱侧弯矫正手术带来安全。于同年3月12日

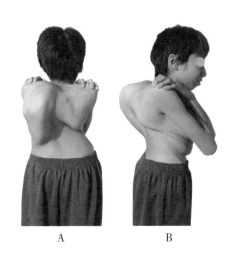

A　　　　　　　B

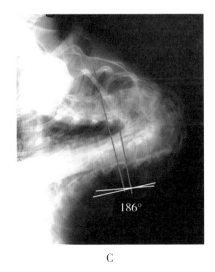

C

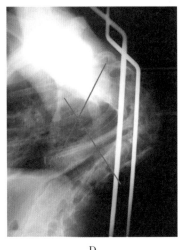

D

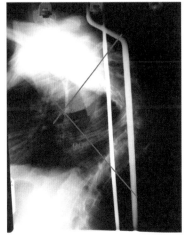

E

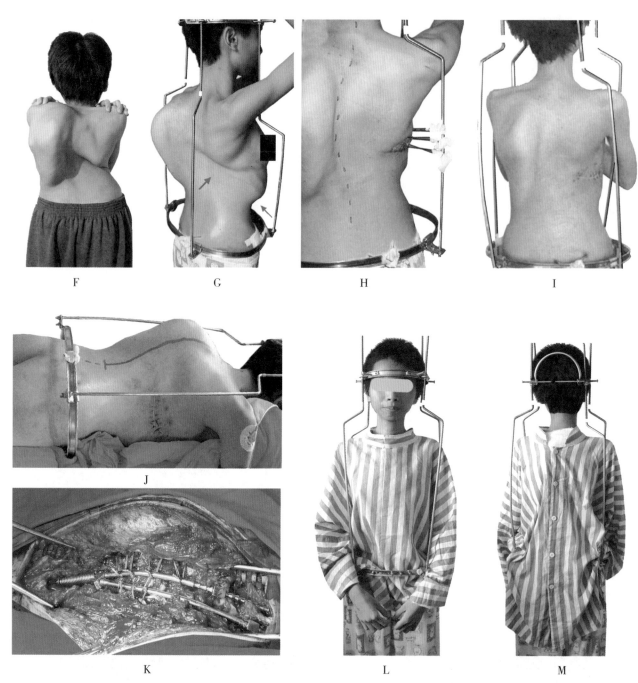

A. 背面观，左侧剃刀背明显，右侧胸廓严重塌陷；B. 人体侧面观，脊柱后侧凸明显，右侧胸廓严重塌陷肋骨变直，肋前缘翘起，胸腔矢状径加大，躯干部缩短；C. 术前X线片胸椎后侧凸Cobb's角186°，为脊柱侧弯患者中最大的角度，其弯曲段已形成U形襻，比180°还超过6°，为一例稀有病例；D. 经颅盆牵引30天，胸椎侧凸从186°变成120°；E. 继续牵引至45天，胸椎侧凸变成99°，下一步先做胸廓成形术，后做脊柱侧凸弹性分叉生长棒矫形术，因为对重度脊柱弯曲只有颅盆牵引加弹性分叉生长棒的治疗方法，才能产生内支撑内固定的作用，其他内固定器械难以发挥作用；F. 术前，脊柱侧凸合并重度胸廓塌陷畸形；G. 经颅盆牵引后胸廓塌陷大部改善；H. 将4条肋骨折弯变圆后，用粗丝线加橡皮条固定在颅盆装置的立柱上做水平牵引；I. 胸廓成形术已完成，拆除牵引线后见胸廓塌陷已隆起变圆，胸腔容积加大，碳氧交换明显改善，口唇、甲床发绀消失；J. 在颅盆牵引局部浸润麻醉下的俯卧位；K. 弹性分叉生长棒的固定方法，1棒与2棒的安装，椎板下钢丝固定在1棒上，提肋钢丝固定在2棒上，两棒交替撑开，弹簧已被压缩，两棒之间形成矩形面，使其产生生物力学稳定效应；L. 内固定术后戴颅盆环早期下床活动，躯干部延长，身高增加22cm，人体重心居中，行走方便，人体外形大为改善；M. 术后背面观

图42-9 典型病例介绍

在颅盆牵引、局部浸润麻醉下，做了弹性分叉生长棒脊柱矫形术，术后恢复良好，身高增加22cm（图42-9J至图42-9M）。术后随访4年，一切均好，内固定尚未拆除。

七、优点

（1）在颅盆牵引下同时做胸廓塌陷成形术，能供给一个可靠的牵引固定点。

（2）侧弯凸侧切除肋骨能使肺活量降低，侧弯凹侧胸廓塌陷成形术能使肺活量增加，且改善了胸壁畸形。

（3）多根肋骨折弯变圆、悬吊在颅盆装置上的办法，能直接将塌陷的胸壁提起，撬起的肋骨边缘降低，除加大了呼吸量之外，还属于一种胸廓美容手术。

（4）在颅盆牵引下做胸廓塌陷成形术，操作简单，对患者损伤不大，患者容易接受。

八、并发症防范要点

（1）剥离肋骨骨膜时应注意勿损伤胸膜，以免造成气胸，术后必要时应作胸部透视，如有气胸存在应及时抽气，必要时放置胸腔引流管。

（2）肋骨牵引线悬吊在颅盆装置的立柱上，根据患者的耐受情况随时调整其松紧。

（3）如在颅盆牵引及肋骨悬吊过程中出现脊髓功能障碍的早期症状时，则应及时松解或拆除牵引和悬吊，待其功能恢复后再重新进行。

（田慧中　高小亮　谢江）

第三节　弹性分叉生长棒提肋固定术

令患者带颅盆环俯卧在已备好的手术床上，使人体与手术床之间垫实，不要让患者悬空在架子上，在局部浸润麻醉或全麻下消毒铺单后沿棘突切口，长约30cm，分层暴露棘突、椎板、关节突、横突和肋骨近段，特别是胸椎凹侧的肋骨要尽量向外侧剥离暴露塌陷变直的3～6根肋骨，不需要过多地显露凸侧的剃刀背，因为对剃刀背一般不做处理。下一步选择准备置钩或置钉的位置，将第一根棒上穿上垫圈、弹簧和棒间接头，第一根棒的上钩挂在低位胸椎的下关节突间顶在椎弓根上。第一根棒的尾端将钩挂在全椎板上，个别情况也可用椎弓根钉棒代替，对腰前凸过大或下部腰椎椎弓发育缺陷的病例，也可用骶骨棒代替。第一根棒无须过度折弯与椎板服贴，穿在椎板下的Luque钢丝牵拉脊柱向第一根棒靠拢，产生横向矫正脊柱侧凸和固定棒的作用。将第二根棒的上钩挂在高于第一枚上钩以上相隔2～3个间隙的胸椎下关节突上，将棒折成弧形，通过肋骨的背侧将棒的尾端插入棒间接头的孔内，然后两棒交替撑开，使弹簧完全压缩脊柱侧凸，产生一定程度的矫正，然后再将3～6条提肋钢丝固定在第二根棒上，将塌陷的肋骨提起，加大了胸腔容积，增加了棒的稳定性，并起到远跨度纵向撑开矫正脊柱侧弯的作用（图42-10）。术毕彻底止血，分层闭合切口，放置T形管引流，手术结束。

术后处理：患者术后继续戴颅盆环回病房，术后第二天扶患者下床站立和围床活动，24～48小时后拔除引流管，术后在颅盆牵引下患者无疼痛，便可早期下地活动，切口愈合得快，患者恢复顺利，10天后拆线，择期拆除颅盆环，石膏背心外固定出院，石膏背心固定期限为6～10个月，拆石膏后照X线片复查（图42-11）。

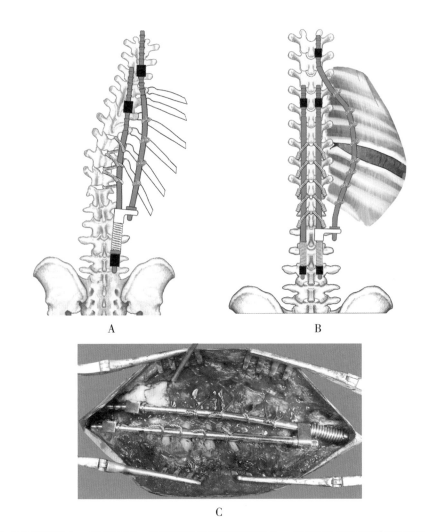

A．分叉生长棒骨着力点位于脊柱上，稳定可靠，除矫正脊柱侧弯和旋转外，还能同时矫正胸廓塌陷畸形；B．颅盆牵引后，扶助生长棒加分叉生长棒矫正脊柱侧弯合并胸廓塌陷畸形效果良好；C．弹性分叉生长棒提肋钢丝固定已完成

图42-10　手术方法

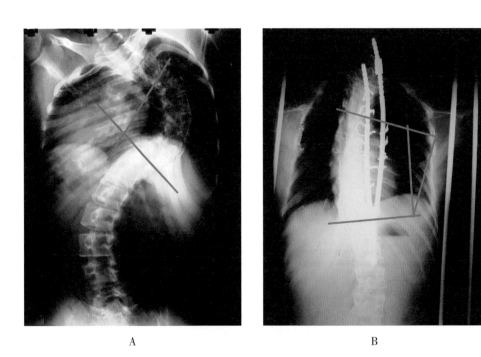

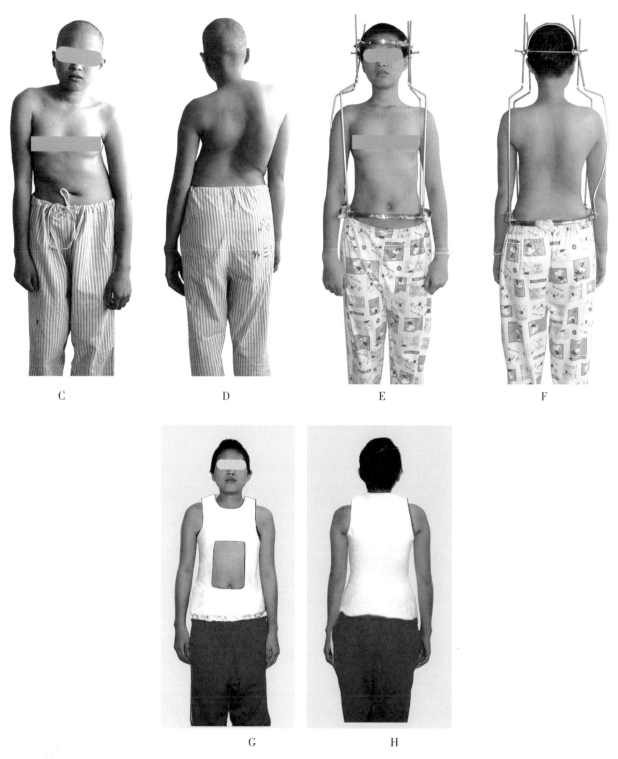

A．术前X线片示Cobb's角104°；B．经颅盆牵引加弹性分叉生长棒矫正术后Cobb's角变为20°；C、D．术前人体外形；
E、F．颅盆牵引后人体外形；G．术后石膏背心外固定，正面观；H．术后背面观

图42-11　患者，女，16岁，特发性重度脊柱后侧凸伴胸廓塌陷畸形

（田慧中　刘伟　王彪）

第四节 肋骨后移胸廓塌陷成形术

治疗脊柱侧弯的同时后移肋骨使背部的胸廓塌陷在前屈位照片或X线片上得到平衡，增加胸腔容积，改善呼吸运动。

一、适应证与禁忌证

（1）适应证：①年龄偏大的，僵硬性的胸椎侧弯病例。②有明显外观畸形的病例。③先天性脊柱弯曲胸廓变形的病例。

（2）禁忌证：①全身情况较差，有严重肺功能不全的病例。②外观畸形不明显的病例。

二、手术方法

（一）术前准备
钉棍系统手术器械一套。

（二）麻醉
气管插管全麻。

（三）体位
俯卧位。

（四）手术步骤
1. 第一步 后正中入路，骨膜下剥离，暴露胸椎的后部结构，向凹侧剥离暴露塌陷肋骨的背面（图42-12）。

2. 第二步 在拟切断的4～6条塌陷肋骨的上端安装两枚椎弓根外侧螺钉，再在其下端的腰椎上安装两枚

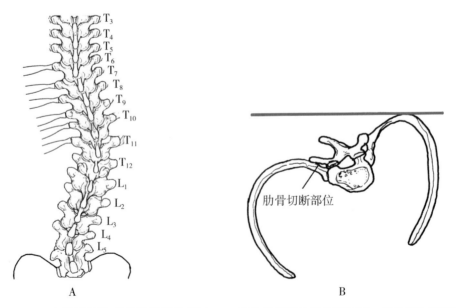

A. 向凹侧暴露6条塌陷肋骨的背面；B. 准备将塌陷肋骨截断后移，使背部取得平衡

图42-12 后正中入路，骨膜下剥离

椎弓根螺钉，返回来再处理肋骨（图42-13）。

3. 第三步　将拟切断的4～6条肋骨自骨膜下剥离暴露，直达横突，切断肋骨横突韧带，尽可能长地保留肋骨，自肋骨颈处切断，将其游离向后提起看有否活动度。4～6条肋骨全部切断后，再安装撑开棍（图42-14）。

4. 第四步　安装撑开棍后，试验能否将肋骨搭在棍上，如不能搭在棍上，还可将棍折弯调整，使其能将肋骨搭在棍上后，再撑开矫正脊柱侧弯，拧紧固定。

5. 第五步　将肋骨的游离端搭在撑开棍上，用0.8mm的双钢丝拧紧固定（图42-15、图42-16）。

6. 第六步　检查有否胸膜破裂，一般常规放置胸腔闭式引流管或胸膜外引流管，严格止血，分层关闭切口。

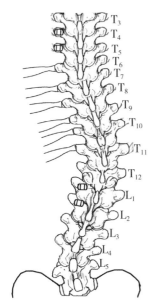

图42-13　已在T₄和T₅的横突上安装了两枚椎弓根外侧螺钉，又在L₁和L₂的椎板后安装了两枚椎弓根螺钉

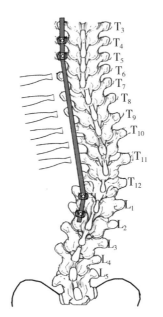

图42-14　剥离T₆～T₁₁肋骨骨膜，切断肋骨横突韧带，自肋骨颈处切断肋骨，注意尽量保留肋骨的长度。撑开棍已安装

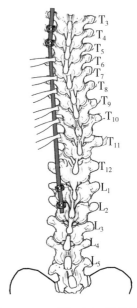

图42-15　已撑开矫正脊柱侧弯，并将6条肋骨搭在棍上

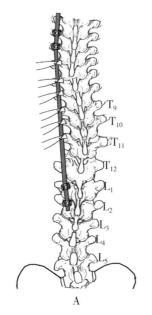

A

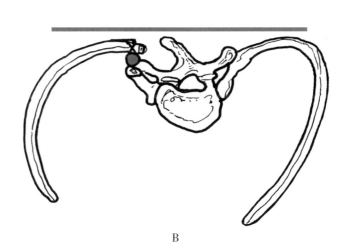

B

A. 用0.8mm双钢丝将肋骨搭在撑开棍上；B. 显示肋骨截断后移，用钢丝固定在棍上的表现

图42-16　固定肋骨

三、陷阱与要点

（1）严重胸廓塌陷肋骨变直，甚至外翻时，该法很难将肋骨后移，即便是后移成功，所得到的胸腔容积也不大，故选择此疗法要慎重。

（2）切断的肋骨较多，有损伤胸膜造成气胸的可能性。

（3）术后需要常规放置胸腔闭式引流等。

（4）切断肋骨有产生骨不连的可能性。

（5）肋骨骨膜剥离广泛，有造成胸膜外无效腔，最后形成脓肿的可能性。

（田慧中 王治国 谭俊铭）

第五节 脊柱侧凸胸廓塌陷肋骨成形术

当胸椎段脊柱侧凸时，两侧的肋骨也跟随着脊柱的侧凸畸形产生旋转，一般为椎体向着侧弯的凸侧旋转，棘突向着侧弯段的凹侧旋转，凸侧的肋骨向后旋转形成剃刀背。凹侧的肋骨及肋椎关节向前旋转，深深地陷入椎体凹侧的深部，凹侧的肋骨塌陷变直形成胸廓塌陷畸形。使整个胸腔形成一个左后右前的扁平胸（图42-17），胸腔容积极度变小，影响患者的碳氧交换，是脊柱侧弯患者的致命并发症。本节主要介绍记忆合金提肋撑开器的临床应用，利用自行设计的记忆合金肋间撑开器加提肋钢丝，将塌陷的肋骨提起，使胸腔容积增大，改善患者碳氧交换，达到延长患者生命的目的。

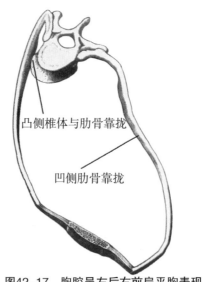

凸侧椎体与肋骨靠拢

凹侧肋骨靠拢

图42-17 胸腔呈左后右前扁平胸表现

一、适应证与禁忌证

（1）适应证：①胸段脊柱侧弯伴有胸廓塌陷、肋骨畸形的病例。②先天性并肋畸形，胸廓发育不良的病例。③第5、6、7肋骨塌陷，其上、下两端肋骨无塌陷的病例。④重度脊柱侧弯，凹侧肋骨并拢密集，经颅盆牵引后，肋间隙张开，但肋骨塌陷变直，需要作提肋固定的病例。⑤正在发育期间的儿童病例。

（2）禁忌证：①年龄较大，胸廓发育成熟，肋骨粗壮的病例。②单侧肺缺如的病例。③心肺功能极度欠佳的病例。

二、手术方法

（一）术前准备

镍钛记忆合金肋间撑开提肋固定器及其安装器械（图42-18），1.0～1.2mm直径的Luque钢丝等术中需要的器械。

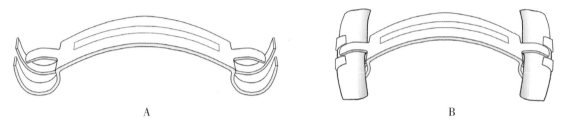

A．肋间撑开提肋固定器；B．提肋固定器的两端已抱紧肋骨

图42-18　镍钛记忆合金肋间撑开提肋固定器

（二）麻醉

气管插管全麻或支气管插管全麻。

（三）体位

俯卧位或侧卧位。

（四）手术步骤

1．第一步　自肩胛骨与棘突之间向外、向下切口，至第10肋骨尖端（图42-19）。切开胸壁软组织，暴露塌陷的肋骨，向上、下剥离所需要固定的范围。

2．第二步　沿塌陷肋骨切开骨膜，剥离、游离肋骨骨膜，但剥离范围应尽量小，以能穿过肋骨下钢丝为度。

3．第三步　穿肋骨下钢丝，在塌陷的2～3条肋骨下，穿两条双股的Luque钢丝。准备与记忆合金提肋器相固定（图42-20）。

4．第四步　将记忆合金提肋器安装在塌陷的肋骨以上和以下的两条肋骨上。用变温的方法使器械包紧肋骨，复温后产生变形作用将两端的肋骨包紧，然后再将Luque钢丝与记忆合金提肋固定器拧紧固定，即可将塌陷的肋骨提起（图42-21）。

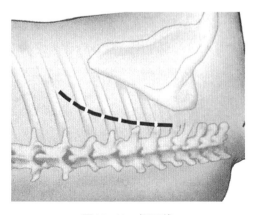

图42-19　切口线

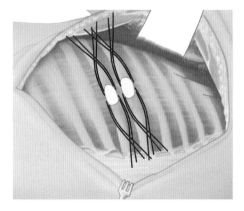

图42-20　在塌陷肋骨下穿钢丝，准备与提肋器相固定

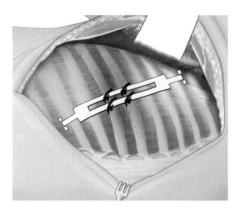

图42-21　提肋钢丝与记忆合金提肋撑开器
相固定，提起塌陷的肋骨，矫正胸廓塌陷

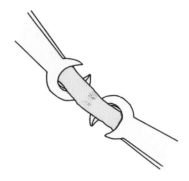

图42-22　必要时可用肋骨折弯器折弯肋
骨，使肋骨产生青枝骨折，提肋后使胸廓
变圆，向外隆起

5. 第五步　若塌陷的肋骨较粗壮，无法提起时，则可用肋骨折弯器将肋骨折成青枝骨折（图42-22），然后再拧紧钢丝，提起肋骨。

6. 第六步　镍钛记忆合金提肋固定器已安装好（见图42-21）。分层闭合胸壁切口手术结束。若术中胸膜被剥破时，则应放置胸腔引流管，以备术后作闭式引流用。如在颅盆牵引下操作时，应尽量注意保护胸膜，勿被剥破，将会给术后减少许多麻烦。

三、陷阱与要点

（1）术中严格注意勿将胸膜剥破，否则将增加许多麻烦。

（2）肋骨骨膜的剥离范围越小越好，能穿过Luque钢丝即可。

（3）记忆合金器械的长短选择要适合，使复温后的撑开力恰当，既不过松，也不过紧。

（4）提肋固定的Luque钢丝一定要作双侧固定，以免造成器械的翻转。

第六节　注 意 事 项

（1）重度脊柱侧凸与轻度脊柱侧凸的治疗原则完全不同：弯度在75°以内的轻侧凸只需要在脊柱的本身上做器械矫正内固定，就足以达到伸直脊柱和矫正畸形的目的。但对90°甚至100°以上的重度脊柱侧凸，这种单纯靠器械在脊柱上矫正侧凸的方法，常常难以得到想要的治疗效果。原因是重度脊柱侧凸的弯度大、旋转重，再加上天长日久脊柱的变形和胸廓的塌陷，即便使用万向椎弓根螺钉也难以正确地置入椎弓根和椎体内，即使勉强置入椎弓根螺钉，在钉棒连接时也会遇到困难，棒折太弯在旋转棒矫正侧弯时，也会导致钉孔切割将钉拔出的现象发生。所以对重度脊柱侧凸，仅在脊柱的本身上下功夫，无论是前路手术还是后路手术，都是难以产生理想效果的。对重度脊柱侧凸的患者，采用慢性颅盆牵引的方法，却能达到拉直脊柱、增加身高和改善肺功能的有效作用。从生物力学原理上来看，只有纵向牵引力对矫正重度脊柱侧弯，才能起到事半功倍的作用。最后用远距离长跨度的弹性分叉生长棒进行内支撑、内固定和石膏背心外固定，使脊柱在弹性生长棒逐渐弹开的过程中纵向发育成长，8～12个月后拆除石膏背心，再做二次小切口撑开术。用这种慢性纵向撑开的方法，要比一次性在脊柱上做前、后路大手术矫正重度脊柱侧凸的方法，更加安全有效。

（2）重度脊柱侧凸、胸廓塌陷所致肺功能障碍是患者早年死亡的主要原因。因此，胸廓塌陷所致的肺功能障碍，就成了首先需要解决的问题，而脊柱侧弯的矫正则变成相应解决的问题。当肺功能受到严重影响时，肺容积极度缩小，肺活量极度下降，血氧饱和度低于60%，使患者时刻面临着缺氧死亡的危险。所以对这种患者入院后，立即给予垂直悬吊牵引（枕颌带牵引），以缓解患者的缺氧症状，然后再更换颅盆牵引，颅盆牵引是一种真正的骨牵引，牵引效果确实可靠，能在3～6周内将重度脊柱侧凸患者的身高增加6～15cm，产生一石二鸟的作用，既矫正了脊柱侧凸，又改善了肺功能，使患者的精神状况焕然一新。食欲增加，使患者的体质和营养状况大大改善，给下一步接受手术治疗，创造了良好的条件。对胸廓塌陷严重的病例，还应在颅盆牵引下，将3～6条塌陷变直的肋骨折弯变圆，通过弹性橡皮条悬吊在颅盆装置的立柱上作平行牵引，这是一种简单而可靠的治疗肺功能障碍的有效措施。待患者的缺氧症状消失后，身体状况好转后，再行弹性分叉生长棒内支撑内固定手术。

（3）胸椎侧凸剃刀背的切除对增加肺容积和改善肺功能作用不大。因为重度脊柱侧凸的胸椎椎体产生高度旋转，椎体的侧面与凸侧变直的肋骨互相靠拢（图42-23），就算手术切除了这一段的4～6条肋骨，也未必能增加肺容积，反而会导致减低肺活量的坏作用，所以笔者认为切除剃刀背对改善肺功能的作用不大。

（4）探讨重度脊柱侧弯、胸廓塌陷的治疗方案：对重度脊柱侧弯、凹侧胸廓塌陷的治疗，应采用"垂直牵引"与"水平牵引"相结合；"肋骨成形术"与"脊柱截骨术"相结合；"脊柱内固定"与"提肋固定"相结合的治疗原则，才能达到矫正目的。重度脊柱侧弯、胸廓塌陷的治疗，绝非单纯置入器械能够解决的问题。

（5）垂直牵引即颅盆牵引是治疗发育期间各种原因所致的重度脊柱侧弯与胸廓畸形的有效措施，利用其慢性牵引的特点，将脊柱拉直，达到内置入器械容易安装的目的。其次还有提肋、扩大胸腔、改善肺功能的作用。

（6）肋骨成形与水平牵引：当胸弯过大、凹侧胸廓塌陷过重，严重影响肺功能时，则应在颅盆牵引下，先作肋骨成形术，将塌陷的3～6条肋骨折弯变圆，经水平牵引连接在颅盆装置的立柱上，这样能使塌陷的胸腔容积进一步加大，改善了缺氧状态，给患者带来生机。

（7）弹性分叉生长棒是笔者自主创新做的，专门用于治疗重度脊柱侧弯胸廓塌陷的手术器械，对发育期间的儿童，其弹簧能跟随着脊柱的生长逐渐弹开延长，起到生长棒的作用。对合并胸廓塌陷的患者，弹性分叉生长棒的第二根棒起到提肋固定的作用，能使胸腔进一步扩大、变圆，改善肺功能。

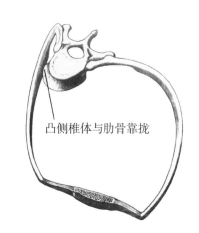

凸侧椎体与肋骨靠拢

图42-23　凸侧剃刀背畸形严重的病例，肋骨与旋转的椎体互相靠拢，单纯切除剃刀背的手术，很难增加胸腔容积和改善肺活量

（田慧中　吕霞　黄梅）

参考文献

［1］脊柱外科技术［M］．党耕町，译．北京：人民卫生出版社，2004：140-174.

［2］田慧中．"田氏脊柱骨刀"在矫形外科中的应用［J］．中国矫形外科杂志，2003，11（15）：1073-1075.

［3］田慧中．脊柱侧弯合并漏斗胸的诊断与治疗［J］．中国矫形外科杂志，2005，13（5）：393.

［4］田慧中，曲龙，吕霞，等．牵拉成骨技术在发育期间脊柱畸形中的应用［J］．中国矫形外科杂志，2006，14（13）：969-971.

［5］田慧中，刘少喻，马原．实用脊柱外科学［M］．广州：广东科技出版社，2008：87-343.

［6］田慧中，吕霞，马原．头盆环牵引全脊柱截骨内固定治疗重度脊柱弯曲［J］．中国矫形外科杂志，2007，15（3）：167-172.

［7］田慧中，刘少喻，马原．实用脊柱外科手术图解［M］．北京：人民军医出版社，2008：48-298.

［8］田慧中，马原，吕霞．颅盆牵引加弹性生长棒内固定治疗发育期间的脊柱侧凸［J］．中国矫形外科杂志，2008，16（21）：1660-1663.

［9］田慧中，马原，吕霞．颅盆牵引下肋骨成形术治疗胸廓塌陷［J］．中国矫形外科杂志，2009，17（11）：836-838.

［10］　田慧中. 脊柱畸形治疗发展史［J］. 中国矫形外科杂志，2009，17（9）：706-707.

［11］　田慧中，万勇，李明. 脊柱畸形颅盆牵引技术［M］. 广州：广东科技出版社，2010：1-305.

［12］　田慧中，张宏其，梁益建. 脊柱畸形手术学［M］. 广州：广东科技出版社，2012：1-483.

［13］　田慧中，李明，王正雷. 胸腰椎手术要点与图解［M］. 北京：人民卫生出版社，2012：1-470.

［14］　胥少汀，葛宝丰，徐印坎. 实用骨科学［M］. 2版. 北京：人民军医出版社，2003：1126-1178.

［15］　雷伟，李明全. 脊柱内固定系统应用指南［M］. 西安：第四军医大学出版社，2004：9-30.

［16］　于滨生，郑召民. 脊柱外科手术技巧［M］. 北京：人民军医出版社，2009：116-159.

［17］　田慧中，李佛保，谭俊铭. 儿童脊柱矫形手术学［M］. 广州：广东科技出版社，2016：1-443.

［18］　TIAN H Z, LV X, TIAN B. Halo pelvic distraction in combination with total spine osteotomy and internal fixation for treatment of severe scoliosis［J］. Orthopedic Journal of China, 2006, 1（1）：11-16.

第四十三章 儿童漏斗胸的外科治疗

第一节 概 述

当脊柱侧弯合并胸段脊柱后凸时，常常造成胸腔前后径的加大，形成脊柱后凸（驼背）和胸骨前凸（鸡胸）（图43-1），这在临床上是比较多见的畸形，如结核性角形后凸畸形或先天性胸椎后凸畸形。当脊柱侧弯合并生理胸后凸消失或已形成胸椎前凸时，会造成胸腔前后径缩小，形成扁平胸或漏斗胸（图43-2）。这种畸形在临床上比较少见，笔者在1 732例脊柱侧弯的矫正手术中，仅见到5例患者合并漏斗胸，约占3.1‰。漏斗底的深浅和漏斗底与棘突尖端的距离轻重不同，一般在6~9cm。扁平胸的程度也有轻重之分，重者可使肺活量大大降低，影响碳氧的交换，还可压迫心脏，使心脏移位，造成血液循环功能障碍。脊柱侧弯合并漏斗胸畸形的儿童，应当在儿童发育期间尽早给予治疗，因为这种畸形最大的危害是影响心肺功能，如不抓紧治疗将会造成严重的发育障碍，甚至造成早年夭折。

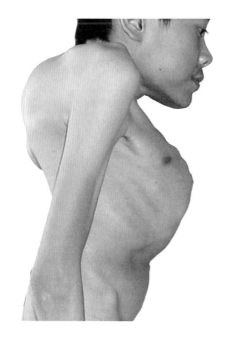

图43-1 脊柱后凸合并胸前凸
畸形（鸡胸）

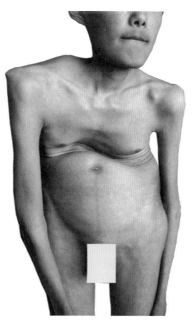

图43-2 脊柱侧弯合并胸廓塌陷
畸形（漏斗胸）

第二节 脊柱弯曲合并漏斗胸的形成和危害

当脊柱侧弯合并生理胸后凸消失时，或进一步发展已形成病理性胸椎前凸时，将会造成胸腔前后径的缩小，轻则形成扁平胸，重则造成漏斗胸。漏斗胸的严重程度不同，轻者从表面上仅见有胸骨下端与剑突部位的凹陷畸形（图43-3），并无内脏受压的表现存在。重者漏斗底加深合并扁平胸（图43-4），使胸腔的容积变小，胸式呼吸和膈肌运动受到限制，大大影响了呼吸功能和氧的交换。由于漏斗底陷入较深，几乎与胸前凸的胸椎椎体相接近，挤压心脏，使心脏移位，造成心功能障碍。所以漏斗胸在儿童的发育期间，远远比鸡胸的危害性大，鸡胸是增大了胸腔的前后径，而漏斗胸则是缩小了胸腔的前后径。故对脊柱侧弯合并漏斗胸的患者，应该提高认识，要做到早期诊断和早期治疗才行。

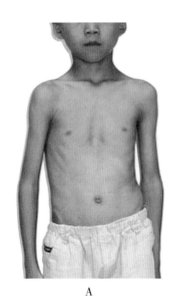
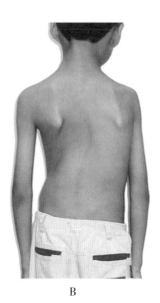

图43-3　轻度漏斗胸合并胸后凸消失的脊柱侧弯，使胸腔的前后径变小，影响肺功能，也是手术治疗的适应证

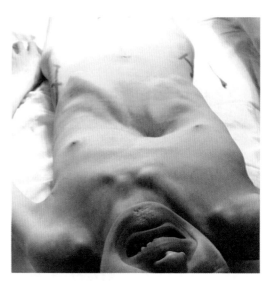

图43-4　重度漏斗胸，漏斗底与椎体相接触，使心脏移位，心肺功能严重受损

第三节　临 床 资 料

在1 732例脊柱侧弯矫正手术中，发现合并漏斗胸者5例，占脊柱侧弯手术病例的3.1‰。一般资料：男3例，女2例。年龄范围：7～15岁。5例患者均为胸段脊柱右侧凸，带有生理胸后凸消失或胸椎前凸，漏斗底与棘突间的距离为6.5～9cm（见表43-1）。

表43-1　病例资料

序号	性别	年龄/岁	顶椎部位	侧弯度数	胸前凸程度	漏斗底与棘突间距离/cm
例1	男	7	T_9、T_{10}	56°	生理性胸后凸消失	7
例2	男	8	T_8、T_9	70°	生理性胸后凸消失	6.5
例3	男	15	T_9、T_{10}	99°	胸椎前凸	8
例4	女	10	T_9、T_{10}	85°	胸椎前凸	7
例5	女	12	T_8、T_9	80°	生理性胸后凸消失	9

第四节　颅盆牵引加水平牵引治疗漏斗胸

对心肺功能受影响不大的患者，应先作颅盆环牵引矫正脊柱侧凸，在颅盆环牵引的第二周或第三周，行漏斗底钢丝牵引提升术。在胸骨体的末端和剑突的两侧，行骨膜下剥离暴露胸骨的内侧面，插入撬板撬开内侧骨膜。再自胸骨体的外面钻孔，插入1.0mm直径的双钢丝，自胸骨体的下缘穿出，通过皮肤以备作牵引用，分层缝合切口，手术结束。然后，将钢丝与橡皮条连接，固定在颅盆装置前柱的横杆上（图43-5），利用橡皮条的弹性来提升漏斗底，使其在慢性牵引的过程中，将漏斗底提升。

对个别重度脊柱侧弯和重度漏斗胸的病例（图43-6），预计在颅盆环牵引过程中，会造成漏斗胸压迫心脏发生危险的病例，可先作漏斗胸牵引提升矫形术（图43-7）。然后，再进行颅盆环牵引治疗脊柱侧弯（图43-8）。

治疗原则：① 颅盆环牵引能矫正脊柱侧凸和过度胸椎前凸。②跟随着脊柱侧凸和胸椎前凸的矫正，能相应地产生提肋作用，加大胸腔的前后径。③在颅盆环牵引的同时，进行漏斗底提升成形术，是个很好的机会，由于两根前柱之间可以安装横杆，便于提升漏斗底。④在两根后柱之间安装横杆，通过椎板下钢丝向后牵拉椎弓作反方向对抗牵引，能增大胸腔前后径和矫正胸椎前凸。⑤在发育期间的儿童很适合用这种方法治疗，一般不需要行漏斗胸翻转成形术即可解决问题。

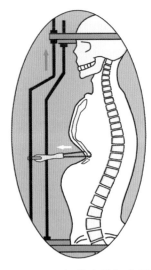

图43-5　颅盆牵引加水平牵引治疗漏斗胸

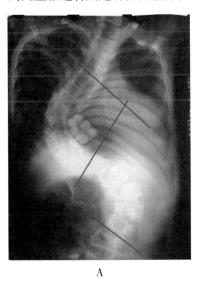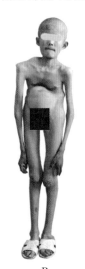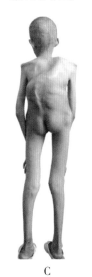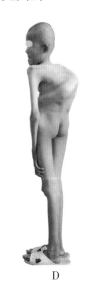

A　　　　　　　　B　　　　　　　　C　　　　　　　　D

A. 重度双弯脊柱侧凸合并漏斗胸；B. 下段胸骨和肋软骨塌陷，漏斗底与胸椎接近，腹部膨隆；C. 背面观，脊柱呈S形侧弯并后凸；D. 侧面观，脊柱畸形严重

图43-6　病例介绍

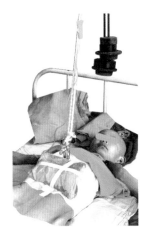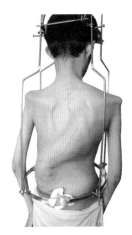

图43-7　重度漏斗胸，不允许直接进行颅盆牵引者，先做漏斗底钢丝牵引提升术，待心肺功能好转后，再做颅盆环牵引

图43-8　经漏斗底钢丝牵引提升术后，心肺功能明显改善，然后更换颅盆环牵引矫正脊柱侧弯

（田慧中　胡钦典　高晓辉）

第五节 漏斗底钢丝牵引提升术

对重度漏斗胸的病例，预计在颅盆环牵引过程中，会造成漏斗胸压迫心脏发生危险的病例，可先作漏斗底钢丝牵引提升矫形术。然后，再进行颅盆牵引治疗脊柱侧弯。

（一）麻醉

局部浸润麻醉或气管插管全麻。

（二）体位

仰卧位。

（三）手术操作程序

1. 第一步 消毒铺单后，自漏斗底部作4~6cm长的纵切口，暴露胸骨末端、箭突和两侧的肋软骨与胸骨的交界处。

2. 第二步 沿着胸骨体和箭突的两侧，自骨膜下剥离暴露直达胸骨体的内侧面，插入撬板，撬开内侧面的骨膜，然后，再自胸骨体的外侧面钻孔，插入1.0mm直径的双钢丝，自胸骨体的下缘穿出，通过皮肤穿出体外，准备作牵引用。

3. 第三步 分层闭合切口，将钢丝通过弹性橡皮条连接固定在颅盆装置前柱的横杆上（见图43-5）。借助橡皮条的弹性提升漏斗底，使其在慢性牵拉过程中，将漏斗底抬高变平。

4. 第四步 如为严重漏斗胸或年龄较大的儿童，还可将胸骨两侧的肋软骨弓各切断3条以利畸形矫正。

5. 第五步 如为漏斗胸合并胸椎前凸造成心肺功能损害的患者。也可加用椎板下钢丝向后作水平牵引以增加胸腔容积和矫正胸椎前凸畸形（图43-9），待心肺功能好转后再作内支撑内固定手术。

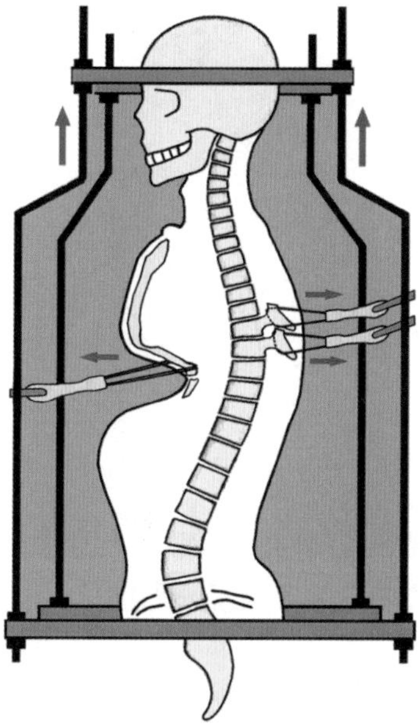

（四）术后处理

1. 不戴颅盆牵引的病例，术后取平卧位，将提升钢丝与牵引床架相连接，给予1~3kg的牵引重量，作垂直悬吊牵引即可，牵引3~5周。

2. 在颅盆环下加前后水平牵引的病例，护理比较复杂，应随时观察调整牵引作用力的大小，定期行透视检查看有否气胸等并发症存在。特别是夜间睡眠时的卧位和翻身护理要做好。对合并心肺功能障碍的患者应随时观察口唇、甲床血运情况，监测呼吸量、血氧饱和度及输氧等。

图43-9 对于重度漏斗胸合并胸后凸消失的病例，为了解决心肺功能受压，需要做颅盆牵引加前后水平牵引，使胸腔前后径扩大，改善心肺功能。前面用钢丝提升漏斗底，将钢丝与橡皮条连接，固定在颅盆装置前柱的横杆上；后面用椎板下钢丝向后做水平牵引，以增加胸腔容积和矫正胸椎前凸畸形

第六节 上下带血管蒂胸骨板翻转术

（1）切口：胸部正中或乳房下横切口。男患者皮下脂肪组织少，可用正中切口。女患者考虑美容的因

素，可选用横切口。正中切口上端自胸骨角稍上方开始，下端至肚脐上约2cm处。两种切口的皮肤游离范围为上方接近胸骨切迹水平，下方接近肚脐，胸两侧约达前腋线，腹部游离到腹直肌的外缘（图43-10）。

（2）游离肌层：将左右胸大肌用电刀自胸骨、肋软骨及腹外斜肌腱膜上切离，向两侧游离开，显露凹陷的胸骨及肋软骨或肋骨。腹直肌在肋软骨及剑突上的附着点不作切离，只将腹直肌上端及两侧的外缘分离开，以利于胸骨板的翻转（图43-11）。

（3）分离胸膜：切开肋弓下缘，用牵引钩将肋弓拉起，伸入手指，将壁层胸膜自肋软骨内面向下推开。胸膜十分菲薄，一定要紧贴肋软骨及肋骨内面，用手指或纱布轻轻予以分离，以免发生破裂。同时分离开胸骨后之间隙（图43-12）。

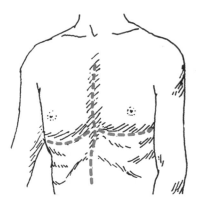

图43-10 上下带血管蒂胸骨板翻转术的切口

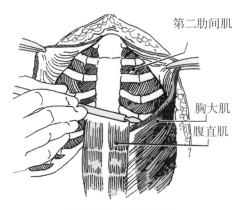

图43-11 游离肌层

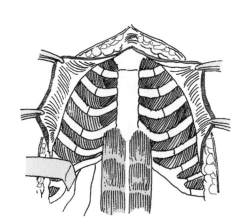

图43-12 分离胸膜

（4）切断肋软骨：于左右胸肋软骨、肋骨凹陷部之稍外侧，从肋弓开始，向上逐条切断肋软骨或肋骨及肋间肌，一般切至第2肋间（图43-13）。于第2肋间细心分出左右胸廓内动静脉，并向上、下各游离出2~3cm，使该段血管处于充分游离可移动的状态。对切断的肋间血管用细丝线缝扎，特别是切断细小胸廓内动静脉的分枝时，忌用电凝止血，以免发生胸廓内动静脉凝血梗阻。用线锯在第2肋间横断胸骨，使凹陷的肋软骨胸骨板全部游离（图43-14）。

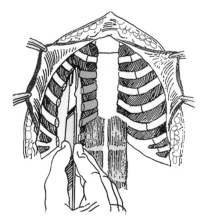

图43-13 切断肋软骨

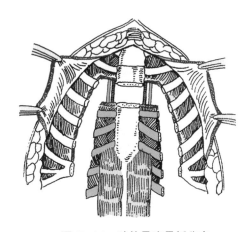

图43-14 肋软骨胸骨板分离

（5）翻转胸骨板：一般按顺时针的方向，将肋软骨胸骨板带着胸廓内动静脉及腹直肌蒂作180°翻转，两侧胸廓内动静脉及腹直肌均呈十字交叉状（图43-15）。翻转时必须注意保护胸廓内动静脉，勿过度牵拉，以免断裂或损伤血管内膜造成栓塞。只要将该血管游离出5～6cm，翻转胸骨板一般不致发生困难。翻转后的血管颜色正常，充盈良好。用不锈钢丝将胸骨横断的两端作2针缝合固定，并于中央部缝穿留置一针钢丝线，以备术后作牵引用。胸骨翻转后，原来胸骨或肋软骨最凹陷处变为向前凸起，可用刀将凸起部分削平（图43-16），必要时可将高起的胸骨中央部纵行切除一长条，然后再对拢，用涤纶线缝合，使胸骨变平（图43-17）。

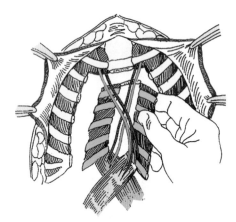

图43-15　腹直肌蒂做180°翻转

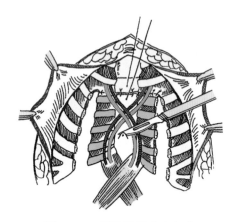

图43-16　削除胸骨凸出部分

（6）肋软骨端端缝合：胸骨板翻转后，将变形过长之肋软骨适当切除一段后，用涤纶线作端端缝合，同时肋间肌用细丝线缝合。切除一段变形之肋软骨再作端端缝合，可以利用两侧壁肋骨之牵拉的力量，使胸骨板向上抬举起来，增大胸廓的前后径，使矫形更为理想（图43-18）。

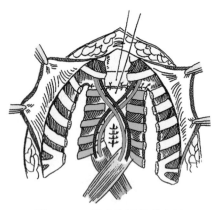

图43-17　缝合胸骨使其变平

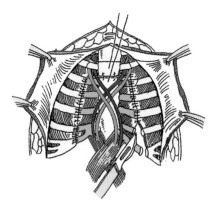

图43-18　肋软骨端端缝合

（7）缝合胸大肌：胸骨后安放引流管，若手术中已发生胸膜破裂，可安装胸腔引流管。将胸大肌拉拢缝合，其下缘与腹直肌及腹外斜肌缝合，缝合时将腹部肌肉略向上拉紧，术后可使腹部的膨隆状态得到适当纠正（图43-19）。

（8）缝合皮肤及胸骨牵引：皮下组织缝合后，皮肤用3-0涤纶线作皮内连续缝合。将引出体外的钢丝胸骨牵引线，接着固定在胸骨牵引架的拉钩上，旋紧拉钩上的元宝螺母，即可将胸骨上提并持续牵引，使横断胸骨处于术后不发生下陷。胸骨牵引架是用1根带槽沟的合金板条，两端各附一海绵垫，中间槽沟内附有一拉钩，用元宝螺母固定在架上，使用时将钢板条随着前胸壁形状稍加弯曲，两端海绵垫置于两侧之胸壁上作为支点，

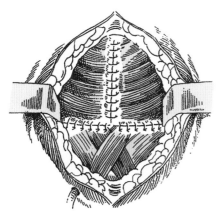

图43-19 缝合胸大肌

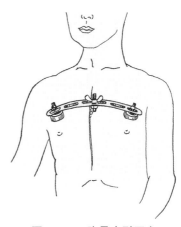

图43-20 胸骨牵引固定

用拉钩将牵引线拉起，旋紧元宝螺母即可。一般持续牵引4～6周将架取下，拆掉牵引线。用此架的患者无任何痛苦，可带架下地活动，能使前胸壁的矫形效果更为满意（图43-20）。（注：图43-10至图43-20引自黎乔寿，葛宝丰，卢世璧，等. 手术学全集：矫形外科卷［M］. 北京：人民军医出版社，1996：45-1613.）

第七节 典型病例介绍

例1，陈某某，男，7岁，因患胸段脊柱右侧凸合并漏斗胸（图43-3），于2004年9月1日入院。住院后3天开始颅盆牵引治疗，1周后在局麻下行漏斗底钢丝提升术。3周后在颅盆牵引局麻下行脊柱侧弯矫正和胸后凸成形术。术后X线复查，脊柱侧弯从术前的Cobb's角56° 变成10°。漏斗底至棘突的前后径从术前7cm变成9cm。人体外形恢复正常，漏斗胸凹陷已消失，拆除颅盆环，给予石膏背心外固定而出院（图43-21、图43-22）。

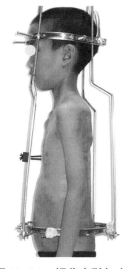

图43-21 颅盆牵引加水平牵引矫正脊柱侧弯合并漏斗胸

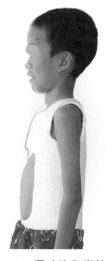

图43-22 漏斗胸和脊柱侧弯矫正完成后，维持石膏背心外固定8～10个月

例2，马某，男，15岁，因患重度脊柱侧弯合并重度漏斗胸（见图43-6），于2004年5月5日入院。入院后拟进行颅盆环牵引手术，但由于漏斗胸压迫心脏，在手术台上无法平卧，故先行漏斗胸钢丝提升矫正术，回病房作牵引治疗（图43-7）。至同年6月5日，行颅盆环牵引矫正脊柱侧弯（图43-8），5周后行分叉生长棒内固定术，7周后给予石膏背心外固定而出院。术后X线复查，脊柱侧弯从术前的Cobb's角99°变成30°。漏斗底至棘突的前后径从术前8cm变成11cm。人体外形改善，身高增加9cm，漏斗胸凹陷变浅，拆除颅盆环，给予石膏背心外固定而出院。

（田慧中 高晓辉 胡钦典）

参考文献

［1］ 陈安民，徐卫国. 脊柱外科手术图谱［M］. 北京：人民卫生出版社，2001：77-300.

［2］ 黎介寿，葛宝丰，卢世璧，等. 手术学全集：矫形外科卷［M］. 北京：人民军医出版社，1996；45-1613.

［3］ 田慧中. 脊柱侧弯合并胸前凸重建胸后凸的手术治疗［J］. 中国现代手术学杂志，2002，6（1）：52-53.

［4］ 田慧中. 头盆环牵引治疗侏儒症［J］. 中国矫形外科杂志，2003，11（6）：419.

［5］ 胥少汀，葛宝丰，徐印坎. 实用骨科学［M］. 2版. 北京：人民军医出版社，2003：1126-1178.

［6］ 雷伟，李明全. 脊柱内固定系统应用指南［M］. 西安：第四军医大学出版社，2004：9-30.

［7］ 脊柱外科技术［M］. 党耕町，译. 北京：人民卫生出版社，2004，102-245.

［8］ 田慧中. 脊柱侧弯合并漏斗胸的诊断与治疗［J］. 中国矫形外科杂志，2005，13（5）：393.

［9］ 田慧中，曲龙，吕霞，等. 牵拉成骨技术在发育期间脊柱畸形中的应用［J］. 中国矫形外科杂志，2006，14（13）：969-971.

［10］ 田慧中，吕霞，马原. 头盆环牵引全脊柱截骨内固定治疗重度脊柱弯曲［J］. 中国矫形外科杂志，2007，15（3）：167-172.

［11］ 田慧中，刘少喻，马原. 实用脊柱外科学［M］. 广州：广东科技出版社，2008：87-274.

［12］ 田慧中，马原，吕霞. 颅盆牵引加弹性生长棒内固定治疗发育期间的脊柱侧凸［J］. 中国矫形外科杂志，2008，16（21）：1660-1663.

［13］ 田慧中，马原，吕霞. 颅盆牵引下肋骨成形术治疗胸廓塌陷［J］. 中国矫形外科杂志，2009，17（11）：836-838.

［14］ 田慧中，万勇，李明. 脊柱畸形颅盆牵引技术［M］. 广州：广东科技出版社，2010：3-305.

［15］ 田慧中，张宏其，梁益建. 脊柱畸形手术学［M］. 广州：广东科技出版社，2012：1-483.

［16］ 田慧中，李明，王正雷. 胸腰椎手术要点与图解［M］. 北京：人民卫生出版社，2012：1-470.

［17］ 田慧中，李佛保，谭俊铭. 儿童脊柱矫形手术学［M］. 广州：广东科技出版社，2016：1-443.

［18］ TIAN H Z，LV X，TIAN B. Halo pelvic distraction in combination with total spine osteotomy and internal fixation for treatment of severe scoliosis［J］. Orthopedic Journal of China，2006，1（1）：11-16.

第四十四章 "曲轴现象"的防治

第一节 "曲轴现象"的产生与防治

一、"曲轴现象"的产生

脊柱"曲轴现象"的产生乃由于后路手术矫治发育期间的脊柱侧凸时，采用长节段钉棒系统，作了坚强的内固定或椎板或广泛的植骨融合术之后，使正在发育期间的脊柱受到内固定器械的限制或植骨融合的限制，造成脊柱无法向纵长发展的局面。"曲轴现象"在生物学中是一种常见的现象，当幼苗在生长中遇到阻力时也会变弯和旋转，这是一种自然现象。预防"曲轴现象"产生的办法是对正在发育期间的儿童（年龄在12岁以内的儿童）尽量少采用长跨度的钉棒系统作坚固的内固定，因为这种做法会限制脊柱的纵向发展是不合理的，更不要企图用椎弓根螺钉作坚强固定，这会对椎体的发育也产生阻滞作用，更是错误的想法。为什么光从限制椎体的发育增生长上下功夫，又是用椎弓根螺钉同时限制椎体的发育增长，又是用前路手术做骨骺阻滞，又是要用内窥镜作椎间盘切除融合术等，总是想从限制脊柱的纵长发展上卜功夫，这样做能符合生物学原理吗？难道不能换一种器械和手术方法，例如用生长棒跟着脊柱的发育增长，用置入器械逐渐延长的办法或非融合性内支撑的办法，或以颅盆牵引加内支撑内固定的办法，来解决这个问题呢？这是值得深思的。

二、"曲轴现象"的预防

（1）预防"曲轴现象"发生的方法是对正在发育期间的儿童尽量少采用长节段坚强的钉棒系统作内固定，这种方法会限制脊柱向纵长方向生长发育，使脊柱在漫长的发育过程中形成"曲轴现象"。

（2）从思想上认识到钉棒系统经后路内固定的不足之处，是应用在发育期间的儿童时造成"曲轴现象"的原因。

（3）对12岁以前发育期间的儿童应多采用扶助生长棒，即跟随着发育成长能自动弹开或分次撑开的钩棒系统，因为钩棒的作用力仅限于脊柱的后柱，这样能使脊柱的前后柱同步增长，促进患者的身高增加，防止"曲轴现象"的产生。

（4）对正在发育期间的儿童椎板后植骨融合常常是没有太大意义的，不加内固定的椎板后异体骨植骨融合术后，X线片所见植骨常被吃掉造成融合失败（见早年脊柱结核椎板后植骨融合术）。伴随钉棒系统坚强内固定的椎板后植骨融合术，虽然能取得融合成功，但又因阻滞了后柱的发育增长，造成脊柱的"曲轴现象"出现。所以说对发育期间的儿童椎板后脊柱融合术意义不大。

（5）在矫治发育期间儿童脊柱侧弯时，坚强的后路钉棒内固定加椎板后植骨融合术是不符合生物学原理的，是造成"曲轴现象"的主要原因。

（6）建议脊柱外科同道们不要把某一种器械看作是万能的，用它来代替所有的器械，这是不科学的，手术器械是要靠操作者根据不同情况和不同的术式和操作者的构思来设计的，不能只用某一种器械来解决所有的问题。

三、"曲轴现象"的治疗

"曲轴现象"是在手术矫治脊柱侧弯中发生的一种医源性并发症。对"曲轴现象"的纠正是预防重于治疗，一旦遇到后路钉棒内固定术后并发"曲轴现象"时，就应该及时拆除内固定，更换颅盆牵引，使后柱的椎板间隙松解后再更换扶助生长棒做内支撑内固定，更换生长棒的时间应在患儿尚未发育成熟之前，不宜拖延太久，等到发育成熟之后再纠正，就难以奏效了。如为椎板后植骨融合者则应多节段切开融合间隙再作颅盆牵引，其难度更大。如果"曲轴现象"已至晚期，胸段脊柱或腰段脊柱已形成严重的侧弯和旋转时，则已失去了早期治疗的机会，颅盆牵引和生长棒也难以奏效。只能考虑颅盆牵引加截骨术治疗，或者采用其他姑息治疗的方法处理。

（田慧中　杨文成　高兴顺）

第二节　颅盆牵引加扶助生长棒矫正发育期间"曲轴现象"的生物力学

脊柱侧弯是脊柱正常中心线的侧向弯曲伴椎体旋转。弯曲和旋转使椎骨变形。脊柱既在冠状面有侧向弯曲，又绕垂直轴异常旋转，故其病变是在整个脊柱及与之相连的肋骨、椎旁肌肉等共同构成的三维空间的变化，它既有节段的因素，也有整体因素。

"曲轴现象"一般均发生在整个脊柱全长的中段，而不发生在整个脊柱全长的两端，当脊柱侧弯的主弯位于脊柱中段时，可因肌肉的拉力或地心的引力而跟随着侧弯的加重产生主弯段的旋转，特别是当医源性椎板后植骨融合或长节段钉棒系统坚强内固定后，造成人为的限制脊柱向纵长生长的条件下，所形成的"曲轴现象"更是最常见的并发症。但其整个脊柱的上下两端并不旋转，故患者的脸及骨盆仍然是朝前的，脊柱弯曲和旋转只发生在脊柱的中段（主弯段），患者的头与骨盆仍保持在朝前的同一方向上。故脊柱的旋转仅限于中段旋转，类似将一条粗橡皮管折弯时，也会同时产生旋转的原理一样（图44-1）。

橡皮管的周围结构的支持力均相等，而脊柱前柱与后柱的支撑力就大不相同了，因为前柱为椎体和椎间盘，其纵向支撑力甚强，而后柱为椎板、小关节突和斜形的小关节面，故纵向支撑力比较薄弱。当脊柱中段主弯部位受到纵向垂直压力时，脊柱就会产生前凸，在脊柱侧弯的条件下，前凸的椎体就会向着脊柱的凸侧旋转，棘突和椎板就会向着脊柱的凹侧旋转，故前柱与后柱的纵向支撑力的不同，也是并发"曲轴现象"的重要原因。

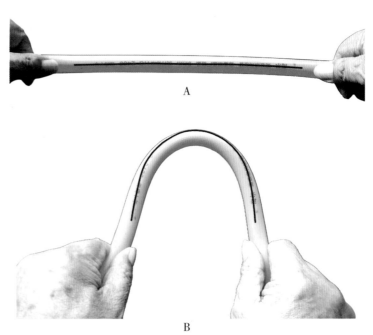

A. 在直的橡皮管上，画一条纵形黑线，如图所示；B. 将橡皮管折弯后，橡皮管的中段除变弯外，还同时产生旋转，纵形黑线从凹侧向着凸侧旋转，这是一种力学现象。脊柱侧弯的主弯段同时产生旋转，而其上下两端并不旋转，患者的面部与骨盆部仍然向前，其旋转的最严重部位仍限于脊柱中段的主弯部位

图44-1　橡皮管折弯的力学试验

笔者从1980—2008年，用颅盆支撑牵引配合内支撑内固定手术治疗发育期间重度脊柱侧弯1 100例，平均矫正率达到70.32%，起到了单纯器械内固定治疗无法达到的治疗效果。

颅盆支撑牵引法（图44-2）是将颅环用四枚螺钉固定在颅骨上。将盆环用两根骨圆针固定在骨盆上，两环之间用4根立柱支撑。每天上调颅环上的螺母，逐日延长躯干，应先快后慢，每天增高1～3mm，牵引期限为4～8周。利用其慢性撑开的作用使侧弯凹侧挛缩的软组织逐渐蠕变松解、拉长，脊柱侧弯也逐渐由弯变直（图44-3）。跟随着脊柱伸直，脊柱的"曲轴"旋转现象也相应地恢复。脊柱凹侧的胸廓塌陷和凸侧的剃刀背也相对地恢复平衡（图44-4）。骨盆倾斜和双下肢不等长也逐渐改善。

通过颅盆环的纵向牵引把重侧弯变成了轻侧弯，为下一步置入内支撑和内固定器械创造了条件，使棒与脊柱之间的弓弦关系大为改善，特别是颅盆牵引配合弹性分叉生长棒（田慧中的设计取得国家专利）治疗发育期间重度脊柱侧弯时，更能显示它的优越性（图44-5）。颅盆环牵引是利用Ilizarov的生物力学原理，再加上"时间变量"使脊柱弯曲变直，弹性分叉生长棒和分次撑开的微创手术，使脊柱跟随着发育生长逐渐矫正侧弯畸形，这是一种符合生物力学原理的治疗方法。

用长跨度、上下端椎弓根螺钉锁紧的钉棒法治疗发育期间的脊柱侧弯，将会跟随着年龄的增加产生"曲轴现象"（图44-6至图44-8）。

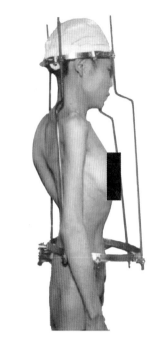

图44-2 轻便颅盆环支撑牵引法

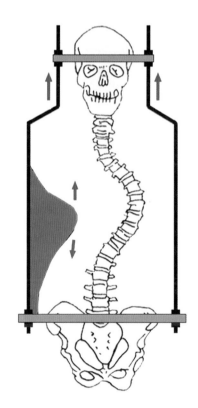

图44-3 利用颅盆牵引的慢性撑开力，使躯干周围软组织逐渐蠕变、松解、延长，弯曲的脊柱伸直，曲轴现象消失

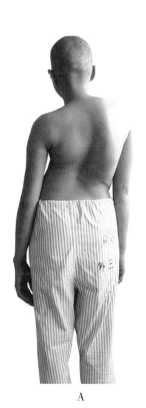

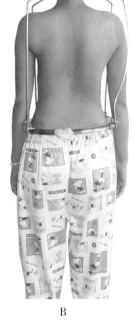

A B

A. 牵引前；B. 牵引后

图44-4 颅盆牵引后脊柱伸直，"曲轴现象"逐渐消失，凹侧的胸廓塌陷和凸侧的剃刀背畸形相对平衡

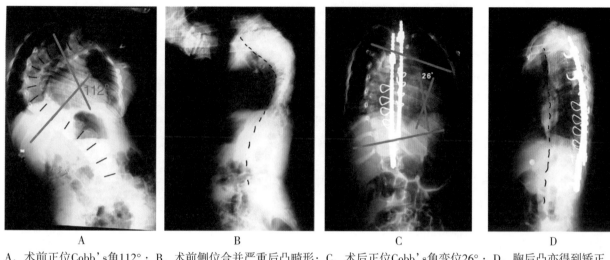

A. 术前正位Cobb's角112°；B. 术前侧位合并严重后凸畸形；C. 术后正位Cobb's角变位26°；D. 胸后凸亦得到矫正

图44-5　颅盆牵引加弹性分叉生长棒治疗重度脊柱侧弯

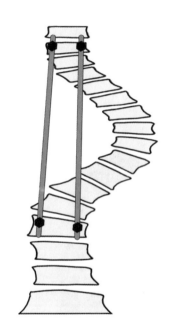

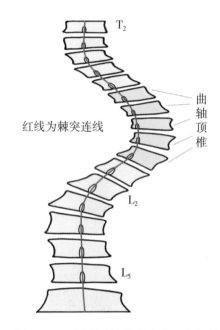

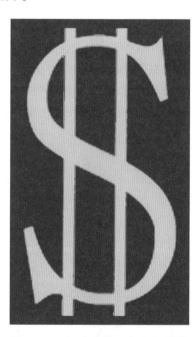

图44-6　用上下端锁紧的钉棒法治疗发育期间的脊柱侧弯时，会跟随着脊柱的发育增长，而产生"曲轴现象"

图44-7　"曲轴现象"是在内固定器械的作用下，限制脊柱的纵向生长，形成侧弯段椎体的弯度加大和旋转加重

图44-8　长跨度椎弓根螺钉锁紧的钉棒固定，能造成脊柱"曲轴现象"的加重

（田慧中　杨文成　高兴顺）

第三节　曲轴现象的手术治疗

一、手术适应证与禁忌证

（一）适应证

（1）钉棒系统矫正脊柱侧弯术后出现"曲轴现象"的病例。

（2）椎板后植骨融合后形成“曲轴现象”的病例。

（3）钉棒系统后路内固定加椎板后植骨融合形成的“曲轴现象”。

（4）早期发现的“曲轴现象”，尚在儿童脊柱发育期间的病例。

（二）禁忌证

（1）晚期发现的“曲轴现象”，骨骼已进入成熟期的病例。

（2）晚期“曲轴现象”已形成极度严重的脊柱侧弯和旋转畸形的病例。

（3）预计颅盆牵引和扶助生长棒无法解决，需要作截骨手术的病例。

（4）预计需要作姑息治疗或放弃治疗的病例。

二、手术方法

对“曲轴现象”（图44-9）的手术治疗方法：笔者主张将尚在发育期间的病例作为选择对象进行治疗，对晚期的，骨骼发育已进入成熟期的重度“曲轴现象”未列入此治疗的范围之内。笔者应用的治疗方法包括：先作颅盆环牵引，在颅盆环牵引下拆除限制纵长生长发育的内固定器械；椎板间截骨切断已骨性融合的椎板间隙；待4~6周颅盆牵引产生作用后，再行扶助生长棒矫正“曲轴现象”，这对正在发育期间的病例，能起到良好的作用。

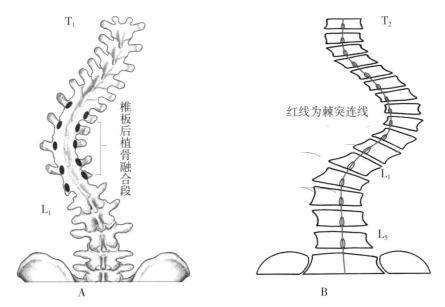

A. 后面观：椎板后植骨融合段骨骺发育受到阻滞，而椎体的发育速度加快造成“曲轴现象”；B. 前面观：主弯段的弯曲旋转形成“曲轴现象”

图44-9　由于椎板后植骨融合引起“曲轴现象”

（1）颅盆牵引术：患者入院后经检查无禁忌证时，第一步先安装颅盆牵引装置，待患者适应牵引和牵引产生效果后，再在颅盆牵引下、局部浸润麻醉下拆除原有的限制脊柱发展的内固定器械和截骨切断椎板间的骨性融合，术中、术后均在颅盆牵引下进行，待颅盆牵引4~6周后，拍X线片观察椎板间隙张开的情况和“曲轴现象”的改善情况。然后再确定局部浸润麻醉下经后路安装扶助生长棒或弹性分叉棒矫正“曲轴现象”的手术。

（2）融合椎板间隙的截骨松解术：术中检查并结合X线片所见，来确定需要作截骨的椎板间隙，然后用骨刀作横形截骨，切断被融合的椎板间隙，用骨刀撬拔见有活动度为准（图44-10）。将已融合的椎板间一一松解后，止血并分层闭合切口，回病房继续进行颅盆牵引工作（图44-11）。

（3）扶助生长棒的设计和安装：笔者设计的生长棒有两种，一种为扶助生长棒（图44-12），另一种为弹性分叉生长棒（图44-13）。

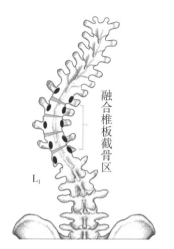

图44-10　切断主弯段被融合的椎板间隙

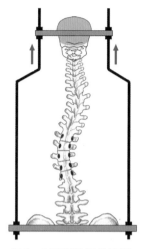

图44-11　经4~6周慢性颅盆牵引，使脊柱逐渐伸直，"曲轴现象"改善，然后再用扶助生长棒矫正

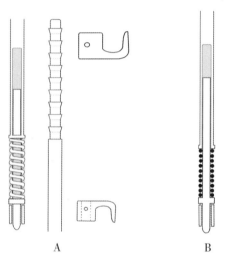

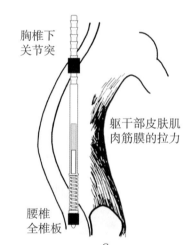

A. 套管与管芯连接图；B. 套管与管芯剖面图；C. 扶助生长棒已安装好，准备撑开矫正"曲轴现象"示意图

图44-12　扶助生长棒示意图

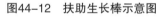

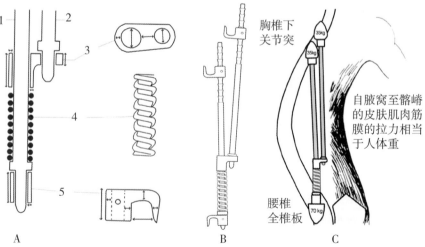

A. 弹性分叉生长棒制造结构图，1. Ⅰ棒，2. Ⅱ棒，3. 棒间接头，4. 弹簧，5. 下钩；B. 弹性分叉生长棒的上端给两个骨着力点，下端给一个骨着力点，变"等力撑开"为"非等力撑"开，加大了矫正力，减少了脱钩断棒的发生率；C. 弹性分叉生长棒矫正发育期间重度脊柱侧凸示意图

图44-13　弹性分叉生长棒示意图

应用方法：持续颅盆牵引4～6周后，摄X线片观察"曲轴现象"的改善和脊柱侧弯的矫正情况，再确定扶助生长棒的置入时间，一般在扶助生长棒置入后（图44-14），即可考虑拆除颅盆牵引装置了。

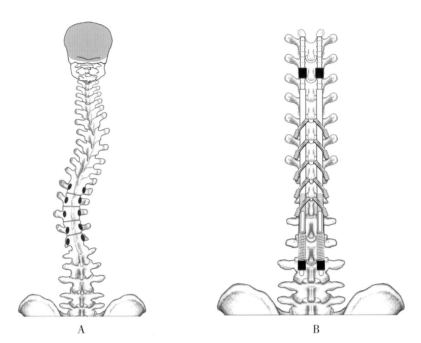

A．颅盆牵引后，脊柱侧弯和"曲轴现象"已被大部分矫正；B．用扶助生长棒进一步矫正脊柱侧弯和"曲轴现象"，直至脊柱伸直、"曲轴现象"消失

图44-14 "曲轴现象"的矫正

（4）对严重的"曲轴现象"且已进入成年期的病例，颅盆牵引加扶助生长棒治疗也难以奏效。还可考虑颅盆牵引加截骨术的方法，看能否发挥作用。对更严重的病例也只好采用姑息疗法或放弃治疗，应记住外科医生不是万能的，还有不少的疑难病症是无能为力的。

（5）术后处理

颅盆牵引加扶助生长棒治疗的术后处理很重要，因为患者需要在病房住4～6周后方能出院。在颅盆牵引期间需要医护配合认真观察，每天调升撑开的高度，开始每天升高3～5mm，1周后每天升高1～2mm，3周后每天不能超过1mm。根据患者的耐受情况，随时注意有否过牵症状出现，如有吃饭困难、喝水呛咳、语言不清等上颈椎过牵的症状出现，则应停止升高休息或降低牵引高度2～3cm，待症状消失后再撑开。还要观察、检查牵引装置的部件，螺丝有无松动、变位，及时进行调整。盆针和颅钉的钉眼有否感染、有否分泌物流出，应给予清洁消毒和应用抗生素治疗。当患者做户外活动时应有人陪同。出院后每半年拍X线片检查扶助生长棒的撑开情况，必要时住院作二次小切口撑开手术。

第四节 术中陷阱及注意事项

（1）颅盆牵引患者当骨盆穿针时需要手术技巧和穿针经验，才能达到正确穿针的目的。有经验的手术者根本不需要使用瞄准器穿针，瞄准器的最大缺点是手摇钻钻入骨盆时难以控制进针方向，针尖往往不按照瞄准器指引的方向前进。用肉眼观察下，用小锤子击入的方法，反而更安全可靠，这要靠术者的经验。

（2）"曲轴现象"是一种医源性的并发症，预防重于治疗。对发育期间的儿童不宜应用钉棒系统作上下端固定死的内固定方法，这样做限制了脊柱向纵长生长，必然会形成"曲轴现象"，如果"曲轴现象"已经形成，就需要及早在发育期间治疗，等到发育成熟后再处理，矫治困难就更大了。

（3）对晚期"曲轴现象"的重度病例，患者已进入成年期，其治疗效果是不满意的。颅盆牵引加生长棒的疗法也是无能为力的。采用损伤性极大的手术方法又是得不偿失的。要与患者及其家属交代清楚，以免达不到满意效果而产生纠纷。

（4）对限制脊柱纵向发展的内固定器械要彻底拆除，对椎板后被融合的椎板间隙一定要打开，这样做颅盆牵引才能起作用。

（5）对"曲轴现象"的椎体间尚存在活动度的患者效果满意，对椎体间跟随着"曲轴"产生椎体骨骼变形，椎间盘及其周围韧带纤维化增厚的病例治疗效果较差。

（6）笔者惯用的扶助生长棒有两种，一为用哈氏棒改良的弹性分叉生长棒（图44-12）。二为自制的套筒式扶助生长棒（见图44-13）。笔者用这两种器械治疗发育期间的脊柱侧弯285例，取得治疗发育期间脊柱侧弯的成功经验，用这两种方法治疗的病例，均取得较好的治疗效果。究其原因可能与弹性分叉生长棒或套筒式扶助生长棒能跟随着脊柱的纵向发育生长而弹开，不会限制脊柱纵向生长有关。另外再加上颅盆牵引的作用，也促进了脊柱的纵向延长，对"曲轴现象"的形成起到治疗作用。

（田慧中　王治国　李青）

参考文献

［1］戴力杨. 脊柱的曲轴现象［J］. 中华外科杂志，1999，37（10）：620-621.

［2］洪正华，沈建雄，邱贵兴. 脊柱侧凸矫形术后的曲轴现象［J］. 中国矫形外科杂志，2001，8（12）：1205-1207.

［3］陈安民，徐卫国. 脊柱外科手术图谱［M］. 北京：人民卫生出版社，2001：77-233.

［4］田慧中. 脊柱侧弯合并胸前凸重建胸后凸的手术治疗［J］. 中国现代手术学杂志，2002，6（1）：52-53.

［5］田慧中. "田氏脊柱骨刀"在矫形外科中的应用［J］. 中国矫形外科杂志，2003，11（15）：1073-1075.

［6］余可谊，邱贵兴. 曲轴现象研究进展［J］. 中国矫形外科杂志，2004，12（19）：1498-1500.

［7］王亭，邱贵兴. 脊柱侧凸后路融合术后的曲轴现象［J］. 中华骨科杂志，2005，25（2）：124-125.

［8］田慧中，吕霞，马原. 头盆环牵引全脊柱截骨内固定治疗重度脊柱弯曲［J］. 中国矫形外科杂志，2007，15（3）：167-172.

［9］田慧中，马原，吕霞. 颅盆牵引加弹性生长棒内固定治疗发育期间的脊柱侧凸［J］. 中国矫形外科杂志，2008，16（21）：1660-1663.

［10］田慧中，刘少喻，马原. 实用脊柱外科学［M］. 广州：广东科技出版社，2008：195-275.

［11］田慧中，刘少喻，马原. 实用脊柱外科手术图解［M］. 北京：人民军医出版社，2008：218-311.

［12］田慧中，马原，吕霞. 颅盆牵引下肋骨成形术治疗胸廓塌陷［J］. 中国矫形外科杂志，2009，17（11）：836-838.

［13］田慧中，白靖平，刘少喻. 骨科手术要点与图解［M］. 北京：人民卫生出版社，2009：125-155.

［14］坎贝尔骨科手术学［M］. 11版. 王岩，译. 北京：人民军医出版社，2009：1510-1632.

［15］田慧中，万勇，李明. 脊柱畸形颅盆牵引技术［M］. 广州：广东科技出版社，2010：1-305.

［16］田慧中，李明，马原. 脊柱畸形截骨矫形学［M］. 北京：人民卫生出版社，2011：1-355.

［17］田慧中，李明，王正雷. 胸腰椎手术要点与图解［M］. 北京：人民卫生出版社，2012：417-470.

［18］田慧中，张宏其，梁益建. 脊柱畸形手术学［M］. 广州：广东科技出版社，2012：1-483.

［19］田慧中，李佛保，谭俊铭. 儿童脊柱矫形手术学［M］. 广州：广东科技出版社，2016：1-443.

［20］TIAN H Z, LV X, TIAN B. Halo pelvic distraction in combination with total spine osteotomy and internal fixation for treatment of severe scoliosis［J］. Orthopedic Journal of China, 2006, 1（1）：11-16.

第四编　其他用骨刀操作的疾病

第四十五章　颈椎后路关节突间骨刀开窗神经根减压术

一、概述

当两节颈椎互相连接在一起时，两侧的关节突与钩椎关节部分形成一圆形通道，即节段神经根的出口。该通道的前壁为Luschka关节和椎间盘间隙，后壁为重叠的上下关节突，其上下界为椎弓根，构成颈椎间孔。颈神经根走行于孔内，其周围有脂肪组织及硬膜外静脉丛围绕。颈神经根乃由感觉及运动神经纤维构成在该处形成神经节，被硬膜囊包裹形成神经袖。C_5神经根通过椎间孔时与脊髓成45°角由内向外走行。自$C_5 \sim C_8$逐渐变成90°平行。

自后路切除上下关节突的内侧缘，能达到直接减压神经根的目的。牵开神经根切除前方的椎间盘组织和骨赘，能彻底减压脊神经根，对根性颈椎病能产生良好的治疗效果。

二、适应证与禁忌证

（一）适应证

经临床检查与影像学检查证实的脊神经根型颈椎病，临床表现为神经根性疼痛明显，而不伴有或仅伴有轻度脊髓受压症状者。

（二）禁忌证

（1）脊髓型颈椎病，不应采用本方法。

（2）诊断不明确，不应采用本方法。

三、手术方法

（一）手术操作程序

（1）坐位手术：坐位手术较俯卧位出血少，能使颈部前屈和侧屈，增大了暴露范围，操作容易进行（图45-1）。

（2）颈后部沿棘突切口（图45-2），在C型臂X线机下定位，确定开窗间隙（图45-3）。单侧暴露棘突、椎板和关节突，严格止血显露清楚。

（3）在应用电凝时要用生理盐水反复冲洗切口，冷却术野避免空气栓塞的现象发生。剥离棘突时应将分叉棘突的患侧叉支一同切除，连同肌肉一起剥

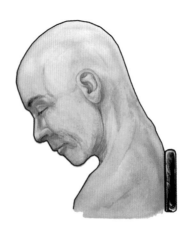

图45-1　在局麻下做小切口，坐位作后路关节突间开窗神经根减压术比俯卧位方便

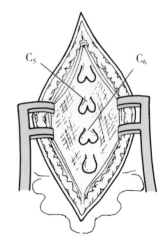

图45-2　$C_5 \sim C_6$左侧神经根受压，皮肤切口可暴露$C_4 \sim C_7$的棘突

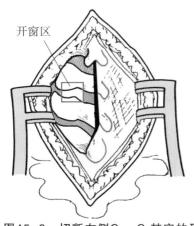

图45-3　切断左侧C$_5$~C$_6$棘突的叉支，单侧暴露C$_5$~C$_6$关节突间隙，用薄刃骨刀作方窗

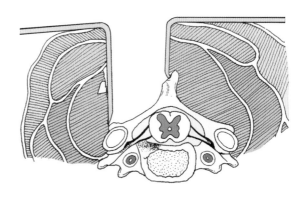

图45-4　已牵开左侧的椎板后肌肉，将棘突的叉支连同肌肉牵开，暴露关节突关节

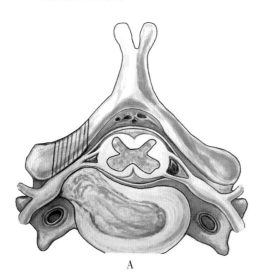

A

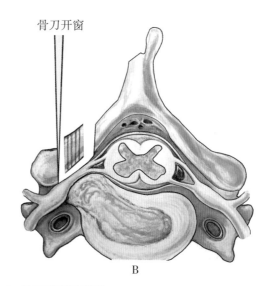

骨刀开窗

B

A. 斜线为开窗区；B. 骨刀开窗示意图

图45-5　用薄刃骨刀在关节突间开窗，减压神经根

开则更方便（图45-4）。

（4）在C型臂X线机下确定暴露间隙后，用Meyerding拉钩牵开肌肉组织彻底暴露关节突，在关节突的内2/3用磨钻或田氏骨刀开窗（图45-5）。

（5）用薄刃的田氏骨刀在关节突之间做方形开窗，先切除下关节突，暴露重叠的下一节椎骨的上关节突（图45-6A至图45-6C）。然后再用骨刀切除下一椎骨的上关节突（图45-6D、图45-6E）。彻底暴露受压的脊神经根和突出的椎间盘或来自Luschka关节的增生骨赘（图45-7）。如能掌握薄刃骨刀的使用方法，熟习颈椎关节突和椎板部位的解剖结构，对各部位骨质结构的厚薄有明确的概念，那么用骨刀开窗要比用磨钻和小枪钳开窗更加安全可靠，而且快捷方便。

（6）开窗后应认真解剖椎间孔内的组织，剥离暴露脊神经根和突出的椎间盘或来自Luschka关节的增生骨赘（图45-8）。特别是硬膜外静脉丛，一旦破裂出血较多，均可用压迫止血或双极电凝止血。

（7）用神经根拉钩牵开神经根，在突出的椎间盘或增生的骨赘上用窄骨刀作方形开孔，用髓核钳切除椎间盘，用骨刀切除Luschka关节上的增生骨赘（图45-9）。

（8）当关节突间开窗完成后，脊神经根已经做到了后减压，如果沿神经根的两端探查还有压迫时，可用枪钳或磨钻再向两端潜行扩大即可。然后用神经根拉钩将神经根向头端牵开，彻底暴露突出的椎间盘和增生的

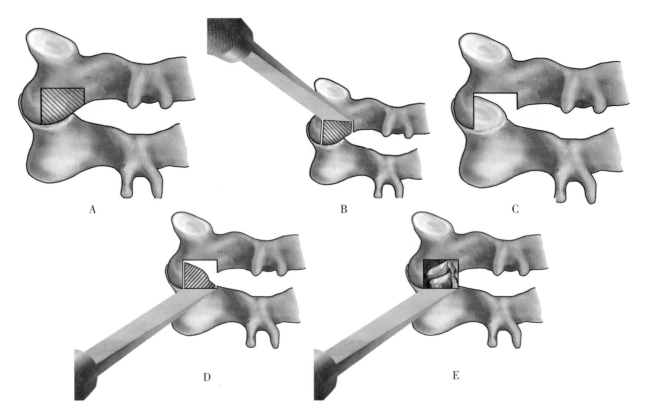

A. 斜线为下关节突的切除区；B. 倒U形切口的两端已切开，正在切除倒U形基底；C. 下关节突已被切除，暴露上关节突关节面；D. 正在切除上关节突；E. 上下关节突已被切除，暴露颈神经根和突出的椎间盘

图45-6 骨刀开窗步骤

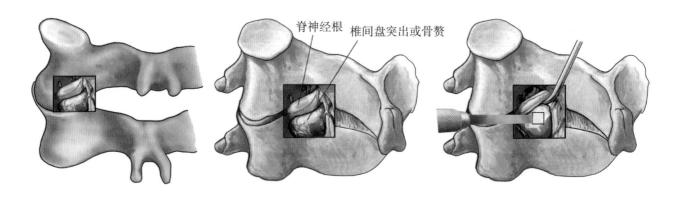

图45-7 彻底暴露受压的脊神经根和突出的椎间盘或来自Luschka关节的增生骨赘

图45-8 要仔细认真地解剖暴露颈神经根，注意勿损伤硬脊膜外静脉丛，以免造成出血

图45-9 用神经钩轻轻地向头端牵开神经根，暴露突出的椎间盘或骨赘，用小号直骨刀在突出物上开方窗，然后用髓核钳摘除髓核，再用骨刀切除增生的骨赘，达到神经根前后的彻底减压

骨赘，以便彻底进行神经根的前减压，待神经根的最后减压全部完成后，检查神经根向前后左右移动，达到彻底松解为止。

（9）手术完成后严格止血，放置负压引流管或橡皮膜，分层闭合切口，手术结束。

（二）术后处理

术后24~48h拔除引流管或橡皮膜，给予颈围固定保护2~6周。出院后继续练习功能活动。为防止术后神经根水肿，在术后前3天可给予地塞米松和甘露醇静脉滴注，以减轻术后疼痛。

四、注意事项与防范要点

（1）后路关节突间开窗减压治疗根性颈椎病为一种简单易行、微创性的手术方法，对典型的根性颈椎病，具有单侧上肢疼痛症状明显的病例，能取得较好的治疗效果，一般无须内固定，损伤小、功能恢复早。

（2）直立位手术时有造成空气栓塞的可能性，但直立位手术比俯卧位手术出血少、操作方便，颈椎采取前屈位及向健侧倾斜位，能使患侧关节突间隙增宽，显露得更清楚。笔者在50例关节突间开窗的病例中尚未见到并发空气栓塞的病例发生，为了预防空气栓塞的发生，术中应不断地用生理盐水冲洗切口，加湿和冷却术野有防止空气栓塞的作用。

（3）术前应令患者练习坐位屈颈试验，使患者能适应术中所采取的体位。

（4）用锐利的薄刃骨刀开窗的方法是个快捷而方便的好方法，只要能熟练局部解剖，就能在最短时间内完成关节突间开窗减压神经根、摘除椎间盘和切除骨赘的一系列工作，而且为单侧暴露，损伤小、出血少、恢复快，能彻底解除神经根的受压症状。

（5）用圆头磨钻开窗的方法，在没有学会用薄刃骨刀开窗的情况下，也可用磨钻开窗，但需要的时间略长些，最好是开圆窗。用枪状咬骨钳开窗时应慎重，勿将咬骨钳较厚的钳咀勉强插入挤压很紧的神经根管内，以免造成神经根的损伤。

（6）先用神经钩探查，然后在神经钩引导下切除骨性组织的方法安全可靠。

（7）用填塞压迫，双极电烙的方法止血效果较好。

（8）术者应充分熟悉颈椎间孔部位的解剖结构。

（9）切忌在开窗内过度向前外侧扩大，企图在此切口内减压椎动脉，或企图在此切口内过度向内侧扩大切除整个Luschka关节，以免造成大出血或损伤脊髓神经。

（田慧中　张强　刘少喻）

参考文献

［1］田慧中，白靖平，刘少喻. 骨科手术要点与图解［M］. 北京：人民卫生出版社，2009：3-165.

［2］田慧中."田氏脊柱骨刀"在矫形外科中的应用［J］. 中国矫形外科杂志，2003，11（15）：1073-1075.

［3］田慧中. 脊柱外科医师要善于使用咬骨钳和骨刀［J］. 中国现代手术学杂志，2002，6（1）：67-69.

［4］田慧中，刘少喻，马原. 实用脊柱外科学［M］. 广州：广东科技出版社，2008：141-466.

［5］田慧中，刘少喻，马原. 实用脊柱外科手术图解［M］. 北京：人民军医出版社，2008：385-453.

［6］李家顺，贾连顺. 颈椎外科学［M］. 上海：科技技术出版社，2004：521-607.

［7］脊柱外科手术径路［M］. 2版. 王自立，党耕町，译. 北京：人民卫生出版社，2008：199-213.

［8］郝定均. 实用颈椎外科学［M］. 北京：人民卫生出版社，2007：229-372.

［9］颈椎外科手术图谱［M］. 韦峰，党耕町，译. 北京：北京大学医学出版社，2007：172-217.

［10］刘少喻，田慧中，丁亮华. 颈椎手术要点与图解［M］. 北京：人民卫生出版社，2010：3-200.

第四十六章　胸椎间盘突出侧前方入路截骨切除术

一、目的及意义

胸椎间盘突出症（thoracic disc herniation，TDH）是导致胸椎管狭窄的常见原因，尸检及脊髓造影计算机断层扫描（CTM）提示无症状的TDH占11%，需手术治疗的TDH仅占胸腰椎椎间盘切除术的0.25%～1%。临床所见TDH常伴发于Scheuermann病的年轻患者。对于年长患者则常伴有胸椎椎体后缘骨赘及小关节增生或黄韧带肥厚等退变性疾病。研究表明该病常发生于有胸椎后凸加重的患者，这可能与局部应力增加，加速退变产生的结果有关。

TDH的分型：根据突出的部位可分为中央型、旁中央型、外侧型和硬膜内型。中央型和旁中央型占整个TDH的70%。

TDH发生的阶段：T_{11}～T_{12}占20%，75%的TDH发生在T_8～T_{12}。故下胸椎发生率高于上胸椎。

导致脊髓损害的TDH是手术的绝对适应证。早期采用经后路切除TDH的做法容易造成神经损伤或减压不彻底，现已很少采用。目前最广泛应用的术式为侧前方入路椎体截骨切除TDH加椎体间植骨融合的手术方法。该方法操作方便、不易损伤神经组织，并能同时进行椎体间植骨融合。本组采用侧前方入路，截骨切除TDH取得优良的手术效果，故推荐应用此方法。

二、影像学检查对TDH的诊断价值

影像学检查有助于本病的诊断。X线平片对本病诊断有一定意义，可显示椎体边缘增生硬化、椎间隙变窄、间盘钙化等退行性改变。CT检查是胸椎间盘突出症诊断的一个极有价值的手段，与标准的脊髓造影相比，CT不仅提高了敏感性和精确性，而且能够探测椎间盘的硬膜囊内浸润。CT对椎间盘钙化的诊断也有帮助，在脊髓造影之后再进行CT检查则更为灵敏。CT诊断椎间盘突出的标准是椎体后方的局灶突出并伴有脊髓受压或移位。非侵入性和非放射性成像技术MRI的应用是本病诊断的最有效方法，它可在轴位和矢状位上获得清晰的立体影像，直接显示病变椎间盘的大致轮廓及其对硬膜囊脊髓和脊神经结构压迫的程度，对识别椎间盘退变和椎间隙感染最为敏感，为分型和手术方法的选择提供帮助，并可显示脊髓本身的变化，直接显示胸椎的病变，为胸椎间盘突出与其他胸段脊髓疾患提供鉴别诊断。

三、胸椎间盘突出症与腰椎间盘突出症不同

腰椎间盘突出症（lumbar disc herniation，LDH）是常见病、多发病，而胸椎间盘突出症则是极少见的一种疾病，在手术治疗椎间盘突出症中TDH仅占1%左右。腰椎间盘突出位于腰段，相对的椎管内为马尾神经和神经根，而TDH相对的是脊髓和神经根，造成的压迫对象不同，所出现临床症状当然也不同。腰段脊柱呈生理性前凸，且椎管宽畅，当LDH发生时尚有部分退让余地，而且压迫的是马尾神经和神经根，其耐受性较强，故能允许经后路手术牵开神经根或马尾神经切除位于椎管前方的LDH。但胸段脊柱呈生理性后凸，且椎管狭窄，TDH时，因胸椎管本身较窄，再加上胸段脊柱的生理性后凸，造成受压的脊髓或神经根无法退让。故TDH一旦形成，诊断明确后就应进行手术治疗，否则拖延时间过长将会影响脊髓神经的恢复。LDH与TDH的手术方法显然不同，LDH大多数适用后路手术，而TDH则适用前路手术治疗，因为后路手术往往会造成神经根或脊髓的损

伤，特别是中央型或旁中央型的TDH是后路手术难以解决的问题。

四、TDH手术入路的选择

除非是外侧型TDH合并黄韧带骨化的病例可采用后路椎板关节突切除的入路之外，其余类型的TDH病例，都主张采用肋骨横突切除胸膜外入路，椎体截骨切除TDH的手术方法。因为该方法较开胸手术损伤小、出血少，也能同样完成椎体间植骨内固定和自前方作椎体后缘与TDH的切除手术，并能保证神经根和脊髓神经不受牵拉损伤。本组患者均经此入路做了TDH与椎体后缘骨赘的彻底切除和椎体间加压植骨或短节段椎体钢板内固定，取得满意的术后恢复效果。

肋骨横突切除加椎体间截骨的手术方法，切口小、出血少，自胸膜外进入，不损伤胸膜，术后不需要作胸腔闭式引流，同样能清楚地显示椎体后缘和突入椎管内的椎间盘或增生的骨赘，给从侧前方切除椎间盘和骨赘提供了极大的方便，避免了过度牵拉神经根和硬膜管所造成的脊髓功能与根性症状的加重。故笔者推荐肋骨横突切除加椎体截骨、短节段钢板内固定的手术方法为优选方法。

五、适应证与禁忌证

（一）适应证
（1）影像学CT、MRI及X线片上显示TDH侵入椎管压迫脊髓或神经，且具备腰背痛等临床症状，导致神经功能障碍的病例。

（2）40岁以上的老年患者主诉腰背痛，临床检查定位性体征高于腰椎间盘突出症者，应作CT或MRI检查确定胸椎间盘突出有否存在。

（3）对年轻患者合并Scheuermann病或伴有胸段脊柱后凸的患者，应作MRI检查确定有否胸椎间盘突出症存在。

（4）单节段TDH具有脊髓受压临床症状者，为手术治疗的绝对适应证。

（5）对临床症状较重的多节段TDH，经认真定位找出应该手术治疗的节段，也可进行该节段的手术治疗。

（二）禁忌证
（1）多节段的TDH而且临床症状不明显者。

（2）后凸畸形伴有多节段的椎体后缘骨赘，尚未导致脊髓功能障碍者。

（3）年老体弱，无法承受手术者。

（4）患者及家属拒绝手术治疗者。

六、手术方法

经胸腔侧前方入路术野开阔清晰、操作方便。但手术操作复杂、切口长、损伤范围大。肋骨横突切除胸膜外入路，截骨切除TDH的手术方法，自胸膜外局限性暴露椎体间隙及椎体后缘，用骨刀平行于椎间隙截除椎体的上下缘终板，去掉纤维环和髓核组织，备好椎体间的植骨床。再向后延长截骨切除的范围，切除突入椎管内的椎间盘和增生的椎体后缘骨赘，这种方法不需要经后路牵开神经根和硬膜管后再切除椎间盘，故无损伤神经之虑，更能彻底切除突入椎管的椎间盘和后缘骨赘，是一种理想的TDH的切除方法。

1. 麻醉　气管内插管全麻或硬膜外麻醉。

2. 体位　患者取侧卧位，患侧重的一侧向上，腰桥略抬高，使胸腰段的体表塌陷放平（图46-1）。描绘出预定切口位置，保证定位准确。

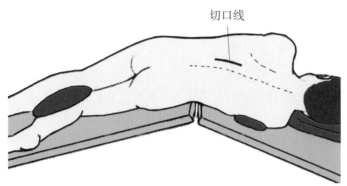

图46-1　患者侧卧位，抬高腰桥，使患侧肋间隙张开，便于操作

3. 手术操作程序

（1）第一步切口及显露：平行于棘突旁2~3cm做6~10cm的直切口（图46-1），纵行切开斜方肌、背阔肌和后下锯肌（图46-2），触到横突尖端，沿横突尖端纵行切开骨膜，向内做骨膜下剥离，暴露椎板，向外沿

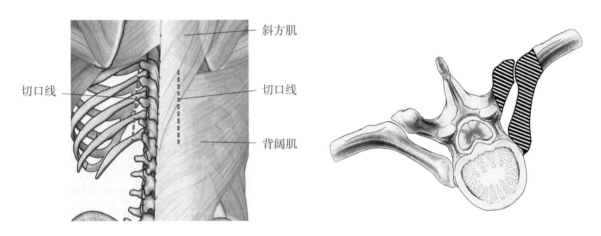

图46-2　纵切口，切开斜方肌和背阔肌，触得横突尖端，沿横突尖端切开骨膜，在骨膜下向内暴露椎板，向外暴露肋骨

图46-3　肋骨、横突切除范围

肋骨剥离暴露拟切除的两段肋骨和横突（图46-3）。

（2）第二步：用骨刀截除横突暴露肋横突关节，剥离肋骨周围的骨膜，剪断5~6cm长的肋骨近端，用咬骨钳提起向前剥离肋骨颈及肋骨小头，将其撬剥取出（图46-4）。这时很容易损伤胸膜，应谨慎行事。

（3）第三步：显露从椎间孔内穿出的脊神经根，将其游离牵开。

（4）第四步：电烙止血，从骨膜下暴露拟切除的椎体间隙及其后缘（图46-5、图46-6）。一般不需要结扎阶段血管，必要时也可结扎。

（5）第五步：摘除突入椎管内的椎间盘和椎体后缘骨赘（图46-7、图46-8）。

（6）第六步：椎体间植骨：将取下来的肋骨及横突作为植骨材料，加压植入截骨间隙内（图46-9）。

（7）第七步：椎体钢板内固定：用短节段椎体间钢板内固定，以稳定脊柱和防止植骨脱位（图46-10）。

（8）第八步：放置负压引流管，分层闭合切口，手术结束。

4. 术后处理　预防性应用抗生素3~5天，24~48h拔除引流管，7天后复查胸椎X线片，了解椎体间植骨情况和内固定情况并嘱患者开始下床活动。

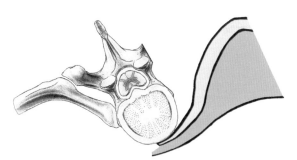

图46-4　肋骨、横突切除后，骨膜下剥离，显露椎弓根、椎间盘和椎体的外侧面

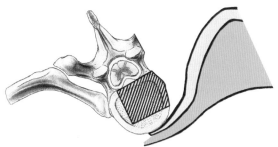

图46-5　椎间盘和终板截骨切除的范围

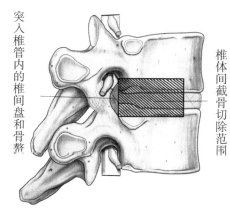

图46-6　侧面观：椎间盘、终板截骨切除的范围和TDH向椎管内突出的范围

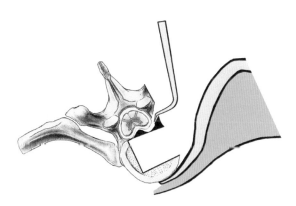

图46-7　椎体后缘和中央型TDH，自后向前推倒切除

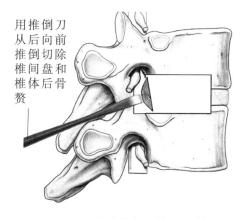

图46-8　正在用推倒刀从后向前推倒切除TDH和后缘骨赘

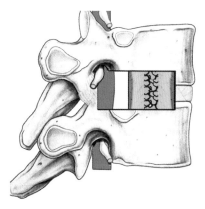

图46-9　将取下来的肋骨和横突，加压植入椎体间隙内

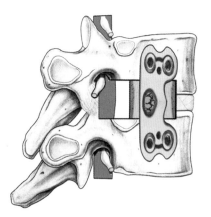

图46-10　单间隙椎体钢板内固定

七、手术方式及注意事项

（1）肋骨横突切除术的手术入路：①切除相当于病变间隙以上和以下的肋骨横突后，用撬板撬开前纵韧带，能充分显露病变椎间隙和其上下的椎体侧面。游离脊神经根，电凝止血后，向后剥离暴露椎间孔和椎体后缘，能给予1个视野清楚的显露范围。②用电刀切开病变椎间隙，彻底电凝止血，然后在椎间盘以上和以下的

终板部位作平行截骨，切除终板与椎间盘，向前至椎体的前1/3，向后至椎体后缘，彻底清除髓核组织。③用无名氏（田氏骨刀里的一种器械）及小剥离器小心地剥离椎体后缘及突出的椎间盘和增生的骨赘。最后用推倒刀自后向前推倒切除椎间盘和骨赘。

（2）术中止血问题：一般只需要作严格地骨膜下剥离，用撬板挡开的方法，不需要特意结扎节段血管。对胸椎侧面的出血靠电凝止血。对松质骨面的出血靠骨蜡涂抹止血。

（3）术中防止神经损伤的问题：防止术中神经损伤的重点是要绝对避免神经根和硬膜囊的牵拉过重或器械对硬膜管的反复摩擦，以免隔着硬膜造成脊髓损伤。避免用椎板咬骨钳咬除靠近硬膜管的骨组织，防止硬脊膜撕裂和拔丝现象的发生。

（4）对中央型或旁中央型TDH必须做到彻底切除的问题：椎体间截骨刨槽不能过窄，刨槽过窄了处理椎体后缘和切除TDH时比较困难，使突入椎管内TDH和后缘骨赘切除不彻底。椎体间的刨槽一定要够宽和够深，这样才对摘除中央型TDH有利。

（5）椎体间植骨问题：将取下来的肋骨和横突修剪合适，加压植入椎体间隙内，应略位于椎体的前方，以免向椎管内移位。

（6）椎体间内固定：只作单间隙内固定，固定前放低腰桥矫正脊柱侧弯，避免术后形成人为的脊柱侧凸。椎体间钢板固定能防止植骨移位和加强植骨愈合率。

（田慧中　黄卫民　胡永胜）

参考文献

［1］ 王杰，陈昌伟，王振林. 胸椎间盘突出症的诊断和手术治疗［J］. 中国骨与关节损伤杂志，2006，21（12）：986-987.

［2］ 丁文元，李宝俊，申勇，等. 胸椎间盘突出伴黄韧带肥厚、骨化的手术治疗［J］. 颈腰痛杂志，2006，27（3）：183-186.

［3］ 田慧中. "田氏脊柱骨刀"在矫形外科中的应用［J］. 中国矫形外科杂志，2003，11（15）：1073-1075.

［4］ 田慧中. 脊柱外科医师要善于使用咬骨钳和骨刀［J］. 中国现代手术学杂志，2002，6（1）：67-68.

［5］ 郑燕平，关涛，刘新宇，等. 胸椎间盘突出症的手术治疗［J］. 中国脊柱脊髓杂志，2005，15（6）：349-352.

［6］ 李端明，姜延洲，吴奋起，等. 侧前方入路手术治疗胸椎间盘突出症［J］. 中国矫形外科杂志，2003，11（10）：681-682.

［7］ 李宝俊，孙亚澎，丁文元，等. 胸椎间盘突出症后外侧入路与后正中入路手术的并发症分析［J］. 中国矫形外科杂志，2009，17（3）：172-176.

［8］ 李宝俊，丁文元. 胸椎间盘突出症的手术治疗进展［J］. 中国矫形外科杂志，14（9）：693-695.

［9］ 大卫S，布拉德宝德，托马斯A.兹德布里克. 脊柱［M］. 张永刚，王岩，译. 沈阳：辽宁科学技术出版社，2003，279-292.

［10］ 田慧中，刘少喻，马原. 实用脊柱外科学［M］. 广州：广东科技出版社，2008. 466-586.

［11］ 丁文元，李宝俊，张为，等. 经关节突入路治疗胸椎间盘突出症的疗效分析［J］. 中国矫形外科杂志，2005，13（15）：1132-1134.

［12］ 丁文元，李宝俊，申勇，等. 经后外侧入路治疗胸椎间盘突出症38例报告［J］. 中华骨科杂志，2006，26（1）：39-43.

［13］ 田慧中，刘少喻，马原. 实用脊柱外科手术图解［M］. 北京：人民军医出版社，2008. 453-582.

［14］ 田慧中，李明，王正雷. 胸腰椎手术要点与图解［M］. 北京：人民卫生出版社，2012. 3-453.

第四十七章　胸椎管狭窄症的手术治疗

第一节　胸椎后纵韧带骨化前外侧入路截骨切除术

一、目的及意义

脊柱后纵韧带骨化多见于颈椎段，胸椎段发病率较低，然而胸椎后纵韧带骨化（thoracic ossification of posterior longitudinal ligament，TOPLL）常常导致脊髓受压，保守治疗又常常无效，所以手术治疗成为唯一有效的治疗手段。但对手术治疗方法各式各样，大家共同的认识是后路手术风险大，容易造成神经损伤并发症，一致认为前路手术是较佳的选择。肋骨横突切除入路行椎体后缘切除术治疗TOPLL的手术方法为最优选的手术方法。这种方法是先作椎体后缘的纵形截骨刨槽，然后自TOPLL与硬脊膜之间分离开一个间隙，插入推倒刀（田氏骨刀中的一种器械），自后向前推倒TOPLL后，再用髓核钳将其切除。这种方法不存在手术器械压迫硬膜管，造成脊髓损伤的危险。采用侧前方入路，切除肋骨横突，椎体后缘刨槽切除TOPLL的手术方法，能达到彻底减压脊髓的目的。

二、TOPLL的病理机制

胸椎与腰椎的不同是胸椎上附有胸廓支撑，相对稳定性较强，胸椎为生理性后凸，脊髓神经与两侧的脊神经根紧贴着椎体的后缘走行，增生骨化的后纵韧带从前向后隆起，势必造成对脊髓和神经根的压迫，再加上齿状韧带对脊髓的固定作用，使脊髓神经固定在较狭窄的胸椎管内，缺乏活动的余地是TOPLL致病的主要原因。TOPLL能直接压迫硬膜囊、脊髓前角、前束、皮质脊髓束和脊神经根。位于中胸段还可造成脊髓前动脉的供血不足，产生脊髓前动脉综合征。

三、TOPLL的症状与诊断

TOPLL与（颈椎后纵韧带骨化，cervical ossification of posterior longitudinal ligament，COPLL）相比发病率极低。其症状及体征与其他脊髓、神经根受损伤疾病无明显的差异，故有时会造成误诊。早期主要表现为双下肢无力、僵硬、胸背痛及束带感放散痛，大小便障碍。晚期出现脊髓节定位损害。影像学检查是确定诊断的依据。X线侧位片能显示椎管前壁骨化影，但位于上胸椎时受双侧肩胛骨的遮挡无法看清图像。在MRI上显影清晰，可见位于脊髓的前方和椎体的后方呈条带状异常信号。在矢状位上可准确判断病变范围和脊髓的形态以及髓内的变化。在CT横断面上可清楚地显示TOPLL的厚度、范围和椎管矢状径。理想的检查方法是MRI、CT及X线的综合检查法。

四、适应证与禁忌证

（一）适应证
（1）在CT及MRI上显示多节段或单节段的TOPLL导致脊髓功能障碍者。

（2）40岁以上的老年患者，主诉腰痛多年，且伴有难以定位的腰背痛或大小便功能障碍者，应做影像学确诊，排除TOPLL的存在。

（3）糖尿病患者合并TOPLL存在者，在胰岛素治疗的控制下亦可考虑TOPLL的手术治疗。

（4）多节段TOPLL导致脊髓功能障碍，但患者的全身情况尚好，具备手术条件者亦可考虑手术治疗。

（5）长期脊髓受压、脊髓功能障碍，但未发现MRI片上出现脊髓变性者，亦可属于手术治疗的范围之内。

（二）禁忌证

（1）患者年老体弱、并发症较多，无法承受手术者。

（2）重度糖尿病患者。

（3）患者及其家属拒绝手术。

五、手术方法

1. 术前准备　本组所有病例均经X线正侧位摄片、CT扫描及MRI检查，病变节段数由MRI检查作依据。脊髓受压程度由MRI及CT来确定（图47-1）。病变节段均经CT轴位像明确测量其占据椎管的程度，以便与临床症状作对照。

2. 麻醉　气管插管全麻或硬膜外麻醉。

3. 体位　侧卧位，抬高腰桥使术侧腰部放平，以便增宽手术进路。

4. 手术操作程序

（1）第一步：消毒铺单，作预定切口线（图47-2）。

（2）第二步：切开皮肤、皮下组织和肌肉层，暴露横突末端，向内侧剥离暴露该侧的椎板，向外侧剥离暴露肋骨、肋横突关节，切除5~6cm长的一段肋骨和横突（图47-3）。严格地自骨膜下剥离，暴露椎体的侧面，插入撬板暴露椎体的外侧面（图47-4）。

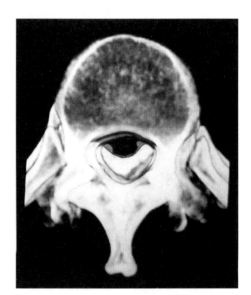

图47-1　TOPLL术前CT表现

（3）第三步：在椎体的后外侧缘，椎间孔的前方，相当于TOPLL位置的椎体后缘纵行截骨（图47-5）。沿椎体后缘做成1cm宽的纵形骨槽（图47-6、图47-7）。

（4）第四步：自椎体后缘与椎间孔的后壁之间分离暴露硬膜管、脊神经根，找到骨化的后纵韧带，分离硬膜与TOPLL之间的粘连（图47-8），插入推倒刀，自后向前冲击推倒刀，将TOPLL向着椎体的方向冲击（图

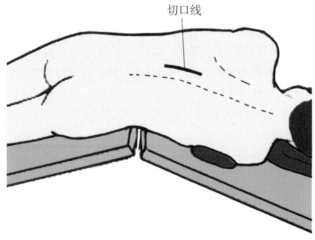

图47-2　TOPLL前外侧入路的切口

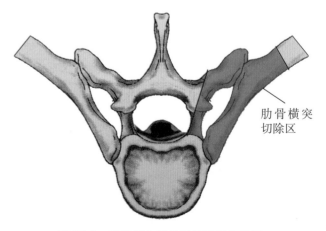

图47-3　前外侧入路的肋骨横突切除区

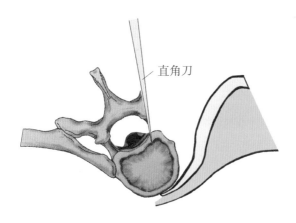

图47-4　用直骨刀切除肋骨横突后，插入撬板暴露椎体的外侧面

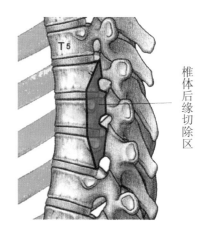

图47-5　椎体后缘截骨切除区

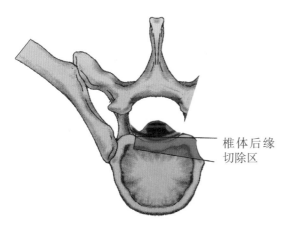

图47-6　沿椎体后缘作成1cm宽的纵形骨槽

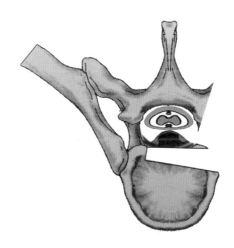

图47-7　椎体后缘已被切除

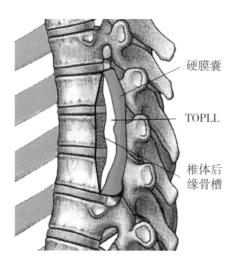

图47-8　暴露TOPLL与硬脊膜之间的间隙，用神经剥离器分开此间隙

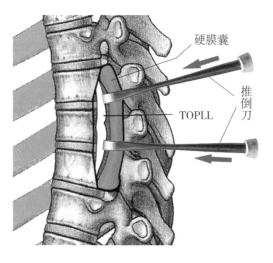

图47-9　插入推倒刀，自后向前推倒TOPLL及椎体后缘

47-9）。使TOPLL向着纵形骨槽内陷入（图47-10）。然后再用髓核钳将TOPLL钳夹取出，完成了TOPLL的摘除手术之后，硬膜囊膨胀变宽（图47-11、图47-12），达到彻底减压的目的。

（5）第五步：椎体间镶入植骨块：将取下来的肋骨及横突做成植骨材料，加压植入椎体间（图47-13）。

（6）第六步：椎体间钢板内固定：将椎体钉板系统固定在刨槽前方椎体的前外侧面（图47-14）。

（7）第七步：手术结束，止血，放置引流管，分层闭合切口，手术结束。

5. 术后处理　术中无胸膜破裂者不需要作胸腔闭式引流，只在切口内放置负压引流管即可。冲洗伤口、严格电凝止血，分层闭合切口，让患者回病房卧平床，24～48h后拔除引流管，术后10天拆线。3周后下地活动而出院。

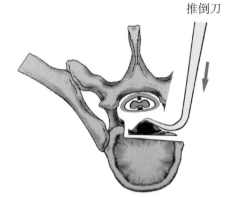

推倒刀

图47-10　轴位像显示TOPLL与椎体后缘陷入骨槽内，用髓核钳将其取除

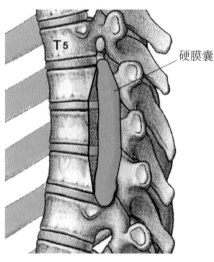

T₅

硬膜囊

图47-11　TOPLL摘除后，硬脊膜囊膨胀变宽

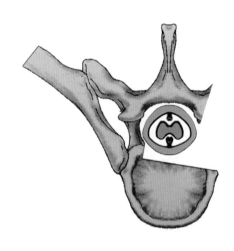

图47-12　轴位像显示TOPLL已彻底切除，硬脊膜膨胀变宽

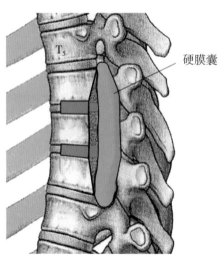

T₅

硬膜囊

图47-13　椎体间植骨已完成

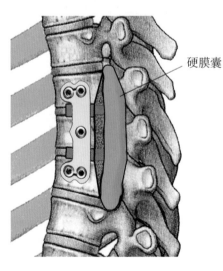

硬膜囊

图47-14　椎体间钢板内固定已完成

六、TOPLL手术方法的选择

对TOPLL的保守治疗是无效的，应该明确诊断后，及时进行手术治疗。目前对TOPLL有三种入路可供选择。

（1）后入路：全椎板切除减压术适用于COPLL和胸椎黄韧带骨化症，但不适用于TOPLL，由于胸椎生理性后凸，齿状韧带和脊神经根的牵拉固定对来自前方的TOPLL的压迫力没有向后退让的余地，再加上全椎板切除术破坏了棘突及椎板间的张力带作用致使胸椎的后凸畸形加重，造成脊髓的受压更加严重。故后路减压治疗TOPLL的方法是不可行的。

（2）前入路：开胸手术利用从前方暴露椎体的方法治疗TOPLL似乎破坏性太大，使人难以接受。椎体、椎间盘组织切除得多了，影响脊柱的稳定性，切除得少了，对后纵韧带的暴露仍不够理想。

（3）前外侧入路：笔者主张采用前外侧入路，经肋骨横突切除术抵达椎体的外侧面，用骨刀再作椎体后缘纵行截骨，切除椎体后缘相当于TOPLL的一段椎体后缘骨组织，刨一条1cm宽的纵形骨槽，位于TOPLL的前方。然后再切除部分椎弓根，分离暴露硬脊膜与TOPLL之间的间隙，自此间隙内插入推倒刀，从后向前推倒TOPLL，使其陷入骨槽内，然后再用髓核钳将TOPLL摘除之。这种手术方法破坏性极小又能较彻底地切除TOPLL，且避免了牵拉硬膜管造成神经组织损伤的可能性。本组15例患者均用此方法手术治疗取得优良疗效。

七、术中陷阱及注意事项

（1）经肋骨横突切除术的入路，作TOPLL手术的出血量相对较多，对年龄大、体质弱的患者有发生出血性休克的可能性，应备好输血设备以利及时抢救。

（2）年老患者常伴有骨质疏松症，当截骨切除骨化的后纵韧带时，松质骨窦的出血较多，应该用硬质骨蜡涂抹的方法止血，以减少出血量。

（3）采用降压麻醉的方法对失血量亦可有效地控制。

（4）先在椎体上刨槽后，当进一步去掉椎弓根进入椎管分离硬脊膜与TOPLL时，应特别注意避免损伤硬膜，造成脑脊液漏，更不能以器械挤压脊髓，造成不可逆性瘫痪。

（5）对TOPLL的切除，一定要用推倒刀，自后向前推倒切除，方能保证脊髓不受损伤。

（6）被推倒的TOPLL，然后再用髓核钳取出。不要在TOPLL尚未推倒之前用髓核钳夹出TOPLL，这样做很容易损伤硬膜或脊髓，一定要记住这个关键步骤。

（田慧中　孟祥玉　周纲）

第二节　薄刃骨刀椎板切除术治疗胸椎管狭窄症

一、概述

正常胸椎椎管比较窄，脊髓几乎占据整个椎管，再加上黄韧带骨化增厚的压迫，使脊髓在椎管内填满，缺乏缓冲的余地，任何手术器械的挤压和碰触都能造成脊髓损伤，是术后截瘫加重的原因，特别是椎板咬骨钳的钳咀更是造成脊髓挤压损伤的罪魁祸首。笔者回顾性分析了2000年1月至2006年1月期间用田氏骨刀切除椎板减压治疗胸椎黄韧带骨化的10例患者，其术后随访优良率达80%，有效率为100%，无1例术后神经症状加重，未发生硬膜撕裂、脑脊液漏等严重并发症。田氏骨刀为一种不同形状的薄刃骨刀，用它来做椎板切除术，既快捷又方便，最大特点是自外向内逐层切除骨组织直至骨化的黄韧带，不存在将咬骨钳的钳咀插入椎板下咬骨造成挤压脊髓的现象，也不存在咬骨钳的钳咀撕破硬膜产生拔丝现象的问题。只要手术者能够熟练掌握使用薄刃骨刀切除椎板的手术技巧，这是一种安全可靠的手术方法。

二、目的及意义

胸椎管狭窄症较少见，随着诊断技术的发展和认识水平的提高，发现病例数逐年增多。发生胸椎管狭窄的原因主要是退变性椎板增厚、关节突内聚、黄韧带肥大骨化（图47-15），向前压迫硬膜管，再加上生理胸后凸、胸椎间盘突出和后纵韧带骨化，向后压迫硬膜管造成明显的胸椎管狭窄，矢状径变小。因此，后路椎板切除减压术是治疗该病的有效手段。

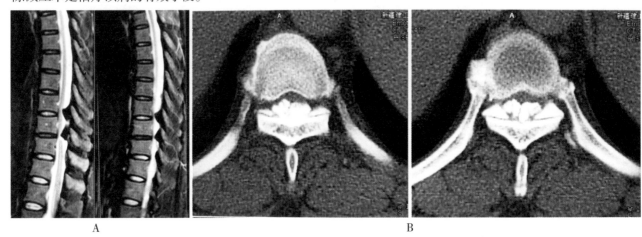

A. MRI显示脊髓重度受压；B. CT轴位相显示骨化的黄韧带占据整个椎管的大部分

图47-15   T$_9$、T$_{10}$黄韧带骨化症

三、适应证与手术指征

①影像学表现：椎板骨质增厚达18～25mm且骨质硬化者。②上关节突增生内聚或硬化者。③黄韧带肥厚达7～15mm，且骨化的黄韧带与椎板相融合者。④硬膜外间隙消失，硬膜增厚2～3mm者，除椎板切除外还需打开硬膜保留蛛网膜。⑤硬膜与黄韧带粘连者。⑥合并发育性椎管狭窄者。⑦合并截瘫或不全截瘫者。以上均为全椎板切除减压的适应证。

四、田氏脊柱骨刀的设计和应用

田氏脊柱骨刀乃各种不同形状的薄刃骨刀，专门用于脊柱外科的截骨矫形手术，围绕硬膜管的脊髓前和脊髓后的减压手术，利用该器械的不同形状和薄刃的特点，在胸腰椎的椎弓和椎体上进行截骨切除术，游刃有余。因为脊柱的骨质结构无论椎弓或椎体均为松质骨与坚质骨成分所构成，很适合用薄刃骨刀进行切取，由于薄刃骨刀的阻力小、震动轻，当冲击骨刀向前推进时均可迎刃而解，不费吹灰之力。但必须掌握使用薄刃骨刀的手术技巧，这些都是可以从实践中学到的东西。Ⅲ型田氏脊柱骨刀是日本东京瑞穗株式会社生产的，每套共20把。Ⅵ型田氏脊柱骨刀是国产的，每套10把（简易型）。

五、手术方法

（一）术前准备

术前应有充分的思想准备，要做广阔的椎板和关节突切除，达到彻底减压的目的。必备田氏脊柱骨刀（图

1-3)、磨钻和其他所需要的手术器械。配血800～1 600mL。

（二）体位

俯卧位，腹部空出，避免腔静脉受压。

（三）麻醉

气管插管全麻或局部浸润麻醉。

（四）手术操作程序

（1）第一步：沿棘突切口长15～20cm，常规暴露棘突椎板等后部成分，自病椎的下一节段开始，用田氏脊柱骨刀横形切除胸椎的棘突、椎板和下关节突，暴露黄韧带和上关节突，然后再切除上关节突和黄韧带（图47-16），用同样方法切除椎管狭窄的数节椎板，再加上以上和以下的各一节椎板。

（2）第二步：用薄刃直骨刀在横突与棘突间凹陷最深的部位，相当于椎弓根内侧缘的部位纵行截骨，不完全切断骨质，保留内侧骨皮层。然后再用铲刀切除两条纵行截骨线之间的椎板直至与纵形截骨线相交切除一三角形骨块（图47-17）。

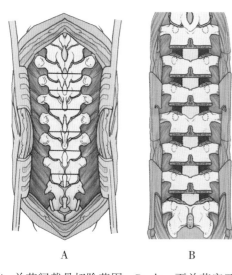

A. 关节间截骨切除范围；B. 上、下关节突已被切除

图47-16　用骨刀横形切除胸椎的棘突、椎板和下关节突，暴露黄韧带和上关节突，然后再切除上关节突和黄韧带

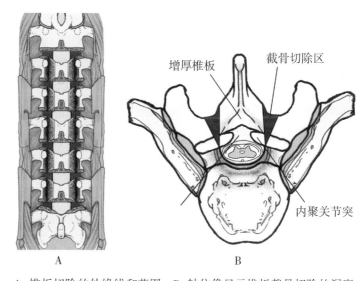

A. 椎板切除的外缘线和范围；B. 轴位像显示椎板截骨切除的深度和范围

图47-17　切除椎板

（3）第三步：用直骨刀沿椎弓根内侧缘纵形切断内侧骨皮层和上关节突内聚部分（图47-18），使整块椎板游离，只有黄韧带连接，然后用咬骨钳提起棘突，用神经剥离器分离硬膜与黄韧带之间的粘连，用尖刀片自游离椎板的周围切断黄韧带，切除每节椎板盖，暴露硬膜囊和脊神经根（图47-19）。

（4）第四步：保留椎弓根，向外侧暴露和游离脊神经根（图47-19）以减少两侧脊神经对脊髓的牵拉固定作用，给术后神经功能的恢复意义很大。

（5）第五步：内固定方法是采用椎弓根外侧螺钉固定的方法（图47-20）。

（6）第六步：游离神经根袖，探查有否从前向后凸出的椎间盘或骨性致压物存在，在条件允许的情况下也可同时作切除，

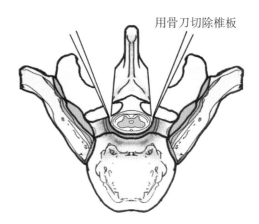

图47-18　椎板的两侧截骨已完成，截骨刀的刃口位于硬膜管与椎弓根之间的安全三角区

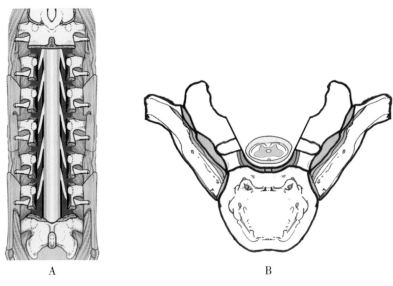

A. 全椎板和黄韧带已被切除，硬膜管膨胀，搏动出现，神经根已游离；B. 椎板切除后硬膜管得到松解，脑积液充盈，椎管变粗、变圆

图47-19　全椎板和黄韧带已被切除、暴露硬膜囊和脊神经根

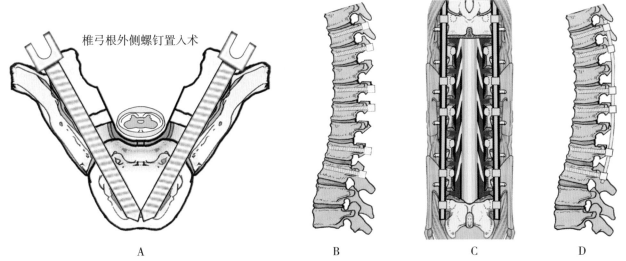

A. 椎弓根外侧螺钉已安装好；B. 椎弓根外侧螺钉已安装好；C. 后面观：两侧钉棒系统均安装完毕；D. 钉棒系统已拧紧固定

图47-20　椎弓根外侧钉棒系统内固定

否则，可留待以后作前外侧入路解决。

（7）第七步：然后在椎板外侧缘与横突间作植骨融合。

（8）第八步：硬膜管和神经根袖减压彻底后，硬膜搏动出现，膨胀变圆。如有硬膜纤维化、缩窄增厚存在时，则应切开硬膜保留蛛网膜减压。

（9）第九步：减压完成后彻底止血，用明胶海绵覆盖硬膜，压迫止血待渗血停止后，分层闭合切口，手术结束。

（五）术后处理

负压引流管接床边，保证引流通畅，避免伤口内形成血肿，严格观察神经恢复情况，必要时给予甲基泼尼松龙治疗，帮助神经功能的恢复。术中如有失血过多者，术后应少量多次地输血以利恢复。

六、术中注意事项

（1）胸椎管与腰椎管不同，正常胸椎管本身就窄，且胸椎段为生理后凸，脊髓在椎管内活动范围较小，胸椎管狭窄的发病机制为退行性椎板向内侧增厚，黄韧带增生肥大，关节突内聚骨化，形成椎管矢状径极度狭窄，不允许咬骨钳咀插入椎板下咬骨。

（2）胸椎板切除术的手术器械切忌用椎板咬骨钳咬除椎板，因为咬骨钳咀有一定的厚度，足以造成对脊髓的损伤，用锐利的薄刃骨刀切除椎板是快速、安全可靠的手术方法，但也不能用钝的厚刃骨刀来做胸椎板切除，因为它的阻力大、震动大，也容易损伤脊髓，故田氏脊柱骨刀是专门用来做胸椎板切除术的有力工具。

（3）胸椎板骨质增厚可达20～25mm，黄韧带肥厚可达7～15mm，再加上上关节突内聚，其总厚度在30mm以上，故椎板切除减压的深度、长度和宽度均应足够，必须彻底暴露硬膜管和神经根袖，直至硬膜囊膨胀、搏动出现方能奏效。

（4）小切口局限性后路减压难以解决问题，反而会因手术带来症状加重，甚至继发截瘫。

（5）手术方法的选择、手术操作的技巧、手术器械的选用，对脊髓神经的保护措施等，都是减压成功的关键。

（6）田氏脊柱骨刀的特点：田氏骨刀为一套不同形状的薄刃骨刀，用它来切除胸椎的全椎板是自外向内分层进刀，直达椎板内侧骨皮层。由于它薄刃的特点，阻力小、震动轻，能轻而易举地截骨切除您所需要去掉的部分骨组质，直到每节椎板盖被游离后剥离切除之，避免了勉强插入椎板咬骨钳，自内向外咬除椎板所造成的脊髓损伤或撕破硬膜产生拔丝现象和脑脊液漏的发生。如果能够掌握使用薄刃骨刀的基本功，在围绕硬膜管做环形切除时，则无损伤硬膜或神经组织之虑。

（田慧中　马原　解京明）

参考文献

［1］ 于滨生，郑召民. 脊柱外科手术技巧［M］. 北京：人民军医出版社，2009：109-135.

［2］ 雷伟，李全明. 脊柱内固定系统应用指南［M］. 西安：第四军医大学出版社，2004：1-423.

［3］ 孙建民，于夕欣，项国. 胸椎后纵韧带骨化症的诊断与治疗［J］. 中国矫形外科杂志，1998，5（6）：504-505.

［4］ 王跃明，孙健民，尚璐. 胸椎后纵韧带骨化症13例分析［J］. 颈腰痛杂志，2000，21（3）：204-206.

［5］ 赵建民，党耕町. 前路减压植骨融合治疗胸椎后纵韧带骨化症［J］. 中国脊柱脊髓杂志，2003，13（12）：721-723.

［6］ 田慧中，梁益建，马原，等. 用田氏骨刀作全椎板切除减压治疗胸椎黄韧带骨化症［J］. 中国矫形外科杂志，2010，18（20）：1693-1696.

［7］ 田慧中. "田氏脊柱骨刀"在矫形外科中的应用［J］. 中国矫形外科杂志，2003，11（15）：1073-1075.

［8］ 田慧中. 脊柱外科医师要善于使用咬骨钳和骨刀［J］. 中国现代手术学杂志，2002，6（1）：67-68.

［9］ 田慧中，白靖平，刘少喻. 骨科手术要点与图解［M］. 北京：人民卫生出版社，2009：60-69.

［10］ 田慧中，刘少喻，马原. 实用脊柱外科学［M］. 广州：广东科技出版社，2008：489-524.

［11］ 田慧中，刘少喻，马原. 实用脊柱外科手术图解［M］. 北京：人民军医出版社，2008. 520-574.

［12］ 姜苗，田慧中. 田氏椎弓根定位器的临床应用［J］. 中国矫形外科杂志，2003，11（7）：448-450.

［13］ 马永刚，刘世清，卫爱林，等. 胸椎黄韧带骨化症手术方式的探讨［J］. 中国矫形外科杂志，2010，18（9）：784-787.

［14］ 田慧中，李明，王正雷. 胸腰椎手术要点与图解［M］. 北京：人民卫生出版社，2012：3-453.

第四十八章　胸椎黄韧带骨化症的手术

导致胸椎管狭窄最常见的原因就是胸椎黄韧带骨化症（ossfication of ligament flava，OLF），形成黄韧带骨化的原因尚未清楚，可能与应力损伤、退变疾病、高氟地区、糖尿病等原因有关。常见于胸椎的应力集中部位，如颈胸段及下胸段，偶尔伴发于强直性脊柱炎、氟骨症。

OLF起病隐匿，最后集中在某一部分压迫脊髓（图48-1），症状逐渐加重，病变受累范围广，临床表现复杂，致瘫率高，手术治疗是唯一的治疗方法。20世纪80年代之前采用椎板咬骨钳切除椎板的手术方法，疗效较差、脊髓损伤率偏高。笔者在80年代以后采用骨刀配合摆动锯切除椎板减压的方法，取得较好的治疗效果。1980—2006年8月期间笔者应用薄刃骨刀配合摆动锯治疗OLF 55例，脊髓功能恢复率达80%。

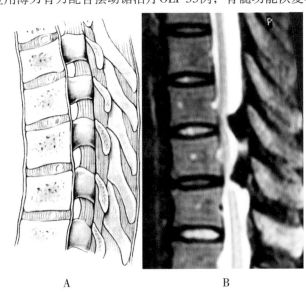

A. 正常胸椎管侧位示意图；　B. 有黄韧带骨化压迫硬膜管的影像学表现

图48-1　胸椎黄韧带骨化自后向前压迫脊髓

第一节　揭盖式胸椎板切除后路减压术

废除了以往用椎板咬骨钳做椎板切除的手术方法，改用薄刃骨刀作椎板间开窗暴露硬膜管。用摆动锯做两侧关节突部位的纵行刨槽直达椎弓根与椎板的交角处，然后自下而上撬开椎板连同黄韧带一起向上翻转，用神经剥离器和尖刀片在直视下切除黄韧带暴露硬脊膜。在整个手术中避免应用椎板咬骨钳插入椎板下咬骨，避免了咬骨钳咀压迫脊髓神经的可能性。

一、手术适应证

（1）影像学上显示胸椎OLF压迫脊髓并伴有相应的临床症状及体征者。

（2）多发性胸椎OLF存在，且与症状、体征相吻合者。

（3）影像学表现：椎板骨质增厚达18~25mm且骨质硬化者。

（4）上关节突增生内聚或硬化者。

（5）黄韧带肥厚达7~15mm，且骨化黄韧带与椎板相融合者。

（6）硬膜外间隙消失，硬膜增厚2~3mm，需要打开硬膜保留蛛网膜者。

（7）硬膜与黄韧带粘连者。

（8）合并发育性椎管狭窄者。

（9）合并截瘫或不全截瘫者。

以上均为全椎板切除减压术的适应证。

二、麻醉与体位

一般用全麻、俯卧位，胸部及双侧髂嵴部垫软枕，以免腹部受压。

三、手术操作步骤

1. 切口与显露 脊柱后正中切口，切开皮肤、皮下脂肪，骨膜下剥离暴露手术节段的棘突、椎板及双侧关节突至横突根部，上下暴露均较手术节段多显露一节椎板。取出止血纱布，置入撑开器，牵开椎旁肌肉起止血作用。

2. 定位需要切除的病变节段 术前拟行切除的椎板节段用金属物作标记，拍片确定椎体的节段。上中胸段手术主要靠此方法定位。中下胸段的手术，术中还可以靠末一条肋骨进行定位。

3. 揭盖式椎板切除术 先用骨刀切除遮盖椎板中央椎间隙的棘突，暴露出中央椎板间隙（图48-2、图48-3）。然后再用摆动锯自两侧关节突的中央部，即关节突关节内外1/2交界处，用摆动锯纵行劈开，直达椎弓根与椎板的交角处（图48-4），将骨质完全锯断，勿损伤神经和硬脊膜囊。这一步操作需要有一定的基本功，需要用双手稳住摆动锯冲击式向前推进，方能不损伤神经组织及硬脊膜。待两侧骨性结构完全锯断后，摇动椎板盖见有活动度时，再向下向上撬拨椎板盖，边撬拨边用神经剥离器剥离硬脊膜与黄韧带之间的粘连。用尖刀片在直视下将黄韧带及椎板盖向上翻转切除，广泛暴露硬膜及脊神经根（图48-5）。

用寇克钳夹持椎板及骨化的黄韧带团块向上翻转，轻轻向后上提起（见图48-4），切断最下端椎板间黄韧带，用神经剥离子分开骨化韧带与硬脊膜间的粘连，最后切断最上端的椎板间黄韧带，连同内侧半个关节突及骨化的黄韧带整块切除（见图48-5）。对于严重病例，骨化的黄韧带与椎板融合在一起形成"双层椎板"样结构，或关节囊部韧带严重骨化挤入椎管内，或长节段韧带连续骨化，有时难做到完整的揭盖式手术，只能分

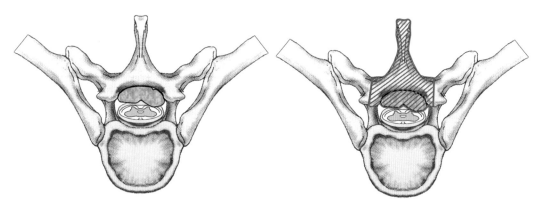

图48-2 后纵韧带骨化占据椎管的1/2， 图48-3 揭盖式椎板切除术的切除范围
自后向前压迫脊髓，造成神经功能障碍

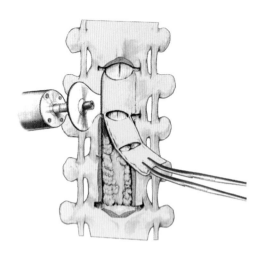

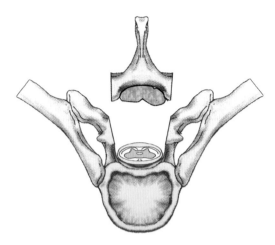

图48-4　先用骨刀切除遮盖椎板间隙的棘突，再用摆动锯自关节突关节的1/2交界处，纵行劈开椎板，方向向着椎弓根与椎板的交角处，待两侧关节突纵行劈开完成后，再将椎板盖及骨化的黄韧带向上翻转提起切除

图48-5　被切除的椎板盖和骨化的黄韧带

节切除的方法解决。揭盖后进一步清理残存的关节突及骨化的黄韧带（图48-6），直至硬膜囊完全膨起（图48-7、图48-8）。如为长节段的揭盖式OLF切除术，则应同时作椎弓根外侧钉棒系统内固定（图48-9）。

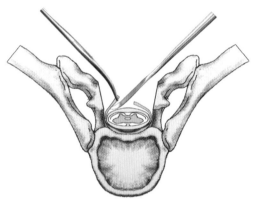

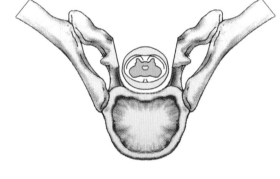

图48-6　进一步剥离松解硬脊膜，做到真正的游离硬膜管和硬膜外减压

图48-7　轴位像：后路揭盖式椎板切除术后，被压迫的椎管膨胀变宽，恢复圆形

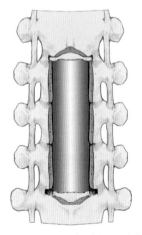

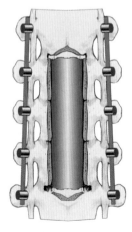

图48-8　后面观：后路揭盖式椎板切除术后，被压迫的椎管膨胀变宽，恢复圆形

图48-9　椎弓根外侧钉棒系统内固定示意图

整个手术过程中，术者应该聚精会神，避免任何震动或粗暴操作，由于病变范围广、手术时间长，一定保持注意力高度集中和耐心细致的操作，这对避免手术并发症至关重要。

术毕闭合切口：冲洗止血，于硬膜外放置明胶海绵或皮下脂肪片，放入负压引流管，分层闭合切口。

4. 术后处理　常规应用预防剂量的抗生素。引流管保持48~72h，24h少于60mL时可拔除引流管，否则应延长置管时间。拔管后即可下地活动，逐渐增加活动量。

四、术后并发症的防治

（1）神经损伤的预防及处理：①禁用咬骨钳"蚕食"切除椎板，这种方法易造成脊髓损伤。②正确掌握摆动锯和骨刀的使用技巧。③摆动锯穿透关节突骨组织时不易损伤脊髓神经，仅影响硬膜囊的外侧缘，不致发生严重的脊髓损伤。④胸椎OLF范围较大，手术创伤重，术中应严格止血，注意维持血容量，以免造成脊髓缺血性损害。⑤由于OLF与硬膜囊之间有粘连，掀开椎管后壁时要轻柔缓慢，以免脊髓受牵拉损伤。

（2）硬脊膜损伤和脑脊液漏的预防及处理：①OLF与硬脊膜之间紧密粘连，甚至硬脊膜也产生骨化，故应严格注意OLF与硬脊膜的关系，有时必须切除硬脊膜保留蛛网膜、才能达到充分减压的目的。有报告称对OLF施行椎管后壁切除术时，硬脊膜损伤的发生率高达29.13%，而术后脑脊液漏的发生率也高达21.36%。②对术中发现脑脊液漏者应积极设法修补。对于硬脊膜缺损较大、无法修补者，则在术毕时严密缝合切口的各层，尽量减少硬膜外无效腔。③对术后脑脊液漏的处理可采用体位治疗，即拔除引流管后，保持低头俯卧位或侧卧位5~7天，绝大多数患者可以解决问题。④对极少数顽固性脑脊液漏或脑脊液囊肿影响伤口愈合者，可考虑手术治疗。沿原切口进入清创缝合，尽可能修补硬脊膜漏口。对修补困难者用明胶海绵覆盖漏口。放置引流管或行硬脊膜外腔对口冲洗引流，紧密缝合肌肉层以缩小硬外腔隙。术后持续俯卧位，缓慢持续冲洗引流5天，停止冲洗后再引流2天后拔管即可。也有学者报告在漏口的远端蛛网膜下腔置管引流脑脊液，直至原漏口完全闭合后拔管，效果满意。

（3）硬脊膜外血肿的预防及处理：①关闭伤口前仔细止血，术后保持伤口引流管通畅，对防止血肿的形成非常重要。②术后密切观察，一旦发现患者神经症状体征进行性加重，就要高度怀疑硬脊膜外血肿，应当紧急探查伤口，清理血肿、止血，用冰盐水冲洗伤口、放置引流管，术后给予静脉脱水，使用甲基波尼松龙等药物，只要处理及时多能恢复。关键在于早发现、早处理。

（4）病变节段漏切或减压不充分的预防及处理：一旦发生病变节段漏切及减压不充分的情况，只能再次手术解决，给患者带来不必要的痛苦和负担，可通过如下环节避免。①胸椎节段长，放射科医生报错OLF节段也在所难免，因而术者必须亲自依据影像资料确定病变节段。②术前放置金属标志拍片定位，或术中依据第12肋骨标志定位，确定手术部位。③椎管后壁切除后，进一步探查确定椎管硬脊膜外腔隙通畅。探查减压节段硬脊膜囊侧后方，确定已无残留的椎管后壁的压迫。④以上多种手段综合应用，可有效避免病变节段的漏切。

（田慧中　张玉坤　吕霞）

第二节　开门式胸椎管扩大减压术

开门式胸椎管扩大减压术的手术方法，避免了用咬骨钳做椎板切除挤压脊髓所造成的术后神经功能恢复欠佳。开门侧选择单侧临床症状及体征重的那一侧，门轴则选择临床症状轻的一侧。开门后使椎板连同骨化的黄韧带一起向门轴侧移位，减轻了OLF向前压迫脊髓的压力，改善了临床症状，恢复了神经功能。该方法操作简单、出血量少，不存在广泛椎板切除及OLF切除带来的失血量大和硬脊膜破裂或神经组织损伤的并发症，节约了手术时间，也能取得减轻症状及恢复神经功能的显著效果。唯一的缺点是未做到彻底切除致压物，留有一定的隐患存在。

一、手术适应证

（1）年老体弱合并截瘫或不全截瘫的患者。

（2）单侧临床症状和体征重的患者，影像学表现也支持单侧压迫重的患者。

（3）连续数节黄韧带骨化的患者。

（4）影像学表现椎板骨质增厚较轻，上关节突增生内聚较轻的患者。

二、麻醉与体位

一般用全麻、俯卧位，胸部及双侧髂嵴部垫软枕，以免腹部受压。

三、手术操作步骤

1. 切口与显露　脊柱后正中切口（图48-10），切开皮肤、皮下脂肪，骨膜下剥离暴露手术节段的棘突、椎板及双侧关节突至横突根部，上下暴露均较手术节段多显露一节椎板。取出止血纱布，置入撑开器，牵开椎旁肌肉起止血作用（图48-11）。

2. 定位需要切除的病变节段　术前拟行切除的椎板节段用金属物作标记，拍片确定椎体的节段。上中胸段手术主要靠此方法定位。中下胸段的手术，术中还可以靠末一条肋骨进行定位。

3. 开门式胸椎管扩大减压术选择症状重的一侧和影像学压迫明显的一侧作开门侧（图48-12）。

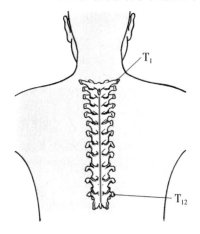

图48-10　胸椎沿棘突切口示意图

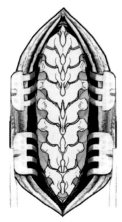

图48-11　显露范围

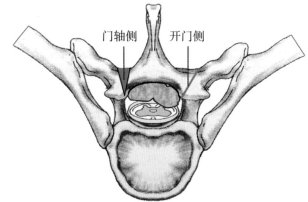

图48-12　开门式胸椎管扩大减压术，开门侧和门轴侧的截骨切开线示意图

（1）第一步：沿棘突切口显露棘突、椎板、关节突和横突，画出棘突间截骨线和开门侧、门轴侧的纵行切开线（图48-13）。

（2）第二步：用直骨刀将遮盖椎板间隙的棘突切除显露黄韧带（图48-14）。

（3）第三步：然后用摆动锯在两侧关节突关节横径1/2交界处纵行劈开，开门侧自关节突表面至椎弓根与椎板内侧骨皮层的交角处的全层骨质完全分开。门轴侧自关节突表面至椎弓根与椎板交角处作不全离断，保留内侧骨皮层，使其产生弹性青枝骨折，允许骨性椎管开门后增大椎管矢状径（图48-15）。

（4）第四步：对开门侧用摆动锯开门的要求是切骨线与切骨方向应该略向内倾斜，使切骨的断面略接近平行，以便撑开加垫后对增加椎管矢状径的作用更大（见图48-15）。

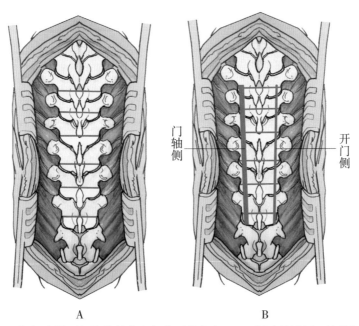

A. 标记出需要切除的棘突和部分下关节突；B. 画出门轴侧和开门侧
的纵行切开线

图48-13　开门式胸椎管扩大减压术的截骨线

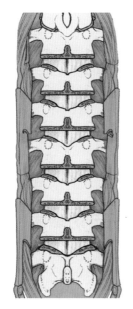

图48-14　用直骨刀将遮盖椎板间隙的棘突和部分下关节突切除后显露黄韧带

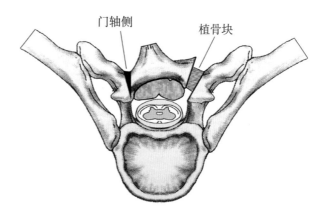

图48-15　已完成开门式胸椎管扩大减压术，在开门侧的门口内镶入植骨块，以扩大椎管的前后径，门轴侧的内侧骨皮质起弹性青枝骨折的门轴作用

（5）第五步：对门轴侧用摆动锯开门的要求：关节突刨槽的宽度要足够宽，呈楔形，被保留的内侧骨皮层，不能过厚，以便在撑开扩大椎管时产生弹性作用（见图48-15）。

（6）第六步：撑开开门侧扩大椎管的宽度不宜过大，一般在0.5～1.0cm即可，以免撑开得过宽造成门轴侧骨折，导致不稳。

（7）第七步：术毕闭合切口：冲洗止血，于硬膜外放置明胶海绵，放入负压引流管，分层闭合切口。

4. 术后处理　常规应用预防剂量的抗生素。引流管保持48～72h，24h引流量少于60mL时可拔除引流管，否则应延长置管时间。拔管后即可嘱患者下地活动，逐渐增加活动量。

四、术中陷阱及注意事项

（1）开门侧用摆动锯开门的锯开方向应该向内倾斜，与矢状位呈45°角，在门口内镶入植骨块撑开后，能扩大骨性椎管的前后径，避免用矢状位方向开门，因会对增加骨性椎管的前后径不利。

（2）门轴侧应作V形刨槽，V形的尖端应该到达椎弓根与椎板的交角处，保留内侧骨皮层不被切断，留作弹性青枝骨折的门轴作用。被保留的内侧骨皮层厚薄应该适当，过厚了缺乏弹性，难以折断，过薄了支撑力不够，容易造成骨折脱位，所以说做好门轴侧的"弹性门轴"至关重要。

（3）开门侧的门口内镶入植骨块的工作至关重要，植骨块的厚度不宜过大，0.5～1.0cm厚即可，厚度过大了，骨性椎管张开的口过大容易造成门轴侧"弹性门轴"的折断和错位而丧失其弹性门轴作用，使镶入的植骨块卡的不够紧，缺乏稳定性。

（4）开门式椎管扩大术是一种姑息手术，因其并未将骨化的黄韧带去掉，只是让椎板及骨化的黄韧带向后移位，减轻了脊髓神经的压迫。但这种方法的优点是手术操作简单、省时、出血少，有时能给患者带来满意的治疗效果。

（5）用摆动锯开门的手术技巧很重要，如术者掌握了摆动锯开门的手术方法，也像颈椎双开门一样，当摆动锯锯开骨组织后，对前面的软组织很少能产生损伤，这就看术者应用摆动锯的手术技巧了，当摆动锯接近对侧骨皮层时，绝不能死死地握住摆动锯向下按压，要轻轻地用冲击式的手法，一点一点地锯开对侧骨皮层，绝不会损伤对侧骨皮质以下的软组织。根据笔者应用摆动锯作后路椎板开门的经验，摆动锯作后开门是比较安全的手术方法。

（6）在胸椎关节突背侧向着椎弓根与椎板交角处的内侧骨皮层的方向用摆动锯开门的方法，较颈椎正中双开门的方法更加安全可靠，因为颈椎双开门的下边是硬脊膜和脊髓，而胸椎关节突至椎弓根与椎板交角的开门，下边对的是硬脊膜的外侧缘和脊神经根，万一锯开对侧骨皮层之后，造成损伤的也只是硬膜或脊神经根，所以如能掌握了使用摆动锯的手术技巧，则损伤神经组织的可能性不大。

（田慧中　马原　吕霞）

第三节　局限性椎板开窗骨化黄韧带切除术

对非多节段的黄韧带骨化症，可采用局限性椎板开窗骨化黄韧带切除术，对胸椎影像学诊断为胸椎OLF的病例，临床症状及体征均符合OLF诊断的病例，且OLF只限于临近的1～2节胸椎者，可采用局限性椎板开窗骨化黄韧带切除术的手术方法，即利用骨刀行胸椎板开窗切除压迫硬脊膜和脊髓神经的OLF能取得较好的治疗效果。

一、手术适应证

（1）影像学上显示胸椎OLF压迫脊髓神经，并伴有相应的临床症状及体征者。

（2）单发性OLF或不超过两节的OLF位于相邻节段的病例。

（3）非广泛性多节段病灶，临床症状和体征亦符合单节段损害的病例。

（4）上关节突增生内聚加黄韧带增生肥厚达7～15mm者。

（5）合并截瘫或不全截瘫者。

（6）患者年龄大、体质弱，仅能承受局限性手术者。

（7）临床症状和影像学表现均为单侧（左、右）症状为主的患者。

二、麻醉与体位

一般用全麻、俯卧位，胸部及双侧髂嵴部垫软枕，以免腹部受压。

三、手术操作步骤

1. 切口与显露　脊柱后正中切口，切开皮肤、皮下脂肪，骨膜下剥离暴露手术节段的棘突、椎板及双侧关节突至横突根部，上下暴露均较手术节段多显露一节椎板。取出止血纱布，置入撑开器，牵开椎旁肌肉起止血作用。

2. 定位需要切除的病变节段　术前拟行切除的椎板节段用金属物作标记，拍片确定椎体的节段。上中胸段手术主要靠此方法定位。中下胸段的手术，术中还可以靠末一条肋骨进行定位。

3. 局限性椎板开窗骨化黄韧带切除术

（1）第一步：沿棘突切口，仅显露临近的2～3节椎板即可，切口长7～10cm足够，不需要广泛暴露（图48-16）。

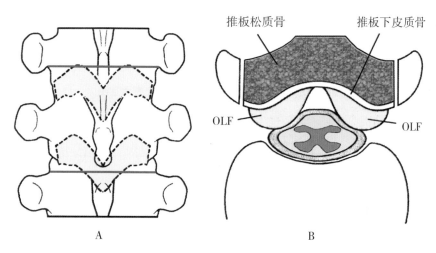

A. 黄色表示骨化黄韧带在椎板下椎管内占据的位置；B. 黄韧带肥厚、骨化对硬膜管和脊髓神经的压迫

图48-16　局限性椎板开窗骨化黄韧带切除术

（2）第二步：用骨刀横形截断两节棘突和下关节突（图48-17），显露黄韧带。

（3）第三步：用铲刀自中央平行铲掉椎板盖，显露出黄韧带的中央部分（图48-18）。

（4）第四步：在两侧关节突关节的横径1/2交界处作纵行截骨，骨刀的尖端向着椎弓根与椎板交界处内侧骨皮层的方向进刀，切除两侧的椎板，充分显露全椎管（图48-19）。

（5）第五步：若椎板与骨化的黄韧带之间粘连紧密无法分开时，则一并切除，自硬脊膜与黄韧带之间仔细地分离开，以免损伤硬脊膜和神经组织（图48-20）。

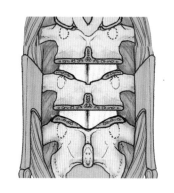

图48-17　用骨刀切除棘突和部分下关节突，显露黄韧带

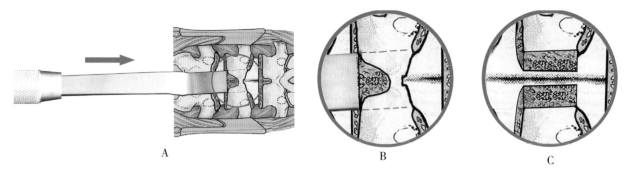

A. 用骨刀切除椎体的中央部分；B. 切除椎体中央部分的放大示意图；C. 椎板中央部分已被切除，显露黄韧带的中央沟

图48-18　用铲刀切除棘突和椎板的中央部分，显露黄韧带的中央沟

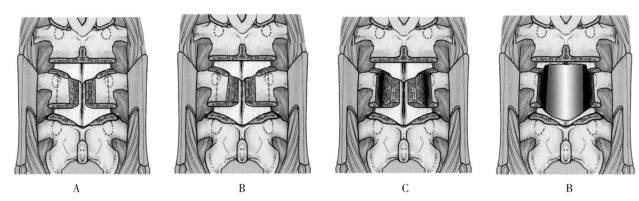

A. 先切除椎板的中央部分，显露黄韧带中央沟；B. 椎板外侧部分的截骨切除线；C. 椎板外侧部分的后层已被切除，显露椎板内层部分；D. 椎板内层部分及骨化黄韧带已被切除，显露硬脊膜管

图48-19　椎板及骨化黄韧带的切除次序示意图

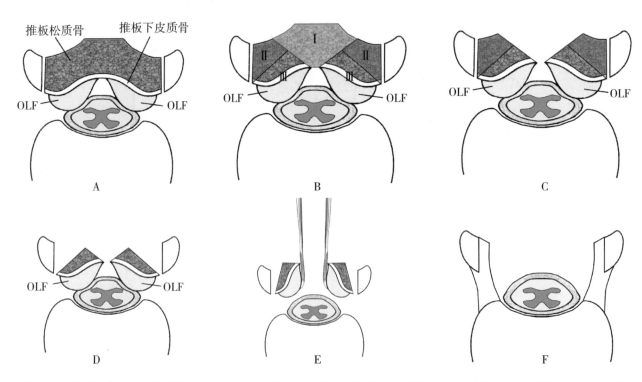

A. 椎板、骨化黄韧带压迫硬脊膜囊的示意图；B. 用骨刀切除椎板及骨化黄韧带的程序：Ⅰ绿色为中央椎板切除区；Ⅱ紫色为侧旁椎板切除区；Ⅲ红色、黄色为内层椎板及骨化黄韧带的切除区；C. 中央椎板已被切除；D. 侧旁椎板已被切除；E. 正在切除内层椎板和骨化黄韧带；F. 椎板及骨化黄韧带已被完全切除，硬膜囊膨胀，恢复圆形

图48-20　用轴位像说明椎板与黄韧带切除术的程序

（6）第六步：待椎板和骨化的黄韧带团块切除干净后，认真清除松解硬膜周围的粘连，使硬膜囊膨胀，恢复圆形（图48-20）。

（7）第七步：术毕严格止血，用明胶海绵敷盖，放置引流管，分层闭合切口，手术结束。

4．术后处理：常规应用预防剂量的抗生素。引流管保持48～12h，24h后引流量少于60mL时可拔除引流管，否则应延长置管时间。拔管后即可嘱患者下地活动，逐渐增加活动量。

5．术后并发症的防治　同揭盖式胸椎板切除后路减压术的并发症防治。

四、术中陷阱及注意事项

（1）用骨刀做局限性椎板开窗治疗胸椎黄韧带骨化症是临床上最常应用的方法，只需要应用薄刃骨刀即可完成本手术的操作过程，避免了椎板咬骨钳的钳咀插入椎板下咬骨挤压脊髓神经的可能性。用骨刀作椎板开窗是自外向内分层切除椎板，不存在挤压脊髓之虑，安全可靠。

（2）当切除椎体中央部分时，因为椎板的左右两叶结合而形成棘突的部位遗留有三角形的空隙，其两侧壁为椎板内侧骨皮层，其基底为黄韧带的中央沟，故用骨刀铲掉棘突及椎板的中央部分时，不会对神经组织造成损伤。在椎板中央部分截骨时，即便是穿透内侧骨皮层，只要进刀不是过深，则很少发生神经损伤或硬膜破裂。

（3）沿关节突关节横径1/2交界处，向着椎弓根与椎板内侧骨皮层的方向纵行截骨时，即便是穿透了内侧骨皮层，其深层为硬脊膜囊的外侧缘和神经根，而且均有一定的深度，故不容易造成神经损伤。当然不能无限度的过深。

（4）术者一定要学会掌握使用薄刃骨刀做手术的基本功，之后就会体会到用骨刀切除椎板的甜头。

（田慧中　吕霞　柴浩）

参考文献

［1］于滨生，芮钢．脊柱手术关键技术图谱［M］．北京：人民军医出版社，2011：285-347．

［2］田慧中．"田氏脊柱骨刀"在矫形外科中的应用［J］．中国矫形外科杂志，2003，11（15）：1073-1075．

［3］田慧中．脊柱外科医师要善于使用咬骨钳和骨刀［J］．中国现代手术学杂志，2002，6（1）：67-68．

［4］田慧中，梁益建，马原，等．用田氏骨刀作全椎板切除减压治疗胸椎黄韧带骨化症［J］．中国矫形外科杂志，2010，18（20）：1693-1696．

［5］田慧中，白靖平，刘少喻．骨科手术要点与图解［M］．北京：人民卫生出版社，2009：54-108．

［6］田慧中，李明，马原．脊柱畸形截骨矫形学［M］．北京：人民卫生出版社，2011：335-339．

［7］马永刚，刘世清，卫爱林，等．胸椎黄韧带骨化症手术方式的探讨［J］．中国矫形外科杂志，2010，18（9）：784-787．

［8］ROBERT G W．脊柱外科手术径路［M］．王自立，党耕町，译．北京：人民卫生出版社，2008：72-84．

［9］雷伟，李全明．脊柱内固定系统应用指南［M］．西安：第四军医大学出版社，2004：1-423．

［10］孙建民，于夕欣，项国．胸椎后纵韧带骨化症的诊断与治疗［J］．中国矫形外科杂志，1998，5（6）：504-505．

［11］王跃明，孙健民，尚璐．胸椎后纵韧带骨化症13例分析［J］．颈腰痛杂志，2000，21（3）：204-206．

［12］田慧中，李明，王正雷．胸腰椎手术要点与图解［M］．北京：人民卫生出版社，2012：3-453．

［13］田慧中，刘少喻，曾昭池．腰骶椎手术要点与图解［M］．北京：人民卫生出版社，2013：1-453．

第四十九章　腰椎间盘突出症的手术治疗

第一节　单侧椎板间骨刀开窗腰椎间盘切除术

一、目的及意义

用薄刃骨刀在单侧椎板间开窗切除椎间盘的手术方法，比用咬骨钳开窗的方法安全可靠，因为骨刀是从外向内逐层切开，避免了咬骨钳咀插入椎板下咬骨时挤压神经组织的可能性，而且简捷、快速、创伤小、出血少，节约了手术时间。开窗的方法很简单，用直骨刀在上节椎骨的下关节突上做一倒U形截骨，在下节椎骨的上关节突上做一L形截骨，去掉这两块骨头即可充分显露黄韧带和神经根，这种椎板开窗的方法显露清楚，给切除黄韧带和椎间盘带来方便，还同时切除了内聚的上关节突冠状部，解决了根管狭窄的问题，实为一举两得。

二、适应证

（1）具有单侧症状的腰椎间盘突出症或CT片显示偏一侧的腰椎间盘突出病例。

（2）无论是侧旁型或中央型，CT显示为巨块型的腰椎间盘突出病例。

（3）腰椎间盘突出合并神经根管狭窄的病例。

（4）椎体后缘骨刺合并腰椎间盘突出，需要同时切除骨刺的病例。

（5）以往做过腰椎间盘切除，效果欠佳需要翻修的病例。

（6）单侧神经创伤性粘连需要松解者。

三、手术方法

（一）术前准备

术前影像学定位检查，准备开窗用的骨刀和常用器械。

（二）麻醉

硬膜外麻醉或局麻。

（三）体位

卧位有三种，俯卧位、侧卧位、膝胸卧位（图49-1）。

（四）手术操作程序

1. 第一步　沿棘突作2.5cm长的纵切口，暴露单侧椎板和关节突，将2.5cm宽的特制椎板拉钩的尖端插入横突的骨质内，拉开肌肉，暴露关节突关节（图49-2、图49-3）。

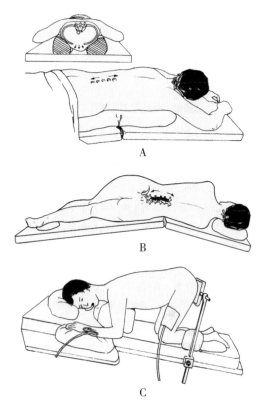

A

B

C

A. 俯卧位最常用，腹部应空出，防止腔静脉回流受阻；B. 侧卧位腹部不受压，术中出血较少，术者方便，助手困难；C. 膝胸卧位，摆位置困难且浪费时间，患者不舒服

图49-1　手术卧位

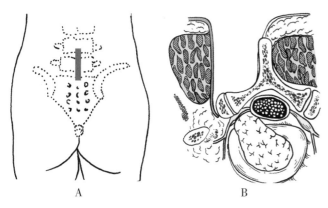 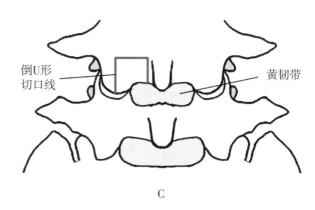

A.切口长2.5cm；B. 单侧椎板暴露保留对侧附着组织不剥离，损伤小、恢复快

图49-2　单侧暴露示意图

图49-3　暴露左侧关节突关节后，做倒U形开窗

2. 第二步　先在上一椎骨的下关节突上，靠近棘突的根部作倒U形开窗（图49-4），暴露下一椎骨的上关节突关节面，然后再在关节面的中央（相当于椎弓根的内侧缘）纵行截骨（图49-5），在下一椎骨的椎板上缘作横形截骨，两者相交形成L形方窗（图49-6）。

3. 第三步　在方形窗口的底部暴露出黄韧带（图49-7），用寇克钳提起黄韧带，用尖刀片沿开窗的边缘切除黄韧带（图49-8），显露神经根和硬膜管（图49-9），将神经根和硬膜管用神经剥离器向内侧分离，连同硬膜前脂肪血管组织一起推向内侧，暴露突出的椎间盘（图49-10）。在硬膜前的头侧和尾侧各塞入一枚带黑丝线的棉片，控制视野中的出血。

4. 第四步　用小号直骨刀在椎间盘或突起的骨赘上作方形开窗，然后，用髓核钳摘除髓核组织，应尽可能将同侧和对侧的变性髓核组织取除干净，以免复发（图49-11）。

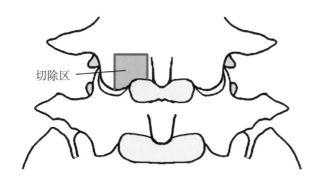 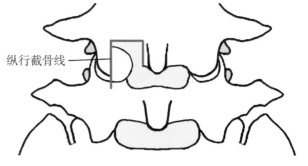

图49-4　用骨刀在下关节突上作倒U形开窗

图49-5　在上关节突关节面上作纵行截骨

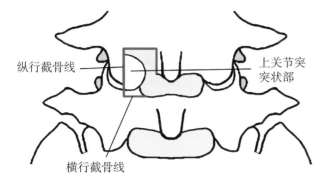 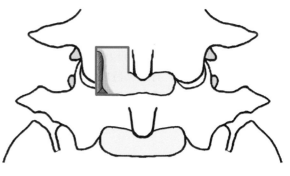

图49-6　再在椎板上缘作横形截骨，两者相交形成L形方窗

图49-7　椎板间开窗完成后显示黄韧带

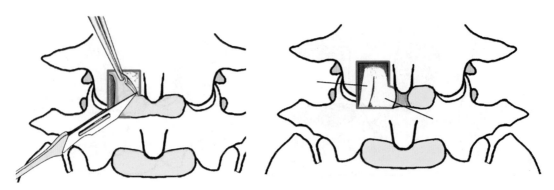

图49-8　用寇克钳提起黄韧带，用尖刀片沿开窗的边缘切除黄韧带

图49-9　在方窗内切除黄韧带，暴露神经根和硬膜囊

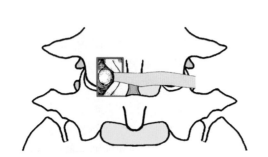

图49-10　向内侧剥离牵开神经根，暴露突出的椎间盘

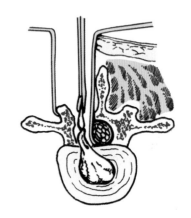

图49-11　用髓核钳将同侧和对侧的变性髓核组织去除干净

5. 第五步　一般只摘除髓核和纤维环组织即可，不需要破坏其两端的软骨板或骨组织，因为骨组织损伤后造成椎间隙渗血，容易并发椎间盘炎。

6. 第六步　术毕取出棉片，冲洗伤口，严格止血，放入明胶海棉覆盖硬膜，放置负压引流管，分层闭合切口。

（五）术后处理

回病房取仰卧位，压迫伤口可以减少出血，术后24～48h拔除引流管，嘱患者在床上练习仰卧挺腰抬高骨盆运动，2～5天下床活动。

四、陷阱与要点

（1）用骨刀开窗的最大优点是比用椎板咬骨钳方便快捷，因为骨刀开窗是凿刀自外向内截骨，待凿刀到达内侧骨皮层时，将骨刀轻轻旋转即可将欲切除的一块U形或L形椎板撬拨取除，方法简单，根本不需要刀刃接触神经根和硬膜囊，故无损伤神经和硬脊膜之虑。

（2）相反，用椎板咬骨钳开窗时，咬骨钳的一叶钳咀则必须插入椎板下，方能自内向外咬除椎板，对于伴有椎管狭窄的患者，有时会造成下叶钳咀挤压脊神经根而致椎间盘切除术后根性症状加重的危险性。用骨刀开窗则完全可以避免这种现象的发生。

（3）用骨刀开窗完全可以避免咬骨钳开窗时撕裂硬脊膜，造成脑脊液漏或咬住硬脊膜产生拔丝现象的并发症。

（4）术者必须熟练掌握局部解剖的概念，才能知道骨刀进入的深度，在骨刀将要抵达内侧骨皮层的时候，轻轻捻转骨刀即可将欲截除的骨块撬掉，绝对不会伤及里面的神经组织。

（5）如果开窗后未触到突出的椎间盘时，则应认真地探查，是否为破裂脱出型，应仔细寻找，看脱出的髓核是否在附近的硬膜外间隙内。

（6）手术探查的椎间隙一定要与CT片上的间隙相吻合，搞错间隙也是找不到椎间盘突出的原因。

（7）术前CT片上若为双间隙突出，搞不清是哪个间隙引起的症状，则应同时解决两个间隙的问题，以免术后症状依然存在。

五、硬膜前静脉丛破裂出血的预防措施

（1）当牵开脊神经和硬膜囊切除突出的椎间盘时，最容易造成硬膜前静脉丛的出血而致术野不清，给切除椎间盘的工作造成困难，延误了手术时间，甚至由于术野不清使处理椎间盘突出的工作做得不彻底，则会影响术后效果。

（2）根据笔者的经验，应用"竹筷子剥离器"将神经根与其周围的纤维脂肪组织和硬膜前静脉丛一起自外向内，从突出的椎间盘或后纵韧带上用力刮开的办法，比单独牵开神经根的做法更不容易损伤硬膜前静脉丛，然后再用神经根拉钩将已剥离开的神经根和其周围组织一起牵向对侧，这样做既方便又快捷，又很少造成出血（图49-12、图49-13）。

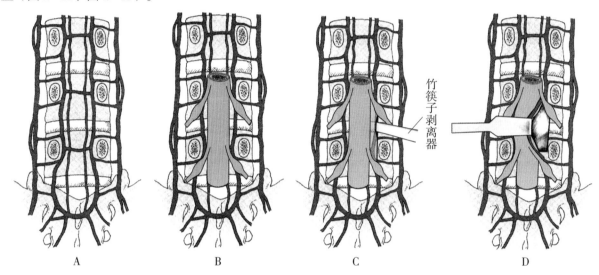

A. 腰骶段硬膜前静脉丛的分布；B. 硬膜囊、神经根与硬膜前静脉丛的关系；C. 用"竹筷子剥离器"剥离神经根和其周围纤维脂肪组织与硬膜前静脉丛；D. 将硬膜囊、神经根和其周围的纤维脂肪组织与硬膜前静脉丛一起用牵开器牵开，暴露突出的椎间盘

图49-12　防止硬膜前静脉丛破裂出血的手术方法

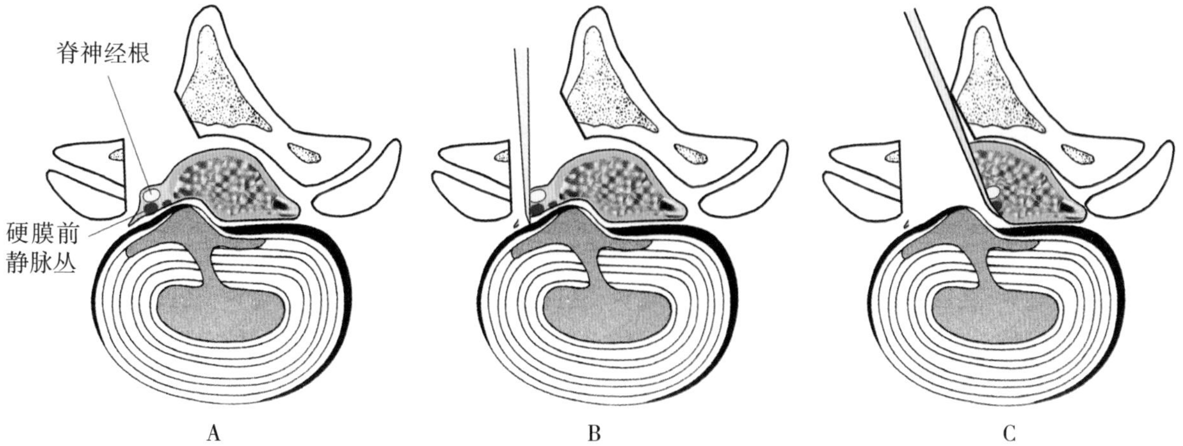

A. 腰椎间盘突出与神经根及其周围纤维脂肪组织和硬膜前静脉丛的关系；B. 用"竹筷子剥离器"剥离神经根和其周围纤维脂肪组织与硬膜前静脉丛；C. 用牵开器将神经根与其周围组织一起牵开，暴露突出的椎间盘

图49-13　用"竹筷子剥离器"剥离硬膜前静脉丛的方法

（3）竹筷子剥离器的制作：在高压消毒包内准备竹筷子1根，术中临用时将其末端削成扁形，利用其末端代替剥离器，因为竹子的末端与金属剥离器的末端光滑度不同，故很容易将神经根周围的纤维脂肪组织与硬膜前静脉丛，自后纵韧带上撕脱下来，而不至于损伤静脉丛造成出血，这是一种简易的防止硬膜前静脉丛出血的方法，值得试用。

（田慧中　吕霞　阿不都乃比·艾力）

第二节　极外侧型腰椎间盘切除术

一、目的及意义

自椎弓根内侧缘向外至椎间孔外侧1cm以内的椎间盘突出属于极外侧型。自横突间、关节突外缘纵切口，分开骶棘肌入路，切除部分关节突外侧缘，牵开自椎间孔内穿出的脊神经根，即可暴露突出的椎间盘并切除之，解除极外侧椎间盘突出压迫神经根所致的疼痛。

二、手术适应证

（1）非手术治疗无效的病例。
（2）临床症状与影像检查相符合。
（3）进行性肌力减弱。
（4）曾接受过椎管内椎间盘探查手术未解决问题。

三、手术方法

（一）术前准备
拍摄腰椎正侧位X线片和CT片，必要时拍摄MRI。

（二）麻醉
硬膜外麻醉。

（三）体位
俯卧位或侧卧位。

（四）手术操作程序

1. 第一步　纵行切口长5~8cm，旁开棘突中线3.5cm，相当于关节突关节的外侧缘（图49-14）。

2. 第二步　沿肌肉间隙分离后，用椎板牵开器牵开肌肉组织，向外侧到达横突尖端，向内侧到达椎板后方，显露关节突外侧缘、椎间孔、脊神经根和极外侧突出的椎间盘（图49-15）。

3. 第三步　沿骶棘肌的肌间隙分开肌肉组织后，自骨膜下暴露下关节突的外缘与横突的交角处，切除部分下关节突外侧缘和部分横突下沿（图49-16），揭开脊神经根的后盖，将其向外上或外下牵开，然后再向下暴露椎间盘突出的椎间隙。

4. 第四步　如患者不是过胖、解剖层次浅，仅以自动牵开器将软组织牵开后，即可显露突出的椎间盘（图49-17），显露困难者则需要切除部分下关节突，一般不影响脊柱的稳定性。

5. 第五步　极外侧突出的椎间盘得到充分显示，如突出的椎间盘比较靠内，位于椎间孔内时，则将神经根向外、向上牵拉，自神经根的内下方切除椎间盘（图49-18）。如突出的椎间盘更靠外侧时，则将受压的神

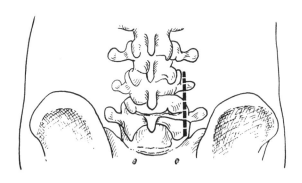

图49-14　切口旁开棘突中线至关节突外缘

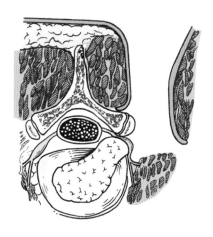

图49-15　极外侧型腰椎间盘突出的手术入路

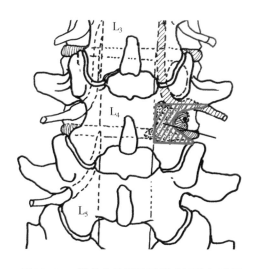

图49-16　关节突外侧缘及横突下缘切除区

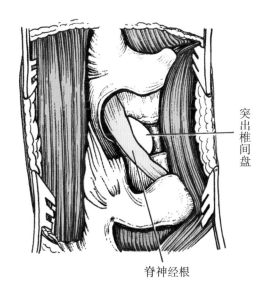

突出椎间盘

脊神经根

图49-17　当椎间盘突出最靠外侧时，仅作
神经根牵开，即可显露突出的椎间盘

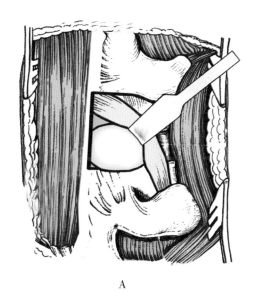

A

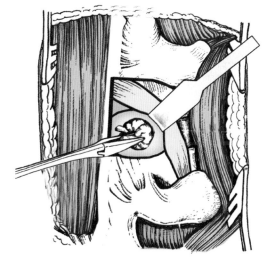

B

A.将神经根向外、向上牵拉显露椎间盘；B.自神经根的内下方切除突出的椎间盘

图49-18　位于椎间孔内的极外侧椎间盘突出

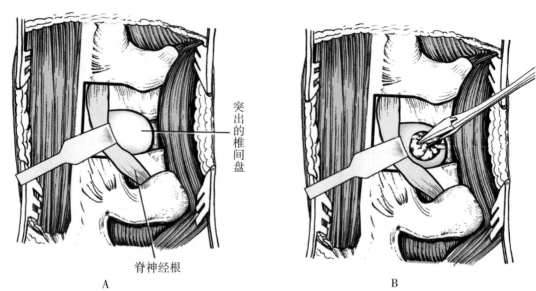

A.将受压的神经根向内、向下方牵拉；B.在神经根的外上方进入切除突出的椎间盘

图49-19　位于椎间孔外侧的极外侧椎间盘突出

经根（背根神经节）向内、向下方牵拉，在神经根的外上方进入切除突出的椎间盘（图49-19）。

（五）术后处理

（1）因该手术为非常规腰椎间盘摘除术，操作难度大，手术时间略长，恢复时间也相对长些。

（2）其他术后注意事项同常规腰椎间盘摘除术。

四、陷阱与要点

（1）过重地牵拉根神经节，可造成机械性损伤。

（2）靠近背根神经节电烙，能造成热损伤。

（3）定位诊断与探查部位吻合，可避免搞错节段。

（田慧中　欧勇　马俊毅）

第三节　腰椎盘黄间隙狭窄减压切除术

腰椎盘黄间隙狭窄是由于急、慢性创伤或劳损所致腰椎上关节突内聚、黄韧带肥厚皱褶压迫脊神经根导致腰腿痛，影像学诊断证实盘黄间隙狭窄，压迫腰脊神经根造成坐骨神经症状。陈鸿儒、董炘于1990年1月—2002年3月，在224例后路腰椎间盘切除术中发现28例，占8.8%。他们曾解剖人脊柱腰段35例上，还在手术中观察黄韧带与突出椎间盘的关系，作细致的研究，认为黄韧带皱褶造成腰椎管狭窄的病理解剖、发病机制属实。腰椎黄韧带皱褶嵌入椎管狭窄症的机理有两种：①外伤后可使下关节突压迫椎板。②椎间盘退变致关节突骨质增生及黄韧带隆突，都能使椎板内聚，黄韧带皱褶后，皱褶部可突入椎管内而压迫神经根，出现类似腰椎间盘突出症状（图49-20、图49-21）。同时修正了国内外传统的手绘腰椎间盘突出症的示意图，显示了黄韧带及正确的髓核突出位置（图49-22）。

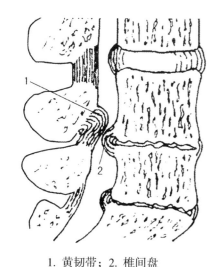 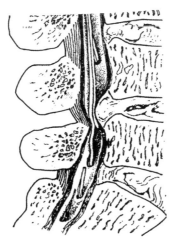 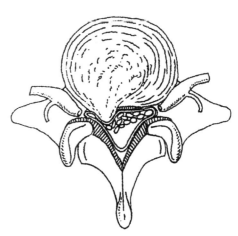

1. 黄韧带；2. 椎间盘

图49-20　黄韧带皱褶突入椎管与突出的椎间盘相接触，压迫神经根或马尾

图49-21　椎板内聚所致黄韧带隆突，盘黄间隙变窄

图49-22　椎间盘突出示意图，显示了黄韧带及髓核正确的突出位置

一、目的及意义

手术解除腰腿痛症状和放射痛，直腿抬高障碍变为阴性，术后观察3年以上无复发，能恢复原工作。

二、适应证

凡无脏器功能障碍、有典型黄韧带皱褶嵌入症的急性腰腿病发作史及特殊体征，CT或椎管造影证实阳性的青壮年皆为本手术适应证，但70岁以上表者应慎重考虑。

三、手术方法

（一）术前准备
拍摄腰椎正侧位X线片和CT片，必要时拍摄MRI。
（二）麻醉
采用硬膜外麻醉或局麻。
（三）体位
卧位有三种，俯卧位、侧卧位、膝胸卧位。
（四）手术操作程序
1. 第一步　沿棘突后路作小切口，长4～5cm。
2. 第二步　用骨刀在椎板间作倒U、L形开窗（图49-23）。
3. 第三步　从开窗内用尖刀片切除黄韧带（图49-24），用手指触诊有否椎间盘突出存在，如有突出的椎间盘存在，则应同时切除椎间盘（图49-25）。如未触到椎间盘突出时，也应参考术前影像学照片，必要时仍应同时切除椎间盘，以免由于术中卧位致使突出的椎间盘暂时性还纳，不易摸到，误认为是不突出。
4. 第四步　若伴有根管狭窄时，一定要切除上关节突的冠状部，方能解除术后的临床症状。
5. 第五步　术毕分层闭合切口，放置负压引流管，给予预防性抗生素治疗，术后3天嘱患者下地活动，10天拆线。

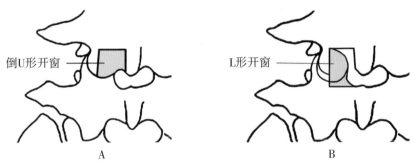

A. 在下关节突上作倒U形开窗；B. 在上关节突上作L形开窗

图49-23　用骨刀作倒U、L形开窗

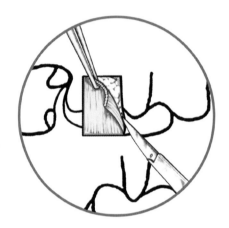

图49-24　用尖刀片切除黄韧带

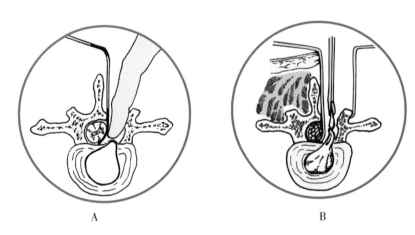

A. 触诊发现椎间盘突出；B. 切除椎间盘

图49-25　腰椎间盘切除术

四、注意事项

（1）在探查手术中切勿轻易认为椎间盘不突出而放弃对椎间盘的切除，应该认真考虑是否真正的椎间盘不突出，否则会造成术后症状复发。

（2）单纯椎板切除和黄韧带切除，自后方减压神经根的做法效果可靠。

（田慧中　欧勇　刘云涛）

参考文献

［1］田慧中，刘少喻，马原. 实用脊柱外科手术图解［M］. 北京：人民军医出版社，2008：524-527.

［2］脊柱外科技术［M］. 党耕町，译. 北京：人民卫生出版社，2004：220-223.

［3］赵建华，金大地，李明. 脊柱外科实用技术［M］. 北京：人民军医出版社，2005：220-236.

［4］脊柱外科实用图谱［M］. 陈晓亮，译. 北京：人民卫生出版社，2003：1-53.

［5］董中. 骨科手术图谱［M］. 北京：人民卫生出版社，1995：24-35.

［6］田慧中. "田氏脊柱骨刀"在矫形外科中的应用［J］. 中国矫形外科杂志，2003，11（15）：1073-1075.

［7］田慧中. UL形侧隐窝开窗腰椎间盘切除术500例报告［J］. 美国中华骨科杂志，1996，2（3）：172-175.

［8］田慧中. 脊柱外科医师要善于使用咬骨钳和骨刀［J］. 中国现代手术学杂志，2002，6（1）：67-68.

［9］田慧中，梁益建，马原，等. 用田氏骨刀作全椎板切除减压治疗胸椎黄韧带骨化症［J］. 中国矫形外科杂志，2010，18（20）：1693-1696.

［10］田慧中，白靖平，刘少喻. 骨科手术要点与图解［M］. 北京：人民卫生出版社，2009：69-99.

［11］于滨生，郑召民. 脊柱外科手术技巧［M］. 北京：人民军医出版社，2009：167-226.

［12］DRAKE R L，VOGL W MITEHELL A W M. 格氏解剖学［M］. 北京：北京大学医学出版社，2006：2-739.

［13］田慧中，李明，王正雷. 胸腰椎手术要点与图解［M］. 北京：人民卫生出版社，2012：3-374.

［14］田慧中，刘少喻，曾昭池. 腰骶椎手术要点与图解［M］. 北京：人民卫生出版社，2013：1-453.

第五十章　腰椎管狭窄症的手术治疗

第一节　半椎板切除全椎管减压术

一、概述

造成腰椎管狭窄的主要原因为退变而引起的椎体间关节不稳、椎体后缘增生、多发性椎间盘突出、黄韧带肥厚和椎板关节突增生。

采用半椎板切除全椎管减压的手术方法来治疗老年性多节段腰椎间盘突出、黄韧带肥厚和骨质增生所形成的退变性椎管狭窄症，因其从症状和体征重的一侧进入椎管，故更容易达到硬膜管和神经根前后的全椎管减压和对侧椎板后植骨稳定脊柱的目的。多数患者的腰痛症状常为一侧轻一侧重，脊髓造影和其他影像学表现也常见占位性压迹偏向一侧，因此采取症状和体征重的一侧做半椎板切除，保留棘突，如不拟做对侧椎板后植骨，仅做单侧暴露即可。经半椎板入路可以彻底切除黄韧带，向内可以切除对侧向椎管内膨出的黄韧带和椎板内侧骨皮质，而达到整个椎管后方减压的目的。向外切除椎板和上关节突的冠状部，直达椎弓根的内侧缘，能达到充分减压神经根，暴露硬膜囊的外侧缘，使进一步拉开神经根和硬膜囊，给摘除椎间盘和铲平骨性突出的椎体后缘创造了良好的条件。根据狭窄的长度，一般1～4节半椎板切除足以达到全椎管减压的目的。

（一）椎体间关节劳损是导致晚年退行性改变的原因

反复的慢性劳损或急性扭伤可造成椎体间关节损害，使髓核和纤维环产生变性、松动，导致异常的研磨作用，X线侧位片所见椎体上下缘有平行骨刺形成。从正位片上椎体侧缘骨刺略带鹦鹉嘴状（图50-1A），并非完全平行，这说明椎间隙向左右方向的异常活动尚不太严重，从侧位片上可见椎体前缘的平行骨刺比较明显。呈鸭嘴状（图50-1B），则表明其前后方向的异常活动度较大，但并无临床症状表现。而椎体后缘的骨质增生和椎间盘突出则为造成腰椎管前后径狭窄的重要原因。该间隙的不稳和异常活动（图50-2）还可导致黄韧带的

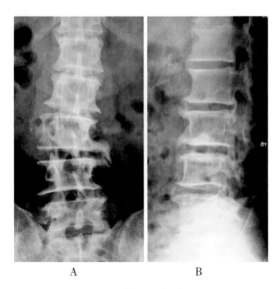

A. 正位；B. 侧位

图50-1　老年性、多发性骨质增生，多发性腰椎管狭窄

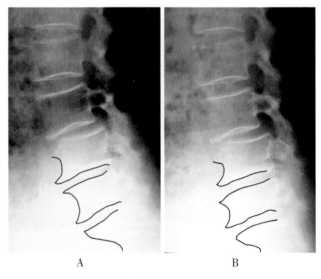

A. 伸展侧位；B. 屈曲侧位

图50-2　多发性骨质增生、多发性椎管狭窄，伴有L$_3$～L$_4$不稳

增厚，椎板的增生和上关节突内聚肥大。这些都是造成椎管狭窄症的一连串因素。

（二）椎管狭窄症的好发部位和节段

$L_4 \sim S_1$段由于椎管的本身宽大，故椎间盘突出的发病率较椎管狭窄症的发病率为高。但老年性退变性腰椎管狭窄症和多发性腰椎间盘突出症则常侵犯$L_2 \sim L_4$的一段（图50-3）。因为$L_2 \sim L_4$段椎管的本身管径较小，椎体间隙也容易发生不稳，是退变性全椎管狭窄症的好发部位。因此，对老年性退变性腰椎管狭窄症和多发性腰椎间盘突出症应有足够的认识，单纯用小开窗摘除$L_4 \sim L_5$和$L_5 \sim S_1$两个椎间盘是难以解决这类问题的，而半椎板切除全椎管减压和多发性椎间盘摘除术才是有效方法。但还有少数病例尚需同时做对侧椎板后植骨融合术，否则以后的不稳定还能使患者的症状复发。

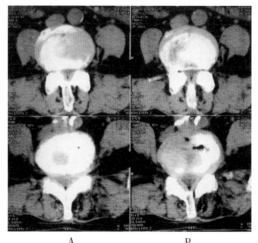

A. $L_3 \sim L_4$间隙；B. $L_4 \sim L_5$间隙

图50-3　多发性重度椎管狭窄、椎间盘突出、黄韧带肥厚

（三）半椎板切除全椎管减压的合理性

全椎板切除是因为中央进路必需切除棘突和椎板，切除得窄了留下隐窝和根管的后壁其减压作用不彻底，切除得宽了使两侧小关节遭受破坏，是以后不稳的原因，而且也只能达到使硬膜和神经根向后方移位的目的。因自后正中入路对椎管前方的减压比较困难，而半椎板切除的手术入路，保留了棘突和对侧椎板，可以做对侧椎板后植骨融合用，对不需要植骨的病例还可以保留棘间韧带和对侧的筋膜、肌肉不被剥离，纯属单侧暴露，也增加了脊柱的稳定性。半椎板切除属于侧旁入路，用适当的器械进行椎管内扩大减压，照样能达到全椎板切除的目的，而且是通过侧方向内牵开神经根和硬膜管来切除突出的椎间盘和铲平椎体后缘骨赘，既方便又可靠，采用适当的器械也照样可以切除对侧突出的椎间盘和后缘骨赘，而达到全椎管减压的目的。

（四）腰椎管狭窄症与颈椎管狭窄症有根本上的不同

腰椎管狭窄受压者为神经根和马尾，而颈椎管狭窄的受压者则为脊髓。腰椎管的致压物大多来自椎管和根管的前方，而颈椎管的致压物则可来自椎管的后方（皱叠的黄韧带和椎弓）。单纯用后开门或椎板切除的方法能使颈脊髓向后移位而得到减压效果，但将单纯的椎板切除或后开门的手术应用在腰椎管狭窄时就不一定能达到理想的效果。因此在腰椎管狭窄时绝不能只作后减压（椎板切除或椎弓成形）而忽视了对椎管前致压物的处理（椎间盘和后缘骨赘）。对个别有明显不稳存在的病例，单侧椎板后植骨融合也是十分必要的。

二、目的及意义

针对老年性多发性腰椎管狭窄症作半椎板切除全椎管减压术治疗腰痛、间歇性步行。对不适应作全麻插管的病例可再用局部浸润麻醉下进行椎管扩大减压术。

三、病变部位及手术适应证

（一）病变部位及体征

老年性腰椎管狭窄症，通常为多间隙病变，常见于$L_2 \sim S_1$的椎间隙，在MRI片上由于多发性椎间盘突出和黄韧带肥厚而形成串珠样狭窄表现。患者的临床症状也不像青壮年人腰椎间盘突出那样出现典型的坐骨神经症状，而是腰部酸胀、困痛，有时涉及一条腿或两条腿，特别是走路多了症状加重，休息后减轻，即所谓"间歇性跛行"。

（二）手术适应证

（1）具有非典型的坐骨神经症状。

（2）年龄在45~80岁。

（3）有明显的间歇性步行和临床症状。

（4）X线片显示腰椎多发性骨质增生，椎体上下缘常有平行骨刺存在（图50-4），腰前凸消失或加大，有时椎体间有轻度不稳和错位。

（5）MRI或脊髓造影正位片上可见腰段造影剂充盈浓度呈节段性变淡变窄（图50-5A），在侧位片上可见造影剂的前后径变窄且呈多节段哑铃形表现（图50-5B）。

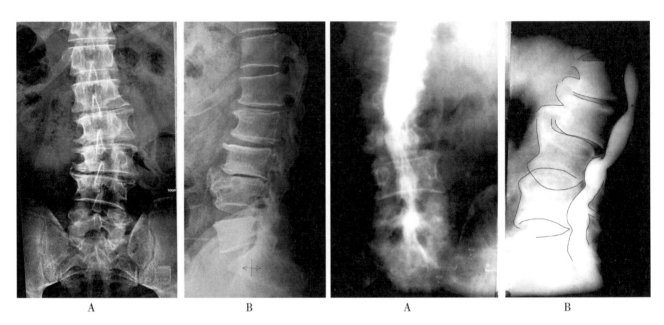

A. 正位片；B. 侧位片

图50-4　X线片示老年性多发性骨质增生，椎体前缘及外侧缘平行骨刺存在

A. 正位片，椎管狭窄段造影剂变浅变窄；B. 侧位片，造影剂呈哑铃形，多发性椎间隙变窄

图50-5　腰椎管狭窄症脊髓造影

四、手术方法

（一）术前准备

术前晚应给予安眠镇静剂，使患者很好入睡。必要时备血300~400mL。高龄患者如伴有高血压或糖尿者宜先用内科疗法控制后再行手术。

（二）麻醉

局部浸润麻醉、硬膜外麻醉或气管插管全麻。

（三）体位

卧位有两种，俯卧位、侧卧位。

（四）手术操作程序

1. 第一步　在局部浸润麻醉下沿棘突切开皮肤和皮下组织，暴露腰背筋膜后层，纵行切开棘上韧带，向着拟作半椎板切除的一侧剥离暴露单侧椎板（图50-6）。

2. 第二步　如拟做对侧椎板后植骨者暴露双侧椎板。用牵开器拉开骶棘肌，用锐

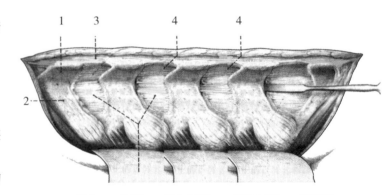

1. 棘突；2. 椎板；3. 棘上韧带；4. 棘间韧带；5. 黄韧带

图50-6　不损伤对侧软组织，单侧暴露棘突、椎板、关节突，有利于术后早期下地活动

利的骨刀做半椎板切除，保留棘突，内自棘突根部，向外至椎弓根内侧缘，根据需要切除1～4节半椎板，包括根管和隐窝的后壁。彻底切除黄韧带暴露硬膜管和神经根，隔着硬膜触诊突出地椎间盘并确定其部位和数目，然后再翻转手指向上触诊对侧椎板下向椎管内膨出的黄韧带和椎板内侧骨皮质，可清楚地摸到膨出的黄韧带和增厚的骨质为造成椎管前后径狭窄的原因。用枪钳咬除椎板下黄韧带，再用锐利的骨刀凿除椎板内侧增厚的骨皮质而达到向后扩大椎管的目的（图50-7至图50-11）。

　　3. 第三步　用神经剥离器和神经根拉钩将神经根和硬膜囊向内侧牵拉，用棉片在其远近端填塞压迫椎前静脉丛起止血作用。暴露突出的椎间盘和突出的椎体后缘（见图50-11 D）。

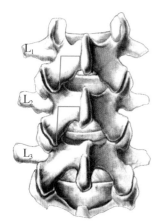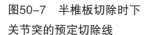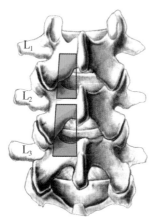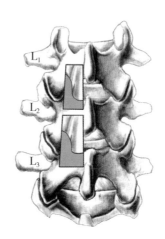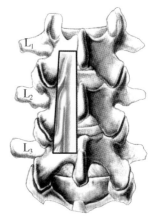

图50-7　半椎板切除时下关节突的预定切除线　　图50-8　下关节突与上关节突的开窗预定切除范围　　图50-9　上一椎骨的下关节突已被切除　　图50-10　上、下关节突均已切除形成半椎板切除，显露硬脊膜囊和脊神经根

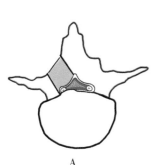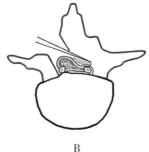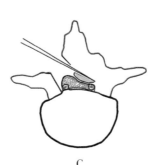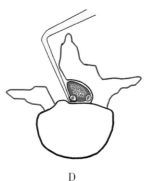

A. 半椎板切除范围；B. 通过半椎板开窗，切除对侧突入椎管内的黄韧带和增厚的皮质骨；C. 突入对侧椎管内的黄韧带和皮质骨已被切掉；D. 将硬膜管和神经根拉向对侧，再处理突出的椎间盘

图50-11　暴露突出的椎间盘和突出的椎体后缘

　　4. 第四步　用特制的铲形骨刀切除椎体后缘并摘除突出的椎间盘（图50-12），必要时可自此切口内镶入骨块作椎体间植骨。另外也可在对侧被保留的椎板后植骨，其融合作用可靠而且还有棘突形成隔墙，使碎骨块不易掉入减压的缺隙内。术毕彻底清除棉片，半椎板的缺隙内用明胶海绵敷盖止血。放置T形管引流，然后寻找肌肉内的出血点，电凝止血，缝合腰背筋膜后层与棘上韧带，用细丝线缝合皮下组织和皮肤而结束手术。

　　（五）术后处理
　　手术后24～48h拔除引流管。同时做植骨融合者给予支具固定，未做植骨者术后3～5天下床活动。

五、典型病例介绍

蒋某某，男，54岁，汉族，腰痛伴双下肢麻木无力（右侧重），曾经推拿、牵引、封闭和药物治疗3年余无效，走路多了、工作累了腰腿痛加重，休息后症状减轻，近两个月来病情恶化，活动极度受限，卧床不起，翻身时疼痛严重。查体：营养情况中等，一般检查阴性。患者在床上翻身困难，腰肌强直，$L_3 \sim L_4$右侧压痛较左侧更明显，咳嗽时痛加重且向下肢放射。X线摄片示$L_2 \sim L_5$明显骨质增生，前纵韧带钙化，椎体后缘突出。脊髓造影正位像$L_2 \sim L_5$三间隙腰椎间盘突出，造影剂稀疏变窄，侧位像$L_2 \sim L_5$段椎管前后径明显变窄，造影剂呈多节性哑铃形改变（图50-13A至图50-13B）。因患者经济情况不允许未做CT和MRI检查。诊断为多发性腰椎间盘突出合并腰椎管狭窄症。

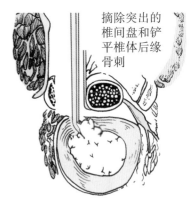

图50-12　扩大椎管的工作已完成，现正在切除椎间盘

定于1992年8月1日患者在局麻下行右侧半椎板切除全椎管减压术，同时摘除$L_2 \sim L_5$ 3个椎间盘（图50-13C、图50-13D）。术后症状完全消失，手术后第四天下床活动，第九天拆线，患者十分满意，戴腰围而出院休息。于1993年2月15日来院复查，一切症状消失，已恢复原工作。

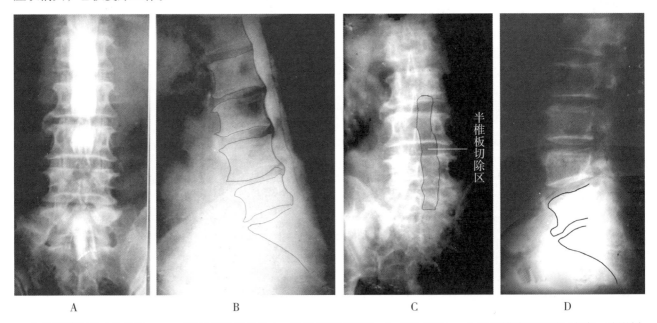

A. 术前脊髓造影正位像示$L_2 \sim L_5$三间隙腰椎间盘突出，造影剂稀疏变窄；B. 侧位像示$L_2 \sim L_5$段椎管前后径明显变窄，造影剂呈多节性哑铃形改变；C. $L_2 \sim L_5$半椎板切除椎管扩大术，摘除3个椎间盘，术后疼痛完全消失，早期下地活动自如；D. 术后侧位腰前凸恢复正常，活动功能良好

图50-13　典型病例介绍

六、陷阱与要点

（1）老年性腰椎管狭窄症常缺乏典型的坐骨神经症状，其主诉以间歇性步行为主，CT和MRI能明确诊断。

（2）椎管扩大术不能只做黄韧带和椎板内侧骨皮层的切除减压，一定要同时切除突出的椎间盘和增生的椎体后缘，方能达到减压目的。

（3）除伴有椎弓峡部不连滑脱之外，一般不需要植骨和器械内固定。

（4）对老年性椎管狭窄，半椎板切除的范围不能过短，至少也要切除2～4节半椎板，包括1～3个椎间盘。

（5）单侧暴露，不剥离对侧软组织，术后可以早期下床，稳定性较好，比做对侧椎板后植骨的稳定性更好。

（6）用骨刀做半椎板切除快捷方便，不易损伤硬膜或神经组织。

（田慧中　马原　王连川　艾本）

第二节　腰椎管狭窄全椎板切除减压术

一、目的及意义

切除腰椎椎管周围结构特别是黄韧带增生和皱褶对硬膜囊和神经根的压迫。

二、适应证

中央型腰椎管狭窄（包括黄韧带肥厚、椎间盘突出及椎体后缘骨质增生）。

三、手术方法

（一）术前准备
同腰椎间盘摘除术。

（二）麻醉
局部浸润麻醉。

（三）体位
同腰椎间盘摘除术。

（四）手术操作程序

1. 第一步　后正中切口入路，详见腰椎后正中手术入路。外侧暴露至小关节和关节间部，注意不要损伤关节囊。若拟后外侧融合则暴露至横突尖（图50-14）。

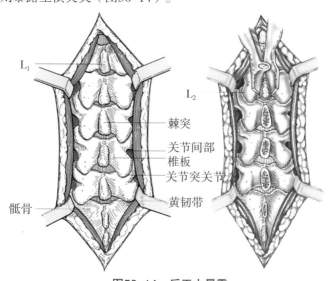

图50-14　后正中暴露

2．第二步   切除棘突和后方韧带复合体，咬骨钳或磨钻切除椎板外板（图50-15）。剥离黄韧带，由尾侧向头侧切除整个椎板（图50-16）。神经剥离子分离黄韧带和硬膜囊，棉片覆盖硬膜表面，尖刀或椎板咬骨钳切除剩下的黄韧带（图50-17）。

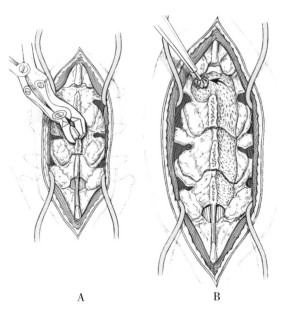

A. 用咬骨钳咬除棘突；B. 磨钻切除椎板外板

图50-15   切除椎板外板

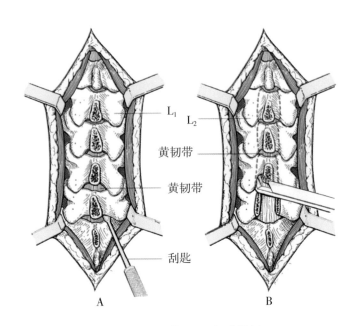

A. 剥离黄韧带；B. 切除椎板

图50-16   剥离黄韧带后，切除椎板

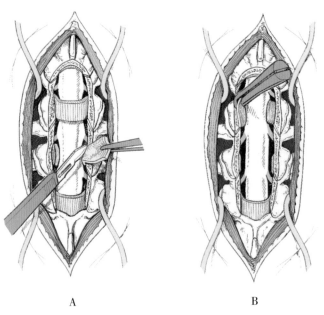

A. 尖刀切除黄韧带；B. 椎板咬骨钳切除剩下的黄韧带

图50-17   切除黄韧带

3．第三步   确认关节间部和椎弓根内缘，用薄骨刀或45°椎板咬骨钳切除残余的黄韧带外侧和关节突内侧，下关节突内侧用骨刀凿去后，上关节突用椎板咬骨钳切除。注意保留关节突关节和关节间部（图50-18）。

4．第四步   逐一确认神经根，以椎板咬骨钳沿其背面深入45°至神经根管内，潜行切除增生的骨赘。以神

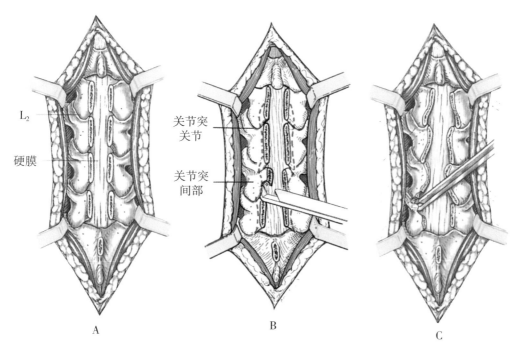

A、B. 切除关节突内侧；C. 神经根管潜行减压

图50-18　椎管减压

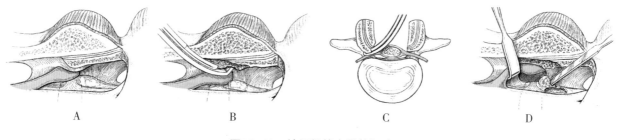

图50-19　神经根管内骨赘切除

经剥离子探查神经根管，拨开神经根后用窄骨刀去除腹侧骨赘（图50-19）。以圆头探针探查神经根管内是否通畅，神经根是否受压（图50-20）。

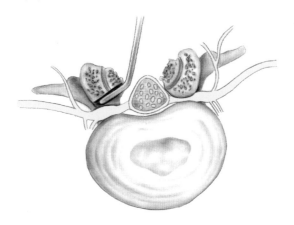

图50-20　减压完成后确认神经根管是否通畅

5．第五步　反复冲洗伤口，电凝止血。如切骨面大量渗血可用骨蜡封闭。如不考虑融合，不要切除椎间盘。伤口内留置引流管。逐层关闭切口。

（五）术后处理

同腰椎间盘摘除，半椎板切除法。

（刘少喻　王立　朱松青）

参考文献

［1］ 田慧中. 半椎板切除全椎管减压术治疗腰椎管狭窄症50例报告［J］. 美国中华骨科杂志，1996，2（2）：144.

［2］ 田慧中，刘少喻，马原. 实用脊柱外科手术图解［M］. 北京：人民军医出版社，2008：540-546.

［3］ 田慧中. 脊柱外科医师要善于使用咬骨钳和骨刀［J］. 中国现代手术学杂志，2002，6（1）：67-68.

［4］ 宁志杰，吴复元，孙磊. 临床骨科检查诊断学［M］. 北京：人民军医出版社，2007：55-74.

［5］ 鲁玉来，孙永华. 最新腰腿痛诊断治疗学［M］. 北京：人民军医出版社，2007：233-241.

［6］ 田慧中. "田氏脊柱骨刀"在矫形外科中的应用［J］. 中国矫形外科杂志，2003，11（15）：1073-1075.

［7］ 田慧中. UL形侧隐窝开窗腰椎间盘切除术500例报告［J］. 美国中华骨科杂志，1996，2（3）：172.

［8］ 田慧中，梁益建，马原，等. 用田氏骨刀作全椎板切除减压治疗胸椎黄韧带骨化症［J］. 中国矫形外科杂志，2010，18（20）：1693-1696.

［9］ 田慧中，白靖平，刘少喻. 骨科手术要点与图解［M］. 北京：人民卫生出版社，2009：69-99.

［10］ 艾尔肯·阿木冬，田慧中，吕霞. 用薄刃骨刀行半椎板切除全椎管减压治疗老年性腰椎管狭窄症［J］. 中国矫形外科杂志，2011，19（16）：1385-1387.

［11］ 葛宝丰. 实用骨科学［M］. 2版. 北京：人民军医出版社，2002：1712-1717.

［12］ 脊柱外科学［M］. 2版. 胡有谷，党耕町，唐天驷，译. 北京：人民卫生出版社，2000：1219-1220.

［13］ 冯传汉，张铁良. 腰椎狭窄临床骨科学［M］. 2版. 北京：人民卫生出版社，2004，12：1879-1913.

［14］ 于滨生，郑召民. 脊柱外科手术技巧［M］. 北京：人民军医出版社，2009：192-195.

［15］ DRAKE R L，VOGL W，MITCHELL，A W M. 格氏解剖学［M］. 北京：北京大学医学出版社，2006：2-739.

［16］ 田慧中，刘少喻，曾昭池. 腰骶椎手术要点与图解［J］. 北京：人民卫生出版社，2013：1-453.

［17］ KIM N H，LEE H M，CHUN I M. Neurologic injury and recovery in patients with burst fracture of the thoracolumbar spine［J］. Spine，1999：24：290.

［18］ MEVES R，AVANZI O. Correlation between neurological deficit and spinal canal compromise in 198 patients with thoracolumbar and lumbar fractures［J］. Spine，2005，30：787.

［19］ MCGUIER JR R A. The role of anterior surgery in the treatment of thoracolumbar fractures［J］. Orthopedics，1997，20：959.

［20］ FREEMONT A J. Nerve ingrowth into diseased intervertebral disc in chronic back pain［J］. Lancet，1997，350：178.

［21］ ESSES S，BOTSFORD D，KOSTUIK J. The role of external spinal skeletal fixation in the assessment of low back disorders［J］. Spine，1989，14：594.

［22］ BODEN S D，RIEW K D，YAMAGUCHI K，et al. Orientation of the lumbar facet joints，association with degenerative disc Disease［J］. J Bone Joint Surg，1996，78：403.

［23］ TIAN H Z. Total spinal osteotomy for the treatment of kyphosis and kyphoscoliosis［C］. Japanese Scoliosis Society Program of the 25th Annual Meeting，1991，25：23.

［24］ TIAN H Z，LV X，TIAN B. Halo pelvic distraction in combination with total spine osteotomy and internal exation for treatment of severe scoliosis［J］. Orthopedic Journal of China，2006，1（1）：11-16.

［25］ WILTSE L L. Surgery for intervertebral disk disease of the lumbar spine［J］. Clin Orthop Relat Res，1977，129：22-45.

［26］ ODA I，ABUMI K，YU B S，et al. Types of spinal instability that require interbody support in posterior lumbar reconstruction：an invitro biomechanical investigation［J］. Spine，2003，15，28（14）：1573-1580.

［27］ AONO H，OHWADA T，HOSONO N，et al. Incidence of postoperative symptomatic epidural hematoma in spinal decompression surgery［J］. J Neurosurg Spine，2011，15（2）：202-205.

第五十一章 骶髂关节结核的手术治疗

第一节 概 述

骶髂关节结核约占全身骨关节结核病中的9.7%，在手术治疗腰骶椎结核的过程中也是经常遇到的一种现象。早期的临床表现常为下腰痛及单侧臀部疼痛，常与腰椎间盘突出症相鉴别，临床检查骨盆分离试验及4字试验常为阳性。影像学检查：X线正位片上可见有单侧骶髂关节间隙变宽、关节间隙内有破坏、死骨等表现。配合CT检查可以明确诊断。早期骶髂关节结核病灶只限于骶髂关节腔内者，但脓肿尚未从骶骨后方或骶前方穿出者，宜采用骶髂关节后入路清除关节内病灶，加植骨融合骶髂关节即可达到治疗目的。晚期脓肿自臀部膨出，同时影像学发现骶前也有脓肿或死骨存在者，宜采用骶髂关节外侧入路髂骨开窗的方法，同时清除骶后及骶前脓肿，并摘除位于骶前的巨块死骨。骶髂关节前入路并非是理想的入路，因为髂动静脉分叉部位，位于切口的深部，暴露困难，有损伤大血管造成术中出血的危险。骶髂关节外侧入路，是笔者惯用的手术入路，通过髂骨上开窗到达骶前，清除病灶、摘除死骨都比较方便，能代替前路、后路的清除方法，而且比前入路更安全、省时。

一、骶髂关节的解剖

骶髂关节为下肢支撑脊柱的载重关节。以滑膜性关节面将骶骨外侧的弧形耳状面与髂骨内侧的关节面相连接。其关节面是不规则、互相交锁的结合，来防止关节间的活动和移位。该关节常常随着年龄增加产生纤维化或完全骨化。

骶髂关节的3个固有韧带如下：

（1）骶髂前韧带：它是一层厚的纤维膜性关节囊和从骶骨通过骶髂关节间隙走向髂骨呈放散性分布的坚强纤维结构（图51-1A）。

（2）骶髂骨间韧带：它是3个韧带中最坚强有力的韧带，从后上向着前下走行，与骶骨和髂骨间隙内的粗糙面相结合，分布在整个骶髂关节间隙内（图51-1B、图51-1C）。

（3）骶髂后韧带：遮盖在骶骨间韧带的后面（图51-1C）。

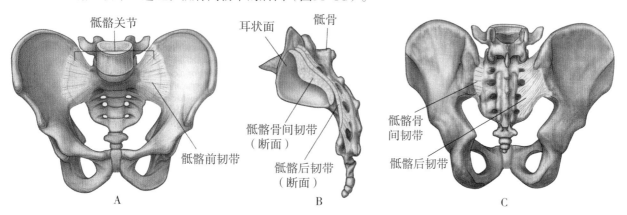

A. 前面观骶髂前韧带的分布；B. 侧面观骶髂骨间韧带、骶髂前韧带和骶髂后韧带的断面图；C. 后面观骶髂后韧带遮盖在骶髂骨间韧带上的分布

图51-1 骶髂关节韧带的分布

骨盆的组成：骨盆由3块骨头构成，即髂骨、耻骨和坐骨。初生时这3块骨头在髋臼里由软骨互相结合，在16～18岁期间它们互相融合为一体。由田慧中设计的骶髂关节外侧新入路显示在髂外面、内面和骶骨的侧面、前面上截骨切除的部位。通过该入路可以清除骶髂关节结核形成的盆腔内骶前脓肿和摘除死骨，较胁腹部切口前路手术抵达骶前病灶，更加方便快捷和安全可靠（图51-2）。

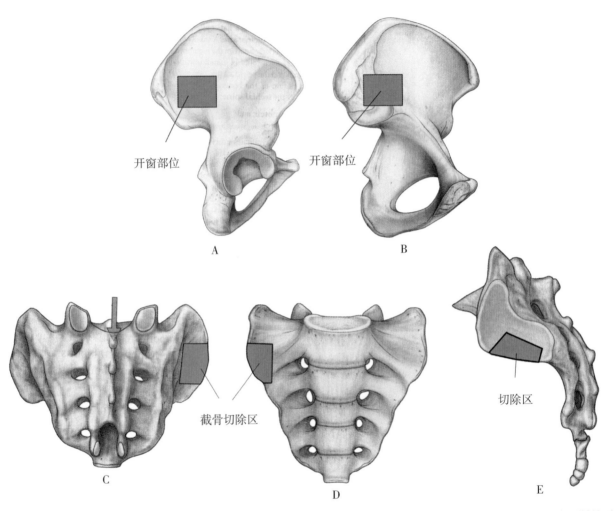

A. 髂骨外面观，髂骨外板截骨切除部位和范围；B. 髂骨内面观，髂骨内板截骨切除部位和范围；C. 骶骨后面观，骶骨耳状面截骨切除范围；D. 骶骨前面观，骶骨截骨切除范围；E. 骶骨侧面观，骶骨截骨切除范围

图51-2 骶髂关节外侧入路，髂骨、骶骨开窗术，一次性清除骶前、骶后结核性病灶，特别是对盆腔内的骶前脓肿和死骨的清除，能产生较好的效果，用这种入路代替了胁腹部切口的前入路，能达到彻底清除骶前脓肿和结核病灶的目的

二、骶髂关节结核的诊断

骶髂关节结核的临床特点为发病缓慢，病程较长，多发于青壮年，女性多见；如无其他部位结核病时，患者一般情况良好，多无结核中毒症状；患侧臀部或腰骶部疼痛，可沿坐骨神经放射，骶髂关节后方有压痛或者叩击痛；臀部、髂后上棘或髂窝处可出现寒性脓肿，脓肿破溃可形成窦道；"4"字征试验，骨盆分离试验阳性。影像学检查可协助诊断，但明确诊断需要依靠病理学和细菌学检查结果。骶髂关节结核的早期X线表现为关节边缘模糊，关节间隙增宽，晚期典型X线表现为关节间隙狭窄或消失，骨质破坏、死骨形成、骨质增生硬化、冷脓肿和窦道形成。CT扫描能显示早期滑膜增厚及周围较小的圆形或楔形骨质破坏，双侧对比能显示关节间隙轻微增宽，提高早期诊断率；对晚期病例，可充分显示死骨、硬化骨、脓肿、窦道；有助于了解骶髂关节滑膜、关节软骨、死骨、干酪样组织及骨质病变和关节周围器官组织的关系，并可了解臀部或骶前脓肿的大

小、形态及与周围器官组织的关系。MRI检查可显示骶髂关节腔的液体、关节软骨及骨髓腔的异常信号，有助于诊断骶髂关节区的早期感染性改变。

三、骶髂关节结核的鉴别诊断

骶髂关节病变时对关节侵犯所引起的功能丧失不明显，所以症状表现往往不明显。骶髂关节结核在临床诊断方面极容易出现漏诊和误诊。该病需与腰椎间盘突出症、化脓性骶髂关节炎、强直性脊柱炎、致密性髂骨炎、髂外动脉搏动引起的骨质缺失等相鉴别。腰椎间盘突出症患者血沉不快，压痛点在腰椎一侧，而不在骶髂关节后方，骨盆分离试验阴性，影像学检查骶髂关节正常。化脓性骶髂关节炎常继发于髂骨骨髓炎，发病多急骤，体温迅速升高，白细胞明显增加，局部疼痛剧烈，可迅速出现脓肿并向外穿破，CT扫描有助于鉴别，穿刺病理检查可明确诊断。强直性脊柱炎多为双侧发病，关节面下骨质破坏并硬化，关节间隙变窄，病变易侵及骶髂关节上半部，常伴有腰椎小关节间隙模糊、狭窄或消失，无冷脓肿形成，血HLA−B27阳性等，而结核性病变常为单侧性，结合CT扫描鉴别诊断不困难。骨型骶髂关节结核发生在髂骨松质内，呈圆形或椭圆形局限性破坏区，可累及骶髂关节面；而致密性髂骨炎多见于成年女性，常对称性侵犯骶髂关节中下2/3髂骨部分，表现为三角形、新月形致密影，骨小梁融合消失，不累及关节。

（田慧中　塔依尔江·亚生　梁冰）

第二节　外科治疗原则

骶髂关节结核分早期和晚期。早期骶髂关节结核在临床上症状常与腰椎间盘突出症相鉴别，通过影像学检查可见单侧骶髂关节间隙略增宽，疼痛症状和功能障碍不明显。如能及早确定诊断，则应及早进行骶髂关节病灶清除，配合抗结核药物治疗，只作后路骶髂关节病灶清除植骨内固定的简单手术即可彻底治愈，当然，抗结核药物治疗非常重要，术前、术中、术后都要认真应用，才能保证结核病灶的愈合，只作病灶清除手术，不重视抗结核药物治疗是病灶复发的重要原因。

晚期骶髂关节结核，合并骶前或骶后或臀部的巨大脓肿和死骨形成，采用单纯的后入路就难以达到彻底清除病灶的目的。对骶后脓肿和臀部脓肿可用经后路的手术方法治疗。对于骶前巨大脓肿及死骨形成者，后路手术就无能为力了。以往教科书上采用胁腹部切口经前路清除盆腔内结核脓肿及病灶。由于脓肿位于小骨盆内、骶骨的前方，十分深在，又有髂动静脉、骶前动静脉等大血管遮挡，再加上结核性腹膜后粘连，进入病灶非常困难，手术难度太大，耗费时间太长，得不偿失，故该入路对清除骶前脓肿并不是个优选的方法。田慧中设计出来的"骶髂关节外侧入路"能彻底清除骶髂关节病灶，还能清除骶髂关节前、后的脓肿，特别是对骶前的巨大脓肿和死骨摘除能提供方便，对清除骶前病灶，优于胁腹部入路。现将髂骨外开窗抵达骶前病灶的手术方法作详尽的图解说明。

手术方法有3种：①后路骶髂关节病灶清除术；②前路胁腹部切口骶前结核性病灶清除术；③髂骨外侧开窗骶前新入路结核性病灶清除术。

第三节　后路骶髂关节病灶清除术

骶髂关节后入路，用于骶髂关节内轻型病灶的清除和不涉及骶前脓肿的病例，对只伴有骶后脓肿的病例，为一常用的手术方法。

取俯卧位，髂嵴前垫枕或俯卧在双拱形支架上，使骶髂部抬高。

手术步骤

1. 切口　以髂后上棘为中点，上端沿髂嵴的内上缘向外延伸12cm，下端自中点下方再向股骨大粗隆方向延伸约10cm（图51-3）。

2. 骶髂关节的显露　切开皮肤和皮下组织，将皮瓣向外侧剥离，切开臀中肌中上部和骶棘肌筋膜附着部，用骨膜剥离器自髂骨外板向下外方分离臀中肌，直达坐骨大切迹上方2cm处。必须注意不可向其深面剥离，以避免损伤臀上动脉，保持腰髂韧带和骶髂韧带的完整（图51-4）。

3. 骶髂关节内的显露　骶髂关节是耳状形关节，上下两端狭小，中部偏大。于髂后上棘横行凿开长4cm、宽2.5cm的骨瓣。以内侧骶髂韧带为铰链，将骨瓣向骶骨部翻开，骶髂关节面即显露出来（图51-5、图51-6）。

处理病变后，将翻转的骨瓣复位，以利于骨性融合（图51-7）。

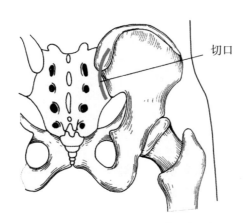

图51-3　后路骶髂关节病灶清除术的切口

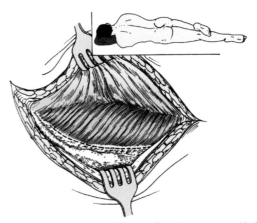

图51-4　切开皮肤、皮下组织及筋膜层，暴露臀大肌、臀中肌的肌纤维

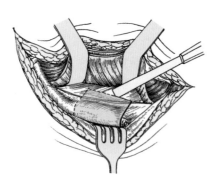

图51-5　暴露髂后上棘及髂后下棘，用骨刀做出截骨线

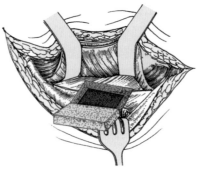

图51-6　将截下来的骨瓣向后翻开，显露骶髂关节病灶

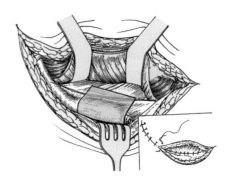

图51-7　结核病灶清除后，将翻转的骨瓣还原，闭合切口

（田慧中　舒莉　吴萍）

第四节　髂骨外侧开窗骶前新入路结核性病灶清除术

该入路是田慧中教授专门为清除骶骨前巨大脓肿而设计的一种新入路，用它来代替了胁腹部切口的前入路，因为胁腹部切口腹膜后入路，常因结核性腹膜外粘连与髂部大血管之间难以分开，有导致大血管损伤的可能性。而且骶前脓肿位于深在的小骨盆的后壁，故腹膜外入路十分困难。采用田慧中设计的经髂骨外侧入路，通过髂骨上的开窗斜行向内、向前可直接进入脓腔内，清除病灶和摘除死骨都非常容易，较胁腹部入路更加直接进入病灶，对骶前、骶后及臀部的脓肿均可在同一个切口内完成。

一、手术操作程序

（1）麻醉：气管插管全麻或硬膜外麻醉。
（2）体位：取俯卧位臀部垫高。
（3）切口：沿髂后上棘作圆弧形切口（图51-8）。
（4）暴露：沿髂嵴、髂后上棘及髂后下棘的外侧唇做锐性切开筋膜组织，将臀肌向外侧剥离暴露髂骨外板（图51-9）。
（5）开窗：在髂骨外板上，相当于骶髂关节病灶的部位开窗（图51-10）。

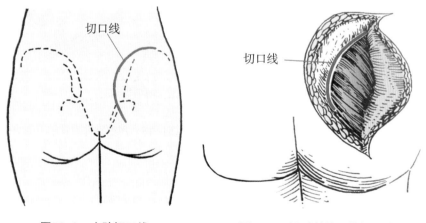

图51-8　皮肤切口线　　　　图51-9　沿髂棘外唇的切口线

（6）开窗部位：开窗部位位于髂后上、下棘的外侧，斜形向前内、向着骶髂关节间隙的方向斜行（图51-11）。
（7）盆内见开窗部位：在前面观开窗位于骶髂关节间隙上（图51-12）。
（8）工具：用宽直骨刀及铲刀开窗（图51-13）。由于骶髂关节前方多有脓肿在骨膜下将骨皮质与骨膜分离，故用骨刀开窗是比较安全的。
（9）斜行向前、向内的开窗：骶前脓肿已暴露，用吸引器吸除脓液（图51-14）。
（10）将手指插入脓肿内触诊：探查脓肿的大小，触摸有无死骨存在（图51-15）。
（11）摸到死骨亦可用手指勾出（图51-16）。
（12）用刮匙彻底刮除脓肿壁及死骨、干酪性物质、坏死性肉芽等（图51-17）。病灶清除干净后，生理盐水彻底冲洗病灶，并放入链霉素1mg。

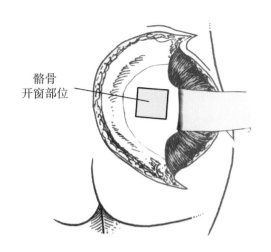

图51-10　髂骨开窗部位

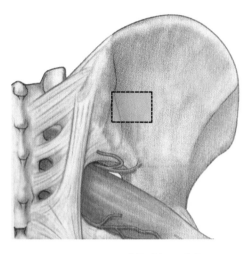

图51-11　后面观：髂骨外板开窗部位

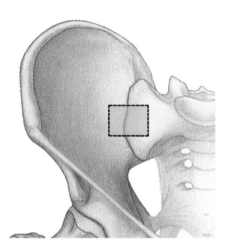

图51-12　前面观：骶髂关节开窗部位

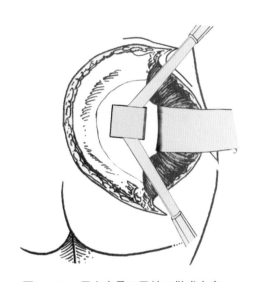

图51-13　用宽直骨刀及铲刀做成方窗

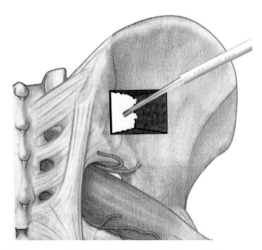

图51-14　开窗的方向向前、向内，通过骶髂关节病灶，到达骶前脓肿，用吸引器吸除脓液

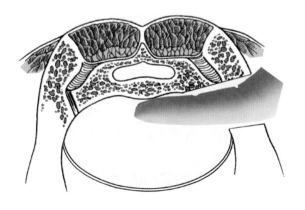

图51-15　术者用手指插入脓肿腔内触诊

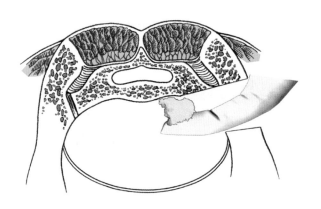

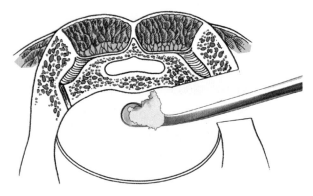

图51-16　摸到脓肿腔内的死骨　　　　　　　　　图51-17　用刮匙清除病灶，取出死骨

（13）病灶清除完毕，将取下来的髂骨块盖在截骨的方窗上，在骨块的中央钻孔，以便引流管通过（图51-18）。

（14）分层缝合切口，引流管自臀部穿出皮肤，手术结束（图51-19）。

（15）术后处理：①继续抗结核药物治疗；②48～72h小时后，若引流量少于30mL，可拔除引流管；③卧床休息1～3个月，拍片复查病灶清除术后情况。

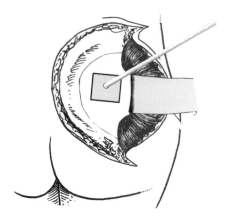

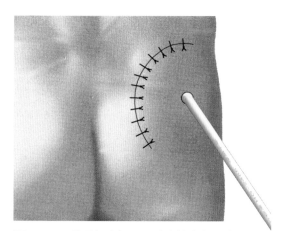

图51-18　病灶清除完毕后，方窗盖还　　　　　　图51-19　分层闭合切口，引流管穿出皮肤
原，通过钻孔置入引流管

二、典型病例介绍

患者杨某某，女性，28岁，诊断为右侧骶髂关节结核合并巨型骶前脓肿，术前MRI显示骶前脓肿明显存在，术后1年半随访时MRI表现脓肿消失。患者的身体健康状况恢复良好，已能胜任体力劳动工作（图51-20）。

三、术中陷阱及注意事项

（1）术前需明确诊断，对骶髂关节的破坏情况，骶前脓肿的大小，有否死骨存在。拍照腰骶段核磁侧位片，很有意义。

（2）髂骨开窗的通道，应该斜行向前、向内，开窗的大小应该能容纳1～2横指，才便于彻底清除骶前病灶。

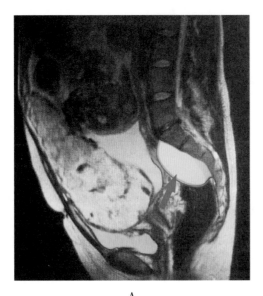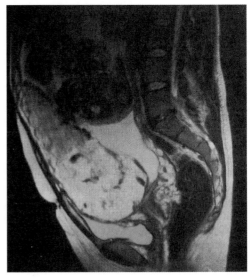

A.术前MRI显示骶前脓肿，如箭头所示；　B.术后一年半复查，MRI显示脓肿消失

图51-20　病例介绍

（3）剥离髂外侧肌肉时，应注意勿伤及臀上动脉。

（4）确定开窗部位时，应对准结核病灶，不能偏高或偏低。

（5）保留截下来的方形骨块，以便病灶清除后重新镶入窗口内，并在盖的中央钻孔，以便通过引流管。

（6）术前、术中和术后的抗结核药物治疗应该严格执行，不能忽视。

（田慧中　舒莉　王志军）

参考文献

［1］ DRAKE R L，VOGL W，Mitchell，A．W．M．格氏解剖学［M］．北京：北京大学医学出版社，2006：14-98．

［2］ 田慧中．结核性脊柱后凸的矫正手术［J］．美国中华骨科杂志，1995，1：6．

［3］ 陈安民，徐卫国．脊柱外科手术图谱［M］．北京：人民卫生出版社，2001：77-233．

［4］ 田慧中，李佛保．脊柱畸形与截骨术［M］．西安：世界图书出版公司，2001：377-741．

［5］ 田慧中．"田氏脊柱骨刀"在矫形外科中的应用［J］．中国矫形外科杂志，2003，11（15）：1073-1075．

［6］ 胥少汀，葛宝丰，徐印坎．实用骨科学［M］．2版．北京：人民军医出版社，2003：598-636．

［7］ 姜广擎，陈凯，柳盛春，等．骶髂关节结核的手术入路选择［J］．中国误诊学杂志，2006，6（2）293．

［8］ 饶书城，宋跃明．脊柱外科手术学［M］．3版．北京：人民卫生出版社，2007：335-346．

［9］ 田慧中，刘少喻，马原．实用脊柱外科手术图解［M］．北京：人民军医出版社，2008：189-581．

［10］ 田慧中，刘少喻，马原．实用脊柱外科学［M］．广州：广东科技出版社，2008：224-275．

［11］ 于滨生，郑召民．脊柱外科手术技巧［M］．北京：人民军医出版社，2009：109-135．

［12］ 葛宝丰，卢世璧．骨科手术学［M］．2版．北京：人民军医出版社，2009：703-741．

［13］ 田慧中，梁益建，马原，等．用田氏骨刀作全椎板切除减压治疗胸椎黄韧带骨化症［J］．中国矫形外科杂志，2010，18（20）：1693-1696．

［14］ 罗善超，杨英年，杨小平，等．病灶清除植骨结合内固定治疗骶髂关节结核［J］．医药前沿杂志，2011，（23）：47-49．

［15］ 田慧中，李明，马原．脊柱畸形截骨矫形学［M］．北京：人民卫生出版社，2011：3-339．

［16］ 田慧中．结核性驼背畸形截骨术［J］．中国矫形外科杂志，2011，19（23）：1937-1940．

［17］ 李克鹏，段礼鹏，李亚峰．伴有前后方巨大脓肿的骶髂关节结核手术治疗策略［J］．中国综合临床杂志，2012，28（13）：53-55．

［18］ 黄卫民，田慧中，吕霞，等．胸椎结核晚发瘫痪的侧前方减压术［J］．中国矫形外科杂志，2012，20（7）：647-649．

［19］ DOVE J，HSU L C，YAU A C．The cervical spine after halo-pelvic traction—an analysis of the complications of 83 patients［J］．J Bone Joint Surg Br．1980，62-B（2）：158-161．

第五十二章　AS髋关节骨性强直截骨成形术

第一节　概　　述

强直性脊柱炎（ankylosing spondylitis，AS）合并双侧髋关节骨性强直的致残率：强直性脊柱炎合并双侧髋关节骨性强直，能造成极端严重的功能丧失，行走步态像麻雀跳跃。使其恢复髋关节的功能活动非常重要，对这类患者的全髋置换手术，不受年龄的限制，后凸畸形的截骨术与全髋置换术相比，全髋置换术显得更重要，对这类患者应该首先考虑进行双侧的全髋置换术，待全髋置换术后下肢能伸直时再行脊柱后凸截骨术，在术中摆体位时更方便。经过双侧髋关节的置换，由强直变为可以活动的关节后，能使总的功能丧失率恢复50%以上。

对AS继发双侧强直性髋关节炎的预防措施：在AS的发病早期，即刚开始有骶髂关节疼痛症状时期，如能做到及早明确诊断，及早进行适当的药物治疗则有可能防止，强直性病变继续向上蔓延，最后形成全脊柱强直。如果失去了早期药物治疗的时机，已经形成脊柱的强直，而且因被动体位造成的脊柱后凸畸形，这就是矫形外科手术的适应证。但常常更容易忽略的是当脊柱变成骨性强直以后，由于患者疼痛症状减轻，就认为是强直性脊柱炎已趋向稳定，无须再进行药物治疗了。以上这种认识是错误的，虽然整个脊柱已产生强直，但其强直性改变并未终止，它还在向着双侧髋关节发展。如能对具有早期髋关节症状的患者给予药物治疗，笔者认为比较有效的药物有：奇诺力200~400mg，每天1次内服，柳氮磺吡啶1~2g，每天3次内服，10天为1个疗程，可根据病情间断服用。能防止髋关节形成骨性强直，产生较好的治疗效果。

强直性脊柱炎合并双侧骨性强直髋关节的手术方法：因为AS合并双侧骨性强直髋关节的全髋置换术与一般全髋置换术所采用的手术入路和手术方法完全不同，只有股外侧U形切口（改良Ollier入路）（图52-1）才能达到充分暴露的目的。对切除大量的骨性强直的骨组织，重新成形髋臼和股骨干内安装假体均较方便。只因假体置入后需要将大转子用钢丝固定到原来位置的技术要求较高，否则固定不牢，容易术后撕脱，如能掌握其要领，按照规定的手术方法固定则无撕脱之虑。其次是宽筋膜和髂胫束的缝合技术，也需要掌握其要领，否则容易造成缝线撕脱，如能按规定进行10号丝线8字形缝合，则无缝线撕脱之虑。

对强直性脊柱炎合并双侧髋关节骨性强直的病例，无论是否合并脊柱后凸畸形，均具有双侧全髋置换的适应证。因强直的脊柱再加上强直的髋关节，使患者变成一条直棍或弯棍，功能丧失极端严重，行走步态像是麻雀跳跃（图52-2A、图52-2B）。使其

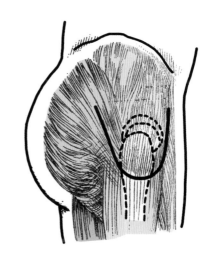

图52-1　股外侧U形切口（改良Ollier入路）

恢复髋关节的活动功能非常重要，双侧骨性强直的髋关节形成坚固的融合，有大量骨小梁通过，欲行全髋置换则首先是切断股骨颈，重新塑造髋臼，开通股骨髓腔，然后才能进行置换手术。

一般全髋置换所惯用的入路切口，暴露受限，使手术操作极为不便。股外侧U形切口（改良Ollier切口），给手术操作带来了极大的方便。由于该切口是切断宽筋膜、髂胫束和大转子，自肌肉间隙分离暴露髋关节，未横断肌肉和血管、神经，出血少、愈合快，达到了术后患者早期下床活动的目的（图52-2C、图52-2D）。本方法曾在50例强直性脊柱炎合并双侧髋关节骨性强直的病例中应用，取得了良好的初步效果，为了减少这类患

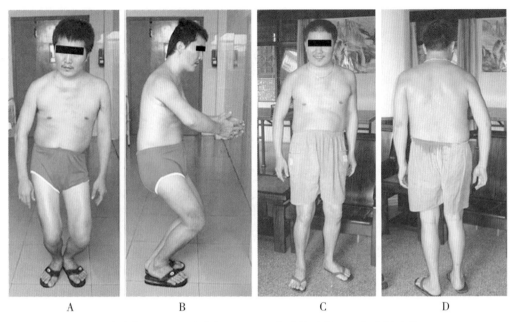

A.术前前面观；B.术前侧面观；C.术后前面观；D.术后背面观

图52-2　强直性脊柱炎加强直性髋关节形成"机器人"动作，行走步态像是麻雀跳跃。行股外侧
U形切口（改良Ollier切口）双侧髋关节置换术

者的致残率，给患者解除痛苦，拟进一步研究和推广。

骨性强直髋关节的X线表现：双侧骨性强直髋关节的患者均为晚期强直性脊柱炎，在X线片上已形成骶髂关节、椎板、棘突和小关节突关节的骨性强直，并伴有后凸或后侧凸畸形的病例。髋关节均已形成严重的骨性强直，骨小梁通过髋关节间隙，股骨与髋臼之间骨小梁的力线排列完整，形成广泛坚固的骨性融合（图52-3），髋关节均处于10°～45°的屈曲位，所有病例均以畸形与功能丧失为主，疼痛症状为次。

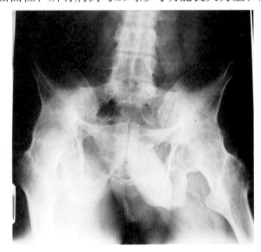

图52-3　强直性脊柱炎合并双侧髋关节骨融合

第二节　手术方法

一、目的及意义

切除广泛的髋关节骨融合，恢复活动关节，能减少功能丧失率60%，使人体重心恢复平衡，行走步态改善。

二、适应证

（1）强直性脊柱炎合并双侧髋关节骨性融合是手术的绝对适应证。

（2）强直性脊柱炎合并单侧髋关节骨融合是手术的相对适应证。

（3）强直性脊柱炎合并大面积、广泛性骨融合是Ollier入路、广泛切除全髋置换的适应证。

（4）强直性脊柱后凸留待以后处理，拟先作髋关节成形术的病例。

三、禁忌证

（1）髋关节、股骨头、股骨颈骨质疏松、上段股骨干骨皮质薄弱呈蛋壳样改变的病例。

（2）年老体弱、全身性骨质疏松、凝血机制较差者。

（3）主要脏器如心、肺、肾功能不全者。

四、手术方法的选择

对强直性脊柱炎合并双侧髋关节骨性融合的全髋置换术，均采用股外侧U形切口（改良Ollier入路），因为该入路能在直视下显露髋关节，在截断股骨颈、再造髋臼、开通股骨髓腔和安装假体时均较方便可靠。

五、手术操作步骤

（一）术前器械准备

田氏骨刀1套，髋关节成形器械1套，寇贝剥离器2把，直径1.0mm的钢丝，10号丝线等。

（二）麻醉方法的选择

因强直性脊柱炎的椎板间隙已融合，失去了采用硬膜外麻醉的机会。故采用气管插管全麻或采用支气管镜插管全麻。

（三）体位

术中一般采用侧卧位，髋外展较重的一侧应先做手术，以便日后在做对侧手术时容易摆体位。

（四）手术操作程序

1. 第一步　摆好体位后首先用甲紫描绘出手术切口线（图52-4），然后消毒铺单。

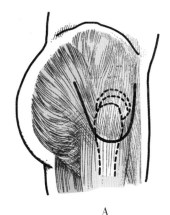
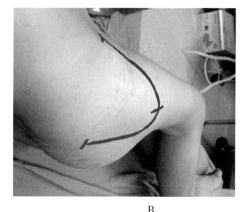

A　　　　　　　　　　　　B

A.手术切口示意图；B.术前画线

图52-4　股外侧U形切口（改良Ollier入路）

2. 第二步 自大转子顶端下2横指处的横行切口，弧形向前向上至髂前上棘以下2cm处，再弧形向后向上至髂后上棘到大转子连线的1/2交界点，切开皮肤、皮下组织，至深筋膜层，应将深筋膜显露清楚后，连同髂胫束一起切开，并用黑丝线做记号，防止关闭伤口时对位不准。

3. 第三步 翻开深筋膜及髂胫束，暴露臀中小肌在大转子上端的附着点和股外侧肌在大转子下端的附着点（图52-5）。

4. 第四步 沿臀中小肌前缘钝性分开肌纤维，暴露粗隆间的前方，再沿臀中肌与臀大肌之间钝性分离、暴露粗隆间的后方。

5. 第五步 在臀中小肌与关节囊之间横穿通过一把长弯钳，自外向内向上对准长弯钳的方向，用骨刀将大转子连同臀中小肌一起截断，向上翻开显露关节囊，切开关节囊，显露髋臼及股骨颈（图52-6），用撬板将股骨颈撬出，使其暴露在直视下，用田氏骨刀截除股骨颈，在相当于髋臼的部位（图52-7），用寇贝剥离器挖出髋臼窝，再用电动圆钻镟出适当大小的臼窝（图52-8），以便安装假体杯。

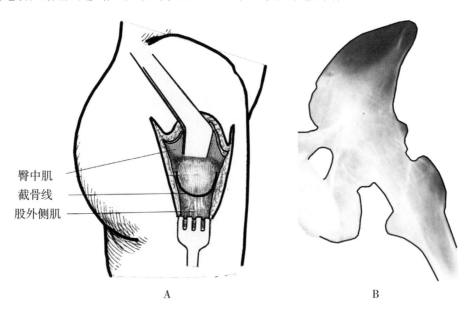

臀中肌
截骨线
股外侧肌

A B

A. 切开阔筋膜及髂胫束，暴露臀中肌及股外侧肌，显示截除大转子的切口线；B. 显示广泛性髋关节骨融合

图52-5 暴露附着点

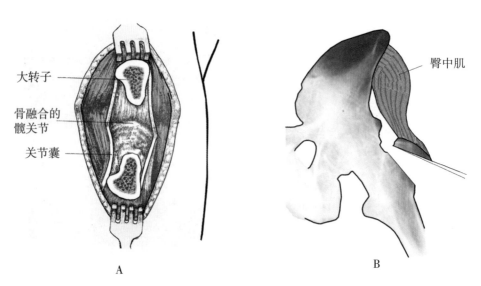

大转子
骨融合的髋关节
关节囊

臀中肌

A B

A. 截除大转子，切开关节囊，暴露髋关节；B. 将大转子与臀中肌、臀小肌向上翻转

图52-6 显露髋臼及股骨颈

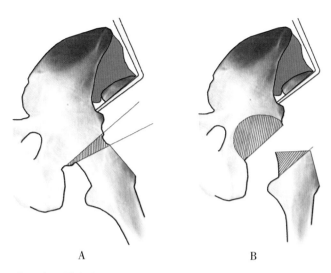

A. 向上牵开臀中小肌，显示广泛骨融合的髋关节和股骨颈，自股骨头下截骨切断骨性连接；B. 挖除髋臼窝，用线锯自小转子上方切除股骨颈

图52-7　截骨切断骨性连接，切除股骨颈

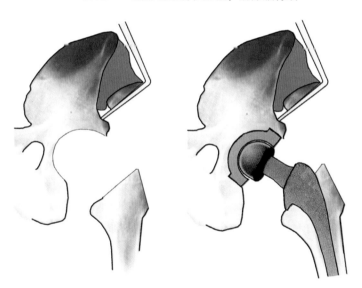

图52-8　安装假体的准备工作已完成，髋臼床和股骨髓腔已打通　　**图52-9　全髋假体已安装好**

6. 第六步　按照假体柄所需要的倾斜度，用线锯在小转子上方，在股骨颈基底部斜形切断（图52-7），打通股骨髓腔，按假体柄的型号成形髓腔。

7. 第七步　放入假体杯和柄（图52-9），进行复位试验，观察髋关节的活动度和松紧度，考虑复位固定大转子有否困难，是否需要切断内收肌等问题，待考虑成熟后再用骨水泥固定假体。

8. 第八步　大转子截骨钢丝固定术，在股骨干外侧钻孔穿过2条（4股）双钢丝将大转子复位固定交叉捆绑（图52-10），使髋关节放置在外展位，防止臀中小肌紧张将大转子撕脱造成髋脱位。

9. 第九步　在髋关节后侧放置T形管，回病房作负压引流用（图52-11）。

10. 第十步　用10号丝线8字形缝合深筋膜及髂胫束，该层一定要缝合得确实可靠以免缝线撕脱。最后缝合皮下组织及皮肤，手术结束。

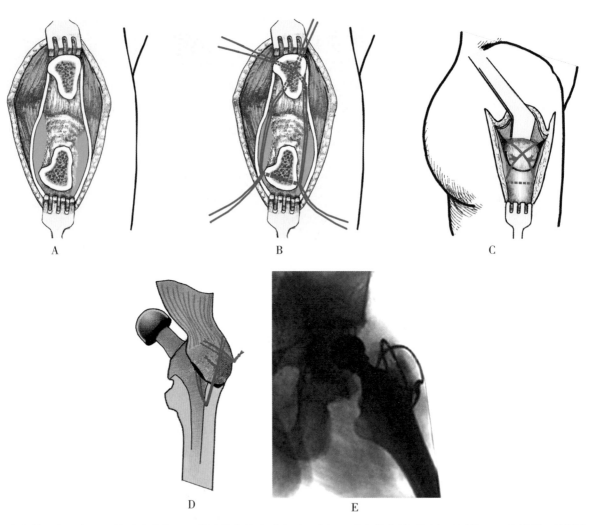

A. 截骨后将大转子向上翻开，暴露髋关节；B. 髋关节截骨成形术后，穿钢丝准备将大转子固定回原位；C. 大转子已被固定在原位；D. 在截骨远端2.5cm处的股骨干外1/3处打孔，穿4股双钢丝固定大转子；E. 术后X线片

图52-10 大转子截骨钢丝固定术

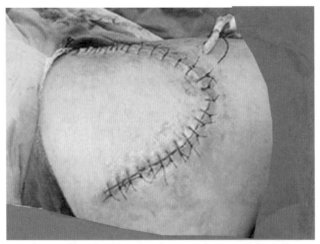

图52-11 术毕放置负压引流管，用双股7号线，8字形缝合阔筋膜和髂胫束，分层缝合切口

（五）术后处理

术后将患肢放在外展中立位，脚尖向上，膝下垫枕头使膝关节略屈曲，负压引流接床边，24～48h后拔除引流管，1周后练习床边站立活动，10天后拆线，出院前照X线片复查（图52-12）。

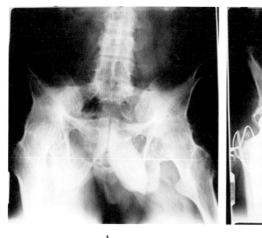
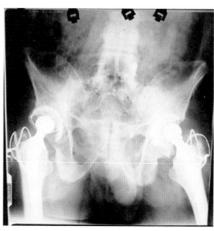

A　　　　　　　　　　　　　　B

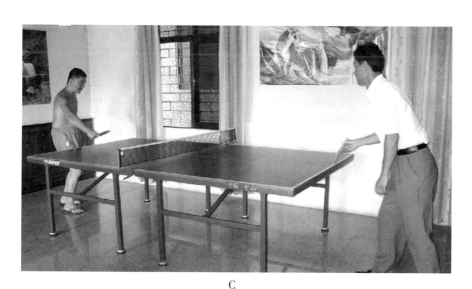

C

A. 术前X线片，强直性脊柱炎合并双侧髋关节骨融合；B. 双侧全髋置换术后；
C. 患者术后半年可以自理生活，上下楼梯，打乒乓球

图52-12　病例介绍

第三节　要点及注意事项

（1）当ASK合并髋关节骨性融合时，应该先做髋关节手术，还是先做ASK呢？如果是髋关节强直在伸直功能位时，不妨碍采取俯卧位时，则应先作ASK。如果髋关节强直在曲髋非功能位时，妨碍摆放俯卧位，则应先作双侧全髋置换术，然后再做ASK，这样便于术中摆放体位。

（2）强直性髋关节置换的手术方法：与普通常用的髋关节置换的手术方法完全不同，因为强直性髋关节的骨性融合面非常广泛，首先需要做截骨切断股骨颈，挖出髋臼窝，常常需要切除大量的骨组织。所以常用的

一般全髋置换的切口和暴露均受到限制，故应采用股外侧U形切口，有利于截断髋关节周围的骨性连接和挖髋臼的工作。

（3）挖出来的髋臼要够深，使假臼镶入后，不能高出原来髋臼的位置，不能造成肢体的延长和髋关节间隙的压力增加。宁愿使髋关节的压力松动些，也绝不能造成压力过大而导致活动不便，这是置换术后髋关节功能好坏的关键。

（4）股骨颈切除的位置不能过高，造成股骨颈的延长，总之假体置换后，情愿使其松动些，绝不能使髋关节的压力过大，造成紧张。

（5）内收肌切断，股直肌延长：内收肌切断，股直肌延长及髋关节周围软组织的松解均非常重要。

（6）附着在臀中小肌上的大转子，重新用1.0mm直径的双钢丝固定在原位的固定方法非常重要，一定要达到牢固固定的目的，以免撕脱失效。

（7）横断的髂胫束及宽筋膜，要用8字形10号线缝合坚固，避免术后撕脱是手术成功的关键。

（田慧中　柴浩　舒莉）

参考文献

［1］田慧中，林庆光，谭远超. 强直性脊柱炎治疗学［M］. 广州：世界图书出版公司，2005：207-214.

［2］田慧中，陈环球，骆兆配，等. 股外侧U形切口全髋置换术治疗双侧骨性强直髋关节［J］. 中国矫形外科杂志，2004，12（13）：980-982.

［3］马原. 脊柱后柱截骨矫正治疗强直性脊柱后凸200例临床分析［J］. 新疆医学，2001，31（3）：180-182.

［4］田慧中，吕霞，田斌. 强直性脊柱炎颈胸段后凸畸形截骨矫正术［J］. 中国矫形外科杂志，2006，14（7）：522-523.

［5］杨述华，邱贵兴. 关节置换外科学［M］. 北京：清华大学出版社，2005：153-181.

［6］田慧中，刘少喻，马原. 实用脊柱外科手术图解［M］. 北京：人民军医出版社，2008：313-362.

［7］田慧中，王彪，吕霞，等. 强直性脊柱后凸截骨矫正内固定术［J］. 中国矫形外科杂志，2005，13（7）：509-512.

［8］田慧中，白靖平，刘少喻. 骨科手术要点与图解［M］. 北京：人民卫生出版社，2009：383-390.

［9］田慧中，李明，马原. 脊柱畸形截骨矫形学［M］. 北京：人民卫生出版社. 2011，5：3-339.

［10］田慧中. 强直性脊柱后凸畸形截骨矫形后内固定方法的选择［J］. 中国矫形外科杂志，2011，19（9）：784-786.

［11］田慧中，张宏其，梁益建. 脊柱畸形手术学［M］. 广州：广东科技出版社，2012：247-283.

［12］田慧中，李明，王正雷. 胸腰椎手术要点与图解［M］. 北京：人民卫生出版社，2012：375-417.

［13］田慧中，梁益建. 强直性脊柱炎脊柱畸形截骨矫形手术技巧［M］. 北京：人民军医出版社，2014：1-328.

［14］CRENSHAW A H. Campbell's operative orthopaedics. Fourth edition［M］. Mosby Company，1963：64-102.

第五十三章　椎板线锯双开门椎管扩大成形术

第一节　概　述

1982年，黑川高秀等首次报告采用颈椎后路双开门椎管扩大成形术治疗颈椎病，其优点是不单能保持椎管的完整性，且能最大限度地保存颈椎的活动功能，从而避免宫崎式手术的不足。但是，早期黑川式手术均用高速微型磨钻或薄刃椎板咬骨钳逐个纵剖棘突，不但速度较慢影响手术速度、棘突植骨床磨损较多不利于棘突间植骨融合，而且损伤脊髓的可能性较大，尤其对于严重的颈椎管狭窄更是如此。1995年，富田胜郎等首次报告应用颈椎椎板线锯于黑川式或平林式手术，约3min纵行剖开5个棘突或椎板，手术速度明显加快、棘突植骨床磨损极少、对硬膜和脊髓的干扰基本不存在。

为何使用椎板线锯安全可靠？理由是：①线锯导管较柔软但又有一定的硬度，头端为圆钝盲端，从硬膜外腔插入时沿硬膜表面上行，不会刺破硬膜；②每一个棘突下方与硬膜之间都存在着一个三角腔隙，纵行锯开棘突时，线锯正好位于三角腔隙内，不接触硬膜；③线锯锯开棘突时，锯与骨的接触面较紧，锯的频率较磨钻慢，产热较少，不易烫伤硬膜。

常规方法使用微型高速磨钻或椎板咬骨钳纵剖棘突。先在椎板两侧开槽，然后逐个纵剖棘突及开门。每切开一个棘突用时约10min，切开后如椎板无法向两侧开门，则需要将骨槽磨深，故较费时。而用线锯是先一次性纵剖5个棘突，用时仅3min左右，即切开一个棘突仅需约40s；接着微型高速磨钻在椎板两侧开槽，用静止的微型高速磨钻钻头从中向两侧轻推剖开的棘突，椎板稍活动即可。根据笔者的经验，用常规方法行颈椎后路双开门椎管扩大成形术，5个节段需用时2.5~3.5h；而用椎板线锯行颈椎后路双开门椎管扩大成形术，5个节段需用时1.5~2h。

日本产线锯先由7根细钢丝编织成一股，再用7股拧成一条直径为0.54mm的线锯。与之相比，笔者只用7根钢丝直接拧成一条直径为0.54mm的线锯。使用中笔者体会：自制椎板线锯较日本的锋利、结实，到目前为止尚未发生术中断锯现象，而日本产品偶有发生。

笔者认为，颈椎椎板线锯可用于颈椎棘突纵切的适应证包括：①颈椎管狭窄症；②后纵韧带钙化症；③3节以上的颈椎间盘突出。禁忌证包括：①黄韧带骨化症；②既往手术造成硬膜外腔粘连或瘢痕形成；③类风湿等炎性疾患引起的硬膜粘连；④较严重的颈椎失稳症；⑤较明显的颈椎后凸畸形。

综上所述，笔者认为颈椎椎板线锯用于棘突纵行切开具有如下优点：操作较为简便，速度明显加快，棘突骨质丢失极少，安全可靠。

第二节　线锯研制与手术方法

（一）线锯研制

此套器械由线锯、与线锯配套的硬膜外硅胶导管和硬膜外导管套管针组成。线锯由7根医用不锈钢丝编织而成，直径为0.55mm，长700mm。导管内径0.6mm，外径1.0mm，长150mm。

（二）手术方法

1. 麻醉与体位

气管插管吸入麻醉。俯卧位，Mayfield架固定头颅，宽胶布固定双上肢。

2．手术步骤

（1）第一步显露：$C_1 \sim T_1$后正中切口，逐层切开皮肤、皮下、棘上韧带，显露C_2下二分之一至T_1上二分之一及关节柱，距C2止点1cm处以10号丝线分别缝扎双侧颈半棘肌后，于止点处剥离该肌，留线（图53-1至图

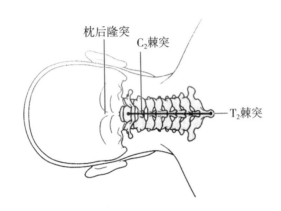

图53-1　皮肤切口自C_2棘突至C_7棘突

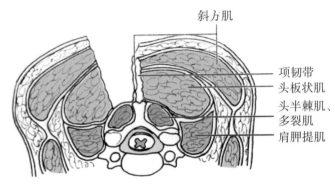

图53-2　颈部解剖图轴位像，沿项韧带侧旁入路直达颈椎棘突，然后暴露双侧的棘突、椎板

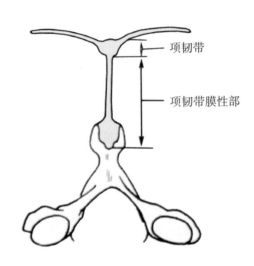

图53-3　项韧带和项韧带筋膜的解剖示意图

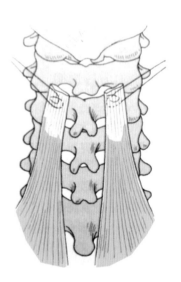

图53-4　切断半棘肌在C_2棘突上的附着并留线

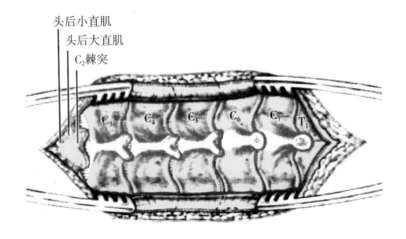

图53-5　暴露C_2棘突至C_7棘突的整段椎板和关节突

53-5）。

（2）第二步插入线锯：切除C₂~C₃与C₇~T₁棘间韧带和黄韧带，显露硬膜囊。将导管插入硬膜外套管针内，导针导引下把导管由C₇椎板下缘硬膜外向上经C₃椎板上缘穿出，线锯从导管的远端插入后，于C₂~C₃间将导管与线锯一起拉出（图53-6）。

（3）第三步纵剖棘突：用持针器夹紧线锯两端，拉紧线锯，于棘突正中均速锯开（图53-7至图53-9）。

（4）第四步椎管扩大成形：用高速微型磨钻于双侧C₃~C₇椎板与关节柱交接处开槽，保留内板，形成门轴；把椎板向两侧缓慢打开，造成门轴处青枝骨折（图53-10）。将骨块（自体骨、异体骨或人工骨）分别植入剖开的棘突间，以10号丝线交叉固定骨块与棘突（图53-11至图53-13）。

（5）第五步关闭切口：把颈半棘肌原位固定于C₂棘突，逐层间断缝合伤口，伤口内置负压引流。

（三）术后处理

嘱平卧位2~3天，24~48h后拔除引流管，颈围固定3个月。

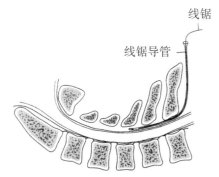

图53-6 椎板线锯双开门椎管扩大成形术，正在将线锯和导管自C₇与T₁之间向上插入硬膜外，然后再从C₂~C₃棘突之间穿出，当颈椎处于过伸位时，可以采取这种方法

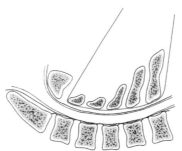

图53-7 去掉导管，拉紧线锯，纵剖棘突

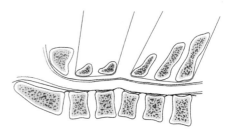

图53-8 当颈椎后凸畸形时，应分两段纵剖棘突，当严重后凸或硬膜外粘连时，不宜采用此方法

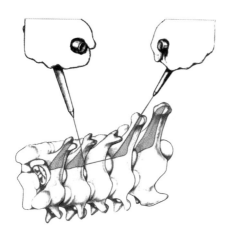

图53-9 拉紧线锯，于棘突正中均速锯开

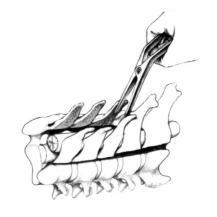

图53-10 纵剖棘突之后，在两侧的椎板与关节突关节之间，纵行开槽，直达内侧骨皮层，保留其内侧骨皮层不被切断，利用它的青枝骨折，作为门轴，以便撑开棘突扩大椎管

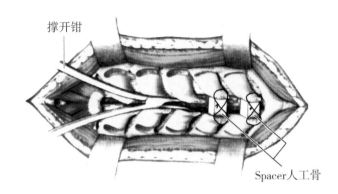

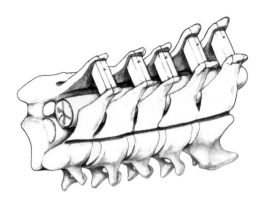

图53-11　C₆、C₇的棘突已撑开并植入骨块，用丝线捆绑棘突的末端，以免骨块脱出。C₅的棘突还正在撑开，C₃、C₄的棘突也将用此方法撑开

图53-12　双开门椎管扩大成形术已完成，棘突间植入骨块已镶入，两侧门轴纵剖槽已关闭

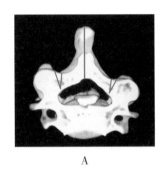
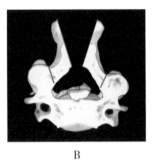
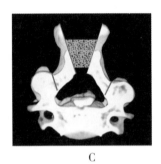
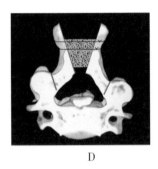

A. 拟用线锯锯开的棘突正中切开线，两侧需要用磨钻或摆动锯锯开的门轴切开线，但应保留内侧骨皮层；B. 棘突正中线锯开和两侧门轴开槽后，撑开两侧的棘突，两侧的门轴切开线已被合拢，骨性椎管已被扩大；C. 棘突间植入松质骨块，撑开固定；D. 用丝线捆绑，保证骨块不脱出

图53-13　椎板线锯双开门椎管扩大成形术轴位像示意图

第三节　围手术期并发症及其处理

（1）深部血肿：血肿大压迫脊髓可致瘫痪，应立即切开引流。术中应注意：①关闭切口前应认真止血，严密缝合肌肉层；②术后保持负压引流通畅；③适当使用止血药物；④出凝血机制异常者应纠正后再手术。

（2）"关门"门轴处骨槽未成V形而为平行的沟状，开门时有阻力，开门后有关闭倾向；单开门悬吊固定的缝线未固定于关节囊或椎旁肌的外缘。CT证实后应再手术。预防要点：①开门后一定要固定牢靠；②开门轴槽时，不要将内板磨得太薄；③将椎板掀开时，须缓用力、避免折断。

（3）颈部过屈损伤：为便于手术操作，术前摆体位时需要将颈略前屈，若颈椎管狭窄较重或者椎管前压迫较重，屈曲过大，则可能引起脊髓前方压伤。

（4）眼球压伤或碘酒灼伤：俯卧位面部垫圈位置不好时，垫圈边缘压迫眼球，时间长可引起眼球缺血，致盲。碘酒消毒不慎流入眼睛可灼伤角膜。俯卧眼球外凸，角膜暴露时间太长，干燥可引起角膜炎。

（5）脊髓损伤：手术操作应细致，避免医源性损伤。

（6）C₅神经麻痹：C₅神经麻痹发生率为1.1%～5.3%。发生原因是：①解剖因素，C₅神经根通过椎间孔的距离最短，且C₅节段为颈椎生理性前凸的最高点，椎管扩大后此节段后移范围最大；②减压后脊髓向后聚积移位，神经根受开门侧椎间关节内缘压迫；③门轴处椎板内板断裂，断端掉入椎管内侧后方，直接压迫神经根；

④椎间孔较狭窄时，当脊髓向后移位，神经根于减压与未减压骨的交界处被卡压，根动脉血运障碍。应注意避免以上原因。

（7）睡眠性窒息：为C_3、C_4水平以上脊髓受损所致。主要表现为心动过缓、呼吸功能不稳定、体位性低血压等。大多数为可逆性，发生后应卧床、营养神经、高压氧治疗。

（刘少喻　胡永胜　吕霞）

参考文献

［1］　龙厚清，刘少喻. 脊柱外科技术与应用原则［M］. 北京：人民卫生出版社，2013：286-303.

［2］　刘少喻，李佛保，梁春祥，等. 自制椎板线锯应用于颈椎后路双开门椎管扩大成形术（附35例报告）［J］. 中山大学学报（医学科学版），2003，24（3）：281-284.

［3］　李文平，靳方运，郭斌，等. 线锯法颈椎后路"双开门"术治疗颈椎管狭窄症［J］. 骨与关节损伤杂志，2001，16（1）：3-5.